金十重方万订

1958年民众亲献方精选

修订版

主编 沈洪瑞

中国中医药出版社
·北京·

图书在版编目（CIP）数据

重订十万金方：1958 年民众亲献方精选 / 沈洪瑞主
编 . — 修订本 . — 北京：中国中医药出版社，2020.8（2023.4重印）
ISBN 978 - 7 - 5132 - 5048 - 1

Ⅰ . ①重…　Ⅱ . ①沈…　Ⅲ . ①方书　Ⅳ . ① R289.2

中国版本图书馆 CIP 数据核字（2018）第 134900 号

中国中医药出版社出版

北京经济技术开发区科创十三街 31 号院二区 8 号楼
邮政编码　100176
传真　010-64405721
山东临沂新华印刷物流集团有限责任公司印刷
各地新华书店经销

开本 787×1092　1/16　印张 60.5　彩插 0.5　字数 1059 千字
2020 年 8 月第 1 版　2023 年 4 月第 3 次印刷
书号　ISBN 978 - 7 - 5132 - 5048 - 1

定价　198.00 元
网址　www.cptcm.com

服 务 热 线　010-64405510
购 书 热 线　010-89535836
维 权 打 假　010-64405753

微信服务号　zgzyycbs
微商城网址　https://kdt.im/LIdUGr
官 方 微 博　http://e.weibo.com/cptcm
天猫旗舰店网址　https://zgzyycbs.tmall.com

如有印装质量问题请与本社出版部联系（010-64405510）

编委会

祖国医药学，是一个伟大宝库。药物方剂浩似烟海，只要掌握了以理定法，以症定药，行之定能得效。

为重订十万金方题

丙子冬月 八二叟吕炳奎

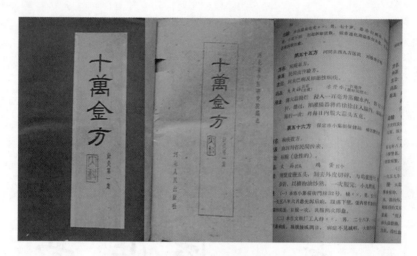

《十万金方》1958 年铅印本书影

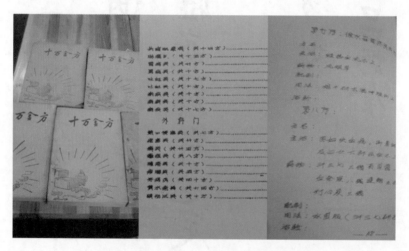

《十万金方》1958 年油印本书影

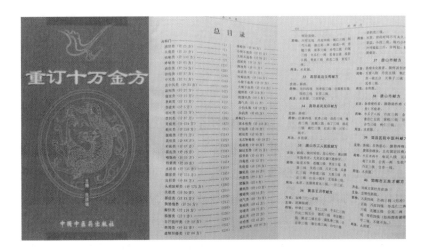

《重订十万金方》1998 年精装本书影

修订说明

　　本书最初名为《十万金方》，系 1958 年全民献方运动中，河北省卫生厅从全省征集到的 10 万多首秘方、单方、验方中精选汇编而成，分 15 册排印（前 2 册铅印，后 13 册油印），分送国内医学院校图书馆收藏，其内容可谓朴实无华，沙里藏金。1998 年河北省卫生厅组织力量重新修订，在基本保持原貌的基础上，将 15 册合为一本，名为《重订十万金方》，由中国中医药出版社出版发行。此次再修订，内容一仍其旧，删除少数已经过时、价值不大的病类和方剂，对某些方剂重新归类、调整，仔细校改文字，并重新装帧设计，以更好体现此书之"本色"。原书分总目录和目录，而目录大都是献方者名字，作用不大，且占篇幅，故予删去，只保留总目录。书中所载方剂多为献方者自己的经验，或来自民间，其主治、剂量（有的未提供）、用法仅供参考，读者需根据临床实际情况，谨慎、合理选用；非专业人员需在有经验的中医医生指导下选用。

　　所收方中含有犀角、麝香、虎骨、羚羊角等濒危保护动物药材者，仅供参考，实际应用时请选用相应替代药材。

《重订十万金方（修订版）》编委会

2020 年 5 月

凡 例

1. 《十万金方》原书分订 15 册，前 2 册铅排，后 13 册油印，竣帙后，分送国内医学院校图书馆收藏，一般读者很难窥其全貌。此次"重订"基本保持原书面貌，将 15 册合为一卷，除必要的技术处理外，原方方名、药品治效不做改动。

2. 原书所用地名，系 1958 年河北省辖县市（含后划归北京市、天津市及内蒙古自治区的各县），今一仍其旧。

3. 原书病名分类与现今通行分类有歧义之处，尚希见谅。

4. 原书所用度量衡均系旧制，今一仍其旧，不做改动。读者使用时请按新制自行换算，以求准确。

5. 原"方名"下所列项目，如方名、主治、功效、药物、配制、用法、加减诸项，不求全具备，视其情况有所增减。

6. 凡方中药物相同，制法不同；或药物相同，制法亦同，用法不同；或药物相同，剂量不同者，均予以保留。

7. 原书方末所附"治验"悉予删去，以节省篇幅。至于治疗效果读者在临证中自能体察。

8. 为缅怀原河北省卫生厅厅长段慧轩同志及诸献方先贤，振兴中医药事业，兹特"重订"出版。

9. 正文中方名前的地名在目录中省去，并省去"献"字。如原献方有方名者则一仍其原方名。

10. 犀角、虎骨因原动物均属珍稀保护动物，现已禁用。因献方时尚未禁，故今仍保持献方原貌。

11. 方中药物剂量为献方者经验，特别是一些重金属药、毒性药物，请按《中国药典》剂量用，此处剂量仅供参考。

12. 书中"注"为编者所加。

目 录

骨伤科门

急救科门

内科门

感冒类（计25方）

1. 阳原县马耀武献方

主治：内伤生冷，外感风寒，身痛腹痛。

药物：苍术二钱，厚朴一钱，陈皮一钱半，半夏二钱，甘草一钱，茯苓二钱，麻黄一钱半，桂枝一钱半，枳壳二钱，桔梗一钱半，川芎一钱半，当归二钱，白芍二钱，白芷一钱。

用法：生姜三片为引，水煎服。

2. 阳原县陈兆福献方

主治：感冒咳血。

药物：归尾三钱，赤芍二钱，银花三钱，连翘三钱，枳实三钱，前胡二钱，苏叶二钱，元胡三钱，川军二钱，桃仁二钱，地骨皮二钱，大贝四钱，甘草一钱，丹皮二钱，桔梗三钱，羌活二钱，寸冬三钱。

用法：水四盅煎一盅，饭后温服。

3. 阳原县李玉英献方

方名：银翘散。

主治：流行性感冒。

药物：银花二钱，连翘二钱，桔梗一钱半，芥穗一钱，豆豉二钱，甘草一钱半，元参三钱，薄荷一钱半，牛蒡子二钱，知母二钱，寸冬二钱，鲜茅根三钱为引。

用法：水煎服。

4. 赤城县程普仁献方

主治：感冒发热。

药物：黑豆一合。

配制：炒熟为末，共分两剂。

用法：早、晚分服，白水送下即效。

5. 涿鹿县郭维成献方

主治：感冒无汗。

药物：香片茶一撮（焙黄），白糖一两。

用法：二物放茶碗内，照饮茶法服之。汗出为佳。

6. 冀县王益民献方

方名：加减人参败毒散（祖传）。

主治：四时不正之气，流行性感冒等病症，呕吐，发冷发烧，食欲不振，四肢无力。

药物：柴胡三钱，前胡三钱，羌活二钱，独活二钱，桔梗二钱，枳壳二钱，白茯苓三钱，砂仁二钱，白术三钱，神曲三钱，炒麦芽三钱，生甘草一钱，新会皮三钱。

用法：薄荷水煎服。

注：冀县为今河北省衡水市冀州区，

下同。

7. 赤城县韩守先献方

主治： 感冒头痛背沉。

药物： 棒子毛（玉米缨）一把。

配制： 水煎去毛。

用法： 热服（服后盖被），五分钟得汗而愈。

8. 景县孙贵臣献方

方名： 芝麻茶（土方）。

主治： 感冒，头痛、身热、无汗者。

药物： 茶叶二钱半，芝麻五钱。

用法： 水煎服，出汗即愈。

9. 安国县高天佑献方

主治： 感冒初（普通感冒），身烧（热），恶寒头痛，鼻塞声重。

药物： 尸萱花（金针菜）五钱。

用法： 将此花以水一大碗煎之，顿服。覆被而卧，小汗自出愈。

10. 枣强县王冠五献方

主治： 流行性感冒，体温增高，头晕头疼，食欲不振，咳嗽。

药物： 薄荷、荆芥、桑叶、菊花、连翘、银花、桔梗、黄芩、柴胡、牛膝。

加减： 有食积者，加消食药一二味。

用法： 水煎服。

11. 峰峰矿区马学华献方

主治： 感冒头疼，发热畏寒，四肢酸痛。

药物： 大葱白三寸，生姜三片，白菜根一个。

用法： 水煎服。

12. 安国县李德三献方

主治： 预防流行性感冒和伤寒。

药物： 葱白三寸，生姜一钱，茶叶三钱，核桃仁三钱，红糖五钱。

用法： 先将四味药水煎去滓，再入红糖溶化温服。

13. 完满县解戴贤献方

方名： 加味银翘散。

主治： 伤风感冒。

药物： 银花五钱，连翘三钱，川芎二钱，荆芥三钱，防风三钱，天虫二钱，蝉衣一钱，薄荷二钱，生地三钱，元参三钱，桔梗一钱，甘草一钱。

用法： 清水煎服。

14. 完满县赵建章献方

方名： 流感奇效汤。

主治： 脉数高热，头痛身疼，四肢酸困，大便燥，小便赤，食欲不振等症。

药物： 白茅根、山栀子、豆豉、鲜芦根、桑叶、蔓荆子、天虫、薄荷、桔梗、橘仁（虫皮者）、薤白、连翘、银花、芥穗、枳壳、嫩桑枝。

配制： 分量根据年龄大小、疾病轻重等特点酌用。

用法： 清水煎服。

15. 阳原县献方

方名： 发汗方（单方）。

主治： 感冒。

药物： 麻纸烧灰。

用法： 开水冲服。

16. 唐县王福昌献方

方名： 避瘟散。

主治： 预防流感。

药物： 川芎二钱，荆芥二钱，白芷三钱，薄荷二钱，藿香三钱，防风二钱，细辛二钱，辛夷一钱，明雄黄一钱，冰片一钱。

用法： 共为细面，装入瓶内。遇感冒流行时，即可使用，每三小时闻一次（一二次后即生效）。

17. 曲阳县韩伯英献方

方名： 加减双解散。

主治： 流行性感冒，头痛拘急，憎寒壮热，身热无汗，或咳嗽、呕吐等症。

药物： 僵蚕三钱，防风三钱，蝉蜕三钱，荆芥三钱，川羌活二钱，黄芩三钱，石膏四钱，滑石三钱，川芎二钱，连翘二钱，栀子二钱，木通二钱，桔梗二钱，甘草二钱，川军三钱。

用法： 生姜三片为引，水煎服，服后取微汗。

18. 李贵昌献方

方名： 五五茶。

主治： 伤风感冒，头疼发烧，骨节痛。

药物： 苇根五钱，葱须三个，生姜三大片，大枣三枚，红糖少许。

用法： 水煎服。服用后，汗出病愈。

19. 丰宁县丁树楠献方

方名： 加减达原饮。

主治： 四时感冒。

药物： 知母三钱，元参四钱，酒芩二钱，柴胡二钱，槟榔一钱半，枳壳二钱。

用法： 水煎服。

加减： 舌苔黑色者，可用元参二两；舌苔黄色者，可加大黄五钱，杏叶二钱。

20. 张家口市孙华堂献方

方名： 加味藿香正气汤。

主治： 恶寒，周身不适，呕吐，不思饮食，腹泻。

药物： 藿香三钱，紫苏三钱，半夏三钱，砂仁二钱，厚朴三钱，桔梗三钱，陈皮三钱，苍术三钱，大腹皮三钱，白芷三钱，甘草一钱，引用姜汁半匙。

用法： 水煎温服。

加减： 如腹痛，加白芍三钱，木香三钱；泄泻，加扁豆三钱，猪苓二钱，泽泻四钱；冒暑，加香薷三钱，滑石四钱。

21. 成安县张立身献方

主治： 虚人外感。

药物： 人参三钱，青柴胡三钱，黄芩酒炒三钱，白芍酒炒三钱，川芎酒炒三钱，白菊花三钱，防风二钱，川羌活三钱，当归身三钱，大生地三钱。

用法：引用生姜三片，水煎服。

22. 隆化县周绳武献方

方名：五虎汤。

主治：伤寒感冒，初起发热恶寒、头痛等症。

药物：绿豆一把，茶叶三钱，鲜姜三钱，捣碎冰糖五钱，芝麻一酒盅。

用法：用开水泡开，连服二三碗，盖被，出汗即愈。

23. 保定市瞿树旺献方

方名：至宝丹。

主治：伤风感冒。

药物：白芷一两，红曲一两，肉桂二钱，

丁香一钱，朱砂三钱，冰片五分，薄荷冰三分。

用法：上药共为细末。鼻闻之，或口服之，均可。每剂三分，特效。

24. 保定市王杰之献方

方名：胡椒散。

主治：风寒感冒。

药物：胡椒十粒。

用法：共为极细末。用沸水加糖适量，趁热服下。

25. 武安县宋继旺献方

方名：葱麻汤。

主治：头疼，发热恶风，鼻流清涕。

药物：生芝麻四钱捣烂，葱白四寸。

用法：水煎服。服后多饮开水，令汗出。

头痛类（计30方）

1. 涿鹿县朱钟秀献方

方名：闻药。

主治：偏头痛。

药物：鹅不食草，冰片各少许。

用法：共为细末。每日常闻。

2. 赤城县张馨山献方

主治：头痛、牙痛经久不愈者。

药物：当归三钱，川芎二钱，白芍二钱，川乌一钱五分，草乌一钱五分，细辛八分，白芷一钱五分，荆芥二钱，防风二钱，藁本二钱，生地二钱。

用法：用好茶水煎。饭后两小时服。

3. 武邑县李连驹献方

主治： 顽固性头痛，下午、晚上痛甚者。

药物： 柴胡、夏枯草、香附、甘草各六钱。

用法： 水煎服。

4. 冀县张双书献方

方名： 头痛散（祖传）。

主治： 偏正头痛。

药物： 薄荷五钱，川芎六钱，白芷四钱。

用法： 晒干，共为细末，白水送下。每服二钱，一日服一次。

5. 宁晋县陈维祺献方

主治： 一切头痛，不分虚实偏正。

药物： 天麻二钱，防风二钱，生首乌二钱，土茯苓一两。

用法： 水煎服。

6. 沽源县献方

主治： 偏正头痛，目痛，目中生翳，日久失治或失明者。

药物： 生石决明八钱，生白芍五钱，生龙骨八钱，生牡蛎八钱，生赭石五钱，川楝子二钱，怀牛膝四钱，菊花三钱，苍耳子三钱，蔓荆子二钱，龙胆草二钱，薄荷叶二钱，甘草二钱。

用法： 水煎服。

7. 涿鹿县任棠林献方

方名： 加减四物地黄汤。

主治： 肾水不足，劳神过度，命门虚火上冲，终年头痛。

药物： 熟地一两，玉竹一两，山萸四钱，山药三钱，元参三钱，当归二钱，川芎三钱，寸冬二钱，五味子二钱。

用法： 水煎服。

8. 涿鹿县任棠林献方

方名： 加减补中益气汤。

主治： 年老气虚头痛。

药物： 黄芪五钱，陈皮三钱，升麻一钱半，柴胡三钱，台参三钱，焦白术二钱，当归三钱，炙草二钱。

用法： 水煎服。

9. 石家庄市胡东樵献方

方名： 龙槐汤。

主治： 治头痛眩晕，心跳肉瞤（亦可预防中风）。

药物： 地龙五钱，槐花三钱，橘红三钱，夏枯草三钱，玳瑁三钱，甘草二钱。

用法： 水煎服。

10. 武邑县姜玉生献方

主治： 头痛、眩晕、耳鸣。

药物： 生地、石决明、杜仲（生）、黄芩各三钱，元参、薄荷、石膏、知母、菊花、夏枯草、磁石（研）各二钱，丹皮一钱半。

用法：煎剂服。

加减：大便燥者，加大黄三钱，当归二钱。

11. 康保县章志刚献方

方名：头痛方。

主治：偏正头痛。

药物：皮鞭梢五分。

配制：将皮鞭梢用火焙黄为末。

用法：将一半吹入鼻内，另一半用白酒送下。

12. 尚义县杨生荣献方

主治：偏头痛。

药物：白胡椒七粒，白芷少许。

用法：将上列药品共研成细面，混合在生烟内。装烟锅吸着，左疼用左鼻孔吸，右疼用右鼻孔吸，立效。

13. 高阳县萧良臣献方

主治：慢性头痛。

药物：川芎三钱，薄荷三钱，白芷二钱，连翘三钱，防风二钱，当归三钱，葛根二钱，藁本三钱，赤芍二钱，全蝎二钱，没药二钱，甘草二钱。

用法：水煎服。

14. 涞源县安宽献方

方名：治偏头痛方。

主治：偏头痛百药不效，服之即愈。

药物：何首乌三钱，防风三钱，柴胡二钱，辛夷二钱，当归三钱，天麻二钱，

白芷二钱，苍耳二钱，川芎三钱，土茯苓一两，藁本二钱，蔓荆子二钱。

用法：水煎服。

15. 涞源县安宽献方

方名：头疼一笑散。

主治：偏头痛。

药物：苦瓜蒂。

用法：为细末。吹鼻中，左边痛吹右鼻孔，右边痛吹左鼻孔，流出黄水即疼止。

16. 蠡县巩培元献方

主治：头疼、眩晕、脉洪大、便秘。

药物：明天麻、钩藤各三钱，石决明六钱，条芩、焦栀、杜仲、茯神、川牛膝、桑寄生、益母草各五钱，夜交藤八钱。重者，加酒军三钱。

用法：水煎服。

17. 唐山市何彦景献方

主治：偏头风（右边痛）。

功效：降火息风，祛痰热止痛。

药物：天冬五钱，川军五钱，生石膏一两，芥穗一两，防风三钱，菊花三钱，大生地三钱，陈皮一钱半，清夏一钱半。

用法：河流水煎服。

18. 唐山市何彦景献方

主治：正头风，额头疼，烦渴，目昏。

功效：降火息风止痛。

药物：天冬一两，川军一两，生石膏二两，芥穗五钱，防风五钱，生地四钱，

菊花五钱。

用法：水煎温服。孕妇忌服。忌食腥膻。

19. 唐山市何彦景献方

主治：偏头风（左侧头痛）。

药物：天冬八钱，川军八钱，生石膏一两半，芥穗四钱，菊花四钱，防风八钱，生地三钱，乳香一钱，没药一钱。

用法：阴阳水煎，饭后服。

20. 唐山市张占奎献方

主治：偏正头风。

药物：川槿皮、闹阳花、当归、甘草、大枫子各三钱。

用法：煎水熏洗。

21. 涿鹿县马耀廷献方

主治：男妇偏头痛。

药物：大麻子七个，巴豆七个（去油），红枣肉七个。

用法：共捣如泥状。塞两鼻孔内立效。

22. 赤城县张馨山献方

主治：偏正头痛。

药物：鹅不食草三钱，川芎六钱，羌活二钱，苍术二钱，芥穗二钱，苍耳子二钱，双花二钱，黄柏二钱，甘草一钱，菊花三钱。

用法：共为细末。分十五包，每日早、晚饭后一小时服一包，用白开水调服。轻者服一料，重者服二料，愈。

23. 阳原县马耀武献方

主治：头痛、偏头痛。

药物：薄荷叶二钱，白芷四钱，青黛一钱半，菊花五钱，川芎二钱，细辛一钱，鹅不食草五钱，归尾一钱半，冰片七分。

用法：将前药共为细面。以药面少许吹入鼻孔。

24. 沽源县献方

主治：偏头痛。

药物：川椒、川连各等份。

用法：共研细末。左边痛吸右鼻孔，右边痛吸左鼻孔，每天吸一次，三天痊愈。

25. 沽源县献方

主治：头疼。

药物：麝香（人工麝香代替，下同）、苦丁香各等份。

用法：研为细末，吸入鼻孔。

26. 石庄市胡东樵献方

方名：头痛新药。

主治：剧烈头痛或偏头痛。

药物：地龙一两，全蝎三钱，生石膏五钱，牛黄安宫散一钱半。

用法：上药共研极细末。内服，每次一钱，开水送下，日服三次。

27. 康保县关玉山献方

方名：却痛散。

主治：偏正头痛。

药物：川连八分，花椒八分。

配制：共研极细面。

用法：纳于鼻中闻之，日两次。

28. 阳原县梁兴汉献方

主治：上焦火盛，外感风邪，头痛脑热等症。

药物：元参二钱，当归二钱，川芎二钱，生地三钱，羌活二钱，独活二钱，细辛一钱，苍耳子三钱，黄柏二钱，知母二钱，黄芩二钱，栀子二钱，石膏五钱，川军二钱，连翘二钱，防风二钱，蔓荆子二钱，生草一钱。

用法：水煎服。

29. 商都王佩珍献方

主治：面赤，目红，心烦，坐卧不宁，脉浮大而实。

药物：黄连三钱，朱砂二钱，琥珀二钱，大黄三钱，金箔一张，牛黄五分。

用法：共为细面。每服五分，用大黄五钱煎汤送下。

30. 阳原县马锡三献方

主治：偏头痛，眉骨与前额痛。

药物：川芎一两，白芷二钱，蔓荆子三钱，防风二钱，生芥穗三钱，薄荷一钱半，细辛一钱，羌活二钱，天麻二钱，秦艽二钱，生甘草一钱半，藁本一钱半。

用法：引用生姜，水煎服。

咳嗽类（计130方）

1. 平山县刘学新献方

主治：肺热咳嗽。

药物：鸡子二十个，五味子四两。

配制：将五味子、鸡子放入罐内，封口埋地下，十余日取出，蛋壳化软，即可服用。

用法：每日早、晚各服一个，生用与煮熟用均效。

2. 赤城县吴思温献方

主治：老年咳嗽吐痰。

药物：甜梨七个，硼砂七钱。

配制：把梨从顶上切去一片，每个装入硼砂一钱，再用原片盖住，置火上烧熟。

用法：每日吃一个。

3. 康保县陈鉴光献方

方名：梨膏。

功效：清肺降火，宁咳化痰，润燥生津，解除烦渴。

药物：大秋梨五斤，鲜藕二斤，姜汁半斤，蜂蜜一斤

配制：大梨、鲜藕贮锅加水，微火久炖，俟藕梨烂极，与水溶化，捞出渣子，再入姜汁，移时入蜜收膏备用。

用法：日服三次，每次三钱。

4. 康保县陈鉴光献方

方名：二冬膏。

主治：治劳伤咳嗽、肺热咳嗽等症。

功效：清心润肺，宁咳化痰，滋阴降火。

药物：天冬半斤，麦冬半斤，川贝四两，蜂蜜一斤。

配制：将前三味药贮于锅中，加水煮熬，俟熬微稠，把药渣捞出，再加入蜜熬，收膏备用。

用法：日服两次，每次三钱，白水送下。

5. 无极县献方

主治：咳嗽痰稠，不能遇风，遇风则发。

药物：白术二钱，清半夏二钱，竹茹三钱，白石英五钱，云苓三钱，陈皮二钱半，炒枳壳二钱，炒枳实二钱。

用法：水煎两次。早、晚各服一次。

6. 无极县刘汉卿献方

方名：卧冬方。

主治：冬天咳嗽痰喘。

药物：炒白芥子三钱，炒苏子三钱，炒莱菔子三钱，陈皮三钱，半夏二钱，茯

苓五钱，米壳三钱，沙参二钱，五味子二钱，蜜百合三钱，皂角炭一钱，卜草一钱，杏仁三钱。

用法：水煎两次。每日早、晚各服一次。

7. 沽源县献方

主治：咳嗽，不论新久老幼。

药物：黄连、麻黄、杏仁、川军、米壳、甘草各三钱。

用法：水煎服。

加减：喘加苏子，有痰加半夏。

8. 平山县刘瑞林献方

主治：咳嗽痰喘。

药物：熟地四钱，当归五钱，川军二钱，五味子三钱，神曲三钱，赤芍二钱，云苓二钱，枣仁二钱，杏仁二钱，甘草二钱。

用法：药内煮鸡子九个为引。煎服。

9. 平山王瑞堂献方

主治：咳喘。

药物：白芥子三钱，轻粉三钱，白芷三钱，台麝一分。

配制：共为细末，炼蜜调匀，作饼。

用法：先用生姜擦背之第三骨节，再用艾火烤药饼令热，贴背部第三节，贴上后疼痒难忍，正是拨动病根，须力求忍受，且勿轻易揭去；冷则将药饼揭下，烤热再贴，二三日再换。

10. 武邑县赵启俊献方

主治： 肺热咳嗽。

药物： 川贝母二钱为末，鸭梨一个。

配制： 将梨去内心，装入贝母面，蒸熟。

用法： 内服。

11. 无极县刘汉卿献方

主治： 每于冬天即发咳嗽痰喘。

药物： 白芥子三钱，苏子三钱，莱菔子三钱，陈皮三钱，半夏二钱，茯苓五钱，米壳三钱，沙参二钱，五味子二钱，百合二钱，皂角炭一钱，甘草一钱。

用法： 水煎服（无论新久咳嗽均可服之）。

12. 阳原县献方

主治： 伤力咳嗽气短。

药物： 秋霜后的白萝卜切成片。

用法： 水煎服。

13. 阳原县献方

主治： 咳嗽。

药物： 梨数个，蜂蜜。

配制： 将梨中间挖空，装入蜂蜜，置锅内蒸熟。

用法： 随意食之。

14. 巨鹿县张雁喜献方

方名： 补阴止咳地黄汤。

主治： 肺痨发热、咳嗽等症。

药物： 龟板三钱，熟地二钱，知母三钱，天冬二钱，寸冬四钱，川贝三钱，生地三钱，山萸肉二钱，山药三钱，冬花三钱，五味子一钱半，虫草二钱，沙参三钱，蛤蚧一对，百合四钱，甘草一钱半，米壳四钱。

用法： 水煎服。

15. 行唐县段凤祥献方

主治： 不论远年近日、中年老年，咳嗽痰喘、昼夜不停者。

药物： 石膏一两，麻黄二钱，桑皮三钱，杏仁三钱，甘草二钱。

用法： 将上药入于锅内，加水熬煎。早、晚各服一次，每次一茶盅。

加减： 口渴、舌干，加寸冬五钱；喘，加黄芩三钱，当归二钱；喘甚，加米壳三钱，白果四钱。

16. 佚名氏献方

主治： 咳嗽气喘。

药物： 陈皮、半夏、川贝各五钱，朱砂五分。

用法： 共为细末。每次服一钱，日服三次，小儿酌减。

17. 无极县韩庆德献方

主治： 肺痿咳嗽。

药物： 猪肺叶尖半斤，莱菔子一两。

用法： 用凉水将猪肺洗净，以竹刀刺烂，再将莱菔子研末塞入肺内，放砂锅煮极烂，调五味（盐酱等）食之。

18. 无极县刘汉卿献方

主治：冬季喘嗽吐痰。

药物：白芥子炒三钱，苏子炒三钱，莱菔子炒三钱，陈皮三钱，半夏二钱，茯苓五钱，米壳三钱，沙参二钱，五味子二钱，百合二钱，皂角炭一钱，甘草一钱，杏仁三钱。

用法：水煎服。

19. 无极县杨振安献方

主治：咳嗽气喘痰盛。

药物：苏子三钱，清夏二钱，橘红三钱，前胡三钱，当归三钱，陈皮一钱，川朴二钱，明矾三钱，海浮石三钱，甘草一钱。

用法：水煎服。

20. 涿鹿县李宝廉献方

主治：敏感性咳嗽。

药物：黄蜡、生鸡子。

配制：黄蜡在砂锅内熔化起花，再将鸡子打开去皮，整个入内，俟鸡子炸脆取出，晾温，随时服之，连服三个。轻则一次而愈，重者三次即愈。

21. 唐山市习焕献方

方名：宁嗽定喘丸。

主治：外感，肺热，劳伤，咳嗽、喘息。

药物：橘红、蜜炙冬花、黄芩、米壳、川贝各五钱，炙桑皮、前胡、桔梗、杏仁、半夏各六钱，青黛三钱，甘草三钱，五味子、白果、胆星各四钱。

配制：共为细面，炼蜜为丸三钱重。

用法：每服一至两丸，一日两次，早、晚饭后服，白水送下。此方临时止嗽，效果良好，屡试屡验，但不可久服。

22. 唐山市方宗儒献方

方名：百合理肺汤。

主治：咳嗽、吐血。

药物：百合、川贝、寸冬、归尾、赤芍、焦栀子各三钱，生地、熟地、川芎、阿胶珠、炒蒲黄、丹皮、桃仁各二钱，灵仙、甘草各一钱半。

用法：引用生姜三片，水煎服。见效后可照原方配成蜜丸，每丸三钱，一日两次服，每服两丸，姜汤送下。

23. 唐山市习焕献方

方名：清金理肺丸。

主治：男女老少、远年近日，劳伤咳嗽，气急喘促（慢性支气管炎），时发时止，交节即犯。

药物：蜜冬花一两，蜜炙紫菀一两，炙桑皮一两，五味子一两，台党参半两，沙参半两，百合半两。

用法：共为细末，炼蜜为丸三钱重。每服一丸，一日两次，早、晚饭后一小时服，白水送下。轻者一二料即愈，重者三四料即可痊愈。

24. 安国安振芳献方

主治：老年喘嗽。

药物：大萝卜（白的）一个，川贝七个。

用法：将萝卜挖洞，装入川贝七个，煮熟吃饱即止。

25. 徐水县刘辅臣献方

方名：加减地黄汤。

主治：肺痨。

药物：熟地一两，山萸二钱，川柏、知母、白薇各三钱，龟板八钱，沙参、元肉、枣仁、杜仲、菟丝子、巴戟天、莲子各三钱，山药三钱。

用法：水煎服。忌房事。

26. 徐水县纪崑之献方

方名：清痰效方。

主治：咳嗽痰喘。

药物：川贝三钱，橘红四钱，紫菀三钱，瓜蒌三钱，清夏二钱，礞石三钱，黄芩三钱，栀子三钱，甘草三钱。

用法：水煎服。

27. 平乡县李绅献方

主治：年久咳嗽，吐血或痰中带血。

药物：辽沙参一两，川贝母一两，白及二两。

用法：共研细末。每次服一钱，白开水送下，每日早、晚饭后一小时各服一次。

28. 唐山市戴忠士献方

主治：劳伤咳嗽，时发时愈者。

药物：麻黄四两，川贝五钱，冬花二两半，米壳一两，杏仁一两半，生石膏四两，白蔻二钱半，砂仁五分，草蔻一钱

半，陈皮二钱，杏仁一两半。

用法：共为细末，炼蜜为丸三钱重。每日早、晚各服一丸，饭前服，开水送下。

29. 张家口市铁路医院张若桥献方

主治：咳嗽。

药物：鸭梨，冰糖数量不拘。

用法：用刀挖去梨肉，装入冰糖，再用梨片盖严，然后蒸熟食之，有效。

30. 安国县马自修献方

主治：男妇老幼咳嗽日久音哑症。

药物：胡桃仁一两，冬花三钱，青黛二钱，豆腐渣一两，白蜜四两。

配制：前三味药共研细面，与豆腐渣、白蜜调匀，在小米饭锅内蒸熟。

用法：每日吃三次，每次三钱，空心白水送下。忌烟酒一个月。

31. 保定市戴月舫献方

主治：久嗽，午后发热体倦，痰中带血。

药物：蛤蚧一对，白梨四个，核桃仁二两，鲜藕一两，冰糖四两。

用法：以上诸药共捣烂蒸熟，分四次服完。

32. 内丘县郭法献方

方名：小青龙汤加味。

主治：冬月咳嗽、喘。

药物：麻黄三钱，桂枝一钱半，杭芍二钱，细辛一钱半，清夏三钱，五味子三钱，干姜二钱，寸冬四钱，炙百合四钱，

甘草一钱半，炙紫菀三钱。

用法：水煎服。

33. 内丘县焦培德献方

方名：五痨膏。

主治：久年不愈之咳嗽气喘，因冬而发。

药物：白萝卜、鲜藕、白山药（家用的白山药）各三斤，梨八个，鲜姜四两，香油四两，蜂蜜四两。

配制：上五味捣烂，布滤取汁，再加入香油、蜜同熬，熬至滴水成珠即成。

用法：内服，每日一茶匙，白开水调服。

34. 高阳县张文锦献方

主治：肺阴大伤，久咳不止。

药物：川贝三钱研，冰糖二钱打。

用法：合一处，饭后开水冲服，数次即愈。

35. 唐山市王宝珍献方

方名：玉器散。

主治：阳明郁热，呕吐、嗽喘。

药物：石膏四钱，朱砂二钱，粉甘草三钱。

用法：共为细末。内服，白水送下。胃寒者忌用。

36. 唐山市伦绍远献方

方名：四仙饮。

主治：老幼诸般咳嗽。

药物：知母、川贝、枇杷叶（蜜炒）各三钱，冬花（蜜炒）二钱。

用法：水煎温服。

37. 唐山市罗格庄研究小组献方

方名：百花丸。

主治：咳嗽痰喘，春秋举发，咳喘不得卧，痰涎壅盛，皆服之有效。

药物：麻黄、白果、桔梗、胆南星、百部草各五钱，杏仁五钱，石膏、川贝母各一两，桑皮、冬花、橘红、半夏、米壳、黄芩、苏子、莱菔子、寸冬、白及、甘草各三钱，香附米、海浮石各四钱，黄连二钱。

配制：共为细末，炼蜜为丸，重三钱。

用法：每日两丸，早、晚各服一丸，白水送下。

38. 唐山市刘晓峰献方

方名：久嗽饮。

主治：男女久嗽。

药物：麦冬五钱，白茯苓五钱，陈皮五钱，大熟地一两，紫菀一两，百部一两，冬花一两，全当归五钱，生黄芪五钱。

用法：共为细末。每服三钱，每日早、晚各一次，饭后白开水送下。

39. 唐山市陈有贵献方

方名：加味小青龙汤。

主治：发热恶寒，咳嗽而喘。

药物：麻黄一钱，细辛五分，子姜三钱，白芍三钱，甘草二钱，半夏二钱，五味子一钱，杏仁一钱。

用法：引用生姜三片，水煎，一日两次服。

40. 安国王宝恒献方

主治：喘嗽而不能卧者。

药物：白果、百部、牡蛎、石膏各三钱。

用法：水煎服。

41. 商都县献方

主治：男妇老年，咳嗽气短。

药物：台参、桂圆肉、橘红各五钱，白糖五钱，红枣五个。

用法：水煎服。

42. 阳原县陈尚亨献方

主治：多年咳嗽气喘。

药物：毛橘红三钱，花粉三钱，川贝三钱，云苓二钱，五味子二钱，杏仁二钱，金樱子一钱半，白矾五厘，槟榔三钱，神曲二钱，砂仁一钱半，白芥子三钱，甘草一钱半。

用法：水三盅半，煎取一盅，渣再煎一盅，温服。

加减：如有虚热者，去白芥子，加青竹茹一钱半。

43. 涿鹿县李鸿年献方

主治：久嗽，脘中不舒，胸中胀闷。

药物：炙桑叶二钱，炙杷叶二钱，陈皮二钱，全紫苏二钱，紫菀三钱，寸冬一钱半，枳壳一钱半，川贝一钱半，杏仁二钱，冬花一钱半，清夏一钱半，炙草三钱。

用法：水煎服。

44. 涿鹿县岑效儒献方

主治：慢性咳嗽，痰中带血。

药物：柳花一钱。

用法：焙黄研面。用小米汤送服，特效。隔日一服，三次痊愈。

45. 佚名氏献方

方名：蛤蚧丸。

主治：男子咳嗽痰中带血，胸中满闷，久病或新病均可治疗。

药物：蛤蚧尾三对，半夏三钱，天南星二钱，广皮三钱，化橘红三钱，寸冬三钱，炒杏仁三钱，冬花三钱，白及三钱，川贝三钱，当归三钱，生地三钱，云苓三钱，黄芩二钱。

用法：共为细末。每晚临睡时服一钱五分，白水调服。或配蜜丸三钱重，每次只可服一粒，白水送入。忌盐、酱、猪油、猪肉、烟酒。

46. 唐县郭永修献方

方名：加减紫菀汤。

主治：妊娠咳嗽，昼夜不安，甚者不能卧。

药物：炙紫菀三钱，天冬三钱，寸冬三钱，生地三钱，桔梗三钱，桑皮三钱，杏仁三钱（炒），川贝母三钱，黄芩三钱，竹茹三钱，炙甘草三钱。

用法：水煎加蜜，一两冲服。早、晚各服一煎。

47. 涞源县赵玉献方

方名：肺痨病验方。

主治：肺痨病，咳嗽痰中带血或咯血，气短年久不愈（肺结核），服之有效。

药物：白及一斤，蜂蜜一斤，兔肺一具，朱砂五钱（研面），川贝一斤，白糖一斤，香油一斤。

配制：共合一处，水煎成膏收贮。

用法：每日早、晚各服五钱。患者应多食营养丰富食物，如菠菜。

48. 涞源县赵玉献方

主治：虚痨，咳嗽，痰中带血。

药物：鲜茅根切碎四两，鲜藕根切片四两。

用法：水煎，日日饮之。

加减：若兼有虚热者，加鲜小蓟根二两。

49. 临城县白辅臣献方

主治：痨伤咳嗽气喘。

药物：豆腐半斤，红糖二两，鲜姜一钱。

配制：用水将豆腐、鲜姜煮好，再将红糖入锅内煮一小时为止。

用法：将豆腐、鲜姜共同吃下，连汤喝完。轻者一剂，重者二三剂即愈。

50. 韩伯英献方

方名：猪肺定喘丸。

主治：常年喘嗽。

药物：雄猪肺一具，糖瓜蒌三钱，川贝母二钱，化橘红二钱，炒杏仁三钱，炒枳壳三钱，槟榔片三钱，大蛤蚧去头足一对。

配制：将猪肺切片微火炙干，不要焦，共为细末，炼蜜为丸二钱重。

用法：早、晚每服一丸，白水送下。

51. 沽源县献方

主治：咳嗽。

药物：花生米红皮。

用法：水煎服。

52. 宁晋县孙献瑞献方

方名：麻杏石甘汤。

主治：男妇老幼，秋冬必犯，咳嗽痰多而喘、气短等症。

药物：麻黄三钱，杏仁三钱，石膏三钱，甘草三钱。

配制：水煎服。

用法：一日两次，早、晚空心服之。

53. 阳原县马耀武献方

主治：肺病痰喘。

药物：天冬四钱，百合四钱，百部四钱，紫菀五钱，阿胶四钱，菖蒲二钱，远志二钱，生地四钱，半夏五钱，白术四钱，力参二钱，冬花四钱，白果四钱，云苓四钱，川贝四钱，杏仁二钱，陈皮二钱，竹沥汁八两，米糖四两，白蜜四两。

配制：将力参、竹沥、冰糖、白蜜、阿胶、川贝等六味药后下，其余药以开水三大碗，煎成两碗，用白布滤过去渣再煎；第二次以水两碗，煎成一碗，滤过去渣；第三次以水一碗煎半碗，滤过去

内科门

渣。然后将此三碗半药汁倒在一起，再加前六味药在一起，用新砂锅熬成膏。

用法： 每日早晨，空心服一羹匙，白开水送下。忌猪、狗、鸡、鱼肉等百日。

54. 赤城县杨瑞林献方

主治： 肺热咳嗽。

药物： 知母三钱，川贝三钱，清夏三钱，炙桑皮一两，百合一两，煅明矾三钱。

用法： 水煎服。

55. 沽源县献方

主治： 咳久不愈，胸胁疼痛，咳吐白沫，不思饮食。

药物： 白糖八两，瓜蒌仁八两，蜂蜜八两。

配制： 共捣为丸，每丸重二钱。

用法： 每服一丸，麦冬汤送服。

56. 怀安县赵锡三献方

主治： 咳嗽，唾脓血，有臭气味，气口脉数而实。

药物： 陈皮三钱，清夏一钱半，寸冬、枳壳、茯苓、藕节、紫菀、桔梗各三钱，生地一两，茅根、知母、黄柏、白及各三钱，川贝、甘草、百部根各二钱，黄芩、射干各三钱。

用法： 水煎服。

57. 赤城县张馨山献方

主治： 咳嗽，吐血痰有臭味。

药物： 生地四钱，紫菀二钱，百合二钱，

元参二钱，寸冬二钱，橘红二钱，条芩一钱五分，荷叶一钱五分，粉草一钱，川军炭一钱五分，兜铃一钱五分，杷叶二钱，款冬花一钱五分。

用法： 水煎温服。

58. 延庆县郭占霖献方

主治： 哮喘咳嗽痰多，胸膈胀闷，上盛下虚。凡壮年、老人多年喘嗽不愈者，尤为适宜。

药物： 前胡三钱，苏子三钱，白芥子炒三钱，葶苈子七分，款冬花三钱，黄芩三钱，瓜蒌三钱，法半夏三钱，当归三钱，白术三钱，甘草一钱。

用法： 引用生姜三片，大枣五枚，水煎两次。一日两次，每日早、晚空心服之。忌食油腻、动火之物。

59. 沽源县献方

主治： 痰喘咳嗽，胸脘满闷。

药物： 紫豆蔻二钱，砂仁四钱，川贝母五钱，麦冬五钱。

配制： 上药水煎去渣，加白莱菔二斤，白梨二斤，鲜生姜四两取汁，再加麻油四两熬成膏。

用法： 每日早、晚分服，每服一钱，开水和服。

60. 佚名氏献方

主治： 咳嗽痰喘。

药物： 生地、熟地、阿胶、云苓、冬花、川贝、马兜铃、天冬、寸冬各四钱，鸡

018　　　　　　　　　　　　　　　　重订十万金方（修订版）

子四至六个（去黄用清）。

用法：水煎服。

加减：年老者，加麻黄三钱；身体弱者，加龙骨、牡蛎各四钱。

61. 阳原县薛明永献方

方名：二母止嗽散。

主治：咳嗽。

药物：川贝母、知母各三钱。

用法：共为细面。每服一钱，日服两次。

62. 涿鹿县李敬铭献方

主治：咳嗽痰喘。

药物：地龙二钱，韭子二钱，香片茶二钱。

用法：水煎服。

63. 阳原县梁兴汉献方

主治：咳嗽痰盛。

药物：广皮三钱，云苓二钱，枳壳二钱，天冬二钱，寸冬二钱，黄芩二钱，五味二钱，川贝二钱，莱菔子三钱，白芥子二钱，知母二钱，桑皮二钱，桔梗二钱，百合二钱，白果二钱，生草一钱，半夏二钱，蒌仁二钱。

用法：水煎服。如痰盛者，加旋覆花三钱。

64. 康保县屯垦医院茅孟道献方

方名：咳嗽偏方。

主治：久嗽气短，颜面浮肿。

药物：紫皮大蒜五头。

配制：把以上大蒜煨熟，去皮留用。

用法：每日早、晚饭后吃三瓣，食完就愈。

65. 商都温秀峰献方

主治：咳嗽痰喘。

药物：杏仁、炙冬花、炙紫菀、姜半夏、枳壳、炙橘红、苏子、香附、云苓、白术各等份。

用法：水煎服。

加减：汗多加枣，痰多加贝母。

66. 阳原县梁兴汉献方

方名：加味二陈汤。

主治：咳嗽兼心肺有热者。

药物：陈皮二钱，半夏二钱，茯苓二钱，柏子仁二钱，远志二钱，冬花二钱，知母二钱，苏子二钱，黄芩二钱，蒌仁二钱，五味子一钱，白芥子二钱，桑皮二钱，代赭石一钱，百合一钱，紫菀二钱，桔梗二钱，生草一钱。

用法：水煎服。

67. 涿鹿县杨隐之献方

主治：肺痨咳嗽吐血。

药物：元参二钱，二冬各二钱，二母各三钱，杏仁二钱，桔梗二钱，当归三钱，阿胶二钱，川连五分，花粉二钱，黄芩二钱，侧柏二钱，蒲黄一钱半，薄荷五分。

用法：水煎两次。丸剂加倍分量，炼蜜为丸。早、晚各服一粒，白水送下。

68. 石家庄市胡东樵献方

主治：咳嗽吐血。

药物：鸡蛋三个，白及一钱（研面）。

用法：内服。

69. 束鹿县张老尧献方

方名：保肺丸。

主治：伤风咳喘满闷而消化不良，亦治老年秋冬必发痰喘病。

药物：麻黄（蜜炙）八钱，五味子三钱，麦冬三钱，橘红五钱，川贝母五钱，枳壳四钱，苏子四钱，生石膏八钱，杏仁八钱，清夏四钱，砂仁三钱，薄荷脑二钱，黄芩三钱，蜜杷叶三钱，甘草六钱。

配制：共为细末，炼蜜为丸，每丸一钱半。

用法：每日服三次，空腹白滚水送下。忌生冷、荤腥食品。

70. 沽源县献方

主治：咳嗽。

药物：甜梨一个，白胡椒七个。

配制：将梨剜去一部分，刺七个眼，放入白胡椒，外用面包，火上烤熟。

用法：连梨带胡椒同吃。

71. 阳原县任校献方

主治：咳嗽带血痰，气喘。

药物：当归三钱，白芍三钱，丹皮二钱，生地二钱，桔梗二钱，寸冬二钱，元参一钱半，五味一钱半，桑皮一钱半，杏仁一钱半，甘草一钱半。

用法：水煎服。

72. 佚名氏献方

方名：加减小柴胡汤方。

主治：往来寒热，咳嗽。

药物：柴胡二钱，黄芩二钱，甘草一钱半，党参二钱。

用法：生姜三片为引，水煎服。

73. 阳原县朱德瑞献方

主治：咳嗽痰中带血方。

药物：生地三钱，寸冬三钱，桑皮二钱，元参二钱，条芩三钱，当归三钱，川芎二钱，五味二钱，焦栀子二钱，泽泻二钱，半夏一钱半，云苓二钱，苏子一钱半，甘草一钱。

用法：水煎服。

74. 阳原县任钺献方

主治：咳嗽吐臭痰。

药物：贡胶一钱半，沙参二钱，川贝母三钱。

用法：水煎服。

75. 尚义县高志英献方

主治：咳嗽气喘。

药物：葶苈子、炙大黄、米壳各等份。

配制：上药共为细末，炼蜜为丸，每丸重三钱。

用法：成人每次服一丸，日服两次；病重者每次服两丸，大枣煎水送下。

76. 张专王之祥献方

主治：冬季咳嗽。

药物：红冰糖一两，川贝三钱，梨一个。

配制：川贝三钱研面，梨切片放在一起用水炖之。

用法：频服。

注：张专，张家口专区简称，下同。

77. 张专王之祥献方

主治：肺燥咳嗽。

药物：蜂蜜二两，梨一个。

配制：梨切片用水冲起，放入锅内炖。

用法：一次服用。

78. 阳原县马锡三献方

主治：外感风寒咳嗽，发于春冬二季者。

药物：橘皮二钱，半夏二钱，茯苓二钱半，炙草一钱半，桔梗二钱，杏仁一钱，前胡一钱半，苏叶二钱，麻黄二钱，桂枝一钱半，白芍一钱，炮姜一钱，细辛五分，桑皮一钱半，五味子一钱（捣）。

用法：鲜生姜为引，水煎服。强壮之人，可将方内分量增加二分之一；如系虚弱之人，可将原方减半用。

加减：如服药后有汗，以后再服，可减去苏叶、麻黄、桂枝，加冬花、百合各二钱，五味子加至二钱。

79. 商都常东才献方

主治：咳嗽多痰，胸满，头晕，心悸，呕吐顽痰，脉滑不匀者。

药物：半夏三钱，橘红三钱，茯苓四钱，胆星一钱，炒枳实三钱，萝卜子三钱，黄芩二钱，炙杏仁三钱，蒌仁去油三钱，甘草二钱。

用法：水煎服。

加减：吐臭痰，倍黄芩；痰中带血，加香附一两，鲜姜三片为引。

80. 康保县李亚卿献方

方名：止嗽散。

主治：小儿实火壅盛，或伤食咳嗽。

药物：雄黄二钱，郁金二钱，桑皮二钱，杏仁一钱，苏子一钱，巴豆霜十四个，川贝一钱，牛黄一分，陈皮一钱。

配制：把以上诸药共研细面，贮于瓶中备用。

用法：白水、乳汁都可送下，日服三次，每次二三分。

81. 怀安县李富兰献方

主治：咳嗽。

药物：甘草二钱，麻黄三钱，白果三钱。

配制：以上三味，各于铜锅内焙焦，共研末。

用法：每服一至二钱，白水送下。

82. 完满县刘元普献方

方名：黄芪知母汤。

主治：虚热高烧咳嗽。

药物：黄芪六钱，知母八钱。

用法：水煎服。

83. 无极县刘立申献方

主治： 成人咳嗽，或小儿百日咳。

药物： 远志、桔梗、百部各三钱，款冬花二钱，紫菀、甘草各一钱半，月石一钱。

用法： 水煎两次，每日早、晚各服一次；小儿酌量，一日二三次服用。

加减： 如咳呕者，加竹茹二钱；鼻衄者，加黄芩、藕节各二钱。

84. 徐水县郭弼臣献方

方名： 芥贝膏。

主治： 老年喘嗽痰多。

药物： 白芥子二两，川贝母二钱。

用法： 加枣肉少许共捣为泥，贴背脊第四椎之下，以膏药覆之。

85. 徐水县献方

主治： 干咳无痰。

药物： 糖瓜蒌一个，川贝三钱。

配制： 瓜蒌戳一孔，将川贝装入，面糊好，炙干研为末。

用法： 白萝卜汁冲服，三次用完。

86. 涞源县徐潮珠献方

主治： 咳嗽吐痰，年年复犯，痰涎壅盛，气短不得卧。

药物： 桑白皮一钱，杏仁三钱，鲜姜三片，生石膏三钱，麻黄二钱，罂粟壳二钱，甘草三钱。

用法： 水煎服。

87. 贾亭山献方

主治： 咳嗽痰喘，秋冬必犯，痰涎壅盛，气喘不得卧等症。

药物： 白芥子三钱，麻黄三钱，甘草三钱，白果（打）二钱，苏子三钱，桑白皮三钱，莱菔子三钱。

用法： 水煎服，一日两次。

88. 涿县卢玉林献方

主治： 肺喘咳嗽。

药物： 二冬各四钱，杷叶三钱，桑皮三钱，杏仁二钱，瓜蒌四钱，知母三钱，川贝二钱，黄芩二钱，乳石三钱。

用法： 水煎服，日服两次，早、晚服之。

89. 唐县高文德献方

主治： 咳嗽痰喘，胸满而痛不得卧。

药物： 防风三钱，荆芥三钱，桔梗三钱，麻黄三钱，陈皮三钱，枳壳二钱，杏仁三钱，寸冬二钱，紫菀三钱，百合二钱，射干二钱，苏子二钱，清夏二钱，五味子二钱，桑皮二钱，甘草一钱。

用法： 水煎服。

90. 涞源县王坦献方

主治： 风寒咳嗽，日夜不宁。

药物： 白梨切片一个，核桃七个（打碎连皮用），生姜三钱，冰糖五钱。

用法： 水煎。每晚临睡时服之。

91. 涿县刘勤选献方

主治： 老年咳嗽，上气喘息，痰稀白薄，夏季较好，逢冬复甚者。

药物：麻黄三钱，京半夏三钱，川乌一钱，草乌一钱，云苓四钱，南星二钱，川贝三钱，白术三钱，五味一钱。

用法：水煎服，日服两次。亦可炼蜜为丸，每丸重三钱，早、晚服之。

92. 延庆县连建华献方

主治：咳嗽喘息等症。

药物：麦冬三钱，半夏三钱，人参二钱，白粳米三钱，大枣五枚，甘草三钱，竹茹三钱，沙参三钱。

配制：水煎服。

用法：一日两次，早、晚服之。

93. 延庆县连建华献方

主治：由外感引起咳嗽气喘症。

药物：麻黄三钱，柴胡三钱，半夏三钱，透骨草二钱，甘草二钱。

用法：水煎两次。一日两次，早、晚服之。

94. 延庆县连建华献方

主治：气虚咳嗽，吐痰气喘等症。

药物：白糖、红糖、核桃仁、蜂蜜各一两。

配制：以上四味放茶杯内，在锅中蒸一小时。

用法：每日饭后均服一次，一日三次。

95. 延庆县郭占霖献方

主治：外感风寒，咳嗽吐白痰，四肢酸软，恶寒发热，或有汗等症均有效果。

药物：前胡三钱，葛根三钱，麻黄一钱五分，桔梗三钱，苏叶三钱，杏仁三钱，连翘三钱，法夏三钱，茯苓三钱，陈皮三钱，黄芩三钱，甘草一钱。

用法：水煎两次。一日两次，早、晚空心服之。

96. 阳原县李灏献方

主治：男女咳嗽，痰中带血而有臭味或气喘。

药物：南沉香三钱，竹茹三钱，生地炭三钱，元参三钱，川贝母三钱，半夏二钱，黄芩二钱，桔梗三钱，滑石三钱，胡黄连三钱，寸冬五钱，柏子仁三钱。

用法：水煎服。

加减：有血者，加茅根炭五钱，黑蒲黄三钱。

97. 阳原县梁兴汉献方

主治：咳嗽吐血，气短心跳，身体乏困。

药物：熟地三钱，生地炭三钱，百合二钱，丹皮二钱，寸冬三钱，天冬三钱，川贝二钱，桃仁一钱半，茜草一钱半，黑蒲黄二钱，贡胶三钱，苡仁五钱，桔梗二钱，赤芍二钱，紫菀三钱，藕节三钱，生甘草一钱。

用法：水煎服。

98. 尚义县朱昭庆献方

主治：咳嗽吐脓血。

药物：人中白二钱，麦冬（焙黄）二钱，月石二钱，梨四个。

配制：前三味药研面分装在四个梨内煮熟。

用法：每日一个，内服。

99. 阳原县薛明永献方

主治：肺热久嗽。

药物：沙参。

用法：研为细末。每服二钱，日服两次。

100. 沽源县献方

主治：咳嗽有水气。

药物：木香二钱，苏子五钱，香附三钱，桑皮四钱，苓皮三钱，甘草二钱，陈皮三钱，枳壳二钱，腹皮三钱，厚朴二钱，姜皮三钱，莱菔子四钱，川贝三钱，麦冬四钱，杏仁三钱，葶苈子五钱。

用法：水煎服。

101. 康保县土城子医院李春献方

方名：止嗽药。

主治：咳嗽吐白痰。

药物：川贝一两，水梨一个。

配制：川贝研细面，把梨剖开，核挖去。将药面夹于其中，用线缝好，置锅内蒸透备用。

用法：日服两次，每次服半个，温水送服。

102. 峰峰矿区宿丰村高正民献方

方名：瓜蒌散。

主治：咳嗽喘急，胃口膨胀，不思饮食。

药物：瓜蒌五钱，枳实三钱，川朴三钱，文军四钱，三仙一两。

用法：水煎服。

103. 安国县魏昌献方

主治：肺胃实热，咳嗽吐痰带血。

药物：黄芩、栀子、生地、石膏、川贝、川军各一两。

配制：共为细末，炼蜜为丸，每丸二钱重。

用法：每服一丸，白水送下。

104. 抄纸屯杨振玉献方

方名：加味百合固金汤。

主治：痰中带血。

药物：百合二钱，二地各三钱，元参三钱，川贝二钱，桔梗二钱，杭芍二钱半，当归二钱，二冬各三钱，犀角（水牛角代，余同）五分，桑皮二钱，甘草一钱。

用法：水煎服。

105. 安国县刘竹君献方

方名：桔梗甘草汤。

主治：气喘咳嗽。

功效：能祛痰止嗽。

药物：桔梗二钱，甘草二钱，麻黄一钱，杏仁四钱，生石膏八钱。

用法：水煎服。

106. 唐山市李如松献方

方名：保肺止嗽汤。

主治：咳嗽吐血，胸部闷痛，午后发烧。

药物：炙百合、炙百部、茯苓、山药、寸冬各四钱，杭芍、海石、沙参、生地、知母、甘草各三钱，五味子二钱。

用法：水煎服。

加减：喘甚，加蛤蚧一对，冬花三钱，将蛤蚧用阴阳瓦焙干研末，同前药服下。

107. 峰峰矿区杨永钿献方

方名：苏子二陈汤。

主治：咳嗽气喘。

药物：茯苓三钱，苏子二钱，半夏二钱，前胡二钱，当归二钱，陈皮二钱，沉香一钱，甘草一钱。

用法：生姜为引，水煎服。

108. 峰峰朱风峰献方

方名：桑叶散。

主治：劳伤咳嗽，吐黄痰，稠涎气臭者。

药物：霜桑叶一斤。

用法：为细面。每服一钱五分，黄酒送下。

109. 平泉县郝凌云献方

方名：加味百合固金汤。

主治：劳伤咳嗽，痰中带血。

药物：生地、熟地各三钱，元参四钱，寸冬三钱，桔梗三钱，当归三钱，白芍三钱，川贝母三钱，甘草二钱，生百合四钱，功劳叶三钱。

用法：水三杯煎一杯，温服。

110. 涞县刘继恩献方

主治：咳嗽咳吐鲜血，身烧面赤，呼吸迫促，痰中带血。

功效：止嗽，止血，消痰，退热。

药物：当归、白芍、寸冬、五味子、党参各二钱，生芪二钱，百合、紫菀、兜铃、甘草（或加知母、胶珠各二钱）、茅根各三钱。

用法：杏仁为引。水煎服。

111. 峰峰矿区郭景熙献方

方名：祖传方。

主治：劳热咳嗽。

药物：醉梨儿。

配制：将醉过的梨儿压出汁来，用砂锅熬成膏。

用法：每次用一两，开水冲服，每日一次。

112. 安国县刘卓宣献方

主治：新久咳嗽无痰者。

药物：川贝二两，白糖半斤，江米二斤。

用法：将以上药物共为细面，开水煮成粥，早、晚服用。

113. 峰峰宋怀文献方

主治：妇女久病阴虚，干咳，四肢发烧，不思饮食，面黄肌瘦。

药物：熟地八钱，山药三钱，净萸肉五钱，盐泽泻二钱，方块苓四钱，粉丹皮二钱，枸杞果三钱，橘红二钱，川贝母二钱，广砂仁一钱半。

用法：水煎服。

114. 峰峰矿区张从林献方

主治：咳嗽、气喘、胸满。

药物：瓜蒌七钱，苏子四钱，川贝二钱，白芍三钱，桑皮三钱，白果二钱。

用法：水煎服。

115. 乐亭县张凌阁献方

主治：多年咳嗽。

药物：炙麻黄、前胡、杏仁各三钱，橘红二钱，桔梗、炙桑皮、清夏各三钱，二冬各六钱，白果、紫菀、川贝各三钱，冬花四钱，云苓、蒌仁各二钱。

用法：水煎服。

116. 枣强县刘景桥献方

主治：咳嗽。

药物：白莲花朵七个，冰糖二两。

用法：放壶中开水冲饮即可。

117. 枣强县范庆之献方

主治：多年咳嗽气短。

药物：生姜汁四两，梨汁四两，蜂蜜四两，鸡子清四两。

用法：混合一处，待一小时许，即可服用。每次五钱。

118. 峰峰矿区王润洲献方

主治：劳伤咳嗽喘症。

药物：乌骨老母鸡五个，甘杞果四两，黄芪四两，木通二两，车前子二两，甘草四两。

配制：把鸡追赶至跑走不动，已疲劳极时，将鸡杀死，去毛及内脏，再将每味药装在白布袋内，和鸡一同文火煮三小时。

用法：每日早、晚各服一次，鸡肉十日服完（用时看节令气候冷热，如配制一个鸡，用完再配制）。

119. 峰峰县郭日禄献方

方名：火烧柿饼方（民间土方）。

主治：治咳嗽不分老少。

药物：柿饼四两。

用法：用火烧热，随烧随吃。

120. 峰峰县阎孟林献方

主治：寒火咳嗽。

药物：红糖二两，大梨一个。

配制：把梨切成片，把糖一层层地撒在梨上，蒸熟。

用法：一次吃完，每日一个，连服三日。

121. 宁河邹玉荣献方

主治：咳嗽失音症。

药物：白蜜一斤，川贝母二两，款冬花二两，胡桃仁十二两。

用法：先将贝母、冬花为末后，四味共合一处，饭上蒸熟，零吃。

122. 唐山市吴晓峰献方

方名：白前汤。

主治：久嗽上气，体肿短气，胀满，昼夜倚息不得卧，常作水鸡声。

药物： 白前二钱，紫菀三钱，半夏三钱，大戟一钱五分。

配制： 水三盏渍一宿，煮取一盏，再以水两盏煮取一盏，合在一起。

用法： 分三次温服。

123. 景县李翰田献方

主治： 喘嗽。

药物： 黄柏二两，猪胆汁适量。

配制： 黄柏为细末，用猪胆汁调如稀粥状。

用法： 涂在前胸肺部。

124. 景县亚金行献方

方名： 六通汤。

主治： 肺风不解，寒气咳嗽。

药物： 旋覆花三钱，半夏三钱，麻黄三钱，米壳三钱，前胡三钱，黄芩三钱，甘草三钱。

用法： 水煎服。

加减： 肺痿咳嗽，加冬花；口干津短，加知母、花粉、寸冬；吐血，加丹皮、白及。

125. 安国县高天佑献方

方名： 必效丹。

主治： 鹭鸶呛，咳嗽面赤，气促痰多，咳则呕，甚则鼻衄，目睛红赤，夜重昼轻。

药物： 川军一两，朱砂三钱，南星三钱，雄黄三钱，白芥子五钱，甘草一钱。

用法： 共为细面。每次一分。五岁以上者，每次两分，一日两次服用。

126. 景县孟宪浩献方

主治： 咳嗽喘息不得卧。

药物： 炙桑皮二两，炒杏仁二两，川贝母一两，兔脑一个（焙焦），兔肺一具（焙焦）。

用法： 共为细末，炼蜜为十五丸。每服一丸，白水送下。

127. 安国崔子芝献方

主治： 多年的劳伤咳嗽。

药物： 橘红一两，川贝一两，杏仁（炒）一两，米壳一两，白矾一两，五味子八钱，全瓜蒌一两，甘草一两。

用法： 共为细末，炼蜜为丸，每个重三钱。每天服一丸，开水送下。

128. 保定市李棠献方

主治： 咳嗽多痰，感寒则发。

药物： 杏仁、苏子各二钱，远志三钱，麻黄二钱，云苓三钱，蜂蜜四两。

用法： 上药加水同煎，一次服之。

129. 邯郸市班锦文献方

方名： 止咳特效方。

主治： 久咳嗽痰气不利，胸闷不欲饮食。

药物： 炒杏仁一两，红白糖各半两。

用法： 先将杏仁捣成粗末，再与糖和匀。每服三钱，白开水送下，日服两次。

130. 抚宁王纬九献方

主治： 咳嗽痰喘。

药物： 麻黄、桂枝各二钱，熟军、石膏、乌梅各一钱，甘草一钱，米壳二钱，清夏、杏仁、橘红、冬花各二钱。

用法： 水煎服。

哮喘类（计64方）

1. 涿鹿县阎廷禄献方

主治： 哮喘，在开河、冻河时加重。

药物： 大蛤蚧一对，红糖半斤。

配制： 蛤蚧焙黄，去眼，研面，和红糖分作42次内服。

用法： 河冻、河开，各服一半。每日晨起空腹时服，服药后散步一二小时，再吃饭。服药时忌食盐。如发现浮肿，勿要害怕，不必停药。

2. 沽源县李树椿献方

主治： 咳嗽，气喘，口渴。

药物： 金沸草五钱，款冬花三钱，当归三钱，麦冬三钱，陈皮三钱，甘草三钱，胆星三钱，天冬三钱。

用法： 水煎服。

3. 石家庄市胡东樵献方

方名： 冬龙散。

主治： 喘息。

药物： 冬虫草三钱，净地龙三钱，蛤蚧三钱。

用法： 共研细末。每次内服五分，白水送下。

4. 阳原县马耀武献方

主治： 气喘咳嗽。

药物： 羊肝一具，陈醋一斤四两。

配制： 将羊肝用醋煮，以醋净为度。

用法： 每日早、晚空腹服，三日服完。

5. 涿鹿县张寿山献方

方名： 益兑胜离汤。

主治： 喘满。

药物： 瓜蒌七钱，枳壳三钱，贝母三钱，杏仁三钱，橘红三钱，川朴三钱，栀子三钱，黄芩三钱，桔梗三钱，麦冬三钱，桑皮三钱，竹茹二钱，香附三钱，槟榔二钱，杷叶三钱，连翘三钱，熟军一钱半，焦三仙六钱。

用法： 水煎服。

6. 涿鹿县张寿山献方

方名：定喘汤。

主治：喘息。

药物：杏仁三钱，苏子三钱，蜜麻黄一钱，半前胡二钱，桔梗二钱，枳壳三钱，蒌仁三钱，焦三仙六钱，莱菔子三钱，川朴三钱，清夏三钱，白芥子三钱。

用法：引用生姜三片，水煎服。

加减：便实，加熟军；寒证严重，加肉桂一钱半。

7. 石家庄市胡东樵献方

方名：冬龙蛤蚧饮。

主治：肺脓疡及哮喘。

药物：冬虫草二钱，地龙三钱，蛤蚧八分，橘红三钱，白前三钱，白果仁二钱，白蔹三钱，甘草一钱。

用法：水煎服。

8. 平山县武汉文献方

主治：喘。

药物：川贝、天冬、寸冬（去心）、广皮、生地、熟地、马兜铃、冬花、胶珠、杏仁各四钱，鸡子四个。

用法：每年八月用两剂，连服三年。忌烟酒、荤腥一百天。

9. 佚名氏献方

主治：咳嗽喘促，痰声如锯。

药物：多年石灰五钱，白矾五钱，白及、甘草、黄连各二钱。

用法：共为细末。每服二钱，用冷水调服。

10. 涿鹿县岑效儒献方

方名：清肺饮。

主治：急性哮喘，痰出似铁锈色。

药物：生桑叶三钱，芦根四钱，桔梗四钱，生石膏四钱，七爪红三钱，清半夏三钱，葶苈子三钱，寸冬三钱，瓜蒌五钱，白前三钱，枳壳三钱，生甘草三钱。

用法：引用薄荷一钱半，水煎服。早、晚各服一次。

加减：热，加连翘、条芩。

11. 蠡县陈雅斋献方

主治：气喘咳嗽。

药物：蒌仁四钱，川贝三钱，杏仁三钱，枳壳三钱，麻黄三钱，米壳三钱，川连三钱，龙骨三钱，冬花、云苓、黄芩各四钱，力参二钱，寸冬三钱，甘草二钱。

用法：茶叶引，水煎服。

12. 阜平县胡云原献方

主治：咳喘气急。

药物：力参三钱，麦芽五钱，麦冬三钱，薄荷一钱五分，五味子二钱，甘草三钱，生姜三钱。

用法：水煎服。

13. 蠡县陈雅斋献方

主治：哮喘。

药物：麻黄三钱，蝉蜕三钱，好茶叶三钱，大枣三个，绿豆三十粒。

用法：水煎服。

14. 蠡县陈雅斋献方

主治：喘。

药物：猪肚子一个，鸡子八个，胡椒按人年岁数用。

配制：先将鸡子打在碗内，与椒末调匀，装入猪肚内用线缝固，不使透气，煮熟。

用法：吃肚子，不吃鸡子。

15. 蠡县陈雅斋献方

主治：哮喘。

药物：远志二钱，硼砂一钱，甘草一钱，洋金花三钱。

配制：为细末，蜜丸绿豆大。

用法：每服两丸，白水送下，日服两次。

16. 无极县陈保忠献方

主治：气出似绝，头晕胸闷，坐不能卧等症。

药物：金银花四两，蒲公英二两，寸冬二两，天冬二两。

用法：水煎两次。每日早、午、晚各服一次。

加减：脉洪大有力，加元参二两；脉沉无力，加五味子三钱；咳嗽，加蜜炙冬花五钱至一两。

17. 阳原县献方

主治：气喘咳嗽。

药物：黑糖一斤，鲜姜四两（切碎）。

配制：将黑砂糖和生姜拌好，放在小盆内，用麻纸糊好，留一通气小孔。将这小盆放在太阳最强的地方，晒三伏天为度（备用）。

用法：在立冬的头一天开始服用。每早空心服，每服一小匙，服时先兑入白开水，放在锅内蒸好服之。

18. 涿鹿县张受益献方

方名：清气化毒饮。

主治：麻疹后喘促。

药物：前胡一钱半，桔梗一钱半，蒌仁一钱半，连翘二钱，桑皮二钱，杏仁一钱半，黄芩二钱，黄连一钱，元参二钱，寸冬二钱，甘草一钱。

用法：引用鲜芦根，水煎服。忌风寒。

19. 宁晋县曹芝芳献方

主治：喘满，四脚浮肿。

药物：橘红、桔梗、甜葶苈子各五钱。

配制：共为细末，枣肉为丸，如绿豆大。

用法：每服二钱，白开水送下。

20. 涿鹿县李本荣献方

方名：蜘蛛凤凰丸。

主治：喘嗽。

药物：蜘蛛一只（要三伏的），鸡子一枚为一剂。

配制：将鸡子打破一小口，把蜘蛛装在里面，用纸糊住鸡子口，煮熟切碎。

用法：用温开水送服，每隔三日服一剂。重者多服几剂。忌咸、辣之食物。

21. 延庆县连建华献方

主治：哮喘。

药物：芙蓉花五钱，半夏五钱，川贝母五钱，麻黄四钱。

用法：水煎服。一日两次，早、晚服之。

22. 宁晋中医进修学校献方

主治：哮喘夜甚者。

药物：真乌鸡蛋二个，镜面砂三钱（研），真川贝三钱（去心），枣花蜜三两。

配制：蒸成膏子二两和匀。

用法：白水送下，每次一茶匙。

23. 晋县中医进修学校献方

主治：支饮痰嗽，喘不得卧。

药物：苏子、葶苈子各五钱。

配制：共为细末，枣肉为丸，桐子大。

用法：每次服十至十五粒，白水送下。

24. 沽源县献方

主治：咳嗽喘息。

药物：韭菜地白头蚯蚓三四条，好红茶五钱。

用法：先将蚯蚓用清水洗净，然后用红茶水两茶杯煎，煎至半茶杯。滤过取清汁，分早、晚两次空心服。

25. 完满县宋茂林献方

主治：久病虚喘。

药物：猪肺一个，五味子二十粒，诃子一钱。

用法：将猪肺洗净与药同煮至极烂，连汤与肺一起服下。

26. 阜平县献方

主治：喘不得眠。

药物：白矾，枣核一枚。

用法：火煅枯，研细末，以生蜜五钱混合，开水冲服。

27. 阜平县献方

主治：喘息不止。

药物：杏仁一斤，冰糖一斤。

用法：二味共捣烂，每服一盅，日服一次。

28. 徐水县郭弼臣献方

方名：姜杏膏。

主治：素有痰饮，喘咳不止而大便秘结者。

药物：瓜蒌一个，杏仁二十个。

用法：共捣为泥，早、晚分服，开水送下。

29. 涞源县贾亭山献方

主治：老人咳嗽痰喘，秋冬必犯，服之尤宜。

药物：人乳汁四两，白藕一斤（捣汁），蜂蜜四两。

配制：以上三味，共贮瓶内，将瓶放锅内，以水煎瓶一炷香时取出。

用法：每次服一两，一日两次，早、晚服之。

30. 曲阳县韩伯英献方

方名：治喘验方。

主治：咳嗽哮喘。

药物：桑皮二钱，地骨皮一钱半，桔梗一钱半，橘核二钱，川贝二钱，橘红一钱半，瓜蒌二钱，苏子二钱，紫菀二钱，冬花二钱，寸冬二钱，枇杷叶一钱半，甘草一钱。

用法：水煎服。

31. 延庆县祁汉卿献方

主治：老人多年哮喘，每冬必发，发作时不能动身。

药物：桃二十斤。

配制：无论大小酸甜，去核晒干存放，用时用温水捞一下，润一夜，用刀切碎，入蜜等份拌匀，入锅内蒸一顿饭时，取出候冷。

用法：每日早、晚各服五小茶匙，服后少饮开水为妙。病发时用。

32. 尚义县刘子和献方

主治：各种喘症（外感及实喘者忌用）。

药物：全蛤蚧一对（用火焙干，雌雄各一。其力在尾，无尾者无效），半夏、陈皮、云苓、甘草各一两。

配制：以上共为细末，炼蜜为丸，每丸重三钱。

用法：每次一丸，白水送下。

33. 阳原县宋平献方

方名：加味麻杏石甘汤。

主治：哮喘。

药物：麻黄一钱，杏仁三钱，生石膏三钱，炙甘草一钱半，射干一钱半，牛蒡子二钱，枳实三钱，厚朴一钱半，桔梗二钱，寸冬四钱，莱菔子二钱，建曲三钱，贝母二钱，白前三钱。

用法：水煎，连服五剂。

34. 涞源县任福善献方

方名：治哮喘验方。

主治：哮喘不停，服之立效。

药物：麻黄二钱，百合二钱，午时茶二钱，甘草一钱。

用法：水煎服。

35. 蠡县刘纪文献方

主治：哮喘。

药物：白芥子。

用法：为细末，蜜调。摊布上贴背部肺俞穴，三小时即揭去。

36. 平乡县李俊峰献方

主治：风寒伤肺，寒痰阻塞气管，喘息短气，喉中如水鸡声。

药物：明矾四钱，牙皂三钱（炒），干姜三钱，细辛三钱，杏仁三钱，麻黄三钱，川椒三钱，紫菀六钱，冬花六钱，清半夏三钱，南星三钱，川乌三钱，橘红三钱，甘草三钱。

配制：以上各药共研细末，用神曲糊团为丸，如绿豆大。

用法：每日晚间临卧时服二钱，白开水送下。

37. 保定市周志宏献方

方名： 百花膏。

主治： 肺虚热，久咳痰喘。

药物： 冬花一两，百合一两，桑皮五钱，知母五钱，二冬各八钱，花粉四钱，川贝五钱，杷叶五钱，蒌仁五钱，苏子五钱，萝卜子五钱，桔梗四钱，橘红四钱，黄芩四钱，蜂蜜三斤。

配制： 共为细末，将蜜炼成滴水成珠，离火下药，调匀入缸备用。

用法： 每日早、午、晚各服一次，每服一匙，口含化细咽，要饮水。

38. 保定市李学谦献方

主治： 咳嗽痰喘。

药物： 甘草一钱，桔梗二钱，前胡二钱，陈皮一钱半，赤芍二钱，贝母三钱，橘红二钱，茯苓二钱，苏子一钱，白前二钱，桑皮二钱，半夏二钱，旋覆花一钱半，百部二钱，姜拌竹茹一团。

用法： 水煎服。

39. 保定市于宗尧献方

主治： 咳嗽痰喘。

药物： 麻黄六两，杏仁四两，石膏五两，甘草四两，陈皮一两，苏叶一两。

配制： 共为细末，炼蜜为丸，每丸三钱。

用法： 每天早、晚各服一丸。

40. 康保县赵基献方

主治： 咳喘气短，全身浮肿，小便不利。

药物： 苏子五钱，葶苈子五钱，大枣十枚。

配制： 苏子、葶苈炒熟研末，大枣蒸熟去核，共合为丸，每重四钱。

用法： 把上药丸分二三次服之，一月两次。量人的体质，酌情加减。

41. 张家口市孙华堂献方

方名： 千金定喘汤。

主治： 哮喘，喉有声。

药物： 桑皮、杏仁、苏子、冬花、半夏各三钱，麻黄一钱，白果五钱，生石膏六钱，粉草二钱。

用法： 引用鲜姜三片，水煎温服。

42. 张金池献方

主治： 气喘。

药物： 鹅蛋一个。

用法： 生服下，用数日，立见功效。

43. 景县孟光浩献方

主治： 咳嗽喘息不得卧。

药物： 炙桑皮、炒杏仁各二两，川贝一两，兔脑一个（焙焦），兔肺一具（焙焦）。

配制： 共为细面，炼蜜为丸。

用法： 分十五粒，每晚一粒，白水送下。

44. 围场县高承恩献方

主治： 肺热喘息。

药物：甘草三钱，桔梗三钱，葶苈子五钱，大枣十枚。

用法：水煎服。

45. 景县李翰田献方

方名：独黄散。

主治：肺炎喘嗽。

药物：黄柏（研面）、猪胆汁。

用法：两药共调如稀粥状，涂在前胸，一日一换。

46. 张家口市孙华堂献方

主治：多年痰喘，每冬必犯，甚则夏季溽暑也发。

药物：台参三钱，寸冬五钱，五味子一钱半，元参四钱，紫菀三钱，苏子三钱，白芥子三钱，冬花三钱，枇杷叶四钱，桑皮三钱，生石膏四钱，桔梗三钱，粉草二钱。

用法：引用生姜五片，水煎凉服。

加减：如夏季发作，加瓜蒌三钱，云苓四钱，半夏三钱，款冬花三钱；春、秋、冬加麻黄二钱，川贝母二钱。

47. 唐山市方宗如献方

方名：银杏保肺丸。

主治：咳嗽喘急，痰涎过多，神倦，食少不化。

药物：白果一两，瓜蒌五钱（用滑石粉炒干），冬花五钱，杏仁、橘红、半夏、麦冬、桑皮、黄芩、茯苓、川贝、莱菔子各三钱，甘草二钱。

配制：共为细面，蜜丸重三钱。

用法：每服两丸，日服两次，开水送。

48. 昌黎县张玉衡献方

方名：定喘汤。

主治：咳嗽气喘。

药物：云茯苓四钱，清半夏三钱，黄芩三钱，麻黄三钱，冬花三钱，桑皮二钱，桔梗三钱，枇杷叶三钱，白果三钱，白芥子三钱，生甘草二钱。

用法：水煎服。

49. 张家口市献方

主治：风湿性心脏病气喘不得卧，遍体浮肿。

药物：汉防己、盐泽泻、车前子、宣木瓜各三钱，炒远志、石菖蒲、朱茯神各二钱，生豆蔻一钱，台党参二钱，炒枳壳二钱，炒杏仁三钱，五味子二十粒，炒枣仁二钱，姜厚朴一钱半，台乌药一钱半，粉甘草一钱。

用法：水煎服。连服三四剂。

50. 安国县王礼世献方

主治：痰喘久嗽不止。

药物：川贝五钱，黄芩五钱，白及五钱。

用法：共为细末。每服三钱，白水送下。

51. 易县梁老岐献方

主治：哮喘。

药物：桑白皮二钱，川贝三钱，杏仁二钱，麻黄一钱，生石膏二钱，甘草二钱。

用法：水煎服。

52. 安国县朱德欣献方

方名： 五虎汤。

主治： 马脾风，呼吸暴喘，抬肩欠肚，少气不足以息。

药物： 麻黄、生石膏、杏仁、广皮各三钱，甘草三钱，生姜三片，茶叶一撮。

用法： 水煎服。

53. 高阳县李士林献方

方名： 定喘丹。

主治： 哮喘。

药物： 红萝卜一个，鸡蛋一个。

用法： 先将红萝卜掏挖如鸡子大一个洞，将鸡蛋整个装入，将口封好，在冬至日埋在地内，待来年夏至日取出，用水煮熟，连汤带萝卜一次服完。

54. 唐山市张耀先献方

方名： 定喘汤。

主治： 哮喘。

药物： 白果五钱，麻黄一钱半，冬花、半夏、桑皮、苏子、杏仁、黄芩各三钱，甘草二钱。

用法： 水煎服。

55. 高阳县郭兰久献方

方名： 加味五虎汤。

主治： 咳嗽痰喘。

药物： 麻黄三钱，杏仁三钱，生石膏三钱，甘草三钱，干姜一钱半，细辛一钱，

五味子二钱，米壳二钱。

用法： 水煎服。

56. 保定市张仲泉献方

主治： 哮喘。

药物： 葡萄根四两，生猪肉十二两。

配制： 用葡萄根熬水，煮生猪肉，将猪肉煮烂（白煮不加盐等作料）。

用法： 连汤带肉一起食之。

57. 唐山市李慎斋献方

主治： 肾虚气弱，咳嗽哮喘，痰鸣不利。

药物： 生地一两半，山药八钱，萸肉四钱，黄芩五钱，栀子五钱，麻黄五钱，杏仁六钱，桑皮五钱，苏子八钱，紫朴三钱，青皮三钱，前胡四钱，桔梗四钱，冬花五钱，寸冬八钱，生草五钱，胎盘一具。

配制： 将胎盘用长流水洗净，阴干，瓦上焙黄，合诸药共为细末，蜜丸三钱重。

用法： 每日早、晚各服一丸，白水送下。

58. 安国谢凤楼献方

主治： 男妇喘症，不能卧席。

药物： 白芥子二两，白芷三钱，轻粉一钱。

用法： 为面，蜜调和。贴项后脊骨第三节。

59. 安国谢凤楼献方

主治： 男妇喘症。

药物： 海螵蛸五钱（去皮为末炒），红糖

五钱。

用法：一次白水送下。

60. 平乡县李绅献方

方名：止喘汤。

主治：风寒喘嗽，气急痰盛，喉如水鸡声。

药物：寸冬五钱，桔梗四钱，甘草二钱，黄芩二钱，山豆根二钱，射干二钱，白薇三钱，前胡三钱，冬花三钱，乌药三钱，云苓三钱，清夏二钱，苏叶八分。

用法：水煎服。

61. 唐山市谭从周献方

方名：千金气喘汤加味。

主治：抬肩大喘，不得卧。

药物：麻黄三钱（炙），杏仁三钱，广皮三钱，清夏三钱，桑皮三钱，黄芩三钱，苏子二钱，蒌仁三钱，甘草二钱。

用法：水煎服。

62. 安国马自修献方

主治：一切喘症，不能卧，皆宜之（不论新旧远近喘）。

药物：牛脑一具，川贝三钱（研面）。

配制：将上二味合匀一处，用小米饭锅蒸熟。

用法：三天吃完。忌食五辛（葱、韭、薤、蒜、姜）百日。

63. 曲周宋雅化献方

方名：定喘汤。

主治：哮喘。

药物：炙桑皮、苦葶苈、地骨皮、生桃仁、牛蒡子、前胡、白前各二钱，白芥子一钱，白芍三钱，百部五钱，乌梅二个。

用法：加苇茎（去里外皮及尖）一尺半为引。水煎服。

加减：咳嗽口臭，去乌梅，加山慈菇三钱，改白芍为一钱，吃两剂；咳嗽止，再加乌梅。

64. 灵寿县耿子清献方

主治：哮喘胀闷，胸高气促，鼻翼扇动，呼吸有声，颜面发紫（又名"马脾风"）。

药物：麻黄炙三钱，杏仁三钱，生石膏三钱，甘草三钱，细茶三钱。

用法：水煎服。

痰症类（计16方）

1. 沽源县李全贵献方

主治：水气冲肺。

药物：白公鸡鲜血。

用法：饮服公鸡鲜血。

2. 赤城县邓佐汉献方

主治：痰饮咳嗽喘满，口吐涎沫，心下动悸，口干思饮，苔滑腻。

药物：白茯苓一两，生石膏五钱，嫩桂枝三钱，汉防己五钱，野党参三钱，清半夏四钱，生姜二钱。

用法：水煎服。

3. 赤城县吴思温献方

主治：痰饮喘嗽。

药物：萝卜一个，麻雀一只。

用法：把萝卜挖开一孔，装入麻雀，用泥封固，置火上烧熟捣烂，挤出汁来，一次服下，连服五次。

4. 沽源县献方

主治：咳嗽痰饮。

药物：白萝卜一个，鸡蛋七个，白胡椒四十九粒。

配制：在鸡蛋上开一孔，每蛋装入七粒白胡椒，用纸把眼糊住，在春季三四月

将萝卜和蛋埋入地下，经一百二十天取出，只要鸡蛋。

用法：每日吃一个鸡蛋，共吃七天。

5. 宣化县王聚献方

主治：痰喘咳嗽。

药物：焦神曲三钱，炙冬花三钱，广砂仁一钱半。

配制：共为细末，分为三包。

用法：日服三次，每次一包，开水送服。

6. 蠡县宋熙谅献方

主治：痰涎堵塞咽喉。

药物：白矾一钱，皂角二分。

用法：研散，每次服三分，开水送下。

7. 徐水县丁玉林献方

方名：化痰散。

主治：痰涎壅盛，呼吸困难。

药物：白矾一钱，川贝末五钱。

用法：共为细末，成人每服六分，小孩酌情减量，开水调服。忌辛辣、鱼肉。

8. 蠡县蒋东海献方

主治：痰涎壅塞，神志错乱。

药物：旋覆花、代赭石各五钱，清夏三

钱，人参一钱，甘草二钱，川军四钱，生姜三片。

用法：水煎服。

9. 宁晋县曹芝芳献方

主治：男女痰喘症。

药物：广橘红、瓜蒌仁、枳壳各三钱、清夏、云苓、炙桑皮各二钱，广木香五钱，海石一钱，杏仁一钱，槟片三钱，牛膝三钱，甘草二钱，姜三片。

用法：水煎服。轻者一剂即愈，重者两三剂。

10. 成安县李清吉献方

主治：痰厥。

药物：牛黄二分，原麝香一分，冰片二分，黄连少许。

用法：共为细末，分五次灌入口内，间隔二十分钟一次。

11. 无极县刘熙和献方

主治：咽喉因痰闭塞，水谷不下，牙关紧闭，不省人事等。

药物：雄黄、枯矾、藜芦、牙皂各等份。

用法：共研细面。吹鼻孔内，吐痰即愈。

12. 张家口市张芩献方

方名：乌龙丸。

主治：大人、小儿痰喘症。

药物：桑白皮二两，乌贼骨二两。

配制：用水五碗将药入内同煮，以水干为度，同乌鱼骨焙焦，加入红糖二两，

捣为丸一钱重。

用法：大人每日早服五丸，白水送下；小儿减半用。

13. 安国县崔儒卿献方

方名：清肺降痰散。

主治：肺热咳嗽，痰多稠黏，声如拽锯，痰气头痛，饮食减少。

药物：川贝一两（去心），老木香五钱，硼砂五钱，浮石一两，生赭石一两，青礞石一两（煅用）。

用法：共为细末。成人每服五分，早、晚两次，白水送下，加白糖亦可。

14. 赞皇县冯耀献方

主治：痰饮症。

药物：云茯苓四钱，桂枝三钱，白术（土炒）三钱，炙甘草三钱，黑附子三钱。

用法：水煎服。

15. 抚宁陈义先献方

主治：痰迷心窍。

药物：苦丁香末三钱，赤豆三钱，大枣三钱。

用法：水煎服。将药服下，可用布带子，将腰扎紧。将痰吐净为止，重者三剂，每天一剂。

16. 彭城镇胡文生献方

主治：痰壅不出，喘而不食。

药物：半夏（姜炒）四钱，枳壳三钱，

炒枯矾一钱，皂角一钱，甘草一钱。

用法：水煎服，空心用。

肺痈类（计 37 方）

1. 沽源县李宇宸献方

主治：肺痈。

药物：炙白及五钱，辰砂五钱。

用法：共研极细末，吹入鼻孔内。

2. 康保县李宝山献方

主治：肺痈。

药物：好梨七个，朱砂七钱。

配制：将朱砂研成细末，放于梨内，蒸熟。

用法：每日服梨一个。

3. 康保县李孟道献方

主治：肺痈初期，咳嗽吐痰，略有腥味。

药物：紫皮蒜一头，干醋四两。

用法：大蒜去皮捣烂，贮于醋中，用砂锅煎熬。熬好，饭后一次服完。

4. 康保县申明久献方

主治：肺痈。

药物：人中白二钱，陈醋五钱。

用法：人中白研面与醋混合，用白开水送下。

5. 赤城县邓佐汉献方

主治：肺痈。

药物：苇茎一两，薏米八钱，冬瓜仁五钱，桃仁三钱。

用法：水煎温服。

6. 蔚县城关镇卫协会孟秀英献方

方名：治肺痈方（祖传）。

主治：治肺痈。

药物：玄参四两，甘草一两，天冬二两，寸冬二两，桔梗一两，银花一两。

用法：水煎，徐徐服。

7. 沽源县献方

主治：咳吐臭痰，发热汗出，不欲近衣，渴而喜冷，时有头疼，脉数。

药物：银花六钱，沙参三钱，生地三钱，牛蒡子三钱，川贝三钱，白芍一钱五分石膏六钱，山药四钱，甘草五钱，元参三钱。

用法：水煎服。

加减：头疼，加石膏；胁疼，加白芍、瓜蒌、柴胡。

8. 宁晋县黄桂献方

主治：肺痈发寒发热，胸痛咳嗽，吐脓样臭痰，日久不能食，形体日瘦。

药物：桔梗五钱至一两，杏仁四钱，贝母三钱，苡仁五钱，石斛四钱，山药四钱，白术三钱，沙参三钱，甘草二钱，银花一两，连翘五钱，橘红三钱，百合三钱，桑皮四钱。

用法：水煎，分三次服。

9. 宁晋县张式如献方

主治：肺痈，吐臭痰。

药物：银花十两，寸冬一两，元参二两，甘草五钱。

配制：先将银花煮水，再用银花水煎此三味药。

用法：徐徐饮之，轻者二剂，重者四剂即愈。

10. 宁晋县张式如献方

主治：肺痈，胸痛，吐脓血。

药物：银花八两，寸冬一两，元参一两，当归一两，白芍五钱，甘草一两。

配制：先煮银花数沸去滓，再用银花汤煎诸药。

用法：徐徐饮之。

11. 行唐县郑洛茂献方

主治：肺痈，其症胸膈满疼，咳嗽吐腥臭痰，身热亢炽。

药物：元参、银花各一两，寸冬、瓜蒌、天花粉各五钱，百合、橘红、贡胶、双皮、栀子、连翘、黄芩各三钱，甘草一钱。

用法：水煎服，一日一剂。

12. 易县张兰亭献方

主治：肺痈吐脓血。

药物：蛤蚧一对，川贝四钱，冬花三钱，黄芩四钱，冬虫草四钱，杏仁三钱，寸冬三钱，天门冬三钱，桑皮三钱，银花六钱，蒌仁四钱，浮石四钱，竹茹三钱，陈皮三钱，马兜铃三钱。

配制：研细末，炼蜜为丸，每丸重一钱半。

用法：日服两次，每次一丸。重者，日服三次。

13. 涿县徐守义献方

主治：肺痈。

药物：白石榴花七枚，夏枯草三钱。

用法：水煎，日服三次。

14. 保定市张树棠献方

方名：肺痈膏。

主治：肺痈咳吐脓血。

药物：马齿苋汁二斤（土名马苕菜），真蜂蜜四两（去蜡质）。

配制：将鲜马苕菜去根洗净，勿带水捣烂，取汁二斤，如无鲜的，可用干马齿苋二斤洗净，煎沸拧取汁二斤滤净；将蜜煎沸，去掉上层的蜡质。将以上二味用微火熬成膏状。

用法：每服二钱，日服三次，饭前以开水冲服。服药一周内，可能生红色皮疹，一二日即消退，无妨。肺痈症服此方后，常咳嗽加剧，但至第二周，逐渐轻快，饮食增加。忌食韭菜、花生、羊肉。孕妇忌服。

15. 唐山市王锡三献方

主治：咳吐似脓血，腥臭难闻，脉象细数。

药物：汉三七末、白及末各一钱。

用法：共为细末。每次服二钱，早、晚各一次，白水送下。

16. 高阳县萧良辰献方

主治：肺痈，咳嗽吐脓血。

药物：桔梗四钱，生石膏四钱，黄芩三钱，白术二钱，栀子二钱，杏仁二钱，知母二钱，天冬三钱，云苓四钱，寸冬六钱，滑石四钱，连翘三钱，生地三钱，阿胶三钱，当归五钱，甘草二钱。

用法：水煎服。

17. 安国魏昌献方

主治：肺痈咳吐臭痰。

药物：川贝（面）二两，生姜（用汁）四两，香油四两，蜜八两。

配制：姜汁、香油、蜜煎数滚，加川贝面成膏。

用法：每日两次，每次四五钱，白水冲服。

18. 唐山市罗格庄研究小组献方

方名：治肺痈经验方。

主治：咳嗽，吐脓痰，有腥臭味，症现危疾，服之有效。

药物：金银花五钱，贝母三钱，莲子三钱，炙甘草二钱，薏苡仁五钱，橘红三钱，桔梗五钱，党参三钱，沙参三钱，茯苓三钱，天冬五钱，丹皮二钱。

用法：水煎服。

加减：脓多者，倍加薏米；血多者，加白及。

19. 徐水县胡文恺献方

方名：保肺汤。

主治：肺痈吐脓血。

药物：白及末四钱，苡仁六钱，川贝三钱，银花三钱，陈皮三钱，葶苈四钱，生甘草一钱，桔梗一钱，防风三分，力参一钱。

用法：水煎早、晚服。初起未溃不可用。

20. 石专医院史奉璋献方

主治：肺痈，不论已溃未溃，皆可用。其症咳嗽、吐痰、胸中隐痛，令患者嚼生黄豆五粒，无生豆味是肺痈之特征。

药物：桑皮、骨皮、百合、花粉、茯苓各三钱，五味、橘红、天冬、当归、竹叶、甘草各二钱，苏叶五分，川贝三钱（研末），广木香一钱半（研末）。

用法：水煎，去滓，送木香、川贝末服。

注：石专，石家庄专区简称，下同。

21. 唐山市工人医院献方

主治：积痰留于肺中，黏涩如胶不能咯出，气不能升降。

药物：海蛤粉一两，胆南星二钱，杏仁五钱，诃子肉五钱，青黛二钱，皂角三钱。

配制：研细末，姜汁糊为丸桐子大。

用法：每次二十至三十丸，姜汤送下。

22. 唐山市工人医院献方

主治：大热乘肺，咳嗽吐血，胸膈胀满，五心烦热。

药物：麦冬、桑白皮、生地黄各三钱，半夏、桔梗、紫菀、淡竹叶、麻黄各七钱，五味子、甘草各五分。

用法：姜三片为引，水煎服。

23. 唐山市工人医院献方

主治：风寒咳嗽，鼻塞声重，咳嗽不止。

药物：旋覆花二钱，麻黄一钱，前胡三钱，芥穗一钱半，甘草一钱，半夏一钱半，赤芍二钱。

用法：生姜三片为引，水煎温服。

24. 安国黄国绶献方

主治：肺热咳嗽，脉两寸数宜之。

药物：黄芩、桔梗、寸冬、知母、花粉各三钱，川贝二钱，苏子、蒌仁、甘草各一钱半，桑皮、橘红各三钱。

用法：水煎服。久嗽体弱者忌服。

25. 安国钟文义献方

主治：老年人咳嗽喘。

药物：枯芩、麻黄、杏仁各三钱，陈皮、粉草各二钱，米壳、石膏各四钱。

用法：以上共为细面，每服三钱，晚饭后服用，白水送下。

26. 遵化县高越坡献方

方名：天冬合剂糖浆。

主治：男女老幼，咳嗽痰喘诸症，及小儿百日咳。

药物：百部二两，天冬三两，麦冬三两，半夏一两，桔梗二两，化红二两，竹茹三两，象贝二两，白糖二十四两。

配制：上前诸药水煎半小时去滓滤清，再入白糖熬数滚即成糖浆。

用法：每日三四次，每次服四五钱，白水冲送。

27. 隆化县于海洲献方

主治：肺虚，痰喘咳嗽，面色白，久治不愈者。

药物：五味子五钱，白矾五钱。

用法：共为细末。每服二钱，以熟猪肺蘸药面食之。

28. 保定市陈道正献方

主治：肺痿（肺结核）。

药物：鲜瓜蒌一个。

配制：将瓜蒌打开，数清蒌仁数字，按数加入杏仁，外用泥包好，在火上烧至无烟，取出内之杏仁，加入川贝面三钱，共为细末。

用法：每次用蜜调服二钱，灯心汤送下。

29. 定县李化南献方

方名：地锦固金汤。

主治：肺痈，气促喘满，痰中脓血，有臭味，面目浮肿，不能安卧者。

药物：织锦罗（一名"地锦罗"，一名"血见愁"，俗名"雀儿卧蛋"）二两，百部草五钱，蒲公英五钱，金银花四钱，炙紫菀三钱，浙贝母二钱，麦冬三钱，天门冬三钱，生石膏（打）三钱，桔梗五分，旋覆花一钱。

用法：用武火水煎服。

加减：昼夜不能眠者，多加织锦罗；痰吐梗阻，多加桔梗、旋覆花；脓血过多、臭味大者，多加银花、蒲公英、炙紫菀；高烧，胸胁痛，多加生石膏、二冬、百部草；咳喘，多加浙贝。此方酌病情加减施之。

30. 武安县李裕民献方

方名：理肺丸。

主治：肺痈吐脓血臭痰，两胁作痛。

药物：川贝三钱，白及三钱，乳香二钱，没药二钱，血竭花三钱，自然铜一钱，大片砂五分，三七参二钱。

配制：共为细末，炼蜜为丸，每丸五分重。自然铜须用醋煅。

用法：每日三次，饭后白水送下。吐痰无血时，可去三七参。

31. 滦县耿连印献方

方名：清肺解毒汤。

主治：肺痈，吐臭痰和脓血。

药物：生地一两，元参一两，麦冬五钱，双花一两，黄芩三钱，甘草五钱。

用法：水煎，顿服，日服一剂。对脉细弱、形虚者无效。

32. 唐山市吴子华献方

方名：加味苇茎汤。

主治：肺痈，咳嗽吐血，吐如脓状物，胸痛等。

药物：苇根五钱，桃仁、杏仁、桔梗、黄芩、寸冬各三钱，瓜蒌五钱，薏米八钱，生地五钱。

用法：水煎服。

33. 张家口市薛和卿献方

方名：鸡阿苏丸。

主治：肺痈（肺脓疡）。

药物：桔梗五钱，甘草一两，青黛三钱，薄荷冰五钱。

配制：共为细面，鸡阿苏合为丸，每丸重三分。

用法：每服两丸，一日两次。

注：鸡阿苏，待考。

34. 唐山市工人医院献方

主治：咳嗽吐脓样痰，有臭味，虚弱无力。

药物：沙参三钱，川贝三钱，枳壳二钱，寸冬三钱，瓜蒌四钱，泽泻二钱，橘红二钱，带皮苓三钱，紫菀二钱，知母三钱，白芍四钱，甘草一钱，冬瓜子一两，百部四钱。

用法：水煎温服。

35. 滦县许树棠献方

主治：肺痈，吐臭脓痰。

药物：橘红三钱，寸冬三钱，川贝母三钱，瓜蒌三钱，杏仁二钱，双花三钱，桔梗三钱，甘草二钱，竹叶一钱，知母三钱。

用法：水煎服。日服两剂，连服三日。

36. 景县张凤文献方

方名：橘叶饮。

主治：肺痈，右胳膊不能过顶，右胁处

肿，足趾上卷。

药物：绿橘叶半斤。

用法：水煎服。

37. 怀来县王振纲献方

主治：肺痈咳吐脓血，痰带臭味，胸部内作痛。

药物：银花一两，连翘四钱，栀子三钱，生地五钱，天冬四钱，元参三钱，百合三钱，生草三钱，竹茹三钱，紫菀四钱，全归四钱。

配制：将前药配汤剂，加水六百毫升煎一次，再加水三百毫升煎渣一次，两次掺匀。

用法：分二三次服用。忌食酒、肉、辣味之食品。

心悸、气短类（计6方）

1. 丰宁县王廷璧献方

主治：心悸心跳，身体弱。

药物：生芪四钱，当归四钱，党参三钱，山药五钱，枣仁三钱，菖蒲二钱半，枳壳二钱半，龙骨二钱，牡蛎二钱半，益智一钱半，远志三钱，柏子仁三钱，茯苓三钱。

用法：水煎服。

2. 张家口市许梦白献方

主治：心悸。

药物：猪心七个，朱砂三钱。

配制：把猪心切成薄片，但须连在一起，把朱砂分成七份撒在每片的夹缝中，碗中蒸熟。

用法：每天一次，每次一个，连服七天。

3. 唐山市高泽民献方

主治：气短、心跳不安。

药物：人参三钱，白术三钱，黄芪二钱，当归、生地各三钱，丹参、麦冬各三钱，远志、茯神各三钱，柏子仁四钱，薄荷、天冬各三钱，桂圆肉、枣仁各四钱，甘草三钱，朱砂三钱。

配制：共为细面，炼蜜为丸，三钱重。

用法：每服一丸，空心开水送服。

4. 冀县范竹三献方

方名：升陷汤（此乃张锡纯方）。

主治：胸中大气下陷。

药物：生箭芪六钱，知母三钱，柴胡二钱五分，桔梗一钱五分，升麻一钱。

用法：水煎服。

加减：气分虚极，可酌加人参，再加山萸肉数钱，升麻可作二钱。

5. 冀县薄文凯献方

方名：急救固脱汤。

主治：虚脱大汗淋漓，低喘心悸。

药物：净萸肉一两，生龙骨一两，生牡蛎一两，酸枣仁六钱。

用法：水煎服。

6. 商都巩金山献方

主治：气短。

药物：柿子七个，白糖四两。

配制：锅蒸七次。

用法：分七天吃完，每天吃一个。

中风类（计71方）

1. 束鹿县张玉恒献方

主治：半身不遂。

药物：玉竹一两，黄柏三钱，茅术三钱，川牛膝三钱，桂枝三钱。

用法：水煎温服。

2. 束鹿县阎季坤献方

主治：半身不遂初得者。

药物：台参三钱，桂枝二钱，清夏三钱，黄芪四钱，桃仁三钱，红花二钱，白术三钱，陈皮三钱，赤芍三钱，地龙一钱，归尾四钱。

用法：水煎温服。

3. 延庆县陶墨府献方

主治：左瘫右痪，半身不遂，服之皆效。

药物：党参五钱，黄芪二两，全虫十二个，天麻二钱，当归五钱，桂枝八钱，川断四钱，川牛膝五钱，焦术四钱，千年健四钱，大秦艽三钱，土鳖虫二十个（焙干）。

用法：水煎三次。每日两次，早、晚服之，以愈为度。

4. 冀县南寿桥献方

方名：牵正散（祖传）。

主治：口眼歪斜，皮肤不仁。

药物：僵蚕、全蝎、白附子各等份。

用法：共为细末，黄酒二两送下，每用二钱。

5. 束鹿县卫协会献方

主治：口眼歪斜。

药物：蓖麻子（去皮）二十一粒，明天麻五钱，全虫五个，细辛一钱五分。

用法：共研细末，香油调药，左歪贴右，右歪贴左。

6. 束鹿县宋锡五献方

主治：中风卒倒，牙关紧闭，昏迷不醒。

药物：牙皂一个，巴豆十粒。

用法：共研烂，用纸卷成卷，火点着使其冒烟以熏患者鼻孔。

7. 平山李一夫献方

主治：半身不遂，口眼歪斜。

药物：生黄芪四两至半斤，地龙二钱，蝉蜕四钱，全蝎二钱，僵蚕炒二钱半，清夏二钱，明天麻二钱半，川贝母二钱，桃仁三钱，红花三钱，炙甘草一钱半。

用法：水煎服。

8. 刘春玉献方

主治：偏瘫，口眼歪斜。

药物：牛膝、木瓜、杜仲炭、当归、川芎、菟丝子、覆盆子各三钱，熟地、川断各四钱，虎骨（狗骨代，余同）二钱，白花蛇一条。

用法：水煎温服。并针刺环跳、阳陵泉、足三里、承山、委中。

9. 武邑县刘兴伍献方

主治：半身不遂，或左瘫右痪，四肢麻木，口眼歪斜，或手足作疼。

药物：台参六钱，黄芪六钱，肉桂三钱，熟地六钱，茯神五钱，当归六钱，川羌五钱，大艽五钱，防风四钱，天麻四钱，石斛五钱，杞果六钱，何首乌五钱，白花蛇一条，木瓜三钱，牛膝三钱，威灵仙四钱，甘草三钱。

配制：上药共为细面，炼蜜为丸，每丸重二钱。

用法：内服，每次服一丸，黄酒送下。

10. 佚名氏献方

主治：半身不遂，风寒麻木，四肢发软，言语失音，慢性周身疼痛等症。

药物：麻黄三钱，桂枝三钱，川牛膝三钱，木瓜三钱，土元三钱，川羌三钱，蜈蚣一钱，全蝎一钱，川断三钱，杜仲三钱，马钱子二两（去皮香油炸透）。

配制：共为细面，炼蜜为丸，每重一钱半。

用法：一日三次，每次一粒，黄酒为引。

11. 龙关县李玺献方

方名：牛黄清心丸。

主治：头目眩晕，中风不语，口眼歪斜，痰涎过多，心神恍惚，神昏谵语，眼昏耳鸣，火热等症。

药物：牛黄一钱，广角二钱，羚羊角三钱，川连五钱，山药五钱，朱砂五钱，雄黄一钱，云苓五钱，胆星五钱，当归三钱，白芍二钱，防风三钱，栀子二钱，桔梗二钱，条芩五钱，木通三钱，寸冬五钱，甘草五钱，砂仁三钱，酒军五钱，冰片五钱，元明粉五钱，薄荷叶三钱，台麝五分。

配制：共为细末，炼蜜为丸，重一钱，金箔为衣。

用法：每服一粒，白水送下，小儿酌减。

12. 阳原县宋平献方

主治：口眼歪斜。

药物：僵蚕二钱，钩藤二钱，白附子一钱，全虫一钱半，防风三钱，天麻一钱半，当归三钱，白芷二钱，茯苓二钱，川芎一钱半，侧柏二钱，桔梗二钱。

用法：水煎服。

13. 沽源县韩新民献方

主治：老年猝然昏倒，牙关紧闭，四肢厥逆，不语。

药物：鼠粪一粒，胡椒一粒。

用法：以上共为细末，黄酒或白开水送下。

14. 沽源县柴绍旺献方

主治：半身不遂，口眼歪斜，四肢麻木不仁。

药物：生川乌、生草乌、乌梅、甘草、半夏、牛膝各四钱。

配制：上药混合一处，用白糖四两同浸入酒内。

用法：每服一盅。

15. 延庆县连建华献方

主治：中风不语，二便失禁。

药物：蚕沙三钱，地龙三钱，蜈蚣三条，全蝎二钱，天麻一钱，胆南星三钱，钩藤三钱，蝉蜕五钱，沙参五钱，当归一两，川军一钱五分，引冰片一分（研，冲服）。

用法：水煎三次。一日三次温服。

16. 延庆县连建华献方

主治：中风后遗症，半身不遂。

药物：黄芪一两，川芎一钱五分，白芍二钱五分，酒黄芩一钱五分，酒防己一钱五分，茯苓二钱，杏仁炒一钱五分，陈皮一钱，防风一钱五分，甘草一钱，鲜姜一钱，大枣七枚。

用法：水煎三次。一日两次，早、晚服之。

17. 阳原县段善忠献方

方名：年健地风汤。

主治：半身不遂或口眼歪斜，口流涎水，言语不清，手足不遂，脉浮细无力。

药物：千年健三钱，追地风三钱，川牛膝二钱，杜仲二钱，木瓜三钱，防风三钱，没药二钱，钩藤二钱，黄芪五钱，甲珠七钱。

配制：将前药共为细末，用白布口袋装好缝口；再用肥鸡一只，将鸡的内脏取出，洗净；再将药布袋放在鸡的肚内，用线缝住。用砂锅一个，黄酒一斤与水混合填满砂锅，用文武火煮熟。如人肥胖者，可将黄芪减半用之。

用法：吃鸡肉，喝药汤，在二日内用完。每日用太阳晒过的砂土一茶盅，入开水冲洗身体，见汗为度，每日一次，七次为止。

18. 延庆县吴廷藻献方

方名：通窍散。

主治：暴怒猝然仆倒，不省人事等症。

药物：皂角一两，细辛一两，麝香一钱。

配制：以上共为细面，瓷罐收贮，勿令泄气。

用法：用时取出吹鼻，得嚏即醒。

19. 宁晋县孙献瑞献方

主治：口眼歪斜，吊线风症。

药物：川乌、防风、肉桂各一钱五分，麝香四厘。

用法：以上四味共为极细末。用棉纸打

成药卷，向左歪塞右鼻孔，向右歪塞左鼻孔。

20. 获鹿县吴生元献方

主治：中风不语。

药物：旧毛毡手掌大一片。

用法：毛毡用好醋泡透。将泡透的毛毡贴在大椎穴，再用烧热的两把烙铁，轮流熨之，使热气透体内。

21. 平山县刘玉太献方

主治：口眼歪斜。

药物：僵蚕、全蝎、川贝母、南星、川乌、天麻、钩藤、甘草各二钱。

用法：生姜为引，煎服。

22. 新乐县甄铭西献方

主治：半身不遂。

药物：黄芪五钱，台参、川芎、明天麻、伸筋草、清风藤、化橘红各三钱，当归八钱，全虫、乌蛇、清夏各二钱五分，秦艽四钱，木瓜二钱，天南星一钱五分，甘草一钱。

用法：水煎服。

加减：治腿部，加川牛膝；有热，加黄连。

23. 赤城县解文苑献方

主治：气血亏虚的半身不遂，男妇皆可服。

药物：生黄芪四两，当归尾二钱，赤芍一钱五分，地龙一钱五分，川芎一钱，

桃仁一钱，红花一钱，防风二钱，蜜四两。

配制：将上药捣碎，加水四十五两，用文火熬成（过滤）剩九两，入蜜熬成膏。

用法：每日早、晚各服一两，白开水冲服，病轻者服二剂见效，重者三四剂见效。若体强、脉大有力而有头痛者忌服。

24. 巨鹿县薄兴周献方

方名：补阳还五汤（方出《医林改错》）。

主治：半身不遂。

药物：黄芪六两，归尾四钱，川芎三钱，桃仁三钱，红花二钱，地龙四钱，赤芍三钱。

用法：水煎服。

加减：手足痛，加血竭花三钱，川牛膝三钱，佛手二钱，桂枝二钱。

25. 宁晋县张鸿宾献方

主治：中风不语。

药物：母牛尿一碗（若急用时，将牛牵着套车，牛即小便，预先准备一个净碗接之）。

用法：令患者坐着，用压舌板将口撬开，将牛尿徐徐灌下。

26. 行唐县赵敏叶献方

主治：类中风，半身不遂。

药物：当归一两，生芪一两，天麻二钱，牛膝三钱，木瓜四钱，防己五钱，桂枝二钱，川断三钱，寄生三钱，甘草一钱，川芎四钱，红花二钱，生姜五片，大枣五个。

用法：置于锅中加水熬煎。日服两次，每次一茶盅，早、晚温服之。

27. 唐县李玉茹献方

主治：肌肉跳动，语言滞涩，手足麻木不仁，头眩眼黑，足跟无力。

药物：蔓荆子、川羌、防风、川芎、细辛、枳壳、人参、麻黄、菊花、枸杞、薄荷、当归、知母、黄芪、独活、杜仲、秦艽各二钱，柴胡、半夏、地骨皮、前胡、川朴、白芷、熟地、防己各二钱，云苓、黄芩各五钱，生石膏、生地、苍术各四钱，白芍、桂枝各一钱，甘草二钱。

用法：煎剂或丸剂均可。重者服一月，轻者服半月；每日服两次，每次服丸剂三至五钱。

28. 唐县高文德献方

主治：半身不遂。

药物：人参二钱，白术三钱，茯苓三钱，当归三钱，川芎二钱，白芍二钱，熟地三钱，防风三钱，荆芥三钱，麻黄二钱，桂枝三钱，牛膝三钱，木瓜三钱，天麻三钱，白芷二钱，胆星一钱半，法夏三钱，桃仁二钱，红花三钱，苍术二钱，炙草二钱。

用法：水煎服。

29. 清苑县刘文刚献方

方名：镇肝息风汤（原出《医学衷中参

西录》）。

主治：肝风内动，脉弦而长，头目眩晕，头痛目胀，甚至仆倒，不省人事，口眼歪斜，半身不遂（卒中）。

药物：怀牛膝一两，生赭石一两，生龙骨一两，生牡蛎一两，生龟板五钱，生杭芍五钱，元参五钱，天冬五钱，川楝子五钱，生麦芽五钱，茵陈二钱，粉草一钱半。

用法：水煎温服。

30. 完满县刘元普献方

方名：增味活络丹。

主治：半身不遂。

药物：黄芪六钱，白术四钱，生山药六钱，桂枝二钱，羌活三钱，当归四钱，丹参四钱，乳香四钱，没药四钱，桃仁二钱，红花二钱。

用法：清水煎，分两次服。

31. 完满县胡柏平献方

方名：正荣汤。

主治：中风口眼歪斜。

药物：羌活三钱，防风三钱，半夏三钱，胆星三钱，秦艽三钱，木瓜三钱，茯神三钱，白附子二钱，天虫三钱，甘草二钱。

用法：水煎分两次服，忌辛辣厚味。

加减：左脉微，加当归五钱；右脉微，加黄芪一两。

32. 完满县韩佩昌献方

方名：木香散。

主治：中风卒倒，不能语言，痰声辘辘。

药物：广木香二钱，胆矾五分，麝香一分。

用法：共研细末。葱汁调灌下，一至二钱。

33. 完满县戴杰三献方

主治：半身不遂，日久血虚者。

药物：大力参四钱，黄芪四钱，当归五钱，秦艽三钱，天麻二钱，羌活三钱，红花二钱，山甲二钱半，牛膝二钱，防己三钱，木瓜三钱，远志三钱，丝瓜络四钱，桂枝三钱，甘草二钱，全蝎二钱半。

用法：水煎服。忌生冷。

34. 易县崔峰献方

主治：口眼歪斜。

药物：全蝎二钱，乌蛇二钱，明天麻四钱，桔梗二钱，杭芍二钱，防风四钱，细辛二钱，五味子一钱。

用法：共为末，米汤送下。

35. 沽源县献方

主治：半身麻木不仁。

药物：鸡子壳。

配制：将壳内软皮剥去，烤黄研末。

用法：黄酒送服，日服三次，每次一枚。

36. 唐山市陈际尧献方

方名：牵正散。

主治：口歪眼斜。

药物：白附子、僵蚕、全蝎各二钱。

用法：共为细末。每次服二钱，白水送下，四小时服一次。

37. 唐山市张逢原献方

主治：口眼歪斜，颜面麻木。

药物：白芷二钱，独活二钱，僵蚕三钱，全蝎二钱，白附子二钱，薄荷一钱。

用法：黄酒一两为引，水煎服，早、晚各一次。

38. 磁县牛子温献方

主治：半身不遂。

药物：怀牛膝一两，生赭石一两，生龙骨五钱，生牡蛎五钱，生龟板五钱，生白芍五钱，天冬五钱，川楝子二钱，茵陈二钱，柏子仁五钱，甘草二钱。

用法：水煎服。

加减：如发热，加生石膏一至三两。

39. 涞源县李子斐献方

主治：男女中风，猝倒昏不知人，牙关紧闭，痰涎上壅，危在顷刻。

药物：鲜姜二两，白矾一两。

用法：二味共捣极烂，水煎，撬开牙灌之，即醒。

40. 涞源县赵玉献方

主治：忽然患口眼歪斜，俗名"吊线风"，服此三次即愈。

药物：蜈蚣二条（焙干为细末），防风五钱。

用法：煎防风水送蜈蚣面。

41. 唐县任会川献方

方名：治遂丸。

主治：半身不遂，四肢麻木，左瘫右痪不能行动。

药物：马钱子二两（甘草水泡去毛，香油炸焦），麻黄四两，桂枝、羌活、独活各二钱，虎骨四钱（砂锅炒存性），川牛膝（炒）、宣木瓜各一钱，千年健、追地风各二钱，杜仲、防风各一钱，没药（去油）、乳香（去油）、自然铜（煅）、土元、威灵仙各二钱，甘草一钱。

配制：共为细面，蜜丸，每丸重二钱五分。

用法：每日一丸，白开水送下。服药后觉浑身发热，有时觉抽筋，千万莫怕。

42. 衡水县姚仞岗献方

方名：正斜膏。

主治：口歪眼斜（吊线风）。

药物：川乌、南星、僵蚕、白及各三钱。

用法：共研细末，姜汁捣成膏，摊青布上，左歪贴右，右歪贴左。

43. 涞源县任福善献方

主治：口眼歪斜。

药物：白附子二钱，僵蚕二钱，蜗牛三钱。

用法：共为细末。每服一钱，白水送下。

44. 保定市周子厂献方

主治：半身不遂。

药物：活鳖一只。

用法：将鳖颈部用针穿住去头，即用口吸其血液，数日吸一次，须吸二三次。

45. 涞源县王亭鹤献方

主治：口眼歪斜，俗名"吊线风"。

药物：皂角（研面）八钱。

用法：以干醋调匀，左斜涂右，右斜涂左，即正。

46. 高阳县史赓平献方

方名：健脾活血汤。

主治：中风，半身不遂，语言謇涩，口眼歪斜，口角流涎，脉大浮滑无力，或脉象沉细。

药物：黄芪一两，力参一两，云苓三钱，焦术三钱，甘草二钱，桂枝五钱，牛膝一钱半，清夏一钱，陈皮三钱，红花一钱，木瓜一钱半。

用法：水煎服。体温高者不可用此方。

47. 徐水县秦瑞伍献方

主治：半身不遂，手足麻木不仁。

药物：麻黄三钱，血竭三钱，木通三钱，北瓜蒂七个。

用法：上药用砂锅炒黄，研为细末。每服三至四钱，加黄酒一两至一两五钱调服。

48. 徐水县献方

主治：中风口眼歪斜。

药物：蓖麻子五钱。

用法：捣烂用陈醋调，右斜涂左，左斜涂右。

49. 蠡县宋熙谅献方

主治：口眼歪斜。

药物：胆南星五钱，半夏一两，鲜姜四两。

用法：共捣为泥，左歪抹右，右歪抹左，以正为止。

50. 涿县李汉灵献方

主治：口眼歪斜。

药物：赤芍一钱，川芎一钱，当归四钱，地龙三钱，黄芪一两，桃仁四钱，红花三钱，寄生四钱，王不留行一钱，炮山甲一钱。

用法：水煎服。

51. 高阳县宫雅苍献方

主治：口眼歪斜。

药物：牙皂五钱。

用法：研为细末，用好醋调，向左斜抹右边，向右斜抹左边。抹后须拿镜子照着，俟正后，马上将药洗去。

52. 佚名氏献方

主治：吊线风，突然口眼歪斜，他处无病。

药物：乳香、没药各一两。

配制：共为细末，炼蜜为八丸。

用法：每服一丸，黄酒送下，取汗。如不愈，次日再服一丸。

53. 无极县张瑞献方

主治：陡然口眼歪斜，受病之边，目不能瞬动。

药物：大蜈蚣三条（研面），防风六钱。

用法：水煎防风，用防风汤冲服蜈蚣面，黄酒三盅为引。服后二三日即痊愈。

54. 蠡县王培槐献方

主治：口眼歪斜。

药物：蜈蚣三钱，黄芪一两，防风三钱。

用法：水煎服。

55. 蠡县赵寿先献方

主治：口眼歪斜。

药物：僵蚕、白附子、全虫各三钱。

用法：上药研末，分三次服，姜汁送下。

56. 安国黄国绶献方

主治：瘫痪，即半身不遂，四肢不用，麻木不仁等症。

药物：黄芪四两，赤芍一钱半，川芎一钱，归片二钱，地龙二钱，桃仁一钱，红花一钱。

用法：水煎两次，每日早、晚各服一次。

加减：初得，原方加防风一钱；前经治，除用风药多外，加台参三钱。

57. 晋县中医研究所献方

主治：口眼歪斜。

药物：全虫二个，蜈蚣一条，台麝二分，山甲珠四分。

用法：研细末，分二份，外用膏药热水溶化，把药面放药膏上，贴耳前，左右各一张。

58. 唐山市李如松献方

方名：加味三生饮。

主治：卒然昏倒，口眼歪斜，半身不遂，四肢厥冷。

药物：人参、胆星、清夏、川乌、生附子、木香各三钱，云苓四钱。

用法：水煎服。

59. 安国宋殿勋献方

主治：口眼歪斜。

药物：老松香六钱，大红麻子十个，巴豆仁十个，全青二钱，杏仁十个。

用法：共捣如泥摊在白布上，左歪贴右，右歪贴左。口眼正时急去之。

60. 唐山市伦绍远献方

方名：牵正膏。

主治：口眼歪斜。

药物：蓖麻子（去皮）五钱，冰片一钱，麝香少许。

用法：蓖麻子捣膏加冰片、麝香。贴患处七日即愈。

61. 唐山市工人医院献方

主治：中风口眼歪斜。

药物：椿树根一节（于其向阳一面取之）。

用法：去外粗皮，取当中皮质，趁湿捣烂，再加少许白面，略加水捣如糊状，摊白布上一分半厚，贴于瘫痪之侧，一昼夜即可恢复。

62. 唐山市工人医院献方

主治：中风病无寒热之苦，头亦不痛，但口眼歪斜，一侧偏废，眼不能合，口角流涎，额纹消失。

药物：白附子五钱，僵蚕五钱，全蝎一钱半。

用法：研为细末，每服三钱，黄酒送下。

63. 唐山市工人医院献方

主治：中风半身不遂，口眼歪斜，言语困难。

药物：金石斛二钱，橘红二钱，秦艽二钱，草决明四钱，白蒺藜四钱，钩藤四钱，白芍三钱，生没药三钱，地龙三钱。

用法：水煎温服。

64. 新河县刘贵良献方

主治：口眼歪斜（吊线风）。

药物：木匠墨斗绳。

用法：烧灰黄酒送服，见汗即愈。

65. 新河县李彦贵献方

方名：截惊丹。

主治：急惊风。

药物：白附子五分，蝎尾七个，天虫一钱，南星五分，天麻七分，蜈蚣二条，天竺黄一钱，牛黄二钱，台麝一分。

配制：共研细末，炼蜜为丸，朱砂为衣，共为四十九丸。

用法：每服七粒，七日服完。

66. 邢台市郝怀璧献方

主治：手足麻木或左瘫右痪（虚弱性者宜之）。

药物：大黄芪三钱，野台参三钱，白术三钱，当归三钱，柴胡二钱，陈皮一钱五分，升麻一钱，天麻二钱，川芎二钱，川羌活二钱，防风二钱，葛根二钱，甘草一钱，生姜三片，大枣二枚。

用法：水煎服。脉洪滑有力者忌之。

67. 献县安泽波献方

主治：中风后遗症，半身不遂，语言不清。

药物：川断三钱，川牛膝三钱，桂枝二钱，双棵葱根（黄皮的）一棵，川椒少许，老鸹嘴子草（仙鹤草）一大把，烧酒一斤半。

配制：将老鸹嘴子草切碎，连上药和烧酒一并装入一个瓦罐内，塞紧口，用两个木棍夹紧脖部，放汤锅内，上边压上重物，烧火炖二三小时，备用。

用法：能饮酒者，每次服一酒盅，每日早、晚各服一次；不能饮酒者，兑入白开水服下。

68. 徐水县贾希贤献方

主治：口眼歪斜，半身不遂。

药物：蜈蚣二条，全虫二钱，当归五钱，荆芥三钱，防风三钱，甘草二钱。

用法：清水煎服，早、晚各服一次。

69. 徐水县赵景准献方

主治：半身不遂。

药物：指甲草花一两。

用法：黄酒泡服十日立愈。

70. 安国张景贤献方

主治：半身不遂（四肢麻木不用）。

药物：鹿茸三钱，丽参三钱，紫蔻二钱，乌豆四十九粒，老人指甲五个人的，簸箕荆子（牛筋所制）一个。

用法：水煎服。

71. 井陉县郝氏献方

主治：口眼歪斜。

用法：检查患者之口眼往左歪，可将患者之口内右腮处之紫血管用三棱针刺出血，三四次即可痊愈。

真中风类（计33方）

1. 安国县史云如献方

方名：明矾散。

主治：中风口噤不语。

药物：白矾二钱（研末），生姜自然汁，马料豆一斤（煮浓汁如饴）。

用法：白矾末用姜汁调化，撬开口灌服，涎化下或吐出即醒；如不能言，将煮豆汁含口内，片时自会说话。

2. 张家口市张芬献方

方名：中风白药膏。

主治：口眼歪斜。

药物：蓖麻子三钱（去皮捣如泥），加梅片二分再捣如膏。

用法：摊布上左歪贴右，右歪贴左，以正为度，速去膏，否则又歪矣。

3. 武安县张庆树献方

方名：天麻防风汤。

主治：中风不语。

药物：明天麻一两，防风五钱。

用法：水煎服，再用蜜水洗舌后，用姜汁白布搽之。

4. 枣强县杨鹤年献方

主治： 半身不遂。

药物： 白花蛇一具，青风藤四钱，追地风四钱，透骨草四钱，海风藤四钱，山甲四钱，川牛膝四钱。

用法： 水煎服。

5. 藁城县高洛晴献方

方名： 人参养荣汤。

主治： 口眼歪斜。

药物： 高丽参一钱，白芷二钱，青皮二钱，乌药二钱，焦术二钱，沉香二钱，苏叶二钱，天麻二钱，木瓜二钱，甘草二钱，细辛七分，生姜三片。

用法： 枣三枚为引，水煎温服发汗。轻者二剂，重者三四剂即愈。

6. 深县乔其彦献方

主治： 口眼歪斜。

药物： 鳝鱼血，麝香少许。

用法： 鳝鱼血与麝香和匀，左歪涂右面，右歪涂左面。

7. 张家口市王泽民献方

主治： 颜面神经麻痹。

药物： 白附子三钱，全蝎二钱，胆星二钱，秦艽三钱，天虫三钱，明天麻三钱，防风一钱半，桂枝尖一钱半，当归三钱，川芎三钱，芥穗一钱半，羌活三钱，独活三钱。以上系原方，加黄芪一两。

用法： 水煎服，连服五六剂，并可配合针灸。

8. 深县黄圣新献方

主治： 口眼歪斜。

药物： 棉花子三钱（炒黑），乳香二钱，红糖一两。

用法： 共为末，饭后黄酒送下。

9. 深县献方

主治： 口眼歪斜（俗名"吊线风"）。

药物： 全蝎三钱，僵蚕三钱，荆芥二钱，防风三钱，天麻二钱，薄荷三钱，白附子二钱，川芎三钱，川羌三钱，大活二钱。

用法： 水煎服。

10. 深县张庆广献方

主治： 口眼歪斜。

药物： 羌活三钱，山甲六钱，炙草一钱，当归四钱，天麻三钱，防风四钱，薄荷三钱，红花二钱，蜈蚣三条，全蝎六个。

用法： 水煎服。

11. 景县杨寿刚献方

方名： 整容却风散。

主治： 吊线风（口眼歪斜）。

药物： 墙上的陈石灰（越陈越好），鸡蛋清。

配制： 将石灰为面，与鸡蛋清调为膏。

用法： 将药膏用青布摊贴两太阳穴上，七天换一次，三次即愈。

12. 景县张凤池献方

方名： 防风通圣汤。

主治：中风（脑溢血）卒然倒地，不省人事，面赤气促，舌强不语，脉洪大充实。

药物：防风、荆芥、川芎、白芍、白术、甘草、黄芩、滑石各三钱，麻黄、连翘、桔梗、薄荷、石膏、栀子各二钱，当归五钱，生姜三片，葱白二根。

用法：水煎服，日服一剂，连服四五日。脉平静后，再服调补剂。

加减：若四五日大便不下，加大黄、芒硝；痰多，加南星、竹沥。

13. 景县阎子明献方

方名：逐风汤。

主治：抽吊线风，口向一边歪。

药物：全蜈蚣三条，防风五钱（或改成三钱，加羌活三钱也可），全蝎三钱。

用法：水煎服。

14. 民间传方

主治：半身不遂。

药物：猪苦胆一个。

用法：将苦胆装瓷瓶内，黄酒煎开。每日晚间服一酒盅。

15. 晋县茹印堂献方

主治：半身不遂。

药物：川乌、草乌、牛膝、甘草各三钱，白糖半斤，白酒一斤。

用法：将药放酒内熬之，以剩十两为度。每服三酒盅，早、午、晚各服一次。

16. 晋县刘贵行献方

主治：口眼歪斜。

药物：乳香、没药、白芥子各三钱，红蓖麻子四钱，麝香一分。

用法：共研细末，鸡子清调成膏。敷患处，左歪贴右，右歪贴左。

17. 保定市高贵山献方

方名：补阳还五汤。

主治：中风半身不遂，语言謇涩，口角流涎，大便干燥，小便频数，遗尿不禁。

药物：生黄芪四两，当归尾二钱，赤芍一钱半，地龙二钱，川芎一钱，桃仁一钱，红花一钱。

用法：水煎服。

18. 武邑县刘兴武献方

方名：活络散风丸

主治：半身不遂，四肢麻木，口眼歪斜，手足作痛等症。

药物：台参、黄芪各六钱，肉桂三钱，熟地六钱，茯神五钱，当归六钱，川芎五钱，秦艽五钱，防风四钱，天麻四钱，川石斛五钱，枸杞子六钱，首乌五钱，白花蛇一条，木瓜三钱，牛膝三钱，甘草三钱，威灵仙四钱。

配制：共研细末，炼蜜为丸，每重二钱。

用法：每日早、晚各服一丸，黄酒送服。

19. 围场县王中明献方

主治：吊线风，口眼歪斜。

药物：皂角一味。

用法：为细末，醋和调。敷不歪的一边。可时时用镜子照着，如正即可洗净。

20. 永清县史兰亭献方

方名：通经活络易逆汤。

主治：半身不遂，或手足废弛，肢体瘫痪等症。

药物：玫瑰花四钱，川芎三钱，赤芍四钱，炒山甲三钱，炙箭芪二两，地龙五钱，桃仁四钱，两头尖四钱，怀牛膝三钱，伸筋草四钱，防己三钱，甘草二钱。

用法：水煎服，间日服或三日服一剂，必须连续服用。

加减：①面赤，脉滑数弦，血压高者，加菊花四钱，夏枯草一两；②脉迟弱者，加寸冬四钱，升麻二钱；③偏于上肢者，加桂枝四钱；④偏于下肢者，加木瓜三钱，虎骨四钱；⑤肢体感觉痹痛者，加海桐皮三钱，鸡血藤四钱，秦艽五钱；⑥口角颜面或手颤动者，加钩藤三钱，天麻三钱；⑦语言不清或失音者，加僵蚕三钱；⑧大便不下，加麻仁五钱，郁李仁四钱；⑨初起，加灵仙四钱，大活三钱。

21. 深县献方

主治：吊线风，口眼歪斜。

药物：乳香一两，没药一两，棉子炭二两，红糖二两。

配制：将三味药共为细面，用红糖水和匀为丸，共做成十五丸。

用法：每次服一丸，每日服两次。

22. 保定市贾鸿宾献方

主治：中风，口眼歪斜。

药物：白附子、僵蚕、全蝎焙干各等份。

用法：研细末，每服三钱，黄酒送下。

23. 晋县郝极五献方

方名：加味补阳还五汤。

主治：半身不遂，手足麻痹，言语不清，口眼歪斜，头昏目眩。

药物：淫羊藿一两，炙芪一两，川断三钱，川牛膝三钱，木瓜三钱，杜仲炭三钱，灵仙三钱，红花一钱半，地龙二钱，龙骨一钱半，甘草一钱，生姜三片，大枣二枚。

用法：水煎服。

24. 张家口市献方

主治：半身不遂（病程在两个月内者有效）。

药物：樟木半斤，透骨草半斤。

配制：先用大锅一口，水二担，入药在内，煮至一担水。

用法：用大盆盛水横一木于上，病人赤身坐木上，四周用布围好，先熏后洗，以汗出为度。轻者半月后再洗一次即愈。忌风。

25. 张家口市献方

主治：半身不遂及瘫痪。

药物：威灵仙四两（酒浸九蒸九晒干），生草乌一斤，和绿豆二斤（入砂锅内水煮，以豆熟为度去豆）。

配制：将草乌晒干后，威灵仙为末，用大瓶一个，装酒五七斤，入药在内煮一炷香取出。

用法：每日早、晚喝酒三五钱，轻者一料即愈。

26. 隆化县武振江献方

主治：中风不语，或仆地不省人事。

药物：麝香三分，麻油二两半。

用法：二味混合搅匀，灌服。

27. 隆化县董志兴献方

主治：口眼歪斜。

药物：棉花子（炒黄，研）、乳香、没药、白附子各三钱。

配制：共为细面，蜜丸，每丸重三钱。

用法：每次一丸，日两次，白酒为引，服后汗出即愈。

28. 石家庄市高玉珍献方

主治：口眼歪斜。

药物：大麻子（要红的，捣烂）。

用法：左歪贴右，右歪贴左，以正为止。

29. 束鹿县陈翰生献方

主治：半身不遂。

药物：明天麻五钱，钩藤四钱，菖蒲四钱，蝎子三个，生赭石八钱，生杜仲五钱，石决明四钱，清夏三钱，当归四钱，地龙三钱，生地四钱，旋覆花四钱，红花三钱，天竺黄三钱。

用法：水煎服。

加减：气虚，加黄芪；血瘀，加桃仁；面赤，加酒芩、元参；痰盛，加枳壳、橘红。

30. 张家口市孙华堂献方

方名：三合汤加味。

主治：半身不遂，肌肤不仁，筋骨不用等。

药物：黄芪五钱至一两，陈皮三钱，半夏三钱，当归四钱，瓜蒌四钱，胆星四钱，白术三钱，赤芍三钱，云苓四钱，川连二钱，黄芩三钱，桂枝二钱，灵仙三钱，桔梗三钱，粉草一钱。

用法：竹沥一匙、姜汁半匙为引，水煎服。

31. 张家口市孙华堂献方

方名：补阳还五汤加味。

主治：中风半身不遂，肌肤不仁，筋骨不用，语謇舌强。

药物：黄芪二至四两，杭白芍三钱，桃仁三钱，红花三钱，地龙五钱，当归三钱，川芎三钱，瓜蒌三钱，半夏三钱，天竺黄三钱，陈皮三钱，菖蒲三钱，桂枝二钱，灵仙二钱，粉草一钱。

用法：生姜汁半匙、竹沥一匙为引，水煎服。重者，先服补阳还五汤三至五剂，再以三合汤加味多服。

32. 邢台市刘盛业献方

主治：中风不语，痰厥等症。

药物：半夏二钱，橘红三钱，云苓三钱，

枳实一钱五分，竹茹一钱，胆星一钱五分，僵蚕一钱五分，当归三钱，防风一钱，甘草一钱，桔梗一钱五分（虚人用胆星；实人用南星）。

用法：水煎服。

33.唐山市献方

主治：口眼歪斜。

药物：生半夏、白僵蚕、白及、川乌头、威灵仙、草乌、全蝎、橘红各等份。

用法：共研细面，生姜汁调匀，涂抹歪处。

温病类（计27方）

1. 涿鹿县闪浚五献方

方名：时疫救急一分散。

主治：急性痧症、暴死，缩阴寒症，胸腹积满，羊毛疔，反胃呕吐，山岚瘴气。

药物：雄黄五钱（水飞），大梅片七分，白芷一钱，荜茇三钱，麝香三分，公丁香三钱，石菖蒲五钱，苍术五钱，紫牙皂五钱，煅火硝四钱，细辛四钱，煅明矾一两，地胡椒三钱。

用法：研细面。用姜汤送下，每服七厘。或用此散吹入鼻中；或填入肚脐内，外用暖脐膏封贴。

2. 涿鹿县张元勋献方

主治：大头瘟。

药物：蚯蚓粪一碗。

用法：水调和为糊状，敷于头面肿处，

要涂严涂匀。敷后有蒸汽状，干了再敷，以无蒸汽为度。

3. 怀安县宋顶发献方

方名：解秽丹。

主治：瘟病。

功效：解毒、开胸、通窍、清热、利咽喉。

药物：大青叶一钱半，葛根三钱，莲子心三钱，雄黄五分，朱砂五分，薄荷二钱，薄荷冰一分五厘，冰片一分五厘，生半夏三钱，芙蓉花二钱，母丁香二钱，紫草三钱，五倍子一分五厘，蝉蜕一钱半，桑叶二钱，蟾酥一分，白薇一钱半，苏叶二钱，瓜蒂七分，生柏叶三钱，赤小豆一钱。

用法：共为细末，鼻闻。

4. 佚名氏献方

主治：肿脖子瘟，舌肿不能咽食，舌不能动。

药物：犀角一钱，银花五钱，紫草三钱，公英五钱，地丁七钱，射干三钱，元参五钱，桔梗三钱，豆根四钱，连翘五钱，牛蒡子三钱，马勃三钱，薄荷三钱。

用法：水煎两次。每日早、晚各服一次。服后喉间发热，十至二十分钟热即退。

5. 怀安县宋顶发献方

方名：解毒清瘟散。

主治：治温病头眩晕，内热不清，发热无汗诸症。

药物：葛根二钱，薄荷二钱，赤芍三钱，茅根三钱，旋覆花三钱，菊花五钱，白薇二钱，花粉二钱，大青叶二钱，元参二钱，桑叶三钱，降真香二钱，紫草二钱，竹茹三钱，甘草一钱半。

用法：共为细末。每服二钱，白水送下。

加减：若胸膈热、心烦者，加儿茶一盅，朱砂一钱。

6. 宁晋县耿文起献方

方名：升降散。

主治：大头瘟，恶寒发热，头面红肿，神昏谵语。

药物：银花一两，连翘五钱，川大黄三钱，姜黄三钱，枳壳三钱，天虫一钱半，川连三钱。

用法：水煎服，初煎、二煎混合，分三次温服。

7. 获鹿县王贵德献方

主治：大头瘟。

药物：僵蚕、栀子、川军各三钱，蝉蜕、银花、泽兰、连翘（醋炒）、牛蒡子各二钱，姜黄、黄芩、黄连各一钱半，甘草一钱。

用法：水煎，蜜酒冲服。

加减：大便不实，减去川军。

8. 宁晋县田岐秀献方

主治：温疫瘟毒、大头瘟病。

药物：银花五钱，瓜蒌五钱，厚朴四钱，白芷三钱，草果仁三钱，大黄五钱，寸冬一两，犀角三钱，连翘四钱。

用法：水煎。一日两次，早、晚服之。

加减：有汗，加杭芍五钱；呕吐，加竹茹四钱。

9. 获鹿县李癫翁献方

主治：白喉温、疙瘩瘟、时温。

药物：蝌蚪不拘多少。

配制：在立夏日捞取水中的蝌蚪，洗净装在罐内，埋入背阴地下三尺，待九月九日取出备用。

用法：冷服。轻者服一两，重者二两，极重者三两。罐底的泥外敷能消肿毒。

注：疙疸温，即疙瘩瘟。

10. 宁晋县吴永华献方

方名：三仁汤。

主治：湿温，胸闷不饥，舌白不渴，午后身热，状若阴虚等症。

药物：杏仁一钱，紫蔻仁一钱，滑石二钱，半夏一钱，薏苡仁二钱，通草一钱，竹叶一钱，厚朴二钱。

用法：水煎服，一日两次。

11. 阳原县梁兴汉献方

主治：大头风，即感受瘟毒，头面肿大，俗名"大头瘟"。

药物：牛蒡子三钱，马勃二钱，蝉蜕二钱，板蓝根二钱，黄芩三钱，黄柏三钱，栀子三钱，川军二钱，防风二钱，荆芥二钱，广皮二钱，元参二钱，石膏一两，生地二钱，赤芍二钱，僵蚕二钱，花粉二钱，升麻二钱。

用法：水煎。一日一剂，连服二剂。

12. 涿鹿县马耀庭献方

主治：男妇烦热不安之症。

药物：川黄连、栀子仁、粉甘草、绿豆面、朱砂各一钱半。

用法：共为细面。每次用凉开水冲服一钱半，热烦自安。

13. 行唐县上房医院张志庆献方

主治：时行感冒以及瘟疫、温毒等症。

药物：黑豆五钱（炒），甘草二钱，黄连五钱，银花五钱，白矾二钱。

用法：置于锅中加水煎。一日两次，分服。

14. 沽源县苏鲁滩新生农牧场献方

主治：大头天行，寒热头疼，咽喉潮红，

耳前、耳后颊肿。

药物：马勃一钱五分，蝉衣一钱二分，鲜生地三钱，鲜苇根二钱，桑叶二钱，牛蒡子一钱五分，板蓝根一钱二分，苦桔梗二钱，薄荷叶一钱，青黛一钱二分。

用法：水煎服。

15. 沽源县献方

主治：大头瘟，虾蟆瘟。

药物：福建靛花三钱，烧酒一盅。

用法：上药以鸡子一个打匀服下。

16. 沽源县献方

主治：大头瘟，虾蟆瘟。

药物：僵蚕二钱，姜黄一钱五分，蝉蜕一钱，大黄四钱。

用法：水煎服。

17. 无极县刘熙和献方

主治：感受瘟毒，脖子肿大而痛。

药物：升麻一钱，苍术三钱，荷叶一斤。

用法：水煎服。

18. 无极县陈保忠献方

主治：全身不适，发高热，四五日后，咳嗽、胸痛而喘急，吐绛色痰（锈色痰）或神昏谵语等症状。

药物：金银花四两，蒲公英二两，寸冬二两，天冬二两。

用法：水煎，一天作三五次分服。

加减：脉洪大有力者，加元参二两；脉沉无力者，加五味子三钱；咳嗽甚者，

加蜜冬花五钱至一两。

19. 枣强县王正一献方

主治： 瘟疫。

药物： 黑豆、绿豆、赤小豆、银花、连翘、生甘草各三钱。

用法： 水煎温服。此方在瘟疫流行时，可内服以预防。

20. 阳原县宋平献方

方名： 加减升降散。

主治： 大头瘟，颧疔，颊肿。

药物： 银花一两，僵蚕二钱，川军四钱，蝉蜕一钱半，花粉二钱，片姜黄一钱半，草河车二钱，黄芩二钱，连翘三钱，赤芍三钱。

用法： 水煎服。

21. 张北县郭彬献方

主治： 头痛如劈，无汗口渴，小便赤涩，舌苔黄腻，身发高烧，谵语。

药物： 桑叶三钱，菊花五钱，银花三钱，生石膏末三两（先煎 15 分钟），连翘五钱，知母三钱，黄芩三钱，粳米三钱，甘草三钱。

用法： 水煎分两次服。

加减： 便闭，加大黄三钱；呕吐，加清夏一钱，竹茹一钱；小便短赤，加竹叶一钱，灯心五分。

22. 保定市赵汉吾献方

方名： 加减消毒饮。

主治： 天行大头瘟，其症头面肿疼、起疱、溃烂。

药物： 荷叶、银花、连翘、僵蚕、薄荷、板蓝根、马勃、蝉蜕、牛蒡子、元参、蚤休各三钱，甘草二钱。

用法： 水煎服。视病情轻重，一日服二剂，或早、晚各服一煎。服后多饮水，以助取汗，消肿最快。忌食荤、辣、鸡子等物。

加减： 大便燥者，加大黄一钱；溃烂者，加公英、地丁、紫草各二至三钱；偏于腮间肿者，加黄连、栀子、柴胡、黄芩；面部溃烂，可涂黄连膏或生肌玉红膏。

23. 涿鹿县鲁焕长献方

方名： 防疫丸。

主治： 预防疫症传染。

药物： 明雄黄一两（研），赤小豆二两，鬼箭羽二两，丹参二两。

配制： 共为细面，加雄黄研匀，炼蜜为丸，如梧桐子大。

用法： 每日空心服五丸，温开水送下。

另用： 大贯众一枚，明矾三五钱重，置水缸中。

24. 安振魁献方

主治： 发热咳嗽，吐铁锈色痰，胸痛，呼吸困难。

药物： 川贝一钱半，桔梗二钱，荆芥穗二钱，连翘三钱，银花二钱半，花粉二钱半，牛蒡子二钱，薏米二钱，蒌仁三钱，天冬二钱，炙百合二钱，生石膏三钱，甘草一钱，寸冬二钱。

用法： 水煎服。

加减： 寒热往来，加柴胡；发高热，加犀角。

25. 完满县刘绍果献方

方名： 加味葛根芩连汤。

主治： 瘟病高热兼下痢。

药物： 银花三钱，连翘三钱，粉葛根三钱，黄连一钱，黄芩二钱，杭芍三钱，甘草二钱。

用法： 水煎两次分服

26. 完满县刘介献方

方名： 二甲汤。

主治： 瘟病头痛高热，夜间较重，口燥唇裂，或神昏谵语，便血。

药物： 生地一两，元参四钱，银花三钱，

连翘三钱，寸冬八钱，薄荷二钱，菖蒲三钱，竹叶三钱，青蒿三钱，大青叶三钱，龟板三钱，鳖甲四钱，甘草三钱。

用法： 水煎服。

加减： 便血，加茅根五钱；神昏谵语，加犀角五分（磨冲）。

27. 佚名氏献方

方名： 加减普济消毒饮。

主治： 头面肿大，面起水疱，焮热疼痛，发热，小便不利，大便秘结。

药物： 黄芩三钱，川连三钱，白芷二钱，僵蚕三钱，牛蒡子三钱，山慈菇三钱，桔梗二钱，元参三钱，板蓝根三钱，银花五钱，连翘五钱，公英五钱。

用法： 水煎，日服两次。

加减： 便秘甚者，可酌加川军。

瘟疫类（计 21 方）

1. 束鹿县陈翰生献方

主治： 瘟疫大头及温病时疫。

药物： 僵蚕三钱，蝉蜕十二个，姜黄七分，川军二钱，薄荷二钱，泽兰叶二钱，黄芩二钱，栀子三钱，生石膏三钱，大生地四钱，粉丹皮三钱，元参四钱。

用法： 水煎服。

加减： 痰多，加川贝、枳壳、瓜蒌；便秘，加芒硝、枳实；大头，倍蝉蜕，加银花；血热神昏，加犀角、白芍；宫城热盛，加牛黄。

2. 滦县田广福献方

主治：温病神昏谵语，津液不足，抽搐。

药物：生石膏一两，连翘五分，双花一两，知母四钱，山药四钱，薄荷三钱，犀牛角三钱，桔梗三钱，党参四钱，茵陈三钱，甘草三钱。

用法：水煎服，先煎石膏、犀角十五分钟，再煎群药，将药煎好剩两盅，均三次分服。每日用一剂。

加减：津液不足者，加生地、元参各三钱，寸冬五钱；口渴者，加花粉三钱；抽搐者，加全蝎、蜈蚣各三条；神昏谵语，加莲子心三钱，菖蒲三钱，山栀三钱；大便燥者，加瓜蒌四钱，元明粉一钱。

3. 抚宁王文臣献方

主治：温热毒火，神昏谵语，头疼如裂。

药物：犀角一钱，生地、菊花各三钱，胆草、当归各二钱，黄连一钱半，连翘、银花各三钱，牛蒡子二钱，丹皮三钱。

用法：水煎服。

加减：毒火过盛，加服紫金锭一个。

4. 晋县张其桢献方

主治：温病（乙型脑炎）头疼昏迷，厥逆，牙关紧闭，四肢痉挛，谵语，不省人事。

药物：生石膏一两，黄连三钱，黄芩五钱，犀角三钱，生地六钱，知母三钱，丹皮二钱，赤芍三钱，栀子四钱，连翘一两，桔梗三钱，元参一两，竹叶三钱，花粉、银花各一两，菊花五钱，甘草三钱。

用法：水煎服。服后病好转，加赤小豆一两，浮萍一两。

5. 冀县林大同献方

方名：加味败毒饮。

主治：瘟病头痛，高烧自汗，大渴引饮，脉沉数，昏迷谵语。

药物：生石膏四两，知母五钱，栀子三钱，黄连三钱，黄芩三钱，黄柏三钱，生地六钱，丹皮四钱，元参、寸冬、银花、连翘各三钱，竹叶三钱，犀角一钱，桔梗二钱，甘草一钱。

用法：煎剂，生石膏（捣细）、犀角二味先下，煎二十分钟，再下他药。药汁分四次服用，每两小时一次。

6. 滦县李增献方

方名：犀角散。

主治：瘟疹初起，在欲出不出之际，发烧气喘，呼吸困难，身热痉挛，抽搐等症。

药物：川贝母五钱，犀角一钱，朱砂二钱，冰片一钱。

配制：先将犀角研细，加朱砂、冰片再研，然后再加川贝母面，混合一处，共研极细面。

用法：一周岁以下者，可服一分至一分五；五周岁以下者，服二分五；十岁者，服三分；成人每次服四五分，日服三次，白水送下。

7. 抚宁申桐芳献方

主治：风湿、头疼、目昏、身上发烧作疼。

药物：双花、连翘、黄芩、元参、柴胡、桔梗各三钱，生地四钱，栀子、清夏、菊花、川芎、甘草各二钱。

用法：水煎服。

8. 围场县白宝元献方

方名：加味凉膈双解散

主治：瓜瓤瘟，头肿大，目不能开。

药物：白僵蚕三钱，蝉蜕十二个，连翘三钱，大黄三钱，甘草一钱，栀子二钱，姜黄七分，川连二钱，薄荷叶三钱，芒硝二钱，黄芩二钱，竹叶三十片。

用法：水煎后去渣冲芒硝，入蜜酒冷服。

加减：胸中热，加寸冬；心下痞，加枳实；小便赤，加滑石；胸满，加川朴。

9. 曲阳县魏文周献方

方名：普济消毒饮加犀角汤。

主治：时疫（大头瘟）头面浮肿，黄水淋流，四肢沉重，脉象洪数。

药物：枯黄芩四钱，炒僵蚕二钱，薄荷三钱，黑柴胡二钱，桔梗三钱，马勃三钱，玄参四钱，升麻一钱半，陈皮二钱，板蓝根三钱，连翘二钱，乌犀角三钱。

用法：水煎服。服药后，不可食热性刺激食品。

10. 平乡县马性初献方

主治：大头瘟、丹毒等症见头面肿大，

二日不能睁开，发烧。

药物：活地龙十条，白砂糖一两。

用法：将地龙埋于白砂糖内，即化为水，以此水涂抹肿处。

11. 南宫县李敏卿献方

主治：大头瘟，此证起于鼻额，延至面目赤肿，头大如斗之症。

药物：槐花一两，银花五钱，甘草一钱，荞麦皮一把。

用法：水煎，二盅煎一盅，用药棉蘸洗肿处自消。

12. 成安县焦文学献方

主治：大头瘟，全身烧，头面肿大。

药物：酒纹军五钱，酒川连四钱（炒），僵蚕三钱。

用法：水煎服。

13. 唐山市工人医院献方

主治：时疫呕吐，身热，面赤，烦渴等症。

药物：绿豆粉一两，牛黄一分，朱砂一钱，冰片五分。

用法：研为细末。每次服三至五分，凉开水送下。

14. 唐山市工人医院献方

主治：时疫见恶寒发热、呕吐、腹痛等症。

药物：苍术三钱，天麻三钱，紫苏叶三钱，大黄六钱，丁香六分，雄黄一钱，

蟾酥一钱，甘草三钱，麝香三厘，朱砂二钱。

用法：研为细末。每服一分，日三服。

15. 唐山市白仰之献方

方名：加味消震汤。

主治：雷头风，头面起疙瘩红肿，头如雷鸣，寒热往来。

药物：漏芦三钱，升麻一钱，元参三钱，牛蒡子四钱，栀子三钱，连翘四钱，黄芩三钱，大黄三钱，泽兰二钱，甘草一钱半。

用法：引用荷叶三钱，水煎服。

16. 安国谢起如献方

主治：时疫症。

药物：金银花、甘草、黑豆、净黄土（地下黄土）各四钱。

用法：水煎服。已发病者，服后见汗；未发病者，服两剂永不传染。

17. 安国马自修献方

主治：温病愈后气虚，骤然不能言语（余邪已尽宜之）。

药物：生黄芪一两，归身一两，生白术五钱，菖蒲三钱。

用法：水煎。童便为引服之，一二剂即愈。

18. 安国马自修献方

主治：瘟病头痛剧烈不止症。

药物：绿豆粉三钱。

配制：用鸡子清一个调绿豆粉糊状，摊在黑布上。

用法：大人贴两太阳穴，小孩贴囟门处，痛即止。

19. 唐山市孙煦初献方

方名：牛黄清心散。

主治：温邪热入心包，神昏谵语，身灼热，午后甚，脉数。

药物：青蛤粉一钱，广郁金一钱，丹皮一钱，京牛黄一分，大片砂二分。

用法：共研细面。分二三次用凉开水冲服之，与清宫汤同服亦可。

20. 丰润县丰登坞区医药部献方

主治：预防瘟疫。

药物：贯众一个，白矾一块。

用法：置饮水缸内。

21. 新河县邢子元献方

方名：加减普济消毒饮。

主治：大头瘟症，脉象浮洪，头肿如斗，胸中痞闷，口吐黏痰等。

药物：马勃、薄荷、川连（酒炒）、元参、板蓝根、栀子、牛蒡子各三钱，柴胡、川军各二钱，天虫四钱，朴硝二钱，桔梗一钱五分。

用法：水煎服。

暑病类（计13方）

1. 束鹿县赵祺轩献方

主治：大脑炎。

药物：当归五钱，丹参五钱，乳香三钱，没药三钱，陈皮三钱，川朴二钱，苍术三钱，银花四钱，连翘四钱，枳壳二钱，桃仁三钱，香附三钱，鸡内金三钱，柴胡三钱，杭芍三钱，甘草一钱半。

用法：水煎温服。

2. 延庆县连建华献方

主治：暑温初起，脉洪数，高热症（包括乙型脑炎）并皆治之。

药物：金银花三钱，连翘三钱，竹叶三钱，生甘草一钱，麦冬四钱，生地四钱。

用法：以上共为细末。每日两次，每次三钱，白水送下。

3. 佚名氏献方

主治：暑温初起，头疼发热，大渴引饮，脉洪大者（脑炎）。

药物：石膏五钱，银花三钱，芦根三钱，桑皮三钱，薄荷二钱，佩兰三钱，辛夷一钱，知母三钱，滑石三钱。

用法：水煎，一日三次服之。

加减：热甚者，加犀角二钱，丹皮二钱，牛黄一分研末冲服；抽搐者，加羚羊角一钱，钩藤二钱，全蝎一钱。

4. 沽源县陈守田献方

主治：脑炎。

药物：烟袋锅油，少许。

用法：塞入鼻孔内。

5. 佚名氏献方

主治：中暑头痛。

药物：犀角二钱，牛蒡子二钱，滑石三钱，乌梅四钱，黄连二钱，栀子二钱，寸冬三钱，香薷三钱，葛根二钱，竹叶二钱，元参三钱，石膏一两，连翘二钱，柴胡二钱，甘草一钱。

用法：水煎。另用青黛一钱撒药内服之。

6. 阳原县梁兴汉献方

主治：外中暑热，内伤饮食，吐泻交作。

药物：香薷三钱，扁豆二钱，砂仁二钱，紫蔻二钱，苍术二钱，肉蔻二钱，诃子二钱，乌梅三钱，滑石三钱，车前二钱，丁香一钱半，竹茹二钱，降香二钱，藿香二钱，半夏二钱，广皮二钱，云苓一钱，甘草二钱。

用法：水煎服。

7. 宁晋县赵彦华献方

主治： 暑温高热神昏，抽搐，脉数实，舌红苔干。

药物： 双钩藤八钱，石膏八钱，元参一两，黄芩三钱，栀子五钱，连翘一两，犀角三钱，柴胡二钱，牛蒡子三钱，薄荷二钱，甘草一钱，金银花一两。

用法： 水煎服。

8. 宁晋县冯丙杰献方

主治： 在田间或途中中暑，昏眩，烦闷欲绝。

药物： 田间或路上黄土。

用法： 用水或尿和成泥，做一圆圈。使患者仰卧，将泥圈放在患者肚脐上，患者肚脐成一窝状；令健壮少年尿尿于脐窝，片时可生。苏后不可饮冷水，须服热水，米汤最好。此急救之法。

9. 完满县刘绍宗献方

主治： 暑厥后遗症不语。

药物： 菖蒲一钱半，蝉衣七分，瓜蒌皮三钱，丹皮三钱，寸冬三钱，板蓝根三钱，连翘二钱，银花二钱，赤芍一钱，鲜荷叶半张，莲子心一钱。

用法： 水煎服。

10. 完满县王占礼献方

方名： 消炎化毒汤。

主治： 伏暑（乙型脑炎），抽搐，神昏不语等症。

药物： 乌犀角五分，生地三钱，元参四钱，银花一两，连翘三钱，石膏一两，天虫二钱，钩藤三钱，蜈蚣二条，全虫五分，甘草二钱。

用法： 清水煎服。再同时服安宫牛黄丸更好。

11. 唐山市工人医院献方

主治： 夏日伤暑急性吐泻。

药物： 硫黄、硝石各一两，白矾、雄黄、滑石各五钱，蟾酥二分，糯米粉一两半。

配制： 研细末，滴水杵匀，和丸如绿豆大。

用法： 每服三十丸，白水送下。

12. 唐山市工人医院献方

主治： 中暑昏迷不醒，人事不知欲死者，或下痢纯血者。

药物： 地榆、赤芍、黄连、青皮各等份。

用法： 共研细末，每服三钱，以冰水调灌，立刻复苏。若系血痢，可用水煎服。

13. 唐山市工人医院献方

主治： 中暑属于阴证者，胸膈气滞，恶心痞闷，宿冷不消，心腹刺痛。

药物： 白蔻仁、丁香、檀香、木香各一两，藿香叶、炙甘草各四两，砂仁二两。

用法： 研为细末。每服二钱，以盐少许入开水内送服。

伤食类（计5方）

1. 阳原县李元清献方

方名：人参白术散。

主治：消化不良，面黄肌瘦，肚大青筋，脾虚作泻等症。

药物：党参三钱，白术三钱，茯苓三钱，扁豆二钱，陈皮二钱，山药二钱（炒），粉草一钱半，砂仁二钱，苡仁炒三钱，莲肉三钱，桔梗一钱半，红枣十枚。

用法：共为细面。早、晚每次用一钱半，拌在饭内食之。

2. 阳原县袁明广献方

主治：食积腹痛、呕吐，八九日不大便。

药物：当归尾三钱，火麻仁五钱，郁李仁三钱，广皮二钱，槟榔二钱，麦芽二钱，川朴二钱，杏仁三钱，枳壳三钱，苍术二钱，姜炭二钱，官桂二钱，藿香二钱，炙草二钱，薄荷二钱，羌活二钱。

用法：水四盅，煎一盅服。

3. 宁晋县吴丙耀献方

方名：健胃丸。

主治：心下痞满，胸闷胀饱，呃逆吞酸，消化不良等症。

药物：枳实一两，白术一两，川朴五钱，槟片五钱，大腹皮一两，广木香五钱，紫蔻五钱，砂仁五钱，青皮五钱，焦三仙各五钱，茯苓一两，半夏五钱，陈皮三钱，三棱五钱，莪术五钱，桂枝一两。

配制：将上药分别炮制，共为细末，炼蜜为丸，三钱重。

用法：每日早、晚各服一丸。

4. 龙关县李玺献方

方名：王府舒肝丸。

主治：胸满胀饱，消化不良。

药物：醋柴胡三钱，元胡三钱，香附四钱，乌药二钱，草果二钱，枳壳三钱，公丁香二钱，杭芍三钱，炙草半钱，当归三钱，川芎三钱，紫朴三钱，肉桂三钱，木香五钱，砂仁三钱，紫蔻三钱，沉香三钱。

配制：共为细末，蜜为丸，重二钱。

用法：每服一粒，白水送下。

5. 赤城县程月桂献方

主治：胃寒呃逆，饱胀不食。

药物：砂仁二钱，良姜二钱，川朴二钱，苍术二钱，青皮二钱，白蔻二钱，沉香二钱，枳实二钱，二丑二钱，吴萸二钱，甘草一钱，广木香二钱。

用法：水煎，日服两次。

呕吐类（计23方）

1. 商都县王佩珍献方

主治：呕吐不止。

药物：人参二钱，白蔻二钱，丁香一钱，肉桂一钱。

用法：水煎服。

2. 石家庄市胡东樵献方

方名：丁香酒。

主治：呕吐。

药物：公丁香三钱，全蝎一钱，烧酒二两。

用法：二味酒内浸一宿。用筷子滴三滴入口内，咽下。

3. 石专无极县牛长庚献方

主治：呕吐。

药物：大贝母五分，法半夏三钱。

用法：共研细面。大人每服五分至一钱，小儿每服三分至五分，姜汁为引。

4. 赤城县邓佑汉献方

主治：呕吐。

药物：清半夏四钱，生姜六钱，云苓五钱。

用法：用水二盅，煎至一盅。频频服之。

5. 阳原县献方

方名：单方。

主治：呕吐。

药物：灶底土（伏龙肝）。

用法：研面，水冲服。

6. 无极县谷学训献方

主治：呕吐不止之症。

药物：用鸡子二个，苏打一钱，薄荷冰五分。

用法：将以上二药研细面，放于鸡子内用筷子搅匀服。服用后，呕吐即止。

7. 无极县刘汉卿献方

主治：食物不下，呕吐反胃。

药物：旋覆花四钱，代赭石八钱，姜半夏二钱，干姜一钱半，丁香一钱半，橘红三钱，寸冬二钱，人参二钱，甘草一钱。

用法：引用枣，水煎服。如烧心吞酸者，加吴茱萸一钱，川黄连二钱半。

8. 商都县韩瑞献方

主治：夏季因受暑湿而发的呕吐。

药物：绿豆一把，灶心土如红枣大一块。

用法：共研细末，用冷开水一碗，加入药末用筷搅匀，待药末沉淀后澄清去渣，将水徐徐饮下，呕吐立止。

9. 康保县马龙祥献方

主治： 热毒或患疮疡，毒气攻心，恶心者。

药物： 川黄连四钱，清半夏三钱，朱砂二钱。

配制： 先将黄连用水洗净晒干，三药共为细末。

用法： 成人每次服三钱，凉开水送下。

10. 张专王子祥献方

主治： 感受湿暑，呕泻不止。

药物： 滑石一两，粉草三钱，生赭石五钱，干姜一钱。

用法： 共研细面。每服一钱至二钱，白水送下。

11. 定县蔡永成献方

方名： 奇效散。

主治： 反胃呕吐。

药物： 柿饼。

用法： 将柿饼烧为炭存性，研末。每服二钱，黄酒送下，或开水亦可。

12. 安国县高天佑献方

主治： 呕吐，顽固性的呕吐，食后必吐，吐出轻快。

药物： 京半夏三钱（用京制半夏，内含有甘草煎过者佳）。

用法： 共为细末。每服一钱，小儿一岁

一分，姜汤送下。轻者，连服三剂痊愈；重者大人增加五钱，三次服之。

13. 景县张风池献方

方名： 朱砂散。

主治： 顽固性呕吐，一般胃肠障碍所致之呕吐，干呕撞心，心乱；对羊毛痧也有效。

药物： 朱砂一两，清半夏一两半，丁香二钱，甘草二钱，洋冰片二分。

用法： 共为极细末。每服一钱，清姜汤水送下；胃寒者，用姜汁一酒盅，兑开水送下；小儿酌减。

14. 唐山市吴晓峰献方

方名： 二根汤。

主治： 食入即吐及反胃。

药物： 鲜茅根、鲜芦根各二两（断节）。

用法： 清水煎汤顿服。

15. 峰峰矿区杨清兰献方

主治： 呕吐或恶心干呕。

药物： 生姜二钱，清半夏二钱。

用法： 水煎服，即止。腰酸，加秦皮一钱半。

16. 康保县曹珲献方

主治： 呕吐不止。

药物： 吴茱萸五钱，木瓜五钱，百部少许。

用法： 水煎温服。

17. 怀安县献方

主治： 呕吐反胃。

药物： 丁香二钱，柿蒂三钱，竹茹三钱，砂仁三钱，人参三钱，茯苓三钱，木香一钱，檀香三钱，甘草一钱，香附三钱，紫朴三钱，橘红三钱，藿香三钱，肉蔻三钱，半夏二钱，干姜少许。

用法： 水煎温服。

18. 清苑县曹占欧献方

方名： 止吐散。

主治： 一切呕吐。

药物： 生赭石、清半夏各等份。

用法： 共为细末，大人每服四钱，小儿减半。

19. 完满县田岩献方

方名： 吴茱萸汤。

主治： 受寒呕吐不止。

药物： 吴茱萸三钱，台参三钱，大枣五钱，生姜二钱。

用法： 水煎温服。

20. 衡水县李文轩献方

方名： 平胃散。

主治： 胃气不利，食物停结，腹痛呕吐。

药物： 苍术四钱，川朴四钱，砂仁二钱，陈皮三钱，半夏二钱，槟榔二钱。

用法： 共为细末，每次用八分，姜汤送下，早、晚服用。

21. 平乡县尹寿山献方

主治： 呕吐烦渴，不能饮食，日久不愈。

药物： 生赭石二两，清半夏、天冬各三钱，生山药六钱，白芍三钱，党参五钱，竹茹三钱，沙参三钱，天花粉三钱。

用法： 生姜二片为引，水煎服。

22. 阜平县献方

主治： 呃逆，呕吐。

药物： 生姜五钱，灶心土（枣大）二块，柿蒂（炒黄）五个。

用法： 水煎服。

23. 完满县戴杰三献方

方名： 竹茹汤加味。

主治： 胃热呕吐。

药物： 竹茹三钱，枳壳二钱，厚朴二钱，广皮三钱，清夏三钱，石膏三钱，知母二钱，赭石三钱，大枣三个，木通二钱，甘草二钱，寸冬三钱。

用法： 水煎两次分服。

泄泻类（计87方）

1. 涿鹿县杨禅空献方

方名：加味胃苓汤。

主治：脾胃不和，中满及水泻。

药物：川朴三钱，苍术二钱，陈皮一钱半，炙草一钱，猪苓三钱，泽泻二钱，白术二钱，官桂一钱，肉蔻二钱。

用法：水煎，微温服。

2. 涿鹿县杨凤鸣献方

主治：水泻。

药物：大葱汁二钱，白糖二钱。

用法：和匀，水送下。

3. 涿鹿县马耀廷献方

主治：先是痢疾，又变为水泻。

药物：党参、白术、云苓、白芍、当归、甘草各一钱。

用法：姜枣为引，水煎两次。早、晚各服一次。

4. 阳原县民间验方

主治：腹泻、水泻。

药物：土炒白术一两，车前子五钱。

用法：水煎服。

5. 平山赵王间献方

主治：久泻不止，日夜无度。

药物：椿根白皮（蜜炒）二两，力参一两。

用法：共为细末。每服二钱，早、晚黄酒送服。

6. 涿鹿具段树勋献方

方名：加味芍药汤。

主治：腹泻。

药物：葛根三钱，白芍五钱，黄连二钱，黄芩三钱，粉草三钱，黄柏三钱，川军二钱，枳实二钱。

用法：水煎服。忌硬性食物，孕妇忌服。

7. 赤城县王希武献方

主治：脾胃湿热泄泻。

药物：滑石粉五钱，白术五钱，车前子（布包）二钱，木通二钱，甘草一钱。

用法：水煎服。

8. 赤城县龙门所献方

主治：腹泻不止。

用法：用旧鞋底子二个洗净，入淘米泔水内浸透，用火烧热，敷肚脐上。待凉后再换一个，轮流烤敷。数次即可见效。

9. 宋宪五献方

方名： 胃苓汤。

主治： 泄泻。

药物： 陈皮三钱，苍术二钱，川朴三钱，云苓三钱，猪苓三钱，泽泻二钱，木通二钱，扁豆三钱，白术二钱，甘草一钱。

用法： 上药用水四盅煎至一盅，空腹早、晚温服。

10. 冀县陈慕孔献方

方名： 健脾丹。

主治： 泻肚。

药物： 广砂仁三钱，白扁豆三钱，公丁香三钱，大力参三钱，桔梗三钱，白术三钱，泽泻三钱，山药三钱，紫蔻三钱，广皮二钱，枳壳三钱，槟榔三钱，粉甘草二钱。

用法： 共为细末，空心白水送下。大人每次用三钱，一周岁每次用五分，三周岁每次用七分，每天早、晚各一次。

11. 商都县常东才献方

主治： 久泻，五更泻。

药物： 肉豆蔻三钱，故纸三钱，吴萸二钱，五味四钱，茯苓四钱，石榴皮二钱，泽泻三钱，甘草二钱。

用法： 水煎服。

12. 沽源县献方

主治： 大便泄泻。

药物： 苍术三钱，白术八钱，川朴三钱，陈皮三钱，槟榔三钱，枳壳三钱，泽泻二钱，车前子三钱，甘草一钱。

用法： 以上各味土炒，水煎服。

13. 延庆县秦子贞献方

主治： 小儿泻泄，无论寒泻、水泻、食泻，并皆治之。

药物： 大黄二钱，红糖二钱，川乌二钱，草乌二钱。

用法： 将川乌、草乌各炒一半，共为细末。小儿服三至五分，量儿大小增减之；成年人每服二钱，姜糖水送下。

14. 延庆县郭占霖献方

方名： 升阳益胃汤。

主治： 外感风寒，头疼身疼及四肢疼痛、泄泻等症。

药物： 党参三钱，白术三钱，黄芪三钱，川黄连一钱五分，法半夏二钱，陈皮三钱，茯苓三钱，防风三钱，泽泻三钱，川羌活一钱五分，独活三钱，柴胡三钱，白芍三钱，甘草一钱。

用法： 引用生姜三片、大枣五枚，水煎三次。一日两次，早、晚空心服之。

15. 涿鹿县岑效儒献方

主治： 脾虚久泻不止。

药物： 大蒜三头。

用法： 将蒜捣烂，涂敷脐心或足心，其泻即止。

16. 延庆县连建华献方

主治： 脾虚泄泻，完谷不化，经久不愈。

药物： 党参三钱，白术四钱，茯苓三钱，石莲子三钱，苡仁二钱，寸冬二钱，广木香二钱，陈皮三钱，神曲三钱，泽泻二钱，罂粟壳一钱。

用法： 水煎服。一日两次，四剂即愈。

17.康保县刘太白献方

方名： 上泻散。

主治： 水泻。

药物： 马莲子（俗名"马莲"，亦叫"马兰"）。

配制： 将马莲子炒熟，研成细末。

用法： 成人每次服五分至一钱，五岁至十岁每次服三分至五分，五岁以内酌减。

18.涿县张润田献方

主治： 脾土虚寒，中气不能运化，久泄不止。

药物： 党参三钱，白术三钱，五味子二钱，茯苓四钱，莲子三钱，破故纸三钱，升麻一钱，吴萸二钱，白芍四钱，草果三钱，牡蛎三钱，肉桂二钱，龙骨四钱。

用法： 水煎服，日服两次，早、晚服之。

19.张专西红庙乡王子祥献方

主治： 治脾虚泄泻或久泻不止。

药物： 大蒜一头，鸡蛋一个。

用法： 鸡蛋煮熟与蒜捣在一起，一次吃完。

20.张专西红庙乡王子祥献方

主治： 伤湿，脾阳不运所致泄泻。

药物： 车前子三钱，炒白术三钱，云苓二钱，焦山楂三钱。

用法： 水煎两次，早、晚各服一次。

21.无极县闫吉魁献方

主治： 泄泻日久不止（如系初得泄泻，过三五天方可用）。

药物： 松香一两，明矾二两，琥珀二分，黄蜡二两半。

配制： 将松香、琥珀、明矾研面，以黄蜡熔化为丸，如小豆大。

用法： 白开水送下，大人七八钱，小儿一二钱。无论老少壮弱，随服随止，无不速效。

22.涿鹿县陈蕴之献方

方名： 加味芩连葛根汤。

主治： 腹泻发热。

药物： 黄芩三钱，川连三钱，葛根五钱，白芍五钱，广木香三钱，甘草二钱。

用法： 水煎服。忌食生冷、辛辣及难消化之物。

23.赤城县安克仁献方

主治： 水泻。

药物： 白芍四两，车前子一两，泽泻一两，白术五钱。

配制： 共为细面，水泛小丸。

用法： 每次服三钱，灯心、竹叶为引。

24.沽源县献方

主治： 夏天腹痛泄泻，赤白痢疾亦有效。

药物：白芍四钱，甘草三钱，茯苓三钱，黄连一钱，木香一钱，当归三钱，吴萸五分。

用法：水煎服。

25. 巨鹿县张庆臣献方

方名：六味地黄汤加减。

主治：五更泄泻。

药物：大熟地五钱，怀山药四钱，山萸肉三钱，丹皮二钱，当归三钱，破故纸四钱，肉豆蔻三钱，广木香一钱半，车前子三钱，焦术三钱，人参四钱，肉桂二钱，炙草二钱。

用法：姜枣为引，水煎服。

26. 阳原县献方

主治：泻肚。

药物：白布二尺（做成口袋），大青盐二斤。

用法：将青盐装在口袋内，放在热炕上。令患者坐口袋上，每天烧炕二三次（热一点）。

27. 枣强县邢杰臣献方

主治：久泄脱肛。

药物：炮姜三钱，陈皮三钱，米壳三钱，木香二钱，诃子肉三钱，川连二钱，白术二钱，甘草一钱。

用法：共研末。每日服两次，每服一钱。

28. 涿县崔玉林献方

方名：加减藿香正气汤。

主治：暑湿内蕴，胸闷体重，或吐或利，憎寒壮热，痞塞腹胀等症。

药物：藿香叶三钱，薄荷叶三钱，佩兰叶三钱，广皮三钱，清夏二钱，建曲三钱，嫩桑枝三钱，香薷三钱，砂仁四钱（研面），益元散四钱。

用法：砂仁、益元散合研面，分为两包，用煎好的药送服之。日服两次，每次送服一包。

29. 涉县张秀堂献方

主治：热泄不止。

药物：猪苓三钱，泽泻二钱五分，木通二钱，滑石六钱，甘草一钱。

用法：灯心为引，水煎温服。如口渴者，加花粉三钱更妥。

30. 蠡县王培槐献方

主治：黎明泻（五更泻）。

药物：力参二钱，红花、桃仁各四钱，升麻、甘草各二钱（再加米壳更好）。

用法：水煎服。

31. 巨鹿县寇净斋献方

方名：健脾丹。

主治：寒泻。

药物：神曲二钱（炒），肉蔻二钱，砂仁一钱半，诃子四钱，甘草一钱半，川朴二钱，苍术二钱，猪苓三钱，泽泻二钱，力参一钱半，焦术三钱，云苓二钱，肉桂一钱半，干姜一钱。

用法：水煎。成人一次服完，十岁以下者分六次服。

32. 高阳县许寿彭献方

主治：久泄脾虚。

药物：砂仁、白蔻、建莲肉、白术、苍术、云苓、泽泻、米壳、扁豆、甘草、桂圆肉、芡实、薏米、山药、猪苓各二钱，红糖、白糖、冰糖各四两。

配制：水煎去渣，加糖熬制成块。

用法：每次服如枣大一块，白水冲服。

33. 安国傅定国献方

主治：久泻不止，服药无效而成滑泄者。

药物：诃子肉三钱，乌梅二钱，米壳二钱，薏仁四钱，茯苓三钱。

用法：水煎服。

34 安国傅定国献方

主治：虚寒泄泻。

药物：白术三钱，炙草一钱，炮姜二钱，故纸三钱，泽泻三钱，猪苓三钱，吴萸二钱。

用法：水煎服。

35. 安国傅定国献方

主治：脾胃虚弱而不能消化食物成食泻。

药物：厚朴二钱，陈皮二钱，茅术二钱，玉果二钱，甘草一钱，神曲三钱，砂仁二钱。

用法：水煎服。

36. 安国傅定国献方

方名：益元散。

主治：因暑致泻。

药物：滑石三钱，朱砂一钱。

用法：水煎服。

37. 安国傅定国献方

主治：因火热而致泄泻。

药物：甘草二钱，白芍三钱，黄芩三钱，川连二钱，葛根二钱，泽泻三钱。

用法：水煎服。

注：关于泄泻一症，本人据平时所治经验有效者，举以上五方。因泄泻原因不同，治法也不一样，故把滑泄、虚泄、食泄、暑泄、火泄同列于此，以便比类鉴别，临证时自不致误。

38. 石家庄市于振祥献方

主治：水泻。

药物：白术五钱，车前子一两（布包）。

用法：水煎服。

39. 商都县史天宝献方

主治：黎明泻肚。

药物：五味子二两，净吴萸五钱。

用法：同炒，研为细末，每天早晨空心服二钱，米汤送下。

40. 涿鹿县范文升献方

主治：泻痢不止。

药物：文蛤一两。

用法：炒研细面，炼蜜为丸，三钱重。每日早、晚各服一丸，红痢白酒、白痢黄酒、水泻米汤空心送下。

41. 易县刘世昌献方

主治：寒性泄泻，腹痛日久不愈者。

药物：大蒜六头。

配制：将大蒜连皮火上煨熟。

用法：大人服一头，每日服三次，食前服。小儿减半。

42. 宁晋县刘喜勤献方

方名：四宝丹。

主治：腹泻，以及久泻。

药物：白术（土炒）、广木香、黄连、大烟灰各等份。

配制：共为细末，枣泥为丸，如绿豆大，朱砂为衣。

用法：每日服两次，每次服四丸。

43. 定兴刘希贤献方

主治：泄泻。

药物：大枣树皮一两，红白糖四两。

用法：枣树皮煨炭，研面，加入糖，白水送下。

44. 定兴天宫寺乡献方

主治：水泻，痢疾。

药物：牛肋条（分量不拘）。

用法：烧成灰。成人每服三钱，小儿递减，白水送服。

45. 唐县陈作善献方

方名：止泻利水散。

主治：小儿久泻。

药物：赤石脂五钱，滑石粉五钱，炮干姜三钱，生甘草二钱。

用法：共为细面。一至三岁者，每服三分；三至五岁者，每服四分；五至十岁者，每服五六分。日服三次，白开水送下。

46. 阜平县献方

方名：炒山药散。

主治：脾胃不健，大便泄泻，日久不愈。

药物：怀山药（炒黄）。

用法：研为细末。每服五钱至一两，视年龄大小、病情轻重加减用之。

47. 高阳县许寿彭献方

主治：大便溏泻，久治不效者。

药物：砂仁（打）、白蔻（打）、建莲（打）、白术、苍术、云苓、泽泻、米壳、扁豆、甘草、桂圆、芡实、薏米、山药、猪苓各二钱。

配制：水煎去渣，加冰糖、红糖、白糖各四钱，熬制成糖块。

用法：每服枣大一块，白水送下。

48. 邢台县马天清献方

方名：八柱汤。

主治：滑泻日久不止，昼夜无度。

药物：人参二钱，白术三钱，肉蔻三钱，诃子二钱，米壳一钱半，干姜、肉桂、黑附子各一钱，大枣二枚。

用法：水煎服。

49. 完满县王占礼献方

主治：脾虚寒湿作泻，完谷不化。

药物：白术四钱，干姜二两，鸡内金三两。

配制，共为细末，枣肉为丸，如绿豆大。

用法：一日三次，每次二钱，白开水送下。

50. 完满县王占礼献方

主治：脾虚久泻，虚劳腹泻。

药物：生山药一两，鸡子黄三个。

用法：将生山药研末为粥，加熟鸡子黄三个，一次服下。

51. 阜平县献方

主治：泄泻日久，脾肠虚乏，泻下完谷不化，日数十行。

药物：薏苡仁二两，白芍二两，山药一两，车前子一两，川连五钱，茯苓五钱，泽泻二钱，肉桂二钱，人参三钱。

用法：水煎服。

52. 涿县刘勤选献方

主治：五更作泻。

药物：故纸四钱，吴萸一钱，肉果一钱，五味一钱，茯苓五钱，白术五钱，木香三钱，生姜三片，大枣三个。

用法：水煎，日服两次。

53. 南宫县周兰芳献方

主治：泄泻。

药物：木槿花三至四朵（切碎）。

配制：此花放油内炸，再入鸡子三个炸。

用法：混合服用，日服一至两次即愈。

54. 唐县杜森献方

主治：久泄。

药物：乌梅四钱，米壳三钱。

用法：水煎服。

55. 保定市淦书元献方

主治：泄泻。

药物：大蒜（去皮）、新炸的果子。

用法：大蒜同果子一块吃饱。若不愈，再吃即愈。暂忌生冷腥荤。

56. 完满县赵青茸献方

主治：脾虚寒湿泄泻，完谷不化。

药物：白术（土炒）四钱，干姜二两，鸡内金二两。

配制：共研细末，枣肉为丸，每丸重三钱。

用法：每次服一至两丸，每日服三至四次，白开水送下。

57. 高阳县张文锦献方

主治：湿胜作泻。

药物：泽泻二钱，厚朴二钱，车前子二钱。

用法：共为细末，开水调服即愈。

58. 枣强县范庆之献方

方名：冰丹散。

主治：久泄不愈。

药物：漳丹、冰片各等份。

用法：以上共为细末。将肚脐擦净，入药末一钱，外用暖脐膏（或其他膏药亦可）贴之即愈。

59.唐县谢发勋献方

方名：回阳救急丹。

主治：常年滑泻，经久不愈。

药物：人参二分，鹿茸三分，广木香三分，紫蔻三分，清夏二分，陈皮二分，黄连一分，阿片膏一分，肉蔻一分。

配制：以上共为极细末，炼蜜为丸，绿豆大，朱砂为衣。

用法：每服七丸，小儿减半，或酌用之。

60.枣强县孟昭文献方

主治：腹疼水泻。

药物：猪苓三钱，泽泻二钱，木通二钱，栀子二钱，白术二钱，黄芩三钱，白芍三钱，茯苓三钱，甘草一钱。

用法：灯心为引，清水三盅煎至一盅，温服。

61.唐山市徐继献方

方名：加味四神丸。

主治：鸡鸣泄，腹痛（五更泄）。

药物：补骨脂六两，吴茱萸三两，五味子四两，肉豆蔻四两，花椒一两，生硫黄六钱，大枣八十一个，生姜六两（切片）。

配制：先用水煎姜枣，将诸药研成细面，用枣肉和诸药为丸，二钱重。

用法：每服一丸，每日服两次，空腹白开水送下。

62.安国县李鹤鸣献方

主治：常年下泄，消化不良，泄下完谷等症。

药物：黄芪一两，五味三钱，云苓五钱，白术三钱，丁香二钱，干姜三钱，木香二钱，砂仁三钱，甘草三钱，人参三钱，肉桂一钱。

用法：水煎服。

63.易县吴子丰献方

主治：五更泄泻。

药物：破故纸三钱，焦术三钱，吴茱萸三钱，紫蔻仁三钱，台党参二钱，木香三钱，五味子一钱，广砂仁一钱。

用法：水煎服。忌生冷硬食物。

64.安国县王丙熙献方

主治：大肠泄。

药物：大个蒜头一个。

配制：用火烧熟。

用法：分数次服下，不好再服。

65.峰峰韩守玉献方

主治：腹鸣腹泻，日夜不止。

药物：生白芍三钱，党参二钱，莲肉二钱，升麻一钱，油桂一钱半，白术三钱，炮姜一钱半，炙草二钱，车前子二钱，砂仁二钱，陈皮二钱，川朴二钱。

用法：水煎服。

66. 佚名氏献方

主治：飧泄，溏泄，过食生冷、饮食不节致泄等。

药物：补骨脂四两，酒炒吴茱萸三两，木香二两，干姜四两，肉蔻一两，乌药二两。

配制：共为细末，山药打糊为丸，绿豆大。

用法：每服三钱，白开水送下。

67. 安国县崔翰屏献方

主治：久泻。

药物：生姜一两，红糖一两。

用法：先煎生姜，后纳红糖，一日两次服。

68. 唐山市吴晓峰献方

方名：黑神散。

主治：滑肠泻久而不愈，

药物：酸石榴一个。

配制：煅烟尽，出火毒后，研细末分三剂。

用法：每服一剂。服时再以榴皮一块煎汤送下，放白糖少许，一日三剂都服完。

69. 定县宋占信献方

主治：下利不止，水泄。

药物：禹粮石、赤石脂各二两。

用法：水煎分两次温服。

70. 安国县北板桥村李有林献方

方名：五苓散、一捻金合用。

主治：小儿吐泻。

药物：白术一钱，茯苓一钱，肉桂五分，猪苓一钱，泽泻一钱，二丑一钱，大黄一钱，台参一钱。

用法：共为细面。服三分至五分，白水送下。

71. 峰峰矿区冀风台献方

主治：五更泻不消化，完谷不化，肚腹疼痛。

药物：肉蔻（面煨）六钱，故纸八钱，吴萸二钱，五味子三钱，丽参一钱。

配制：共为细末，枣肉为丸重三钱。

用法：白水送下，每服一丸，日服三次。

72. 张家口市薛和卿献方

主治：脾肾虚寒，大便不禁，不时泄泻，腹痛怕寒等。

药物：人参、制附子各等份。

配制：共为细面，蜜丸。

用法：每服一钱，一日两次，白水送下。

73. 唐山市王士林献方

方名：醒脾散。

主治：久泄，慢脾风症，吐泄不止，面黄唇白，昏睡不食，四肢厥逆。

药物：人参一钱，白术、茯苓各三钱，木香、全蝎（炒）、僵蚕（炒）、白附子、天麻、甘草各二钱。

用法：共为细末。一岁以内服一分，二至五岁服二分。余量病酌用。

74. 峰峰周棠献方

方名：固肠煎饼。

主治：久泄，常年拉稀屎。

药物：陈柿饼半斤，高粱面一斤，棉油（未经火碱浸的）。

用法：把陈柿饼和水捣成浆，混入高粱面内，加水搅成稀糊，用棉油擦锅子，摊成煎饼，当饭吃之。

75. 峰峰矿区宋珊献方

方名：民间土方。

主治：遗尿，大便稀。

药物：大枣数十枚，铁黑豆一两。

用法：用水洗净，放在茶碗内，用砂锅炖熟。吃完喝汤。

76. 峰峰朱日峰献方

方名：温中散。

主治：久泻不止，肠鸣水泄，完谷不化，诸药不效的寒泄。

药物：胡椒二钱，干姜一钱，公丁香一钱，紫油桂八分，川厚朴八分，硫黄五分，紫蔻一钱，朱砂五分。

用法：共为细面。每服五分至八分，白开水送下。

77. 张家口市孙华堂献方

主治：凡到夏季腹泻症，用实脾渗湿法加减皆效。一般夏季之泄泻多为腹鸣腹痛之水泄。

药物：苍术三钱，厚朴三钱，陈皮三钱，木香二钱，车前子三钱，木通三钱，赤茯苓三钱，猪苓二钱，泽泻四钱，炙草一钱，煨姜二钱。

用法：引用食盐少许，水煎服。

加减：如腹痛，加白芍；若泄水、肛门发热，加川连二钱，连翘三钱，滑石四钱半；溏泄量少后重，加槟榔三钱。

78. 滦县邱馨甫献方

方名：五更泻方。

主治：面黄肌瘦，不思饮食，四肢无力，腹胀作烧，每天五更泻泄三至十次，经常性怕冷。

药物：党参四钱，焦术三钱，白苓四钱，山药六钱，芡实一两，巴戟四钱，故纸六钱，炮姜二钱，肉蔻三钱，焦楂二钱，五味子一钱。

用法：水煎服，午后空心服。鼓肠，加萝卜子一两。

79. 滦县任捷三献方

主治：久痢，吐泻不止。

药物：海金沙三钱，漳丹一两，金礞石五钱，枯矾五钱，苍术五钱，炉甘石粉五钱。

配制：把漳丹炒至灰色、炉甘石粉用黄连煮透晒干，再同群药研成细末。

用法：三周岁小孩每服二分，日服两次。

80. 张家口市王箎卿献方

主治：湿热泄泻症（虚泄）。

药物：生山药、茅术各等份。

用法：以饭为丸，米汤送下。

81. 张家口市赵琛献方

主治： 脾虚内热，消化不良，食谷不化泄泻。

药物： 人参、白术、茯苓、泽泻、猪苓、广木香、川连、藿香、肉蔻、诃子、吴萸、甘草（剂量可根据病情适量）。

用法： 水煎服。

82. 平泉县赵子芳献方

方名： 加味逍遥散。

主治： 大便不禁，食后入厕，并治小便频数。

药物： 当归三钱，白芍三钱，柴胡三钱，茯苓三钱，白术三钱，甘草一钱，黑栀三钱，丹皮三钱，生姜三片。

用法： 水三杯煎一杯，临卧服。

83. 平泉县蔡振华献方

方名： 益智仁散。

主治： 脱肠大泻或霍乱泻痢，以及久泻之属虚者皆有奇效。

药物： 益智仁三钱。

配制： 炒黄为末。

用法： 成人每日服两次，每次三钱，小儿酌减。

84. 唐山市毛印献方

方名： 加减异元散。

主治： 久泻。

药物： 生山药一两，甘草三钱，滑石七钱，杭白芍六钱。

用法： 水煎服。一次服，小儿酌减。

85. 峰峰矿区岗头乡高振民献方

主治： 胃寒，腹部胀满、腹泻。

药物： 附子二钱，炮姜二钱，肉桂一钱。

用法： 共为细末。白开水冲服。

86. 乐亭温叙九献方

主治： 五更泻。

药物： 熟地一两，山药五钱，山萸五钱，白术五钱，云苓三钱，升麻三钱，肉桂一钱，五味一钱，车前子一钱。

用法： 水煎服。

87. 峰峰县吴天锡献方

主治： 泄肚子。

药物： 车前子五钱，焦白术一两。

配制： 水煎服。

胃病类（计224方）

1. 平山县赵振明献方

主治：心胃疼。

药物：黑白丑各二钱，良姜、五灵脂、香附各二钱。

用法：共为细末。黄酒为引，开水冲服。孕妇禁用。

2. 武邑县路志新献方

主治：胃痛，腹疼。

药物：川芎、木香、三棱、莪术、乳香、没药、葶苈子、巴豆霜、皂角各等份。

配制：上药共为细末，枣泥为丸，绿豆大。

用法：内服，成人每次三至四粒，白水送下。

3. 平山县刘玉太献方

主治：胃脘疼。

药物：本地全蝎一个，鸡子一个。

配制：鸡子小头打一孔，将蝎子装入，用泥包住，炭火烧存性，为末。

用法：分三次黄酒送下。

4. 平山县王瑞堂献方

主治：胃疼。

药物：狼毒一钱，吴萸一钱，巴豆霜一钱，香附二钱。

配制：共为细末，蜜丸，梧桐子大。

用法：病轻者服一丸，重者三丸，一日一次。老弱、小孩、孕妇忌服。

5. 平山县李朋寿献方

主治：胃气攻疼。

药物：广木香二钱，元胡（酒炒）二钱，五灵脂（醋炒）二钱。

用法：水煎服。

6. 获鹿县献方

方名：止痛化积丸。

主治：心胃痛，五积六聚，肚腹胀满，呕吐酸水，消化不良。

药物：巴豆霜二十八个，杏仁四十八个，川椒、胡椒各四十八个，大茴香三钱，干姜三钱，良姜三钱，青皮、陈皮、川芎、三棱（醋炒）、莪术（醋炒）、郁金（醋炒）各三钱，香附米六钱，二丑八钱。

配制：共为细面，面糊为丸如黄豆大。

用法：每次服七八丸，枣水送下，空心服。如病未痛时，口味不正，剂量可稍大，微泻，即自愈；如急痛，可服十丸，每日连服，但以不泻下为适量。

7. 武邑县于金彪献方

主治：胃寒作痛。

药物：生姜一两（烧存性）。

用法：研末。白开水送服，一次服下。

8. 武邑县史振铎献方

主治：胃溃疡。

药物：海螵蛸、贡胶、藕节、广皮、丁香、建莲、山药、云苓、内金、甘草各三钱，大贝一钱半，清夏二钱。

用法：水煎服。每日兼服：海螵蛸八钱，大贝二钱为末，每次一至二钱，白水送下，日服二至三次，连服月余，即除根。

加减：如大出血后，加台参、当归、箭芪、枣仁各三钱。

9. 赤城县张然献方

主治：胃脘痛。

药物：花椒一钱，麻油一两。

用法：把麻油放锅内炼开，放入花椒，炸至出烟为度，去花椒，将油喝下。

10. 武邑县吕金升献方

方名：水火散。

主治：吐酸水或胃部发烧，一切胃病均治。

药物：川黄连、吴茱萸各四两。

用法：上药共为细末。每饭后半小时服一钱，白水送下，每日三次，连服数日。

11. 武邑县张俊川献方

主治：心痛。

药物：乌梅一个，杏仁七个（去皮尖，炒），小枣二个（去核）。

用法：上药共捣一处。内服，男用酒送下，女用醋送下。

12. 张专西红庙乡王子祥献方

主治：寒犯心胃，胃口虚痛，吐酸胃痛等症。

药物：苍术五钱，薏仁一两，干姜二钱，乌药三钱，紫朴三钱，天冬四钱，净吴萸一钱，乳香三钱，熟军五钱，建曲三钱，焦山楂五钱，肉桂二钱，丹参四钱。

用法：以上药品共研细面。每服一钱至一钱半，早、晚空心服。

13. 延庆县连建华献方

主治：九种心痛。

药物：五灵脂三钱，元胡三钱，广木香二钱，草果仁四钱，良姜三钱，没药二钱。

用法：以上共为细末。每服二钱，黄酒送下。

14. 延庆县连建华献方

主治：胃病吐酸，心口痛等症。

药物：白术四钱，茯苓三钱，砂仁三钱，元胡三钱，竹茹二钱，川厚朴三钱，半夏三钱，广木香三钱，甘草二钱，丁香二钱。

用法：水煎三次。一日两次，早、晚服之。

15. 张北刘振幅献方

主治：胃痛遇寒着气即发，严重时连背及胁攻痛，数日不能饮食。

药物：广砂仁三钱，紫蔻三钱，神曲三钱，核桃仁一两。

配制：将上三药研末，与核桃仁打成饼。

用法：痛发连服，以不痛为止。忌生冷食物。

16. 延庆县时荣太献方

主治：九种心痛，重者久服除根。

药物：青皮三钱，灵脂五钱，八角茴香一钱（大料），良姜二钱，元胡三钱，槟榔三钱，没药二钱，炙甘草一钱，广木香二钱，川楝子三钱。

用法：水煎，黄酒为引服。

17. 冀县康兴翰献方

方名：治胃溃疡方。

主治：胃溃疡。

药物：茅苍术三钱，姜朴二钱，陈皮二钱，枳壳二钱，公英一钱半，地丁一钱半，乳香二钱，没药二钱，藿香二钱，贝母三钱，海螵蛸二钱，银花三钱，牛蒡子、生地、丹皮、青皮、川军、桔梗、甘草各二钱。

用法：水煎服。

加减：口渴，加花粉三钱；呃逆，加赭石三钱，竹茹二钱。

18. 康保县屯垦飞跃公社医院李孟道献方

主治：妇女胃脘痛，心中烦乱。

药物：制香附四钱，高良姜二钱。

用法：共研细末。日服两次，每次二钱，白开水送下。

19. 赤城县米深献方

主治：心胃痛。

药物：白胡椒九粒，大枣三个，杏仁五个。

用法：共捣烂，用热烧酒送下。

20. 石家庄市胡东樵献方

方名：瓦楞子汤。

主治：胃溃疡。

药物：瓦楞子三钱，钟乳石三钱，乌贼骨三钱，公英三钱，甘草三钱。

用法：水煎服。

21. 阳原县宋平献方

主治：胃病。

药物：川楝子三钱，元胡一钱，海螵蛸三钱，煅牡蛎三钱，代赭石四钱，冬瓜仁六钱，生白芍四钱，福建曲三钱，白术一钱半，生山药三钱，乌药三钱，当归二钱。

用法：水煎服，连用两剂。

22. 无极县邢豪如献方

主治：胃口作痛，食后则痛，不食则不痛。

药物：枳实三钱，厚朴三钱，槟榔三钱，桃仁三钱，乳香三钱，甘草一钱。

用法：水煎服。

23. 无极县刘立坤献方

主治：男女胃口疼痛。

药物：广藿香三钱，陈皮二钱，云苓二钱，姜夏一钱半，枳实一钱半，厚朴二钱，广木香一钱半，沉香二钱，乳香一钱半，甘松一钱，砂仁一钱半，香附三钱，炙甘草一钱。

用法：水煎服。

加减：寒痛，加山奈一钱；热痛，加柴胡二钱。

24. 宁晋县杨铭斋献方

主治：胃溃疡。

药物：海螵蛸八钱五分，浙贝母一钱五分。

用法：共为细末。一日三次，每次一钱，白水送下。

25. 怀安县李富山献方

主治：胃痛。

药物：丹参三钱，广砂仁三钱，檀香三钱，紫朴三钱。

用法：水煎服。

26. 晋县中医进修学校献方

主治：胃寒心口疼。

药物：紫蔻二个，砂仁二个，乌梅二个，神曲一钱半，杏仁二钱，红糖一两，烧酒二两。

配制：上药共为细末与酒混合，以酒烧之，俟将灭，用物盖之。

用法：水冲内服。

27. 冀县殷敏斋献方

方名：加味二陈汤。

主治：胃气不和疼痛，气分郁滞，七情所伤。

药物：清夏二钱，乌药二钱，云苓二钱，陈皮二钱，沉香一钱半，百合五钱，生姜三片。

用法：水煎，临睡时服一次，明日再煎药渣服之。

28. 佚名氏献方

主治：心腹疼痛，呕吐酸水，心中发热（烧心）等症。

药物：广砂仁、紫油桂、吴茱萸、益智仁、广木香、紫豆蔻、大熟地各等份。

配制：以上共为细末，炼蜜为丸，重二钱。

用法：每服一丸，重者两丸，白水送下。

29. 宁晋县王书通献方

主治：治心胃腹疼，心中发热（烧心），属于寒性者为宜。

药物：核桃仁（炒熟）四两，大枣肉二两，鲜姜（去皮）四两，黑胡椒二钱。

用法：共捣如泥为小丸。每服一钱，白水送下。

30. 阳原县梁兴汉献方

主治：胃痛吞酸，饮食少思，两胁膨胀，面色发黄等症。

药物：台参一钱半，白术二钱，陈皮二钱，半夏一钱半，砂仁二钱，紫蔻二钱，广木香二钱，紫朴二钱，紫油桂二钱，良姜一块，青皮二钱，三棱二钱，莪术二钱，藿香二钱，椰片二钱，益智仁二钱，枳壳二钱，川军一钱半。

用法： 水煎服，轻者一剂，重者二三剂。

31. 束鹿县马韬光献方

方名： 当归导滞汤。

主治： 肝胃病，腹胸胀痛，两胁刺疼，时觉有气上冲，痞塞不通。

药物： 当归三钱，白芍三钱，莱菔子三钱（炒），槟榔三钱，车前子二钱，姜黄连八分，广木香一钱半，炮姜一钱半，川楝子二钱，甘草一钱半。

用法： 水煎温服。

32. 束鹿县马韬光献方

方名： 生姜泻心汤。

主治： 胃病面苍白，食欲不振或烧心。

药物： 生姜三钱，清夏三钱，黄连（姜汁炒）八分，甘草一钱半，人参一钱，干姜一钱半，大枣三枚。

用法： 水煎温服。

33. 获鹿县王守荣献方

主治： 胃口痛。

药物： 良姜、陈皮、半夏、香附、紫朴根、枳壳、苍术、炮姜、砂仁、白芍、椰片各三钱，草蔻、姜黄、甘草各二钱，官桂一钱半。

用法： 水煎温服。

34. 获鹿县高文德献方

方名： 百合汤丹参饮合剂。

主治： 胃脘痛。

药物： 乌药、百合、檀香各三钱，丹参四钱，乳香、没药各二钱，砂仁一钱半。

用法： 水煎服。

加减： 气痛，加青皮、枳壳各二钱；血痛，加赤芍二钱，红花一钱；寒痛，加炮姜一钱五分，肉桂一钱五分。

35. 获鹿县徐光先献方

主治： 胃口痛。

药物： 广木香、元胡、紫蔻、琥珀各二钱，雄黄三钱。

用法： 水煎温服。

36. 获鹿县吕进忠献方

主治： 胃口痛，食积发烧。

药物： 椿树子三钱。

用法： 炒研面。一次服，白水送下。

37. 康保县土球子公社秦守善献方

方名： 延胡索散。

主治： 胃部胀痛。

药物： 醋元胡一两，金铃子二钱。

用法： 贮于锅中用水熬煎。早、晚温服。

38. 涿鹿县马耀庭献方

主治： 肝郁不舒，气滞胃痛。

药物： 酒连一钱半，连翘一钱半，焦曲一钱半，香附一钱半，莱菔子一钱半，焦栀二钱半，木香一钱，陈皮一钱，半归身一钱，焦术一钱半，枳实一钱半，沉香一钱半，没药一钱半，砂仁三钱，云苓二钱，元胡一钱半。

用法：引用莱菔三片，乌梅二个，水煎。早、晚各服一次。

39. 石家庄市胡东樵献方

主治：胃疼及心腹各种疼痛。

药物：延胡索三斤，烧酒半斤。

配制：将延胡索浸酒内一宿，阴干，研细面。

用法：内服，每次服一钱，白开水送下。

40. 石家庄市史奉璋献方

主治：胃虚痛，口流清水，得食稍安，胃部虚胀，或有时心悸。

药物：生鸡蛋壳（去衣，洗净晒干，焙黄）。

配制：研极细面，加白糖等份。

用法：痛时即服，每次服三至五钱，白开水送下。

41. 唐山市王宗普献方

主治：胃寒作痛。

药物：猫粪（火上焙干），草果为猫粪二分之一。

用法：共研细面。每服二钱，黄酒送下。

42. 唐山市工人医院献方

主治：胃脘痛，嘈杂，吐血，大便隐血等症。

药物：桃仁一钱，红花二钱，青黛三钱，

川芎三钱，香附五钱，三七五钱，乳香一钱半，没药一钱半。

用法：研细末。

用法：每次二钱，以银花五钱煎水冲服，一日三次。

43. 唐山市工人医院献方

主治：肝气不舒，胃痛，腹胀，时吐清水者。

药物：半夏二钱，肉桂五钱，草蔻二钱，枳壳二钱，砂仁一钱，甘草一钱，白芍四钱，当归三钱，紫苏二钱，厚朴二钱。

用法：炒盐五分，姜三片为引，水煎服。

44. 唐山市工人医院献方

主治：胃风，症见不能食，麻木，牙关紧，目搐肉瞤，面肿或四肢肿。

药物：蔓荆子一分，柴胡、藁本各三分，归身、苍术、葛根各一钱，升麻二分，麻黄五分，干姜二分，草蔻、黄柏各三分，羌活三分，白芷一钱半，炙甘草一钱半。

用法：大枣四枚为引，水煎温服。

45. 唐山市工人医院献方

主治：胃脘作痛，食前食后疼痛，噫气吞酸。

药物：草果、延胡索、乳香、没药各三钱，蒲黄二钱，灵脂二钱。

配制：研细末装瓷瓶内。

用法：每次服二钱，酒、醋各一盅调服。

46. 高阳县郭兰久献方

方名：如意糖。

主治：胃痛（心口痛）。

药物：炒二丑三两，红糖一斤。

配制：先将二丑研成细末，再将红糖熬至适当火候，将二丑末放入调匀，倒出后切成一百块糖。

用法：每日吃三次，每次二块。

47. 安国赵亚洲献方

主治：胃部疼痛，上逆噫气，时吐酸水。

药物：赭石三钱，陈皮三钱，茯苓三钱，白术三钱，桔梗三钱，白蔻三钱，吴萸一钱，川连一钱五分，杏仁三钱，桃仁三钱，内金三钱，神曲三钱，丹参四钱。

用法：水煎服，日服两次。

48. 保定市陈道正献方

主治：胃下垂。

药物：玉米须（俗名"棒子毛"）。

用法：鲜干俱用，以干的计算，每服三钱，日服两次。轻者三个月，重者半年痊愈，可代茶用。

49. 保定市张仲泉献方

主治：胃口疼。

药物：乌鸦一只。

用法：将毛退净，五脏摘去，用白水煮烂，不加盐及其他佐料，连汤带肉一齐吃。

50. 唐山市张育民献方

方名：九气镇痛散。

主治：九种心胃痛，百药不效，服之立止，屡经屡验，效果甚速。

药物：天麻、白术各二钱，全蝎一钱，蜈蚣一条。

配制：共为细末，再用瓦焙微黄，不可过性。

用法：每服三分，元酒送下。服后并无任何反应，只是放几个虚恭。

51. 蠡县巩培元献方

主治：胃口胀满，嘈杂吞酸。

药物：力参、干姜各二钱，焦白术、川连（姜汁炒）、清夏、云苓、枳实、苏叶、广木香、青皮各三钱，川朴四钱，海螵蛸五钱，甘草一钱半。

用法：水煎服。

52. 保定市张守智献方

主治：胃寒饭后呕酸。

药物：干姜三钱，古月（胡椒，余同）一钱五分，紫油桂二钱，丁香二钱，紫蔻三钱。

用法：共为细末，每次二分，重者加倍用之，白水调服。

53. 枣强县杨万临献方

方名：暖胃散寒丹。

主治：脾胃虚寒，消化不良，吐酸嘈杂等症。

药物：干姜六钱，附子四钱，肉桂四钱，吴萸三钱，良姜五钱，丁香三钱，小茴香一两，广木香三钱，砂仁三钱，香附四钱。

配制： 共研细末，米糊为小丸。

用法： 每服一钱，日服三次，白水送下。

54. 阳原县梁兴汉献方

主治： 胃痛吐酸，饮食少思，两胁胀满，面色发黄，身体倦怠。

药物： 党参一钱半，白术二钱，广皮二钱，半夏一钱半，砂仁三钱，川军一钱半，紫蔻三钱，广木香二钱，紫朴二钱，紫油桂二钱，良姜一钱，青皮二钱（炒），炙草二钱，三棱二钱，莪术二钱，藿香二钱，槟榔二钱，益智三钱，枳壳二钱（炒）。

用法： 用生姜三片为引，水煎服。

55. 涞源县王振德献方

主治： 呃逆吐食，胸胃部刺疼，以及噎膈反胃等症。

药物： 枳实、厚朴、槟榔、桃仁各三钱，瓜蒌、当归、赭石各四钱，广木香、红花、川军、白芍各二钱，甘草一钱。

用法： 水煎服。

56. 唐山市张凤瑞献方

方名： 加减生姜泻心汤。

主治： 腹胀，心下痞，腹中雷鸣，胁下有水气，暖气，不思食或食谷不化，干呕。

药物： 生姜二钱，黄连一钱半，黄芩三钱，党参三钱，甘草三钱，干姜一钱，陈皮三钱，香附三钱，神曲三钱。

用法： 水煎服。

57. 唐山市何彦景献方

主治： 胃溃疡。

药物： 吴茱萸二钱，川连八钱，黄柏、黄芩、白芍、海螵蛸、赤石脂各五钱，白及一两。

用法： 共为细末。每服三钱，食前白水送下。忌食硬、辣物。

58. 唐山市王迺英献方

方名： 九胃丸。

主治： 九种胃疼。

药物： 附子、炮姜、吴萸、巴豆霜、狼毒（炒黄）、东党参各等份。

配制： 共为细末，炼蜜为丸，梧桐子大。

用法： 每次服一至二粒，白水送下。服后三十分钟，痛则止。忌食生冷，孕妇及胃溃疡者禁用。

59. 唐山市谢宝仁献方

主治： 胃脘痛并治气郁诸症。

药物： 香附三两，乌药二两。

配制： 共为细末，醋糊丸，梧桐子大。

用法： 每次服二至三钱，白水送下。

60. 唐山市工人医院献方

主治： 食积胃痛。

药物： 神曲二钱，木香五钱，蛣螂一个（烧存性），牵牛六钱，榔片二钱。

配制： 研细末，用红糖一两半，熬开与药做丸。

用法： 分作二至三日服，姜水送下，日服三次。

61. 行唐县严崇山献方

主治： 消化不良，时噫酸水，经常疼痛。

药物： 炒白术五钱，炒枳壳五钱，紫油桂三钱，紫豆蔻四钱，浙贝母三钱，广木香二钱，金铃子三钱，大青盐一钱。

配制： 将上药共为细面。

用法： 把轧好的药面，每日服两次，每次服一钱至三钱，白开水送下。服药不可间断，以愈为止。

62. 阳原县贾振堂献方

方名： 代赭旋覆汤加减。

主治： 慢性胃疼，心下痞满，按之跳动。

药物： 台参三钱，代赭石一两，莱菔子二钱，白芍三钱，旋覆花二钱，枳壳炒一钱半，广木香二钱，甘草二钱，川朴二钱，陈皮二钱，乌药一钱半，干姜二钱，半夏二钱，沉香五分。

用法： 水煎服。

加减： 寒，加附子、肉桂；吐酸水，加川连、吴萸；有积聚，加三棱、莪术；有食积，加麦芽；妇女气痛，加香附、灵脂；小便不利，加云苓；大便秘结，加川军。

63. 平乡县尹寿山献方

主治： 胃寒疼痛，前后攻逐，吞酸胀满。

药物： 广木香三钱，藿香二钱，公丁香一钱五分，海沉香二钱，檀香二钱，砂仁三钱，焦白术三钱，干姜三钱，黑附子一钱五分，当归三钱，赤芍二钱，大黄三钱。

用法： 水煎服。如系胃热疼痛、疼而拒按、大便干燥者，此方不宜。

64. 无极县张忠信献方

主治： 胃口作痛，甚则呕吐。

药物： 元胡三钱，二丑各二钱（炒）。

用法： 共为细面。每服一至二钱，白开水送下。

65. 无极县刘立申献方

主治： 胃疼、痞满、吞酸。

药物： 海螵蛸一两（炒黄），象贝母一钱（去心）。

用法： 共研细末。每日饭前服一钱，白开水送服。

66. 无极县阎廷杰献方

主治： 胃痛（胃溃疡）。

药物： 生牡蛎粉一两，乳香五钱（去油），没药三钱（去油），薤白五钱，丹参一两。

用法： 水煎服。只服头煎，不再煎渣，连服十余剂即效。

67. 怀安县献方

主治： 胃痛（如十二指肠溃疡）。

药物： 草决明。

用法：水煎或研末。每日剂量五钱，水煎顿服；若为末，三次分服。

68. 宁晋县刘世寿献方

主治： 心胃疼痛。

药物： 白古月（打）十粒，杏仁（打）五粒，红枣一个（去核）。

用法： 上三味共捣匀，用热汤冲服即愈。

注： 古月，即胡椒；白古月，即白胡椒，下同。

69. 阳原县献方

主治： 口流酸水。

药物： 烧糕（黍米做的黏糕烧焦）。

用法： 研面，开水送下。

70. 赵县屈润芳献方

方名： 定痛一笑散。

主治： 胃脘痛。

药物： 川楝子、元胡、荔枝核炭各四钱，青木香一钱，薤白、炒桃仁各二钱，没药（去油）、郁金、黑栀子、川芎各三钱。

配制： 共为末，分三包，用布包煎，每包以小枣三枚为引。

用法： 先服一包药汁，如不愈，可再服。服药后忌酸硬食品及凉食物。虫痛可加杀虫药，如鹤虱、芜荑。

71. 沽源县献方

主治： 嘈杂吞酸。

药物： 莱菔子炒四两。

用法：研成细末。每服一钱，一日三次，食后服。忌生冷、刺激性食物。

72. 涞源县李洪云献方

方名： 左金丸。

主治： 饭后烧心，嘈杂吞酸。

药物： 黄连三钱，吴萸三钱。

用法： 共为细末。每服一钱，白水送下，每饭后服之。

73. 保定市刘汉臣献方

方名： 仲景乌梅丸方。

主治： 心中以下，往上冲痛，有热感，及上冲至心口，两胁疼；又治蛔虫，因寒上冲，心口作痛。

药物： 乌梅一两，当归、干姜、川连各三钱，黄柏、细辛、桂枝、川椒（炒）、附子、党参各二钱。

用法： 水煎顿服，每日一剂。

加减： 热多者，乌梅加至一两半，川连加至四钱；寒多者，少用川连，多用川椒、附子、干姜。

74. 宁晋县刘喜勤献方

主治： 胃寒，胃脘痛，受寒则剧。

药物： 香附二钱，良姜四钱。

用法： 水煎服。

75. 涿县魏殿臣献方

方名： 丹砂饮。

主治： 因肝气横逆，气血阻滞，胃脘痛闷。

药物：丹参一两，砂仁三钱，檀香三钱。

用法：水煎服。日服两次。

76. 涿县崔玉林献方

主治：胃病日久，身体虚弱，有时发生疼痛、吐蛔或吐苦水，腹无硬块，胸不痞塞。

药物：当归三钱，杭芍三钱，良姜三钱，香附五钱，青皮三钱，灵脂三钱，川乌一钱。

用法：水煎，日服两次，早、晚温水送下。

77. 宁晋县冯丙杰献方

主治：心口痛，胃脘痛，属寒性者。

药物：黑枣、胡椒。

配制：黑枣去核，每个枣内纳胡椒七粒，仍将枣合好，在炭火上煅焦黑存性，研细末。

用法：每服三四分，黄酒送下。三四服即愈。

78. 涿县吴国才献方

主治：心胃疼痛，饮食少进，胸膈痞塞。

药物：木香三钱，砂仁三钱，川朴三钱，广皮三钱，良姜二钱，元胡四钱，香附二钱，白蔻二钱，乳香三钱，没药二钱。

用法：水煎服，日服两次，早、晚服之。

79. 高阳县任宝华献方

方名：七香汤。

主治：胃疼，其人或触寒凉，或因气怒，

或食黏硬不易消化之物辄犯胃疼。病发时呕吐不思饮，疼痛难忍。

药物：檀香四钱，降香四钱，丁香一钱半，乳香二钱，广木香三钱，香附三钱，沉香三钱，陈皮三钱，甘草一钱半。

用法：水煎服。

80. 高阳县马温甫献方

主治：胃寒疼痛。

药物：胡椒七粒，大枣二枚（去核，焙焦），杏仁五个（焙干），五灵脂一钱。

用法：共为细末，烧酒一两冲服。

81. 唐县史洛开献方

方名：乌药降气汤。

主治：胃痛。

药物：枳壳三钱，厚朴三钱，香附四钱，元胡三钱，乌药三钱，青皮三钱，当归三钱，番泻叶三钱，茯苓三钱，焦三仙各三钱，陈皮二钱，乳香二钱，没药二钱，甘草一钱。

用法：生姜为引，水煎服。

82. 唐县高振垫献方

主治：胃疼（俗名"心口疼"）。

药物：杭白芍五钱，川黄连一钱，熟附子一钱。

用法：水煎服。

加减：气郁加青皮、砂仁、檀香、木香、香附；湿疼加苍术、厚朴；疼甚加元胡。

83. 唐县杜森献方

方名：祖传方。

主治：胃寒疼痛。

药物：沉香三钱，木香二钱，丁香二钱，白豆蔻三钱，红豆蔻二钱，肉桂三钱，良姜三钱，厚朴三钱，酒三斤，白糖半斤。

配制：共合一处，泡七天。

用法：每日早、晚各服三盅。

84. 南宫县献方

主治：胃脘作痛，吐酸嗳气。

药物：生代赭石一两，石决明一两。

用法：共研细面，每日两次，每次二钱，白水送下。

85. 易县张子安献方

主治：九种胃痛。

药物：红花五钱，枳壳五钱，灵脂五钱（炒），白胡椒二钱，巴豆霜一钱，明雄黄二钱，广木香二钱，母丁香二钱。

用法：研细面。大人服五厘，小儿一二厘，白水服。

86. 宁晋县王新民献方

主治：妇女经带，胃口疼。

药物：百合一两，丹参七钱。

用法：水煎空心服。

87. 曲阳县王治彬献方

主治：治实满胃疼。

药物：广木香三钱，砂仁二钱，枳实三

钱，川朴三钱，大白片三钱，香附四钱，台乌药二钱，延胡索二钱，五灵脂二钱，青皮三钱，黑白丑各三钱，高良姜二钱，大黄五钱，芒硝一钱，甘草一钱。

用法：生姜三片为引，水煎服。

88. 高阳县彭万增献方

主治：因寒、食、气引起的胃口疼有特效。

药物：胡椒一两，砂仁一两，焦曲一两，当归一两。

用法：共为细末。每服三钱，每日服三次。忌食酸咸食物，胃热作痛者勿用。

89. 徐水县赵景准献方

主治：胃脘疼痛。

药物：活蚯蚓一条。

用法：捣烂为泥，滚开水冲之，俟澄清徐徐饮之。

90. 平乡县王玉芳献方

主治：胃疼吐血。

药物：生牡蛎三钱，防风二钱，香附三钱，紫苏三钱，砂仁三钱，枳壳一钱五分，广木香一钱五分，甘草一两，乳香三钱，没药三钱，白芍三钱。

用法：水煎，另用海螵蛸一钱研为细末，随药汤冲服。

91. 涞源县王克珍献方

主治：心胃嘈杂，吞酸呕吐，烧心（俗名"酸心"）。

药物： 艾叶不拘多少，陈石灰不拘多少。

用法： 煎水频频服之。

92. 涞源县王克珍献方

主治： 心口疼属于气滞者效。

药物： 莱菔子（打）一两，广木香三钱（为细面）。

用法： 煎莱菔子水，送服木香面即止。

93. 涞源县赵玉献方

主治： 多年胃疼，反胃吐食，经年不愈。

药物： 风眼草一斤。

配制： 共为细面，炼蜜为丸，重三钱。

用法： 每一日两次，早、晚各服一丸，白水送下。

94. 涞源县赵玉献方

主治： 心胃疼久不愈，服之立效。

药物： 鸡蛋（焙干带皮）二两，甘草五钱，乳香二钱，没药二钱。

用法： 共研细末。每服一钱，一日三次。空心白水服下。

95. 涉县杨起堆献方

方名： 百合饮。

主治： 心胃疼痛。

药物： 百合一两，乌药三钱，广木香三钱。

用法： 水煎温服。

96. 临城白辅臣献方

主治： 胃气痛，食饮下后即痛。

药物： 新猪心一个，古月面二钱。

配制： 将猪心用水洗净，用刀割口，将古月面放入内，用线捆好入水煮熟，不加盐。

用法： 一次吃完，连服两次即愈。

97. 临城县孔祥春献方

主治： 经常胃痛、反酸水、呃逆等症。

药物： 鲜姜一两，红糖二两。

配制： 鲜姜、红糖捶到一处成片为止，晒干。

用法： 将此片每日经常零吃，不得超过五钱量。

98. 平乡县李俊峰献方

主治： 胃脘冷痛，消化不良，吞酸。

药物： 荜茇六钱，良姜一两，干姜一两，砂仁五钱，香附一两，芝麻（炒黄）二两，核桃仁四两（炒黄）。

配制： 先将前五味研为细末，再加入芝麻、核桃仁捣匀，用枣泥团为丸，每丸重三钱。

用法： 每次服一丸，白开水送下，每日服三次，空心时服。

99. 磁县牛子温献方

主治： 胃痛便脓，经久不愈。

药物： 生白芍三钱，怀生地三钱，寸冬三钱，白蔻三钱，土白术四钱，党参五钱，云苓五钱，乌梅三钱，木瓜三钱，甘草二钱。

用法： 水煎服。

加减：痛甚，加元胡、川楝子；大便干，加元明粉拌瓜蒌；不欲食，加建曲、麦芽；吐酸，加瓦楞子（煅）。另外结合乌贼骨、贝母合用。

100. 完满县霍疏九献方

主治：胃痛。

药物：海参肠杂二钱（炒）。

用法：锅内焙黄为末。黄酒冲服。

101. 唐山市王筱波献方

主治：胃溃疡，胃痛呕吐，胸满嗳气，善饥不敢食，潜血。

药物：生地、熟地各三钱，公英三钱，丹参三钱，杭芍四钱，制乳香、没药各一钱半，桃仁、杏仁各一钱半，炒双花四钱，薏米四钱，桔梗一钱半，赭石三钱，旋覆花二钱，吴萸炒黄连一钱，甘草节一钱，败酱草三钱，金石斛二钱。

用法：水煎服。

102. 唐山市工人医院献方

主治：呃逆不止，手足逆冷。

药物：人参、柿蒂、丁香、竹茹各等份。

用法：研粗末。每服四钱，水一盅煎七分服之，日三次。

103. 宣化铁路卫生所文廷方献方

主治：治九种心疼。

药物：白马粪（晒干，焙黄，研为细末）。

用法：每服三钱，用热烧酒冲服。

104. 邢台市张新五献方

主治：寒气胃痛。

药物：香附二钱，良姜二钱，小茴香一钱，吴萸一钱，炒灵脂二钱，广木香二钱，砂仁二钱，当归三钱，白芍三钱，炙甘草一钱。

用法：水煎温服。胃热者忌用。

105. 徐水县任泉献方

方名：桃椒散。

主治：寒性胃痛。

药物：核桃一个，胡椒七粒。

配制：将核桃挖孔，把胡椒填入孔内，火烧成炭研细面。

用法：早、晚两次分服，白水送下，黄酒也可。

106. 交河县王镇衡献方

方名：胃灵丹。

主治：胃疼有九种，即寒、热、虚、实、悸、虫、血、痊疼等，因虽不同，有不通则痛，服此疼止即愈。

药物：白古月三钱，南红花二钱，雄黄二钱，枳壳一钱五分，巴豆霜二钱。

配制：以上共为细面。

用法：每服五厘，将药面置于手心内，另一手指研匀，用舌尖少少舐之，津液微微送下愈慢愈妙，不可用水送服，咽下后约十分钟，其痛可止，于妇女尤有效。但不可用水送下，恐药气不能留胃故也。

107. 石专医院史奉璋献方

方名：苓桂术甘汤。

主治：慢性胃病，口流清水，烧心或两目发赤，心烦目眩，小便少。

药物：茯苓三钱，桂枝三钱，生白术三钱，甘草二钱。

用法：水煎服。若胃有蓄水，加车前子四钱，甚效。

108. 石专医院史奉璋献方

主治：胃痛（俗称"心口疼"）六脉沉迟，逆气上升，属寒结者，此方宜之。

药物：莱菔子二钱五分，吴茱萸二钱五分，山楂肉二钱五分，麦芽二钱，神曲二钱，灵脂二钱，砂仁二钱，香附二钱，良姜二钱。

用法：水煎服。

109. 石专医院史奉璋献方

主治：胃痛，虚症有效，胃心痛，或有时心悸，口流清水，得食稍安。

药物：生鸡蛋壳（去衣，洗净晾干，焙黄研极细末，加糖等份）。

用法：痛时即服，白开水送下，每服三五钱，重则七八钱，轻则一二钱，屡用屡效。

110. 唐专王惠新献方

主治：胃溃疡。

药物：川贝母五钱，海螵蛸（去壳）一两半。

用法：共为细末。每次服一至二钱，白水送下。

111. 深县医院中医科献方

主治：胃口疼痛，胃部压痛，自觉食臭作满不下或大便黑色（胃溃疡，不论已成溃疡、未成溃疡均可服）。

药物：

方1：寸冬四钱，生山药八钱，生杭芍三钱，内金三钱半，生麦芽三钱，生牡蛎五钱，黄连二钱，甘草二钱，海螵蛸三钱，京贝三钱。

方2：海螵蛸二两。

方3：鲜白山药。

用法：第一方：水煎分两次服。第二方：将海螵蛸研为细末，每服二钱，用甘草二两煎汤送下，日两次服。第三方：将鲜山药水煮，连汤日日服之，长服即愈。

112. 唐山市习焕献方

方名：平胃止痛汤。

主治：急性胃口疼痛，或短期之胃痛（非久痛者），便秘、体壮者。

药物：苍术二钱，厚朴三钱，陈皮三钱，草果仁二钱，枳实三钱，焦曲三钱，熟军三钱，青皮三钱，元胡三钱，沉香三钱，没药三钱，甘草二钱。

用法：引用生姜，水煎，饭前服。

113. 唐山市习焕献方

方名：养胃温胆汤。

主治：久患胃口疼痛，于剑突骨下按之有压痛，每于饭后痛即增剧，或呕吐黄水黏沫等物（西医名胃溃疡或十二指肠溃疡），亦有时呕血。

药物：党参二钱，白术二钱，茯苓二钱，陈皮三钱，半夏一钱半，枳实三钱，竹茹三钱，沉香二钱，内金三钱，当归三钱，白芍三钱，焦三仙六钱，甘草二钱，生姜三片。

用法：水煎，空心服。

114. 唐山市周建中献方

主治：胃气痛，胃口作痛，甚则呕吐、四肢厥冷。

药物：木香三钱，丁香三钱，檀香二钱，枳壳三钱，元胡三钱，没药三钱，灵脂三钱，川军四钱，青皮三钱，陈皮二钱，蒌仁三钱。

用法：水煎服。

115. 抚宁张凌阁献方

主治：胃疼。

药物：香附、木香、炮姜、草果、砂仁、甘草各二钱，沉香三钱。

用法：共为细末。分六次服完，开水送下。

116. 抚宁李相臣献方

主治：肝胃不调。

药物：香附四钱，砂仁、枳实、麦芽各二钱，云苓三钱，半夏二钱，木香一钱，藿香二钱，川朴一钱半，神曲二钱，干姜一钱。

用法：水煎服。

117. 抚宁张西林献方

主治：胸闷，胀饱。

药物：沉香三钱，香附五分，灵脂四钱，二丑一两，牙皂三钱。

配制：共为末，醋糊为丸，小豆大。

用法：每服二钱，白开水送下，早、晚各服一次。

118. 滦县刘继恩献方

方名：失笑散。

主治：血瘀心痛，胃痛，及产后腹痛。

药物：蒲黄五钱（微炒），五灵脂三钱（炒焦）。

用法：共为细末。病在初期，共为一次服；病在中期，也需要一次服完；病在末期可分为两次服完，皆用元酒调服。

119. 保定市李国培献方

方名：二姜丸。

主治：心脾冷痛。

药物：干姜、炮姜各等份。

配制：共为细末，以面糊为丸，如梧桐子大。

用法：每次服二十至三十丸，温开水送下。

120. 滦县康广义献方

主治：胃痛，吐水，久治不效。

药物：海螵蛸一两，浙贝五钱，牡蛎一两。

用法：共为细末。痛时服一次，或日服三次。每服一钱，白水送下。

121. 宁河县王声谱献方

主治：男妇不拘新久、寒热胃痛方。药物：姜汁、红糖各四两，黄酒半斤。

配制：共合一处贮瓶封固，埋地下七日（日久尤效）。

用法：每日早、晚各服一酒盅，此药特效。胃穿孔不治。

122. 峰峰市献方

主治：胃口痛属热者。

药物：当归、白芍各五钱，黑山栀五钱。

用法：水煎服。

加减：如胃口寒痛，去山栀，加肉桂一钱五分。

123. 丰宁县何文明献方

方名：神仙一块气。

主治：九种胃口疼。

药物：良姜五钱，川芎三钱，香附七钱，广皮七钱，杏仁七钱，川椒炒五钱，二丑一两，干姜五钱，大茴香三钱，小茴香五钱。

配制：共为细面，作丸亦可。

用法：每服二钱，早、晚各一次，白水送下。

124. 丰宁县孙景方献方

主治：胃痛。

药物：好肉桂二钱，荔枝核二钱。

用法：水煎服，为末亦可，白水送下。

125. 安国县王玉振献方

方名：胃酸肚痛方。

主治：胃酸、肚痛。

药物：鸡蛋壳（研细末）。

用法：每日服三四钱，茶水送下。

126. 乐亭张佑之献方

主治：胃气疼。

药物：紫丹参一两，砂仁三钱，檀香二钱。

用法：水煎，空腹早、晚服。

127. 峰峰县孔宪盈献方

主治：烧心，烦躁不宁。

药物：藕节三钱，红糖三钱。

用法：水煎服。

128. 安国县邢国杰献方

方名：天台乌药散。

主治：胃疼及腹部疼痛。

药物：生百合一两，乌药三钱。

用法：水煎，空心服。

129. 安国县陈殿卿献方

主治：男妇反胃吐食。

药物：五灵脂四两，生硫黄二两，海螵蛸一两。

用法：共为细末。每服三钱，早、晚各服一次，白水送下。

130. 深县献方

方名：胃口疼方。

主治：胃口疼痛。

药物：当归二钱，青皮一钱半，木香一钱半，槟榔一钱，元胡一钱半，陈皮三钱，香附三钱，姜黄八分，白术八分，灵脂一钱，良姜一钱，郁金一钱半。

用法：水煎服。

131. 峰峰易文明献方

主治：胃痛消化不良。

药物：广砂仁一两。

配制：和鲜姜一两，大枣五钱同熬，去姜枣不用，把砂仁晒干，为末。

用法：每服五分，重者一钱。日服三次，白水送下。

132. 丰宁县张文田献方

主治：寒性胃疼。

药物：五灵脂四钱，官桂一钱五分，丁香二钱五分。

用法：共为细末，分三服，盐水送下。

133. 峰峰程福棠献方

主治：脐上痛。

药物：枳实四钱，大黄五钱，清夏三钱，白芍三钱，甘草一钱。

用法：水煎服。

134. 峰峰县吴天锡献方

方名：香良汤。

主治：胃痛，吐清水，寒气郁着者最效。

药物：醋炒香附五钱，醋元胡五钱，酒炒良姜五钱。

用法：水煎服。

135. 峰峰县吴天锡献方

主治：胃寒痛，吐酸水。

药物：吴茱萸三钱，干姜一钱。

用法：水煎服。

136. 峰峰孙寿奇献方

主治：胃脘痛。

药物：黄连、广木香、明没药、宣木瓜、吴茱萸、公丁香、香附、良姜、紫蔻、槟榔各三钱，沉香一钱半，朱砂三分（另包）。

用法：水煎服。

137. 峰峰李荣齐献方

主治：胃痛，因气郁食积、停饮，都可用。

药物：香附二钱半，二丑二钱，灵脂一钱，木香二分。

配制：共末，醋糖为丸。

用法：每服一钱半。

138. 峰峰矿区张惠献方

方名：胡椒大枣汤。

主治：心痛。

药物：乌梅一个，大枣二个，胡椒七个。

用法：共为细末。男用开水送下，女用醋送下。

139. 峰峰赵国忠献方

方名：平胃加连散

主治：胃中刺痛，面黄肌瘦。

药物：苍术三钱，川朴二钱，陈皮三钱，甘草二钱，川连（盐炒）一钱半。

用法：水煎两次和匀。一天一剂，早、晚两次分服。

140. 唐山市吴晓峰献方

主治：因寒凉所患胃气疼，胀满，消化不良。

药物：莪术一钱五分，广木香三钱，醋香附三钱，良姜一钱五分，草蔻三钱。

用法：用清水三盏煎至一盏，第二煎再用水二盏煎至一盏，两煎合在一起，分两次温服。身体虚弱之人及孕妇勿服。

141. 河北易县李炳震献方

主治：胃病烧心，逆气上冲。

药物：乌梅一个，大枣二枚，杏仁七个。

用法：共同捣烂。男用酒送下，女用醋送服。

142. 张家口市王筵卿献方

方名：四妙汤加一贯煎。

主治：消化道溃疡。

药物：当归五钱，银花七钱，生芪六钱，炙草三钱，川楝子三钱，酒白芍七钱，枸杞子四钱，寸冬四钱，沙参四钱，熟地三钱。

用法：水煎服，一日两次。

143. 于子瀛献方

主治：胃气冷痛，初病则恶寒壮热，胸满痞硬，痛不可近手。

药物：枳实四钱，厚朴、紫蔻、良姜、陈皮、郁金、乌药、草果仁、青皮、甘草各二钱。

用法：水煎服。

144. 唐山市孙鹏山献方

主治：胃寒疼痛，吞酸呕逆，消化不良，腹部作胀，颜面苍白，食凉物则犯胃痛。

药物：广木香二钱，砂仁、元胡、灵脂、良姜、当归、川楝子、官桂、甘草、各三钱，香附四钱。

用法：共为细末。每服一钱五分，引用红糖鲜姜汁，白水送下。

145. 唐山市张耀先献方

主治：胃酸过多症，呕逆嘈杂，胃有压痛，大便秘结。

药物：瓦楞子五钱，海浮石、代赭石、旋覆花、丹参、皂刺、蚕沙、广皮炭、鸡内金、炒神曲各三钱，枳实炭一钱五分，瓜蒌六钱，元明粉一钱，薤白二钱，胆草一钱五分，桃仁、杏仁、香附、桔梗各二钱。

用法：水煎服。

注："皂刺"原作"皂子"，可疑，今改之。

146. 唐山市何正斋献方

主治：消化不良，呃逆不畅，胸胁作痛。

药物：紫蔻仁一两，广砂仁一两，广木香一两，公丁香五钱，鸡内金一两。

配制：共为细面，炼蜜为丸，每丸一钱
五分。

用法：每于饭后服一粒，白水送下。

147. 佚名氏献方

方名：左金丸。

主治：胃痛吐酸。

药物：川黄连六钱，吴萸一钱。

配制：共为面，水为丸。

用法：每服三钱，一日两次。

148. 张家口市孙华堂献方

方名：加味半夏干姜汤。

主治：凡恶心，有时一二日吐食或吐涎
沫等。

药物：苍术三钱，厚朴三钱，吴萸三钱，
半夏三钱，干姜一钱，陈皮三钱，白蔻
二钱，云苓四钱，粉草一钱。

用法：引用姜汁五滴，水煎服。

149. 峰峰矿区张从林献方

方名：芍药汤。

主治：心烦不食，兼头晕，周身疼痛。

药物：赤芍一钱，茯苓一钱，柴胡五分，
甘草五分。

用法：姜为引，水煎服。

150. 峰峰朱日峰献方

方名：栀蔻汤。

主治：胃脘疼痛。

药物：栀子一两（酒炒），草豆蔻二钱。

用法：水煎服。

151. 峰峰矿区岗头乡马学华献方

主治：呕吐酸水。

药物：陈石灰一钱，枯矾一钱，红糖
五钱。

配制：将陈石灰灼红，待凉后与其他药
共为细末。

用法：白开水冲服。

152. 峰峰矿区高振民献方

方名：四物汤加减。

主治：消化不良，腹痛不止。

药物：当归三钱，川芎二钱，白芍三钱，
熟地三钱，川厚朴三钱，枳实三钱，川
军四钱，红花一钱半，桃仁三钱，甘草
一钱，焦三仙一两。

用法：水煎服。

153. 峰峰矿区马学华献方

主治：胃疼呕吐。

药物：小麦麸子一斤（醋炒）。

用法：用布包住，利用其热气熏胃部疼
痛处。

154. 丰宁县丁树楠献方

方名：禹功散。

主治：胃停水，满闷不舒。

药物：黑白丑、小茴香（炒）、广木香各
等份。

用法：共为细面，每服三钱，白水送下。
服药后胸中泻水为度。

155. 峰峰矿区李德中献方

方名： 民间良方。

主治： 胃疼，饭后痛甚。

药物： 元胡三钱，灵脂三钱，广木香二钱，陈皮三钱，香附三钱（醋炒）。

用法： 水煎服。

156. 峰峰区胡绪荣献方

方名： 土方。

主治： 寒性心口疼痛。

药物： 白胡椒、乌药、丁香、红花、醋香附、五灵脂各等份。

用法： 共为细末。每用一钱半，白水送下。

157. 大魏庄赵士忠献方

方名： 茯苓杏仁甘草汤。

主治： 胃痛，胸痹，胸中气塞，短气。

药物： 茯苓五钱，杏仁三钱，甘草二钱。

用法： 清水煎服。

158. 唐县杨振玉献方

主治： 胃口疼。

药物： 川良姜三钱，槟榔片三钱，广砂仁三钱。

用法： 水煎服。

159. 安国县赵连奎献方

主治： 胃疼。

药物： 香附、姜黄各等份。

用法： 共为细末。每服一钱，日二服。

160. 安国县赵守先献方

方名： 九气汤。

主治： 心腹疼，乍疼乍止，疼则欲死，食不下。

药物： 香附一两，郁金八钱，甘草三钱，生姜五钱。

用法： 水煎服。

161. 唐山市王子玉献方

方名： 长寿饮。

主治： 胃热疼。

药物： 鲜马齿苋四两，海螵蛸二钱（研面）。

用法： 将鲜马齿苋绞汁，用汁冲海螵蛸粉服，可连服二三剂。

162. 易县梁老岐献方

主治： 心口疼，诸药不效者。

药物： 百合一两，乌药四钱，木香三钱。

用法： 水煎服。

163. 抚宁申树芳献方

主治： 胃寒疼，腹疼。

药物： 厚朴三钱，陈皮二钱，木香二钱，枳壳三钱，白蔻二钱，榔片三钱，没药二钱，茴香三钱，香附三钱，吴萸、片姜、炙草、丁香、竹茹各二钱。

用法： 水煎服。

164. 抚宁陈义先献方

主治： 胃疼。

药物： 江子（巴豆）二两，川军二两，干姜、乳香、没药、牙皂、木香、灵芝、藿香、郁金各五钱。

配制： 共为细末，醋糊为丸，绿豆大，朱砂为衣。

用法： 每服二十三粒。老人服十五粒。

165. 抚宁王文臣献方

主治： 胃疼。

药物： 香附五钱，良姜四钱，川朴三钱，枳实四钱，广皮三钱，青皮三钱，焦榔片五钱，三棱二钱，文术二钱，川军五钱，李仁四钱，桃仁四钱，元胡三钱，杏仁四钱。

用法： 水煎服，弱人分量减半。

166. 峰峰矿区观台镇彭金铎献方

主治： 因食冷物胃疼，呕吐清水。

药物： 广木香三钱，元胡二钱，丁香二钱，硫黄三钱，古月三钱，白蔻仁三钱，灵脂三钱。

用法： 共为细末。每服五分，日用二分，白开水送下。

167. 抚宁张西林献方

主治： 胃疼。

药物： 沉香六钱，川军一两，良姜二钱，香附五钱，巴豆霜五分，胡椒二钱。

配制： 共为细末，豆霜研匀后入浆糊为丸，似黍粒大，雄黄为衣。

用法： 成人每服二十五至三十粒，空心服，白水送下。

168. 抚宁白铭三献方

主治： 胃疼、腹疼。

药物： 白蔻、丁香各五钱，檀香、粉草、神曲各一两，广砂三钱，桂圆一两，朱砂一两，薄荷冰二钱。

用法： 共为细末。每服五分，重者一钱，白水送下。胃疼姜汤下，吐泻开水送下。

169. 安国县陈耀宗献方

主治： 胃口疼，无论寒热虚实皆可。

药物： 白芍五钱，黄连一钱，附子一钱，甘草一钱。

用法： 水煎服。

170. 唐山市方宗如献方

方名： 三香散。

主治： 胃寒作痛。

药物： 丁香、沉香、广木香、砂仁、良姜、青皮、元胡、肉桂、白芍、半夏、菖蒲、五灵脂、厚朴、陈皮、红花、当归、云苓各等份。

用法： 共为细面。每服三钱，元酒冲服。

171. 抚宁张子享献方

主治： 心口疼，气上冲。

药物： 乌梅十个，细辛一钱，干姜二钱，黄连、当归、附子、川椒各二钱，桂枝、川楝子、柴胡、杭芍、乳香、没药各三钱，甘草二钱。

用法： 水煎服，为丸亦可。

172. 围场县杨钧献方

方名：枳实导滞汤。

主治：胃脘疼痛，小肠疝气，大肠之风积结，水气上逆。

药物：枳实四钱，枳壳三钱，陈皮二钱，青皮二钱，良姜三钱，吴萸三钱，茴香三钱，山甲一钱，金铃子二钱，白术二钱，赤茯苓三钱，党参二钱，车前子三钱，大黄二钱，甘草三钱，没药二钱，乳香二钱，大腹皮三钱。

用法：生姜为引，先煮大黄，沸后去渣，再纳诸药。早、晚空心服。

173. 峰峰矿区王治广献方

主治：心腹疼痛，昏迷不醒人事。

药物：香附二钱，元胡二钱，广木香二钱，枳壳二钱，三棱二钱，莪术二钱，木通二钱，蒲黄一钱。

配制：共为细末，面糊为丸，豆粒大。

用法：每服六个，白水送下。

174. 唐山市颜殿龙献方

方名：胃痛丹。

主治：胃寒剧痛。

药物：郁金、官桂、甘草各等份。

用法：研成细面。每服二三钱，白开水送下。

175. 唐山市宋殿忠献方

主治：胃痛，吐酸。

药物：乳香、没药、川楝子各二钱，吴萸、川连、广木香各一钱，海螵蛸、香附、乌药各三钱，砂仁一钱五分。

用法：水煎服。

加减：虚者，加台参三钱；发热、干呕，加炒栀子、双花、公英、赭石、旋覆花。

176. 安国县安振芳献方

主治：胃疼。

药物：香附二钱，良姜二钱。

用法：共研细面，每服二钱，白水送下。

177. 安国赵亚洲献方

主治：胃弱，消化不良，呃逆吐酸等症。

药物：代赭石三钱，陈皮三钱，云苓三钱，白术三钱，桔梗三钱，白蔻三钱，吴萸二钱，川连一钱半，杏仁、桃仁、内金、神曲各三钱，丹参四钱。

用法：水煎两次，每日早、晚各服一次。

178. 新河县高立臣献方

主治：胃痛（胃溃疡）。

药物：海螵蛸三钱，瓦楞子四钱，酒川连八分，盐吴萸一钱五分，左牡蛎四钱，白芍三钱，甘草二钱，滑石粉三钱，鸡内金一钱五分，紫蔻仁一钱，甘松三钱，佛手三钱，酒炒大黄二钱，丹皮二钱，薏仁米四钱。

用法：水煎温服。

179. 徐水县刘辅臣献方

方名：胃气痛方。

主治：不论新旧胃口疼，均可治之。

药物：胡桃一个。

配制：用火烧红，一面钻孔，再用白胡椒七粒纳入胡桃内烧，炉中烟尽，取出研细末。

用法：分三次，用黄酒冲服，一日吃完。忌生冷硬食等物。

180. 石家庄市郭可明献方

主治：九种心痛，即胃脘疼痛。

药物：狼毒四两，干姜二两，附子二两，人参一两，吴萸一两，豆霜一两。

配制：共为细面，炼蜜为丸如黑豆大。

用法：日服两次，每次一丸，白水送下。

181. 唐山市王乃英献方

方名：九胃丸。

主治：九种胃痛病。

药物：附子、炮姜、巴豆霜、东参、狼毒（炒黄）、吴萸各等份。

配制：共为细末，炼蜜为丸，如梧桐子大。

用法：每次服一粒，如疼痛难忍之时可服二粒，每日一次或隔日服一次。胃溃疡及孕妇忌服。

182. 张家口市铁路医院王静荷献方

主治：胃痛，消化不良。

药物：鸡嗉子（又名"化食丹"，即鸡内金）。

用法：用阴阳瓦焙干为细末，白开水冲服。经常食之有效。

183. 唐山市献方

主治：呃逆属寒者。

药物：厚朴三钱，清夏二钱，赭石三钱，丁香二钱，柿蒂三钱，枇杷叶三钱，广木香二钱。

用法：水煎服。

184. 隆尧县李庆华献方

方名：匀气散。

主治：胃气痛。

药物：藿香三钱，广木香一钱，丁香一钱，檀香一钱，砂仁二钱，白蔻一钱，炙草二钱。

用法：水煎服。

185. 唐山市张全瑞献方

主治：胃疼经久不愈，时疼时止，疼则欲死，疼时拒按，服之立效。

药物：蒲公英二两，檀香三钱，金银花五钱，紫厚朴三钱。

用法：水煎服。

186. 唐山市献方

主治：凡心胃疼，属于寒者宜之。

药物：硫黄一两，绿豆二两。

配制：二味同炒，以豆熟为度，共为极细面。

用法：每服五分，红糖水送下。

187. 唐山市献方

方名：五积散。

主治：气积、水积、食积、风积、寒积

所引起心腹疼痛，胸胁胀满，不思饮食等皆治之。

药物： 沉香三钱，广木香三钱，元胡四钱，香附米五钱，黑丑三钱，五灵脂四钱。

配制： 以上为细末，醋糊为丸。

用法： 每服二钱，白水送下。

188. 徐守文献方

方名： 胃痛散。

主治： 胃疼。

药物： 金铃子三钱，元胡三钱，乳香二钱，没药二钱。

用法： 共为细面。饭后服三钱，日三次，白水送下。

189. 唐山市何正斋献方

主治： 脘闷吞酸，嗳气恶心，呕吐，胸膈不利。

药物： 广木香二钱，砂仁三钱，焦榔片二钱，藿香二钱，枳壳三钱，白豆蔻二钱，黄连二钱，龙胆草二钱，郁金二钱，内金三钱，焦楂三钱，生麦芽二钱。

用法： 水二盅煎一盅，分两次饭后半小时服。

190. 唐山市王蔼亭献方

主治： 胃疼，恶心，欲吐不吐，时痛时止。

药物： 良姜、川芎、使君子肉各四钱。

配制： 烧酒一斤与药同入酒坛内，放在锅内，加水炖之，约三十分钟。

用法： 每饭前喝一至二盅。

191. 井陉县许玉章献方

主治： 九种心痛。

药物： 胡椒七粒，大枣三个，杏仁五个。

配制： 将大枣烧灰存性，与胡椒、杏仁一处捣为末。

用法： 用白酒冲服。

192. 安国钟文义献方

主治： 胃口疼痛方。

药物： 五灵脂三钱，元胡二钱，草果二钱，香附三钱，没药一钱半，乳香一钱半，官桂一钱半，良姜二钱，神曲三钱。

用法： 水煎两次，每日早、晚各服一次。

193. 安国王保恒献方

主治： 胃部作痛方。

药物： 五灵脂、香附、郁金各二钱。

用法： 共为细面，每次二钱，酒冲服。

194. 深县医院中医科献方

主治： 饥时口内流出清水，胃部不舒（胃分泌过多），特效。

药物： 鸡蛋皮五个。

配制： 用砂锅炒黄色，研为细末。

用法： 每于饭后二小时服五分。

195. 涿县杨振生献方

主治： 胃寒刺痛，反胃倒饱。

药物： 公丁香二钱，紫蔻仁三钱，佛手二钱，诃子三钱。

用法：共为细面，每日早、晚饭前各服一钱。

196. 涿县白宗岐献方

主治：胃口作痛，秋冬两季较重，感寒尤甚。

药物：良姜五钱，炙香附五钱，炒灵脂五钱，吴萸三钱，炒川楝五钱。

用法：共为细面。每服二钱，一日三次，红糖水送下。

197. 完满县刘绍宗献方

方名：黄土汤。

主治：胃病疼痛，吐血便血。

药物：炒心土二两，阿胶四钱，生地四钱，黑附子三钱，甘草二钱，白术三钱，黄芩三钱。

用法：先煎灶心土，过滤，以灶心土汤煎药，分两次服。

198. 阜平县献方

主治：因受寒胃痛。

药物：鸡子清一个，酒四两。

用法：将酒烧开，冲鸡子清服。

199. 保定市李凤岭献方

主治：九种胃气疼。

药物：五灵脂二钱，公丁香四分，明雄黄四分，巴豆霜四分，白胡椒四分，广木香四分，红花二钱，枳壳二钱。

配制：以上八味，共为细末，收贮瓷瓶。

用法：每服三厘，置手心中，以舌舐之

咽下，一小时内勿饮水。发作时服，特效。久病及孕妇忌服。

200. 保定市贾舜卿献方

方名：胃疼散。

主治：胃寒疼，酸痛，胃气滞疼。

药物：公丁香一两，油桂二两，广木香二两，苏打粉一磅。

配制：共为细面，贮瓶待用。

用法：疼时服二钱，白开水送下。

201. 唐山市谢宝仁献方

主治：胃疼，气上冲，四肢厥逆，大便不燥者。

药物：良姜片、醋香附各等份。

用法：共为细面。每次五分至一钱半，白水送下。

202. 高阳县张继兴献方

方名：硫黄丸。

主治：胃寒腹痛，呕吐，及男子肾阳不足，白浊日久，阳痿不举；女子虚寒白带。

药物：硫黄二两，春麦面二两（微炒），臭椿树子二两，糯米四两（炒），大枣肉四两（焙）。

配制：硫黄同豆腐煮二三次，以手捻碎为度，与诸药共为细末。

用法：每服五钱，红糖水冲服，饭前服。

203. 高阳县许寿彭献方

主治：胃疼满闷，食欲不振，消化不良，

吞酸不渴，脉象迟缓。

药物：油桂一两，炮姜一两，草蔻五钱，川军五钱，番泻叶五钱。

用法：共为细末，加红糖半斤搓匀，空心服。每次一至二羹勺，白开水送下。

204. 沙河庞济虞献方

主治：胃寒吐酸，烧心，胃部微痛者。

药物：生牡蛎二两，生姜二两（去皮），赤糖四两。

配制：牡蛎去净泥土，杵细过罗放碗内，先用水煮生姜约半小时，把姜捞出，将赤糖放入锅内熬十余分钟，徐徐倒入牡蛎中和匀作丸，如梧桐子备用。

用法：每日不拘时嚼化，初服每日三至五丸，不效时加服，便秘时减服。服后无任何反应，吃得时间长，可能发生便秘。

205. 峰峰矿区山底村朱脉心献方

主治：胃气疼。

药物：青石面（青石研细而成）三钱。

用法：白开水冲服。

206. 唐山市徐继献方

方名：大枣汤。

主治：胃脘痛。

药物：大枣肉、核桃仁、柿饼子各等份。

配制：共捣一处如泥为丸，每丸重三钱。

用法：每服一丸，每日服三次，白开水送下。

207. 武安县贾魁忠献方

方名：胃痛散。

主治：胃痛，腹痛。

药物：没药、乳香、红花、灵脂、香附、雄黄、白胡椒、巴豆霜各一钱。

用法：共为细末。白水送下，每次一钱。

208. 保定市董树兰献方

主治：胃痛。

药物：乌梅二个，杏仁七个。

用法：二味砸研，开水和醋冲服，即愈。

209. 张家口市柳树屯医院献方

主治：痉挛性和慢性胃疼（寒性）。

药物：焦白术二钱，全当归三钱，肉桂一钱，莪术二钱，厚朴二钱，高良姜一钱，香附三钱，甘草二钱。

用法：水煎服。

210. 安国县李鹤鸣献方

主治：胃酸过多烧心。

药物：生牡蛎七钱，三棱三钱，文术三钱，黄连三钱，木香二钱，吴萸三钱，红蔻四钱，炒内金四钱，广皮三钱，云苓一两，槟榔三钱，胆草三钱，香附三钱，良姜三钱，桃仁二钱，杏仁二钱，丹参（炒）五钱，赭石五钱。

用法：水煎服。

211. 安国县郝继周献方

方名：加味归芎失笑散。

主治：胃口痛。

药物：当归五钱，川芎二钱，砂仁二钱，肉蔻三钱，丁香二钱，灵脂三钱，蒲黄三钱，枳实三钱。

用法：水煎服。

212. 景县陈松泉献方

方名：调肝理脾汤。

主治：胃疼满闷，呃逆，消化不良。

药物：清夏、川朴、白术、川芎、当归各四钱，陈皮、沉香、青皮各三钱，云苓五钱，莱菔子四钱至一两，台乌五钱至一两。

用法：水煎三次分服，日服三次。

213. 安国县高天佑献方

主治：胃脘病，饮食后吞酸嘈杂等。

药物：生牡蛎一两。

用法：水煎。一日三次，每次一茶盅。

214. 围场县张桂献方

方名：桃灵丹。

主治：治九种心胃疼痛，恶心呕吐。

药物：桃仁一两半，青皮三钱，乳香三钱，没药三钱，陈皮三钱，元胡三钱，灵脂三钱，沉香五钱，广木香五钱。

用法：共为细末。每服三钱。食痛，神曲为引；两胁刺痛，醋为引；上攻胃痛，用淡盐汤为引。

215. 张家口市崔永让献方

方名：胃痛散。

主治：胃口诸般疼痛呕吐。

药物：砂仁三钱，丁香二钱，羊胃中宝（胃中元球，用砂锅煅存性），生姜二两（去皮捣汁）。

用法：药研细末，三钱为一剂。用姜汁和黄酒调，送服。

216. 保定市妙秉纲献方

方名：溃疡汤。

主治：胃脘痛。

药物：党参三钱，白术二钱，蒲公英三钱，吴萸四分，川连六分，乌贼骨三钱，广木香一钱五分，乌药二钱，元胡二钱，没药二钱，老佛手三钱，鸡内金三钱。

用法：水煎服。

217. 定县李化南献方

方名：三物胃痛膏。

主治：胃痛呕吐，坐卧不宁，脉沉紧或沉迟。

药物：一个乌梅二个枣，七个杏仁一处捣；男酒女醋送下去，不害心痛直到老（心痛即胃痛）。

配制：用大乌梅一个去核，大枣无虫蛀的两个去核，杏仁七个去皮（不用双仁的），共捣为泥。

用法：男用温酒送下，女用温醋送下，空心服。

218. 武安县魏滦堂献方

方名：左金丸。

主治：吞酸吐酸。

药物：黄连一钱半（姜制），吴萸三分

（盐制），白芍四钱。

用法：水煎服。

219. 围场县赵子惠献方

主治：神经性胃疼。

药物：香附半斤，灵脂六两，黑丑炒半两，良姜五两，白蔻二两，沉香五钱，甘松一两，广木香五钱，佛手五钱，古月三钱。

用法：共为细面。每服二钱。

220. 滦县李广云献方

方名：白石散。

主治：胃痛。

药物：古年的白石头。

用法：研极细末。胃痛时，白开水送服三钱，半小时就能不痛。

221. 丰宁县李富顺献方

方名：胃散。

主治：烧心吐酸。

药物：香附、良姜、砂仁各三钱。

用法：水煎服，日两次。

222. 丰宁县李富顺献方

方名：内消散。

主治：男妇因气怒饮水，两胁胀痛，胃脘刺疼，或腹内停水。

药物：二丑二两，香附一两，灵脂一两。

配制：共为细面，分四剂。

用法：每服一剂，白水送下。

223. 唐山市张耀先献方

主治：胃脘胀满，疼痛，嘈杂，嗳气，吞酸。

药物：赭石三钱，旋覆花二钱，白术二钱，藿香梗二钱，桔梗一钱五分，建曲三钱，枳壳二钱，陈皮炭二钱，丹参四钱，砂仁五分，紫蔻五分，肉桂三钱，薤白三钱，瓜蒌六钱，法夏三钱，党参三钱，扁豆衣、扁豆花各一钱五分，谷麦芽各三钱，左金丸二钱。

用法：水煎去渣，送丸药服。

224. 抚宁袁德宣献方

主治：胃寒疼。

药物：元胡、古月、公丁香、木香、豆蔻、灵脂、没药各三钱，乳香四钱。

配制：共为细末。

用法：黄酒送下，每服一钱。

痢疾类（计 238 方）

1. 阳原县民间献方

方名：香连饮。

主治：红白痢疾。

药物：黄连二钱，广木香一钱半。

用法：共为细面。一次顿服。

2. 田岐秀献方

主治：赤白痢疾，大便脓血，经久不愈，用此立效。

药物：鲜椿根白皮四两，蜂蜜四两。

配制：用手将椿根白皮撕成丝，再加上四两蜂蜜共同在砂锅内炙好，再加上水熬至一二小时为度服之。

用法：一日服三次，无不立效，两服确保除根。

3. 赤城县吴思温献方

主治：痢疾，便下脓血。

药物：马鞭草一两。

用法：晒干，研为细末，每次服一钱，一日服两次。赤痢用红糖水，白痢用白糖水送下。

4. 宁晋县华毅献方

主治：红白痢疾。

药物：椿树皮三钱，地榆炭三钱，石榴皮三钱。

用法：水煎服。红痢加红糖，白痢加白糖。

5. 获鹿县王祥德献方

主治：白痢腹痛。

药物：椿根白皮一两（蜜炙），生白芍一两，乌梅三钱，芥穗一钱。

配制：用水三碗煎至一碗。

用法：温服。日一次，兼他症者勿服。

6. 赤城县邓佑汉献方

主治：噤口痢，胃液虚少者。

药物：川连、人参各等份。

用法：水煎汤。终日咽之，如吐再强饮，但得咽下，便能噤开饮食有效。

7. 获鹿县王正身献方

主治：赤白痢疾。

药物：杏树叶二两。

用法：水煎。赤痢用白糖一两，白痢用红糖一两，以药汁冲服。

8. 获鹿县冯连庆献方

主治：红白痢疾。

药物：鸡蛋一个，好醋。

用法：用醋煎鸡蛋，一次服。

9. 武邑县朱文普献方

主治：痢疾。

药物：南山楂、乌梅、米壳各三钱。

用法：水煎服。

10. 涿鹿县段树勋献方

方名：椿皮饮。

主治：慢性赤痢。

药物：生椿根白皮四两，红花一两，当归二钱，黄连五钱，木香一钱半，槟榔一钱半，黄酒四两。

用法：水煎服。

11. 康保县秦守善献方

主治：赤白痢疾、泻泄等症。

药物：生车前子一两，熟车前子一两，生山楂一两，焦山楂一两。

用法：水煎。日服两次，早、晚用温水送下。

12. 涿鹿县马耀庭献方

主治：水泻后又转变为痢疾之症。

药物：当归、川芎、白芍、生地、云苓、黄连、木香各一钱。

用法：水煎两次。早、晚空心温服。

13. 怀安县武廷荐献方

主治：红痢，腹痛，里急后重，口干身热。

药物：炒地榆四钱，黄连三钱，黄柏三钱，黄芩三钱，栀子三钱，白头翁三钱，青蒿三钱，炒杏仁三钱，葛根二钱，滑石二钱半，广木香一钱半，槟榔三钱，石膏二钱，川军二钱，粉草一钱。

用法：水煎温服。

14. 涿鹿县宋钟秀献方

方名：糖蒜膏。

主治：痢疾。

药物：紫皮独头蒜二枚。

配制：带皮用慢火烧熟。

用法：蘸白糖服食，只服两日，不能多服，多服则大便困难。

15. 束鹿县周延禄献方

主治：日久泄痢。

药物：山楂（炒焦）三钱，米壳（醋炒去蒂）三钱。

用法：水煎温服，白砂糖为引。

16. 束鹿县郭群福献方

主治：赤白痢。

药物：荔壳七个，大枣七个，胡桃七个，甘草一钱。

用法：水煎温服。

17. 束鹿县闫嘉范献方

主治：日久痢，便血便脓。

药物：椿根皮一两半，桑白皮一两，陈皮一两，云苓五钱，槐花三钱，麦芽一两，黑豆一两，蜂蜜七钱。

用法：水煎温服。

18. 束鹿县杨子峰献方

主治：白痢。

药物：当归三钱，川芎二钱半，炮姜八分，桃仁一钱半，吴萸一钱，广木香一钱半，酒白芍二钱，枳壳一钱半，广桂五分，山楂二钱半，云苓三钱，米壳一钱半，泽泻二钱，甘草五分。

用法：水煎温服。

19. 赤城县邓佑汉献方

主治：赤白痢及妇女赤白带。

药物：白薯、蜂蜜（不拘多少）。

用法：二物同煮熟，食之。

20. 沽源县献方

主治：痢久不止。

药物：灯心一捻，竹叶三钱，大枣七个，乌梅七个。

用法：水煎服。腹痛甚者，可加肉桂二钱。

21. 怀安县王殿元献方

主治：红白痢疾。

药物：冻豆腐干三钱。

用法：阴干研面。红痢用白糖水送服，白痢用红糖水送服，连服三次即愈。

22. 怀安县张应贞献方

主治：红白痢疾。

药物：椿根皮二两，草红花五钱，灯心五钱，梨三斤，黄酒半斤。

用法：同煎，煎至黄酒减半为度。热服。

23. 张专高庙堡乡陈振德献方

方名：平肝逐血汤。

主治：赤痢里急后重，身热，脉见沉数有力，不思饮食，舌生黄白苔或白滑苔，烦热昏睡。

药物：生白芍一两，当归一两，焦槟榔二钱，川黄连二钱，焦山楂四钱，滑石粉三钱，广木香一钱，炒莱菔子一钱。

用法：水煎两次。晚温服，二日服完。

24. 阳原县白永清献方

主治：成人红白痢疾。

药物：川朴二钱，红曲二钱，滑石二钱，车前子三钱，甘草一钱。

用法：白痢，竹叶、灯心汤为引；红痢，蜂蜜为引。用水三盅煎一盅，连服二剂。

25. 康保县马龙祥献方

方名：干姜白术散。

主治：脾虚胃寒下痢，每在饮食后，腰部感觉困乏。

药物：干姜二钱，白术二钱半（炒），甘草一钱半，赤糖一两。

用法：水煎服。

26. 康保邓油医院孙玉亭献方

主治：红白痢疾。

药物：天仙子五钱（炸去油），诃子肉三个，银朱一钱（微炒），乌梅二个。

配制：将天仙子捣烂，火炼去油，诃子、乌梅与天仙子一起闷炒五分钟到十分钟的时间，把诃子、乌梅取出，再把银朱放入天仙子末内为丸。每丸重七分。

用法：每日早、晚各服一丸，白开水送下（忌腥辣之物）。

27. 张专榆林沟乡刘兆岗献方

主治：血痢不止。

药物：干姜一两（烧黑）。

用法：俟冷研末。空心服，一日三次或两次，每次一钱。米汤送下特效。

28. 商都庞进禄献方

主治：红白痢疾。

药物：人参二钱，白术三钱，茯苓三钱，炙草二钱，陈皮二钱，黄芪三钱，泽泻一钱半，车前子一钱半，灯心五分。

用法：水煎服。

29. 沽源县张龙云献方

主治：赤白滞下，肚腹疼痛，里急后重。

药物：山楂三两，红白糖各一两。

用法：水煎。分四次服，一日服完。小儿酌减。

30. 涿鹿县岑效儒献方

主治：红白痢疾。

药物：王瓜（俗名"黄瓜"，性大凉，清暑热利湿，生津液，解胃蕴热之毒）。

配制：用酒精浸二十一日后，出缸使用，每服三寸，用红白糖为引。

用法：若白痢用红糖三钱，红痢用白糖三钱，如红白交杂用红白糖各一钱半，一服即止。

31. 束鹿县张习轩献方

主治：赤白痢疾。

药物：大白片（槟榔）、麦芽、焦楂各八钱。

用法：水煎温服。赤痢白糖一两为引，白痢红糖一两为引。

32. 束鹿县曹昆峰献方

主治：痢疾赤白。

药物：葛根、生石膏、黄芩、米壳各二钱。

用法：水煎温服。

33. 涿鹿县庄殿甲献方

方名：归军止痢汤。

主治：热痢便血，里急后重。

药物：全当归四钱，黄连二钱，枳壳二钱，姜厚朴二钱，莱菔子二钱，黄芩三钱，川军四钱，青皮三钱，槟榔三钱，黄柏三钱，广木香二钱，粉草二钱。

用法：引用白头翁三钱，水煎服。

34. 涿鹿县栗仲仁献方

方名：三黄汤。

主治：赤白痢疾。

药物：炒黄连三钱，炒黄柏三钱，黄芩三钱，当归四钱，炒白芍三钱，广木香三钱，川大黄三钱，滑石粉四钱，枳壳三钱，焦槟榔三钱。

用法：水煎服。白痢加吴萸二钱，红痢加白术二钱。

35. 沽源县献方

主治：痢疾。

药物：鸡蛋。

用法：麻油煎鸡蛋，少放食盐。食用。

36. 赤城县张馨山献方

主治：久痢不止，脾湿胃弱。

药物：党参四钱，云苓三钱，肉豆蔻二钱，油桂一钱，焦白术三钱，诃子二钱，米壳二钱，焦楂一钱五分，广木香一钱五分，薏米三钱，三仙三钱，陈皮一钱五分，苍术一钱五分，炙草一钱，乌梅一个。

用法：水煎温服。

37. 赤城县张馨山献方

主治：男妇老幼红白痢疾。

药物：椿白皮四两，生姜一两，红糖或白糖一两。

用法：赤痢用红糖，白痢用白糖，用水二大碗煎成一大碗，分两次温服，早、晚各服一次。

38. 冀县王志卿献方

主治：红白痢疾。

药物：大麻子梗一尺长。

用法：将麻梗用水两大碗煎熬剩一碗，红痢用白糖五钱，白痢用红糖五钱，合梗汤服之，日服两次。

39. 宁晋县宋其贵献方

主治：下痢脓血，里急后重。

药物：鸦胆子去壳。

用法：用龙眼肉包。每日早、晚空腹时，各吞服十五枚鸦胆子。

40. 宁晋县王平山献方

方名：治痢验方。

主治：赤白痢疾。

药物：大黄三钱，黄芩二钱，川连一钱半（炒），厚朴一钱半，枳壳三钱，当归四钱，杭芍三钱，桃仁三钱，红花一钱半，地榆四钱（炒），焦楂炭四钱，槟榔三钱，甘草二钱。

用法：水煎服。白痢加木香三钱。

41. 阳原县陈尚亨献方

主治：红白痢疾。

药物：川黄连三钱，广木香二钱，榔片三钱，五灵脂三钱，炒二丑二钱，川军二钱。

用法：共为细末，成人每服六钱，日服两次；小儿服二至三钱，日服三次。用红白糖为引，白多者用红糖，红多者用白糖。如服一剂无效，可连服两剂。

42. 涿县李鸿年献方

主治：痢疾。

药物：厚朴三钱，陈皮炭三钱，炒谷麦芽各三钱，苍术二钱，白芍四钱，诃子（煨）二钱，煨肉蔻二钱，吴萸一钱半，茯苓三钱，内金炭一钱半，枳实二钱，炙草三钱。

用法：引用焦山楂五钱，水煎服。

43. 康保县李嵩俊献方

方名：清热导滞汤。

主治：痢疾初起。

药物：白芍药三钱，当归三钱，莱菔子二钱，枳壳一钱半，槟榔一钱半，车前子二钱，粉甘草一钱半。

用法：水煎服。

44. 涿鹿县范文生献方

方名：治血痢不止方。

主治：久痢不止。

药物：胡黄连三钱，乌梅三钱，伏龙肝二钱。

用法：共为细面，茶汤送下，服法按大人、小儿酌量。

45. 阳原县陈尚亨献方

方名：痢疾散。

主治：痢疾。

药物：广木香、槟榔、二丑、川军各三钱。

用法：共为细面。每服三钱，一天三次，红白糖为引。如久不愈，加炒黄连一钱半。

46. 康保县土城子医院李春献方

方名：痢疾偏方。

主治：痢疾泻痢脓血，赤白相兼；肚腹疼痛。久治不愈者可用此方；初痢用此方，更为良好。

药物：白面条一碗，紫皮大蒜一头。

用法：大蒜捣烂如泥，放入新煮熟面条碗中乘热服之，一碗或两碗。

47. 涿鹿县李鸿年献方

主治：泄痢白脓。

药物：厚朴三钱，陈皮二钱，苍术一钱半，香附三钱，煨肉蔻二钱，煨诃子二钱，五味子三分，白芍二钱，茴香二钱，枳壳钱半，炙草二钱。

用法：引用木香二钱，水煎服。

48. 赤城县程月桂献方

主治：赤白痢疾。

药物：吴萸一钱，川雅连二钱，酒军二钱。

配制：水煮吴萸，煮成去萸，入连炒干。

用法：以上二味水煎，日服两次。

49. 延庆县吴廷藻献方

主治：赤白痢疾及各种泄泻等症。

药物：文蛤一两，白矾（半生半枯）三钱，黄丹二钱。

配制：以上共为细末，用黄蜡为丸，如绿豆大。

用法：成人每服十丸，小儿酌用。

50. 沽源县献方

主治：痢久不止，滞下赤白。

药物：蜂蜜一酒杯，红糖一两，草纸烧灰。

用法：先将蜂蜜和开水服，后将草纸灰红糖酒冲服。

51. 唐山市张子风献方

方名：阿胶白头翁汤。

主治：赤痢，大便下血，肠风下血等症。

药物：川黄连三钱，黄芩三钱，黄柏三钱，白头翁三钱，阿胶三钱，花粉三钱，椿皮炭三钱，地榆炭三钱。

用法：水煎服。

52. 唐山市周连仲献方

主治：痢疾初起属热者。

药物：大青叶一两，黄柏三钱，赤芍三钱，连翘四钱，川军三钱。

用法：水煎服。

53. 威县委辉生献方

主治：赤白痢疾。

药物：银花一两（烧炭），白糖二两。

用法：研末服。

54. 安国吴焕新献方

主治：噤口痢。

药物：人参二钱，广木香三钱，川连三钱，石莲子二钱。

用法：共为细面，每服二钱，白水送下。

55. 安国许子珍献方

主治：红白痢疾。

药物：鲜山楂四两，乌豆二两，红糖四两。

用法：水煎服。

56. 徐水县卢义祥献方

主治：红白痢疾，无热不痛者。

药物：椿根白皮半斤（蜜炒）。

用法：水煎服。

57. 徐水县王得臣献方

方名：左金丸加减方。

主治：痢疾腹痛。

药物：官桂一钱，吴萸一钱，川连三钱，甘草二钱。

用法：水煎服。

58. 平乡县刘庆韶献方

主治：红白痢疾，腹疼重坠。

药物：生白芍三钱，黄连二钱，吴萸子一钱，广木香二钱，槟榔二钱，焦山楂三钱，莱菔子三钱（炒），酒大黄八分，川朴八分，青皮八分，当归二钱。

用法：先将黄连与吴萸放锅内同炒，然后与其他各药加水同煎，煎妥后，空心温服。

59. 邯郸市刘玉珍献方

方名：芍药汤加减。

主治：噤口痢。

药物：石莲子、生杭芍各五钱，全当归、焦楂各四钱，川朴、神曲各三钱，枳壳榔片、川连各二钱，木香一钱半。

用法：水煎服。

60. 唐山市章春秀献方

主治：红白痢疾。

药物：广木香四钱，苦参六钱，甘草一斤。

配制：木香、苦参为末，甘草熬膏为丸，三钱重。

用法：成人每服一丸，小儿酌减。白痢，姜汤送下；赤痢，甘草汤送下；水泻，猪苓、泽泻煎汤送下。

61. 保定市吴慎夫献方

方名：虚痢固肠汤。

主治：下痢无度，排出烂物，无后重，便自流出不知。

药物：赤石脂一两，禹粮石一两，米壳一钱，杭白芍五钱，地榆炭三钱，黑豆仁二两。

用法：水煎温服。后重者禁用。

62. 高阳县杨裕容献方

主治：噤口痢。

药物：焦曲二两，焦楂二两，白砂糖二两，川连一钱，乌梅三个，荔枝肉七个，甘草五分。

用法：用水三大碗，取汁两碗，服之，且吐且饮，自能痢止思食。

63. 唐山市张继贤献方

主治：痢疾。

药物：大蒜一头。

用法：大蒜带皮以火烧熟食之。红痢用红皮蒜，白痢用白皮蒜。

64. 唐山市刘耀儒献方

主治：红白痢疾。

药物：木香、黄连各等份。

用法：共为细末。每服一钱，小米汤送下。

65. 唐山市白凤歧献方

方名：香连丸。

主治：赤白痢疾。

药物：黄连二两，广木香二两，吴萸五钱。

配制：共为细末，醋糊为丸，梧子大。

用法：每次服三至四钱，甘草汤送下。噤口痢，用人参汤送下。

66. 唐山市于顺晴献方

方名：乌梅汤。

主治：红白痢疾。

药物：乌梅五钱，山楂二两，红白糖一两。

用法：水煎服，多煎代茶饮之。

67. 安国郭俊生献方

主治：红白痢疾。

药物：雀卧单（又名"地锦草"）三棵（洗净）。

用法：水煎温服。红痢疾加白糖、白痢疾加红糖为引，每日三次，两日即愈。

68. 高阳县郭省三献方

方名：归芍红曲甘草汤。

主治：赤痢腹疼或下如鱼脑，或便如米

汤者，尤为适宜。

药物：杭白芍一两，甘草一两，红曲五钱，当归五钱。

用法：水煎服。

69. 保定市王培之献方

主治：急性痢疾，里急后重。

药物：白头翁三钱，秦皮三钱，黄连二钱，黄芩三钱，赤芍三钱，木香二钱，槟片二钱（炒），当归三钱，甘草二钱，诃子肉二钱。

用法：水煎空心温服。热痢可用。脾虚久痢者忌服。

70. 唐山市白仰之献方

方名：肠风散。

主治：血痢肠风经年不愈者。

药物：臭椿根皮四两，老枣树皮四两，柿炭四两，木耳炭二两。

配制：共为极细面，炼蜜为丸，每丸三钱。

用法：每次一至两丸，一日三次，白水送下。

71. 高阳县马士仪献方

主治：红白痢疾。

药物：杨树狗（春天杨树上长的，如冬花状比冬花个大）四钱。

用法：水煎，白痢兑红糖服，红痢兑白糖服，红白痢兑红白糖服。

72. 高阳县马锡年献方

主治：红白痢疾，久不愈者。

药物：焦山楂一两为末，冰糖一两打碎。

用法：冰糖浸水，送山楂末。初痢禁用。

73. 曲阳县刘志善献方

方名：治痢疾秘方。

主治：痢疾。

药物：姜汁一盅，萝卜汁一盅。

用法：白痢疾用红糖一两，红痢疾用白糖一两，白开水浸喝。

74. 安国县钟文义献方

主治：赤白痢疾初起。

药物：槟榔片三钱，木香三钱，川军三钱，山楂四钱，二丑三钱。

用法：共为细面。日服三次，每服三钱。赤痢用白糖，白痢用红糖。

75. 安国县霍鸿志献方

主治：红白痢疾，日久而兼泄泻者。

药物：山药母，杨树叶。

用法：二味砂锅炒焦为面。日服三次，每次三钱。

76. 安国县刘卓宣献方

主治：休息痢。

药物：椿根白皮（煅存性，为细面）。

用法：每次三钱，白水送下。

77. 安国县孙俊卿献方

主治：红白痢疾。

药物：大蒜一头，芝麻酱一两，醋一两。

用法：把蒜砸烂一起服之。

78. 安国县孟昭奎献方

主治：红白痢疾。

药物：马齿苋四两。

用法：水煎一次服。

79. 安国县孙俊卿献方

主治：红白痢疾。

药物：大蒜两头，鸡子二个。

用法：鸡子煮熟，大蒜捣烂共食之，一日两次。

80. 保定市吴慎夫献方

方名：噤口痢疾汤。

主治：噤口痢。

药物：杭白芍五钱，全当归三钱，枯黄芩一钱，川黄连五分，建莲肉五钱，天花粉五钱，金银花三钱，青连翘三钱，藕一节。

用法：煮藕汤成，煎药，温频饮。

81. 无极县薛廷利献方

主治：久痢不愈或脱肛。

药物：当归三钱，生芍三钱，没食子三钱。

用法：水煎服。连服三四剂即愈。

82. 巨鹿县孟凡兆献方

主治：痢疾腹痛。

药物：当归三钱，杭芍二钱，地榆三钱，

苦参三钱，木香三钱，椰片二钱，乌梅二个，焦楂四钱，神曲三钱，车前子三钱，甘草二钱。

用法：红糖五钱为引，水三杯煎至一杯，饭前温服。重者二剂，轻者一剂。

83. 涞源县李东坡献方

主治：痢疾。

药物：生椿皮四钱，生地榆一两，贯众炭五钱，乌梅、大枣各九个。

用法：水煎服。

84. 沽源县献方

主治：肠风下血。

药物：椿根皮十二两，白梨八两。

用法：共捣一处，放锅内煮熟。一次服半碗。

85. 无极县刘瑞永献方

主治：红白痢疾。

药物：杨树汪汪狗（杨树卷）二十个。

用法：红痢加白糖，白痢加红糖，水煎服。

86. 保定市赵汉臣献方

方名：仲景葛根黄连黄芩汤。

主治：赤痢便血，腹痛里急后重，发热头痛，不能食。

药物：葛根八钱，川连三钱，黄芩三钱，炙草二钱。

用法：水煎，食前顿服。

87. 武邑县张秉义献方

主治：痢疾。

药物：鲜铺地锦二两（干者则用一两）。

用法：水煎服。

88. 宁晋县刘蒿庵献方

主治：红白痢疾。

药物：银花四钱，榔片三钱，山楂五钱。

用法：水煎服。红痢用白糖一两，白痢用红糖一两。

89. 赤城县王希武献方

主治：红白痢疾。

药物：萝卜叶子一把。

配制：于冬至后将萝卜叶子置屋顶上，使经风霜雪冻，至清明节前取下，收贮备用。

用法：水煎服。

90. 无极县刘汉卿献方

主治：红白痢疾。

药物：滑石六两，甘草一两，焦楂一两半，川黄连三两半，赤石脂二两。

用法：共为细末。每服一钱半，白水送下。

91. 定县刘宝善献方

主治：痢疾日久不愈。

药物：黄连、干姜、吴萸、木香、黄柏、草纸炭、粉甘草各三钱。

配制：先将黄连、吴萸、干姜用黄酒一两泡半日，炒干，再与其他药合一处，

共研细末，和水为丸，如米粒大，朱砂为衣。

用法：每次服一钱，白开水送下，每日早、晚各服一次。

92. 涿县赵珍献方

主治：大便下血，脓血暗黑，时常不止。

药物：木耳炭四两，硫黄一钱。

用法：共为细面。日服两次，每次二钱。

93. 涿县张洁心献方

主治：血痢里急后重，虚作努责，势甚严重。

药物：银花五钱，黄连三钱，木香二钱，地榆炭三钱，当归三钱，杭芍五钱，丹皮三钱，桃仁三钱，白头翁三钱，川柏三钱，秦皮三钱，甘草二钱。

用法：水煎服，日服两次。

94. 涿县白宗岐献方

主治：疫痢泻红水，高热恶寒，谵语者。

药物：炒银花六钱，川连三钱，麦冬四钱，炒黄芩二钱，通草二钱，白头翁三钱，川柏四钱，秦皮三钱，葛根三钱，赤芍三钱，滑石六钱，粉草二钱。

用法：水煎服，每日一剂。热重者，加犀角一钱。

95. 涿县张洁心献方

主治：红白痢疾。

药物：银花五钱，黄连二钱，广木香二钱，地榆炭三钱，当归三钱，白芍五钱，

丹皮三钱，炒栀子三钱，白头翁三钱，炒黄柏三钱，秦皮三钱，甘草二钱，黄芩三钱。

用法：水煎服。腹痛者，加元胡二钱。

96. 涿县马春和献方

主治：红白痢疾初起，恶寒，里急后重。

药物：葛根三钱，赤芍三钱，广皮三钱，木香三钱，川连二钱，苦参三钱，焦楂四钱，焦曲三钱。

用法：水煎服，每日一剂。

97. 魏县王云彤献方

方名：金银花解毒汤。

主治：红白痢疾，里急后重，腹痛之症。

药物：金银花一两，焦山楂五钱。

用法：白糖为引，水煎两次，每日早、晚各服一次。

加减：赤色多者，加川连二钱，地榆炭三钱；腹痛者，加广木香八分；下重者，加川军六分。

98. 徐水县李子泽献方

主治：大便滞下赤白。

药物：白莱菔缨、红莱菔缨各四两。

用法：捣烂取汁，加红白糖各一两，凉开水冲服。

99. 徐水县李子泽献方

主治：腹痛滞下，赤白相兼。

药物：大叶杨花（汪汪狗，不是柳絮）一两。

用法：水煎浓汁，加红糖和服。

100. 徐水县张然明献方

主治：泻痢纯红。

药物：棕皮炭六钱，黄米发酵面一块。

用法：以布包，水煎服。

101. 无极县邸国任献方

主治：血痢。

药物：白头翁四钱，秦皮二钱，川连二钱，桂圆肉二钱，建莲二钱（去心），当归一两，白芍二钱，榔片一钱半，炙草一钱。

用法：水煎服，早、晚各一次。

102. 完满县戴杰三献方

主治：痢疾。

药物：白芍四钱，当归二钱，黄连二钱，黄芩三钱，枳实三钱，厚朴二钱，槟榔三钱，木香二钱半，赤石脂三钱，地榆炭三钱，椿白皮一两，川军三钱，甘草一钱。

用法：清水煎服。忌辣。

103. 完满县赵廷章献方

主治：赤白痢疾。

药物：陈萝卜缨一把（赤痢用白，白痢用赤）。

用法：将萝卜缨煎汤，赤痢加白糖，白痢加红糖。一日两次分服。

104. 邢台县范荣府献方

主治： 痢疾。

药物： 川黄连、当归、白芍、炒萝卜子各三钱，广木香、炒枳壳、榔片各二钱。

用法： 水煎服。

105. 邢台县高修献方

主治： 大便带血。

药物： 樗椿皮（炙）、侧柏炭、黑地榆、槐花各三钱，栀子（炒）、白茅根炭、生地各二钱，甘草一钱。

用法： 水煎服。

106. 高阳县段柏林献方

主治： 水泄或痢疾。

药物： 经霜后的瓜蒌叶六钱。

用法： 水煎温服。

107. 高阳县蒋瑞棠献方

主治： 日久便脓血，里急后重。

药物： 赤石脂四钱，干姜二钱，杭芍四钱，当归三钱，白术三钱，槐花三钱，广木香一钱，陈皮三钱，云苓五钱，阿胶珠五钱，生地三钱，条芩一钱五分，甘草二钱，灶心土五钱。

用法： 水煎服。

108. 蠡县献方

主治： 赤痢。

药物： 黄连一两，木通二两。

用法： 水煎服。

109. 蠡县赵继宗献方

主治： 痢疾。

药物： 黄芪一两，滑石一两，川连三钱。

用法： 水煎服。

110. 磁县魏振兴献方

主治： 久痢。

药物： 槐花二两（蜜炒），茶叶一两。

用法： 水煎服，连服三日。

111. 临城高洛柱献方

主治： 小儿红白痢疾。

药物： 石榴皮五钱，小米一酒盅。

用法： 水煎，每日早晨空心服一剂，连用两剂。

112. 成安县刘汉儒献方

主治： 红白痢疾，泻下脓血，里急后重。

药物： 灶心土三钱，乌梅肉三钱，胡黄连三钱。

用法： 共为细面。每服二钱，一日两次，茶水送下。

113. 保定市李继曾献方

主治： 噤口痢。

药物： 鲜姜汁一酒盅，萝卜汁三酒盅，陈茶叶五钱，生蜜三钱，白糖五钱。

用法： 先将二汁与蜜白糖合匀，再煎陈茶叶五六沸，用茶汁冲上药，温热饮之。

114. 保定市孙锡九献方

方名： 香连止痢散。

主治：红白痢疾，里急后重，下痢脓血，腹痛，小便赤涩，积滞气滞。

药物：木香二两，川连二两，当归一两，川朴五钱，枳实五钱，陈皮一两，白芍一两，青皮一两。

用法：共为细末。每次服一钱，红痢用白糖水送下，白痢用红糖水送下，一日两次，二三日痢止。

115. 保定市于宗尧献方

方名：归芍香连汤。

主治：痢疾。

药物：当归五钱，白芍五钱，川连五分，木香五分，生姜三片。

用法：水煎温服，十岁减半，五岁者服四分之一。

116. 保定市吕扶周献方

主治：痢疾，初痢气滞者宜。

药物：焦山楂二两，炒莱菔子五钱。

用法：红痢疾用白糖一两，白痢疾用红糖一两，红白痢者红白糖各半两，将上二药水煎顿服。

117. 佚名氏献方

主治：红白痢疾。

药物：红色根大菜三棵（连根，俗名"甜菜"）。

用法：将上药放砂锅内，另加清水三茶碗，煎到一小时，过滤取汁温服。

118. 完满县郝女星献方

主治：妊娠痢疾。

药物：鸡子一个，黄丹一钱。

用法：将鸡子打口，入黄丹和匀煮熟食之。初用半个，不愈再吃半个。

119. 平乡县李绅献方

主治：赤痢，大便下血。

药物：椿根白皮一两（炒黄），红花三钱，木耳三钱，秋梨一个（切碎）。

用法：水煎服。

120. 唐山市边秀彬献方

方名：加味白头翁汤

主治：赤痢高烧，腹痛，里急后重，便血无脓，唇舌干燥，口渴不引饮，小便短赤。

药物：白头翁、黄芩各二钱，川连、黄柏、秦皮各三钱，双花五钱。

用法：水四杯，煎服一杯，一次服之。

121. 景县郑书香献方

方名：再制香连散。

主治：红白痢疾。

药物：广木香五钱（批），川黄连五钱，黄小米三钱。

配制：上药入锅同炒，以小米冒青烟见焦色为止，取出轧成细末。

用法：每服三钱，用大葱白三寸、生姜三片、茶叶二钱、冰糖五钱，煎汤一大碗送服。

122. 安国县高天佑献方

主治：赤痢，身烧恶寒，痢下无度，赤多白少，里急后重，肛门烧灼，小便短赤，食欲不振，少腹绞痛，痛则欲便。

药物：白头翁三钱，当归四钱，滑石三钱，川黄连三钱，白芍四钱，槟榔三钱，广木香三钱，茜草四钱，甘草三钱，红曲三钱，葛根三钱。

用法：水煎服，分两次，一日服完。

123. 景县吴华臣献方

方名：独圣散。

主治：赤痢。

药物：黄小米。

配制：用砂锅把米炒黑微存性，研为细末。

用法：米汤送下，成年人每服二钱，小儿减半，日服两次。

124. 张家口市献方

主治：赤白痢疾。

药物：杭白芍三钱，焦栀三钱，木香二钱，秦皮二钱，紫朴三钱，枳壳二钱，槟榔二钱，川军一钱半，川连梗二钱，黄芩二钱，白术二钱，广陈皮二钱，白头翁一钱半，木通二钱，云苓三钱，粉草二钱。

用法：水煎服。

125. 昌黎县张沛然献方

主治：毒痢下血，日夜无度及噤口恶痢。

药物：生芍药四钱，黑豆一两，地榆四钱，米壳四钱，甘草二钱。

用法：水煎服。

126. 定县赵志富献方

方名：温中止泄散。

主治：红白痢疾，及泻泄日久不止者。

药物：肉豆蔻二钱，诃子肉三钱煨，赤石脂三钱。

配制：以上三味共为细末，用玻璃瓶装好，勿令受潮。

用法：三岁以下小儿每服七分，五岁以下小儿每服九分，日服三次，白水以下。热痢、热泻者禁用。

127. 滦县王启来献方

主治：下痢及热性泄泻。

药物：红枣一个，白矾一块（如枣核大）。

配制：将枣去核，将白矾装入枣内烧焦待用。

用法：痢疾初起，每服二分之一或一个；病三四月者，每服一个，均日服三次。

128. 抚宁梅作昆献方

主治：痢疾。

药物：苍术三两（米泔浸炒），炙川乌、杏仁霜、甘草各一两半，羌活二两，熟军一两，川军一两。

用法：共研细面。每服三钱，日服三次。赤痢加灯心，白痢加生姜，泻亦加生姜。

129. 宁河县李德全献方

主治： 赤白痢疾方。

药物： 广木香一钱，生白芍、白头翁、乌梅、芦根、枳壳各三钱，川连二钱，焦楂四钱，当归炭四钱，银花炭四钱，桂皮四钱，干姜炭五分。

用法： 水煎两次，白糖一两冲服（匀两次），每日早、晚各服一次。如小水不利，加竹叶三钱。

130. 宁河县王声谱献方

主治： 不论新久赤白痢疾方。

药物： 鲜马齿苋一至二两（用叶）。

用法： 用开水冲后滤干，加红糖半两，热醋半两，调服特效。

131. 唐县吴秀峰献方

方名： 乌梅止痢汤。

主治： 痢疾。

药物： 乌梅三钱，地榆三钱，槐花三钱，山楂三钱。

用法： 水煎服。

132. 深县医院中医科献方

方名： 银花散。

主治： 男妇小儿泄泻、痢疾（细菌性的肠炎腹泻，赤白痢疾）。

药物： 银花一两。

用法： 用砂锅炒焦为细末，再入白糖半两。成人每服三至五钱，小儿酌减。

133. 唐县王殿均献方

主治： 红白痢疾。

药物： 陈萝卜缨四两。

用法： 水煎温服。

134. 武安县张殿清献方

方名： 黄连滑石汤

主治： 泄泻痢疾，肚痛下坠。

药物： 黄连二钱，广木香一钱，滑石一两，乌梅五钱。

用法： 水煎服。

135. 枣强县马荣江献方

主治： 痢疾。

药物： 好茶叶三钱。

用法： 煮沸五分钟，红痢加白糖一两，白痢加红糖一两，红白痢用红、白糖各五钱，煮三茶杯。一日分三次服。

136. 易县隰连生献方

主治： 噤口痢。

药物： 粪中蛆（又名"五谷虫"）。

配制： 清水洗净，瓦上焙干为粗末。

用法： 每次服一至二钱，米汤调服，即思饮食。

137. 抚宁尤惠风献方

主治： 痢疾。

药物： 杭芍八钱，当归六钱，萝卜子三钱，川连二钱，黄芩二钱，车前子四钱，广皮三钱，甘草二钱。

用法： 水煎服。如肠瘀过多，里急后重，加川军四钱，元明粉二钱。

138. 抚宁王绍九献方

主治：痢疾。

药物：煨木香、黄连各二钱，川军三钱，枳壳一钱，黄芩一钱，杭芍二钱，煨葛根五钱，车前子一钱，云苓三钱，麝香一钱。

用法：共为细末。每服一钱半，开水送下。

139. 抚宁时笑天献方

主治：血痢腹疼，日夜无度。

药物：川连三钱，炒椿皮五钱，蕲艾炭二钱，广木香二钱，酒白芍三钱，没药三钱。

用法：水煎服。重者加石莲子三钱，川朴三钱。

140. 藁城县高占魁献方

方名：一味川军汤。

主治：赤白痢疾，腹疼里急后重。

药物：川军三钱。

用法：水煎后调蜂蜜三钱服之。

141. 保定市李堂献方

主治：痢下赤白，腹痛里急，日数十行。

药物：鸡子四枚，红糖或白糖四两。

配制：将鸡子打破，放入碗内，加些水搅匀，放锅内隔水炖熟。

用法：服时加入糖（红痢用白糖，白痢用红糖），分两次服，二小时服一次。

142. 保定市左庆华献方

主治：赤白痢疾。

药物：鸡子二枚，陈醋四两。

配制：将鸡子放入醋内煮熟。

用法：一次吃一枚，连醋服下，一日一次，两日服完。

143. 李贵昌献方

方名：（祖传）痢疾散。

主治：红白痢疾，急慢性均效。

药物：西当归一两，大白芍八钱，大槟榔三钱，焦山楂三钱，厚朴三钱，化青皮三钱，条黄芩三钱，川黄连三钱，炒枳壳三钱，银花三钱，莱菔子二钱。

用法：日服一剂，水煎一早、晚分两次服。

144. 河北滦县曹秀林献方

方名：白头翁汤。

主治：痢疾，便血腹痛，里急后重，每日二三十次有臭味。

药物：白头翁三钱，秦皮三钱，黄芩三钱，双花一两，川连三钱，木香二钱，榔片三钱，肉桂一钱，荆芥炭三钱，椿皮炭三钱，桃仁二钱，丹皮二钱。

用法：水煎服。

145. 河北滦县胡振环献方

方名：双花汤。

主治：痢疾腹痛，大便脓状，有恶气味臭者特效。

药物：双花二两。

用法：水煎服。

146. 河北滦县王聘卿献方

方名： 金黄散。

主治： 痢疾，大便下脓血，腹痛，身热，日下数次，至数十次，腥臭者。

药物： 川黄连一两。

配制： 川连一两打成小块，微火炒红色，研为极细末再用。

用法： 成人一次五分，重症一次八分，白开水送下。

147. 武安县赵金钊献方

主治： 久痢久泻。

药物： 赤石脂五钱，煅牡蛎五钱。

用法： 水煎服。

148. 张家口市孙华堂献方

方名： 荡滞汤。

主治： 痢疾初起腹痛，里急后重。

药物： 山药五钱，陈皮三钱，厚朴三钱，苏梗三钱，木香二钱，川连二钱，条芩三钱，滑石四钱，车前子三钱，枳壳二钱，白头翁三钱。

用法： 引用乌梅一钱，水煎服。

149. 张家口市温迪志献方

主治： 痢疾（民间方）。

药物： 侧柏叶三钱，地榆二钱，樗皮二钱，槐角三钱，竹叶三钱。

用法： 水煎服。

150. 枣强县孟昭文献方

主治： 赤白痢疾。

药物： 当归五钱，白芍五钱，槟榔四钱，枳壳三钱，莱菔子三钱，车前子三钱（用布包），甘草二钱。

用法： 水煎去渣，温服。如下坠者，加川黄连二钱。

151. 冀县陈慕孔献方

方名： 止痢丹。

主治： 痢疾，呕吐不食。

药物： 广木香三钱，川黄连三钱，广砂仁二钱。

用法： 共为细面。每周岁用三分，每日早、晚两次。

152. 保定市崔文彬献方

方名： 真人养脏汤。

主治： 红白久痢，里急后重，甚则脱肛。

药物： 人参二钱，当归三钱，肉桂二钱，木香一钱，米壳二钱，白术三钱，诃子二钱，肉蔻二钱，白芍二钱，炙草一钱半。

用法： 水煎温服。忌食生冷、硬物。

153. 冀县侯廷璧献方

方名： 黄芩芍药汤。

主治： 红白痢疾，初期腹痛下坠。

药物： 杭芍八钱，当归四钱，黄芩四钱，川连二钱，广木香二钱，枳壳二钱，焦楂三钱，莱菔子三钱，榔片三钱，肉桂二钱。

用法：水煎服。

154. 藁城县李箴言献方

方名：止痢散。

主治：治红白痢疾初起三五天，里急后重者用之。

药物：黄芩三钱，川朴二钱，木通三钱，滑石三钱，陈皮三钱，白芍三钱，香附四钱，大黄三钱，川连一钱半，榔片二钱，枳壳三钱。

用法：水煎服。

155. 藁城县田儒林献方

主治：赤痢，白痢，大便下血及鼻出血。

药物：侧柏叶（炙）三钱，山楂肉（炙）三钱，椿根白皮（蜜炙）三钱。

用法：共为细末。成人每服三钱，早、晚各服一次。鼻出血，加百草霜。

156. 武安县胡有志献方

方名：芍药汤。

主治：赤白痢疾，初起腹痛，里急后重。

药物：当归五钱，白芍五钱，枳壳三钱，槟榔三钱，滑石三钱，大黄三钱，木香一钱，黄连一钱，甘草一钱。

用法：水煎空心服，一日一剂，早、晚服用。

157. 保定市李国培献方

方名：红痢止泻饮。

主治：久痢不止，便下脓血。

药物：椿根皮三钱，细生地三钱，槐角

三钱，川连炭八分，地榆二钱，广砂仁一钱。

用法：水煎。早、午、晚服三剂。

158. 滦县甄维志献方

主治：身热脉数，下痢脓血，想喝凉水，腹疼。

药物：当归二钱，杭白芍三钱，川连二钱，栀子二钱，乌梅三钱，生地三钱，石榴皮三钱。

用法：水煎服。

159. 保定市牛克田献方

方名：止痢地榆汤。

主治：新久痢疾，腹痛后重。

药物：椿根皮一两（炒黄），银花五钱，红花五分，杭芍三钱，甘草二钱，炮姜一钱，红白糖各二钱。

用法：红糖、白糖同药用水煎，空心服。

160. 安国县赵永寿献方

主治：细菌性痢疾。

药物：木耳二两，白糖二两。

用法：水煎顿服。

161. 安国县刘惠芳献方

方名：民间土方。

主治：细菌性赤痢（急性赤痢）。

药物：鲜马齿苋四两（洗净，捣）。

用法：水煮，空心服，一剂痊愈。用干者一两，水煎服。初起二日内有效。

162. 宁河县李学程献方

主治： 红白痢疾方。

药物： 金银花一两。

用法： 炒枯研面，一两分三次，引用白糖水送下，一日三次。

163. 徐水县马保生献方

方名： 红血痢方。

主治： 痢久不止，肚腹疼痛，泻痢纯红。

药物： 赤芍三钱，黄连一两，枳壳三钱，莱菔子三钱，木香三钱。

用法： 水煎服。

164. 武邑县吕景毅献方

主治： 痢疾初起，不甚重者。

药物： 玉米轴（玉米生子粒的轴）。

配制： 采用新鲜干燥，没有蛀虫或其他病斑者，煅成炭（注意不要烧成灰），研为末。

用法： 白开水送服。红痢加白糖五钱，白痢加红糖五钱，一般成人用量，一次服用七个轴炭。

165. 滦县齐焕文献方

主治： 久痢血痢不止。

药物： 核桃七个（打碎），茶叶三钱，黄土鸡子大一块（野外三尺深取土）。

配制： 将土放入碗内，加水调匀，澄清，将清水取出，煎核桃、茶叶。

用法： 一次服完。

166. 保定市高贵山献方

方名： 茜根散。

主治： 血痢，心神烦热，腹中痛，不思饮食。

药物： 茜草根、地榆、生地黄、当归、犀角、黄芩各一两，栀子五钱，黄连二两。

用法： 共为细末。每次服四钱，白开水送下。

167. 峰峰矿山底村张有禄献方

主治： 红白痢疾。

药物： 石榴皮五钱，椿根白皮五钱，柿蒂七个。

配制： 焙干后共为细末。

用法： 早、晚空腹，每服二钱，白开水或米汤送下。

168. 滦县李广云献方

方名： 火枣丹。

主治： 久痢久泄不愈。

药物： 大枣、白矾。

配制： 大枣去核，把白矾纳入，煅焦黄色，为末。

用法： 饭前空腹一钱，日服三次。连服二三日。

169. 安国县李巽明献方

方名： 止痢散。

主治： 红白痢疾，噤口痢。

药物： 川军一两，杏仁五钱，砂仁一两，川羌活四两，草乌一两，苍术六两。

用法：共研细末。成人每服五分至一钱，小儿每服一至三分，日服两次。红痢，灯心为引；白痢，生姜为引；红白痢，灯心、生姜合为引；噤口痢，河猪之腿一块煎汤作引。

170. 峰峰刘国志献方

方名：全归利血汤。

主治：白痢疾。

药物：全当归、枳壳各三钱，白芍五钱，川芎二钱，黄芩三钱，陈皮二钱，木香一钱，茯苓三钱，槟榔三钱，薄荷二钱，木通二钱，白扁豆一两，甘草一钱。

用法：水煎服。

171. 峰峰矿区许兰亭献方

方名：民间效方。

主治：红白痢疾。

药物：陈石榴皮一个。

用法：为末。米汤为引服。

172. 峰峰矿区孙八珍献方

方名：治痢疾方。

主治：红白痢疾。

药物：建莲子三钱，云苓二钱，黄芪二钱，山楂二钱，白芍三钱，木香四钱，黄连四钱，米壳一钱，滑石一钱五分，甘草一钱，槐花（蜜炙）一钱半，冰糖五钱，生姜三片。

用法：水煎服。

173. 安国县王子愈献方

方名：八宝丹。

主治：大人、小孩赤白痢。

药物：京牛黄二分，紫蔻一钱半，沉香一钱半，竺黄一钱，血琥珀一钱，紫油桂一钱半，西洋参二钱，大赤金十张，朱砂五分。

配制：共为细末，蜜丸如绿豆大，朱砂为衣。

用法：每剂八丸。如用药面，大人每剂三五分，小孩酌减。白开水送服。

174. 峰峰矿区吴吉书献方

方名：加味香连化滞汤。

主治：一切痢，不论是细菌性的还是阿米巴性的均可。

药物：当归四钱，生白芍八钱，黄芩三钱，黄连一钱，川军四钱，黄柏三钱，榔片三钱，枳壳二钱，广木香一钱，山楂五钱，槐角三钱，白头翁四钱，秦皮三钱。

用法：水煎服。

175. 峰峰矿区高振民献方

主治：红痢腹疼，里急后重。

药物：当归身二两，杭白芍二两，广木香三钱，川黄连三钱，莱菔子二钱，边桂三分。

用法：水煎服。

176. 张家口市王一献方

主治：大便下脓血，里急后重，一日大便十多次。

药物：白头翁三钱，川黄连二钱，黄柏二钱，秦皮二钱。

用法：水煎服。一日两次分服，新得病连服三剂，久病连服六七剂。

177. 张家口市马国泉献方

主治：痢疾血多脓少，一日便血频数不止者。

药物：鸡蛋一个，白矾二钱。

配制：将矾放入铁勺子，在微火上化为水，然后研成粉末另放。此时将鸡蛋放入勺内（不用油和盐）炒至半生半熟时，把白矾末撒在鸡蛋内搅匀。

用法：每次空心服一钱，每日一次，三日即愈。小儿用时可减半。

178. 张家口市王筵卿献方

主治：赤白痢疾、消化不良腹痛。

药物：石榴皮。

配制：将石榴皮烧灰存性。

用法：用米汤引服少许，一日三次，效乃止。

179. 张家口市王筵卿献方

方名：山楂汤。

主治：赤白痢疾。

药物：山楂肉三两，红白糖各一两。

用法：水煎四次分服，一日服完，小儿减半。

180. 民间效方

方名：芍柿汤。

主治：赤白痢疾，后重腹疼。

药物：白芍一两，柿蒂一两，滑石五钱，红白糖适量。

用法：水煎服。

181. 张家口市赵杰三献方

主治：大便脓血不愈者。

药物：元肉三钱，鸦胆子五分。

用法：水煎服。

182. 张家口市赵杰三献方

主治：泻痢便脓血。

药物：川黄连三钱，广木香五钱，净吴萸二钱，元肉五钱，鸦胆子二钱。

配制：共为细末，糊为丸，桐子大。

用法：每服十丸，一日两次。

183. 张家口市薛和卿献方

方名：秦归汤。

主治：夏令初得痢疾，痛泄后重等症。

药物：生白芍五钱，当归四钱，秦皮三钱，煨木香一钱，吴黄连一钱半，酒军三钱，黄芩三钱，莱菔子一钱。

用法：水煎温服。

184. 唐县李金峰献方

方名：加减白头翁汤。

主治：红痢疾。

药物：白头翁三钱，川连二钱，黄芩三钱，川柏二钱，秦皮二钱，白芍三钱，焦楂二钱，葛根二钱，甘草二钱，贡阿胶二钱（烊化）。

用法：水煎各药，以药水烊化阿胶，匀两次用。

185. 乐亭白明三献方

主治：痢疾。

药物：全归二钱，白芍三钱，枳壳二钱，川朴三钱，车前四钱，黄连二钱，广皮二钱，广木香一钱半，莱菔子二钱，云苓三钱，泽泻二钱，大黄三钱，木通一钱，榔片二钱，李仁二钱。

用法：水煎服。

加减：红痢照方吃；白痢，加干姜，去黄连；腹疼甚者，加白芷。

186. 保定市张德培献方

主治：赤白痢疾。

药物：鲜丝瓜花数朵，鸡子三个。

用法：将丝瓜花切碎，与鸡子拌匀，炒熟食之。

187. 涞水县郭寿泉献方

方名：加味黄芩汤。

主治：红白痢疾。

药物：杭芍五钱，黄芩三钱，白头翁三钱，广木香三钱，槟榔三钱，川连二钱，枳壳二钱，生山楂五钱，炒元胡三钱，地榆炭四钱。

用法：水煎服。

188. 宁河县李学程献方

主治：红白痢疾，里急后重症。

药物：当归、白芍各五钱，莱菔子一两，炒枳壳三钱，榔片五钱，车前子五钱，粉甘草三钱。

用法：水煎两次，每日早、晚各服一次。

189. 安国县阎泽献方

主治：大便下血。

药物：椿根皮一两（向阳处），草纸灰三钱，红糖一钱。

用法：先将椿根皮煮汤，冲服纸灰、红糖，一日二服。

190. 安国县谢朝锦献方

主治：痢疾（赤白痢）。

药物：桂圆肉三钱，鸦胆子七个，肉桂一钱。

用法：共捣为泥，开水送下顿服。

191. 安国县霍超群献方

方名：白头翁汤加味。

主治：红白痢疾，里急后重。

药物：白头翁三钱，秦皮二钱，川柏三钱，黄芩四钱，川黄连三钱。

用法：水煎服。

加减：滞下，加榔片三钱，川军三钱，枳壳三钱；红痢，加红花二钱，地榆三钱，桃仁四钱。

192. 滦县李儒林献方

主治：夏秋之间，下痢赤白，里急后重，腹疼。

药物：白芍二两，当归二两，滑石三钱，枳壳二钱，槟榔二钱，广木香一钱，莱菔子一钱，甘草二钱。

用法：水煎服。

193. 抚宁尤惠风献方

主治：血痢。

药物：归尾五钱，赤芍、生地、地榆各四钱，丹皮、茜草、花粉各三钱。

用法：水煎服。

194. 保定市安厚青献方

主治：寒性痢疾。

药物：党参三钱，焦术三钱，当归二钱，干姜三钱，广木香二钱，薏仁三钱，山药三钱，炙草二钱。

用法：水煎服。

195. 围场县郭士杰献方

主治：红白痢疾，里急后重，腹痛。

药物：白芍三钱，当归八钱，黄芩二钱，黄连二钱，广木香一钱，槟榔一钱，川军一钱，甘草一钱。

用法：共为细末。成人每服四五钱，小儿每服一二钱。灯心为引，煎水服下。

196. 永清县曹医华献方

主治：赤痢。

药物：椿白皮一两（炒），醋元胡五钱，银花二钱，沉香三钱，地榆炭三钱，当归二钱，红花一钱。

用法：水煎服。严重者，椿皮可用一两五钱，元胡可用至一两。服一剂后如吐者，可继续再服，即无反应。

197. 滦县王聘卿献方

主治：痢疾初起。

药物：木香二钱，榔片三钱，枳壳三钱，陈皮三钱，厚朴一钱，青皮二钱，莱菔子三钱，当归二两，白芍二两。

用法：水煎服。

198. 晋县茹印堂献方

主治：赤白痢疾。

药物：木耳二钱，糖一两。

用法：煎服。红痢用白糖、白痢用红糖为引。

199. 徐水县张俊清献方

主治：红白痢疾。

药物：白棉花一朵，鸡子清一个。

用法：将棉花烧灰和鸡子清调，混合吃下。

200. 徐水县胡卜祥献方

主治：久痢不愈。

药物：苦参子（又名"鸦胆子"）七粒，桂圆肉二钱。

用法：将苦参子去皮，包在桂圆肉内，吞服，大人日服二剂，小儿酌减。

201. 围场县关志然献方

方名：止痢散。

主治：男女老幼，血痢不止。

药物：胡黄连三钱，乌梅肉二钱。

用法：灶心土不拘多少为引，水煎服。

202. 商都王佩珍献方

主治：大便下血，里急后重。

药物：黄连三钱，广木香二钱，白芍二钱，元胡二钱。

用法：共为细末。每服一钱，用焦楂、乌梅炭加赤糖煎汤送服。

203. 宁晋县吴丙耀献方

主治：五色休息痢，发热，不食，昏厥。

药物：白术三钱，茯苓四钱，山药三钱，莲肉三钱，丽参三钱，诃子三钱，乌梅三钱，炒银花四钱，白芍四钱，椰片三钱。

用法：水煎服。

204. 巨鹿县尚爱有献方

方名：噤口痢方（自创）。

主治：噤口红白痢疾，腹痛里急后重，腹满不食等。

药物：生姜一两（去皮），胡桃仁三个（去皮），冰糖、白糖各一两，松罗茶三分（炒）（无松罗茶用好茶叶也可）。

用法：先将茶为细末，共合一处捣如泥。早、午、晚白水冲服。

205. 巨鹿县邢干臣献方

主治：红白痢疾不分寒热者。

药物：杭芍二两，当归二两，枳实二钱，

槟榔二钱，滑石粉三钱，广木香一钱，莱菔子一钱半，生甘草一钱。

用法：水煎空心服，每日一剂。病轻归、芍一两便妥，再轻者可用五钱。

加减：白痢多者，可加苍术二钱，陈皮一钱；纯红痢者，加黄芩二钱，黄连一钱。

206. 尚义县岳昭献方

主治：便血及便痢。

药物：鸦胆子（去皮用仁，打碎）、元肉。

用法：鸦胆子用元肉包住，吞服，用量数粒至十六粒。

207. 涿县杨进春献方

主治：主治红痢疾。

药物：黄芩三钱，白芍三钱，川连二钱，广木香二钱，熟军二钱，焦槟榔三钱，银花四钱（炒）。

用法：水煎，日服两次。

208. 清苑县李春江献方

主治：下痢赤白不论新久。

药物：黄芪、滑石、白糖各一两。

用法：将黄芪、滑石煎好去渣，再加入白糖。成人一次温服，小儿酌减。

209. 蠡县献方

主治：赤白痢疾。

药物：白芍、当归各三两，萝卜子一两，枳壳、椰片、车前子、甘草各三钱。

用法：水煎服。

210. 唐县西白尧村保健站献方

主治：红白痢疾。

药物：乌梅、大红枣、米壳各七个，甘草一钱。

用法：灯心、竹叶为引，水煎服。

211. 蠡县献方

主治：痢疾。

药物：当归八钱，杭芍七钱，黄芩四钱，甘草三钱，枳壳三钱，萝卜子六钱，车前五钱。

用法：水煎服。

212. 行唐县郭哲仁献方

主治：热性痢疾。

药物：川连三钱，槐实八钱，白芍八钱。

配制：贮于锅内，加水煎熬。

用法：日服两次，每次一茶盅。

213. 赤城县安克仁献方

主治：赤痢。

药物：大黄一斤，川连一两，吴茱萸一两。

配制：各浸炒干为末，酒糊为小丸，如桐子大。

用法：每次服三粒，白痢用吴萸汤送服，赤痢用黄连汤送服，赤白痢同用吴萸、黄连煎汤送服。

214. 安平县李瑞丰献方

方名：四宝丹。

主治：痢疾。

药物：川黄连、广木香、朱砂、鸦片烟灰各等份。

配制：共为细末，江米糊丸，小豆大。

用法：成人每次服四丸，小儿一丸，白水送下。

215. 安平县高哲桂献方

主治：赤白痢疾。

药物：乌梅、生山楂、焦山楂各五钱，生莱菔子三钱。

用法：白痢用红糖为引，红痢用白糖为引，水煎内服。后重加槟片五钱。

216. 巨鹿县王汉杰献方

方名：当归芍药汤。

主治：赤白痢疾，腹疼日数十次，里急后重，甚至泻下腐烂杂物等症。

药物：当归五钱，白芍一两，白头翁四钱，黄连三钱。

用法：痢疾初起，只用原汤煎服。

加减：如后重甚，加木香、槟榔；下血多者，加地榆、阿胶；下利脉涩者，加大黄；有食积，加枳壳、神曲、莱菔子；下痢如烂杂腐物，加金银花、鸦胆子；倘有痢如温邪，全身发烧，口渴脉洪者，加石膏一两，连翘三钱。

217. 佚名氏献方

主治：红白痢疾。

药物：山楂肉四两，红白糖各一两。

配制：先将山楂煎好去渣，后入糖加温服之。

218. 赤城县郑志成献方

主治：痢疾。

药物：鸡子一个，红糖二两，白酒二两。

用法：烧熟服之。

219. 宁晋县李古峰献方

方名：痢疾特效方。

主治：赤白痢疾。

药物：马齿苋。

配制：六月采后捣碎，晒干去茎研细。

用法：每日两次，每次三钱，白水送下。

220. 无极县韩庆德献方

主治：红白痢疾，里急后重，下痢脓血。

药物：当归二钱，黄连一钱半，黄芩钱半，白芍二钱，桃仁一钱半，红花一钱，枳壳一钱半，槟片一钱半，厚朴一钱，山楂核二钱，青皮一钱半，地榆一钱半，茯苓一钱，甘草一钱，广木香一钱。

用法：水煎服。若后重甚而不能泻者，加川军二钱。

221. 无极县杨振安献方

主治：急性痢疾。

药物：川连二钱，黄芩三钱，槟榔二钱，杭芍二钱，广木香二钱，肉桂一钱，当归三钱，甘草一钱。

用法：水煎服。

222. 安国钟文义献方

主治：赤白痢疾初起。

药物：榔片三钱，木香二钱，川军三钱，山杏四钱，二丑三钱。

配制：以上共为细面。

用法：每日早、晚各服三钱，白开水送下。白痢红糖为引，赤痢用白糖为引。

223. 深县医院中医科献方

方名：痢疾散。

主治：红白痢疾。

药物：生大黄四钱，川乌二两，杏仁四十九粒，茅术三两，神曲二两，槟榔三两枳壳一两。

配制：共为细面，装于瓶内备用。

用法：每饭后两小时，白水送下五分，一日三次服。

224. 唐山市刘善元献方

主治：红白痢疾。

药物：金银花五钱。

用法：炒枯研末。用开水调白糖冲服，小儿仅服一分。

225. 唐山市工人医院献方

主治：热性痢疾，痢下黑血如鸡肝色者。

药物：黄连二两半，羚羊角六钱，黄柏一两半，赤苓半两。

配制：共研细末，炼蜜和丸，三分重。

用法：每次十丸，以姜汁蜜汤送下。

226. 保定市安学青献方

主治：赤白痢疾。

药物：杭芍一两，川连二钱，当归一两，广木香二钱，桃仁四钱，川军二钱。

用法：水煎服。

227. 安国县陈友三献方

方名：奇妙丹。

主治：红白痢疾，腹痛作泻，及虫痛等症。

药物：白芍、川连、广木香、使君子肉各等份。

配制：共研细末糊丸。

用法：每剂二钱，一日两次，小儿酌用，白水送下。忌茶水、猪肉。

228. 新河县贾文祥献方

主治：噤口痢。

药物：五谷虫十八个。

用法：焙干为末，开水送服。

229. 新河县叶宝善献方

方名：巴豆益痢丸。

主治：泻痢初起，兜涩太早，致久痢不止，经年不愈，脉沉而有力者。

药物：巴豆仁一钱五分。

配制：去净油，再炒出紫黑烟为度，研末再和面糊，加醋少许，共为丸，如绿豆大。每服三十丸至五十丸，酌病之轻重加减，每早空腹白水下。

230. 行唐县上碑乡刘德海献方

主治：赤白痢疾。

药物：苍术六两，川军一两酒（炒），草乌一两，杏仁七十二粒，羌活一两半。

用法：共轧细面。日服两次，成人每次二钱，赤痢灯心汤送下。

231. 行唐县上碑医院杨洛旭献方

主治：红白痢疾。

药物：炒银花一两，地榆炭五钱，焦山楂一两，砂糖二两。

用法：水煎服。每日服两次，早、晚白水送下。

232. 行唐县上碑医院杨洛旭献方

方名：当归导滞汤。

主治：红白痢疾，里急后重，饮食少进。

药物：当归五钱，白芍五钱，枳壳三钱，广木香三钱，榔片三钱，车前子四钱，莱菔子一两，甘草二钱。

用法：水煎服。日服两次，每次一茶盅，早、晚用白开水送下。

233. 宁晋县李琴韵献方

主治：一切痢疾，不论白痢、赤痢，赤白相杂脓血便，里急后重，日夜多次，服之有效。

药物：小蓟根（俗名"刺菜"的根，洗去土）成人每次一两五钱，小儿按年龄大小酌量，或一两或五钱。

用法：水煎服。一日服数次。服下微觉腹疼无妨，候半小时即不疼了。

234. 行唐县南桥卫生所李少言献方

主治：红白痢疾里急后重，脉象洪大者。

药物：川军三钱，川连三钱，雷丸二钱，焦楂一两。

用法：贮于锅中用水熬煎。日服两次，每次一盅，早、晚温服之。

235. 赤城县韩守先献方

主治：赤痢。

药物：白矾一钱。

用法：为末。开水冲服，日服一二次。

236. 沽源县苏鲁滩新生农牧场献方

主治：久痢脱肛。

药物：诃子三钱，粟壳三钱，肉豆蔻二钱五分，当归三钱，肉桂三钱，木香三

钱，白术三钱，白芍三钱，人参二钱，甘草三钱。

用法：研末为丸。每服二钱，开水服。

237. 沽源县苏鲁滩农牧场献方

主治：赤痢久不愈。

药物：猪大肠一尺，莲子四两。

配制：将莲子装入猪肠中同煮熟。

用法：大肠和莲子一同食之。

238. 宁晋县耿以周献方

主治：赤白痢。

药物：山楂一两。

用法：水煎服。赤痢用白糖一两，白痢用红糖一两。

腹痛类（计69方）

1. 怀安县李满堂献方

主治：肚腹疼痛不止。

药物：山楂七个，白豆蔻七个，砂仁七个。

用法：共捣为末。白开水送下。

2. 康保县章志刚献方

主治：阴寒腹痛，男女房事后腹中急痛。

药物：白胡椒七粒，姜一块，葱白三寸，芒硝一钱。

用法：将药放一处共捣如泥，贴在患者肚脐上即愈。

3. 阳原县宋平献方

方名：大黄附子汤。

主治：腹部疼痛，大便不利。

药物：大黄二钱半，制附子一钱，李仁三钱，乌药三钱，火麻仁三钱，建曲三钱，川朴一钱半，槟榔片二钱，腹皮一钱半，枳壳二钱，青皮一钱半。

用法：水煎服。

4. 阳原县贾振堂献方

方名：平胃散加减。

主治：腹疼胀满，大便不通，按之更甚，两脉沉实有力。

药物：苍术三钱，白芍三钱，广木香二钱，莱菔子二钱，枳实二钱，台乌药二钱，三棱二钱，甘草三钱，干姜二钱，厚朴三钱，香附三钱，莪术二钱，川军三钱，五灵脂二钱，川连五分，吴萸一钱半，沉香一钱半，榔片二钱。

用法：引用鲜生姜，水煎服。如兼有呕吐者，加藿香二钱。

5. 尚义县朱昭庆献方

主治：肚腹疼痛。

药物：荜茇七个，大红枣七个（去核）。

用法：将荜茇包在红枣内，煨黄研成细面。酒冲服。

6. 沽源县献方

主治：腹痛不止。

药物：腌菜。

用法：切成小条，插入患者肛门内，听到腹内有声即愈。

7. 沽源县柴绍旺献方

主治：肚腹疼痛。

药物：醋一两，鸡蛋一个，青盐一两。

用法：混合一起，用锅蒸熟，温凉适当时吃下即愈。忌食猪肉。

8. 无极县献方

主治：腹痛不分四季，突然发病，喜按喜暖恶冷，剧痛。只要感寒凉得之者，即可服此方。

药物：用麦秸一把（去根）。

用法：烧成灰，用滚水冲拌后，用纱布滤净，热饮。

9. 无极县杨振安献方

主治：妇女胃口疼痛，脉见沉细。

药物：丹参一两，砂仁一钱，檀香一钱，香附三钱，甘草一钱，元胡三钱。

用法：水煎服。

加减：呕吐，加竹茹三钱，砂仁一钱；腹满，加厚朴三钱，枳壳二钱；孕妇，去元胡。

10. 无极县杨振安献方

主治：急性腹痛。

药物：苍术一钱，川朴三钱，陈皮三钱，甘草一钱，杭芍二钱，川椒一钱，元胡三钱，甘松三钱。

用法：水煎服。

加减：呕吐，加竹茹三钱，砂仁二钱；泻者，加苍术二钱，减川朴。

11. 薛明永献方

主治：寒气肚痛。

药物：川楝肉半斤，吴萸六钱，乌药三两，小茴香四两，广木香三两，附子一两。

配制：将前药共研细末，水泛为丸。

用法：每服三钱。

12. 阳原县梁兴汉献方

方名：平胃散。

主治：脾胃虚寒，肝气不舒，寒气上逆，导致呕吐胃疼，饮食不进。

药物：藿香二钱，广皮二钱，半夏二钱，茯苓二钱，苍术二钱，砂仁二钱，草蔻二钱，广木香二钱，公丁香一钱半，竹茹二钱，川军二钱，枳壳二钱，槟榔二钱，紫朴二钱，油桂一钱半，乌梅二钱，柴胡二钱，香附二钱，生草二钱，青皮二钱。

用法：水煎服。一服无效者，可连服两剂。

13. 冀县张鸿楷献方

方名：舒气止痛散。

主治：胸腹部作痛（肝胃气疼）。

药物：紫蔻仁一钱，砂仁一钱，广木香一钱，公丁香一钱。

用法：共研细面，每服八分，用红糖二钱，或白水送服，早、午、晚各一次。

加减：疼痛按之稍轻，脉象迟涩者，原方加肉桂五分；按之益痛，脉象弦数者，去丁香，加栀子二钱。

14. 束鹿县张习轩献方

主治：腹痛泄泻。

药物：鲜姜、大甘草各三钱。

用法：水煎温服。

15. 赤城县程普仁献方

主治：腹部疼痛。

药物：独头蒜四头。

用法：用湿纸包住，烧熟吃两头，少候再吃两头，即疼止病愈。

16. 沽源县献方

主治：腹痛泄泻。

药物：白酒，红糖。

用法：二味熬热内服。

17. 沽源县献方

主治：小腹疼痛（包括疝气）。

药物：荔枝核、小茴香各一两。

用法：水煎服。

18. 怀安县武进荐献方

主治：妇女脐腹疼痛，有时上冲，小腹抽痛，有白带，脾肾两寒。

药物：姜黄二钱，元胡二钱，郁金五分，当归二钱半，川芎一钱半，阿胶一钱半，白芍二钱，泽兰二钱，小茴香二钱，香附二钱，炙草一钱，紫蔻二钱，黄酒二两。

用法：水煎温服。

19. 沽源县献方

主治：腹疼。

药物：烧酒四两，红糖二两，神曲五钱，鲜姜三片。

用法：水煎温服。

20. 康保县李玉相献方

主治：下腹部虚寒，时痛时止。

药物：破故纸三钱，肉桂三钱，吴茱萸三钱，白干酒一斤。

配制：将以上三味药放于酒内，浸七昼夜。

用法：每日饮三次，每次一酒杯。

21. 康保县李玉相献方

主治：脾胃虚寒，上腹部常有发作性疼痛，持续数日，加压时疼即止。

药物：黄牡狗肉二斤。

用法：将肉放锅内，加水适量，入食盐少许煮熟，一日吃完。

22. 阳原县刘巨玺献方

主治：虚寒气滞腹痛。

药物：台参二钱，肉桂二钱，陈皮二钱，川朴三钱，云苓三钱，枳壳二钱，大腹皮三钱，丁香二钱，槟榔三钱，神曲二钱，砂仁二钱，甘草二钱。

用法：水煎温服。

23. 阳原县陈兆福献方

主治：因食冷物引起之腹痛。

药物：草果仁二钱，白酒一盅。

配制：将草果仁捣碎，放酒内煮，以酒热为度。

用法：饭前热服，服后腹内觉响动立见功效。

24. 阳原县献方

主治：不分四季突然发病，患者腹剧痛喜按，喜暖恶冷，因感寒凉得之者。

药物：麦秸一把。

用法：将麦秸去根烧成灰，用滚水冲拌后，用净布滤过，乘热服之。

25. 涿鹿县沈德洲献方

方名：瓜秧散。

主治：伤冷宿食，胃疼腹疼。

药物：干倭瓜秧（烧灰）五钱，红糖一两。

用法：引用烧酒送服。

26. 宁晋县张怀尧献方

主治：绞肠痧，腹疼如绞。

药物：马粪一两（炒黑），黄土一撮（微炒）。

用法：共研匀。每服五钱，热黄酒送下，疼立止。

27. 无极县闫荣景献方

主治：腹部胀满作痛。

药物：陈香橼一个，砂仁三钱，莱菔子三钱。

用法：水煎服。

28. 康保县土球子公社医院李亚卿献方

方名：升陷汤。

主治：胸中满闷，心跳气短，短促而不能接续，少腹以下重坠而痛，吸气很觉困难。

药物：台参五钱，生芪一两，柴胡三钱，桔梗三钱，山药一两，远志五钱，龙骨五钱，牡蛎五钱，菖蒲三钱，枣仁四钱，山萸一两，五味子二钱，竹茹一钱，杞果六钱。

用法：水煎。分三次服完。

29. 沽源县李之江献方

主治：气由少腹上冲疼痛，气喘不得息，四肢厥逆，名奔豚病者。

药物：桂枝四钱，白芍五钱，炙甘草二钱，紫油桂四钱，紫川朴二钱，元胡二钱，生姜三钱，大枣三枚。

用法：水煎两次温服。

30. 高阳县张彦德献方

主治：胃寒腹疼。

药物：广木香、沉香、砂仁、草蔻、川朴、苍术、陈皮、甘草各三钱。

用法：水煎服。

31. 保定市邢振河献方

主治：腹内痞块。

药物：栀子七个，皮硝二钱，鸡蛋一个，麦面一撮，蜂蜜适量，大葱三寸（带头），大枣（去核），青皮一块。

配制：将上药捣烂，以鸡蛋清合蜂蜜成膏。

用法：摊在青布上，贴敷患处，三日一换，数次即愈。

32. 城安县郭承高献方

方名：归芍汤。

主治：心腹之间上下攻痛。

药物：西当归五钱，杭白芍三钱，醋香附三钱，广砂仁三钱，乳香珠三钱，明没药三钱，醋灵脂一钱半。

用法：水煎服。

33. 威县保健站献方

主治：阴寒腹痛，四肢厥逆。

药物：枯矾三钱，火硝三钱，胡椒三钱，丁香一钱。

用法：研细末醋调，涂手心。

34. 康保县刘太白献方

主治：痃癖腹痛，其症内有坚硬如石之病块，以手按之应手跳动。

药物：夜猫子一个（较猫头鹰略小）。

配制：去净毛和肠胃，留心肝，用纸包数层浸湿，再用泥包起来，置炭火或糠火煨一昼夜，以骨肉干脆不焦为度，取出后研为细末。

用法：每服一至二钱，黄酒送下，日两次。

35. 武邑县张了凡献方

主治：男女交媾后，腹中急剧疼痛，四肢厥逆。

药物：白矾二分，漳丹三分，古月四分，火硝五分。

用法：以上四味共为细末，用醋拌如泥状，摊在青布上贴阴户，本人用手敷之。

36. 曲阳县赵景周献方

主治：夜半腹胀满不舒、微痛等症，两寸脉迟。

药物：台参四钱，焦白术三钱，云苓四钱，甘草二钱，破故纸三钱，米壳四钱，干姜三钱，吴茱萸三钱，白豆蔻三钱，五味子二钱，青皮三钱，小茴香四钱。

用法：生姜五片，枣三枚为引，水煎服。可服至十剂。

37. 阜平县献方

主治：感受寒气心腹疼痛，脉象沉细者。

药物：炒白芍二钱，肉桂一钱五分，甘草五分。

用法：水煎服。

38. 蠡县郭兰州献方

主治：伤食吐泻、腹痛。

药物：生艾叶三钱，酸木瓜三钱，食盐一分。

用法：水煎服。

39. 唐山市白仰之献方

方名：吴茱萸散。

主治：虚寒积冷，胃腹疼痛（心口疼、肚子疼因于寒者）。

药物：吴茱萸一两，良姜五钱，胡椒三钱。

用法：共为细面，每服一钱，重者可服一钱半，早、晚用淡盐汤送下，极效。

40. 唐山市于桂兰献方

主治：心口疼。

药物：白莱菔子（指白色萝卜者）一两半。

配制：捣末，每服三四钱，水煎服。

41. 唐山市张维成献方

方名：人参沉香酒。

主治：胃口痛、腹痛。

药物：人参二钱，沉香二钱，陈皮三钱，木香二钱，砂仁一钱半，茴香四钱，蒌仁一钱半，红糖二钱，白酒一斤。

配制：将药装入瓷坛内或瓶内，再纳入白酒，半日后即可服。

用法：每服二至三盅，再多一些也可，烫热饮之。每隔四小时一次。

42. 唐山市伦绍远献方

方名：颠倒散。

主治：绕脐剧痛，二便不通，呕吐（中医名关格，西医名肠梗阻）。

药物：甘遂末三钱（外用），甘草（内服）。

用法：甘遂末用醋调，涂肚脐以膏药贴之，再用热水壶在膏药上熨。内饮甘草水。

43. 唐山市李如松献方

方名：顺气止痛散。

主治：胸腹作痛，肝胃气疼。

药物：广木香三钱，丁香三钱，紫蔻三钱，砂仁三钱，丹参三钱。

用法：共为细末，每服一钱，合红糖二钱，白开水冲服。小儿酌减。

44. 唐山市白仰之献方

方名：加味桂附丸。

主治：心胃疼痛，手足厥冷。

药物：肉桂二钱，附子二钱，当归三钱，广木香二钱，沉香三钱，香附四钱，乌药二钱，川椒三钱，桃仁三钱，灵脂三钱，甘草一钱。

用法：共为细面，蜜丸三钱重，每服两丸，一日三次服，姜水送下。重者可煎汤服之，引用生姜三片。

45. 徐水县余友三献方

主治：急性腹疼，欲吐不得吐，欲泄不得泄。

药物：锅炒盐成焦黄色。

用法：研碎，用阴阳水调服。

46. 安国王保恒献方

主治：肚腹疼痛，泄泻不止。

药物：防风、白术、肉蔻、故纸各三钱，生姜一两。

用法：水煎服，痛即止。

47. 保定市贾舜卿献方

方名：沉麝散。

主治：腹内一切气疼寒疼。

药物：沉香、没药、辰砂、血竭各一两，木香五钱，麝香一分。

配制：共为细末，炼蜜为丸，如皂角子大。

用法：每服一丸，姜汤送下。

48. 平谷县刘宝奇献方

方名：太乙救苦丹。

主治：寒热腹痛或关格不通，腹胀及大小便不通等症。

药物：猪牙皂一钱，大黄一钱，干姜一钱。

用法：共为细面，成人每次服一钱，每一二小时服一次，白水送下，以痛止为度。

49. 安国县钟好儒献方

主治：大人、小儿肚脐寒疼。

药物：白古月不拘多少。

用法：研面将药敷于肚脐，用罐一个扣子脐上。

50. 安国县耿文光献方

主治：胃脘疼痛。

药物：乳香、没药、五灵脂、白古月、元胡、草果各一钱。

用法：共为细末，成人每服二钱；十岁以下服一钱，白水送下。

51. 唐山市献方

主治：少腹疼不可忍者。

药物：肉桂七钱，漳丹一两，荞麦面量不拘。

用法：共研细面，做成浆糊，把患者阴茎兜向肚脐，对准气海穴，再把药将龟头一齐兜盖上，半小时见汗而愈。另外，还可以将患者妻子阴毛剪下少许，烧灰，用元酒冲服尤妙。

52. 峰峰矿区山底村朱脉心献方

主治：寒阴腹痛。

药物：官桂四钱，附子一钱半，边桂四钱，藿香三钱，乌药三钱，紫苏三钱，川羌三钱，防风三钱，干姜二钱。

用法：水煎服。

53. 唐县袁瑞丰献方

方名：加减温中汤。

主治：心腹疼痛，胃寒胀满，四肢厥逆。

药物：川朴五钱，枳实三钱，青皮三钱，椰片三钱，砂仁三钱半，良姜二钱，官桂二钱，木香二钱半，灵脂三钱，吴萸二钱，甘草二钱，神曲三钱。

用法：生姜为引，水煎服。

54. 唐山市郝菖江献方

方名：神效风寒立效汤。

主治：阴寒腹痛及产后风。

药物：核桃七个，大枣七个（去核），胡椒七个，葱心三个，独头蒜三个。

用法：用枣肉将各药共捣一处箍在小腹上。另用纸卷成筒，套在开水壶壶嘴上，向肚脐出暖气，肚内响即愈。

55. 峰峰矿区刘守宫献方

主治：阴寒小肚痛。

药物：白矾三钱，漳丹一钱，胡椒三钱，火硝一钱。

配制：共为细末，用醋调和成膏。

用法：药放在手心，内按在大腿根上，经半小时即可，出汗即愈。

56. 峰峰矿区李文焕献方

方名：民间良方。

主治：男女下寒腹痛下坠。

药物：烟袋油少许。

用法：放在肚脐上，疼痛即止。

57. 峰峰朱日峰献方

方名：纯阳膏。

主治：阴寒腹痛，剧痛不止，下阴抽缩，四肢厥逆。

药物：漳丹四钱，火硝三钱，枯矾三钱，白胡椒三钱，鲜姜一两五钱。

配制：将药共研细面，鲜姜切碎，和药共捣成膏。

用法：敷贴在肚脐上，一小时后汗出而愈。

58. 峰峰矿区张惠献方

主治：阴证肚子痛。

药物：陈旧篦子一个（梳头用的），红糖一两。

配制：将箅子烧成灰，研为细末，与红糖混合一起。

用法：白开水冲服，盖被发出冷汗为度，一次即愈。

59. 唐山市阎佐诚献方

主治：不论男女，交合受寒，少腹抽痛难忍，兼有呕吐，男子阴茎缩。

药物：茅术、枳壳、桔梗、厚朴、半夏、白芍、怀牛膝各三钱，陈皮、姜黄、元胡各三钱，肉桂一钱，甘草、川芎各一钱，花粉二钱。

用法：水煎服。

60. 易县李炳震献方

主治：心腹诸痛。

药物：五灵脂一钱半，炮姜三分。

用法：共为细末，热酒送服。

61. 藁城县王保庆献方

方名：活络丹。

主治：心腹疼痛，气血凝滞。

药物：没药、乳香、当归身、丹参各五钱。

用法：共为细末。每服五钱，黄酒少许为引，日服两次。

62. 安国县王德升献方

方名：神效十香散。

主治：寒积凝滞腹痛。

药物：上沉香、荜茇子（炒）、广木香醋（炒）、三棱、川芎、大丁香、槟榔片、

没药（炒）、牙皂（炒）、巴豆霜各三钱。

用法：共为细末。成人每服五至八分，一日两次，早、晚空心白水送下。

63. 峰峰矿区张振安献方

方名：火硫丹。

主治：多年寒冷腹痛。

药物：硫黄一两，胡椒四钱，白矾二钱。

配制：用黄米、荞面糊丸，如绿豆大。

用法：每次一钱，白水送下。

64. 峰峰吴天锡献方

主治：男女交媾后，误受寒凉，腹痛打滚，生殖器（阳物）上抽。

药物：步枪子弹里的药二分。

用法：白水送下。

65. 武安县焦承云献方

方名：定痛汤。

主治：腹疼有块，全身发烧，小便赤黄，大便秘结，兼治小肠痛。

药物：云苓一两，白芍五钱，黑栀子三钱，苍术三钱，川朴一钱，川军一钱，甘草一钱。

用法：水煎服。

66. 唐山市张耀先献方

主治：胃脘疼痛，腹痛。

药物：高良姜、香附、青皮、当归、五灵脂、白芍各等份。

配制：共研面炼蜜为丸，每丸重六钱，每次服一丸。

用法：每服一丸，白开水送下。

67. 保定市崔秀峰献方

主治：胃腹冷胀疼痛。

药物：山奈三钱，石榴皮五钱，五灵脂二钱，诃子四钱，荜茇三钱，附子二钱，元胡二钱，香附三钱。

配制：共为细面，炼蜜为丸，二钱重。

用法：每服一丸，每日一至两次，白开水送下。

68. 宁河县王声谱献方

主治：男人风寒，妇人血寒经闭，腹痛

过甚者之症。

药物：食盐二斤，葱白四两（切碎）。

用法：二物合炒，用潮布包成两包，轮熨患处，其痛自止。

69. 定县陈九令献方

方名：兔耳散。

主治：胃痛，腹痛。

药物：兔耳朵一对，黄酒二两。

配制：兔耳用新瓦两块夹住，用火烧之，待兔耳油尽干时，研成细末。

用法：将黄酒熬数滚，送服。

黄疸类（计68方）

1. 尚义县朱昭庆献方

主治：黄病。

药物：冰糖四两，冷水一斤。

用法：上二味冲化饮之

2. 商都县献方

主治：黄疸。

药物：茵陈六钱，菟丝子六钱，陈皮六钱，蝉衣六钱。

用法：共为细面。每服三钱，元酒送下。

3. 沽源县魏汉章献方

主治：黄疸。

药物：苦丁香一钱，白丁香五分，冰片五分，黄米十粒。

配制：上药共研细末。

用法：一日三次，放鼻上闻之，使流黄水。

4. 沽源县魏汉章献方

主治：黄疸。

药物：茵陈一两，生地五钱，黄芩五钱，

柴胡三钱，龙胆草三钱，栀子三钱。

用法：水煎服。

5. 宁晋县王平山献方

主治：阴黄疸，脉沉迟，大便溏泻。

药物：茵陈一两，猪苓三钱，泽泻三钱，云苓四钱，焦术四钱，干姜四钱，滑石四钱，附子三钱，甘草二钱。

用法：水煎服。

6. 阳原县张廷仕献方

主治：黄疸病（属阳黄证者）。

药物：核桃（捣）、槟榔（捣）、红枣各两个，川军五钱，茵陈五钱。

用法：水煎以童便为引服。

7. 石家庄市张希景献方

主治：黄疸，患者全身、目睛、小便皆黄，食不下，心下胀闷。

药物：瓜蒂七个，白丁香七个（雄麻雀粪）。

用法：以上共研为细面。吹鼻内，少时流出黄鼻涕。禁食黄米、生冷、腥辣之物。

8. 束鹿县范静芝献方

主治：黄疸。

药物：瓜蒂四分，麝香一厘。

配制：共研细末。

用法：吹入鼻孔内，以流出黄水为度。吹上药后要直身端坐，不得垂头，俟黄水流尽再躺下。

9. 怀安县武廷荐献方

主治：黄疸（俗称"黄病"）。

药物：槟榔二钱，大黄三钱，红茶二钱，茵陈一钱半，红枣七个（去核），红糖二两。

用法：水煎温服，每日一剂，连服三剂。

10. 平山霍兵台献方

主治：黄病。

药物：大黑豆四两，红枣半斤，黑矾四两，五灵脂四两，鸡内金四两（炒），白面半斤（炒），蜜一斤，花椒四两，茵陈二两。

用法：研末蜜丸，量虚实用之。忌盐、烟、酒各一百天。

11. 沽源县苏鲁滩农牧场献方

主治：一身尽黄，眼球亦黄，小便赤涩，大便白，皮肤甲错。

药物：炒栀子、黄芩、通草、茯苓、鲜石斛、鲜竹茹、茵陈蒿、龙胆草各一钱。

用法：上药为丸，以灯心、竹叶煎汤送服。

12. 阳原县献方

方名：民间单方。

主治：黄疸。

药物：苦丁香（焙黄）。

用法：研为细面。吸入鼻腔内，使鼻流出黄水。

13. 安平县李化棠献方

主治：慢性黄疸病，初期腹满，消化不良，四肢乏力；渐至遍身皮肤发黄，白眼球亦黄；重则尿、痰、涎、汗等皆黄，以及浮肿。

药物：黑矾半斤，白芷三钱，茵陈、木通各五钱，小枣（去核）三百个。

配制：将前药四味，用水四碗煎去渣，再将小枣入药水中，煮至汤尽枣熟，取枣食之。

用法：内服，取枣每次三个，白水送下，一日两次。食完不愈，继续再制，以病愈为止。服后感觉心烦，此将愈之兆。

14. 无极县姚武卿献方

主治：黄病，无论阴黄、阳黄、轻重服之皆效。

药物：卷子干（干馒头）、皂矾、鲜姜各四两，蜜二两，枣肉三两至四两。

配制：以上各味共捣为丸黄豆大。

用法：每饭前用一二丸，不可多用，每日服二至三次。服后一二日大便发黑无碍。禁食用各种肉类和鸡子。

15. 商都县李丕英献方

主治：各种黄疸。

药物：苦丁香（甜瓜蒂）三钱，栀子三钱。

用法：共研极细末，用纸包住，塞两鼻孔内，使流黄水，至感觉头痛为度，即可将药除去。同时再用茵陈一两，水煎服更效。

16. 晋县中医进修学校献方

方名：硝石矾石丸。

主治：黄疸，胸腹胀满，呃逆，白眼球发黄；继则唾液、小便均黄，以白布拭之，即染成黄色；口燥渴，食欲减退，时或烦躁。

药物：硝石（火硝）、矾石（染布的黑矾）各等份，大麦面适量。

配制：上药以大麦面糊为丸。

用法：成人每次服一钱半，日服二至三次。如服后无反应，可加至二钱。一般服三次后，腹胀减，黄随之而退。

17. 晋县中医进修学校献方

主治：黄疸。

药物：栀子五钱，银花四钱，茵陈、川军、生黄柏各三钱，胆草二钱，橘红一钱半，甘草一钱。

用法：水煎服。

18. 宁晋县王书通献方

主治：暴发性黄疸。

药物：黄连、苦瓜蒂各等份。

用法：共为极细面。鼻内闻之，吸后鼻流黄水，以黄退为度。

19. 无极县薛延选献方

主治：黄疸。眼睛、指甲发黄，重则全身皆黄，脉见沉细。

药物：大白条麦子七粒，白眉白豆七粒，江米七粒，苦瓜蒂七个，公鸡粪七个。

用法：共为细末。吹鼻腔内，见黄鼻涕流出不要扯断，任其自坠。

20. 阳原县张彩轩献方

主治：黄病。

药物：黄豆、小米、冰片少许。

用法：每日熬稀饭，当饭吃，吃七天。

21. 阳原县陈尚亨献方

药物：茵陈五钱，川军二钱，栀子二钱，柴胡二钱，槟榔二钱，木通二钱，甘草一钱半。

用法：水煎服。初用水三盅煎一盅，两次水二盅半煎一盅，连服二三剂有效。

22. 张专榆林沟乡王延裎献方

方名：黄疸效灵汤。

主治：遍身发黄，胸满腹胀，四肢浮肿，饮食不进，不能行动。

药物：茵陈一两，苦丁香三钱，冰片少许。

用法：将茵陈用水煎，随时饮之，次将苦丁香、冰片，研成面吹入鼻孔，流黄水、绿水有效。服药后有头重身软、鼻中流黄水等现象。

23. 阳原县任校献方

主治：黄疸病。

药物：茵陈五钱，栀子三钱，黄柏二钱。

用法：水煎服。

24. 尚义县陈文敏献方

主治：萎黄病。

药物：丹参七钱，当归二钱半，生地三钱，熟地四钱，白术炒二钱半，山药三钱，白芍三钱。

用法：水煎服。

25. 阳原县马锡三献方

主治：黄疸症。

药物：陈皮三钱，大腹皮三钱，青皮三钱。

用法：生姜为引，水煎服。

加减：病人左尺脉见数为膀胱有热，宜加栀子二钱，木通二钱，茵陈二钱，使湿热从小便排出。

26. 阳原县宋平献方

主治：黄疸病。

药物：茵陈五钱，栀子二钱，大黄二钱，川楝子三钱，焦槟榔二钱，茯苓三钱，泽泻二钱，元胡一钱，黄芩一钱半，乌药三钱，生白芍四钱，陈皮一钱半，建曲三钱。

用法：水煎服。

27. 定兴县王嘉喜献方

主治：黄病。

药物：黑矾（炒干）、桃仁、砂锅片各四两，小枣五十个（去核）

配制：共为末，蜜丸，三钱重。

用法：每日服一二丸，白水送下。

28. 清苑县苏士振献方

主治：慢性黄疸病。

药物：皂矾二两，铁落二两，砂锅片四两，干醋、大枣各二斤。

配制：将醋及药同放砂锅内熬干，共为细面，以枣泥为丸，每丸重一钱。

用法：每服一丸，一日三次，白开水送下。

29. 高阳县赵庆生献方

主治：黄疸病。

药物：甜瓜蒂九钱。

用法：分三次煎服。每隔三天煎服一次。

30. 高阳县任宝华献方

主治：黄疸，久不愈而他药罔效者。

药物：桃树根（向南生的细根，洗净切碎），分量可按病人年龄大小，体质强弱而定，壮人约用鲜根半斤，老弱酌减。

用法：水煎，取汁二碗，早晨空心服，服后一至二小时，大便下尽黄水而愈，但须继续用调补脾胃之药，庶无后患。

31. 徐水县赵景准献方

主治：全身面目皆黄，四肢乏力。

药物：马鞭草五钱。

用法：水煎服，连服半月即愈。

32. 徐水县张然明献方

主治：周身发黄，小便黄赤，大便薄白，四肢倦怠。

药物：黑豆一斤，黑矾四两。

用法：二味入水同煮，豆熟取出随意食之。

33. 南宫县郭长清献方

方名：百中萎黄丸。

主治：黄疸，全身萎黄或各种黄胖病。

药物：苍术十两（糯米泔浸），神曲二两（炒），黄皂矾六两（醋拌、晒干，煅）。

配制：以上诸药共为细面，醋糊为丸。

用法：日服三次，每饭后服，五分至一钱，黄酒送下（白水亦可）。服后胃部稍有不舒或沉重感，短期即消。禁与茶叶同用。

34. 完满县黄纯古献方

主治：阳黄。

药物：茵陈八钱，猪苓三钱，泽泻三钱，木通三钱，栀子三钱，川柏二钱，川大黄三钱，茯苓三钱，甘草梢一钱半。

用法：水煎服。

35. 平阳县杨连清献方

主治：黄胖病，身面发黄、浮肿而眼目不黄。

药物：皂矾四钱，砂仁三钱，神曲三钱，陈皮四钱，茯苓四钱，川朴三钱，肉桂二钱，甘草二钱。

配制：共研细末，枣泥为丸，如绿豆大。

用法：每服一钱，白水送下。

36. 安国王腾霄献方

主治：一切黄病。

药物：马镫钱三个，黑矾二两，核桃十个，鸡内金一两，小枣二十个。

配制：共为细面，枣肉为丸，每丸一钱。

用法：日服两次，每次两丸，白水送下。

37. 安国县李鹤鸣献方

主治：黄疸。

药物：苦丁香一钱（炒），白丁香（瓦雀粪白者）。

用法：共研细末吹之。吹鼻内以自流黄水，每日一次。

38. 安国县靳祥云献方

主治：身黄、目黄、小便黄。

药物：大乌豆一斤，皂矾三钱。

配制：将二味放锅内煮熟。

用法：每日食三次，每次服一两。

39. 佚名氏献方

主治：黄疸，周身、眼珠、小便、皮肤、面头皆黄。

药物：黑矾四两，茶叶四两。

配制：研细末，枣肉为丸，每重三钱。

用法：每日服一次，一次服三丸。

40. 安国县吴信亨献方

主治：肌肤黄，面瘦，眼珠黄，不欲食，四肢无力。

药物：黑矾一两（煅），黑豆四两（炒），五灵脂二两，内金二两，花椒一两半（炒半熟），白面四两（炒）。

配制：共研细末，再用大枣三斤煮熟去核皮，和匀为丸，每重三钱。

用法：每日饭前服一丸，日服三次。

41. 安国冯印坡献方

主治：黄疸病。

药物：白丁香七个（雄雀粪），苦丁香七个（瓜蒂），江米七粒。

配制：共研细面。

用法：每日闻一次，用后鼻流黄涕而愈。白丁香男用雌者、女用雄者。

42. 唐山市阎汉文献方

主治：黄疸。

药物：大黄、黄连、黄芩、黄柏、栀子、茵陈各二钱。

用法：水煎服，同时用苦丁香细末闻鼻孔。

43. 晋县中医研究所献方

主治：黄病。

药物：黑矾四两，白肉（猪肉）四片，白面四两，小枣十个（去皮核火烧）。

配制：研末为丸，如黄豆大。

用法：日服两次，每次服二十九。

44. 深县医院中医科献方

主治：阳性黄疸，食欲不振，食后两胁胀满而疼，大便白色，小便赤黄，周身皮肤、眼球均成黄色。

药物：茵陈一两，栀子三钱半，枳实三钱半，白术一钱，黄连一钱半，前胡三钱，清夏二钱，茯苓三钱，当归四钱，陈皮三钱，生姜五片。

用法：水煎服。在临床观其变化情形，可以丹皮、胆草、猪苓、泽泻、木通加减施用。

45. 唐山市工人医院献方

主治：谷疸。心下痞满，四肢困倦，周身面目皆黄，心神烦乱，怔忡不安，欲呕，进食则眩。

药物：茵陈一两，茯苓、生栀、苍术、白术各三钱，黄芩一钱，黄连、枳壳、猪苓、泽泻、陈皮、防己各五分，青皮一钱半。

用法：水煎温服，一日两次。

46. 唐山市工人医院献方

主治：全身皆黄，尿黄浊短，大便秘。

药物：黄连二两，大黄（醋拌炒）二两，黄芩、炙草各一两。

用法：研细末。食后温水调下二钱，一日三次。

47. 宣化铁路卫生所吴可仁献方

主治：黄疸。

药物：江米粒十一个，苦瓜蒂十一个，雄麻雀粪十一个（螺旋形）。

配制：用新瓦焙焦，共为细面。

用法：用苇筒吹入患者鼻孔少许，徐徐吹之，黄水自鼻流出。

48. 徐水县李克明献方

主治：黄疸病。

药物：黄表纸，黄蜡，白面。

配制：黄表纸二层，然后用黄蜡烫在纸上，再将白面做成一圈。

用法：将面圈放在脐上，再将蜡纸放在圈上，以火燃烧，烧完再换，脐中有黄面，经四五次后脐中无黄面自愈。

49. 涿县卢玉林献方

主治：湿热泻红，脱力劳伤，黄病腹胀，腿足浮肿，食积痞块，疟痢。

药物：铁落花五两，黑矾二两，黑豆半斤，铜钱一个，飞罗面四两。

配制：共为细面，水糊为丸，每重一钱。

用法：日服三次，每次三丸。

50. 南宫县李有才献方

主治：黄病。

药物：苦丁香七个，白丁香五分，绿豆七个。

用法：共为细面，鼻闻后以流水为度。

51. 行唐县韦云峰献方

主治：四肢懈怠，面色萎黄，气短，食欲不振。

药物：黑豆四两，皂矾一两，红糖二两。

配制：黑豆、皂矾研为细面，红糖贮锅熔化，和药面为丸，豆大。

用法：把已制成的药丸，日服两次，每次三十丸，早、晚白水送下，饭后服。忌喝茶水。

52. 蠡县王培槐献方

主治：黄疸。

药物：核桃皮四个（烧存性），黑矾二两（用瓦焙黄），荞麦面二两（炒黄），大枣

（蒸熟，去核）四两。

配制：共捣一处，蜜丸三钱重。

用法：每天早、晚服一丸。

53. 曲阳县刘殷甫献方

主治：黄疸症。

药物：苦丁香七个，白丁香七个，黄米粒七粒。

配制：微炒存性，共为细末。

用法：用时吸入鼻孔，流黄水即愈，轻者一次，重者两次。

54. 滦县赵广玉献方

主治：黄疸病，倦怠无力，胸膈胀满，食欲不振，嗳气，呼吸气短，胃部坚硬作痛等症。

药物：炒槟榔一两，胡桃九个（烧），葱心三个，姜三片，炒大麦一两，炒绿豆一两（炒），桃仁九个，烧杏仁九个，烧大枣九个，仙人头三个，炒花椒三个。茶叶为引。

配制：将以上共研粗末，用水三碗，熬成大半碗。

用法：一剂一次服完。忌房事、小米、豆子。

55. 易县傅希才献方

主治：伤寒发黄，身面俱黄如金色，小便浓黄柏汁样，诸药无效者。

药物：柴胡三钱，升麻一钱，茵陈三钱，胆草、木通、甘草各三钱，滑石六钱，黄连三钱，黄芩四钱，黄柏三钱，栀子三钱（炒研）。

用法：引用灯心，水煎服。

加减：大便实加大黄，目睛黄加龙胆草，虚弱人加人参。

56. 安国县高天佑献方

方名：民间效方。

主治：黄疸病（西医谓溶血性黄疸，服此黄尿是验）。

药物：墙上的星星草一把（气味腥膻）。

用法：水煎服之，一日服五六次，每次服一碗。

57. 抚宁李绍文献方

主治：黄疸。

药物：二丑二钱（研面）。

用法：装入馒头内，用微火烤焦为面，白水送下。

58. 滦县郭荫章献方

主治：黄疸病。

药物：白丁香、苦丁香各一钱。

配制：共为极细末。

用法：将药面闻在鼻孔内，每次闻一分。

59. 易县傅希才献方

主治：黄疸病，周身上下发黄，如金色。

药物：泽泻、猪苓、茵陈、焦栀子、川柏、苍术各三钱，滑石五钱，黄芩、枳实各三钱。

用法：灯心一撮为引，水煎服。

60. 峰峰矿区山底村张有禄献方

主治：目赤，皮色苍黄，身体倦怠，饮食不振。

药物：苦丁香（原名甜瓜蒂）四钱，大黄米五钱。

配制：共为细末。

用法：每日用笔杆吹鼻孔两次，每次约一分，吹药后目流黄水、小便尿黄、鼻子胀流黄水等。

61. 安国县刘竹君献方

主治：利尿治黄疸。

药物：茅根五钱，西瓜皮。

用法：水煎服。

62. 佚名氏献方

方名：矾石散。

主治：治黄疸、谷疸、酒疸、色疸，面、目黄色，小便黄色。

药物：黑矾三钱，白面三钱。

配制：将白面用水和匀作饼，将矾包裹，火上煨至黄色，再为细面。

用法：用黄酒送下，分两次服完。

63. 乐亭高纯智献方

主治：黄疸。

药物：净青黛五分六厘，洁白矾一分。

配制：以上二味，研极细末，分七包。

用法：每日清晨，用鸡子清一个去沥（沥即鸡清内之白色小粒，亦名鸡精）调药面一包，空心服之。

64. 张家口市王筵卿献方

主治：黄疸。

药物：新麦苗一握（如无麦苗，可以麦芽长至寸许时代替），滑石五钱。

用法：水煎服。

65. 安国县李鹤鸣献方

主治：黄疸病。

药物：白丁香七个，苦丁香七个，江米七个。

配制：共为细面，做闻药。

用法：将以上配成的细面，少许闻入鼻中，即流出黄色之鼻液，连日闻之黄色液物转白为止，即能恢复健康。

66. 峰峰矿区韦贡田献方

主治：黄疸。

药物：苦丁香五分，茵陈一两。

配制：把苦丁香研末。

用法：先将苦丁香末吹入鼻内流出黄水，再煎茵陈汤服之。

67. 安国县耿老富献方

主治：黄疸。

药物：公丁香二钱，白丁香二钱，苦丁香二钱。

用法：共为细末，用一分吹入鼻中，一时流黄水，水尽即愈。

68. 安国县宋殿勋献方

主治：黄疸病。

药物：大黑豆一斤，黑矾一两。

用法：用水二碗，将二味共煮一处，待豆熟为度，晒干后每日常吃，七日则黄退，月余则面见黑胖。可少吃细嚼，多吃则恶心，甚则呕吐。

疟疾类（计67方）

1. 冀县靳耀庭献方

方名：疟疾方。

主治：疟疾。

药物：生鳖甲六钱，草果仁三钱，姜朴四钱，柴胡二钱，黄芩二钱，焦三仙六钱，榔片三钱，枳实三钱，青蒿二钱半，知母三钱，川贝二钱，甘草一钱半。

用法：水煎服。

2. 涿鹿县马维甫献方

方名：一味常山饮。

主治：疟疾日久不愈。

药物：常山四两（微炒勿过焦）。

用法：水煎服。

3. 冀县陈灿文献方

方名：达原饮加减。

主治：疟疾。

药物：青皮三钱，川朴二钱，枳实三钱，槟榔三钱，草果一钱半，常山二钱，川军三钱，芒硝三钱，鳖甲二钱，柴胡二钱，川羌三钱，麻黄二钱，黄芩三钱，甘草一钱半，细辛五分。

用法：水煎服。

4. 宁晋县刘硕彦献方

方名：柴胡桂枝干姜汤。

主治：渴不能饮，烦躁，头汗出，但发冷不发热之疟疾。

药物：柴胡三钱，桂枝三钱，干姜一钱，牡蛎五钱，黄芩三钱，甘草二钱。

用法：水煎。在发作前二小时煎服之，一日两次。

5. 赤城县邓佑汉献方

主治：疟疾。

药物：马齿苋不拘多少。

用法：全部以水煮汁饮。

6. 武邑县袁惠泉献方

主治：疟疾。

药物：蓖麻叶（带尖的一个叶）九个。

用法：烧灰为末，白水送下。

7. 宁晋县耿立起献方

主治：一切疟疾。

药物：鲜艾叶半斤。

用法：切碎，用凉开水四百毫升，泡十小时澄出艾水，于疟发前二三小时凉服之。如无鲜艾可用干艾四两水煎服，时间同上。

8. 宁晋县孟兆丰献方

方名：疟疾丸。

主治：治疟疾无论隔日、间日或三日疟疾，并皆治之。

药物：黄丹。

配制：以紫皮蒜捣烂的汁为丸，如豇豆大。

用法：每服十丸，每逢疟疾将发之一小时前白水送下。

9. 冀县张治岐献方

方名：藿香承气汤。

主治：四季疟疾。

药物：酒军七钱，枳实三钱，川朴三钱，广木香二钱，二丑二钱，藿香三钱，苏梗三钱，云苓三钱，广皮三钱，桔梗三钱，清夏二钱，焦术二钱，荆芥三钱，防风三钱，川羌三钱，三棱三钱，莪术二钱，白芷三钱。

用法：生姜、大枣水煎服。记准疟来时间，譬如十二点钟准来，十点钟服头煎，十一点钟服二煎，用厚被子盖好发汗，三四个钟头准愈。

10. 平山王顺祥献方

主治：疟疾。

药物：漳丹、大蒜。

配制：将漳丹、大蒜共捣如糊状为度，晾数小时，待成稠泥状，作丸如绿豆大，晒干。

用法：疟发病前两小时服八粒，按时连服三天。

11. 延庆县祁向春献方

主治：疟疾。

药物：柴胡三钱，连翘二钱，大黄二钱，元参二钱，升麻二钱，栀子三钱，草果三钱，干葛三钱，川羌二钱，常山三钱，石膏三钱，独活一钱，苍术三钱，白芷三钱，粉草二钱。

用法：水煎温服。

12. 龙关县李玺献方

方名：治发疟方。

主治：疟疾。

药物：明雄黄一钱，朱砂一钱，红砒霜一钱，大黑豆四十九粒。

配制：共为细面，滚水为丸，黄豆大。

用法：每早晨不见太阳时，用新打的凉水，送服一丸，服三日为止。忌生冷、荞面、醋三物。

13. 沽源县张龙云献方

主治：间日疟疾。

药物：碱面一钱五分，醋一茶碗。

用法：二味混合温化。发作前半小时服下。

外治法：甘遂、甘草等份为末贴脐内，贴前以鲜姜擦肚脐，外以膏药盖上。

14. 沽源县张龙云献方

主治：间日疟疾，不论新久。

药物：明矾二钱，面肥（面案上发酵的面）一两。

配制：二味混合，小丸如黄豆大。

用法：发病前一小时，每服二十丸。

18. 沽源县献方

主治：间日疟，三日疟。

药物：艾蒿根五钱。

用法：水煎服，一日三次，继服三日。

15. 彭六左献方

主治：疟疾。

药物：川芎、桂枝、白芷、苍术各等份。

用法：共研细末。于疟疾来时，提前两个小时用薄薄一层净棉花将药末包好，塞入鼻孔内，男塞左鼻孔，女塞右鼻孔。

19. 阳原县陈尚亨献方

主治：疟疾。

药物：柴胡三钱，常山二钱，槟榔二钱，甘草二钱。

用法：水煎服，初煎用二盅水煎一盅，二煎用一盅半水煎一盅，连服两剂。

16. 无极县张忠信献方

主治：每日午后，发冷发烧，胸满腹胀，呕吐，有时腹痛，类似疟母，日久不愈。

药物：醋炙鳖甲一两半，丹参一两，柴胡四钱，藿香三钱。

用法：水煎服。

20. 高阳县许寿彭献方

主治：疟疾。

药物：巴豆（去油）、陈皮、沉香、椰片、广木香各一钱。

配制：共为细末，用白面五两，醋调打成浆糊，丸如黄豆大。

用法：每服两丸，白水送下，一次愈。孕妇忌用。

17. 赵县卜浞尘献方

主治：疟疾。

药物：鲜艾叶半斤，如无鲜艾叶可用干艾叶六两。

用法：鲜艾叶洗净捣碎，浸于少许冷开水内约十五分钟，绞汁，当未发前二三小时服之有效。如用干艾叶可加水十二两，煎至三四两。

用法：顿服。

21. 徐水县孙景然献方

主治：间日疟疾。

药物：常山三钱，龟板三钱，鳖甲三钱，乌梅三钱，熟地三钱，草果三钱，神曲三钱，山楂三钱，麦芽三钱，槟榔三钱。

用法：水煎，在发作前二小时服之。

22. 佚名氏献方

主治： 寒热疟疾。

药物： 胡椒二钱，雄黄二钱，樟脑一钱，山楂一钱。

用法： 共研细面，用棉花裹药面，塞鼻中闻之。

23. 完满县赵建章献方

方名： 截疟神效方。

主治： 疟疾服他药不效者，服此有效。

药物： 鸡子一个，芫花一分。

配制： 将鸡子打一小口，把芫花装入鸡子黄内，泥封固，炭火煨熟。

用法： 发作前四小时服之。

24. 完满县郝文星献方

主治： 疟疾。

药物： 胡黄连三钱，知母四钱，常山三钱，草果三钱，槟榔三钱，青皮三钱，柴胡三钱，甘草一钱。

用法： 水煎温服。久疟加鳖甲、何首乌。

25. 佚名氏献方

主治： 疟疾。

药物： 鳖甲五钱，白胡椒五钱，雄黄二钱。

用法： 共为极细面，于病发作前一小时以少许闻鼻中。

26. 蠡县陈雅献方

主治： 疟疾。

药物： 柴胡、黄芩、台参、清夏、知母、

神曲、鳖甲、甘草各三钱，常山、草果各一钱半，生姜三钱，大枣三个。

用法： 煎服。寒多倍草果，热多加石膏。

27. 新城县杜子鉴献方

主治： 疟疾。

药物： 新石灰一两，生石膏一两，漳丹四钱。

配制： 共为细面，瓶装毋令泄气。

用法： 每于疟疾发作前，将病人背后当中骨节，从上往下按，在疼痛处，即用药一钱放在上面，外贴拔毒膏即愈。如骨节按之不痛，即在第三节上贴之。

28. 平乡县王云芳献方

主治： 久疟不愈。

药物： 鲜艾叶一两。

用法： 水煎温服。

29. 保定市田立堂献方

方名： 瘟疟内服方

主治： 瘟疫及疟疾。

药物： 槟榔二钱，厚朴一钱半，草果仁五分，知母二钱，白芍二钱，黄芩二钱，甘草一钱。

用法： 水煎服。

30. 磁县吴士俨献方

主治： 疟疾。

药物： 火药（爆竹内的药）少许。

用法： 将药撒在肚脐上，外用膏药盖住，贴好，一次即愈。

31. 成安县王惠民献方

主治：疟疾。

药物：生白矾、明雄黄各等份。

配制：共为细末，面糊为丸，如桐子大。

用法：每于发作前两小时服下十二粒，白水送下。

32. 唐山市高恩陆献方

方名：陀僧散。

主治：一日或隔日疟均治。

药物：陀僧。

用法：为细面，每次三至五分，白水送下。

33. 高阳县张继兴献方

方名：八宝益公散。

主治：疟疾。

药物：全蝎二个，蜈蚣一条，斑蝥七个，乳香一钱半，没药一钱半，雄黄一钱，血竭一钱，巴豆二十粒（去油）。

用法：共为细末。用药面一分，放在小膏药上贴印堂穴，根据人体虚实，以有疱流黄水为度。

34. 保定市吴慎夫献方

方名：疟母煎。

主治：疟母。

药物：青蒿三钱，柴胡一钱，鳖甲三钱，莪术一钱，常山一钱。

用法：水煎服，三至五剂即消除。

35. 安国王文玉献方

主治：疟疾，寒热往来之症。

药物：生半夏一钱。

用法：研面，用小膏药贴敷肚脐，即愈。

36. 安国闫寿山献方

主治：疟疾。

药物：密陀僧一钱，清半夏一钱。

用法：共为细面，白水送下。

37. 唐山市献方

主治：疟疾。

药物：阿魏黄豆粒大一块。

用法：捻碎，纳肚脐中，外贴膏药。

38. 石家庄市刘树屏献方

主治：疟疾。

药物：大青豆九十粒，红砒二钱。

配制：大青豆蒸熟，和红砒捣如泥做丸，如黄豆大。

用法：于疟发前服一丸，日服两次，每次一丸。

39. 晋县中医研究所献方

主治：疟。

药物：红信二钱，绿豆芽四十八根（去头尾），白面四钱。

配制：研末，调匀，与豆芽一处捣烂，为九十六丸。

用法：大人每服一丸，小儿酌减（发病前二小时服特效）。

40. 安国黄国缓献方

主治： 疟疾，寒热往来，头痛等症。

药物： 柴胡、桂枝、知母、杭芍、焦三仙（神曲、麦芽、山楂）、枳实、槟片、青皮各三钱，川羌、栀子、甘草各一钱半。

用法： 水煎两次，迎头（指疟发前）服用。

41. 唐山市李子明献方

方名： 半贝散。

主治： 疟疾。

药物： 川贝母、净半夏等份。

配制： 二药炒黄，共研细末。

用法： 在未发作前，用鲜姜自然汁送服五分。

42. 安国韩月坡献方

主治： 疟疾。

药物： 白古月八粒，土元三个。

配制： 将土元用锅炒干，共为末。

用法： 在病前发一个小时，放在饭内服下，覆被睡眠即愈。愈后勿食太饱或太饥，以防复发。

43. 徐水县献方

方名： 大蒜胶。

主治： 疟疾。

药物： 独头蒜一个，杏核一个。

配制： 将蒜打烂，把杏核剖开，用半个蒜泥填在核内。

用法： 将有蒜杏核扣在患者大拇指侧腕上一市寸，用布带捆好，在疟发前四小时敷上，至过时取掉。敷药局部起一水疱，可用消毒针刺破。

44. 保定市吴慎夫献方

方名： 疟疾散。

主治： 疟疾。

药物： 何首乌、常山各等份。

用法： 共为细面。在发作前二小时服用，每次五分，白水送服。禁过食、劳累。

45. 徐水县郑喜荣献方

主治： 疟疾。

药物： 鸡子一枚，花椒七粒。

用法： 将鸡子开一小孔，把花椒装内，煮熟食之。

46. 宁河县王致和献方

主治： 一切疟疾，寒热往来，头痛等症。

药物： 斑蝥一钱，麻黄五分，明雄黄一钱。

用法： 共研细面。每用一分（为黄豆大许），放至背后大脊骨上（大椎穴处），用小膏药一张在发疟前两小时贴之，待发作完揭去，起一小水疱，用消毒针刺破，敷纱布或消炎膏以防感染。

47. 安国县汪洪思献方

主治： 间日疟，经久不愈或屡次复发。

药物： 鸡蛋一个，好醋半碗。

配制： 将醋放在锅内熬开，把鸡蛋打入碗内搅匀，倒入锅内。

用法：疟发前二小时趁热一同吃下。

48. 峰峰矿区朱恒令献方

主治： 疟疾。

药物： 生杏仁半斤，黄丹二两。

配制： 杏仁水浸透去皮，捣烂为丸，黄豆大，黄丹为衣。

用法： 成人每服六丸，在未发前一小时开水送下。

49. 峰峰朱日峰献方

主治： 疟疾，或连年复犯之疟母。

药物： 黄丹三钱，棉花炭一钱，生杏仁三钱，大枣不拘。

配制： 将枣煮烂，将药研成细面，用枣肉为丸如绿豆粒大。

用法： 轻者分两次，病重者一次服，提前一小时服，白开水送服。

50. 峰峰朱日峰献方

主治： 疟疾。

药物： 生杏仁不拘多少。

配制： 去皮轧成泥饼，面糊为丸，如绿豆粒大，漳丹为衣。

用法： 每服一丸，提前一个半小时用白开水送服。

51. 乐亭孔亚西献方

主治： 疟疾。

药物： 斑蝥一个（去翅），胡椒一粒。

用法： 共为细末。用膏药贴于大椎骨节下，三四小时后揭去，出一小疱，用针

刺破即可。

52. 乐亭赵荫乔献方

主治： 疟疾。

药物： 雄黄、胡椒各等份。

配制： 共为细末，用黄米饭为丸，玉米粒大。

用法： 于发作前两小时，放药一粒于肚脐内，膏药盖好。

53. 深县献方

主治： 疟疾。

药物： 密陀僧三钱，杏仁七个（炒）。

用法： 共研末。白酒送下，临发作前半小时吃。能饮酒的多饮，不会饮酒的少饮，以有醉状方止，令睡觉。

54. 安国县韩月坡献方

主治： 疟疾。

药物： 白古月八粒，土元三个。

用法： 共为细末。成人一次服完，白水送下。十五岁以下者减半，服药后过四十分钟再用饭。

55. 石家庄市魏慎铭献方

主治： 疟疾。

药物： 川乌、草乌、何首乌、生半夏各等份。

用法： 共为细面。在临发前一二小时，用膏药贴脐上。

56. 晋县张蓬仙献方

主治：疟疾。

药物：阿魏一钱，大葱二根。

用法：将阿魏研细和大葱共捣如泥摊布上，贴脐处，发作前三个小时贴之。

57. 安国县刘原凯献方

方名：羊矢散。

主治：疟疾。

药物：山羊粪三粒（成人量）。

用法：共为细末。白水送下，十四五岁者用二粒，幼儿酌减。

58. 涞水县胡文恺献方

主治：疟疾。

药物：甘草五分，甘遂五钱。

用法：共为细末。用时先将肚脐用生姜擦，然后将药末放入脐中，用小膏药覆之，以在发作前三小时用之为妙。

59. 围场县吴葛民献方

方名：一粒金丹。

主治：食疟（有特效），并治小儿积食肌瘦。

药物：雄黄一两，豆霜一两，郁金三钱，乳香三钱，没药三钱，三棱三钱，文术三钱，陈皮三钱，木香三钱，牙皂二钱。

用法：共为细末。大人服五分，最好下午服。服此药后，不能吃任何食物，吃食则不泻。泻见脓样粪，喝点凉米汤就能止泻。小孩酌减服用。用凉开水送服，如用热水送会引起呕吐。

60. 保定市周志宏献方

主治：疟疾寒热往来。

药物：生鸡子一个，烧酒一两。

用法：在发病前一小时，将生鸡子调酒内，一口气饮下立愈。

61. 保定市吴慎夫献方

方名：经年寒热方。

主治：经年久患寒热往来不愈症。

药物：青蒿三钱，柴胡一钱，鳖甲三钱，丹皮二钱，知母二钱，黄芩一钱。

用法：水煎服。

62. 冀县尹耀舟献方

主治：各种疟疾。

药物：细辛、藿香、常山、草果、白胡椒、白芷各四厘。

用法：共为细面。纱布包上，男左女右，塞鼻孔中，在发前两小时用。

63. 冀县范竹三献方

方名：疟疾灵。

主治：疟疾。

药物：密陀僧一味。

用法：用枣肉为丸。每服一分，发前两小时白水送下。

注：原献方缺剂量，密陀僧常用剂量为1.5～3g。

64. 唐县谢世祥献方

方名：截疟丹。

主治：痰疟、食疟、停食作烧。

药物：陀僧一两，巴豆霜一分，山楂五钱，神曲五钱。

配制：共为细末，枣肉为丸，每丸重一钱。

用法：在临发前三小时白水送下一丸，10岁以下者每服半丸。服后少有腹疼，缓泄一二次即愈。

65. 保定市许国瑞献方

主治：疟疾。

药物：雄黄末、樟脑末各等份。

用法：将药末少许置肚脐上，用膏药贴敷，每日一次。

66. 安国县宋博汉献方

主治：疟疾。

药物：斑蝥个半，麻黄一钱半，朱砂二分半。

用法：共为细末。用小膏药一帖，将药末摊在膏药上贴身柱穴，贴时先用针轻刺该穴。

67. 河北滦县侯连位献方

主治：疟疾、连日恶疟、间日疟，均有卓效。

药物：榔片、草果、常山、柴胡各三钱（生用）。

用法：共为细末。每服三钱，用水一碗，把药面放在砂锅内煎去半碗，混合调匀服下，疟疾发作前半小时服用，三四次即愈。

霍乱类（计28方）

1. 涿鹿县智启恩献方

方名：救急散。

主治：转筋霍乱，绞肠痧，并治瘟疫痧症。

药物：牙皂七钱半，细辛七钱半，薄荷二钱半，防风三钱，白芷三钱，贯众三钱，藿香三钱，半夏三钱，陈皮三钱，甘草三钱，广木香三钱，桔梗三钱。

配制：以上十二味共为细末，再加枯矾二钱半，雄黄四钱，朱砂四钱，混合研极细末。

用法：遇症吹鼻内少许，取喷嚏，再用姜汤冲服。大人每次一钱，病重者日服二三次；十岁以下小儿，每次服三至五分，重者日服二三次。

2. 沽源县献方

方名：神效时疟散。

主治：腹痛、吐泻、出汗。

药物：川大黄二两，皂角一两。

配制：共为细末，生姜汁面糊为丸，如小绿豆大，朱砂为衣。

用法：大人每服二十丸，小孩五六丸。

3. 沽源县献方

方名：清呕仙丹。

主治：霍乱吐泻不止。

药物：藿香梗四钱，白术四钱，半夏四钱，云苓五钱，川连五钱，黄芩五钱，栀子五钱，砂仁一钱五分，甘草一钱。

用法：研为末。每服五钱，姜汤送服。

4. 无极县献方

主治：绞肠痧，大便结，腹胀疼甚剧。

药物：甘遂一钱，荞麦面一撮。

配制：将甘遂研细面，与荞麦面用水调和，做成三个饼，再用香油炸熟。

用法：顿食，用白开水送服，不过一二时即通，痛止。

5. 无极县刘明哲献方

方名：白虎丹。

主治：霍乱吐泻。

药物：千年石灰四两。

配制：将石灰用水飞过做丸，如梧桐子大。

用法：每服十五丸白水送下。

6. 无极县漆著明献方

主治：霍乱腹痛，上吐下泻。

药物：荜澄茄、绿豆各等份。

用法：共研细面，每服五分，用白开水对新汲凉水（名阴阳水）送下。

7. 阳原县献方

主治：吐泻。

药物：蒲公英、红糖。

配制：先煎公英，再将红糖焙黄。

用法：上二味混合服下。注：原献方者未提供剂量，仅供参考。

8. 无极县魏寿德献方

主治：霍乱。

药物：藿香三钱，陈皮三钱，枳壳炒二钱，川朴二钱，白芷一钱半，腹皮一钱半，苏叶一钱半，香附二钱，砂仁一钱半，青皮二钱，榔片一钱半，桔梗一钱半，茯苓二钱，广木香一钱，甘草一钱，清夏一钱半。

用法：姜枣为引水煎服。转筋者加川牛膝二钱，木瓜一钱。

9. 涿县杨进香献方

方名：急救回生丹。

主治：霍乱吐泻转筋，诸般痧症暴病，头目眩晕，咽喉肿疼，赤痢腹痛等症。

药物：朱砂一钱五分，冰片三分，薄荷冰二分，粉甘草一钱。

用法：共研细末。把上药面，分三次服，白开水送下，约半点钟一次。若剧者，宜于吐后再服之。

10. 涿县义和庄杨进香献方

方名：卫生防疫宝丹。

主治：霍乱吐泻转筋，下痢腹疼及一切痧症，又治疫疠传染。

药物：粉草十两，细辛一两半，白芷一两，朱砂三两，冰片二钱，薄荷冰四钱。

配制：先把草药轧成细面，再与冰片、薄荷冰同研，用稀浆糊为丸，如梧桐子大，朱砂为衣，装于瓷瓶，勿令泄气。

用法：如霍乱吐泻，先服四五十丸，服后宜温覆取汗。平素含化可以预防，剂量可按病势轻重，酌情加减。

11. 唐县王若荣献方

主治：霍乱转筋。

药物：宣木瓜四钱，吴茱萸四钱，小茴香一钱，乌梅三个，苏叶二钱，甘草一钱，鲜生姜五钱。

用法：水煎服。

12. 保定市陈雅斋献方

方名：卫生防疫宝丹。

主治：时疫霍乱转筋，上吐下泻，肚疼，伤热中暑，头目晕眩，一切暑热之症。

药物：细辛一两半（研细末），粉甘草十两（细末）白芷一两（细末），薄荷冰四钱，朱砂三两，梅片二钱。

配制：先将五味药和匀，水泛为丸，晾干，不宜日晒，再用朱砂为衣，装以布袋避光。

用法：每服一至二钱，白水送下。平素口中含化，可防疫疠。

13. 唐山市陈玉海献方

方名：神术散。

主治：霍乱后遗症，日泄三五次，久而不愈者。

药物：防风三钱，白术二钱，甘草一钱。

用法：水煎服。

14. 唐山市周连仲献方

主治：霍乱转筋，呕吐水泻。

药物：藿香三钱，肉蔻二钱，草蔻三钱，厚朴三钱，大腹毛二钱，焦术三钱，砂仁二钱，甘草二钱。

用法：水煎去滓，徐徐服下，以免顿服吐出无效。若脉沉细、四肢厥冷者，加附子二钱。

15. 唐山市周连仲献方

主治：霍乱吐泻转筋，四肢逆冷，脾虚水泄。

药物：肉蔻二两，草蔻二两，砂仁一两，焦术一两，甘草五钱。

用法：共为细末，炼蜜为丸二钱重。白水送下。

16. 安国孟昭灿献方

主治：干霍乱，不吐不泻，腹中绞痛，俗名"绞肠痧"。

药物：食盐一两炒黑，童便一杯。

用法：搅匀服之。

17. 安国孟昭灿献方

主治：卒然上吐下泻而属于热性霍乱。

药物：藿香三钱，砂仁三钱，陈皮三钱，川朴二钱，腹毛三钱，苏叶三钱，桔梗三钱，白术三钱，京夏三钱，木香二钱半，香薷三钱，香附三钱，川连三钱，茯苓三钱，粉草二钱，姜三片。

用法：水煎服。

18. 安国孟昭灿献方

主治：卒然上吐下泻而属于阴寒性霍乱。

药物：附片二钱，炮姜二钱，杭芍四钱，藿香三钱，焦术二钱，茯苓三钱，川朴二钱，砂仁三钱，木香二钱，粉草二钱，生姜三片。

用法：水煎服。

19. 唐山市单春秀献方

主治：干霍乱，不吐不泻，腹痛欲死。

药物：食盐三钱。

用法：炒成黄色。童便引下，得吐即止。

20. 石专医院史奉璋献方

方名：急救回生丹。

主治：初起热霍乱，吐泻转筋，一切热证暴病，服之无不神效。

药物：顶高朱砂一钱，冰片三分，薄荷冰二分，粉草一钱。

用法：共为细末，三次分服，开水送下，半小时服一次。若吐急再服，服后得汗即愈，服一次得汗后，二次仍继续服之。

21. 唐县高振堃献方

方名：雄矾丸。

主治：霍乱吐泻。

药物：雄黄、白矾各等份。

配制：共为细面，用小米饭捣烂为丸，如绿豆大。

用法：每次服三钱，开水送下。

22. 完满县孙殿元献方

方名：神效白痧药。

主治：霍乱吐泻腹痛。

药物：半夏二两，川贝（去心）一两，硼砂一两，炒木香二分，牛黄三分，冰片二分半。

用法：共为细末。成人每服二分，温水送服。忌生冷。

23. 蠡县徐德周献方

主治：霍乱转筋抽搐。

药物：贡胶、白术、丽参各三钱，黑附子、炮姜、桃仁各二钱，炙草三钱，南红花一钱。

用法：煎服。

24. 安国县北板桥村董剑治献方

方名：木香当归散。

主治：霍乱吐泻，腹痛转筋。

药物：当归三钱，木香二钱，枳壳二钱，姜炙黄连三钱，吴茱萸五分，甘草一钱。

用法：水煎服。

25. 峰峰邵守仁献方

主治：霍乱，吐泻不止。

药物：朱砂一钱，冰片三分，薄荷三分，甘草一钱。

用法：共末，分三次服。

26. 易县张子安献方

主治：霍乱吐泻，腹中绞痛不安，夏秋之间用之良。

药物：广藿香一钱，广木香一钱，乌药二钱，半夏一钱，茯苓四钱，苍术一钱，广砂仁二钱，伏龙肝五钱。

用法：水煎服。

27. 唐山市张耀先献方

方名：回阳复生散。

主治：真性霍乱，手足厥冷，四肢抽搐，

眼窝塌陷，呕吐泄泻不止。

药物：公丁香八两，乌附子一两，白胡椒一两。

用法：共为细面。每服一钱，白水送下。

28. 唐山市段集成献方

方名：救急丹。

主治：上吐下泻，腹中扰痛，四肢厥冷，腿筋拘挛，甚则舌卷、囊缩。

药物：藿香、茵陈、腹皮、滑石、使君子、赤小豆、连翘、紫苏叶、苍术、鬼箭羽各一两，雄黄八钱，川军五钱，乳香一两。

配制：共为细末，炼蜜为丸，每丸二钱重，朱砂为衣。

用法：每服一丸，阴阳水送下。服药之际，先放委中出血。

噎膈类（计 55 方）

1. 宁晋县阎素波献方

主治：噎膈反胃呕吐，食不下咽（属于癌瘤性的病）。

药物：硫黄一钱，狗宝三钱，水银一钱，鹅卵一个。

配制：将狗宝为末，以鹅卵打孔去白留黄，将药入内和匀，再将鹅卵用纸泥封

固，再以糠火烧半日取出，共为极细末。

用法：每服五分，烧酒调服。

2. 束鹿县刘子和献方

主治：噎膈。

药物：汉三七一两，桃仁三钱，硼砂六钱，粉草四钱。

配制：共研细末，炼蜜为丸重二钱。

用法：每早服一丸。

3. 石家庄市胡东樵献方

方名：沙藕汤。

主治：噎膈。

药物：沙参二两，藕节一两，橘红五钱，石斛五钱，甘草三钱。

用法：水煎服。

4. 平山刘明月献方

主治：噎膈反胃。

药物：川军（面包烧熟）一两，牙皂（烧存性）五钱，西硇砂二钱，当归三钱，巴豆霜二钱。

配制：上药共为细末，将蛇串七个装入烧酒一斤内，加药末一钱半至二钱，浸七天后，再把酒瓶放在开水内煮一炷香，烧尽即成。

用法：一日一次，四天服完。如不能饮酒者，可加药末减酒；体弱者，可酌减药量。

5. 赤城县杨瑞林献方

主治：噎膈。

药物：豇豆一百粒，鸡子三个。

用法：将豇豆分装于三个鸡子内，用湿纸封住口，微火烧之至内里变黄色为度，去壳，研为末。分三次服，白开水送下。

6. 获鹿县王吉星献方

主治：噎食。

药物：蝼蛄七个，屎蜣螂七个，广木香三钱，当归身五钱。

配制：共为细末。

用法：用黑牛涎半碗和药，黄酒送下。

7. 涿鹿县张永茂献方

主治：噎症。

药物：红糖半斤，生姜半斤。

配制：上二味用砂锅熬好，装入瓷罐内，用纸密封，埋在地下，务求黑暗干燥，埋七日夜取出。

用法：随时服之。

8. 涿鹿县支兆有献方

主治：噎膈反胃。

药物：云苓、公丁香、紫蔻、鸡内金、甘草各一钱。

用法：共为细面。分七日服，每早开水冲服。

9. 张北县石宝生献方

方名：温中利膈饮。

主治：食下即吐。

药物：紫蔻三钱，油朴四钱，广木香三钱，油桂三钱，净吴萸三钱，公丁香三钱，藿香三钱。

配制：水煎两次，取汁八两，再用鲜姜半斤取汁，韭菜半斤取汁，牛乳半斤共合一处，瓷器收贮。

用法：每饭前十分钟服一两五钱，服后不准动，等吃饭，七日见效。

10. 蔚县阎清源献方

方名：九仙夺命丹

主治：反胃噎膈，食而不下，食后反出。

药物：枳壳二两，枯矾一两，半夏五钱，厚朴五钱，南星二钱，广木香二两，人参一钱，甘草一钱，淡豆豉一两。

配制：半夏、厚朴、南星均用姜制。以上各药共为细面，以人参、厚朴汤调糊作饼如钱大，用慢火焙干，用时每含一饼嚼碎，以平胃散汤送下。忌生、冷、酒、面食。

11. 唐县王泽民献方

主治：噎食（食管癌）。

药物：威灵仙一两，白蜂蜜一两。

用法：煎剂。一日服一剂，分两次服，连服一星期即愈。忌气恼、房事及刺激性食物。

12. 易县韩庄农业门诊部献方

主治：噎膈。

药物：蒲公英。

用法：捣汁，酒调服之。

13. 蠡县陈雅斋献方

主治：噎膈。

药物：巴豆四钱（去壳），枳壳四两，干醋二斤半。

配制：三味放在砂锅内用火煎之，以醋干为度。为细末，蜜丸每个重二钱。

用法：日服两次，白水送下。

14. 沽源县献方

主治：噎膈，饮食不入，食入即吐，而大便如羊屎者。

药物：白蜜、猪板油各四两。

用法：二味和匀，每日三次，七日服完，开水冲服。

15. 阳原县任校献方

主治：噎膈反胃，呕吐气逆。

药物：白芥子三钱，当归二钱，白芍二钱，白术三钱，陈皮二钱，沉香二钱，云苓二钱，甘草一钱半，萝卜七片。

用法：水煎服。

16. 安国县安永盛献方

主治：噎膈反胃。

药物：硼砂五分，硇砂五分，砂仁三钱，紫蔻三钱，川军三钱，朴硝三钱，二丑各二钱，人参三钱，朱砂一钱。

用法：共研细末。白糖、红糖、鲜生姜（去皮）、蜂蜜四味为引，冲服。

17. 高阳县李士林献方

主治：噎膈不能饮食。

药物：白马尿不拘多少（全身无杂毛，红眼圈的马）。

用法：热服。

18. 唐山市献方

主治：噎膈，七情不遂、六欲为害所得。

药物：生姜一斤，红糖一斤。

配制：共捣如泥，入瓷瓶内封固，埋地下七日取出。

用法：分八次服，一日两次，白水送下。忌腥辣、硬物。

19. 唐山市工人医院献方

主治：噎膈反胃，食入初吐，或过一时即吐，咽下困难，日久津液耗损，身体衰弱，大便秘结。

药物：当归七钱，黑芝麻四钱，火麻仁五钱，桃仁七钱，川军一钱，枳壳二钱。

用法：水煎加姜汁、韭汁各一盅，日服三次。

20. 唐山市工人医院献方

主治：噎膈反胃，食物反出，咽下困难，便秘。

药物：商陆一两，槟榔三个，芫花（醋炒）、三棱、黄连、牛膝、白术各一两，硇砂一钱，肉蔻、青皮、陈皮、菖蒲各三钱，巴豆霜、木香各二钱，大戟、大黄、甘遂、牵牛、干姜、礞石（火煅醋淬七次）、干漆（烧）各五分。

用法：研为细末，醋糊为丸，小豆大，每服二十至三十丸，枣汤送下（泻二三次无妨）。

21. 唐山市工人医院献方

主治：反胃、呃逆、倒食、干呕等症。

药物：半夏四钱，瓜蒌一个，柿蒂五钱，竹茹二钱。

用法：水煎饭后服，每日两次。

22. 南和县陈朝同献方

主治：噎食症。

药物：黄连四两，黄雄牛粪（吃谷草时拉的粪）四两（烧存性），蜂蜜一斤。

配制：先将蜂蜜熬开，再将黄连、牛粪研细末，放入调匀即可。

用法：不拘量，以三日吃完为度。

23. 保定市张仲泉献方

主治：噎膈。

药物：生槟榔（男用八个，女用七个）研细末。

用法：用红糖四两浸水将槟榔面调服。

24. 唐山市高长岫献方

主治：噎膈反胃转食及呃声不断。

药物：沉香三钱，木香三钱，乳香三钱，降香三钱，砂仁三钱，地龙七个（炒）。

用法：共为细末，蜜丸如黄豆大，每服十四五丸。用木香三钱煎汤送下，白水亦可。

25. 唐山市姚连芳献方

主治：噎食。

药物：黄豆皮（炒）四两，红冰糖四两，松子（炒）四两。

用法：共为细末，分三次服，白开水送下，早午晚各服一次。忌饮食一天，服药不吃饭。

26. 康保县刘太白献方

方名：噙化丸。

主治：饮食噎塞不通，凡气滞胃寒所致者用之有效。

药物：新鸡嗉子两个，广木香、丁香、沉香各一钱。

配制：鸡嗉子不去内物，外用纸包裹数层浸湿，再用泥封固，炭火煅，以鸡嗉焦熟为度，去泥和纸，与上药共为细末，枣肉为丸，梧桐子大。

用法：嚼化咽下，每服七丸，日三次。忌酒、肉、油腻等物。

27. 定兴县李佩然献方

主治：噎食。

药物：生石灰水。

用法：澄清，饭前服一口。

28. 易县张云卿献方

主治：噎膈反胃。

药物：猪大肠一挂。

配制：先用盐水将肠洗净，用线缚肠口，放锅内煮熟取出。切碎，加香油、青酱、姜、葱、盐，不可加醋。

用法：每饭时当菜吃，饭后多饮茶水，连用五挂即效。

29. 易县马永祥献方

主治：噎膈反胃。

药物：香油四两，蜂蜜四两，白冰糖四两，柿蒂七个。

配制：共一处煎，煎至无水时，取出柿蒂（不用）温服之。

30. 易县张兆麟献方

主治：噎膈反胃。

药物：沉香五钱，广木香一钱，公丁香一钱，檀香三钱，降香三钱，郁金一钱半，莪术一钱半，当归一钱，赤芍二钱，建曲二钱，槟榔二钱，枳实二钱，砂仁二钱，香附一钱，芒硝一钱，紫蔻一钱半，土狗（炒）二分，守宫（炒）二个，麝香一分，大将军（炒）三个。

配制：研细末，另用蜜半斤，猪脂油一两溶化，再用白雄鸡冠血二十滴与药末调匀为丸，如黄豆大。

用法：每日早午晚空腹服三次，每次三钱，白水送下。

31. 完满县刘元普献方

方名：加味旋覆代赭汤。

主治：噎膈呕吐。

药物：旋覆花三钱，代赭石四钱，桃仁三钱，丹参三钱，半夏曲三钱，佩兰叶三钱，焦内金三钱，薤白三钱，黑芝麻三钱，枳椇子三钱，土鳖虫一个，天冬二钱，甘草三钱。

用法：清水煎服。

32. 阜平县献方

主治：呃逆不止。

药物：台参二钱，柿蒂三个，白扁豆二钱。

用法：水煎服。

33. 涞源县王恒献方

主治： 噎膈反胃吐食效方。

药物： 广木香三钱，猪鬃（烧存性）二钱。

用法： 共为细面，盐水冲服。

34. 涞源县王居献方

方名： 调胃正气汤。

主治： 呕吐、反胃、食不得下、噎食等症。

药物： 广木香三钱，川朴三钱，枳实五钱，砂仁五钱，茅苍术三钱，藿香五钱，茯苓五钱，黄连萸（炒）二钱，广陈皮三钱，半夏五钱，白蔻三钱，白术三钱。

用法： 水煎服，一日两次。

35. 涿县卢玉林献方

主治： 噎膈。

药物： 鲜姜一斤，红糖一斤。

配制： 共捣为泥状，装瓷罐内，埋在背阴地下，七日后取出。

用法： 每次三四钱，每日服三次。

36. 蠡县张春田献方

主治： 饮食噎塞不通。

药物： 鸡嗉子新的两个（不去内物，外用湿纸数层包住，泥封固定火煅，焦熟去泥纸），广木香二钱，沉香二钱。

配制： 共为细末，枣肉为丸，桐子大。

用法： 每服七丸，日三次。忌酒肉等物。

37. 乐亭温叙九献方

主治： 噎膈反胃。

药物： 杏仁五钱，阿魏五钱，大枳壳二个。

配制： 杏仁、阿魏研面，枳壳用开水浸大了，（发起来）挖去内瓤，将药面装入皮内，用茶壶加水煮二小时，拿出将药面不要，把皮在屋内晾去水分，用瓦焙干，研面。

用法： 开水送服，轻者一剂，重者两剂可愈。

38. 南宫县献方

主治： 噎膈反胃病。

药物： 当归七钱，桃仁七钱，火麻仁五钱，大黄二钱，杏仁二钱，黑芝麻四钱，枳壳二钱。

用法： 水煎服。引加姜汁、韭汁各一盅，一日两次。

39. 唐县刘玉山献方

方名： 姜糖饮。

主治： 噎膈（属于阴而脉见迟细者）。

药物： 鲜姜、红糖各半斤，硼砂三钱（研细面）。

配制： 将姜切碎与红糖同装入小缸内封固，埋在住屋外间门槛内，自埋时起计算共七昼夜，至期取出，用布滤取自然汁（去渣不用）。

用法： 一料分三日服完，将硼砂细面分三包放入内同服之，次数不限。服后忌食酸物、生冷、鸡、鱼肉、榆皮面等百日。

40. 蠡县巩培元献方

主治： 噎膈。

药物： 川贝母、沙参、广砂仁、菖蒲、云苓、三棱（炒）、莪术（炒），川连、姜汁（炒）各三钱，丹参四钱，贝母五钱，甘草一钱半，海螵蛸五钱，干荷梗四钱，谷糠一大撮（布包）。

用法： 水煎服。

41. 张家口市王筵卿献方

主治： 噎膈反胃。

药物： 猪大肠一挂。

配制： 先用盐水洗净，用线扎住两口，不令泄气，煮熟后加香油、黄酱、姜丝、葱、盐（不加醋），锅炒成菜。

用法： 配软大米饭当菜吃，八分饱即可，食后多喝茶，可连吃三五挂。忌气怒及酒、干硬食物。

42. 唐山市周子民献方

主治： 噎膈，反胃，吐食，吐水，食后水谷不存，面黄，体瘦，四肢无力，精神不振，日久不愈。

药物： 硼砂、生赭石、花粉、山药、竹茹粉各三钱，乌梅肉十二个，黑绿豆各四十九粒，乳香一钱，百草霜五钱，朱砂作衣。

配制： 共为细面，入乌梅肉捣烂作丸，五分重，朱砂为衣，阴干。

用法： 每服一丸，空心服，含之白化。

以茶水漱口咽下，早、晚各一次。

43. 武安县刘树铭献方

主治： 反胃吐食。

药物： 牛咬草三钱，砂仁七个。

配制： 将牛咬草焙干，合砂仁共为细末。

用法： 白水送下。

44. 丰宁县李富瑞献方

主治： 噎膈倒食。

药物： 红糖十六两，鲜姜十六两。

配制： 合一处捣如泥，放瓷罐内埋七天，冬天埋二十一天，取出分八剂。

用法： 每天服两次，每次一剂，白水送下。

45. 峰峰县苗立祥献方

主治： 噎膈病。

药物： 红凤仙花。

配制： 取红凤仙花用白酒浸三昼夜，晒干，研成细末，白酒和匀为丸如豆粒大。

用法： 每次服八粒，温酒送下。不可多用，早、晚各服一次。

46. 怀来县蒋颖川献方

主治： 噎膈，大便燥如羊屎者。

药物： 当归、桃仁、大黄。

配制： 以上共研细面，如黑枣大蜜丸。

用法： 每服一丸，日三服，连服二三日，大便通利，即能饮食。

47. 定县刘国庆献方

方名：复方狗宝散。

主治：噎膈。

药物：狗宝三钱，水银一钱，硫黄一钱，鸡子一个。

配制：先将硫黄、水银研匀，置于砂锅内，用火煅之，令出蓝火为度，和狗宝共研为末，将鸡子尖端打一小孔，把清倒出留黄，将药末纳入，用泥封固置于火内烧之，约半小时即可。

用法：成人体壮者可一次服下，白开水送服。

48. 安国县魏昌献方

主治：噎食不下。

药物：月石五钱，朴硝一两，薄荷叶一两，梅片三分，麝香二分。

配制：共为细末，炼蜜为丸，每个一钱重。

用法：每含化一粒，缓缓咽下。

49. 定县唐金泰献方

主治：反胃。

药物：红糖四两，芝麻四两，核桃仁四两，五谷虫一钱（炒研末），蜂蜜四两，鲜姜一两（炒去汁去皮）。

配制：将芝麻、鲜姜、核桃仁捣烂，加五谷虫面合匀，用红糖、蜂蜜拌如泥。

注意：炮制药时不用铜铁器，甚至饮食方面，用砂锅最宜。

用法：日三服，每在饭前服三钱，服至痊愈为止。

50. 峰峰旷德全献方

主治：梅核气。

药物：苏梗三钱，厚朴二钱，半夏四钱，枳实三钱，砂仁一钱，白蔻仁一钱，槟榔二钱，陈皮二钱，南星二钱，云苓二钱，青皮二钱，神曲三钱，益智仁一钱。

用法：水煎温服。

51. 定县李金科献方

主治：食道癌瘤。

药物：狗粪。

配制：把狗粪用净水洗净，光要狗粪内的骨渣和肉渣，晒干，用新瓦片慢火炙成黄色研细末。

用法：每次一至二钱，用红糖水送下，一日二至三次。

注：本方初见于1956年上海《新中医药》一卷八期，邵景康《膈食反胃特效药之新发现》。

52. 怀来县赵雅堂献方

主治：噎膈。

药物：牛返草（牛吃饱了晚倒嚼，吐出返草，带有涎沫。此草难得，须喂牛之人，细心看守，牛倒嚼时吐出，拿上就跑）。

用法：用牛返草一团，用白开水化服，加小米粥一碗，每日一次，连用二三次。

53. 丰宁县张继善献方

主治：噎膈。

药物：红糖、生姜各一斤。

配制：共合一处捣如泥，入瓷瓶内封口，埋于干土内，过七天取出分八剂。

用法：分八次服，白开水冲服。

54. 峰峰李文昌献方

主治：食之即吐。

药物：党参三钱，柿蒂五钱，伏龙肝二钱，神曲三钱，山楂三钱，麦芽二钱，槟榔一钱五分，砂仁二钱，藿香二钱，陈皮二钱，煨姜二钱，竹茹三钱，大枣三个。

用法：水煎服。

55. 衡水县耿浩然献方

主治：噎膈癌瘤。

药物：硼砂四钱，代赭石七钱，雄黄三钱，五谷虫二两，朱砂三钱，水银五钱，锡五钱。

配制：先将锡溶化，再下水银则成粉，再与各药共研极细面，另用荞麦秸切碎加水煎之，过滤取其汁熬成膏，和药面为丸，每丸重二钱。

用法：每日三次，每次一丸，饭前服之。

积聚类（计 39 方）

1. 涿鹿县岑效儒献方

方名：消积饮。

主治：胸满积聚，肚腹膨胀，面目浮肿，大便秘，小便赤，口干舌燥，气短似喘，腹中块痛，肝硬化等症，但脉症俱实者可用。

药物：柴胡三钱，条芩三钱，青皮三钱，三棱三钱，莪术三钱，枳实三钱，内金三钱，鳖甲三钱，牡蛎三钱，香附四钱，杭芍三钱，川军三钱，甘草三钱。

用法：引用干姜一钱五分，水煎空心服用。体虚者加人参三钱，瘀滞者加桃仁、红花、丹皮。

2. 束鹿县张超群献方

方名：破积丸。

主治：食积、寒积、痢疾腹痛下利。

药物：白胡椒二钱，灵脂三钱，菖蒲二钱，干姜二钱，巴豆霜三分，牛黄少许。

配制：共为细面，面糊为丸如绿豆大。

用法：每服七丸，白滚水送下。

3. 康保县处长地村申明久献方

主治：五积六聚，青筋暴露，体形瘦削。

药物：陈石灰半斤，陈醋半斤，椰片三钱，蕲艾三钱。

配制：贮于锅中用水煎熬。

用法：把上药煎好，分两次服。

4. 宁晋县耿文起献方

主治：大肚子痞。

药物：栀子、朴硝、桃仁各七钱，小枣七个（去核）共为细末，大葱白二三指一段，蜂蜜四两，干黄酒糟适量。

配制：将上药共捣成膏。酒糟的多少以药膏浓稠适用为度。

用法：摊在乌青布上，贴肚脐部，五日后掀开看，如肚皮发青就能好，不青者不治。每五天换一次，以愈为度。忌生冷、荤腥一百日。

5. 武邑县李志广献方

方名：木香槟榔丸。

主治：肝气郁结，停食停水，腹满，便涩。

药物：朴硝半斤（另包），椰片、木香、香附、大黄、枳实、青皮各四两，二丑二两，巴豆霜五钱。

配制：共为细末，朴硝在水内溶化，合药面为丸。

用法：内服，每次服二钱，白水送下。

6. 蔚县庞如愚献方

主治：积聚腹痛，腹中有块状如覆杯，痛时上冲心胸难忍者。

药物：全蝎一钱，杏叶一钱，良姜一钱。

用法：上药共为细面，以熟鸡子蘸药面吃之。以上分量为一次服量。

7. 枣强县边福安献方

主治：腹痛胀闷，气逆郁结，癥瘕积块。

药物：三棱、莪术、槟榔、郁金、炮姜、大黄各三钱，朱砂三分，巴豆霜五分。

配制：共为细末，米糊为丸，如绿豆大。

用法：每服十五丸，空腹服，白水送下，忌生冷硬食。

8. 宁晋县献方

方名：化滞丸。

主治：胸闷胀饱，胃口痛，食积，血积，气积，及一切气滞伤食等症。

药物：香附五钱，元胡五钱，黑丑一两，白丑一两，藿香五钱，乌药五钱，神曲五钱，山楂五钱，麦芽五钱，五灵脂五钱。

配制：共为细末，醋糊为丸，如豆粒大，金礞石三钱，研末为衣。

用法：每服一钱，小儿酌减，姜汤送下。

9. 易县伊召棠献方

主治：胃寒停食，痰积，心腹满闷胀疼，疝癖气块等。

药物：青皮、陈皮、三棱（炒）、莪术（炒）、广木香、黑丑、白丑、小茴香（炒）、巴豆霜各五钱。

配制：将上药用米炒之，以米黑为度，去米不用，研为细末。醋煮米糊为丸，如绿豆大。

用法：每次服七至十粒，日服一次。

10. 易县杨巨源献方

主治：痞疾。

药物：松香四两，蓖麻子一两（去皮），阿魏二钱，朴硝五钱。

配制：共捣为膏，按痞块大小贴之。贴时加麝少许。

用法：摊布上贴患处。

11. 沽源县献方

主治：肚腹膨大有硬块。

药物：大麻子叶（鲜的、干的均可）三钱，生鳖甲一两，柴胡五钱，当归三钱，丝瓜线三钱，桃仁三钱，甘草三钱。

用法：水煎服。体弱者，倍加甘草。

12. 涞源县葛成麟献方

主治：男妇老幼，腹内痞块，肚腹胀大者敷之，对小孩大肚子痞疾更效。

药物：海螵蛸、透骨草、山栀子各三钱，桃仁七个，大枣（去核）七个，葱头七个（带须）。

用法：共为细面，蜜调青布上，贴痞块处。

13. 高阳县严祥瑞献方

方名：攻积调气散。

主治：食积，气积，水积，以致胸腹胀满或胃疼，形气实者宜之。

药物：生二丑一两，炒二丑一两，白术一两，广木香四钱，牙皂一钱半，商陆

二钱。

用法：共为细末，每服三钱，白水送下。

14. 成安县李月桂献方

方名：化积丹。

主治：食积腹大膨胀，内有硬块。

药物：青皮五钱，陈皮五钱，木香五钱，丁香五钱，乌梅八个，巴豆（出油）十六个，胡椒四十八粒。

配制：共为细末，陈醋糊丸，如绿豆大，朱砂为衣。

用法：成人每服五分，小儿酌减，温白水送服。

注：按原载剂量"每服一二钱"其量太大，今改为五分，在服用时可观察动静，酌情增减也可。

15. 安国杨魁华献方

主治：痞积。

药物：三棱三钱，莪术一钱半，生军一两，榔片三钱，牙皂一钱，二丑一钱半，白及一钱，党参三钱，红花一钱，枳实三钱，白术二钱。

用法：共为细面。大人量每服五钱，小儿减用，开水送下。

16. 安国黄国缓献方

主治：痞积。

药物：三棱五钱，莪术五钱，二丑一两，焦曲四钱，内金四钱，川军八钱，砂仁二钱半，朱砂一钱。

配制：共为细末，蜜丸桐子大，朱砂

为衣。

用法：每日服三次，每次一丸。忌食不易消化之食物。

17. 安国王林祥献方

主治：痞积。

药物：核桃仁七个，小枣七个，栀子四两，生地四两，朴硝二两，白面二两，白米四两。

用法：做饭调入上药，将上药为面，饭内调匀摊布上，贴腹部七日为止。

18. 安国张景贤献方

主治：痞积，肚大，筋青，或有病块。

药物：麝香一分，冰片三分，皮硝、黄连、山甲、腊白面、神曲、黄米面各三钱，白胡椒七个，杏仁七个，山栀子七个，小枣七个（去核），大葱七根。

用法：共捣成膏，摊乌青布上，贴肚脐上，用袋子缠好，天黑贴上，天明去之。忌生冷、油腻食物百天。

19. 安国王子愈献方

主治：痞积肚大青筋，满腹坚硬。

药物：鳖甲一两，龟板一两，山甲、蝉蜕、僵蚕、当归、牡蛎各五钱，白芍七钱，甘草三钱，土元三十个。

用法：共为细面，白水送下。小儿每服一至五分，成人二钱。

20. 磁县牛子温献方

主治：癥瘕积聚。

药物：当归五钱，丹参五钱，生乳香五钱，生没药五钱，桃仁四钱，红花三钱，三棱三钱，莪术三钱，川椒四钱，柏子仁五钱。

用法：水煎服。

21. 完满县王占礼献方

主治：大肚子痞（适用小儿痞块）。

药物：桃树叶不拘多少。

用法：用水煎熬成膏，埋地下七天，取出将膏摊布上，贴于肚脐。

22. 高阳县李士林献方

方名：消痞膏。

主治：俗名"大肚子痞（积聚）"。

药物：鸭子腿（水边生的一种野草，俗名"鸭子腿"，亦名"鸭子蓼"）不拘多少。

配制：用水熬成稠黏之汁，摊于布上。

用法：贴肚脐之上。

23. 唐山市杜育仁献方

主治：痞疾。

药物：槟榔、川朴、枳实、陈皮、三棱、莪术、苍术、牡蛎各三钱。

用法：用羊肝一副焙干，同上药共为细面。每服二钱，一日三次服。

24. 唐山市王宝中献方

主治：男妇老幼腹中痞块。

药物：皮硝一两，独头蒜一个，川军一钱。

用法：共捣研做饼，贴患处，一日一换，以消为度。

25. 威县王辑五献方

主治：痞疾（黑热病）。

药物：五倍子四钱（瓦上焙黄研细末）。

用法：醋调摊布上，小儿贴囟门，大人贴肚脐。

26. 邯郸市游贞祥献方

方名：黑白六神丸。

主治：气血痰水虫诸积，及一切积聚、癥瘕等证。

药物：醋香附、五灵脂、川军、槟片、黑丑、白丑各等份。

配制：共为细末，炼蜜为丸，每丸三钱。

用法：弱人每次服一丸，壮者服两丸，温开水送下。忌食生冷、鱼腥之物。

27. 唐山市工人医院献方

主治：积聚在胃脘，腹大如盘，久不愈，四肢浮肿，发黄疸，虽能饮食，但消瘦，其脉浮大而长。

药物：姜朴五钱，黄连八钱，吴茱萸三钱，黄芩、白术各二钱，茵陈一两，砂仁、炮姜各一钱半，白茯苓、人参、泽泻各一钱，川乌（炮）、川椒各五分，巴豆霜四分，桂心四分。

配制：研为细末，炼蜜为丸，桐子大。

用法：初服两丸，一日加两丸，渐加至大便微溏，淡甘草汤送下。

28. 徐水县唐瑞桐献方

主治：小儿痞病（脾肿大）。

药物：南瓜连蔓叶。

用法：烧灰存性，黄酒送下。

29. 保定市郑玉成献方

主治：痞（黑热病）。

药物：嫩苍耳棵六七棵。

配制：捣烂如泥。

用法：摊白布上，敷贴患处2小时，将药除去，将水疱刺破，每日1次，连用六七次。

30. 南宫县傅宣华献方

主治：痞积，腹大坚硬，肢体瘦削，不思饮食。

药物：鲜长寿菜（马齿苋）三斤，麝香三分。

配制：将长寿菜在石头上捣烂，纳入砂锅内（不用铁锅），添水漫过三寸，熬数十开将渣捞出，再用微火煎熬，待其滴水成珠，纳入麝香调匀，摊在新青布上如掌大，其药膏一二分厚即可，不用火烤。长寿菜如用干的，汤加倍，可从冷水开始，取其质液配制，仍照前法即可。

用法：用时勿用火烤，可用热水壶蒸之，贴在当脐，再用白布系住以防脱落，至十日左右，大便数次为效果良好，无其他反应。

31. 保定市王德明献方

主治：痞。

药物： 麝香二分，阿魏二钱，芒硝一两半。

用法： 先用荞麦面和面条，量痞大小，以面条围住，铺药于内，下层先铺麝香，中层铺阿魏，上层铺芒硝，以布盖之，用烧热之砖熨之，以腹中觉气行即是痞消，连续熨之。

32. 保定市张辛愚献方

主治： 大肚痞（黑热病）。

药物： 鲜柏叶（不拘多少）。

配制： 将柏叶放锅内煮之，三小时去渣再煮，熬至黏粥状即成。

用法： 摊布上如钱厚贴病上，三天即退烧，十四日全消，最多不过贴三次。

33. 藁城县李筠洲献方

主治： 痞块病（黑热病和妇女癥瘕病，均有效）。

药物： 红花四两，广木香二钱，沉香三钱，台麝一分，白酒一斤，猪尿胞一个（鲜的）。

配制： 将上四味共为细末，把白酒温热，和药末一块装入尿胞内。

用法： 将药尿胞贴在痞块上，用白布缝兜固定。隔四日后，再加入白酒四两，加药半料，二十天至三十天即愈。痞块化之，癥瘕化而行之。

34. 保定市崔秀峰献方

方名： 阳合解丸。

主治： 胸腹胀满，停食积滞，呕逆腹痛。

药物： 当归二钱，赤芍二钱，三棱三钱，莪术三钱，元胡二钱，五灵脂二钱，焦楂三钱，焦曲三钱，广木香三钱，莱菔子三钱，吴萸二钱，牛蒡子二钱，黑丑炒二钱，川朴三钱，枳壳三钱，枳实二钱，红曲二钱，砂仁三钱。

配制： 共为细面，炼蜜为丸，三钱重。

用法： 每服两丸，开水送下。

35. 玉田县胡继锡献方

方名： 痞块治验方。

主治： 各种腹内痞块。

药物： 牡蛎、鳖甲、内金、三棱、莪术、赤芍、柴胡、云苓各三钱，川连、阿魏各二钱。

用法： 共为细末，每服一钱，小儿减半。

36. 晋县李满盈献方

主治： 痞疾肚大，青筋发烧。

药物： 木鳖子一钱，松香一两，杏仁一钱，红蓖麻子一钱半，麝香一分，核桃仁二个，桃仁二钱。

用法： 共捣如泥，摊布上，贴患处。

37. 隆化县闫贵文献方

方名： 化痞散。

主治： 痞积（黑热病）。

药物： 五倍子六钱为末。

用法： 五倍子末分为两包，用干醋调成糊摊白布上，贴百会穴（顶门）。贴时先将头发剃光，任其自落。

38. 博野县姜吉昌献方

主治：痞疾。

药物：阿魏二两，栀子七钱，酒糟五钱，桃仁三钱。

配制：共捣为膏，按病块大小，将膏摊荷叶上。

用法：将膏药贴于病块上，由日落时贴，至黎明时揭。

反应：腹部青黑，黑消病化。

39. 博野姜吉昌献方

主治：痞疾。

药物：红娘八个，斑蝥八个，全蝎七个，蜈蚣三条，烧酒半斤，猪尿胞一个。

用法：将上药研面装入胞内，酒亦装入猪尿胞内，将药尿胞放于病块处用布绑定，直至痞消。

水肿类（计 135 方）

1. 怀安县张万钟献方

主治：水鼓。

药物：商陆三钱（为末），荞麦面四两。

配制：二味以水和做六个饼，水煮熟。

用法：每次热吃二个。

2. 晋县中医进修学校献方

主治：腹水。

药物：生黑丑、生白丑。

用法：轧细，用头次末，每服三钱，茶水送下。用大麦面和匀烙成小饼吃亦可。

3. 晋县中医进修学校献方

主治：水鼓，因饮酒过多，或因湿者。

药物：甘遂三钱，蝼蛄阴七阳八，巴豆

霜五分，白面四两。

配制：上二味共为细末，再加巴豆霜，用白面和匀，做饼焙干。

用法：每次服四至五钱，以大便泻下为度。

4. 新乐县甄铭西献方

主治：水肿。

药物：甘遂一钱二分，神曲（研）、荞麦面各一钱二分。

配制：将神曲、荞麦面水和匀，压成片，把甘遂包入，煨透，研细面。再用白面一两与上面和匀烙成饼。

用法：以巴豆霜一个，商陆二钱半熬水煮饼食之。但肿去后，应服健胃补养药，并忌盐、碱、肉类一百二十天，如忌不严，犯者难治。

5. 赤城县马清华献方

主治：水肿。

药物：蝼蛄五个，甘遂三钱，黄酒四两。

配制：入砂锅将蝼蛄、甘遂焙黄，研为细末。

用法：用黄酒四两调药，一次服下。重者隔五日服一次，服七至八次痊愈。

6. 无极县刘觉民献方

主治：四肢浮肿，由下肢肿至腹而喘不得卧者。

药物：黑丑四钱，南沉一钱，琥珀一钱，甘遂三钱。

用法：共为细末。每早空心服七分至一钱。

7. 无极县刘觉民献方

主治：水肿腹大，喘不得卧。

药物：大黄二钱，黑丑四钱，甘遂二钱，紫大戟二钱，芫花醋（炒）二钱，轻粉半分。

用法：共为细末。每日空心服五分至一钱，白开水送下。忌盐与辛辣鱼肉厚味。

8. 延庆县赵景渊献方

主治：腹水肿及下肢肿，指按成坑。

药物：栀子七个，冰片二钱，鲜姜四两，飞罗白面四两，鸡子清五个。

配制：先将栀子轧面，再将鲜姜砸烂，

后把飞罗面和冰片、栀子共研，用鸡子清调匀，装入白布袋内。

用法：将布袋缚在肚脐上，经三四个小时后，腹水自小便排出，以水尽为度。

9. 沽源县李宇宸献方

主治：水鼓，实证而有虚象。

药物：鲫鱼四两，冬瓜皮四两。

用法：水煎服。忌食盐一百天。

10. 衡水县李文轩献方

主治：水肿、水鼓、气鼓，不论新久，均可服用。

药物：甘遂、大黄、陈皮、槟榔、二丑、牙皂各等份。

用法：共为细面，每服二钱，姜汤送下，一日一次，早晨空腹时服用。服后除大便泻水外，别无不良反应，孕妇忌用。

11. 涿鹿县范文升献方

主治：十种水病。

药物：土狗十枚。

用法：焙干为面，食前白水送下，三天服完有效。

12. 怀安县宋顶发献方

方名：加减五皮饮。

主治：不论男女，凡周身浮肿，肚腹膨胀之症，此方有特效。

药物：榔片二钱，二丑二钱，官桂一钱，丹皮二钱，桑皮三钱，泽泻二钱，青皮二钱，川椒二钱，木通二钱，陈皮二钱，

腹皮二钱，紫苏二钱，葶苈二钱，猪苓二钱，白术二钱，茯苓皮二钱，防己一钱半，枳壳一钱半，车前子三钱，木瓜一钱半。

用法：水煎温服。重者加甘遂一钱。

13. 沽源县李宇宸献方

主治：腹部水肿。

药物：甘遂、芫花、炒二丑各等份。

配制：共为细末，蜜丸一钱重。

用法：每服一丸，大麦汤送下。

14. 束鹿县赵达三献方

主治：水溢皮肤肿者。

药物：白山药（鲜者）。

用法：捣如泥，敷贴于肿处。

15. 沽源县献方

主治：水肿。

药物：青蛙一只，砂仁五钱，巴豆皮三钱。

用法：焙干共研细末，每服五分。

16. 沽源县献方

主治：周身浮肿。

药物：活蝼蛄四至五个。

配制：石器捣如泥。

用法：摊布上如膏药，贴肚脐上。

17. 涿鹿县李春和献方

方名：三仙枣。

主治：小便不利，水肿。

药物：甘遂、大戟、芫花（均用醋炒）各一钱，大红枣三两。

配制：以上四药放在砂锅内，加清水三茶杯，煎至水尽，不使枣焦，去药留枣。

用法：每四小时服枣一枚，白水送下，以大、小便通利为有效。

18. 邢台县曹芹治献方

主治：水肿，腹大，按之如泥，遍身皆肿。

药物：牵牛、甘遂各三钱。

用法：水煎，空腹顿服。服后腹中雷鸣便泻。

19. 清河县赵生恒献方

主治：四肢遍身浮肿，气短，小便不利。

药物：归身五钱，杭芍一钱半，白扁豆一钱半，熟地三钱，力参一钱，云苓五钱，贡胶二钱半，黄芪五钱，丹皮三钱，甘杞子八钱，木通三钱，台术三钱，大腹皮三钱，泽泻三钱，苓皮三钱，川断一钱半。

用法：水煎服。

20. 曲阳县陈忠勋献方

主治：腹水。

药物：茯苓皮三钱，大腹皮三钱，青皮二钱，黑白丑八钱，香附米二钱，细辛一钱，广木香三钱，白鲜皮三钱，川军二钱，川朴三钱，防风二钱。

用法：水煎服。

21. 保定市张守智献方

主治：水肿鼓胀。

药物：大黄、二丑各五钱，甘遂、大戟、芫花、腹皮、商陆各三钱。

配制：共为细末，以水为丸，绿豆粒大。

用法：成人每次五分，日一服。小儿酌减，白水送下。

22. 保定市赵汉臣献方

方名：仲景越婢汤。

主治：风水浮肿，有热性者。

药物：麻黄二钱，杏仁三钱，生石膏三钱，生姜二钱，炙草二钱，小枣二个。

用法：水煎内服，服后取汗。四五岁小儿适用此量，一般一日一剂，二三剂后即渐愈；成人酌加剂量。

加减：呕者，加半夏；热甚者，重加生石膏。

23. 唐山市王森献方

主治：水肿。

药物：甘遂、二丑各等份。

用法：共为细末。每次服一钱，空心服，黄酒送下。

24. 唐山市于洪图献方

主治：水肿。

药物：甘遂三钱（去心、面煨），二丑三钱，广木香二钱，猪腰子一对。

配制：前四味共为细末，将猪腰子切片，把药面撒上，蒸熟。

用法：内服用黄酒送下，体弱脉虚者禁用。

25. 安国县王来顺献方

主治：四肢肿胀。

药物：白羊肠子五寸，黄酒四两。

用法：用砂锅焙干为细末，黄酒四两冲服之。

26. 唐山市张继贤献方

方名：消水丹。

主治：水肿。

药物：黑白丑各二两，伽南香五钱，沉香五钱，琥珀二钱半，甘遂二两。

配制：共为细面，水泛为丸如绿豆大。

用法：每次十至二十丸，壮者三十至四十丸，早起空心服。

27. 张家口市梁逵献方

主治：下肢浮肿。

药物：甲鱼（鳖）一个（去头），大蒜二头。

用法：将甲鱼放入锅内，同蒜煮熟后食之。不许加盐、油、酱等作料，日吃一个，连吃三个即消。

28. 宁晋县冯丙杰献方

主治：水鼓。

药物：陈芭蕉叶（烧存性）五分，千金子（去油）二分五厘，滑石粉二分。

用法：共研匀。以豆腐皮裹，开水送下，十服愈。

29. 沽源县苏鲁滩新生农牧场献方

主治：肚腹膨大，周身水肿。

药物：小黑豆、猪牙皂、大白槟榔、神曲、甘遂（醋炒）、大黄各二钱。

用法：研为细末。每服一钱，开水送服。忌食盐。

30. 宁晋县裴鸣岐献方

主治：水鼓、气鼓。

药物：甘遂三钱（同荞麦面炒黄），陈皮三钱，广木香三钱，蝼蛄男八女七个（用活的在新瓦上慢火焙焦）。

配制：上药共为细末，枣肉为丸，做三百丸。

用法：每日服三十丸，十天服完即愈。若服药时发现心烦干呕者，用大葱白送下。忌食盐一百天，忌甘草一百天。愈后须服调理药，以防复发。

处方：焦白术四钱，炒麦芽一两，炮附子二钱，炒车前子五钱，陈皮二钱，苍术一钱，川朴一钱半，连服十余剂，永不再发。

31. 宁晋县张式如献方

主治：气鼓、水鼓。

药物：活鲤鱼一条，黑矾（皂矾）三钱，松罗茶二钱，红皮大蒜男八女七瓣。

配制：将鲤鱼去肠，将药入鱼肚内，瓷器盛之，蒸熟。

用法：趁热吃鱼，连药吃更效，若先吃鱼头，则肿从头消；若先吃鱼尾，则肿从腿消。

32. 清苑县赵玉肖献方

主治：水肿鼓胀。

药物：冬瓜一个，大蒜半挂（约二十头）。

用法：将冬瓜去瓤，大蒜去皮入瓜内，放锅内蒸之如泥为度，拌匀，令患者饱餐一顿即愈。

33. 沽源县献方

主治：周身水肿，按之陷窝不起，小便为少者。

药物：槟榔三钱，丝瓜络三钱，蝼蛄（土狗）七个（去翅足，炙），白糖四两。

配制：上药研末和入白糖内。

用法：分三次一日服完。禁忌食盐。

34. 沽源县献方

主治：周身水肿。

药物：黍谷（不去壳）一两，芒硝五钱。

用法：共研末，每服三钱，一日二至三次，候水肿大部消去，随服胃苓汤一二剂作善后。

35. 清河县庄声远献方

主治：风水，先从眼眉肿，继之头面全身皆肿。

药物：皂矾、小枣、公猪肉、飞罗面各四两。

用法：共捣为丸，如白豆大，每服八九粒，白水送下，服后大便泻下黑水，五六天即愈。

36. 唐山市许伯仁献方

方名：消水散

主治：男妇一切水肿，食欲不振，腹胀满，两腿浮肿。

药物：甘遂二两，黑丑二两，沉香五钱，滑石五钱，琥珀末二钱半。

配制：共为细末。

用法：内服，体弱者服四分，壮者服一钱，白水送下。隔日一服，禁忌食盐一百天。体弱者宜先服云苓三钱，白术四钱，生薏米四钱，生山药五钱，党参三钱，砂仁二钱，莲子肉四钱，甘草一钱半。

37. 涞源县仲子才献方

主治：头面四肢浮肿。

药物：生花生仁二两，大枣七个，赤小豆一两。

配制：将以上三味药装入砂壶内，用水煮寸豆烂为度。

用法：随便吃花生仁和赤小豆，不过二三次即消。

38. 怀安县宗秉恒献方

主治：凡因咳嗽喘急，或泄泻下痢，以及其他疾病所引起的水肿，小便不利，全身浮肿，肚腹胀满，甚至咳嗽、喘急不得卧者，皆能治之。

药物：荔枝七个（打），桂圆肉七个（打），大枣七个（去核），白果七个（打），真松罗茶三钱，蜂蜜一两，核桃七个（打）。

配制：以上七味，水三盅，煎一盅，渣子再煎一次。

用法：温服，每天服一剂。严重者，连服三四剂，则水利肿消；轻者，服一剂就能消肿。禁忌盐菜、荤腥、海味四个月。

39. 佚名氏献方

主治：水肿（从上往下肿）。

药物：木通三钱，大麦芽三钱，车前子三钱，白蜂蜜三钱，茶叶五钱。

用法：水煎一盅温服。

40. 阳原县张廷仕献方

方名：加减五皮饮。

主治：水肿。

药物：五加皮三钱，大腹皮三钱，生姜皮三钱，桑皮二钱，陈皮三钱。

用法：水二盅煎一盅，空心服。

41. 涿鹿县郝瑞斋献方

主治：水肿。

药物：葫芦一个（要秋后霜冻的）。

配制：用阴阳瓦焙黄，研面。

用法：用水送服。

42. 怀安县王氏献方

主治：虚肿。

药物：白果仁二两，蜂蜜四两，梨二个，鲜姜一钱。

配制：把梨用竹刀切片，与诸药同煎，两碗，或一碗，煎数沸。

用法：温服，忌铁器。

43. 阳原县献方

主治：水肿。

药物：羊肚子一个，马粪蛋七个，砂仁五钱（研），紫皮蒜一头（去皮）。

配制：将以上各味装入羊肚子内，置入锅内，加水一起煮烂。

用法：喝汤食肚。

44. 巨鹿任砚田献方

主治：周身水肿（不拘何部），目不得视，唯肾囊及阴部肿者更效。

药物：黑驴粪（如无全黑者，白肚皮的也可）。

用法：用砂锅炒热，向脐下膀胱部位暖之，不热再换。待不多时，小便自利，但须续暖不停，候身上水分完全从小便排出为度。

45. 巨鹿县解全胜献方

方名：健脾行气利水汤。

主治：腹满腹胀，食物减少，渐渐水肿。

药物：砂仁四钱，猪苓三钱，泽泻四钱，桂枝一钱半，桑白皮三钱，大腹皮三钱，生姜皮二钱，茯苓皮二钱，广木香二钱，甘草二钱，野台参三钱，白术五钱，云苓五钱，清夏三钱，陈皮三钱，香附五钱。

用法：水煎服，每天一剂，以愈为止。

46. 宁晋任凤韫献方

主治：水肿病。

药物：黄芪五钱，白术三钱，茯苓五钱，防己四钱，大腹皮四钱，五加皮四钱，姜皮三钱，桑皮三钱，茯苓皮三钱，猪苓四钱，泽泻三钱，炙草二钱。

用法：姜枣为引，水煎温服。

47. 无极县陈利献方

主治：四肢头面浮肿，指压之成坑不起者。

药物：甘遂三钱，苍术二钱，商陆三钱，巴豆霜一分。

配制：将甘遂用荞麦面包住在炉火中煨成黄色。豆霜勿去净油，共为细面，分成三剂。

用法：每次一剂，白水送下。服药后忌盐一百天。但服药之时，腹中雷鸣，上吐下泻，小便增多，浮肿即减。连服或隔日服均可。若体弱年老者，可隔一二日服一次。

48. 民间献方

主治：下肢浮肿。

药物：白茅根三两。

用法：水煎服。

49. 昌黎县郭仲景献方

主治：腿下部浮肿，皮色不变，日久不愈。

药物：鲜苦参一斤。

用法：煎水。先服一茶盅，先熏后洗。

50. 定县王喜来献方

主治： 水肿。

药物： 芫花、大戟、甘遂、商陆、广木香各一钱，木通、槟榔、牙皂、泽泻、二丑各二钱（均生用）。

用法： 共研细面。每服三钱，每日一次，早起空心服。禁忌盐、油、肉。

51. 唐山市高恩陆献方

方名： 土狗散。

主治： 全身水肿。

药物： 土狗（蝼蛄）七个。

用法： 焙干为细面，黄酒冲服。

52. 峰峰矿区刘忠裕献方

主治： 全身浮肿。

药物： 麻黄七钱，椰片四钱，砂仁一钱，蜂房三个，黄酒四两，蜂蜜二两。

用法： 水煎服，一日两次。

53. 峰峰矿区刘忠裕献方

主治： 各种水肿、风肿。

药物： 硫黄一钱，鸡蛋一个。

配制： 将硫黄研末，放入鸡蛋内，搅匀蒸熟。

用法： 白水送下，一次可服二个。

54. 乐亭赵荫乔献方

主治： 水肿。

药物： 黄瓜皮五钱，泽兰四钱，党参一两，山药六钱，云苓一两，泽泻五钱，附子三钱，牛膝四钱，车前子三钱，山

黄三钱，丹皮三钱，猪苓四钱，苍术四钱，肉桂二钱。

用法： 水煎服。

55. 安国县李耀增献方

方名： 二仙丹。

主治： 水肿。

药物： 独头蒜按年龄定数，一岁一头，黄酒四两。

用法： 蒜和黄酒入锅内加水一碗，细火炖熟，不拘时服用。

56. 定县李伯涛献方

方名： 消肿散。

主治： 鼓胀，无论肾脏炎、肝硬化、心脏水肿均有效（癌性无效）。

药物： 甘遂三钱，广木香二钱，车前子三钱，巴豆五粒（去油），商陆三钱，槟榔三钱，蝼蛄三个（瓦上焙干）。

配制： 共为细末，分为七包。

用法： 每服一包，用大枣十个煎汤送下。每日一次，连服七天，水肿即消尽。服后有恶心呕吐反应。忌盐及五荤。

57. 峰峰牛祥献方

主治： 全身水肿，按之如泥，气喘不能食。

药物： 陈皮三钱。腹皮三钱，桑皮二钱，姜皮三钱，云苓皮三钱，甘遂一钱半，大黄四钱，萝卜子三钱。

配制： 大枣为引十个，水煎服。

58. 峰峰易文明献方

主治：水肿。

药物：醋香附四钱，乌药四钱，广皮二钱，猪苓二钱，苏子二钱半，木通二钱，茯苓皮五钱，车前子八钱，槟榔二钱，炒二丑六钱，姜皮四钱，细辛一钱半，泽泻一钱半，大腹毛四钱，竹叶钱半，灯心一钱半。

用法：水煎服。

59. 安国县李郁周献方

主治：遍身浮肿。

药物：甘遂、大戟、芫花、黑丑、椰片、木通、广木香、车前子、大腹皮（醋炙）、皂角（炒为炭）各三钱。

用法：共为细末，烧酒为丸，绿豆大。每服五钱，于早晨空心服。忌食盐百日。

60. 怀来县贡珠献方

主治：水肿。

药物：蟋蟀七个。

配制：新瓦焙干，共为细面。

用法：开水冲服，每日服一次，早饭前用。共吃三剂，不论男女。

61. 唐县大魏庄赵士忠献方

主治：水肿鼓胀。

药物：大鲤鱼一条，松罗茶一撮。

配制：除去肠杂，再入松罗茶连鱼带茶齐用，清水煮。

用法：煮熟不用盐食之，一条而愈，水肿皆消。

62. 唐山市张崇柱献方

主治：颜面水肿，四肢浮肿，小便少。

药物：黑大豆半斤，葫芦一个。

配制：以葫芦煎汤煮黑大豆，将水浸尽为止，晒干为末。

用法：每次服三钱，白水送下。

63. 景县杨锡桐献方

主治：肾水浮肿，手足发紫。

药物：桂枝三钱，麻黄二钱，细辛一钱，知母二钱，附子二钱，防己二钱，茯苓四钱，甘草一钱。

用法：水煎服。

64. 保定市精神病院郑喜贵献方

方名：消脾利水丹。

主治：脾肿大，小便不利。

药物：好茶叶二两，小枣十二个，砂酒壶一个，砂仁三钱。

配制：将茶叶炒黄色，小枣去核炒黄色，砂仁炒黄色，砂酒壶研面，上药共成细末，用蜂蜜为丸，每粒三钱重。

用法：每次服一粒，日服两次。白水送下，禁忌盐酱一百日。

65. 承德市任瑞文献方

方名：消水散。

主治：心脏性水肿。

药物：牛黄四分，川黄连三钱，琥珀二钱，朱砂三钱，炙甘遂二钱。

用法：共研细末。每天晚上睡前服五分，白水送下。

66. 唐县王德三献方

主治：水鼓，水肿。

药物：公猪肚子一个（猪胃），儿马粪蛋二个，砂仁一两，独头蒜七个。

配制：将猪肚洗净，把马粪蛋装入布袋中，连前药共入肚中，用大砂锅煮熟。

用法：将药及马粪蛋取出，即将肚及汤食之。

67. 滦县王化民献方

方名：二子猪肚煎。

主治：水肿。

药物：肥猪肚一个，菟丝子四两，车前子四两，紫皮蒜四两，蜂蜜四两。

配制：将猪肚子用长流水洗净，把菟丝子、车前子、紫皮蒜装入猪肚子内，以水调蜜，共置入砂锅内，微火煎至猪肚熟，蜜水尽为度，取出去净药渣。

用法：把猪肚子一次吃完。

68. 滦县常亿年献方

方名：苓桂术甘汤。

主治：足肿，肾囊肿，生殖器肿。对上肢浮肿者无效。

药物：茯苓一两，桂枝三钱，白术四钱，甘草二钱。

用法：水煎服。

69. 宁河县李学程献方

主治：男妇腹大，周身肿胀方。

药物：自抽干葫芦一个（焙微黄）。

用法：研面每服三钱，黄酒调服，一日二三次即愈。

70. 丰宁县李景春献方

方名：分消汤。

主治：水肿。

药物：苍术三钱，白术二钱，茯苓四钱，陈皮三钱，川朴二钱，香附三钱，猪苓三钱，泽泻三钱，枳实三钱，腹皮四钱，砂仁二钱，木香一钱。

用法：水煎服。

71. 唐县刘桂馥献方

方名：甘遂二丑散。

主治：治肾脏水肿。

药物：甘遂一钱，黑丑钱半。

用法：共为细末。每服七分至一钱，日服三次，大枣汤送下。病情严重者，可连服二至三日。

72. 张家口市张绍康献方

主治：水肿。

药物：厚皮西瓜一个（去瓤），砂仁四两，大蒜八两。

配制：将西瓜开一小圆口挖出瓤，将砂仁、大蒜装入盖好，用泥包好，火上烤干研面。

用法：每服三钱，日三次，开水调服。

73. 滦县李庆云献方

方名：鲤鱼滴水丹。

主治：大腹遍身水肿，四肢胖肿，皮肤内水液汪汪，头目虚肿，属于急性的水肿。

药物：明矾四钱，活赤鳞赤尾鲤鱼一条，朱砂二分。

配制：用新鲜红鳞红尾的鲤鱼一条，剖去肚肠等物不落水，将研细的明矾粉、朱砂面装入鱼肚内，外用草纸包裹三四层，再箍上黄土稀泥一指厚，入灶内柴火烧熟。

用法：鱼烧熟后蘸米醋就大米粥吃（百日内不许吃盐酱），小便即见清长，胖肿见消。如一顿吃不了，下顿再吃。

74. 张家口市献方

主治：大腹水肿外用药。

药物：石蒜球（又名"一枝箭"，用根子）三钱，蓖麻子（去硬皮）。

用法：共捣为泥，摊在布上贴于两脚心，扎紧五小时，水从大便出即愈。

75. 滦县田广福献方

主治：腹水，肚腹胀大，气滞，四肢水肿。

药物：白术三钱，赤苓四钱，泽泻三钱，官桂三钱，滑石五钱，竹叶三钱，灯心二钱，砂仁三钱，白蔻三钱，陈皮三钱，薏仁四钱，甘草二钱。

用法：水煎服。将药续煎两次，共煎成三茶碗，均分三次，每天一剂，每次一碗。

76. 安国银明献方

方名：朱珀五苓汤。

主治：周身浮肿，口渴心悸，或嗽，或不嗽。

药物：浮萍四钱，杏仁三钱，桂枝二钱，白术三钱，云苓五钱，泽泻三钱，滑石五钱，冬瓜皮五钱，猪苓三钱，桑皮三钱，陈皮三钱，川贝三钱，甘草二钱，朱砂一钱，琥珀一钱（二味研细）。

用法：水煎冲服朱砂、琥珀末。

77. 定县朱庆丰献方

主治：水肿。

药物：车前子（布包）、广木香、榔片、芝麻各二钱。

配制：共研细面，先将猪腰子一个用竹刀切开，把腰子内白丝去掉，将前药纳入，用纸包好，共包七层用水浸透，炭火烤之，随烤随湿油透纸外为度。忌铁器。

用法：一次吃下，用蝼蛄煎水送下。忌盐一百日。

78. 唐山市伦绍远献方

主治：遍身水肿，小便不利。

药物：甘遂一钱（要白色的），猪腰子一个。

用法：将猪腰子用刀劈开，纳入甘遂末，再以毛头纸包好，用水蘸湿，以面裹煨熟，食之。

79. 安国县张振亚献方

主治：四肢及肚子浮肿。

药物：红芽大戟、甘遂、芫花各三钱，大枣四两。

用法：水煎服。

80. 安国县刘澄漩献方

主治：水肿。

药物：癞蛤蟆一个，广砂仁三十粒。

配制：将砂仁装入蛤蟆肚内，吊烟囱中熏干，研为细面。

用法：开水冲服。

81. 唐山市边秀彬献方

主治：水肿。

药物：土狗一个（蝼蛄），麝香五厘。

配制：上半身肿要土狗的上半截，下半身肿要土狗的下半截，全身肿用整个土狗，与麝香五厘共捣一起。

用法：将药纳脐内，以小膏药贴之。

82. 唐山市伦绍远献方

方名：瓜皮汤。

主治：周身水肿，小便不利。

药物：冬瓜皮四两。

用法：水煎服，每天一次。

83. 涿鹿县李春和献方

方名：甘遂枣。

主治：腹水肿。

药物：甘遂三钱，大红枣三两。

配制：以上二味放药锅内，加清水浸过，煎至水尽为度，去甘遂。

用法：每日早、午、晚服药枣，每次二枚，以大小便通利为限。如不利，再加

服一枚。宜忌食盐一百天，孕妇忌服。

84. 武邑县张云峰献方

方名：疏凿饮。

主治：风湿引起周身浮肿喘嗽。

药物：大腹皮三钱，木通三钱，赤小豆二钱，泽泻四钱，槟片三钱，羌活一钱半，商陆二钱，秦艽二钱，椒目一钱，茯苓四钱，木瓜三钱，甘草二钱。

用法：水煎服。服后小便多，少腹微痛。服两剂后，加陈皮、白术各二钱，连服四剂。

85. 冀县范迈千献方

方名：鲤鱼汤。

主治：全身水肿。

药物：大鲤鱼一条（至斤者佳，去净肠、鳞，大蒜去皮，填满鱼腹），红糖四两，松萝茶四两。

配制：将鱼架在稀篦上，置大锅内，清水加红糖与茶蒸鱼，以鱼熟为度，食鱼饮汤，一顿不尽，二顿服完。

86. 涿鹿县康学勤献方

主治：腹水右胁胀硬。

药物：当归三钱，鳖甲一两，黄芪三钱，商陆五钱，猪苓三钱，赤苓三钱，生苍术三钱，甘草二钱，赤小豆四钱，甘遂二钱，鸡内金三钱，柴胡二钱。

用法：水煎服。

87. 获鹿县苗玉华献方

主治：肿胀病。

药物：商陆八钱，甘遂五钱，巴豆霜一钱。

配制：共为细面，面糊为丸如绿豆大，朱砂为衣。

用法：每次一丸，一天一次。可兼服五皮饮加减。

88. 获鹿县杨录妮献方

主治：气肿，水肿。

药物：牙皂、乌梅、桃仁、大黄、葶苈、大戟、芫花、甘遂、枳壳（炒）、神曲、麦芽、青皮各二钱。

配制：炼蜜为丸，每丸三钱重。

用法：水肿用茶水送下，气肿用黄酒送下。忌食盐。

注：原献方者未提供具体服药剂量，仅供参考。

89. 获鹿县王祥德献方

主治：腹水。

药物：甘遂三钱，商陆四钱，胡椒五分，朱砂三钱，神曲六钱，巴豆霜三钱，荞麦面二斤。

配制：把荞麦面用水和，擀成片，把甘遂、商陆、豆霜包起来，用炭火煨干，去荞麦面，其他药品研细，炼蜜为丸如豌豆大。

用法：每服十丸至十五丸。小孩、老人酌减。

90. 武邑县赵丙午献方

主治：水肿，小便不利。

药物：裤子绒（玉蜀黍穗上的花红线）。

用法：成人每次水煎五至十个，内服。

91. 赤城县宋殿林献方

主治：气鼓水肿。

药物：红花二钱，甘遂二钱，木香二钱，葶苈子一钱五分，芫花一钱。

配制：共为细末，白面糊为丸，匀七丸。

用法：每日一次服一丸，白萝卜煎水送下。

92. 怀安县王占贤献方

方名：三仙散。

主治：水肿，血肿，气肿。

药物：防己、泽兰叶各等份。

用法：为细末，每日服一次，每次服三钱，服至数日后即能见效。

93. 保定市张树堂献方

方名：水肿单方。

主治：全身水肿。

药物：鲜鲫鱼一条（五六两重），砂仁（研面）二钱，甘草（研面）一钱。

配制：将鲜鲫鱼去鳞、肠肚，洗净，将砂仁、甘草面装入鱼腹中，用线缝好，放在碗内，加水清蒸，不用油、盐、酱、醋。

用法：分三次当菜吃，不可或多或少，吃数条鱼即愈。忌盐二十一天。

94. 保定市贾舜卿献方

方名：金蟾散。

主治：水鼓，全身水肿，按之不起，小便不利。

药物：气蛤蟆（蛤蟆被敲时腹部鼓起者）一个，广砂仁男八粒女七粒。

用法：将砂仁装入气蛤蟆肚中，用泥将蛙裹住，在火上煅红取出，研细末，黄酒送下，水由小便出。忌盐百日。

95. 保定市藏定西献方

方名：朴硝汤。

主治：水肿。

药物：朴硝一两，黄牛肉一斤。

配制：将朴硝与黄牛肉同煮，愈烂愈好。

用法：去肉喝汤，水肿即消。

96. 保定市赵志云献方

主治：水肿。

药物：鲤鱼二斤，大蒜一斤。

配制：二物一同炖之，或加佐料亦可，用水煮亦可。

用法：一次吃完。

97. 南宫县献方

主治：全身水肿。

药物：紫皮蒜皮二两。

用法：水煎服。

98. 高阳县张来丰献方

主治：水肿。

药物：白麻（苎麻）六两（煅炭）。

用法：为末，用热黄酒调服，盖被发汗。忌羊肉。

99. 完满县谭经纬献方

主治：水肿腹胀。

药物：白术一两，甘遂三钱。

用法：共为细末。每服一钱，开水送下。

100. 邢台县陈其政献方

主治：全身水肿或单腹胀。

药物：大戟（醋炙）、芫花（醋炙）、甘遂（炒）、小茴香各三钱，鸡内金、丝瓜络、二丑各五钱（炒）。

用法：共为细末。每次服一钱，用蝼蛄三个为引，黄酒四两冲服。如无黄酒，白开水送服亦可。

101. 沙河县牛怀德献方

方名：决流汤。

主治：水肿大便结，头面一身尽肿，按之没指不起，胸满气喘不能卧，口渴，小便不利，脉沉细有力。

药物：二丑（炒，研）五钱，车前子（炒，另包）一两，桂心一钱，甘遂三钱（用肥大的）。

配制：以上四味纱布包之，水二盅慢火煎至一盅。

用法：每日早、晚空心服，不煎药渣，间日一剂或三日一剂，以肿消为止。再接服五苓散，重用白术，加党参二钱，年岁四十五岁以上服三分之二，服后半小时心口发烧或痛，泻后恶心呕吐。不呕吐、不泻者，次日再服。

102. 大名县刘坦献方

主治：水肿。

药物：蝼蛄三个（砂土炒黄，研），红糖少许。

用法：共研细末。白水送下，每日服一次，七日消肿，半月除根。

103. 商都常东才献方

主治：水肿腹疼，大便溏泄。

药物：苍术三钱，茯苓皮三钱，木瓜三钱，广木香二钱，大腹皮三钱，五加皮三钱，草豆蔻三钱，川附子一钱，炮姜一钱，川朴三钱，二丑三钱，灯心一钱，竹叶一钱。

用法：水煎服。

104. 涞源县安宽献方

方名：消胀散。

主治：一切鼓胀，周身皆肿，气喘不得卧，小便少者，服之有特效。

药物：芫花三钱，荆芥穗三钱，槟榔三钱，甘遂三钱，车前子三钱，大戟三钱，广木香三钱。

用法：水煎服，一日服一次，早晨服之。

105. 涞源县王振德献方

方名：治鼓水验方。

主治：鼓胀四肢及周身浮肿，手按之凹陷不起，下肢肿甚，胸腹胀满，咳嗽喘息，端坐呼吸，心悸，尿秘，吐白色痰

涩，大便燥，小便赤短，眼泡亦肿或不肿，口干不欲饮等症。

药物：茯苓五钱，川朴三钱，茯苓皮三钱，沉香一钱，白术二钱，槟榔三钱，秦艽三钱，木通三钱，枳壳三钱，腹皮四钱，防己二钱，泽泻三钱，陈皮三钱，桑皮三钱，乌药二钱，猪苓三钱，知母二钱，黄柏二钱，肉桂一钱，甘草一钱。

用法：水煎服，一日两次，早、晚服之。忌气怒、辛辣和过咸的菜蔬。

106. 唐山市工人医院献方

主治：头面、四肢、腹部水肿，胀满气短，因心力衰竭致循环障碍而起。

药物：防己四钱，黄芪四钱，桂枝四钱，茯苓六钱，甘草三钱。

用法：水煎温服，一日两次。

107. 唐山市工人医院献方

主治：肺肾二经虚，腰重脚肿，小便不利，或肚腹肿胀，四肢浮肿或喘急。

药物：白茯苓三两，附子五钱，川牛膝、肉桂、泽泻、车前子、山萸肉、山药、牡丹皮各一两，熟地四两。

配制：研细末，炼蜜丸，三分重。

用法：每次十丸，空心白水送下，一日三次。

108. 唐山市工人医院献方

主治：单腹胀，便秘，尿少。

药物：丁香、胡椒各二钱，郁李仁四钱，全蝎、木香、槟榔各五钱，枳实、白牵

牛各一两。

配制：研细末，米饭为丸绿豆大。

用法：每次服十九至十五丸，陈皮生姜汤送下。

109. 唐山市工人医院献方

主治：脐上部痞硬肿胀，下肢浮肿，按之没指不起，喘促，食欲不振，小便不利。

药物：防己、泽漆叶、石韦、桑白皮、泽泻、丹参、茯苓、橘皮、白术各三两，郁李仁二两，通草一两。

配制：研粗末，姜五片，水煎温服，每次服四钱，一日两次。

110. 阳原县梁兴汉献方

主治：鼓胀水肿。

药物：甘遂、芫花、麦芽、腹皮、二丑各三钱。

配制：共为细面，用水和成饼，以锅蒸之，分七日服。

用法：照上剂量制妥，分为七剂，每日服一剂，白开水送下。

111. 石家庄市高汉章献方

方名：苦参膏

主治：四肢肿胀。

药物：黄芪一斤，苦参一斤。

配制：上二药加水三斤，熬成一斤，去药渣再熬成六两，加蜜六两成膏。

用法：日服三次，每次三钱，白开水送服。

112. 行唐县王维周献方

主治：实性水肿，头面皆肿，脉实，大便闭结，小便赤。

药物：甘遂三钱，大戟三钱，丝瓜络五钱，小茴香五钱，鸡内金三钱，活蝼蛄七个，长尾五谷虫十四个。

配制：焙干共研细面。

用法：每日服三次，每次服三分，开水送下。忌盐百日及鱼腥、猪、羊、牛肉等。

113. 井陉县郝氏献方

主治：水肿。

药物：公猪腰子二个，土狗二个。

配制：用竹刀将猪腰子剖开，置土狗于内，再用新角瓦二个将前二味放瓦内扣住，两头用泥封固，用火焙干，取出研细末，分成三份。

用法：连服三日，第一次，麦秸烧灰，开水冲灰送药；第二次，百草霜水送下。第三次，葱根水送下即消（忌盐百日）。

114. 晋县中医研究所献方

主治：水肿（腹水）。

药物：茵陈一两，焦术八钱，栀子一钱半，泽泻三钱，猪苓三钱，赤小豆五钱，车前子五钱，元胡二钱，防己三钱，木通三钱，大白片三钱，甘遂二钱，云苓三钱，腹皮二钱，丹皮三钱。

用法：水煎服。如无黄疸者，可去茵陈、栀子，加芫花、郁金。

115. 晋县中医研究所献方

主治: 风水、皮水。

药物: 黄芪七钱,防己三钱,杭萸三钱,熟地四钱,焦术三钱,泽泻三钱,杞果三钱,茯苓四钱,桂枝一钱,杏仁一钱,党参三钱,猪苓三钱,陈皮三钱,苡仁三钱,大枣三钱。

用法: 水煎服。

116. 宣化铁路卫生所吴可仁献方

主治: 阴茎包皮浮肿。

用法: 用鸭子的唾液抹到患处,片刻即消。

117. 张家口铁路医院尹长风献方

主治: 水肿。

药物: 盘龙草(破草帽顶,愈陈久者愈佳),大蒜辫子、车前子、文草(星星草)、红白糖(以上分量皆不拘数)。

用法: 水煎服之。

118. 灵寿张文治献方

主治: 水肿。

药物: 石蒜(璋琅花,大者一个,小者三个),大蓖麻仁七十个。

用法: 共捣如泥,摊布上贴两足心,十二小时换一次,贴七日。

119. 遵化县刘井亭献方

主治: 男妇腹水肿(水肿)。

药物: 蜂蜜半斤。

配制: 加井里凉水调稀。

用法: 分三次服,每日三次,空腹服。

120. 新河县李清江献方

主治: 腹大水肿。

药物: 甘遂三钱,蝼蛄一个,猪腰子一个。

配制: 将甘遂为末,蝼蛄(炙干)为末,猪腰子(炙干)为末。

用法: 白酒三五盅,一次送服。

121. 南皮县中医办公室献方

主治: 水肿。

药物: 棒子线(又名"玉米须")一两。

用法: 用开水冲之(浸透)。每次当茶喝二至三茶碗,每天喝四至五次,连服一至三个月即可收效。病重者还可用此水做饭吃,并兼服此水,收效更大。

122. 石专医院史奉璋献方

方名: 白茅根汤。

主治: 下部湿热壅滞,小便频数或小便不利,而致水肿。

药物: 鲜白茅根一斤(去净皮节间小根,切碎)。

用法: 用水五碗,煮二三沸即可,去渣。温服一杯,日服五六次,夜间也服二三次,使药力相继不断,小便即通,水肿自消。

123. 徐水县郭弼臣献方

主治: 腹水。

药物: 玉米须一团。

用法：用开水泡服。

124. 石专医院张希景献方

主治：妇人产后水肿。

药物：黄芪八钱，当归二钱，五加皮二钱，白茯苓二钱，茯苓皮二钱，生姜皮二钱，香附二钱。

用法：水煎服。

125. 石专医院张希景献方

主治：水肿。

药物：公鸡粪四两（晒干），黄酒半斤。

用法：黄酒煎鸡粪去渣，服汤甚效。

126. 新城县文雨田献方

主治：水肿，周身皆肿。

药物：肥甘遂、广木香、砂仁、槟榔、枳实、神曲各二钱，猪腰子一对（男用母猪腰子，女用公猪腰子）。

配制：猪腰子用竹刀片开，将药轧成粗末装入猪腰子内，外用麻线缠住，用阴阳瓦焙干（慢火为宜，约二个小时），以腰子焦脆为度，再轧为细面。

用法：分二日服完，每日早晨服一次，用黄酒三两冲服。忌食盐三十天。

127. 保定市汤义献方

主治：水气浮肿。

药物：白术二钱，枳壳一钱，陈皮一钱半，清夏一钱，神曲一钱，茯苓三钱，大腹皮二钱，桑白皮二钱，生姜皮二钱。

用法：水煎服。

128. 保定市张树棠献方

主治：腹水肿。

药物：茄根不拘多少（烧炭）。

用法：研细面，再用豆腐二两，水煮数沸加药，连豆腐吃下。每日早、晚各服一次。忌盐三十天。服后感觉小便增多，腹水渐消，连服七八剂即痊。

129. 保定市牛克田献方

方名：决流汤。

主治：水肿病，全身皆肿，按之如泥。

药物：黑牵牛三钱，甘遂二钱，肉桂五分，车前子一两（布包）。

用法：水煎服。

130. 围场县白宝元献方

主治：大腹水肿，气息不通，危在旦夕。

药物：海藻四钱，椒目一钱半，牛黄一钱，葶苈子三钱，昆布四钱，牵牛四钱。

配制：共为细末，面糊为丸。

用法：白水送下，每服三钱。

131. 围场县李树棠献方

方名：立消饮。

主治：肝脏水肿（西医名肝硬化），并能治黄疸病。

药物：玉米须四钱，西瓜皮四钱，水葫芦四钱，银柴胡五钱，青皮三钱，赤小豆五钱，赤茯苓一两，茵陈一两。

用法：水四盅，煎一盅。温服。

132. 安国县李焕然献方

主治： 水气浮肿。

药物： 五加皮三钱，瓜蒌皮五钱，茯苓皮三钱，青皮三钱，大腹皮三钱，商陆根二钱，葶苈子二钱，牙皂一钱，锦纹军四钱，广木香三钱，槟榔片三钱，砂仁二钱，焦山楂四钱，冬瓜皮四钱，郁李仁三钱。

用法： 水煎服。

133. 晋县杜云霄献方

方名： 消肿汤。

主治： 周身肿胀（小儿特效）。

药物： 荆芥五钱，防风五钱，槐角三钱，黑芝麻三钱，甘草二钱，虫退一钱，天虫五分，浮萍二钱。

用法： 水煎服。

134. 保定市张巍庭献方

方名： 消水枣。

主治： 全身浮肿（慢性肾炎）。

药物： 红芽大戟四两，紫背浮萍半斤，红枣一百粒。

配制： 前二味煎后去渣，再用此汤煮红枣。

用法： 日食四五枚，最严重的两料而消。

135. 保定市张巍庭献方

方名： 导水散。

主治： 腹水。

药物： 甘遂四钱，黑牵牛四钱，伽南沉香五分，琥珀五分。

用法： 共为细末。每日服五分，蜜水冲服或白茅根汤冲服。

鼓胀类（计113方）

1. 赤城县米生献方

主治： 水臌。

药物： 槟榔六钱，香附四钱，商陆一钱，木香一钱，沉香一钱，甘遂一钱。

用法： 共为细末。每服三钱，白水调服，以泄水为度。服药后忌食盐。

2. 赤城县米深献方

主治： 中满膨胀，四肢肿，泄泻。

药物： 苍术二钱，陈皮二钱，川朴二钱，炙草一钱半，官桂二钱，白术二钱，泽泻二钱，猪苓三钱，茯苓三钱，白芍二钱，腹皮二钱，砂仁二钱，山楂二钱，神曲二钱，灯心少许。

用法：水煎服。

3. 涿鹿县杨隐之献方

主治：水臌。

药物：蝼蛄七个。

配制：用新瓦焙黄，为细面，分七包。

用法：每日一包，黄酒冲服。

4. 涿鹿县庄殿甲献方

主治：水臌。

药物：酒军四钱，大戟一钱，芫花一钱，甘遂一钱，槟榔三钱，青皮三钱，炒二丑三钱，大腹皮二钱，三棱三钱，莪术二钱，防己三钱，木瓜三钱。

用法：水煎服。忌盐一百日。

5. 沽源县献方

主治：腹胀如鼓，肢体浮肿。

药物：鸽子粪二两，醋半斤。

配制：铜勺内将鸽粪同醋炒黄，研为细末。

用法：每服一至二钱，黄酒四两冲服。

6. 康保县处长地村申明久献方

主治：湿气鼓胀。

药物：紫苏子一两，葶苈子五钱。

用法：水煎，分两次服下。

7. 平山县卢开太献方

主治：鼓证。

药物：川军一两，芒硝八钱，蜣螂五个，二丑一两，萝卜子一两，广砂仁一两，

广木香八钱。

用法：共为细末。壮人每服五钱，弱人二钱，开水冲服。孕妇忌用。

8. 宁晋县杨铭斋献方

主治：周身水肿，手按陷坑不起者。

药物：活鲫鱼一条约二三两重，火硝三分。

配制：将鱼去鳞、肠杂，把火硝放鱼肚内，再用小米一碗，用水煮半生半熟，捞在笼屉上，将鱼放在碗内，将碗放在小米饭上，再盖上一个碗，盖好蒸熟。

用法：大人每次服一条，小孩服半条，饭后服。

9. 涿鹿县马耀庭献方

主治：水臌。

药物：黑白丑一两（半生半熟），甘遂四钱。

配制：以上二味共为细面，分五包。

用法：空心黄酒为引送下，每日一次一包。忌盐、酱、碱一百天，严禁房事。

10. 宁晋县薛鸿瑞献方

主治：腹水肿胀。

药物：鲤鱼一条（十二两左右）。

用法：鲤鱼去鳞、肠等物，再用大蒜七瓣、松罗茶五分，皂矾五分，置于鱼腹内，将鱼腹缝好，煮熟。

用法：食鱼肉，连食五次。忌盐。

11. 张家口市王筵卿献方

主治：水臌。

药物：甘遂二钱（研为细面），猪腰子一对。

配制：将药面装入猪腰子内，在锅内蒸七次，蒸熟后将药面洗去。

用法：分五次食之。忌盐120天。

12. 张家口市傅登文献方

主治：水臌、气臌、血臌。

药物：伽南香三钱（以盔沉代之），冬虫草三钱，生麝香一分五厘，芫花三钱，葶苈子三钱，泽泻三钱，甘遂一钱半，广木香一钱半。

配制：以前六味药共为细末，炼蜜为丸，共六粒。

用法：每日早空腹服一粒；六日后再将甘遂、木香研末，蜜为一丸；第七日早服下，扫荡为要。忌食猪肉、海味、盐一百天。

13. 抚宁张凌阁献方

主治：气臌。

药物：大蛤蟆一个，砂仁七个。

配制：砂仁填入蛤蟆腹内，用黄泥封固，以炭火煅红，研末。

用法：每服二钱，陈皮汤送下。

14. 抚宁献方

主治：腹大如鼓，四肢浮肿，小便少，气短。

药物：蝼蛄十个，砂仁三钱，赤苓三钱，黄瓜皮一两，莱菔子三钱，川军二钱，大腹皮一两。

用法：水煎，分数次服之。

15. 武安县张干卿献方

方名：地黄叶汤。

主治：水鼓肚大。

药物：地黄叶五钱，车前子五钱，滑石一两。

用法：水煎服。

16. 张家口市赵琛献方

主治：鼓证。

药物：漳丹一两，银朱三钱，胡椒二两，葱白七个。

用法：将上药共捣。贴足心处，男左女右，用好醋泡布包一宿方好。

17. 保定市于宗尧献方

主治：水臌。

药物：猪腰子一对（焙干，男用公猪腰子，女用母猪腰子）。

用法：研细末。黄酒冲服，数服有效。

18. 晋县王禄琴献方

主治：肿胀。

药物：蝼蛄、轻粉各等份。

用法：鼻闻之。可配合内服：两足肿用猪腰子一双，将蝼蛄末放猪腰子内，砂锅焙干为末，黄酒送下。腹水肿，甘遂为末，小枣、黄酒送下。

19. 怀来县张文海献方

主治： 男女水臌。

药物： 广木香二钱，大戟二钱，芫花二钱，甘遂二钱，槟榔二钱，二丑各二钱，穿山甲二钱，茯苓三钱，木通二钱。

配制： 共研细末。

用法： 每日早、晚服二钱。引用十枣汤送下亦可。禁忌红白糖、蜂蜜、糖稀、糖点心、猪肉百天。如百天之前吃糖性之品必死。

20. 保定市李国培献方

方名： 刘河间方。

主治： 水臌胀满。

药物： 黑丑二钱，白丑二钱。

配制： 共研为细末，用大麦面四两和做成饼，烙熟。

用法： 早、午、晚分三次吃之。

21. 康保县章志刚献方

主治： 水臌。

药物： 玉米须一两，大戟二钱，大枣七枚。

用法： 水煎。每服一酒杯。

22. 商都县赵义献方

主治： 水臌，小便不利，大便干燥。

药物： 炒麦芽四两，甘遂三钱。

配制： 共研细末，水调，捏成两个饼子，置锅内蒸熟。

用法： 空心时吃一个，隔一日再吃一个，患者体格虚弱用量减半。吃后有腹痛感，或吐或泻或尿，是药力所致，不要害怕。待腹部鼓胀减轻时，改服五苓散收功。服药后，忌食盐、肉类、荞麦面、榆皮面、辣椒、海味一百天。

23. 康保土城子公社医院李春献方

方名： 猪腰子丸。

主治： 一般鼓证，气臌、水臌及血臌均可适用。

药物： 白丑三钱，黑丑三钱，甘遂三钱，小枣七八个，猪腰子一对（男用母猪腰子，女用公猪腰子）。

配制： 把上三味药研成细面，小枣去核切碎，与上药面合于一起，分成两包，再把猪腰子每个切开，夹药面一包在其中，再用草纸包好，用慢火徐徐烧之俟熟，备用。

用法： 把烧熟的猪腰子，每天早晨吃一个，白开水送下，两天吃完。忌咸盐百日，永远不能吃猪肉。

24. 康保县许桂荣献方

方名： 消气汤。

主治： 气臌，身体色泽暗滞，胀痛。

药物： 广木香三钱，沉香八钱，陈香橼三钱，鸡内金三钱。

用法： 水煎温服。妇女加香附、当归各二钱，男子加白术、陈皮各二钱。

25. 阳原县史占林献方

方名： 水鼓偏方。

主治： 水鼓。

药物：大麦一升（生芽以五分长为度，晾干，炒熟，为细末）。

用法：水煎成糊状，当稀饭吃。忌盐。

26. 张北县韩登辂献方

主治：气臌，水臌。

药物：五加皮三钱，云苓皮三钱，桑白皮三钱，冬瓜皮四钱，猪苓三钱，泽泻三钱，陈皮三钱，木通二钱，腹皮三钱，广砂仁三钱，枳壳三钱，槟榔三钱，二丑三钱，广木香二钱，青皮二钱半，甘草二钱，商陆三钱。

用法：用水四盅煎一盅，空心温服。忌生冷肉食。脾虚者去槟榔、二丑，加台参三钱。

27. 涿鹿县岑效儒献方

方名：甘遂枣。

主治：水肿鼓胀，不论新久，腹大如盆，坚硬如石，均宜之。

药物：甘遂五钱（要大个无疤），红芽大戟三钱，红枣半斤。

配制：水十二两同煮半小时左右，剩水不多，去药与水，只用药枣。

用法：壮年人每服六枚，老年人每服四枚，十五岁以下每服两枚；如服后尿量不多，可逐渐增加，日增一枚，日服两次，开水送服（壮年增至十枚，老年人五枚，少年人五枚）。以后日服两次，每次不超过定量用之，溺自然通利，鼓胀自消。愈后忌咸和豆。注意年老人气血两虚者，每服三日可停一天，给以补中

益气汤服之，服后再吃枣。三天后，再服用前方一剂。如此四五剂药枣，病即痊愈。

28. 康保县杨宝生献方

方名：宽中汤。

主治：水气两臌。

药物：甘遂三钱，川军三钱，陈皮三钱，二丑三钱，槟榔三钱，牙皂三钱，广木香三钱。

配制：将甘遂面裹煨，和上药共研细末。

用法：每服三钱，白滚水送下，隔日服一次。

29. 康保县刘太白献方

方名：八宝串。

主治：鼓胀。

药物：①白茯苓五两，人参一两，雷丸三钱，甘草二钱，莱菔子一两，白术五钱，大黄一两，附子一钱。②人参、茯苓、薏米、山药、陈皮、白芥子。

配制：先服第一方，用水十碗，煎成二碗，早晨开始煎。

用法：早晨服一碗，必腹响下恶物；午后服第二碗，必大泄至黄昏始止，以淡米汤饮之即止。如病人惫乏已甚，用第二方以善其后，但分量必须临证酌定之。忌食盐一个月。

30. 阳原县段善忠献方

方名：商陆二丑汤。

主治：水鼓，大小便不利，全身浮肿。

药物：商陆、二丑、朱砂各二钱。

配制：将前药共为细面，用荞麦面四两与药面混合拌匀，做成面条。

用法：前药为四日量，分四次用完（煮熟吃）。服后可泻赤色粪便，自觉轻快，愈后再服参苓白术散一剂。

31. 易县孙乐堂献方

方名：十枣汤。

主治：水臌。

药物：大戟、甘遂、芫花、商陆各二钱，炙椒目二钱。

用法：研为细末。每服五钱，用大枣十枚（煨皮焦）煎汤送下。外敷用甘草末一钱放于肚脐上，用膏药贴之。十分钟左右，大小便齐下，周身肿消，即将脐上之甘草末取下。如周身肿胀不彻底消除，脐上之药照常贴之，过二三天后服五皮饮加四君子汤立消。忌生冷、黏米食物四十天。

32. 徐水县张振芳献方

主治：肿胀。

药物：鲫鱼一斤二两，好茶叶二两。

配制：把鲫鱼去肠杂后，将茶叶装入鱼腹内，入锅蒸熟。

用法：如病者先由头肿的，则先吃鱼头；先由脚肿的，则先吃鱼尾。

33. 安国县王玉兴献方

主治：血臌，周身肿似水肿，唯皮肤赤红，紫筋暴露于外，用针微刺出紫黑血者。

药物：生桃仁四十个（不去皮），生大黄一两，土元三十个，鸡内金五钱，汉三七二钱。

配制：研细末，蜜丸五丸。

用法：每日早服，每服一丸，黄酒为引。

34. 蠡县巩培元献方

主治：血臌（肝硬化）。

药物：黄芪（蜜炙）三钱，二丑（炒，研）四钱，云苓、三棱、炙鳖甲、琥珀、四花皮（即青皮）、桃仁（炒）、莪术、郁金各三钱，西红花二钱，薏仁六钱，人参二钱，甘草一钱半，麝香一分（冲服）。

用法：水煎服。

35. 涞源县安宽献方

主治：病后脾虚作肿，消化不良，服之立效。

药物：山药一两，鸡内金三钱。

用法：以上共为细末。每服三钱，米汤为引。

36. 涞源县安宽献方

主治：男女鼓胀或水肿，均有奇效。

药物：青盐一钱，红糖一钱。

用法：共为细面，炼蜜为小丸，共二十粒，黄酒送下。同时外用贴脐膏，更有特效。

贴脐膏方：甘遂、甘草各一钱为细面，蜜醋调如膏状敷脐中，隔日换之。

37. 唐山市张紫柱献方

主治：鼓胀兼水肿（肝硬化）。

药物：黑丑、白丑同量，研为细末。

用法：每次一钱至五钱，白水送下。服后腹泻。

38. 唐县张怀明献方

主治：鼓证。

药物：广木香、榔片、车前子各三钱，蝼蛄三个，蝈蝈三个（二者都用干枯的）。

配制：共为细末，蜜丸二钱重。

用法：每服一丸，服后缓泻。如泻不止，可服白米粥，吃下半碗即止。

39. 唐县王汉臣献方

方名：雷音丸。

主治：单腹胀。

药物：巴豆皮（炒黄）、干姜、百草霜各等份。

配制：共研细面，面糊为丸如梧桐子大。

用法：每服二粒，日服两次，用焦三仙、榔片、木香、香附各三钱，煎汤送服丸药。

40. 安国县邵选之献方

主治：水气两臌。

药物：乳香一两，伽南沉一两，广木香一两，苦丁香一两（炒黄），公丁香一两，牙皂一两（炒黄），川芎一两，明矾三两，巴豆霜五钱。

配制：共为细末，枣泥为丸，如黄豆大。

用法：每服一丸，一小时服一次，至吐泻后止药，隔三日再服。忌生冷、鸡子、油腻、食盐。

41. 易县孙乐堂献方

方名：消鼓妙灵丹。

主治：水臌。

药物：芫花、红大戟、甘遂、葶苈、泽泻各等份。

配制：研细末，酒糊为丸，如梧桐子大。

用法：大人五至二十丸，老人、小儿看病情酌减。

42. 涞源县王恒献方

主治：全身肿满，胸满气喘，小便少，服此药即消。

药物：甘遂三钱，广木香三钱，砂仁三钱。

配制：共为细末。

用法：每服三钱，白水送下，一日一次。服后四小时，腹泻一二次。

43. 涞水县许鸿儒献方

主治：腹胀水肿。

药物：广木香三钱，滑石三钱，甘遂二钱，木瓜五钱，牛膝四钱，桂枝三钱。

配制：共研为末，用生蜜为丸，每丸重三钱。

用法：早、晚凉水各服一丸。服后泄泻。孕妇忌服，忌吃无鳞鱼及窝（倭）瓜、食盐一百天。

44. 易县张云卿献方

主治：水臌、气臌。

药物：广木香二钱，槟榔二钱，泽泻一钱，二丑一钱，细木通二钱，芫花一钱（醋炒），牙皂一钱，大戟一钱，商陆一钱。

用法：共研细末，分十二包。每早晨服一包。

45. 涞源县葛成麟献方

方名：水气鼓胀方。

主治：水鼓、气鼓，通身皆肿，手指按有坑，小便短少者。

药物：广木香、泽泻、芫花、葶苈子、甘遂各一钱。

配制：以上共为细面，醋糊为小丸。

用法：每服三钱，一日一次，仙人头煎水送下。

46. 张北县郭顺献方

方名：消鼓丸。

主治：水臌气胀（血臌无效）。

药物：甘遂一两，二丑一两，生枣仁一两，分心木一两（核桃中间隔皮），槟榔二钱，木通一钱，海南沉一钱。

配制：共研细末，炼蜜丸，每丸重三钱。

用法：每日服一丸，不得超过五丸，开水送下。服后四五小时喝稀粥一次，肿胀消退后，每日服人参健脾丸一丸，连服六十丸。忌盐、碱一百五十日，忌房事三月，鱼肉永远禁忌。

47. 无极县阎荣景献方

主治：水臌。

药物：土狗一个（炒焦），糯米七粒。

用法：共为细末，开水送下。

48. 涿县张茹江献方

主治：肚腹肿大，胀满不消。

药物：农村中所种的葫芦（晒干轧成面），黄酒。

用法：每次服五钱，黄酒一两与白水送下，日服两次。

49. 易县刘洪恩献方

主治：五种鼓胀。

药物：莱菔子四两（炒）巴豆十六个（出油），鲜皂角一两半（面煨去弦），枳壳四两（酒浸炒），大黄一两（酒炒），沉香五钱，琥珀一两。

用法：共研细末。每服一钱，随病轻重加减，每晨鸡鸣时热酒送下，姜汤亦可。

50. 唐山市王蔼亭献方

方名：消鼓散。

主治：鼓胀水肿。

药物：木香、榔片、二丑、皂角、甘遂面煨黄各一钱半。

用法：合为细末，分两次服，白水送下。如服一次，泻下后，水仍不尽，可再服第二次。忌盐、酱、油腻、荤类、黏物。

51. 涿鹿县周荣章献方

方名：金蟾散。

主治：气臌、水臌。

药物：青蛙一个，甘遂三钱。

配制：以上把甘遂为面，装在青蛙肚内，用瓦将蛙扣上，煨黄为面。

用法：每天服一次，每次服一钱半，黄酒、蜂蜜为引，每日早调服。忌食盐、油类。

52. 唐县李长海献方

方名：鼓证收后方（祖传方）。

主治：鼓证久泻，肾虚久而不愈者。

药物：熟地五钱，山药三钱，山萸肉三钱，丹皮三钱，泽泻三钱，茯苓三钱，车前子五钱，茅术三钱，薏米三钱，砂仁三钱，当归二钱，附子二钱，升麻二钱，黄芪三钱。

用法：水煎服。

53. 保定市赵汉臣献方

主治：血臌。症见腹胀硬，四肢不肿，脉洪有力。此方兼治疯狗咬伤。

药物：生大黄九钱，桃仁三钱，䗪虫廿一个（去足炒）。

配制：以上共为细面，炼蜜分为四丸。

用法：每晚空心，用黄酒四两煎化一丸内服，次日即下瘀血，以服至不见瘀血方可停药。但体弱者，可间日服。如无黄酒，水煎对烧酒一盅亦可。服后腹泻，大便中有瘀血。

54. 枣强县王兆贤献方

主治：水臌，妇女先经闭而后成水臌者。

药物：獾血一两，鹿茸一钱，藏红花一钱，生姜一两，红糖四两，黄酒一斤。

配制：先将红花、鹿茸、生姜煎好后，再放入獾血、红糖煎数沸即可。

用法：空腹服之，先服一半，患者恶心头晕，继而泄下，再继服之，就泄泻十七八次。泄后发烧、烦躁消失，第二日早晨体温下降，腹水可减去三分之二，再连服一剂，又泄，腹胀周身水肿完全消失，后三个月经水亦恢复正常。

55. 涿县赵珍献方

主治：各种水肿。

药物：大甘遂三钱，荞麦面五钱（炒），巴豆霜五分。

配制：共为细面，分为七包。

用法：日服一次，每次一包。

加减：偏于水者，加商陆；偏于食者，加神曲、莱菔（子）；偏于气者，加陈皮。

56. 易县常自然献方

主治：气臌。

药物：广木香、槟榔片、厚朴、枳壳各一钱，葫芦一个（嫩的）。

用法：水煎温服。忌盐一百二十天。

57. 保定市马子正献方

主治：水臌，血臌。

药物：广木香三钱，榔片三钱，白胡椒四十九粒，甘遂三钱。

配制：先将甘遂用生面片包好，用炭火

烤成黄色，再把面去掉，取出药来，与
前三味药共为细面。

用法：体质极弱者，可分作两剂服；体
质壮者，可作一次服，每服用黄酒二两，
兑温开水二两，在早晨空腹服。服后切
勿饮食，等大便多次泻下后，再进流质
食物。如一服不愈，隔三日再服一服。
孕妇忌服。

58. 蠡县李树梅献方

主治：气虚鼓胀。

药物：西瓜一个、大蒜。

用法：西瓜切去顶一片，挖去瓤三成，
入蒜瓣令满，将原顶盖好，放新砂锅内
盖上，蒸熟，将瓜、蒜连汤尽服之，三
日即消。

59. 保定市赵庆福献方

方名：鼓证散。

主治：水臌，气臌。

药物：广砂仁八粒，白豆蔻八粒，菜
青蛙一个，净朱砂少许，穿山甲一片
（土炒）。

配制：先将砂仁、白蔻以手指送入青蛙
口中，再用绵帘七张，把青蛙包好，放
于阴阳瓦内，外糊稀泥，用文火焙干，
研细面，再兑入朱砂、穿山甲面，分作
三包。

用法：成人每服一包。忌盐百日。

60. 平乡县梁书楷献方

主治：水臌。

药物：甘遂三钱，蝼蛄五个。

配制：先将甘遂用湿面包裹置火上煨之，
以面黄为度，去面不用。再将蝼蛄放砂
锅内焙干，与甘遂共研细末。

用法：每次服五分，每日服一次，用温
黄酒四两冲服。

61. 赤城县米生献方

主治：鼓胀症。

药物：盔沉香二钱，广木香二钱，香附
米八钱，槟榔一两，甘遂二钱。

用法：共为细面。每次服二钱。忌食盐。
服药后病人虚弱，服六君子汤健胃补脾。

62. 康保县陈鉴光献方

主治：肚腹胀肿，小便不利。

药物：二丑、甘遂、商陆、砂仁、莱菔
子、焦楂各三钱。

配制：把上药共为细面，分成四包。

用法：日服两次，每次一包，早、晚用
白开水送下。

63. 晋县中医进修学校献方

方名：加味逍遥散。

主治：肝脏肿痛，其人面色黄，脉数有
力，胁部胀疼。

药物：当归、银花、郁金各五钱，杭芍
六钱，白术、云苓、乳香、没药、连翘、
青皮各三钱，木香二钱，血竭、甘草各
一钱。

用法：水煎服。

加减：如兼吐血、鼻衄，加三七末二钱；

气虚，加台参二钱。

64. 宁晋县孙新河献方

主治：鼓胀。

药物：沉香二钱，甘遂三钱，二丑二钱，麝香一分。

配制：共研细末，分三服。

用法：每日一服，开水下，最多不过三服。

65. 枣强县边福安献方

主治：气臌、水臌。

药物：甘遂一钱，广木香二钱，琥珀一钱。

用法：共为细末，白滚水送下。忌盐百日。

66. 沽源县献方

主治：肚腹膨胀及咳嗽。

药物：山核桃仁二十一个，桃仁三钱，李仁三钱，杏仁三钱，槟榔三钱，陈皮三钱，沉香五分。

配制：上药用石臼捣烂，共为七丸。

用法：第一次服两丸，以后每天服一丸，清早空腹服。忌食盐一百天。

67. 安平县任志芹献方

主治：气臌腹胀。

药物：气蛤蟆一只，砂仁八粒。

配制：将砂仁塞在蛤蟆口内，用黄土泥把蛤蟆包好，放在火内炙干，研为细末。

用法：内服，白水送下，服后腹鸣。

68. 阳原县献方

主治：鼓证。

药物：西瓜一个，独头大蒜一个。

配制：将西瓜上边开一小口，内放独头蒜一个，盖好后放置锅内炖熟。

用法：吃瓜蒜（不吃皮），一次服。忌荤腥。

69. 枣强县中医院傅悍献方

方名：胶泥外治水肿方。

主治：一切水肿百药不效，以此方敷之。

药物：胶泥晒干，为面数十余斤，用碾子轧成面。

用法：放锅内炒，变灰褐色为度，用开水调和，由四肢渐渐向内敷之，泥干自落，一日三次，十余日痊愈。

70. 行唐县苏士珍献方

主治：水肿，四肢面目俱肿，小便不利。

药物：蝼蛄男用七个、女用八个，稻芽四两（炒）。

配制：蝼蛄晒干与稻芽共炒研面。

用法：日服二次，每次三钱，米泔水送下。

71. 佚名氏献方

主治：气虚肿胀，垂危急救。

药物：大蒜十个，捣入蛤粉为丸，如梧子大。

用法：每服二十丸，开水冲服。候小便多，好转后改服健脾剂。须严格忌盐。

72. 蠡县李树梅献方

主治：水臌。

药物：旧蒸笼盖里所衬之纸（烧灰）。

用法：车前子三钱煎水冲服。

73. 涉县邢汝吉献方

方名：大蒜饮。

主治：腹胀如鼓，饮食减少。

药物：大蒜二十四头，绿豆一斤。

用法：每两绿豆一头半蒜，第一次用五头蒜，后五次每次三头蒜。煮熟食之，共七次，每天饮药汤一次。服后多见矢气者为佳。

74. 威县孙文斋献方

主治：水臌。

药物：大将军七个（炙黄），土狗七个（蝼蛄），炙甘遂一钱，广木香一钱。

用法：研细末，分七次服，每日一次。

75. 佚名氏献方

主治：水臌。

药物：车前子四钱，活田螺四个，麝香三厘。

用法：将药捣为泥贴于脐上，如人行五六里时即小便。

76. 保定市崔符瑞献方

主治：鼓证，按之没指，小便短赤，气喘。

药物：新疆葡萄干四两，广砂仁三钱，紫豆蔻三钱，牛蒡子三钱，黄酒一斤。

配制：上五味入砂壶内同煮，煎至酒尽为度。

用法：将葡萄和药一天分三次服完，肿即消。

77. 涞源县杨家庄乡医院王树勋献方

主治：一切鼓胀，通身皆肿。

药物：看谷老七个，仙人头一个，霜打抽葫芦一个，破鼓皮、西瓜皮、地肤子各三钱，川连、甘草、麻黄、薄荷各三钱，山楂、乌梅、槟榔皮各三钱，大枣七个，蜂房一个，蜂蜜六两。

用法：水煎服，黄酒为引，时时饮之。

78. 徐水县贾贤献方

方名：鼓胀丸。

主治：肚腹膨胀水肿。

药物：桂圆肉二两，甘遂二两，砂锅片二两，江西碗二两（江西破瓷碗）。

配制：以上四味共研细末，加炼蜜二两和为一百二十丸，朱砂为衣。

用法：每日两次，每次一丸，开水送服，连服三日为一疗程。服后泻下胶状大便。新患者泻后即愈。忌食生冷、油腻、不易消化的硬物。

79. 保定市池焕林献方

方名：加味五皮饮。

主治：皮水。

药物：丹参三钱，大腹皮二钱，桑白皮三钱，五加皮三钱，陈皮三钱，白茅根四钱，全当归三钱，茯苓皮四钱，车前子三钱，冬瓜皮四钱。

用法：水煎服，忌盐。

80. 阳原县任校献方

主治：鼓胀腹满，四肢浮肿。

药物：甘遂三钱，大米四两。

配制：共为细面，炼蜜为丸，分三次服。

用法：按上定剂量，用白开水送下。以汗出为度，忌盐百日。

81. 唐山市李如松献方

主治：气臌。

药物：老疥蛤蟆（癞蛤蟆）一个，砂仁二两。

配制：将砂仁装入老蛤肚内，将老蛤嘴缝好，再用黄泥包好，用火烧透取出，将老蛤研末。

用法：每服三钱，白开水送下。

82. 晋县中医研究所献方

主治：水臌。

药物：甘遂五分，干姜三分，土狗一个（焙黑研末），商陆三分。

用法：共研细末，白水送下。

83. 晋县中医研究所献方

主治：水臌。

药物：甘遂三钱，蝼蛄七个，巴豆霜五分，白面四两。

配制：共研细末做饼，焙干。

用法：日服四五钱，以泄为度。

84. 晋县中医研究所献方

主治：水臌。

药物：蝼蛄十个（焙干），甘遂、大戟、芫花、海藻（以上四味醋炒）各三钱。

用法：共研细末。日服一次，每次一钱，白水送下。

85. 宁晋县孙志诚献方

方名：下瘀血汤。

主治：妇女大腹胀满，青筋全露。

药物：川军八钱，桃仁三钱，红花五钱，水蛭三钱，花蕊石六钱，土元三枚。

用法：水煎服。

86. 安国张振亚献方

主治：水臌。

药物：甘遂二钱，广木香三钱，土狗（焙）三钱（蝼蛄），胡芦巴三钱，荞麦面一两炒。

配制：共为细面，以酒为饼二十个焙干。

用法：每日一次一饼，白水送下。服后泄。忌食盐。

87. 安国伍正林献方

主治：各种肿胀。

药物：仙人头约一两重。

用法：研面，每次三钱，白水送下。

88. 唐山市翟瑞五献方

方名：水臌散。

主治：水臌。

药物：鸡屎白五钱。

用法：炒黄为末，黄酒送下，忌盐百日。

89. 邯郸市赵星五献方

主治：年三十岁上下之蛊症，形体壮实，病势严重者。

药物：巴豆霜四钱（去净油），轻粉二钱，硫黄二钱。

配制：共为细面，用烟杆油和唾沫调成饼，饼中间钻一小孔。

用法：外用，将饼贴脐上，轻者一剂，重者两剂即愈。忌食小米七天。

90. 安国魏昌献方

主治：水臌，四肢浮肿，腹胀，小便短少症。

药物：大蒜一两，赤小豆二两。

用法：水煎服。

91. 邢台市赵斌巨献方

主治：腹胀，四肢浮肿，小便短少。

药物：白术（炒）二钱，云苓二钱，枳实二钱，槟榔二钱，双花三钱，青翘一钱五分，二丑二钱，甘遂末三分。

用法：水煎，每早晨空心温服一次。

92. 徐水县郭凤山献方

主治：水臌。

药物：丝瓜络一个，黑丑一两。

配制：先将黑丑炒研细末，丝瓜络熬汤。

用法：黑丑末分两次服，用丝瓜络汤送下，早、晚服。

93. 交河县王宝善献方

方名：神效艾灸消水丹。

主治：鼓胀，周身肿满，四肢不能屈伸，百治不效。

药物：商陆一两，红皮蒜一头，麝香三厘。

配制：先用黑豆汤泡蒸商陆已熟，再加大蒜同捣如泥，将麝香入内。

用法：摊肚脐上，如茶碗口大，盖上布，艾火灸之；如觉太热，换换艾炷，挪挪部位，或稍停片刻亦可，灸一日或一夜，灸至小便大下为度。轻者一帖，重者两帖，无不愈者。

94. 武安县王国恩献方

方名：调中消水饮。

主治：胃部停水鼓胀，呕水，消化不良，食欲减退。

药物：炒草果仁三钱，姜厚朴三钱，焦楂三钱，焦槟榔四钱。

用法：水煎，早、晚空心服。

95. 晋县靳瑛桥献方

主治：水臌。

药物：甘遂五分，干姜三分，土狗（蝼蛄）一个（焙黄，研末）。

用法：共研细面，白水送下。

96. 武安县郭连献方

方名：五子散。

主治：气、血、水臌。

药物：莱菔子五钱，黑丑三钱，白丑三钱，大腹皮二钱，灵脂三钱，香附四钱，广木香三钱，草果三钱，葶苈子三钱，急性子三钱。

用法： 共为细末，每日早、晚服药二钱，白水送下。

97. 博野县姜吉昌献方

主治： 水臌。

药物： 芫花三钱（醋炒），蝼蛄七个（焙干）。

配制： 共为细末，面糊为丸，分七粒。

用法： 每日服一粒，白水送下。七日后，药服完痊愈。

98. 丰宁县何文明献方

方名： 鼓证方。

主治： 鼓证。

药物： 土狗（蝼蛄）三个，红花二钱，甘遂一钱半，沉香一钱半，琥珀一钱。

用法： 以上共为细面，引用红糖、干醋各一盅送下。每日一次，每次三钱。

99. 定县杨树屏献方

方名： 加减平胃散。

主治： 单腹胀。

药物： 苍术二钱，陈皮二钱，枳壳二钱，香附三钱，槟片二钱（炒），川朴三钱，郁李仁三钱，生鳖甲五分，二丑四钱（炒），大黄三钱，甘草一钱。

用法： 水煎服。

100. 定县窦汇川献方

方名： 五鼓丸（祖传方）。

主治： 五种鼓证。

药物： 大戟三两，芫花三两，甘遂二两，黑丑一两半，白丑一两半，射干二钱。

配制： 共研细面，米醋为丸。

用法： 视患者体质强弱用药，最大剂量不得超过三钱。气鼓，用陈皮、桑皮煎汤送下；水鼓，用广木香煎汤送下；食鼓，用麦芽煎汤送下；血鼓，用槟片煎汤送下。

101. 枣强县韩文章献方

主治： 水、气臌。

药物： 男用公牛粪（砂锅炒黄），女用母牛粪（砂锅炒黄），病重者加车前子三钱。

用法： 煎汤服下，每日三次，每次三钱，兑黄酒二盅、烧酒一盅送下。

102. 丰宁县李富顺献方

方名： 金蟾散

主治： 气臌。

药物： 砂仁四钱，癞蛤蟆三个。

配制： 将砂仁为粗末放入蛤蟆腹内，用黄土泥将蛤蟆包上，在火上烧一小时取出蛤蟆，共研为细面。

用法： 黄酒送下，每日服三次，每次三钱。

103. 阜平县献方

方名： 治气鼓方（民间方）。

主治：气臌。

药物：独瓣蒜（按年岁计算，每岁一个）。

配制：去皮入碗内用酒泡，放于笼屉内蒸熟。

用法：连蒜带汤服下，最好一次或两次用完，隔五日照服一次。轻者三次，重者五次即愈，效佳。禁忌盐、酱百日。

104. 阜平县慈玉山献方

方名：水臌验方。

主治：水臌。

药物：青蛙一只（金彩蛤蟆），甘遂一钱。

配制：将甘遂塞入青蛙口内，再用黄土泥包好，放柴火内烧干，去泥研末。

用法：分作二三次服用，黄酒送下，空心服用。不见盐。若治气鼓，用砂仁五至七个，同上制法与用法，每次服一个。

105. 怀来县贡珠献方

方名：水臌专方。

主治：水臌。

药物：芫花（醋炙）、广木香、生槟榔、车前子各二钱，猪腰子一个。

用法：先将以上各药共研细末，再用猪腰子一个切成薄片，放一片腰子撒一层药末，顺次叠好用表辛纸五张包好，再用炭火烧之。烧一次用水浸湿一次，千万不要烧了纸，烧到四点钟后，等腰子烧熟，再将上面的药粉扫净，将药片腰子吃了。

106. 保定市萧逢春献方

主治：气臌。

药物：陈皮、青皮、苏子、白芥子、萝卜子、香附、木香、沉香、槟榔、川朴、枳壳、焦三仙、云苓皮、桑白皮各三钱，姜皮二钱。

用法：水煎服。四至五剂有效。

107. 抚宁陈玉田献方

主治：气臌。

药物：白蔻仁三钱，砂仁三钱，气蛤蟆三个。

用法：将药装在蛤蟆肚内，用阴阳瓦焙干研面，元酒冲服。

108. 景县周玉升献方

主治：四肢浮肿，小便不利。

药物：蝼蛄十个，黄酒四两。

用法：蝼蛄砂锅焙干研面，分两次黄酒送下。

109. 景县孙学曾献方

主治：气臌、水臌。

药物：大将军一个（烧黄两次用），白毫茶三两，大黄八钱，芝麻少许，大葱一头（打烂），槟榔十二个，姜一块。

用法：黄酒、水各半煎。每日一剂，煎两次，分两次服。

110. 安国县陈佃卿献方

方名：气臌丹。

主治：男妇气臌，单腹鼓胀。

药物：郁李仁一两，甘遂二钱，轻粉三分。

配制：共为粗末，用白面一两合水做一小饼，烙熟。

用法：分四次吃（空心食）。呕吐无妨，隔一天吃一次，不忌口。

111. 张家口市崔永让献方

方名：鼓证丸。

主治：五种鼓证，肝硬变，腹部胀满，有腹水，下肢浮肿，肝脾肿大等症。

药物：甘遂六两，广木香一两，枯苓一两，砂仁一两。

配制：共为末，水丸，滑石为衣，如梧桐子大。

用法：五到六岁，服五到八分；十岁以上，服一钱至一钱半；二十至三十岁体壮者，用二钱渐加重到三钱，不可再多；如体弱者，可以渐加至二钱。早晨空心

白开水服一次，每隔三、五、七天服药一次。

112. 保定市许国瑞献方

主治：腹胀如鼓，小便涩少之鼓证。

药物：蝼蛄三个，砂仁三粒，甘遂（面煨）二钱。

配制：上药共为细末，装入青罐内，用阴阳瓦焙干，再研细末。

用法：分两次服，每日一次，开水送服。

113. 定县赵维翰献方

方名：鼓证方。

主治：四肢浮肿，按之如泥，气满。

药物：三棱三钱，莪术三钱，公丁香三钱，木香二钱，防己三钱，甘遂四钱，巴豆（去油）八钱，青皮二钱，猪苓三钱，槟榔三钱，滑石粉一两，大戟三钱。

配制：共为细末，炼蜜为丸，如黑豆大。

用法：每服五粒，每日一次，黄酒为引。

虫积类（计88方）

1. 石家庄市崔占鳌献方

方名：蛲虫散。

主治：蛲虫（又名"寸白虫"）。

药物：黑白丑各二钱，榔片一钱，川军

一钱半。

用法：上药共为细末。空腹顿服，小儿酌减。

2. 石家庄市胡东樵献方

主治：治蛔虫及寸白虫。

药物：雷丸二钱（研细），芝麻五钱（炒焦）。

用法：上二味共研匀，白开水送下。

3. 宁晋县聂宗林献方

主治：肛门内生小白虫（蛲虫）。

药物：雄黄、桃仁、青葙子、川连各等份。

配制：共为细末，用鲜艾汁制成锭，如圆柱形。

用法：晚上纳入肛门内，一次见轻，两次痊愈。

4. 阳原县马耀武献方

主治：寸白虫。

药物：苦楝皮三钱，槟榔三钱，乌梅三个，麦芽二钱（炒），雷丸一钱（碎）。

用法：引用白糖三四钱，水煎服。

5. 涿鹿县杨隐之献方

主治：男女老幼，肛门内生寸白虫，痒甚难忍。

药物：硫黄。

用法：研面，每日早、晚服五厘，服二三星期即愈。

6. 宁晋县胡彬献方

方名：蛲虫验方。

主治：蛲虫（又名"线虫"）病，肛门痒。

药物：黄蜡一钱，潮脑一钱。

配制：将蜡在锅内熔化，再入潮脑搅匀，搓成枣核形。

用法：纳入肛门内，几次痒止虫净。

7. 阳原县献方

主治：寸白虫。

药物：水银五分。

配制：红枣肉为丸，分作七丸。

用法：滴香油少许将药纳于肛门内。

8. 宁晋县华毅献方

主治：绦虫。

药物：榔片二两。

用法：水煎服。

9. 武邑县袁惠泉献方

主治：虫疼。

药物：乌梅三钱，杏仁三钱。

用法：水煎服。

10. 宁晋县曹冠英献方

方名：绦虫验方。

主治：绦虫病。

药物：槟榔片四两，枳实一两。

用法：水煎服。

11. 涿鹿县献方

方名：寸白虫膏。

主治：寸白虫。

药物：轻粉一钱，雄黄二钱五分，枯矾二钱，铜绿二钱，杏仁一钱，冰片八分，元明粉一钱，漳丹八分，月石一钱。

配制：共研细面，用凡士林调成膏。

用法：抹在肛门里。

12. 无极县王斐然献方

主治：绦虫。

药物：槟榔四两，南瓜子一两半，鹤虱二钱，雷丸二钱。

用法：水煎。先让患者饿一昼夜，服药前先食一点香味食物，嚼后即吐出，随即将药服下。

13. 沽源县李树椿献方

主治：绦虫。

药物：槟榔四两，南瓜子三两。

用法：将瓜子炒香，先吃过瓜子，十分钟后，再服煎好的槟榔水。

14. 沽源县李树椿献方

主治：寸白虫。

药物：马齿苋不拘多少。

用法：可用水炒吃。外用：马齿苋一碗，5%滴滴涕合白面一起敷肛门。

15. 沽源县李树椿献方

主治：寸白虫（蛲虫）。

药物：烟锅油二钱，煤油少许。

用法：先将肛门洗净，用药棉一块蘸药塞入肛门，一日一次。

16. 无极县贾焕起献方

主治：寸白虫。

药物：煤油三钱，冰片黄豆大一块。

配制：将冰片放煤油中溶化。

用法：用消毒棉浸煤油中，塞肛门内，一次即愈。

17. 无极县献方

主治：寸白虫（蛲虫）。

药物：百部草三钱。

配制：研为细面，黑油一两，黄蜡少许，见热成药膏。

用法：将药膏搓成锭型蘸药面后，塞入肛门内，一次即愈。

18. 无极县献方

主治：寸白虫。

药物：椰片三钱，雄黄钱半，鹤虱四钱。

用法：水煎两次。每日早、晚各服一次。

19. 无极县献方

主治：蛲虫。

药物：苦楝皮三钱，使君子三钱，中吉（大黄）三钱，鹤虱二钱，清夏三钱，白矾三钱，槟榔片五钱。

用法：水煎两次。每日早、晚各服一次。

20. 晋县中医进修学校献方

主治：寸白虫。

药物：川军一钱半，黑白丑二钱，椰片三钱，酸石榴皮三钱。

用法：共为细末，白开水送下。

21. 安平县李瑞丰献方

方名：杀虫散。

主治：蛲虫。

药物：使君子仁、雷丸、二丑、苦楝皮、榔片、川军各等份。

用法：共为细末，每次空腹服三钱，白水送下。

22. 安平县高哲桂献方

主治：绦虫。

药物：榔片二两。

用法：水煎服。

23. 无极县张有三献方

主治：寸白虫。

药物：榔片三钱，雄黄一钱半，鹤虱四钱。

用法：水煎两次，早、晚空心服。

24. 无极县姚武卿献方

主治：寸白虫。

药物：蛇蜕。

配制：将蛇蜕用砂锅焙焦，研细面。

用法：每服三钱，白水送下，空心服用，无副作用。禁用牛肉、鸡子二十日。

25. 无极县谷学献方

主治：肛门寸白虫。

药物：小白谷穗三个。

用法：水煎。空心服后，须静卧半日。

26. 阳原县张成栋献方

主治：寸白虫。

药物：槟榔二钱，鹤虱二钱，雷丸一钱，二丑一钱，巴豆霜二分。

用法：成人水煎顿服；儿童十岁以下的，可将上药研为细末服二钱。

27. 商都县李丕英献方

主治：蛲虫。

药物：整个鸡心槟榔一个，木香三钱。

用法：共研细面，白开水送服。

28. 阳原县席丕顺献方

主治：蛔虫及绦虫。

药物：榔片四两。

用法：水煎服，小儿及虚弱人酌减。此药宜空腹服之，服药后随即用热水盆对准肛门熏之，以三十分钟为度。

29. 无极县刘振宗献方

主治：小儿寸白虫。

药物：黑白丑各二钱（半生半炒），雄黄五分，郁金一个，巴豆一个（用灯心烧成炭），鹤虱二钱。

用法：以上诸药共为细面。用猪肉腥汤送下，五至十岁分三次服，五岁以下分为四次服用，但须临床视病情酌用药量。

30. 涿鹿县岑效儒献方

主治：寸白虫。

药物：凤眼草三钱，白矾二钱。

用法：研面，开水送服，分五次服，空心用。

31. 栾城县乔瑞祥献方

主治：肛门寸白虫。

药物：苍术、榔片、雄黄各等份。

配制：以上共为细末，炼蜜为锭。

用法：纳肛门内。

32. 栾城县段芳远献方

主治：寸白虫。

药物：君子仁十个，雄黄一钱，雷丸一钱。

用法：共为细末，空心白水送下，在肛门发痒时服用，小儿酌减。

33. 无极县田厚献方

主治：寸白虫。

药物：川军五钱，雷丸三钱，黑白丑各三钱。

用法：共为细面，成年人每次服二至三钱，空心用糖水为引送下。

34. 无极县魏宗辉献方

主治：寸白虫。

药物：韭菜子一两，鹤虱三钱。

配制：共为细面，炼蜜为锭。

用法：塞入肛门内，虫即死。

35. 无极县赵德庆献方

主治：寸白虫。

药物：榔片二两，川军三钱，鹤虱一两半。

用法：水煎两次。每日空心服一次。

36. 无极县张瑞玉献方

主治：蛲虫。

药物：苦楝皮三钱，君子仁三钱，大黄三钱，鹤虱二钱，清夏三钱，白矾三钱，槟榔五钱。

用法：水煎服。

37. 无极县王元璐献方

主治：寸白虫。

药物：百部草三钱，黑油一两，黄蜡少许。

用法：将百部草研末，以黑油、黄蜡熔化为膏，涂于药棉上塞肛门内。

38. 阳原县张湛安献方

主治：寸白虫。

药物：车轴油五分（为二十丸）。

用法：日服三丸，每次一丸，白开水送下。

39. 沽源县献方

主治：虫积腹痛。

药物：槟榔一两，雷丸二钱，百部一两。

用法：雷丸为末，槟榔、百部煎水冲服。

40. 无极县葛陈莲献方

主治：寸白虫。

药物：贯众六钱，牙皂六钱。

用法：水煎两次，每日早、晚空心服一次。服后下泻一二次，虫由泻排出而愈。

41. 晋县中医研究所献方

主治：寸白虫。

药物：潮脑、砂糖各等份。

用法：拌匀丸如枣大，纱布包，线缚好，留四寸长线头，每晚纳肛门内，大便时取出。如此三日即愈。

42. 晋县中医研究所献方

主治：寸白虫。

药物：榔片（炒）五钱，辣椒子（炒）三钱。

配制：研细末分为三份。

用法：每次服一份，一日服尽，空腹服，虫即下。

43. 晋县中医研究所献方

主治：寸白虫。

药物：樟脑五分，砂糖二钱。

用法：调匀用纱布包，临睡时纳肛内。每日一次，数次即愈。

44. 张家口市铁路医院张福芝献方

主治：寸白虫（蛲虫）。

药物：猪苦胆一个。

用法：将胆汁用笔杆挤入直肠内（肛门内）：即将猪胆套在笔杆上用线系住，以手挤苦胆汁，即由笔杆流入直肠。

45. 徐水县王凤鸣献方

主治：绦虫病。

药物：雷丸三钱，生榔片四钱。

用法：将药打碎如大豆，以水一碗泡一夜，早晨用水熬成半碗，空腹服之。

46. 康保县李庆春献方

主治：绦虫。

药物：榔片二两，雷丸三钱，橘红四钱，乌梅二钱，君子仁四钱，苦楝皮四钱。

用法：水煎，空心服。

47. 涿县张洁心献方

主治：绦虫生于腹中，面黄肌瘦，每饭前时辄觉胃部疼痛。

药物：生榔片四两，广木香三钱。

用法：水煎，一次服之。

48. 新城县王全锐献方

主治：蛲虫。

药物：白矾一块（约三钱重）。

用法：白矾蘸香油，纳入肛门内。

49. 易县赵序五献方

主治：寸白虫。

药物：苦楝根三钱，君子仁三钱，蛇床子三钱。

用法：研末蜜丸，如枣核形塞肛门中。

50. 新城县周咨臣献方

主治：蛲虫。

药物：雄黄一钱，净轻粉五分，梅片二分。

用法：研极细末，用油膏（或凡士林）和匀，分四次，用光滑之物，送入肛门内。

51. 唐县刘志仁献方

主治：蛲虫（俗名"寸白虫"）。

药物：蛇蜕一条。

用法：用香油炸黄色，用白水送下或置于烙饼内食之。

52. 涿县张洁心献方

主治：绦虫。

药物：生槟榔四两，广木香三钱。

用法：水煎一次服。

注：此方治绦虫确实有效，但体虚者宜慎重使用。

53. 高阳县许寿彭献方

方名：驱虫散。

主治：寸白虫。

药物：榧子一两（炒去皮），鹤虱三分，雷丸三分。

用法：共为细末，加白糖（不拘），白水调服。

54. 衡水县李春波献方

方名：驱虫汤。

主治：带虫（绦虫）。

药物：槟榔片四两，百部一钱，使君子、鹤虱、雷丸、乌梅、广木香各二钱。

用法：水煎服，应先吃葱蒜五天后服此药。

55. 任县王凯辰献方

主治：寸白虫。

药物：鸡蛋三个（用鸡蛋黄熬出油，去渣，再入黄蜡少许熔化）。

用法：临睡时，用如枣核大一块，放白布上，纳入肛门，数次即愈。

56. 临城白辅臣献方

主治：寸白虫。

药物：韭菜根四两。

用法：洗净水熬一小时为止，去根熏洗肛门，一二次即愈。

57. 完满县解待贤献方

方名：杀虫汤。

主治：绦虫。

药物：槟榔片四两，冬瓜仁一两。

用法：水煎服。

58. 完满县唐寿山献方

主治：大小人寸白虫。

药物：槟榔二两，鹤虱五钱。

用法：水煎服。

59. 完满县葛洛兰献方

主治：绦虫。

药物：槟榔一两五钱，酸石榴皮一两半。

用法：水煎，空腹服。

60. 完满县王占礼献方

方名：杀虫散。

主治：寸白虫。

药物：枳实三钱，川厚朴三钱，川军六钱，槟榔片八钱，使君子四钱，茵陈六钱，雷丸二钱，甘草二钱。

用法：水煎服，忌油醋两天。

61. 唐县李凌翠献方

主治：寸白虫。

药物：好茶叶一撮。

用法：研细末，如肛门瘙痒时，即以此纳入肛中，少时即止。

62. 张家口市赵达夫献方

方名：驱虫丹。

主治：肠寄生虫，蛔虫，绦虫。

药物：槟榔五钱，雷丸五钱，苦楝皮五钱，胡连五钱，使君子五钱，芜荑二钱半，枯矾一钱半。

配制：以上共末，水泛为小丸，如梧桐子大。

用法：一岁三丸，二岁六九，根据年龄逐增，每早空心服，白水送下。忌油腻。

63. 枣强县献方

方名：多种杀虫汤。

主治：治十二指肠虫病。

药物：雷丸三钱，榧子三钱，使君子三钱，榔片四钱，陈皮四钱，木香二钱，鹤虱三钱，杏仁二钱，川军三钱。

用法：水煎一次服。后服联珠领四剂，续服绛矾丸，每次一钱。

注：联珠领，待考。

64. 枣强县傅恩荣献方

主治：扫肛虫。

药物：白矾一小块（磨光）。

用法：蘸香油入肛门内。

65. 内丘张建英献方

主治：绦虫。

药物：榔片一两，二丑各二两，大黄三两。

用法：水煎，空心服。

66. 安国县张子棠献方

方名：虫积食积方。

主治：面黄肌瘦食积，人体黑瘦虫积。

药物：猪肝一个，使君子仁三钱，苍术三钱。

配制：将苍术、使君子仁为末，入猪肝内煮熟食之。

用法：如三岁小儿，每服三钱，一日三次。

67. 张家口市薛和卿献方

方名：烂积丸。

主治：小儿虫积。

药物：姜黄二两，川军二两，三棱一斤，莪术一斤，红曲一两，枳壳四两，陈皮四两。

配制：共为细末，水丸如绿豆大。

用法：大人每服三钱，小儿每服五分至一钱半。

68. 安国县崔儒卿献方

主治：绦虫。

药物：槟榔一两，石榴根皮如手指粗的一尺长。

用法：将药头一天煎好，于第二天清晨空腹服下。

69. 张家口市赵杰三献方

主治：腹内各种虫积。

药物：鹤虱五钱，雷丸五钱，榔片五钱，川楝根五钱，雄黄二钱半。

配制：共为细面，糊为丸如梧桐子大，晒干。

用法：大人每服二钱，小儿服一钱，一日服两次。

70. 唐山市谢宝仁献方

方名：驱虫汤。

主治：钩虫病。

药物：使君子二钱，雷丸二钱，鹤虱三钱，苦楝皮三钱。

用法：水煎服。

71. 张家口市赵达夫献方

方名：蛲虫丸。

主治：蛲虫。

药物：川楝子、使君子、榔片、雷丸、榧子、补骨脂各四钱。

配制：共细末，蜜制十二丸。

用法：每日一丸。忌油腻。

72. 峰峰矿区郭浚川献方

主治：寸白虫。

药物：多年砖墙石灰三钱。

配制：将药研成细面，用水化开，澄清去渣。

用法：取清水服之，饭前服。

73. 安国县李德新献方

主治：肛门生虫，发痒难忍。

药物：鹤虱五钱。

配制：研为细末，炼蜜为条。

用法：纳入肛门内。

74. 峰峰矿区刘永年献方

方名：杀虫散（祖传）。

主治：大肠脏毒，大肠头、肛门内，生寸白虫。

药物：苦楝皮一味。

配制：为极细末，涂布上。

用法：大便后，将粪擦净，将药布用手托上深入。

75. 峰峰矿区赵玉林献方

主治：绦虫。

药物：乌梅七钱，槟榔七钱半，雷丸一两五钱。

用法：共捣为散。每次服二钱，日服三次，温开水送下，连用三至五日。

76. 邯郸市王良才献方

主治：绦虫。

药物：榔片一两半，鹤虱子四钱，使君子三钱，雷丸三钱，苦楝皮五钱，榧子三钱，大黄六钱，芒硝五钱（另包冲化），枳实五钱，二丑五钱。

用法：水煎，空腹服。

77. 井陉县郝步云献方

主治：蛲虫。

药物：百部三钱，蜂蜜适量。

配制：将百部研细面，炼蜜为丸，如枣核大阴干。

用法：在晚上临卧时将丸纳入谷道中。

78. 晋县中医研究所献方

主治：寸白虫。

药物：潮脑、凡士林油各等份。

用法：用棉纸搓成纸捻如筷子粗细，满粘药膏，插入肛门内，片时抽出，在十五分钟内其痒即止。连用三四夜即愈。

79. 安国县钟文义献方

主治：寸白虫症。

药物：番泻叶二钱半，榔片三钱，使君仁二钱，苦楝皮二钱。

用法：水煎两次，每日早、晚空腹服一次。

80. 遵化县霍兆堂献方

主治：一切虫症。

药物：鹤虱二钱，君子仁三钱，槟榔一两，芜荑二钱，川楝子三钱，雷丸三钱，胡连三钱。

用法：水煎两次，空腹服用。

81. 保定市刘博儒献方

方名：绦虫特效散。

主治：绦虫。

药物：雷丸三钱，使君子肉（炒）三钱。

用法：共为细末。早晨空腹先饮红糖水一杯，再把药面一次服下。

82. 保定市王继光献方

主治：杀除绦虫。

药物：槟榔四两，南瓜子（炒）四两。

用法：槟榔单用水煎。先吃南瓜子，吃后二小时，再温服槟榔煎的药汁，服后坐在温水盆内，绦虫自下。

83. 保定市张汉杰献方

主治：蛲虫。

药物：蛇床子三钱，苦楝皮三钱，皂角五分，防风五分。

配制：以上四味，共为细末，炼蜜作栓。

用法：临睡时纳入肛门中，一日一次。

84. 武安县武守山献方

主治：肛门生白虫作痒。

药物：槟榔三钱，川军四钱，黄芩三钱，石榴皮四钱，甘草三钱。

用法：水煎服。

85. 保专易县隰连生献方

方名：杀虫利积丸。

主治：杀虫去积。

药物：使君子肉、牵牛子各一两，槟榔片五钱，芜荑、白雷丸、乌梅肉各三钱，木香三钱。

配制：共为细末，白糖为丸，如芡实大。

用法：每服三钱，白开水送下。

86. 唐县刘桂馨献方

方名：蛲虫散。

主治：蛲虫（俗名"寸白虫"）生于直肠肛门处，夜间肛门奇痒，或爬出肛门。

药物：槟榔五钱，二丑二钱，大黄二钱。

用法：共为细末。每服一钱半，白水送下，日服三次，连服七日为一疗程。

87. 围场县袁积义献方

方名：银杏散。

主治：治蛲虫。

药物：雄黄、杏仁、月石、水银各一钱。

用法：用枣肉与上药捣烂如泥，用净白布包好，纳入肛门内几次即愈。

88. 围场县孙善亭献方

主治：肛门生细小白虫（蛲虫），刺痒难忍，夜晚更甚。

药物：槟榔四两，大黄一两五钱。

用法：槟榔水煎，临卧服；第二日早晨用大黄一两或五钱（分体格强弱运用）开水冲服。又法：用槟榔煎水，每晚灌入肛门内也很有效。孕妇、虚弱者忌用，小孩可视年龄加减。

头痛眩晕类（计 175 方）

1. 平山张庆有献方

主治：头晕。

药物：淫羊藿十两，白酒三斤。

配制：浸七至十天，剩酒三十两为度，滤去渣。

用法：每日早、晚各服一盅。

2. 平山谷玉蕃献方

主治：头眩。

药物：五味子捣四两，白酒十两。

配制：浸二十至三十日，滤去渣。

用法：每日早、晚各服一盅。

3. 涿鹿县宋钟秀献方

方名：偏正头痛方。

主治：多年偏正头痛。

药物：荞面半斤，白胡椒二钱。

配制：研成面，用锅炒熟，用醋和匀。

用法：趁热，将面用白布摊贴头部疼处，用毛巾裹住，出大汗为度。

4. 平山李世中献方

方名：清上蠲痛汤。

主治：头痛。

药物：当归酒（洗）一钱，川芎一钱，白芷一钱，细辛三分，羌活一钱，独活一钱，蔓荆子五分，寸冬一钱，苍术（泔浸）二钱，片芩（酒炒）一钱五分，菊花五分，生甘草三分，防风一钱。

用法： 生姜为引，水煎服。

配制： 左边痛，加红花七分，柴胡一钱，胆草（酒洗）七分，生地一钱；右边痛，加黄芪一钱，干葛八分；正额上眉棱骨痛甚、食积痰壅者，加天麻五分，半夏一钱，山楂一钱，枳实一钱；头顶痛者，加藁本一钱，大黄（酒洗）一钱；风入脑髓而痛者，加寸冬一钱，苍耳子一钱，木瓜五分，荆芥五分；气血两虚，常自汗者，加黄芪一钱半，人参、白芍、生地各一钱。

5. 行唐县张杏元献方

主治： 偏于左边的头痛。

药物： 陈皮二钱，京夏二钱，茯苓二钱，粉草二钱，白芷三钱，防风三钱，当归一两。

用法： 入于锅中加水煎。日服两次，每次一茶盅，早、晚温服之。

6. 行唐县张杏元献方

主治： 偏于右边的头痛。

药物： 陈皮二钱，京夏二钱，茯苓二钱，粉草二钱，南星三钱，川连二钱，沙参一两。

用法： 入于锅中加水煎。日服两次，每次一茶盅，早、晚温服之。

7. 无极县郭茂珍献方

主治： 常发头晕（此方载治高血压症）。

药物： 夏枯草七钱，生杜仲七钱，生白芍三钱，黄芩二钱，生甘草二钱，生牡蛎粉三钱。

用法： 水煎，连服四剂。

8. 宁晋霍洁民献方

主治： 偏正头痛，以及牙痛、目痛、头晕。

药物： 夏枯草八钱，黄芩四钱，杜仲三钱，川芎三钱，菊花五钱，香附三钱。

用法： 水煎服，轻者二剂愈，重者四剂愈，愈后隔五天需再服一二剂为妥。

9. 赤城县郑志成献方

主治： 虚性头痛。

药物： 熟地二两，枣仁一两，木通五钱，石决明四两，龙齿三钱，柏子仁八钱，赭石一两，杭芍六钱，归身三钱，甘草三钱，灯心、竹叶各一钱。

用法： 水煎，二煎和匀，分三次服（早、午、晚）。

10. 康保县王裕民献方

主治： 偏头痛。

药物： 硫黄一钱，川椒一钱。

用法： 鼻闻药。用铁勺把硫黄熔化，与川椒末研面混合一起拌匀，冷后研成细面。然后用新棉花包之，塞于鼻内，一日一换。

针灸疗法： 头维、百会、风池、列缺、合谷、大椎。

拔火罐法：在大椎脊骨旁开二寸，第六、七椎拔火罐。

11. 阳原县崔祥献方

主治：经常性头疼。

药物：川芎二钱，松罗茶二钱。

用法：水煎服，连服三日。

12. 阳原县张彩轩献方

主治：偏头痛。

药物：白菊花、白丁香、冰片各等份。

用法：共研细面。左疼吸入右鼻孔，右疼吸入左鼻孔。

13. 宁晋县张怀尧献方

主治：头痛。

药物：川芎一两，沙参一两，蔓荆子三钱，细辛一钱。

配制：水两碗煎八分，加黄酒半碗调匀。

用法：早晨服之，一服即愈，不可连服。

14. 阳原县献方

主治：偏头疼。

药物：白酒二至四两，碱块二至四钱。

配制：先将白酒加热，再放入碱块。

用法：鼻闻酒的热气，经酒的熏腾，鼻内可以流出很多水来。

15. 无极县刘英魁献方

主治：头经常朦痛，精神不佳，记忆力衰退，不愿接近事物。若遇着复杂不易

解决的事物，则头痛更甚，或失眠。痛时自觉头部发热而胀，但身体无发热等变化。

药物：生地三钱，熟地三钱，山药二钱，萸肉三钱，杞果四钱，云苓二钱半，川芎二钱，细辛一钱，肉苁蓉三钱，菊花二钱，甘草二钱。

用法：水煎服。

加减：头眩者，加陈皮、半夏各二钱；头晕，加荆子、薄荷各二钱。

16. 唐县张生尔献方

方名：头痛散。

主治：上火头痛、眼痛。

药物：煅石膏五钱，镜面砂一钱，薄荷冰三分。

配制：共研细面，分八包。

用法：每服一包，白开水送下。

17. 涿县崔清涛献方

主治：偏头疼。

药物：樟脑二钱，冰片二分。

用法：把药放于碗中，用火点着使鼻嗅其烟，左痛熏左，右痛熏右。

18. 代杰三献方

方名：四物汤加味。

主治：头痛眩晕属于心虚血少者。

药物：熟地三钱，当归三钱，白芍三钱，川芎二钱，天麻三钱，菊花二钱，远志三钱，枣仁三钱，朱茯神四钱，黄柏三钱，薄荷三钱，乳香三钱，木通二钱，

甘草二钱。

用法：水煎，两次分服。

19. 完满县裴岱东献方

方名：镇肝息风汤。

主治：头痛、眩晕、耳鸣。

药物：天麻三钱，龙胆草三钱，钩藤四钱，木通三钱，生白芍五钱，石决明四钱，知母四钱，当归三钱，灵磁石五钱（研），元参五钱，生地四钱，夏枯草三钱，白菊花二钱，酒军三钱，或以熟地易生地。

用法：水煎，早、晚两次分服。忌烟酒动怒。

20. 唐县李金友献方

方名：降压清眩汤。

主治：高血压，头痛眩晕。

药物：生杜仲五钱，夏枯草五钱，杭白芍五钱，条芩三钱，青竹茹三钱。

用法：水煎服。

加减：便秘，加大黄三钱；血热，加生地三钱。

21. 清河县王淑屏献方

方名：垂杨丹。

主治：眩晕耳鸣，胫酸嗜卧，神志恍惚，失眠遗精，阴虚阳越。

药物：熟地一两，首乌八钱，菟丝子七钱，杭萸六钱，川牛膝五钱，沙苑蒺藜四钱，白术三钱，山药四钱，柏子仁三钱，茯神四钱，炒枣仁二钱，玉竹三钱，

补骨脂三钱。

配制：研细末，炼蜜为丸，每丸三钱。

用法：早、晚服两次，每次一丸。

22. 涿县杨荫轩献方

主治：偏头痛。

药物：秦艽三钱，防风二钱，川芎二钱，炙芪三钱，白术三钱，天麻二钱，白芷三钱，桃仁三钱，生姜三片。

用法：水煎服。忌油腻。

23. 保定市张树棠献方

方名：眩晕内服方。

主治：眩晕（高血压），头眩心烦，四肢不适。

药物：生龙骨七钱，生牡蛎五钱，石决明三钱，胆草三钱，蔓荆子三钱，丹皮三钱，夏枯草三钱，犀角一钱，桑寄生三钱，元参五钱，生地六钱，寸冬四钱，香橼三钱，佛手三钱，陈皮二钱，杏仁四钱，柏子仁三钱，合欢皮二钱。

用法：水煎服。

加减：如头疼加川芎、菊花；肾虚加山萸；内热加黄芩、银花；四肢麻木加桑皮、南红花；咳嗽加川贝、百合。

24. 保定市李海濂献方

方名：眩晕内服方。

主治：头目眩晕疼痛，或肢体不利，口眼歪斜，昏厥不省人事等症。

药物：生地五钱，元参五钱，丹皮二钱，焦栀子二钱，生赭石八钱，生龟板二钱，

胆南星二钱，清夏二钱，南红花一钱，桃仁二钱，天麻二钱，钩藤三钱，当归三钱，生山药六钱，牛膝五钱，杭白芍三钱，地龙二钱，菊花三钱，黄芩三钱，知母二钱，生石膏七钱，薄荷冰五分。

配制：以上诸药共为细面，炼蜜为丸，每丸重三钱。

用法：每日早、晚各一丸，饭后服，白水送下。胃弱者连续服用，常有胸闷感，如引起胸满时，可暂停一二日，或减为一丸。

25. 保定市贾舜卿献方

方名：头疼内服方。

主治：头疼。

药物：杭菊一两，川芎一钱。

用法：水煎服。

加减：如左侧疼血虚者，加当归三钱；右侧疼者，加桔梗五分；两侧均疼者，加柴胡五分，荷叶半张；感冒者，加芥穗一钱；胃寒者，加苏叶七分；头顶疼者，加藁本五分；脑齿疼者，加细辛三分；前头疼者，加白芷一钱，生地三钱；后头疼者，加羌活五分。

26. 保定市樊庆彬献方

方名：头痛外用方。

主治：头疼。

药物：千年健、透骨草、追地风、一枝蒿各二钱。

用法：以上四味，用纱布包好，水熬数沸，洗头，当时见效，数次即愈。

27. 保定市贾舜卿献方

方名：头痛内服方。

主治：热厥头痛，疼痛剧烈，目赤，舌有黄苔，烦躁欲呕，喜凉畏热等症。

药物：羚羊角二分，广犀角一钱，银花三钱，连翘三钱，蔓荆子二钱，薄荷叶三钱，竹茹三钱，白芍一钱。

用法：水煎服。

28. 保定市李继曾献方

方名：头痛内服方。

主治：中风不语，痿痹不遂，痰火内发。

药物：沙参三钱，南星一钱半，扁豆六钱，桔梗二钱，羚羊三分，南红花二钱，桑枝三钱，橘红二钱，胆草一钱，天竺黄一钱，苏木三钱，丝瓜络二钱，桂枝二钱，当归三钱。

用法：水煎服，早、晚各服一煎。

29. 南宫县献方

主治：用脑过度，头目眩晕等症（脑神经衰弱）。

药物：牛脑子一具，川芎、当归、白芷各二钱（共研面）。

用法：将牛脑切片煮熟。空心，匀两次，黄酒为引送下。

30. 南宫县李敏卿献方

主治：头目眩晕症（血压高）。

药物：海蜇头一斤，荸荠二斤。

用法：水煎，每次一茶盅，一日三次。

31. 晋县中医研究所献方

方名：斑蝥提毒膏。

主治：偏头痛。

药物：斑蝥十个，冰片五厘，红枣肉酌用。

配制：斑蝥、冰片研细，红枣蒸熟去皮核，用肉与前药调匀成药块，软硬得中。

用法：将药块分成三四块，患者用手自摸寻最痛点，将药贴在最疼点上，用带固紧以防脱落，十小时揭去。贴药之处起一小水疱，用针刺破放出毒水即愈。

32. 石专医院史奉璋献方

方名：散偏汤（《辨证奇闻》方）。

主治：偏头痛，或偏左或偏右。

药物：生白芍五钱，川芎一两，郁李仁一钱，柴胡一钱，白芥子三钱，香附二钱，甘草一钱，白芷一钱。

用法：水煎服。

33. 唐山市王子玉献方

方名：清脑散。

主治：一切头痛。

药物：枯皂矾五钱，薄荷冰一分。

用法：共为末，吹鼻内。觉呛，头脑即感轻松。

34. 商都县赵义献方

主治：习惯性的头痛经年不愈。

药物：白萝卜不拘多少。

用法：把萝卜切成细条，用白布包住，挤出水来，放入冰片少许溶化后，以此

水滴入鼻孔内。左边痛，滴入左鼻孔；右边痛，滴入右鼻孔；左右皆痛者全滴。

35. 怀安县凉秉植献方

方名：硫椒锭。

主治：风寒湿所致之头痛（不治气虚血虚所致之头痛）。

药物：生硫黄一钱，红色川椒三分。

配制：以上二味，共研极细面，放铜锅内用火熔化，做成锭。

用法：左头痛，把药锭放入右鼻孔内；右头痛，把药放入左鼻孔内；两边都痛，两鼻孔齐放。鼻流黄水为有效，等黄水流完后，头就不痛了，再把药去掉。

36. 涞源县卫杰献方

主治：男妇老幼，偏正头疼，久治不效。

药物：薄荷、生地、山药、桂心、羊脑子蛆、川芎、细辛、川断、麝香、荜茇、辛夷、甘草各等份。

配制：以上共为细面，瓷瓶收贮。

用法：药面鼻内闻之。右边头疼，右鼻闻之；左边头疼，左鼻闻之；全头痛，左右皆闻。

37. 涿县李汉灵献方

主治：妇女持久性头痛。

药物：当归三钱，川芎三钱，赤芍二钱，生地六钱，桃仁四钱，红花五钱，灵仙三钱，钩藤三钱。

用法：水煎服，每日一剂，分两次服。孕妇忌服。

38. 涿县王耀林献方

主治：偏头痛。

药物：川芎三钱，天虫二钱，菊花三钱。

用法：水煎，一日三次服。

39. 徐水县刘永安献方

主治：偏头痛。

药物：白芷三钱，天麻二钱，荆芥二钱。

用法：水煎服。

40. 徐水县郭弼臣献方

主治：头痛属阳明风热者。

药物：生桑枝二两。

用法：水煎，每日三次温服。

41. 唐山市顾殿龙献方

方名：祛风汤。

主治：偏正头痛。

药物：僵蚕、全蝎、芥穗、云苓、防风、当归、独活、杭芍各三钱，羌活、川芎、甘草、薄荷各二钱，蜈蚣两条，细辛一钱，升麻一钱。

用法：水煎服。

42. 安国县杨国珍献方

主治：感冒头痛，鼻息不通。

药物：苍耳子五钱（焙研面）。

用法：温水送下。

43. 徐水县赵景淮献方

主治：偏头痛。

药物：白芷三钱，天麻一钱，荆芥三钱。

用法：煎服。

44. 徐水县臧瀛甲献方

方名：八宝救急散。

主治：心腹疼，晕车，晕船，呕吐。

药物：紫蔻、贡桂、广木香、公丁香、朱砂、干姜、白松香、荜茇、薄荷冰、灶心土各等份。

用法：共为细末，成人每服八分，阴阳水送下。

45. 平乡县李建民献方

方名：清空汤。

主治：偏正头痛，经年不愈。

药物：黄芩三钱（酒炒），黄连二钱（酒炒），川羌三钱，防风三钱，柴胡三钱，川芎三钱，甘草三钱。

用法：水煎服。

46. 唐山市刘兆祥献方

主治：头晕失眠，心悸不安。

药物：炒枣仁三钱，远志肉四钱，菖蒲二钱，柏仁一钱，赭石五钱，五味子三钱，茯神四钱，寸冬三钱，山药三钱，广皮四钱，当归三钱，川芎一钱半，杭萸肉三钱，天竺黄二钱，清夏三钱。

用法：水煎服，老人减去三分之一，十岁以下的小儿服四分之一。

47. 唐山市献方

主治：虚火上炎，头目眩晕。

药物：生杜仲三钱，黄芩二钱，银花三

钱，连翘三钱，菊花二钱，胆草五分，生地五钱，元参三钱，薄荷二钱，黄连一钱。

用法：水煎服。

48.唐山市陈际爽献方

主治：偏头痛。

药物：闹阳花一两，透骨草一两，川椒五钱，艾叶三钱，苍耳子八钱，番泻叶一两。

用法：水煎熏洗。

49.邯郸市康春如献方

主治：头晕，心跳，失眠，上肢震颤，言语迟缓，脉细无力。

药物：生黄芪六钱，党参三钱，焦术三钱，归身五钱，茯神四钱，枣仁炒七钱，远志二钱，黄芩三钱，黄连五钱，甘草二钱，磁石五钱，菖蒲三钱，广木香一钱，怀牛膝一两，薄荷三钱半，生地五钱，川贝四钱，枳壳三钱，生龙骨五钱，生牡蛎五钱，瓜蒌五钱，砂仁五钱。

用法：水煎服。

50.邯郸市康春如献方

主治：头晕，失眠，脉弦洪有力。

药物：大生地、生赭石、怀牛膝各一两，生白芍八钱，生龙骨、生牡蛎、磁石各五钱，黄连二钱，丹皮四钱，黄芩三钱，大黄三钱，炒枣仁七钱，薄荷二钱半，菖蒲三钱，甘草二钱。

用法：水煎服。

51.涿鹿县张玉山献方

主治：偏头痛，牙痛，不论男女老幼均宜。

药物：菊花五钱，芥穗一钱半，栀子三钱，羌活二钱，全虫二钱，钩藤二钱，川芎三钱，白附子一钱，胆草三钱，蝉衣二钱，蔓荆子二钱，黄柏二钱，僵蚕二钱，路路通一钱。

用法：水煎两次，早、晚各服一次。

52.冀县王雪亭献方

方名：芽茶煎。

主治：多年偏正头风之症。

药物：芽茶五钱，黑豆五十粒，灯心五十寸，金银花三钱，元参二钱，蔓荆子二钱，防风一钱半，明天麻一钱半，川芎一钱，辛夷花一钱，土茯苓四两。

用法：先煎土茯苓，用水三盅煎至二盅，合诸药煎至一盅服之。

53.冀县李子波献方

方名：偏头痛方。

主治：偏头痛无论新久均可。

药物：细辛、防风、牙硝各等份。

用法：共为细末。左偏头疼，由左鼻孔闻之，药末一二厘；右偏头痛，由右鼻孔闻之，药末一二厘。

54.行唐县范朝真献方

主治：头目眩晕（高血压）。

药物：生杜仲一两，生赭石五钱，粉丹皮三钱，赤茯苓四钱，萸肉四钱，夏枯草三钱，旋覆花三钱，大生地四钱，泽泻三钱，寄生三钱。

配制： 贮于锅内加水煎熬。

用法： 日服三次，每次一茶盅，白水送下。

55. 涿鹿县齐铭献方

主治： 偏头痛。

药物： 斑蝥一个（研细面）。

用法： 用一张小膏药烤热，将斑蝥面放在膏药上。左痛贴左，右痛贴右，贴在太阳穴上，三小时后将膏药揭开，有黄疱突起，用针刺破，黄水流尽揩干。如仍痛，再贴。

56. 沽源县纪福成献方

主治： 偏头痛。

药物： 黄连、花椒各等份。

用法： 共研细末。将药末从患侧鼻孔吸入，每晚临睡前吸一次，大多三次即愈。

57. 完满县刘元普献方

主治： 肝气盛，头痛眩晕。

药物： 决明子一两，豨莶草五钱，茺蔚子三钱，黄芩四钱，天麻二钱，川芎二钱。

用法： 清水煎服。

58. 完满县韩佩昌献方

主治： 因血热上冲，头痛眩晕，牙龈肿痛。

药物： 生石膏五钱，知母五钱，生地五

钱，元参三钱，菊花三钱，石决明五钱，甘草一钱，牛膝二钱。

用法： 清水煎服。

59. 葛洛兰献方

主治： 头痛时作，气虚脉微弱。

药物： 台党参三钱，白术二钱，茯苓三钱，甘草一钱，白芷一钱半，川芎一钱半，大枣三钱，生姜二片。

用法： 水煎温服。

60. 涿县高子明献方

主治： 偏头痛。

药物： 苍耳子三钱（炒黄研面），菊花五钱。

用法： 菊花煎汤送苍耳子面温服之。服时兑黄酒一杯更好。

61. 龙关县李玺献方

方名： 黄连上清丸。

主治： 口焦火盛，头晕目眩眼痛。

药物： 川连、归尾、桔梗、防风、荆芥、薄荷、元参、花粉、连翘、山栀、枳壳、菊花、细辛、川芎、荆芥子、条芩、甘草各等份。

配制： 共为细末，炼蜜为丸，重二钱，黄柏面为衣。

用法： 每服一丸，白水送下，清茶亦可。

62. 磁县霍向明献方

主治： 偏正头疼。

药物： 白芷四钱，细辛三分，苍耳子四

钱，莱菔子四钱，好茶叶四钱。

用法：水煎服，每日服一剂。

63. 平乡县李绅献方

主治：受风头痛。

药物：川芎一两，白芷三钱，郁李仁三钱，香附二钱，白芥子三钱，柴胡一钱，甘草一钱。

用法：水煎服。

64. 唐山市王子玉献方

主治：肝阳上冲，头眩头痛。

药物：龟板一两，石菖蒲、龙齿、远志、龙胆草各五钱，生石决明一两，薄荷冰一钱。

配制：上药共为细末，炼蜜三两加入牛胆汁（一枚）和成丸，每丸重二钱。

用法：内服，轻者每日服一丸，重者两丸，早、晚服，白水送下。

65. 笪荫方献方

主治：头眩晕，四肢麻木，因血热上攻者。

药物：鲜小蓟根一两。

用法：水煎，空腹服。

66. 唐山市王九如献方

主治：头痛眩晕。

药物：生赭石面一两，生磁石面一两，生碎龟板一两，怀牛膝五钱，生地五钱，生杭芍五钱，桑寄生五钱，槐花五钱，元参五钱，桃仁三钱，钩藤三钱，

柏子仁二钱，茵陈二钱，朱砂面三分（另包）。

用法：水煎，冲朱砂面服。

67. 阳原县席丕顺献方

主治：阴虚火旺，风阳上扰所致的头痛眩晕。

药物：夏枯草三钱，黄芩三钱，生杜仲三钱，白芍二钱，菊花四钱，生牡蛎五钱，生石决明五钱，青葙子二钱，苏薄荷一钱，甘草梢五分。

用法：水煎，分两次服。

68. 阳原县梁兴汉献方

方名：加味六味地黄汤。

主治：肾虚头痛。

药物：生地三钱，山药二钱，山萸二钱，丹皮一钱，泽泻二钱，茯苓二钱，蔓荆子二钱，菊花盐（炒）一钱，盐黄柏一钱，防风二钱，白芷一钱，羌活一钱。

用法：以水四盅煎一盅，温服。

69. 涿鹿县郝瑞斋献方

主治：偏头痛。

药物：苦丁香一钱。

用法：研细面，闻鼻中。

70. 张北县李振林献方

方名：苍耳子散。

主治：偏头痛。

药物：苍耳子六两。

用法：炒黄研末。每次服三钱，日服

三次。

71. 抚宁献方

方名：六味地黄汤加减。

主治：肾虚目昏。

药物：大熟地八钱，山萸、山药各三钱，杞果、泽泻、盐柏、丹皮各二钱，白菊花一钱半，知母、苁蓉、巴戟、甘草各二钱。

用法：水煎服。

72. 昌黎县张沛然献方

主治：眩晕。

药物：酒芍三钱，全当归四钱，天麻四钱，党参三钱，苍术三钱，白术三钱，茯苓四钱，干姜一钱，泽泻二钱五分，三仙三钱，姜半夏三钱，黄柏一钱，川芎三钱，黄芪四钱，

用法：引用生姜三片，水煎服。

73. 丰宁县丁福玉献方

方名：驱风散。

主治：眉棱骨疼。

药物：柴胡三钱，酒芩二钱，荆芥二钱，清夏二钱，川芎二钱，前胡二钱，防风二钱，蔓荆子二钱，薄荷二钱，干姜一钱。

用法：水煎服。

74. 唐山市徐继献方

方名：芎雄散。

主治：偏正头痛。

药物：乳香二钱，没药二钱，川芎二钱，雄黄二钱，石膏二钱，牙硝五钱。

用法：共为细末，入瓶内收起，同时吹鼻内即愈。一般头痛均治。

75. 民间效方

主治：小儿头痛。

药物：葱根一个，鲜姜三片。

用法：水煎服。

76. 佚名氏献方

方名：羌活胜风汤。

主治：头痛目痛。

药物：荆芥一钱半，防风一钱半，云苓四钱，枳壳一钱半，柴胡二钱，前胡一钱，羌活一钱，独活一钱，川芎五分，薄荷一钱半，黄芩一钱半，白术一钱，甘草一钱

用法：水煎服。

77. 峰峰朱日峰献方

方名：土苓汤。

主治：偏头风，半面疼痛。

药物：土茯苓二两，荆子四钱，茶叶三钱，川芎四钱，菊花三钱，栀子三钱。

用法：水煎服。

78. 峰峰矿区乔德全献方

方名：防风汤。

主治：头痛。

药物：防风三钱，川羌活三钱，荆芥穗二钱，菊花二钱，川芎二钱，白芷三钱，

细辛七分，甘草二钱，生姜三片。

用法：白水三杯煎一杯，分两次服。

79. 安国县谢其昌献方

主治：偏头痛。

药物：霜桑叶四两，芝麻三钱。

用法：水煎服。

80. 安国县甄士英献方

主治：头痛（由血压高所引起）。

药物：白芍八钱，黄芩、当归、柴胡、香附各四钱，牛膝六钱。

用法：水煎服。

81. 安国县王树清献方

方名：镇肝息风汤。

主治：肝阳上泛，头目眩晕，耳鸣牙疼，失眠等症。

药物：怀牛膝一两，代赭石七钱，生龙骨五钱，生牡蛎三钱，龟板五钱，杭芍三钱，元参四钱，茵陈三钱，川楝子三钱，甘草一钱。

用法：水煎服。

加减：热甚加石膏一两；痰多加胆星三钱；尺脉虚加熟地八钱，萸肉五钱；大便不实去赭石、龟板，加赤石脂一两。

82. 唐山市张全瑞献方

方名：止疼散。

主治：头痛年深日久，属风寒性者。

药物：川芎三钱，细辛三钱，白芷三钱，黄酒四两。

用法：水煎，黄酒冲服，一醉而愈。

83. 峰峰矿区山底村朱脉心献方

方名：头风摩散。

主治：颠顶头痛，头皮头发不能摸。

药物：生附子三钱，海盐三钱，好醋（酌量）。

用法：将附子、海盐捣为细面，用醋拌。涂抹（外用）。

按：《金匮要略》此方治大寒犯脑头痛。

84. 峰峰矿区李泰明献方

方名：清上饮。

主治：高血压头晕。

药物：鬼格针鲜二两（连棵），白糖一两。

用法：上一味水煎百沸冲白糖，饭后冷服。

85. 唐山市吴晓峰献方

方名：解郁汤。

主治：偏头痛。

药物：夏枯草四钱，香附米三钱，川芎三钱。

用法：水煎服，连服三剂。

86. 彭城镇胡文生献方

主治：头疼久而不愈。

药物：大黄半斤（九蒸九晒）。

用法：共为细末。每服三钱，白开水送下。

87. 峰峰朱日峰献方

方名：丹芍饮。

主治：头眩晕，由于阴虚内热而致头晕者有效。

药物：丹参一两，白芍八钱。

用法：水煎服。有发热者，用此方连服十剂而愈；无发热者，去白芍，只服丹参即效。

88. 晋县吴德成献方

主治：血虚头痛。

药物：生地四钱，杭白芍二钱，胶珠二钱，菊花一钱半，白蒺藜二钱，石决明八钱，生牡蛎六钱，钩藤三钱，归身五钱，天麻一钱。

用法：水煎服。

89. 唐县肖凤化献方

方名：天麻钩藤饮。

主治：血压高。

药物：天麻三钱，钩藤三钱，石决明三钱，黄芩二钱，焦山栀二钱，生杜仲四钱，桑寄生四钱，夜交藤二钱，茯神三钱，益母草三钱，生龙骨五钱，生牡蛎五钱。

用法：水煎温服。

90. 新河县王秀章献方

主治：患者头痛，头晕，偏正头痛，失眠耳鸣，健忘怔忡等症状（西医谓高血压病）。

药物：生杜仲一两，桑寄生八钱，石决明四钱，川牛膝八钱，泽泻四钱。

用法：水煎服。

91. 唐山王子玉献方

主治：眩晕。

药物：香铃子不拘分量（香椿树上的子），白糖少许，桑叶二钱。

配制：将香铃子研面，桑叶煎水。

用法：香铃子面三钱，加少许白糖，用桑叶水冲服。

92. 武安县张淳然献方

主治：偏头痛。

药物：全虫一钱，地龙一钱，甘草一钱。

用法：共为细末，早、晚白水送下。

93. 抚宁陈玉林献方

主治：头晕疼，面色如醉，血压高。

药物：杜仲一两，石膏、夏枯草、杭芍各五钱，菊花二钱。

用法：水煎服，早、晚各服一次。

94. 张家口市张绍康献方

主治：偏头痛。

药物：斑蝥一个（去足翅，用龙眼肉包好）。

用法：贴太阳穴。左痛贴右，右痛贴左。

95. 安国县高天佑献方

主治：久患头疼，百治不效（阴虚肝火上犯清阳之位）。

药物：全蝎三钱。

用法：水煎服。每日一剂，一日三次，每服一茶盅，连服十日。

96. 安国县梁荣方献方

主治：头痛经年不愈。

药物：细辛、赤小豆、白丁香、苦丁香各等份，麝香、冰片少许。

配制：共为极细末，瓷器收贮，勿令泄气。

用法：用细管吹耳内，吹后十分钟疼止。

97. 邯郸市东城基村李明义献方

方名：苍耳子散。

主治：偏正头疼，头晕眼酸歪斜。

药物：苍耳子二两（炒去毛，捣），薄荷叶三钱。

用法：水煎服。此方亦可作丸散，对慢性长期患者为宜。

98. 峰峰矿区郭浚川献方

方名：补中益气汤加减。

主治：气虚头痛。

药物：党参三钱，黄芪三钱，当归三钱，川芎一钱半，白术二钱，柴胡一钱半，升麻五分，甘草一钱半。

配制：水煎服。

99. 峰峰县吴天锡献方

主治：口渴，头晕，心悸不止。

药物：薄荷叶三钱，白糖一两，琥珀二分，朱砂一分，益元散三钱。

用法：水煎服。

100. 峰峰县龚峻明献方

主治：偏正头痛及胁痛。

药物：葛根三钱，桂枝二钱，细辛六分，天麻三钱，苍耳子二钱，白芷二钱，川芎三钱，白芍三钱，黄芩三钱，甘草二钱。

用法：水煎服。

101. 峰峰县吴天锡献方

主治：偏正头痛。

药物：葛根二两，白芷三钱，细辛一钱。

用法：水煎服。

102. 峰峰县向生荣献方

主治：偏正头痛。

药物：苍耳子（炒）一两，白菊花三钱。

用法：水煎服，分两次用。

103. 峰峰矿区赵国忠献方

主治：偏头痛，疼时饭不能吃，或有单目失明。

药物：白萝卜一两，冰片五分。

配制：将白萝卜擦丝拧取其汁，再将冰片研细末，二药和匀。

用法：将药汁滴入患侧鼻孔中。

104. 深县献方

方名：头痛方。

主治：偏正头痛。

药物：薄荷三钱，川芎三钱，芥穗三钱，防风二钱，细辛八分，羌活二钱，白芷一钱半，菊花二钱，当归二钱，天麻一钱半，甘草一钱半。

用法：水煎服，见微汗。

105. 峰峰矿区高振民献方

主治：偏正头疼。

药物：小远志三钱。

用法：制为细末，吹鼻孔内即可。吹后稍有头目不清感，待二十分钟即愈。

106. 宁和县王致和献方

方名：克痛散。

主治：神经性头痛及头风痛症。

药物：白芷、川芎、僵蚕各等份。

用法：共为细面，每日三次，每次服一钱，白水送下。

107. 滦县王启来献方

方名：夏枯草汤。

主治：经常的偏头痛和牙痛，属于肝热上冲者有效。属于血虚，面色、唇色淡白的无效。

药物：夏枯草五钱，元参三钱，生杜仲五钱。

用法：水煎服。日服一剂。

108. 滦县高仰菁献方

主治：偏头痛及半边脸面痛，痛的特点常常是沿着经络线剧烈跳痛。

药物：滴乳香细末一钱，蓖麻子仁一钱，食盐少许。

用法：共捣如泥。贴痛处，一小时后去药。

109. 抚宁李景阳献方

主治：头疼，神经衰弱。

药物：首乌二钱，土茯苓三钱，山萸三钱，玉竹、元参、菊花、杞果、苁蓉、川芎各三钱，白芍四钱，当归三钱，党参二钱。

用法：水煎服。头痛甚加天麻。

110. 易县马莲芝献方

主治：偏正头痛。

药物：白芷三钱，天麻二钱，防风、荆芥各一钱。

用法：水煎服。

111. 易县李炳震献方

主治：头痛、头风、八般头风。

药物：黄鱼鳔。

用法：烧存性为末，以酒调服二钱。

112. 唐山市工人医院献方

主治：眩晕上盛下虚，头目眩晕，耳鸣耳聋。

药物：沉香、青盐、蔓荆、菊花各五钱，巴戟、胡芦巴、山药、川椒、磁石（煅醋淬七次）、山萸、阳起石（煅研）、附子（炮）各一两。

配制：研细末，酒煮粳米和丸，桐子大。

用法：每次服五丸，空心白水送下。

113. 唐山市工人医院献方

主治：头眩欲仆。

药物：人参、白术、菊花、枸杞、山药

各二两，白茯苓十两，麦冬三两，鲜生地二十斤（绞取汁）。

配制：研细末，先用生地黄汁放砂锅内，入酥二两，白蜜三两，同煎起沫即掠出，一直到不起沫为止。将取出之沫，拌炒前七味药，炒干之后，研细末，再将所余之蜜及地黄汁和匀，丸桐子大。

用法：每服五十丸，空心白水送下。

114. 保定市安学青献方

主治：头痛、头晕、耳鸣、失眠。

药物：生石决明八钱，牡蛎一两，龙骨五钱，杭芍五钱，女贞子三钱，熟地黄三钱，牛膝五钱，当归三钱，赭石五钱，天麻二钱，山药五钱。

用法：水煎服。

115. 新河县韩健民献方

主治：经常头疼（神经性头痛），屡治不愈。

药物：当归、元参各三钱，川牛膝、白芷、寸冬、薄荷、川芎、甘草各二钱，细辛、独活、羌活各一钱。

用法：水煎服。血虚头痛倍加当归、川芎。

116. 石家庄李瑞峰献方

主治：阴虚头疼（神经衰弱）。

药物：熟地八钱，杭萸肉四钱，怀山药四钱，粉丹皮三钱，泽泻三钱，茯苓三钱，杭菊花三钱，枸杞果四钱，当归三钱，杭芍三钱，鹿角胶三钱。

用法：水煎服。

117. 围场县李树棠献方

方名：镇痛宁。

主治：神经性头痛，常有间歇性局部头痛。

药物：生石决八钱，钩藤五钱（后入），胆草三钱，白芍四钱，蒺藜三钱，明天麻三钱，川芎三钱，菊花三钱，生牡蛎七钱，藁本三钱，细辛一钱，甘草二钱。

用法：水煎食后服。忌食辛物。

加减：有热，加酒黄连二钱；血虚，加当归五钱。

118. 兴隆县毛志朋献方

方名：菊石地黄汤。

主治：偏头痛。

药物：菊花二钱，生石膏五钱，泽泻四钱，熟地四钱，当归一两，川芎四钱，辛夷三钱，细辛一钱，藁本三钱，防风三钱，荆芥三钱，甘草三钱。

用法：水煎服。

119. 南宫县李品高献方

主治：阴虚阳亢，头痛，眩晕耳鸣。

药物：龙骨五钱，牡蛎五钱，磁石三钱（布包）赭石三钱（布包），生铁落一两（布包），生杜仲五钱。

用法：水煎服。

120. 张家口市机关门诊部尹锡风献方

方名：独味汤。

主治：高血压。

药物：粉丹皮一两五钱。

用法：每日一剂，当茶饮。

121. 张家口市王筵卿献方

主治：偏头痛症。

药物：樟脑一钱，冰片二分。

用法：放于碗底上燃着，以鼻吸烟（用患侧鼻孔吸），一日吸三遍，每遍吸三次。

122. 张家口市王筵卿献方

主治：风热头痛。

药物：菊花、石膏、川芎各三钱。

用法：水煎服。

123. 张家口市王筵卿献方

主治：高血压。

药物：芹菜茎五六两。

用法：捣之取汁，随便饮之即可。

124. 张家口市蒋和卿献方

方名：珍齿汤。

主治：肝旺血燥，眩晕面赤。

药物：珍珠母一两，紫贝齿五钱，胆草三钱，菊花三钱，天麻三钱，川牛膝三钱，夏枯草、桑寄生、生杜仲、黄柏、知母、茺蔚子各三钱，生龙骨、生牡蛎各一两三钱半。用法：水煎服。如身热口干加石膏一两，花粉五钱。

125. 彭城镇柴朝林献方

方名：苓桂术甘汤（《伤寒论》方）。

主治：胃口停水停痰而头晕眼花，目眩不定，甚则倒地。

药物：云茯苓三钱，桂枝三钱，白术三钱，甘草一钱。

用法：水煎服。

126. 昌黎县赵英明献方

主治：眩晕。

药物：丽参二钱，白术三钱，陈皮二钱，茯苓四钱，姜夏三钱，炙芪四钱，炮姜二钱，炒黄柏二钱，炒泽泻二钱，神曲、麦芽、明天麻各三钱，炙草二钱，生姜三片。

用法：大枣三枚为引，水煎服

127. 邯郸市萧英全献方

方名：降血平方。

主治：高血压头晕。

药物：怀牛膝五钱，槐米四钱，桃仁四钱，牡蛎四钱，天冬三钱，荆子三钱，沙参三钱，丹皮五钱，青木香二钱，生杜仲三钱，栀子二钱。

配制：文火煎熬，水五百毫升煎成三百毫升。

用法：以上分四次服，每四小时服一次，服时加温为宜。

128. 武安县李生祥献方

方名：杞菊苍耳散。

主治：日久头痛，鼻塞不通，鼻流血水，

高血压症者。

药物：苍耳子三钱，辛夷一钱半，白芷一钱半，薄荷二钱，桑叶三钱，菊花四钱，防风三钱，栀子三钱，黄芩二钱，杞果三钱，生杜仲三钱，夏枯草二钱，桔梗一钱半，元参三钱，大葱三节。

用法：水煎早、晚服。自利者，减元参、桔梗，加食盐少许。

129. 滦县殷满献方

主治：偏头风痛。

药物：川乌、草乌各二钱，升麻、菊花各二钱。

用法：共为细末。每服二钱，茶水送下，取微汗。

130. 滦县侯连位献方

主治：偏头风。

药物：芥子面一两。

用法：以芥子面和泥，摊布上贴患处，再用一钱芥子泥、开水半碗，混合内服更好。

131. 佚名氏献方

主治：眩晕呕逆，精神迟滞，恍惚如醉，口角流涎，四肢不动（高血压）。

药物：白薇、杭芍、丹皮、桃仁、红花、龙骨、牡蛎、牛膝、赭石、坤草（药量临证酌定）。

用法：水煎服。

132. 新河县马得卿献方

主治：经年头目不清，时轻时重，头晕头疼，经治不效。此属肝郁血滞之头疼，服之即愈。

药物：柴胡、生地、当归、赤芍、桃仁、元胡、川芎、桔梗、青皮、红花、甘草各二钱。

用法：水煎三服。

133. 平谷王自彬献方

主治：偏头痛时痛时止。

药物：风眼草（臭椿树种子）。

用法：鲜的用三钱，从树上摘下来即可用；干燥的用一钱。水煎服。

134. 平谷宋敬贤献方

主治：风湿性偏头痛，时发时止，痛不可忍者。

药物：丁香七个（炒），瓜蒂七个（炒），梅片二分，蛇退七寸（炒）。

用法：以上共研细面，勿内服，使患者鼻闻之，日间数次，用后鼻内流黄水即愈。

135. 徐水县任泉献方

主治：偏正头痛，难忍。

药物：花椒一两，大葱白（连须）三个，大枣三个。

用法：共捣烂为丸，塞鼻中。

136. 遵化县赵增如献方

主治：眩晕（高血压）。

药物：生龙骨、生牡蛎、生地黄、生白芍、生赭石、元参、茵陈、地龙、怀牛膝（剂量根据病情决定）。

用法：水煎服，须多服十至三十剂有效。头痛过重，可加生石决明。

137. 张家口市李铃铭献方

主治：神经性头痛。

药物：南全蝎三钱，粉甘草三钱。

用法：研细末，每服一钱，一日两次。

138. 深县医院献方

主治：多年偏正头痛经久不愈者。

药物：防风一两，芥穗一两，川芎一两，羌活五钱，白芷五钱，生石膏一两，全虫五钱，炒僵蚕二两，白附子五钱，天南星一两，天麻五钱，地龙五钱，川乌一两，草乌五钱，雄黄三钱半，乳香二钱半，没药二钱半，甘草一两。

用法：为细面备用。每服五分，用茶水送下，每日饭后、临睡前各一次。

139. 唐山市王筱波献方

主治：偏头痛，无论新久均可。

药物：桑叶三钱，菊花三钱，薄荷叶一钱半，连翘二钱，黄芩一钱半，夏枯草三钱，苦丁茶二钱半，白芷一钱半，藁本一钱，荷叶边二钱，茅根三钱。

用法：水煎服。如无苦丁茶，可用好茶叶代之。

140. 张家口市机关门诊部献方

方名：血平丹。

主治：眩晕。

药物：生杜仲四两，马兜铃四两，西瓜皮一钱半。

用法：共为细面，水为小丸，每服二钱，一日两次。

141. 康保县赵顺营献方

主治：偏头痛症。

药物：苦丁香五钱，冰片五钱。

用法：共研细末。吸入鼻内少许，日吸数次。

142. 涿鹿县岑效儒献方

主治：头痛。

药物：葵花蒂（朝阳花朵）。

用法：用水煮沸，再用白布蘸此水敷润脑后。水冷再煮片时，仍蘸水敷于脑后，片时头痛自止。

143. 康保县任绪献方

主治：偏脑疼，耳朵疼。

药物：韭菜根二两，白糖四两。

用法：洗净，水煎。连服两次。

144. 张北县韩登献方

主治：偏正头痛。

药物：雄黄一钱，细辛一钱。

配制：共研细，闻鼻内，闻后十分钟痛即止。

145. 尚义县邓寿亭献方

主治：受风寒所引起之偏头痛。

药物：苍耳子三钱（焙黄）。

用法：上为细末。每次服三钱，黄酒冲服，连服三次。

146. 赤城县程月桂献方

主治：雷头风。

药物：蔓荆子一钱五分，川芎一钱，羌活二钱，白芷二钱，甘草一钱。

用法：水煎，日服两次。

147. 康保县李孟道献方

主治：头晕目眩，不能站立，大便不利。

药物：川大黄四钱（酒炒）。

用法：研细面，每服二钱，温水送服。

148. 涿鹿县李洪年献方

主治：头晕失眠，心烦，小腹疼痛，消化不良，全身倦怠，面色青黄，大便干燥等症。

药物：台参二钱，白术二钱，茯神三钱，远志二钱，枣仁二钱，木香一钱半，枸杞二钱，元肉三钱，厚朴二钱，玳玳花二钱，菖蒲一钱半，当归四钱，火麻仁四钱，炒麦谷芽各三钱，炙草三钱。

配制：研细末，制丸重三钱。

用法：每次一丸，日两次服。

149. 新河县贾秋渔献方

主治：偏正头痛。

药物：川芎二钱，好茶叶三钱。

用法：水煎服。

150. 献县李文晓献方

主治：神经衰弱，头疼。

药物：丹参三两，川芎三钱，藁本二钱，蔓荆子二钱，甘草三钱。

用法：水煎服。或加菊花、薄荷各三钱。

151. 石专医院史奉璋献方

主治：肝阳上升，脉弦紧，头晕头痛，失眠，口干舌燥，晚上尤甚，或大便干燥，小便黄。

药物：怀牛膝五钱，生赭石五钱，生石决明八钱，白芍五钱，生山药五钱，生龙骨四钱，生牡蛎四钱，女贞子三钱，天麻三钱，熟地三钱，当归三钱。

用法：水煎服。若兼见口渴发热者，加生石膏数钱或一两。

152. 保定市高贵山献方

方名：川芎散。

主治：风眩头晕。

药物：川芎、山药、白茯神、甘菊花、人参各五钱，山茱萸一两。

用法：共为细末。每次服二钱，日服三次，温酒调下。

153. 安国县霍超群献方

方名：枯草加味汤。

主治：血压高，肝阳上冲，头目眩痛。

药物：生杜仲四钱，桑寄生四钱，夏枯草三钱，槐花三钱，枯黄芩四钱，茺蔚子三钱，怀牛膝四钱，代赭石六钱。

用法： 水煎服。

154. 张家口市献方

方名： 黑白散。

主治： 多年头痛头风。

药物： 香白芷二两五钱，川芎一两，甘草一两，川乌一两。

用法： 研细面。每服一钱，好茶和薄荷煎汤送下。

155. 滦县江文宪献方

主治： 头痛连目，属于伤风头痛，最为有效。

药物： 菊花三钱，川芎三钱，白芷二钱，薄荷一钱半，羌活二钱，大活二钱，防风三钱，细辛一钱，柴胡一钱半，甘草一钱。

用法： 每日一剂，水煎分两次服。

156. 景县孟宪浩献方

方名： 加减息风汤。

主治： 高血压。

药物： 元参八钱，杭芍五钱，赭石一两，怀牛膝五钱，龙骨五钱，牡蛎五钱，石决明六钱，黄芩四钱，菊花三钱，杞果四钱，丹皮三钱，寄生二钱，生杜仲五钱。

用法： 清水四盅，水煎服。每日服一剂，连服五剂大有好转，十余剂而愈。

157. 唐县谢世祥献方

主治： 偏头痛。

药物： 熟地四钱，栀子三钱，薄荷三钱，细辛一钱，生石膏一两，元参三钱，丹皮三钱，藁本三钱，白芷二钱，荆子三钱。

用法： 水煎，每日两次，早、晚饭后服。如便秘加川军二钱，朴硝二钱。

158. 张家口市赵琛献方

主治： 头目眩晕，偏正头痛，牙疼。

药物： 丁香、芒硝、苍耳子、川芎、藜芦、郁金、雄黄、薄荷、鹅不食草各等份。

用法： 共为细面。口含凉水，吹药鼻内。

159. 张家口市张绍康献方

主治： 脑贫血头痛。

药物： 党参六钱，生黄芪一两，当归四钱，鹿茸五钱，菊花三钱，枸杞四钱，山萸三钱，熟地六钱，山药四钱，丹皮三钱，茯苓二钱，泽泻二钱。

用法： 水煎服。

160. 张家口市张绍康献方

主治： 神经衰弱兼充血性头痛。

药物： 菊花二钱，钩藤三钱，天麻一钱，党参四钱，黄芪六钱，当归三钱，首乌三钱，磁石四钱，龟板三钱，熟地六钱，盐柏黄二钱，盐知母二钱，牡蛎四钱。

用法： 水煎服。

161. 张家口市张绍康献方

主治： 充血性高血压头晕而痛。

药物： 灵磁石四钱，生石决六钱，地龙二钱，赤芍二钱，海藻三钱，夏枯草三钱，牡蛎四钱，龟板四钱，当归三钱，熟地六钱，盐黄柏三钱，盐知母三钱。

用法： 水煎服。

162. 易县张屏献方

主治： 眉棱骨疼。

药物： 白芷三钱，黄芩四钱，半夏三钱。

用法： 水煎服。

163. 张家口市赵达夫献方

方名： 平肝息风汤。

主治： 头目时觉眩晕或脑中常痛，耳鸣目胀，精神短少，肢体痿废，血压高。

药物： 夏枯草五钱，白芍三钱，生赭石七钱，生杜仲五钱，天冬四钱，茵陈三钱。

用法： 水煎服，早、晚各一次。

加减： 大便不实，加赭石、龟板、赤石脂；心胃热，加生石膏四钱；痰盛，加南星三钱。

164. 抚宁孟献文献方

主治： 头眩晕，健忘，神经衰弱。

药物： 西洋参、血茸片各三钱，远志、五味子各一钱半，白酒一斤，苁蓉三钱，梅片二分，粉草五分，白糖半斤。

用法： 把上药入酒内，浸月余，即可服之。每日三次，每次量一酒杯。

165. 景县张金启献方

主治： 偏正头痛。

药物： 当归三钱，川芎三钱，蚕沙六钱。

用法： ①治偏头痛，用新砂壶一个去提把，将药煎好，蒙纸留一口，俯首蒸疼处，三次即愈；②治正头痛，水煎服，三剂即愈。

166. 景县周玉升献方

主治： 虚火上升，以致头旋不能抬头。

药物： 川芎四钱，天麻三钱，川牛膝三钱，吴茱萸三钱，山萸肉八钱，丹皮三钱，代赭石一两，甘草三钱。

用法： 水煎服。

167. 安国县高天佑献方

主治： 偏头痛，经常头痛，牵引后项，痛则目眶颈项紧张，痛无定时，日照益甚。

药物： 细辛一钱，女贞子四钱，川芎三钱，白芷二钱，石楠叶四钱。

用法： 水煎，一日三次，每次一茶盅，连服十剂，其痛即止。

168. 张家口市柳树屯医院献方

主治： 神经性头痛。

药物： 川芎、荆芥、防风各二钱，细辛五分，白芷三钱，羌活二钱，菊花二钱。

用法： 水煎服。

169. 张家口市乔凤述献方

主治： 高血压。

药物：全当归、杭白芍、云茯苓、生地各三钱，元参二钱，生牡蛎五钱，生石决五钱，生杜仲五钱，生粉草二钱，杭菊花一钱半，天麻三钱，夏枯草二钱，全蝎一钱。

用法：水煎服。

170.峰峰矿区张万生献方

主治：一切头痛，不论偏正皆效。时愈时犯者，头痛时，觉头如裂不能忍受，眼珠发红，脉象弦沉，在头疼时体温照常者。

药物：酒当归一钱，正川芎一钱，香白芷一钱，羌活一钱，防风一钱，杭菊花五钱，蔓荆子一钱，麦冬一钱，独活一钱，酒黄芩一钱，细辛一钱，甘草五钱，

用法：生姜为引，水煎服。

加减：如左边痛，加红花七分，柴胡一钱，龙胆草七分，生地一钱；右边疼，加黄芪一钱，干葛一钱；正额上眉棱骨疼，加天麻五分，半夏一钱，山楂一钱，枳实一钱；头顶疼者，加藁本一钱，酒川军一钱；气血两虚，常有自汗者，加黄芪一钱半，丽参一钱，白芍一钱，生地一钱。

171.峰峰矿区张万理献方

主治：颠顶痛及痰湿热者，动辄眩晕。

药物：黄芩三钱（酒洗），僵蚕二钱，橘红二钱，天麻二钱（酒洗），青礞石一钱半，白芷一钱，桔梗二钱，半夏三钱，薄荷一钱，酒芍五钱。

用法：水煎，空腹服。

172.唐山市吴晓峰献方

方名：清热汤。

主治：风热头疼，久而不愈者。其症头疼发热，鼻干口燥。

药物：菊花三钱，川芎三钱，生石膏三钱，薄荷一钱五分。

用法：共为细末，每服一钱，清茶送下，数服即愈。为汤剂亦可。

173.滦县耿庭印献方

主治：肾虚肝旺头痛，疼痛特点为精神不振，用脑后痛重，眼黑头眩，鼻塞声重，智力衰弱。

药物：菊花三钱，萸肉三钱，川芎三钱，芥穗三钱，防风三钱，白芷三钱，羌活二钱，细辛三钱，天麻三钱，犀角三钱，石膏三钱，甘草三钱。

用法：共为细末。每服三钱，白水送下。

174.张家口市薛和卿献方

主治：偏头痛。

药物：连翘、生地、川芎各三钱。

用法：水煎服。

175.张家口市机关门诊部尹锡凤献方

方名：桂枝加桂汤。

主治：高血压。

药物：桂枝三钱，芍药二钱，生姜二钱，大枣二钱，甘草一钱。

用法：水煎服两次，服五剂至十剂即效。

按：此方方名与药味分量可疑，治高血 | 压症慎用。

失眠类（计30方）

1. 怀来县梁行清献方

主治： 神经衰弱失眠。

药物： 焦枣仁三钱，大熟地五钱，龙眼肉四钱。

用法： 水煎。每晚服一剂。

2. 怀安县李满堂献方

主治： 失眠。

药物： 生石膏五钱，熟枣仁一钱。

用法： 水煎温服。

3. 龙关县李玺献方

方名： 朱砂安神丸。

主治： 养心安神。

药物： 党参二两，当归二两五钱，生地一两半，茯神一两半，枣仁一两半，远志一两半，麦冬一两半，黄连一两，炙草一两，白术一两半。

配制： 共为细末，炼蜜为丸，重二钱，朱砂为衣。

用法： 每服一丸，日服两次，白水送下。

4. 阳原县宋平献方

主治： 心虚失眠，烦躁，精神萎困。

药物： 元肉三钱，合欢花三钱，生地三钱，远志三钱，栀子三钱，佛手二钱，朱茯神五钱，莲子二钱，山萸四钱，当归三钱，寸冬三钱。

用法： 水煎服。

5. 石家庄市胡东樵献方

方名： 健脑安眠丸。

主治： 失眠。

药物： 百合六两，枣仁三两，生山栀二两，橘红一两，甘草一两，鸡子黄二十个。

配制： 上五味共为粗末，入鸡子黄搅拌晾干，共研细面，水为丸，黄豆大。

用法： 内服，每次服一钱半，白水送下。

6. 无极县牛长庚献方

主治： 神经衰弱，失眠头痛，惊恐想事。

药物： 银柴胡四钱，连翘五钱，竹茹七钱，寸冬五钱，生白芍八钱，丹皮三钱，钩藤一两（另包），薄荷三钱，大生地一两，元参一两，菖蒲五钱，栀子二钱半，铁落二两（洗净），建莲五钱，柏子仁二钱半（去油），合欢花七钱，青蒿五钱，天竺黄二钱，旋覆花三钱，胡连二钱半。

用法：灯心三十寸引，水煎服。另用朱砂五分，琥珀五分，研细面分三包。早、晚各服一次，每次用药汁冲服朱砂、琥珀一包。

加减：如不想事，加黄芩（酒炒）三钱，知母四钱，去合欢花；有时吃东西少，加陈皮三钱，蒌仁二钱；有时气不舒，加香附六钱，盉沉香一钱半（捣）。

7. 晋县中医进修学校献方

主治：失眠。

药物：黄连、肉桂各五分。

用法：上二味共为细末，睡前白水送下。

8. 任县王元心献方

主治：失眠。

药物：鲜花生叶四两至六两。

用法：水煎服。

9. 南宫县献方

主治：精神衰弱，失眠健忘，食欲不振等症状。

药物：核桃仁一两，黑芝麻一两，桑叶一两。

配制：捣如泥状，为丸，每丸重三钱。

用法：日服两次，每次一丸，白水送下。

10. 涿县杨振生献方

主治：劳伤心血，思虑伤脾，以致心悸怔忡，夜不能寐。

药物：石菖蒲一两，远志肉一两，焦枣仁一两，桂圆肉一两，朱砂六钱，代赭石一两，猪心一具。

配制：把猪心切薄片，用砂锅蒸出油质，焙干，合上药共研细面。

用法：日服两次，每次二钱，早、晚温水服下。

11. 邢台县曹庆福献方

主治：自汗，盗汗，心悸，失眠。

药物：朱茯神三钱，生龙骨五钱，牡蛎五钱，甘草三钱。

用法：水煎服。

12. 高阳县任宝华献方

主治：劳心过度，心血耗伤，引起严重性失眠，坐卧不安，厌见人事。

药物：黄连一钱五分，力参一钱，龙齿四钱，菖蒲、生地各五钱，赤芍三钱，当归三钱，寸冬三钱，炒枣仁一两，甘草一钱五分，朱砂一钱（研面）。

用法：水煎，滤过，和入朱砂末服之。

13. 无极县田克敏献方

主治：劳心过度，头痛失眠，惊恐多思。

药物：银胡四钱，连翘五钱，竹茹七钱，寸冬五钱，生白芍八钱，丹皮三钱，钩藤一两，薄荷三钱，大生地一两，元参一两，菖蒲五钱，栀子三钱半，铁落

（水洗净）二两，建莲五钱，柏子仁（去油）二钱半。

用法：灯心三十寸为引，水煎服。另以镜面朱砂五分，老山柏五分，共研细末，用药水冲服。

加减：饮食减少者，加陈皮、蒌仁各二钱；气郁不舒者，加童便炒香附六钱，盔沉香一钱五分；思想力减弱者，加炒黄芩三钱，知母四钱，去合欢花。

14. 蠡县巩培元献方

主治：失眠，头疼，食欲不振。

药物：酸枣仁六钱，当归酒（洗）三钱，知母三钱，甘草二钱，云茯神四钱，川芎、川连（酒炒）、二冬、远志各三钱，生地（酒洗）、力参各二钱，丹参四钱，枯草五钱。

用法：水煎服。

15. 唐山市何彦景献方

主治：夜间睡眠，恐怖不安。

药物：台参二钱，沙参二钱，丹参三钱，玄参三钱，天冬二钱，麦冬二钱，泽泻二钱，茯神三钱，远志二钱，枣仁二钱（炒），当归三钱，白芍三钱，川芎二钱，熟地三钱。

用法：水煎服。女加红花二钱，男加胆星二钱。

16. 平乡县李绅献方

主治：失眠，昼夜不能安睡。

药物：茯苓三钱，茯神三钱，山药三钱，

寒水石三钱，远志二钱，炒枣仁二钱，东参三分，甘草一钱。

用法：水煎，朱砂五分为引，随汤药冲服。

17. 唐山市谭从周献方

方名：补气养血安眠汤。

主治：心跳，气短，失眠。

药物：台参三钱，白术三钱，茯神三钱，黄芪五钱，远志二钱，菖蒲二钱，炒枣仁五钱，桂圆肉三钱，归身三钱，白芍三钱，熟地三钱，川芎一钱半，寸冬二钱，元参三钱，甘草一钱。

用法：生姜三片为引，水煎服。另用朱砂末五分，分两次冲服。

18. 安国黄国绶献方

主治：男妇气血不足，惊悸失眠，脉沉细无力等症。

药物：当归、白术、黄芪、茯神、炒枣仁、桂圆肉各三钱，远志一钱半，台参一钱半，广木香二钱，炙甘草一钱半。

用法：水煎两次，每日早、晚各服一次。

19. 南皮县中医工作办公室献方

主治：失眠症。

药物：花生叶（又名"夜合草"，用干者）一两。

用法：水煎服。每晚一次，连续服用，以愈为度。

20. 张家口市机关门诊部献方

方名： 归脾河车丸。

主治： 脾虚失眠，诸出血后之贫血症。

药物： 炙黄芪、当归、何首乌各四两，党参、白术、茯神、炒枣仁、龙眼肉各五两，炙远志、干姜、红枣各三两，广木香、炙甘草各二两，紫河车十四两。

配制： 共为细面，水为小丸，晒干。

用法： 每服一钱五分，一日两次。

21. 保定市牛克田献方

方名： 安神汤。

主治： 久病失眠。

药物： 茯苓三钱，寸冬三钱，朱砂一钱，琥珀一钱，人参三钱，归身四钱，丹参五钱，柏子仁三钱，远志三钱，甘草三钱，熟地五钱，山萸四钱。

用法： 水煎服。

22. 束鹿县杨子封献方

主治： 气血两虚，心跳气短，形瘦无力，脉搏虚弱，自汗盗汗。

药物： 台党参六钱，五味子二钱，麦冬三钱，柏子仁三钱，桂圆肉三钱，茯神四钱，枣仁六钱，当归三钱，熟地二钱，白芍二钱，远志二钱，山药三钱，菖蒲二钱，炙草一钱。

用法： 水煎服。

23. 抚宁李寓安献方

主治： 失眠心悸，神志倦怠。

药物： 茅根五钱，竺黄、煅龙骨、煅牡蛎各三钱，煅磁石四钱，白芍五钱，银花、钩藤、茯神、菖蒲、远志各三钱。

用法： 水煎服。

24. 宁河县李学程献方

主治： 妇人惊悸不寐症。

药物： 当归八钱，炒枣仁一两，远志三钱，菖蒲五钱，元肉五钱，莲子肉五钱，血琥珀五分（研，冲），朱砂五分（研，冲）。

用法： 水煎两次，每日早、晚各服一次。血珀面、朱砂面匀两次冲服。

25. 束鹿县陈翰生献方

方名： 加味温胆汤。

主治： 因惊恐所致之失眠，并非心虚。

药物： 枳实二钱，清半夏二钱，云苓三钱，川朴二钱，竹茹三钱，粉草一钱半，橘皮三钱，生姜四钱。

用法： 水煎服。服后一刻钟即入睡。

26. 张家口市薛和卿献方

方名： 安魂汤。

主治： 气血俱虚。痰饮，惊悸，不眠等症。

药物： 龙眼肉六钱，炒枣仁四钱，生龙骨五钱，生牡蛎五钱，清半夏三钱，茯神三钱，生赭石四钱，竹茹四钱。

用法： 水煎，睡前服。连服三五剂，甚效。

27. 张家口市薛和卿献方

方名： 加味圣愈汤。

主治： 一切血虚失血过多，烦渴燥热，睡眠不宁。

药物： 当归、川芎、杭芍、熟地、人参、黄芪、寸冬（原供方人未注明剂量）。

用法： 水煎服。

28. 抚宁郑万云献方

主治： 失眠心悸，精神不宁。

药物： 生龙骨、牡蛎各五钱，丹参一两，云苓一两，炒枣仁八钱，菖蒲四钱，雄黄三分，朱砂三分，琥珀一钱。

用法： 水煎服。雄黄、朱砂、琥珀共研面，分三包，冲服。

29. 景县李汝钧献方

方名： 健脑丸。

主治： 失眠，记忆力减退。

药物： 百合三两，生栀子二两，橘红一两半，生鸡子黄二十个。

配制： 将百合、栀子、橘红轧为细末，再将鸡子黄拌匀晾干，轧匀后再用蜜为丸。

用法： 每服三钱，白水送下，临睡时服。

30. 枣强县李玉岭献方

主治： 失眠。

药物： 大生地三钱，麦冬二钱，五味子七粒。

用法： 水煎服，连服三日效。

郁症类（计 18 方）

1. 龙关县李玺献方

方名： 搜风顺气丸。

主治： 舒气活血，润肠通便。

药物： 酒军四两，牛膝一两，菟丝子一两，天麻一两，山萸二两，麻仁四两，郁李仁四两，车前子一两，独活一两，山药一两，枳壳四两，榔片二两。

配制： 共为细末，炼蜜为丸，重二钱。

用法： 每服一丸，日服一次，白水送下。

2. 阳原县梁兴汉献方

主治： 肝气不舒，心虚胆怯，虚火心跳，身倦腿困等症。

药物： 当归二钱，生地二钱，川芎二钱，白芍二钱，柏子仁二钱，远志二钱，丹皮二钱，台参二钱，丹参二钱，白术二钱，陈皮二钱，竹茹一钱半，元参二钱，天冬二钱，元肉二钱，龙齿一钱半，甘草一钱半。

用法：水煎服。

3. 束鹿县王子华献方

主治：膨胀饱闷。

药物：陈皮、莪术、官桂、二丑、茴香、川椒、干姜、青皮、川芎、巴豆霜各等份。

配制：共研细末，面糊为丸如绿豆大。

用法：大人八丸、小儿四丸，白水送下。

4. 沽源县献方

方名：舒肝散。

主治：腰胁气闷。

药物：瓜蒌五钱，红花三钱，陈皮二钱。

用法：水煎服。

5. 涿鹿县马耀庭献方

主治：男女气郁不舒，胸腹胀满等症。

药物：沉香、紫蔻仁、橘红、枳壳、厚朴、莱菔子、郁金、佛手、炙甘草各二钱。

用法：水煎两次，早、晚各服一次。

6. 怀安县王占贤献方

主治：妇女气郁胀痛，效果很好，男人胀痛亦有效。

药物：当归二钱，川芎一钱半，生地二钱，赤芍一钱半，广木香一钱半，香附二钱，郁金三钱，柴胡二钱，防己二钱半，泽兰叶二钱。

用法：水煎温服。

7. 涿鹿县张寿山献方

主治：胃热疼，消化不良，痞气肝郁证。

药物：酒白芍六钱，川朴三钱，陈皮三钱，枳实三钱，三棱二钱，莪术二钱，焦三仙六钱，莱菔子三钱，槟榔三钱，香附三钱，元胡三钱，灵脂三钱，乳香二钱，没药二钱，清夏二钱，竹茹一钱半，木通二钱，栀子三钱，连翘三钱，大黄二钱。

用法：水煎服。

8. 沽源县献方

主治：暴怒怫郁以后不能说话，而心里却很明白者。

药物：韭菜根。

配制：将韭菜根切成小块，用食盐拌和。

用法：以渗出之汤给病人服之。最好用腌多日之韭菜汤服之，效果更显。

9. 峰峰县苗立祥献方

方名：三味顺气汤。

主治：气郁不舒，肋间胀满，两胁疼痛（俗名"岔气"）。

药物：白茅根二两，横苇根二两，藕节三个。

用法：水煎服。

10. 张家口市赵杰三献方

方名：肝宝。

主治：肝气不舒，怒气伤肝，胸胁满闷，肩胛重痛，寒热往来，精神短欠，饮食不甘，头目晕眩。

药物：柴胡五钱，黄芩四钱，青皮三钱，香附六钱，广木香三钱，沉香三钱，清半夏三钱，郁金三钱，栀子四钱，枳壳四钱，白芷四钱，薄荷叶四钱，甘草二钱。

配制：共为细面，蜜丸一钱重。

用法：每服一丸，一日两次。

11. 邢台市郑子和献方

主治：气郁不舒，引起发热。

药物：桂枝三钱，酒芍三钱，苏梗三钱，清夏一钱五分，当归三钱，广木香一钱五分，生姜三片，大枣五枚，川朴一钱五分。

用法：水煎温服，日服一剂，连服三剂而愈。

12. 张家口市崔永让献方

方名：解郁化痰汤。

主治：痰迷心窍昏迷，精神错乱，言语无伦。

药物：归尾二钱，赤芍二钱，生地三钱，川贝三钱，川连二钱，半夏一钱半，橘红二钱，茯苓二钱，山楂四钱，菖蒲一钱，青皮一钱半，枳壳三钱，粉草一钱半。

用法：水煎服。

13. 张家口市赵达夫献方

方名：舒肝调中丸。

主治：两胁胀满，胃脘刺痛，痞满，胃寒嘈杂，呕吐吞酸，饮食不振，胸胃胀满。

药物：焦三仙各一两，台乌药六钱，大青皮一两，川木香一两，醋炒香附八钱，砂仁一钱半，白芍五钱，当归一两，紫厚朴一两，元胡八钱，陈皮一两半，茱萸六钱，片姜黄五钱，沉香四钱。

配制：共研细末，炼蜜为丸，每丸二钱重。

用法：一日服两次，每次一丸。

14. 张家口市赵琛献方

主治：心血不足，心跳惊悸，心神恍惚不宁，失眠。

药物：朱砂、琥珀、龙齿、天竺黄各三钱。

用法：共为极细面。每服五分，白水送下。

15. 保定市张景韩献方

方名：开郁正元散。

主治：气血郁结，积聚结块，胸腹胀痛。

药物：白术三钱，陈皮一钱五分，香附三钱，山楂三钱，海蛤粉三钱，桔梗一钱五分，茯苓三钱，青皮一钱五分，砂仁一钱，甘草一钱五分，元胡三钱，神曲三钱。

用法：水煎服。

16. 蠡县巩培元献方

主治：梅核气。

药物：苏叶、川朴（姜炒）、枳壳（麸炒）、清夏、郁金、姜黄、陈荷梗、射干、苦桔梗各三钱，沉香二钱，云苓四钱，瓜蒌一两。

用法：水煎服。

17. 隆化县卜洪彬献方

方名：解郁散。

主治：精神郁闷，气结不舒，精神失常（癔病）。

药物：广郁金四两，明矾一两，辰砂五钱。

用法：共为细末。每次服三钱，日服三次，白水冲服。

18. 保定市牛克田献方

方名：解郁汤。

主治：饮食无味，胸部满闷。

药物：建曲五钱，白术二钱，乌药三钱，砂仁二钱，大黄三钱，焦槟榔三钱，焦山楂三钱，木香三钱，陈皮三钱。

用法：水煎服。

胸胁痛类（计50方）

1. 怀安县杨永洁献方

主治：胸痛。

药物：酸枣根。

用法：水煎六七沸，温服。

2. 涿鹿县李鸿年献方

主治：湿寒滞于胸胃，肝邪冲痛，胸胃疼痛。

药物：厚朴三钱，陈皮二钱，广木香二钱，茅术一钱半，云苓三钱，茴香三钱，枳壳二钱，猪苓一钱半，泽泻三钱，故纸一钱半，官桂一钱半，白芍三钱，炙草二钱。

用法：引用川楝子一钱半，水煎服。

3. 宁晋县吴丙耀献方

方名：胸膺甘桔饮。

主治：胸膺疼痛，胸满短气。

药物：桔梗三钱，瓜蒌三钱，红花三钱，桃仁三钱，贝母三钱，甘草三钱。

用法：水煎温服。

4. 宁晋县吴丙耀献方

方名：左金枳橘散。

主治：左胁肋疼痛。

药物：郁金三钱，枳壳三钱，姜黄片三钱，橘红三钱，藕节五钱。

用法：共为细末。每服一钱，日三服。

5. 宁晋县吴丙耀献方

方名：右金枳芎散。

主治：右胁疼痛。

药物：郁金三钱，姜黄三钱，枳壳三钱，川芎三钱，王不留行三钱。

用法：共为细末，每服一钱。

6. 涿鹿县李鸿年献方

主治：食物不下而不消，胸闷胀满等症。

药物：旋覆花四钱，赭石三钱，茜草三钱，丹参三钱，知母三钱，归尾三钱，全瓜蒌二钱，厚朴花二钱，玳玳花二钱，清半夏一钱半，柿蒂三钱，生草二钱。

用法：引加芦苇根二钱，黑芝麻五钱，水煎服。

7. 行唐县张杏元献方

主治：心胸疼痛牵掣胁背。

药物：元胡二两，川军六钱，二丑六钱。

配制：共研细末备用。

用法：上药面日服两次，成人每次三钱，早、晚白水送下。

8. 怀安县李富山献方

主治：结胸症。

药物：紫朴三钱，枳壳二钱，桔梗二钱，瓜蒌一两，生赭石六钱，旋覆花三钱，化橘红三钱。

用法：水煎服。

9. 涿鹿县陈蕴之献方

主治：多年常发的心口疼。

药物：鸡子一个，陈醋四两，碱面一两。

配制：鸡子去皮，合陈醋置于锅内，烧开三滚，投入碱面，搅匀。

用法：一次服之。忌食辛辣食物。

10. 巨鹿县段盛田献方

方名：三香散。

主治：心腹胀满有寒，食不下。

药物：大盔沉二钱，白芥子（炒）二钱，广木香二钱，巴豆霜二分。

用法：共为细末，白开水送下，每服一钱。

11. 阳原县梁兴汉献方

主治：结胸症。此因内伤饮食，外感寒邪，寒与气结，成为此症，症见腹胀闷，大便不利，气不得出，命在旦夕者。

药物：藿香二钱，枳实三钱，木香二钱，川朴二钱，香附二钱，砂仁二钱，紫蔻二钱，腹皮二钱，槟片二钱，苍术二钱，瓜蒌五钱，桃仁二钱，红花二钱，川军四钱，芒硝三钱，皂角一钱，生草一钱，黑附子二钱，莱菔子二钱。

用法：水煎服。

12. 涿鹿县杨禅空献方

主治：日久心口痛症。

药物：乌梅肉三个，白胡椒七粒。

用法：共捣如泥，男用黄酒、女用陈醋，烧开冲服。

13. 涿鹿县张玉山献方

主治：胸膈疼痛，日夜不息。

药物：龙胆草三钱，醋柴胡三钱，香附四钱，青皮二钱，乌药二钱，枳实二钱，乳香二钱，苏木二钱，当归三钱，川芎二钱，柏仁三钱，枣仁三钱，桔梗三钱，血竭花二钱（另吃），路路通二钱。

用法：水煎两次。早、晚各服一次，温服。

14. 冀县段仁香献方

方名：十仙夺命丹（祖传）。

主治：气膈食膈，两胁攻痛，饮食不下，大便秘结，胸部痞块。

药物：三棱、莪术、丁香、沉香、木香、荸荠、皂角、川芎、没药各一钱，巴豆（去净油）一钱。

配制：共为细末，枣肉为丸，绿豆大。

用法：每晚临睡时，凉白开水送下。体壮者服三四粒，弱者服一二粒，俟泻一二次为止。

15. 冀县王益民献方

方名：调胃保和汤。

主治：心胸膈间不畅，肝胃气滞不顺，两胁阵阵作痛，食欲不振，消化不良，唯宜顺气疏肝。

药物：广木香一钱半，广皮三钱，郁金二钱，砂仁二钱，神曲三钱，枳实二钱，白术三钱，杭芍三钱，大黄一钱半，乌药二钱，麦芽三钱，清夏二钱，生甘草一钱。

用法：水煎服。

16. 康保县秦守善献方

方名：止痛散。

主治：胸胁胀满，滞塞疼痛。

药物：香附五钱，良姜四钱。

配制：香附醋炙，与良姜一起煎。

用法：日服两次，每次一茶盅，早、晚白水送下。

17. 平山县刘家林献方

主治：胁下抽疼。

药物：柴胡三钱，白芍三钱，当归二钱，川芎一钱半，枳壳（炒）二钱，广皮一钱半，姜黄五分，甘草一钱。

用法：水煎服。

18. 平山县献方

主治：头部微冷，两胁或疼或不疼，两胸胁胀满，四肢发冷，不吐不泻，重则一二日死亡。

药物：土贝三钱，茜草三钱，广皮三钱，青皮三钱，川朴三钱，槟榔三钱，木香三钱，元胡五钱，灵脂五钱，红花三钱，苏木三钱，沉香三钱，郁金三钱，没药三钱，三棱三钱，莪术三钱，枳实（麸炒）三钱，辽细辛一钱，芥穗一钱半，防风一钱半。

用法：水煎服。

19. 涿鹿县任棠林献方

方名：加减陷胸汤。

主治：胸背疼痛，噎逆不已。

药物：瓜蒌五钱，薤白三钱，枳实三钱，郁金三钱，川连二钱，清夏三钱，橘红三钱，木香三钱，沉香二钱。

用法：水煎服。

20. 怀来县赵雅堂献方

方名：气痛散。

主治：胸部疼痛。

药物：草果、元胡、五灵脂、没药各五钱。

用法：共为细面，每服三钱，用酒或温水送下。

21. 涞源县卫杰献方

主治：左胁疼，胸闷不舒，服之立效。

药物：黄连二钱，当归三钱，木香三钱，红花二钱，青皮三钱，川芎二钱，柴胡四钱，枳壳三钱，白芍三钱。

用法：水煎。每日二次，早、晚服之。

22. 蠡县陈雅斋献方

主治：心口疼。

药物：螳螂一个。

用法：用砂锅炒黄为面，黄酒送下。

23. 易县杨巨源献方

主治：胸腹胀痛。

药物：白胡椒七粒，大枣三枚，杏仁七粒。

用法：共捣一处为泥。男用酒送下，女用醋调下。

24. 巨鹿县陈良臣献方

主治：心痛胃口痛，胸胁满闷痛。

药物：姜朴三钱，枳实二钱（麸炒），广木香、广砂仁、陈皮各一钱半，香附子三钱，苏子二钱，良姜一钱半，萝卜子二钱（炒），干姜一钱，炙草一钱，生姜二钱，大枣二枚。

用法：水煎服。

25. 宁晋县王遐龄献方

方名：解恨煎。

主治：暴怒伤肝，气逆胀满，胸胁胀痛等症均效。

药物：清半夏二钱，橘红三钱，川厚朴二钱，白芍五钱，云茯苓三钱，砂仁二钱。

用法：水煎服之，一日两次。

26. 涿县陈子文献方

主治：胃口疼痛。

药物：紫丹参一两，檀香一钱。

用法：水煎服，日服两次。

27. 涿鹿县周荣章献方

方名：五灵散。

主治：妇女心口痛。

药物：五灵脂一两，广木香三钱，元胡四钱。

用法：以上共为细面，黄酒冲服，分三次服用。服后忌生冷食物、油腻猪肉一个月。

28. 宁晋县王奇峰献方

主治： 治一切气血凝滞作痛。

药物： 香附三钱，木香二钱，延胡一钱。

用法： 研末服，或水煎服。

29. 巨鹿县周鸣科献方

方名： 加减瓜蒌陷胸汤。

主治： 胸中痰热，中焦大满，气闷胸结，睡醒时汗如雨湿。

药物： 瓜蒌一个（连皮捣），花粉三钱，枳壳三钱，栀子三钱（捣），陈皮三钱，厚朴一钱半，半夏一钱，甘草一钱。

用法： 水煎服。

30. 张专高庙堡乡宋煦献方

主治： 肝胃气痛，呕吐恶心，心胃刺痛，胸胁满而疼，背迫时痛，有特效，妇人更妙。

药物： 丹参五钱，广砂仁三钱，炒白芍四钱，粉甘草一钱，焦栀子三钱，香附二钱，竹茹三钱，广木香一钱半，紫檀香三钱，乳香三钱，没药三钱，元胡四钱，青皮三钱，醋柴胡一钱。

用法： 水煎两次。空心晚服，二日服完。忌食生冷油腻之物。

31. 曲阳县韩伯英献方

方名： 瓜蒌薤白白酒汤。

主治： 心胸和背部相互牵连而痛，诸药不效者。

药物： 瓜蒌五钱，薤白三钱，清夏三钱。

用法： 白酒一盅为引，水煎服。

32. 易县田聘三献方

主治： 胸胁胀满，嗳气嘈杂吐酸，消化不良。

药物： 炒枳实三钱，清夏二钱，川朴三钱，广皮三钱，砂仁二钱，草蔻二钱，莱菔子三钱，郁金三钱，赭石三钱，白芍炒三钱，薤白三钱，香附三钱，沉香三钱，黄连（吴萸炒）二钱，焦三仙六钱。

用法： 水煎服。

33. 涿县苗庆祥献方

主治： 肝气不舒，痰滞作痛，胸膈满闷，疼痛时作，或在胁下，或在四肢而无定处。

药物： 木香二钱，乌药三钱，枳壳四钱，陈皮三钱，油桂三钱，三棱二钱，莪术三钱，香附四钱，元胡三钱，柴胡二钱，当归四钱，红花二钱，桃仁三钱。

用法： 水煎服，日服两次。

34. 涿县苗庆祥献方

主治： 胸胁堵闷，痞塞疼痛，呼吸不利，饮食懒进（俗名"心口痛"）。

药物： 元胡四钱，灵脂四钱，蒲黄三钱，木香二钱，香附四钱，枳壳四钱，良姜二钱，紫蔻一钱，丁香一钱，紫桂一钱。

用法： 水煎服，日服两次。

35. 高阳县张文锦献方

主治： 肝气疼，两胁下攻痛。

药物： 归尾三钱，赤芍二钱，川芎三钱，乌药三钱，香附四钱，青皮三钱，莪术二钱，三棱三钱，焦曲四钱，麦芽三钱，酒军三钱，枳实三钱，灵脂二钱，甘草二钱，姜三片。

用法：水煎服。

36. 高阳县蒋瑞棠献方

方名：滋肾养肝汤。

主治：胁肋疼，日久不愈。

药物：熟地五钱，山萸五钱，杭芍五钱，当归四钱，芥子三钱，栀子一钱。

用法：水煎服。

37. 保定市田立堂献方

主治：胸满，胃疼，或虫疼。

药物：厚朴二钱，槟片二钱，陈皮二钱，乌梅二钱，山楂二钱，甘草一钱。

用法：水煎服。十岁左右儿童减半。

38. 保定市严松林献方

主治：胸胁胀满，头晕疼痛，饮食后吐黄水或绿水。

药物：半夏三钱，陈皮二钱，川朴一钱半，茯苓三钱，炒白芍三钱，当归三钱，焦栀子二钱，黄芩二钱，二丑（炒）三钱，甘草一钱，砂仁一钱半。

用法：水煎服。

39. 张专西红庙乡王子祥献方

方名：桂枝加桂汤。

主治：妇人奔豚气上冲胸背，两胁作痛。

药物：桂枝一钱半，芍药三钱，生姜一

钱半，大枣二钱半，粉草一钱半，肉桂一钱半，补骨脂二钱，熟地四钱，龙骨四钱，牡蛎四钱。

用法：水煎，空心温服，二日服完。

40. 唐专医院献方

主治：胸痛伴有咳嗽。

药物：当归、杭芍、栀子、大贝、甘草、郁金、枳壳、桔梗、冬花、百合、寸冬各三钱，元参、藕节各四钱。

用法：水煎服。

41. 唐山市王子玉献方

方名：加味四逆散。

主治：胸胁刺痛。

药物：柴胡、白芍各三钱，枳实、香附、白芷各二钱，甘草一钱，生牡蛎五钱，广木香一钱五分。

用法：水煎服。

42. 唐山市张荣柱献方

主治：肝虚胁痛，头眩目干，眉棱骨痛，眼眶痛，心悸口渴，烦躁发热。

药物：夏枯草三钱，香附米三钱，石决明三钱，菊花三钱，黄芩三钱。

用法：水煎服。

43. 保定市王德明献方

主治：结胸。

药物：葱白头、生姜各等份，生萝卜加倍（如无，以子代用）。

用法：共捣一处，炒熟，用手巾或白布

包做大饼，置于胸间胀痛处，须分两包，冷则换之，汗出则愈。

44. 无极县刘立申献方

主治：妇女气血郁结胸胁作痛。

药物：广皮二钱，青皮二钱，郁金一钱半，元胡二钱，灵脂二钱，香附三钱，乳香（去油）一钱半，广木香一钱半，甘草一钱。

用法：水煎服。孕妇忌服。

45. 峰峰索文明献方

方名：丹参汤。

主治：胸胁剧痛。

药物：丹参一两，柴胡三钱，乌药三钱。

用法：水煎服。

46. 张家口市赵琛献方

方名：舒肝丸。

主治：胸膈痞闷，两胁胀满，肝气不舒。

药物：紫厚朴二钱，姜黄一钱，柴胡一钱半，沉香三钱半，元胡二钱，广皮五钱，香附二钱，青皮二钱，广木香五钱，砂仁五钱，甘草五钱。

用法：共为细末，蜜丸。每服三钱。

47. 张家口市孙华堂献方

方名：小柴胡汤加味。

主治：胁痛无论左右或两胁痛。

药物：台参三钱，柴胡四钱，半夏三钱，黄芩、川芎、丹皮、白芍、青皮各三钱，元胡三钱，路路通三钱，甘草一钱。

用法：引用鲜姜三片，水煎服。

加减：右胁痛，加胆星三钱，白芥子三钱，云苓四钱；发热，加胆草三钱；发黄，加茵陈五钱；大便秘，加川军三钱；外伤痛处不移，加桃仁三钱，红花三钱；痛，加乳香三钱，没药三钱。

48. 高元县李雨亭献方

主治：胸胁疼痛难忍。

药物：山甲三钱，姜黄四钱，枳壳三钱，青皮三钱，木香二钱，陈皮三钱，肉桂一钱，炙草二钱。

用法：水煎服。

49. 安国县高天佑献方

主治：临时动作而发生胸胁掣痛，呼吸亦痛。

药物：广砂仁三钱，莱菔子三钱。

用法：共为细末。白水送下，一次服之。

50. 保专唐县任建勋献方

主治：胸痹，胸背疼，喘息气促，甚则吐涎。

药物：枳实三钱，薤白五钱，云苓六钱，杏仁三钱，甘草二钱，清夏三钱，陈皮三钱，葶苈子三钱，生姜三钱。

用法：水煎服。

癫狂类（计118方）

1. 延庆县张玉林献方

方名：巴赤散。

主治：癫狂。

药物：巴豆霜三钱，朱砂六钱，牛黄一分。

用法：共研细末。每次服一钱，体壮者可服二钱，以大泻为度。服后如不泻时，可饮热米汤或开水；大泻不止时，可饮凉水即止。

2. 商都县王鸿儒献方

主治：精神失常，哭笑，打人骂人，乱跑乱闹，病期在一二年内均可施用。

药物：沉香三钱，朱砂二钱，麝香一分五厘 牛黄一分五厘，琥珀二钱，广木香三钱，丁香二钱五分，青礞石一钱五分，明雄黄二钱，冰片七分，龙骨一钱。

用法：共研细末，分为十包。重者每次服三包，轻者酌减，用薄荷、灯心、石菖蒲各一钱五分，煎汤送服。

3. 商都县马怀义献方

主治：癫狂。

药物：川军四两，广木香三钱，犀角（水牛角代）三钱，牛黄一分。

用法：将上三味煎好（先用净水泡，然后煎。泡时间应长些，煎时间应短些），然后将牛黄研细，用煎好之药冲牛黄服之。

4. 沽源县献方

主治：癫狂惑乱，詈骂不避亲疏。

药物：广郁金七钱，明矾三钱五分。

用法：共为细末，分两次白开水送下。

5. 获鹿县许记堂献方

主治：精神病。

药物：绿豆四两，大麻子仁四两。

用法：共为细末，用水十二两调匀，用白布包拧汁。服其汁，男泻女吐。如吐血没有事；如吐血丝，可用绿豆、甘草水解之。

针刺：主穴取鸠尾、巨阙、三脘、气海。配穴取百会、上星、印堂、太阳、颊车、合谷、曲池、足三里、昆仑。

6. 赤城县杨瑞林献方

方名：随心丹。

主治：精神失常，哭笑，抽搐。

药物：川黄连三钱，胆南星三钱，清半夏三钱，朱砂三钱，猪心一个。

配制：先将猪心切片，再将其余各药共研细末，撒猪心上拌匀，放盘内置锅中蒸熟。

用法：分三次，一日吃完。

7. 怀安县赵锡三献方

主治：心经有郁火，又因受惊而致疯狂，脉象洪大有力。

药物：生地五钱，犀角二钱，麝香二分，青礞石四钱，清夏二钱，寸冬三钱，榔片二钱，枳壳二钱，辰砂三钱，黄芩三钱，黄柏三钱，川连三钱，川军三钱，甘草二钱。

用法：水煎服。虚人去青礞石、川军。

8. 束鹿县陈汉升献方

主治：精神病。

药物：生百合四钱，菖蒲五钱，川郁金六钱，广木香三钱，青蒿三钱，败龟板二钱，云茯神四钱，刺猬皮二钱（炙黄），明矾一钱半，川军三钱，生铁落二两，朱砂一钱（另包），雄黄五分（另包）。

用法：将药煎好，然后将朱砂、雄黄二味研末，用药冲服。

9. 宁晋县贾常保献方

方名：控涎丹。

主治：专治癫狂，痰迷心窍，打人骂人，哭笑无常，脉见沉滞，大便秘结。

药物：甘遂（面糠炮）、大戟、白芥子各等份。

配制：共为细末，姜汁面糊为丸，梧桐子大。

用法：每服量人虚实强弱，七至十丸，生姜煎汤送下。服后以快利为度，隔日服一次；如泻不畅快，可加至二十至四十丸。

10. 沽源县献方

主治：癫狂。

药物：桃仁五钱，香附四钱，青皮四钱，醋炒柴胡三钱，半夏三钱，木通三钱，陈皮三钱，腹皮三钱，赤芍四钱，桑皮三钱，苏子（炒）三钱，甘草五钱。

用法：水煎，服两剂。

11. 张北县献方

方名：羊痫疯方。

主治：羊痫疯症。

药物：胆星三钱，朱砂八分，公鸡肝心各一个（炒黄）。

用法：共为细末，分三次开水送服。

12. 沽源县李宇宸献方

主治：羊痫疯。

药物：天虫二钱，全虫一钱，狼毒二两，蜈蚣二钱。

用法：共为细末。壮人每服五分，弱人每服三分，开水冲服。

13. 康保县任绪献方

方名：土方。

主治：羊痫疯症。

药物：黑绵羊粪二合半。

配制：烧成炭用，蜂蜜为丸。

用法：每日服两次，每次服一钱，黄酒送下。

14. 徐振洲献方

主治：癫痫疯，心气不足，神志不宁，怔忡健忘，虚烦失眠等症。

药物：犀角、牙皂、礞石各五钱，麝香五分，黄芩、大黄各四两，沉香二钱五分。

配制：以上七味共为细末，水泛为丸，朱砂三钱为衣。

用法：每服二钱，一日三次，白水送下。

15. 沽源县王焕章献方

主治：羊痫疯。

药物：僵蚕二两，鸡蛋七个。

配制：同放锅内煮熟。

用法：用鸡子，不用僵蚕，每日服一个。

16. 延庆县张玉林献方

主治：羊角疯。

药物：黄牛脑子一具，青皮鸭蛋五个。

用法：将脑和蛋混合煮熟，食之。

17. 平山县献方

主治：暗风五痫。

药物：鱼胶一两，皂角（炒）一两，铅粉（炒黄）一两，朱砂二钱。

用法：共为细末，每早空心陈酒送服三钱。

18. 束鹿县阎季坤献方

主治：痫症（男女老少均宜）。

药物：台参三钱，黄芪一两，故纸三钱，萸肉三钱，枣仁三钱，当归三钱，白芍三钱，枸杞三钱，甘草一钱，核桃一个（打碎）。

用法：水煎温服。

19. 无极县莫子璞献方

主治：羊痫疯（俗称"羊角疯"），每发作时如羊叫声，然后吐白沫抽搐，轻重不等，发作时间不同，轻的数日或数月发作一次，重的一日一次或数次，昏迷，怠惰不灵敏。

药物：狼毒四两（微炙干）。

用法：研为细面。体壮者每次服五分，弱者三分，一日一次。服后半小时则吐白沫，如不吐则饮凉水二大口即吐。如吐白沫者无不痊愈。

20. 宁晋县曹斌郁献方

主治：羊痫疯，一日发作数次，或三五日一次。发时忽然摔倒，不省人事，口吐白沫，角弓反张，移时渐醒。

药物：鱼鳔（土炮）一两，宫粉五钱，皂矾五钱，石菖蒲一两五钱，远志肉一两四钱，真琥珀一两，朱砂一两。

配制：共为细末，小米作胎为丸。

用法：每日早、晚两次，白水送下一钱为度。

21. 沽源县苏鲁滩新生农牧场献方

主治：癫痫。

药物：琥珀、牛黄、石决明、丁香、礞石各等份。

配制：共为细末，蜜丸。

用法：每服一至二钱，用皂角、白矾煎水送服。

22. 行唐县郑洛茂献方

主治：癫痫症。

药物：大黄酒浸四两。

用法：水煎服。

23. 阳原县献方

主治：痫风。

药物：铁锈、朱砂一钱（研面）。

用法：用生锈的铁在净水内磨至水皆红，澄清。以铁锈水三茶杯，煎至一杯，服时加入朱砂面，顿服之，每日服一次。

24. 赵县屈润芳献方

主治：羊痫疯。

药物：叩头虫十个（此虫载《本草拾遗》内，俗名"各巴虫"，黑色硬壳，用手一捏即"各巴"发响）。

用法：新瓦器上焙黄为细末，黄酒送服，在停发时期内服。

25. 沽源县献方

主治：羊痫癫疯。

药物：狼毒一两，全蝎二钱，僵蚕二钱，蜈蚣两条。

用法：共为细末。每用三至四分，放舌上，津液吞下，一日一次。

26. 阳原县王仰之献方

主治：癫狂。

药物：生南星二钱半，苦丁香二钱半，胆矾五钱。

用法：共为细面。用开水冲服，一次量一钱。

27. 宁晋县吴静轩献方

方名：失心疯经验效方。

主治：失心疯痫，登高弃衣，不避亲疏，持刀杀人等症。

药物：白芷、葶苈子（生熟各半）、巴豆霜（去油）、沉香末、大皂角（去皮）各一钱半，猪牙皂、广木香、苍术（此三味用米泔水浸一昼夜）、川木通、川芎、川军、乳香、没药（均不去油）、朱砂各八分。

用法：研极细末。初服四分，次加二分，渐加至一钱而止，用滚水半盅加蜜一二匙入药内，空心服。令病者静卧，待其下泻，见其大便带有恶物如黑鱼鳔相似，方可与饮食，未下不可与饮食。如病人服药后觉心中焦躁，以蜜加凉水服之；如病太重者，初服六分，渐加至一钱五分，服至大便无一毫恶物，其病自静，愈后再服天王补心丹。

28. 峰峰赵书臣献方

主治：癫狂，哭笑狂闹。

药物：川军不拘多少（视体格强弱，体壮者一次可用六两）。

用法：水煎服。

29. 无极县张文轩献方

主治：由郁气引起的癫狂症（俗名"气心疯"）。

药物：柴胡一钱，白术五钱，白芍二钱，当归三钱，云苓三钱，甘草一钱，郁金二钱，天麻一钱半，川贝二钱，菖蒲二钱，香附二钱，青皮二钱，枳壳二钱。

用法：水煎服。

30. 无极县李法石献方

主治：癫狂。

药物：藁本三钱，紫苏梗三钱，郁金三钱，菖蒲三钱，降香三钱，薄荷二钱，预知子三钱，仙茅二钱，山甲珠一钱半，白矾一钱半，百合三钱，柏子仁三钱，枣仁三钱，青蒿五钱，朱茯神三钱，银花三钱。

用法：水煎服。此方治一般癫狂症有效，但因其发作症状不同，按其症状属于何经加引经药如下：①发现打人骂人凶横症状，其病在肝，加柴胡、青皮、龙胆草各二钱。②发现大哭，其病在肺，加桔梗三钱，马兜铃、知母、黄芩各二钱。③症见大笑为在心，加焦栀子一钱半，川连二钱。其他经以此类推，灵活运用，收效颇广。此方无论男女老少都可用，须按患者体质强弱、年龄大小，灵活增减分两，孕妇忌服。

31. 涿鹿县李新春献方

方名：清热养神汤。

主治：思虑过度，发生内热，形成只癫不狂，动作较安静，或自语，或不言，脉沉细微数，夜不成寐。

药物：生山药五钱，生龙骨五钱，生牡蛎五钱，远志三钱，生地六钱，元参四钱，焦枣仁六钱，元肉八钱，川连三钱，生麦芽三钱，菖蒲二钱，寸冬四钱，甘草二钱，朱砂末三分（药汁送下）。

用法：水煎服。

32. 涿鹿县李新春献方

方名：加味荡痰汤。

主治：癫狂失心，语无伦次，谩骂不休，弃衣奔走，脉滑实者。

药物：生代赭石一两（轧细），川大黄二两，朴硝六钱，清夏三钱，郁金三钱。

用法：上药水煎后，滤出药汁，一茶盅，再兑朱砂末五分，甘遂末（面包煨研末）一钱，药汁送下。

33. 保定市沈筱斋献方

主治：癫狂。

药物：甜瓜蒂一两（炒黄）。

用法：轧为细末，每服八分至一钱，温开水送下，以吐为度。如不吐再服一剂；如吐不止，用白米粥止之，或用麝香少许研水饮之即解，停二日再服。

34. 保定市郑喜贵献方

主治：癫痫病（羊痫疯）。

药物：天麻、天竺黄、僵蚕、胆星、荆芥、防风、赭石、海石、羌活各三钱，菖蒲、钩藤各四钱，郁金、薄荷、白矾各二钱，朱砂、琥珀各一钱，麝香、人中黄各三分。

用法：共为细面。成人每次服三分，小儿一至二分，白水送下。

35. 徐水县何玉池献方

主治：癫狂。

药物：礞石四钱，川军五钱，花粉三钱，黄芩二钱，南薄荷三钱，芦荟三钱，胆草三钱，菖蒲四钱，朱茯神四钱，双钩藤四钱，盏沉二钱，清夏三钱，炒枣仁四钱，竺黄三钱，生地三钱，琥珀二钱，朱砂面一钱（冲），犀角一钱。

用法：水煎，分早、晚两次服之，轻者两剂，重者三剂。

36. 大名县李继先献方

主治：狂言詈骂，笑哭不时，精神失常。

药物：甘遂二钱，广木香二钱，琥珀二钱，郁金三钱，朱砂二钱，大黄一两，竺黄一钱半，胆星二钱，菖蒲六钱，枳实六钱。

用法：研细末，分四次服之。

37. 蠡县李笃信献方

主治：癫狂。

药物：犀角三钱，生地、丹皮、杭芍、胆草、芒硝各六钱，川朴、青皮、黄连各三钱，郁金、枳实各四钱，栀子七钱，

川军七钱，榔片三钱，黄柏、黄芩各五钱，知母四钱。

用法：水煎服。

38. 成安县贺其昌献方

主治：疯狂病（精神病）。

药物：广木香三钱，琥珀三钱，大黄一两，天竺黄三钱，朱砂二钱，天南星三钱，川郁金三钱，甘遂一钱。

用法：共为细末，分四次服，每两天服一次；每服时，用枳实、菖蒲各三钱为引水煎。

39. 涞源县王亭鹤献方

主治：痰气壅塞，致使狂乱，骂詈不休，或哭或笑，狂走等症。

药物：赭石一两五钱，川军八钱，郁金三钱，芒硝五钱。

用法：水煎服。

40. 唐山市献方

主治：羊痫风。

药物：芥穗、白矾各二钱。

配制：共为细末，炼蜜为丸，梧桐子大。

用法：内服，每次服五丸，白水送下。

41. 唐县李佩珍献方

方名：黄芪赤风汤、龙马紫金丹。

主治：痫风。

药物：①汤剂：黄芪四两，赤芍四钱，防风四钱。②丸剂：人参三钱，地龙（去土）三钱，马钱子（土炒黄，去毛）

三钱。

配制：马钱子有剧毒，炒时火候必须适宜，生则毒性太大，过火则达不到治疗目的。将马钱子、人参、地龙共为细末，蜜丸如大黄豆粒大。

用法：先服汤剂，水煎服，重者服四十至五十剂，轻者服三十至四十剂，每日一剂。服完后再服龙马紫金丹，早、晚各服四至六丸，开始服由三丸起，无反应者再增一丸，加到六七丸，有感应即可，每日按量服之。注意：先服汤剂。

42. 唐山市王济民献方
方名：醒癫散。

主治：羊痫疯，时常跌倒，不省人事，口吐白沫。

药物：皂矾一两（煅红），鱼鳔一两（切断，面炒）铅粉一两（炒黄），朱砂三钱。

用法：共研细末，每早空心，用陈酒送服三钱。

43. 唐山市毛子云献方
方名：羊痫风验方（民间验方）。

主治：羊痫风。

药物：臭大姐四个（焙），石菖蒲五钱。

用法：臭大姐为细面，煎石菖蒲水送下。

44. 安国县赵亚洲献方
主治：羊角风。

药物：木耳、木瓜、佛手各三钱，猪肝尖七个（焙干）。

用法：共为细面。黄酒冲服，每次三钱见汗，连吃三剂。

45. 唐山市王兰轩献方
方名：藜芦郁金散。

主治：癫狂谩骂不休，经常犯者。

药物：藜芦五钱，硼砂五钱，瓜蒂五钱，郁金二钱。

用法：将上药共为细末，分为六剂，早晨空心服一剂，隔一二日再服一剂，以后隔十数日再服一剂，愈后一二月间如觉头晕心乱再服一剂。此药用白开水送下，服后必呕吐出黄水痰涎等物。郁滞痰涎吐净，其症即愈。体弱者慎用。

46. 蠡县梁竹慎献方
主治：精神错乱。

药物：胆星、全蝎、天竺黄、蝉蜕、犀角各一钱，僵蚕一钱半，生地、寸冬、黄柏、清风藤各三钱，郁金二钱，白芍三钱，胆草、桔梗、钩藤各二钱。

用法：水煎服。

47. 无极县尚志远献方
方名：甘麦大枣汤。

主治：脏躁症（癔病），烦躁不安，喜怒哭笑无常，失眠或奔跑等症。

药物：粉甘草一两，小麦四两，大枣十枚。

用法：水煎两次，每日早、晚各服一次。

加减：烦躁不安者，加生石决五钱，朱茯神五钱；不眠者，加炒枣仁五钱。

48. 高阳县陈益清献方

主治： 痫症。

药物： 青羊角尖二寸长六个（用三岁羊的角尖，用砂锅炒焦），白麻（苎麻）半斤（煅成炭）。

用法： 共为细末，每服三钱，用黄酒送下。服药后大量出汗。

49. 易县张子安献方

主治： 痫症僵仆，闷乱无知，眼目上视。

药物： 南星（炙）一两，当归尾一两，半夏一两，芥穗五钱，独活五钱。

用法： 研细末。大人每服五钱，小儿3～5岁者服一二钱。

50. 蠡县张树仁献方

主治： 癫狂。

药物： 当归三钱，甘草、朱砂各一钱半，生地磁石、神曲各三钱，黄连二钱。

用法： 水煎服。

51. 涞源县王树勋献方

主治： 男女疯狂之病，登高而歌，弃衣而走，詈骂不休，不避亲疏。

药物： 香附米三钱，前胡二钱，南星一钱五分，菖蒲二钱，白芥子三钱，常山二钱，沉香一钱五分，瓜蒌二钱，巴豆霜四钱，半夏二钱，人参二钱，苏子二钱。

配制： 共为细面，水糊为小丸。

用法： 每服三钱，一天一次，白水送下。服药后或有呕吐、腹泻等反应。

52. 邢台县王盛春献方

主治： 癫狂。

药物： 藜芦三钱（微炒，研细末），荞麦面六两。

用法： 内服，烙饼食之，以大吐见痰始有效；如不吐，可再服一剂。体壮者宜之。

53. 南宫县献方

主治： 癫狂，目直骂詈，狂乱不眠，哭笑无常等症。

药物： 柴胡根、茯苓、陈皮、香附、甘草各二钱，木香一钱，青礞石三钱，郁金四钱，赤金箔十张。

用法： 水煎两次，早、晚各服一次。

54. 清河县赵生恒献方

主治： 痫症，忽然眩仆倒地抽搐，牙关闭，流涎沫，有喊叫如牛羊鸣声。

药物： 云苓一钱半，陈皮一钱半，枳实一钱，清夏一钱，竹茹五分，双钩一钱半，天竺黄一钱，胡连一钱，赭石一钱半，琥珀二分（研末冲服），朱砂二分（研末冲服），薄荷三分，柴胡五分，桔梗一钱，归身三钱，僵蚕一钱半。

用法： 水煎服。

55. 涉县薛培章献方

主治： 癫症（神经病）。

药物： 地骨皮四两，香油四两，白糖四两。

用法： 先将地骨皮煎好去渣，再入油、糖，炖热一次服之。虚弱人服药后腹泻一至两次，另外没有任何反应。

56. 龙关县李玺献方

方名：倒痰方。

主治：狂病。

药物：法夏二钱，菖蒲二钱，云苓二钱，苦丁香五钱，瓜蒌子五钱，胆星二钱，酒芩二钱，海浮石二钱，黄连（胆汁拌）二钱，竹叶二钱，龙齿三钱，赭石三钱，熟军三钱，朱砂一钱。

用法：引加童便一盅，梨三片，水煎。每日一剂，服两次。

57. 涿县李林献方

主治：羊痫风。

药物：羊胆一具，蜜蜂七个，土鳖虫七个。

配制：把上二味药装羊胆之中，盐泥包好煅之，俟焦黄后，把泥剥下不要，将药研细末备用。

用法：把上制好之药面，用黄酒四两，分两次温服之。

58. 定兴李国昌献方

主治：颠仆眼直，口吐涎沫，不省人事。

药物：青礞石（炼煅）、蛇含石（醋煅）、飞朱砂、天竺黄、麝香、南星、半夏（姜制）各等份。

配制：研细面，姜汁、竹沥水对，炼蜜为丸，每重五分。

用法：将发作时，童便送服半粒。

59. 蠡县陈雅斋献方

主治：羊痫风。

药物：犀角三钱，薄荷叶一两，赤石脂二两，天虫一两，朴硝一两半。

配制：共为细末，炼蜜为丸，三钱重，朱砂为衣。

用法：每日早、晚各服一丸，白水送下。

60. 沽源县郭沛献方

主治：羊痫风。

药物：狼毒四钱。

用法：上药研为细末，每日服一次，每次五分，白开水送服。体虚者，间日服一次。

61. 沽源县韩树柏献方

主治：精神错乱，狂妄谩骂，或奔走叫号之癫狂症。

药物：胆星三钱，法半夏三钱，川连一钱五分，朱砂一钱五分，猪心一个。

配制：将猪心切开去血，把上药研成细末，撒于猪心片上蒸熟。

用法：分两日服完，每日早、晚两次服。

62. 涞源县葛成麟献方

主治：羊痫疯。

药物：出胎的小狗一只，朱砂三钱。

配制：将小狗瓦上焙干，二味共为细末。

用法：每服三钱。病将来时服之，烧酒为引。

63. 高阳县张士英献方

主治: 疯癫症。

药物: 朱砂二钱, 甘遂二钱, 金箔二钱, 大枣(去核焙焦)女七个、男八个。

用法: 研为细末, 每服二钱, 早晨空心服, 白水送下。每日服一次, 虚人慎用。

64. 易县张兆麟献方

主治: 癫狂哭笑不休, 弃衣而走, 骂詈狂歌。

药物: 青礞石四钱, 川军五钱, 花粉三钱, 黄芩三钱, 薄荷三钱, 沉香二钱, 清半夏三钱, 枣仁四钱, 天竺黄三钱, 生地三钱, 芦荟三钱, 胆草三钱, 菖蒲四钱, 朱茯神四钱, 钩藤四钱, 犀角一钱, 琥珀三钱(研末), 朱砂一钱(研末)。

用法: 水煎取药汁, 琥珀、朱砂研细末, 分两次用药汁冲服。

65. 唐县李玉茹献方

主治: 癫狂。

药物: 茯神八钱, 菖蒲四钱, 远志五钱, 枣仁五钱, 胆南星三钱, 姜川连一钱半, 清半夏三钱, 郁金一钱半, 生龙骨五钱, 生牡蛎五钱, 朱砂一钱, 党参五钱, 生姜汁一盅为引。

配制: 先将朱砂、琥珀研细面, 姜汁另用(不煎), 其他药水煎。

用法: 每日服三次, 在临服前, 先将朱砂、琥珀细面分三包, 以汤加姜汁冲服。忌暴怒动气, 宜安静休养。

加减: 如虚甚者, 加人参三钱(去党参), 黄芪八钱; 实者, 加川军四钱, 枳实三钱。

66. 平乡县杨连清献方

主治: 精神失常, 妄言妄见, 哭笑骂人。

药物: 礞石五钱, 磁石四钱, 远志三钱, 茯神四钱, 菖蒲三钱, 沉香四钱, 橘红三钱, 海浮石三钱, 朱砂五分, 琥珀一钱, 甘草一钱。

用法: 共研细末, 每服三钱, 茶水送下。

67. 宣化县卫生所张文森献方

主治: 疯狂病。

药物: 紫厚朴八分, 枳实八分, 熟军二钱, 生石膏一两, 代赭石一两。

用法: 水煎服。如果不下泻, 再加一些川军、川连。

68. 张北县苗重生献方

方名: 安神定智汤。

主治: 癫狂症。

药物: 牙皂二钱, 天竺黄三钱, 胆星三钱, 炒枣仁三钱, 远志三钱, 菖蒲三钱, 竹茹三钱, 黄连三钱, 清夏三钱, 生地三钱, 生石膏二两, 川军三钱, 橘红三钱, 白芍三钱, 茯神三钱。

用法: 水煎服, 引用牛黄一钱, 朱砂五分, 雄黄八分, 白开水送下。

69. 冀县李东臣献方

方名: 玉珠散(祖传方)。

主治：气迷心疯。

药物：广郁金一钱，朱砂五分。

用法：共为细末，入鸡子内烧干，黄酒送下。

70. 沽源县献方

方名：祛痰散。

主治：痰迷心窍，痰出不利。

药物：牛黄五分，琥珀一钱，朱砂一钱五分，麝香五厘。

用法：共为细末，分两日量，分两次服用。

71. 平山县献方

主治：精神病，疯病。

药物：党参三钱，焦术三钱，杏仁三钱半，云苓三钱，胆星四钱，郁金五钱，清夏五钱，枳实三钱，川军四钱五分，竹茹三钱，寸冬四钱，菖蒲八钱，甘草二钱五分，栀子二钱。

用法：引用竹沥水一两，水煎服。根据病人情况有的需加当归一两，白芍五钱，夏枯草五钱。

72. 宁晋县中医进修学校献方

主治：癫狂病。

药物：瓜蒂五钱，山葱一两，甘草一钱。

用法：水煎服。此方是倒药，服后即吐。

73. 赤城县贾万年献方

主治：狂症。

药物：大黄一两，元明粉三钱。

用法：水煎，分三次服，日服两次。

74. 赤城县贾万年献方

主治：狂症，打人，骂人，精神失常。

药物：生地八钱，粉丹皮三钱，石菖蒲一钱，桃仁二钱，当归五钱，枳实二钱，川连二钱，生石膏五钱，白芥子三钱，柴胡二钱，川军一两。

用法：水五碗（茶盅）煎一碗，日服两次。孕妇忌服，体弱者酌减。

75. 宁晋县刘俊卿献方

主治：中蛊毒（类似癫狂）。其症多笑或惊恐。

药物：郁金一两半，升麻一两。

用法：水煎服。

76. 唐山市张继贤献方

主治：羊痫风。

药物：黑鱼一斤，青酱四两，醋四两，黄酒四两，好墨一块。

用法：加水半斤，将鱼去头、皮和内脏不用，共合一处熬熟，一次服完。

77. 丰润县李林祥献方

主治：癫狂。

药物：皂角三钱，白矾一两。

用法：共为细末，白水调服。服后催吐。

78. 安国刘桂山献方

主治：狂病，精神错乱，狂走，哭笑无常，不视亲友等症。

药物：醋炒川军、元明粉、桃仁、木通、胡连、栀子各三钱，川朴七钱，枳实七钱。

用法：水煎两次，每日早、晚各服一次。

79. 佚名氏献方

方名：疯狂方。

主治：疯狂症。

药物：白矾五分，胆矾三分。

用法：共为细末，白水冲服，取吐。

80. 保定市李继曾献方

方名：一味青果膏。

主治：羊痫疯（非遗传性者）。

药物：鲜青果五斤。

配制：捣碎去核，慢火煮之约五小时；去渣再用慢火熬一昼夜，视其稠度将成饴糖状即可。

用法：早、晚各服一匙，白水冲服。

81. 保定市张树棠献方

主治：羊痫疯。

药物：川椒一两，胡椒五钱，皂角五钱，白矾五钱，海盐少许，瓢葫芦瓤一两半，大杨树皮内瓤四两，干醋四斤。

用法：以上七味药用醋熬一小时，就热将白布浸透拧干热敷，敷时由脊背第一骨节开始，渐次敷至底节骨，每日敷三次，每剂用二日，敷至出虚恭时即愈。

82. 保定市姬荫普献方

方名：痫疯汤。

主治：羊痫疯。

药物：柴胡三钱，黄芩三钱，桔梗二钱，元参三钱，牛蒡子二钱，僵蚕三钱，板蓝根二钱半，大黄二钱半，连翘三钱，薄荷三钱，川连一钱半，橘红三钱，甘草三钱。

用法：水煎服。忌食荤腻、肉类、生葱、蒜、胡椒、酒。

83. 保定市于赞臣献方

方名：羊痫饮。

主治：羊痫疯。

药物：菖蒲四钱，柴胡二钱，黄芩三钱，川连一钱半，僵蚕二钱，陈皮三钱，牛蒡子三钱，元参三钱，板蓝根三钱，薄荷二钱，川军三钱，天麻一钱半，胆星一钱，竹茹一钱，生甘草一钱。

用法：水煎服，早、晚各服一煎。

84. 保定市刘仲碻献方

主治：羊痫疯。

药物：归身三钱，生白芍二钱，川芎一钱半，生地黄三钱，菖蒲二钱，寸冬二钱，薄荷二钱，柴胡二钱，元参三钱，黄芩二钱，防风二钱，胆草二钱，天竺黄二钱，钩藤二钱，南星一钱半，广皮二钱，茯神四钱，远志二钱，川连二钱，荆芥一钱半，天麻一钱，犀角一钱，胆星一钱，甘草一钱。

配制：以上诸药，共为细面，炼蜜为丸，每丸重三钱，朱砂为衣。

用法：早、晚各服一丸，白开水送下。

慢性用丸药，急性用汤药，小孩减半。

85. 石家庄市赵玉琴献方

方名：治疯子第一方。

主治：言语癫狂，昏不视人，登高而歌，弃衣而走，已成疯狂症。

药物：香附六钱，郁金三钱，京半夏三钱，雄黄一钱半，川羌一钱半，赤小豆二钱，丹参二钱，鬼箭羽二钱，银柴胡一钱半，独活二钱，木通二钱，细辛一钱，火龙衣二两。

用法：水煎服。

86. 石家庄市赵玉琴献方

方名：治疯子第二方。

主治：同第一方。

药物：砂仁二钱，干葛二钱，香附八钱，菖蒲三钱，郁金三钱，细辛一钱，雄黄一钱半，广皮二钱，乌药一钱，丹参一钱半，鬼箭羽一钱半，法夏三钱，山楂四钱，赤小豆一钱半，川羌一钱。

用法：生姜为引，水煎服。

87. 石家庄市赵玉琴献方

方名：治疯子第三方。

主治：同第一方。

药物：香附五钱，法夏一钱半，郁金二钱，细辛八分，雄黄六分，丹参一钱半，鬼箭羽一钱，贝母一钱，川羌一钱半，赤小豆一钱，银柴胡一钱，薄荷二钱，生姜三片，火龙衣二两。

用法：水煎服。

88. 石家庄市赵玉琴献方

方名：治疯子第四方。

主治：同第一方。

药物：香附五钱，郁金三钱，细辛八分，广皮一钱半，川羌一钱，丹参一钱，赤芍一钱，鬼箭羽一钱，法夏一钱，赤小豆一钱，栀子一钱半，薄荷二钱，木通一钱半，火龙衣二两。

用法：水煎服。

89. 石家庄市赵玉琴献方

方名：治疯子第五方。

主治：同第一方。

药物：香附八钱，郁金二钱，广皮三钱，法夏二钱，雄黄一钱半，川羌一钱半，赤小豆一钱，乌药一钱半，丹参一钱半，木通一钱半，双花二钱，细辛一钱，火龙衣二两。

用法：水煎服。

90. 石家庄市赵玉琴献方

方名：治疯子第六方。

主治：同第一方。

药物：中吉二钱半，枳实二钱半，郁金四钱，木香三钱，牛膝二钱半，犀角二钱，菖蒲二钱半，川朴二钱半，当归二钱，寸冬二钱，白及二钱，生地三钱，镜砂一钱半，甘草一钱，火龙衣二两。

用法：水煎服。

91. 石家庄市赵玉琴献方

方名：治疯子第七方。

主治：同第一方。

药物：香附五钱，郁金三钱，乌药一钱，栀子三钱，雄黄一钱，川羌一钱，丹参一钱半，法夏二钱，赤小豆一钱半，鬼箭羽一钱，广皮二钱，薄荷二钱，木通一钱，细辛八分，火龙衣四两。

用法：水煎服。

92. 石家庄市赵玉琴献方

方名：治疯子第八方。

主治：同第一方。

药物：香附八钱，法夏二钱，郁金三钱，细辛一钱半，川羌一钱半，雄黄一钱，丹皮一钱半，鬼箭羽一钱半，银胡柴一钱，独活三钱，山楂二钱，乌药一钱半，赤小豆一钱半，火龙衣一斤。

用法：水煎服。

93. 石家庄市赵玉琴献方

方名：治疯子第九方。

主治：同第一方。

药物：香附六钱，郁金三钱，雄黄一钱，赤小豆一钱，丹参一钱，鬼箭羽一钱，细辛八分，川贝一钱，广皮一钱，法夏二钱，乌药四钱，川朴一钱，白果根二钱，火龙衣半斤。

用法：水煎服。

94. 佚名氏献方

主治：癫狂。

药物：天冬五钱，麦冬五钱，浙贝四钱，胆星八块，橘红二钱，远志二钱，菖蒲

一钱，云苓二钱，连翘二钱，朱茯神二钱，元参一钱，钩藤二钱，丹参三钱，辰砂五钱，生铁落四两。

配制：先将铁落，用水八百毫升，煎取铁落汁四百毫升，去渣，即以汁一半煎药，取药汁一百毫升，再以另一半铁落汁煎药渣（第二煎）取药汁八十毫升，两次药汁合成一百八十毫升。

用法：分作三次服，早、晚两次。服后无反应，连服多剂即能痊愈。服后能安眠。

95. 枣强县刘福生献方

主治：精神病。

药物：①广木香三钱，胆星三钱，川连二钱，郁金五钱，石菖一钱五分，滑石粉三钱，枣仁三钱，当归四钱，清半夏三钱，橘红二钱，蛤壳三钱，杏仁四钱。②牛黄二分，蟾酥一分，麝香一分，梅片二钱，琥珀四钱，朱砂二钱，竹黄四钱。

用法：①方水煎服；②方共为细末，每服二分，白水送下。两方同时服用。

96. 景县张玉祯献方

方名：清神汤。

主治：发狂或精神呆痴，或自言自语。

药物：辰砂一钱，牛黄二分，龙骨三钱，牡蛎三钱，琥珀二钱。

用法：共为细面，分为十包，每天服两小包，温水送下。

加减：发狂症，可于药中加朴硝三钱

服之。

97. 怀来县王正善献方

方名：遂心丹。

主治：癫狂症。

药物：甘遂细末二钱，上朱砂二钱（研细），新宰猪心一个。

配制：先将猪心割开，取出心房或心管内血液，与甘遂末调成硬膏状（心管内血液不足时，另加此猪血亦可），纳入猪心内以细线缠紧，外面以草纸用水湿透裹五六层，外面再包以黄土泥。置炭火上煨熟，不要太生或太焦。煨好后取出猪心内药块，置近火处干燥之，然后再研成细面，与朱砂面和匀，分成五包为一料。

用法：每日清晨空腹时，以制药的熟猪心煎汤送服一包，大便下恶物为效，未下再服。下后身虚弱者，隔日再服。

若狂妄过甚，脉象洪实滑大者，可以下列汤剂送服遂心丹：清半夏四钱，代赭石一两（捣细），广郁金三钱，大黄五钱，远志肉三钱，石菖蒲三钱，芒硝四钱（两次冲服）。

98. 丰宁县刘延寿献方

方名：癫痫汤。

主治：癫痫。

药物：柴胡三钱，枣仁二钱，清夏二钱，远志二钱，桃仁四钱，茯神三钱，木通二钱，苏子二钱，甘草二钱，香附三钱。

用法：水煎服，早、晚饭后服。

99. 承德市任瑞文献方

方名：定痫散。

主治：羊痫疯。

药物：全蝎八钱，蜈蚣八钱，牛黄一钱，巴豆霜三钱，醋香附二两，郁金二两。

用法：共研细末，临卧时服五分，白水送下。

100. 故城县献方

主治：羊痫疯。

药物：婴儿脐血（男孩较佳）。

配制：脐带剪断，出血浸干粮，把干粮分六七块。

用法：每次吞服一块，隔三四日服一次，服完后患者嘴唇有肿或起疱的反应。

101. 冀县陈明润献方

主治：羊痫疯症。

药物：蜈蚣三条，全蝎一钱，甘遂五钱，胆星二钱，牛黄一分，朱砂五钱，新猪苦胆四个（带汁）。

配制：先将六味药为面装入胆内，用线扎口挂房檐下阴干（不见太阳），四五日后用炭火烧烟尽为度，为细面，分八包，隔一日服一包。

用法：白水送下。

102. 武安县孟儒珍献方

主治：羊痫疯。

药物：广郁金三钱，乌药三钱，血竭花三钱，朱砂一钱。

用法：水一碗煎至半碗，早、晚服一次。

103. 定县李金章献方

主治：发病卒然跌倒，不知人事，口吐白沫，醒后四肢无力，食欲不振，头眩目呆。

药物：川郁金三两，香附三两，广木香三两，白矾一两半，朱砂一两半。

用法：共为细末。每日三次，每服四钱，白开水送下。

104. 围场县于子林献方

方名：矾玉散。

主治：羊痫疯。

药物：川郁金四钱，白矾四钱。

配制：共为细末，蜂蜜为丸，每丸二钱重。

用法：日两服，每次服两丸，白水送下。

105. 丰宁县刘铎献方

方名：血余散。

主治：羊痫疯。

药物：血余炭一钱，鸡子一个。

配制：将血余炭放入鸡蛋内。用纸包好烧之。

用法：一次吃完。

106. 易县高殿臣献方

主治：羊痫疯。

药物：蔓荆子三两，黄谷子三升三合（去糠）。

用法：共为细末，打烂为饼，随时吃。

107. 清风店公社医院献方

主治：羊痫疯。

药物：地蝎虎一个。

配制：用砂锅焙干研细末。

用法：一个分三次，黄酒为引，可以连服数次即愈。

108. 张家口市赵琛献方

主治：羊痫疯。

药物：鲜猪血。

用法：每日服一大酒盅。

109. 唐山市徐继献方

主治：癫狂症。

药物：生赭石二两，大黄一两，朴硝六钱，清半夏三钱，郁金三钱。

用法：水煎服。

110. 邯郸市李一江献方

方名：荡痰汤。

主治：癫狂。

药物：生赭石一两半，清半夏四钱，广郁金五钱，芒硝四钱，川军一两，甘遂四分（研末）。

用法：水煎服，分两次送服芒硝、甘遂。

111. 张家口市张芩献方

方名：黑龙寿星丸。

主治：狂病不省人事，打人骂人，登高弃衣。

药物：胆星二钱，上琥珀二钱，牛黄二分。

配制：共为细末。用新宰猪心一个，剖开心内血调上三味药，调好装入猪心内，用线扎紧，纸包泥封，火焙干为末，分成六包。

用法：每日服二包，用大黄熬水送服，三五日即愈，如不愈者再服一料。

112. 定县孙聚章献方

主治：痰迷心窍，气迷心窍，登高疯狂，不避亲疏。

药物：京牛黄三分，台麝香二分，朱砂五钱，琥珀五钱，甘遂面三钱，猪心一个。

配制：将猪心剖开，将朱砂、琥珀、甘遂面纳入心内，用荞麦面包好，用炭火烧焦，取出药，再加入麝香、牛黄共为细末，分五次服。

用法：每日服一次，白开水送下。

113. 张家口市王泽民献方

方名：荡痰汤。

主治：癫狂失血症。

药物：生赭石末二两，生川军一两，清半夏三钱，胆星三钱。

用法：水煎服。注意脉弱者不可用。

114. 唐山市献方

主治：癫狂（气迷心）。

药物：山葱二钱，赤小豆二钱，甘草二钱，半夏一钱，苦丁香一钱。

用法：轧成粗末，水煎服。

115. 丰宁县何文明献方

方名：定癫汤。

主治：癫狂，登山涉水，笑骂不休，不避亲疏。

药物：好川军五两，牛黄四分。

配制：将川军先入砂锅内，再用清水五两纳入，煎一次澄出，再煎一次和均。

用法：顿服。川军水冲服牛黄，一日服一次。

116. 滦县刘继恩献方

方名：牛黄朱珀镇心散。

主治：癫狂病，症见失眠，惊恐，心悸，言语无序，哭笑无常。

药物：牛黄三分，血珀一钱，片砂一钱，天竺黄二钱，龙齿一钱，僵蚕五分，赤金三张。

配制：共为细末，用猪心血为丸，绿豆大。

用法：成年人可顿服，白水送下。

117. 定县献方

主治：癫狂。

药物：牛黄二分，血琥珀一钱，川黄连一钱，甘遂一钱。

配制：共研为细面，猪心血为丸如绿豆大。

用法：每次服两丸，日服二三次，开水送下。

118. 丰宁县白凤朝献方

主治：精神病。

药物：甘遂二钱，广木香二钱，朱砂一钱。

用法：共为细面。一日分两次，用白矾水送下。

抽搐类（计7方）

1. 康保县关玉川献方

主治：四肢麻木抽搐。

药物：川芎、杭芍、熟地、吴萸、钩藤、山萸、天麻各二钱，木耳四两，黄酒半斤。

配制：上七味药贮锅内，用水熬煎。黄酒煮木耳，以酒尽为止。

用法：木耳当菜吃，每次吃二两，以煎好的药水送下。

2. 涿鹿县范文升献方

主治：妇女手抽，腰腿疼痛。

药物：当归四钱，川芎三钱，芥穗三钱，羌活三钱，柴胡三钱，防风三钱，天麻二钱，条芩二钱，南木耳二两。

配制：共研细面，炼蜜为二钱重大丸。

用法：每早服两丸，白水送下，少加黄酒。忌食猪肉、豆面、醋，将药服完，大有奇效。

3. 康保县关玉山献方

主治：手足抽搐麻木。

药物：当归二两，木耳四两，白芷子一两，杜仲一两，苍术一两，续断五钱，枸杞五钱，木瓜一两，蜂蜜十两。

配制：上药共为细面，炼蜜为丸，每丸重三钱。

用法：每日早、晚各服一丸，黄酒送下。

4. 赤城县程普仁献方

主治：老少妇人，手足腿抽风。

药物：鸡蛋一个，白胡椒七粒。

配制：将鸡蛋打破一小口，把白胡椒放入蛋内，用纸封口，放在水内煮熟。

用法：将蛋连皮捣烂，热服出汗，三次即愈。

5. 沽源县献方

主治：抽风惊搐。

药物：吴茱萸、半夏各等份，鸡子清一枚。

配制：吴萸、半夏二味研末，和入鸡子清内，涂于青布上。

用法：用涂药的青布包裹手足心，汗出

即愈。

6. 康保县李安良献方

主治：中风抽搐。

药物：白木耳五钱，白胡椒七粒，茴香二钱，生姜三片，虎骨二钱，白麻纸灰少许。

用法：水煎。晚上服之，出汗即愈。

7. 晋县中医进修学校献方

主治：大热抽风。

药物：羚羊角一钱，石膏三钱，钩藤三钱，黄连一钱，大黄三钱，枳实二钱。

用法：水煎温服。

自汗盗汗类（计12方）

1. 赤城县杨瑞林献方

主治：阴虚盗汗。

药物：黄芪一两，黄柏三钱，生地一两，地骨皮五钱。

用法：水煎服。

2. 冀县殷敏斋献方

方名：止汗散。

主治：虚汗、盗汗。

药物：五倍子二两。

配制：五倍子捣破刷去内壳，以药碾轧为极细粉末。

用法：无论虚汗、盗汗，可用此药面一分，撒于肚脐上，用口津盖住，贴以胶布，汗即止住。

3. 怀安县阎子丹献方

主治：阳虚自汗，或因久病虚弱，或发汗过度，身无热，动则汗出。

药物：黄芪五钱，五味子一钱半，当归三钱，焦白术二钱，炙甘草一钱半。

用法：水煎服。

4. 阳原县席丕顺献方

主治：盗汗不止。

药物：浮小麦、牡蛎粉、黄芪各等份。

用法：水煎服。

5. 阳原县马耀武献方

主治：自汗、盗汗。

药物：黄芪三钱，人参三钱，白术三钱，茯苓三钱，当归三钱，白芍二钱，熟地二钱，五味一钱半，肉桂一钱半，甘草一钱半。

用法：水煎服。

6. 赤城县邓佑汉献方

主治：止盗汗。

药物：玉蜀黍秆内的心（俗名"棒子秸心"）不拘多少。

用法：水煎，频服。

7. 保定市边清辰献方

主治：阳虚自汗不止。

药物：炙黄芪五钱，煅牡蛎、浮小麦各三钱，麻黄根二钱。

用法：水煎服，早、晚空心服。

8. 保定市景雅斋献方

方名：椒目散。

主治：盗汗，日久不止。

药物：川椒目三钱，麻黄根三钱。

用法：共为细末，每次服一钱，黄酒调服，日服两次，饭后服之。

9. 唐山市献方

主治：阴阳两虚，自汗、盗汗，心虚不宁等症。

药物：黄芪一两，人参二钱，当归三钱，枣仁三钱，白术三钱，远志三钱，麦冬三钱，广木香一钱，茯苓三钱，元肉三钱，五味二钱。

用法：水煎服。

10. 唐山市献方

方名：玉屏风散。

主治：阳虚自汗不止。

药物：生黄芪三两，防风三钱，白术三钱。

用法：水煎服之。

11. 唐山市献方

方名：当归六黄汤。

主治：阴虚盗汗，睡则大汗出，醒则止。

药物：当归五钱，生地黄三钱，熟地黄三钱，黄芩三钱，生黄芪一两，黄连二钱，黄柏三钱。

用法：水煎服。

12. 唐山市刘小青献方

方名：止盗汗方。

主治：盗汗。

药物：桑叶五钱。

用法：焙干研末，开水冲服。

消渴类（计22方）

1. 保定市边清辰献方

主治：上消，口大渴。

药物：荷叶五钱，天冬、麦冬各二钱，花粉、黄芩、知母各二钱，人参五分，甘草一钱。

用法：水煎温服。

2. 保定市边清辰献方

方名：四物人参白虎汤。

主治：中消，喜谷善饥，身体消瘦，小便赤黄。

药物：生石膏五钱，生地、熟地四钱，当归、杭芍、党参各三钱，知母、山栀、葛根、黄芩各二钱，甘草、竹叶各一钱。

用法：水煎服。

3. 阳原县赵国枢献方

主治：下消。

药物：怀山药八钱，云苓六钱，花粉五钱，瞿麦三钱，制附子五分。

用法：水煎服。

4. 佚名氏献方

主治：上消。

药物：熟地五钱，生地五钱，枸杞五钱，元参三钱，寸冬三钱，山药三钱，云苓三钱，黄芪三钱，葛根二钱，甘草二钱。

用法：水煎温服。

加减：胃热者加石膏一两，花粉五钱，银花三钱，竹叶三钱。

5. 盐山县张铭勋献方

方名：加味玉液汤。

主治：消渴。

药物：生山药一两，生黄芪五钱，知母六钱，鸡内金二钱，葛根一钱半，五味子三钱，花粉三钱，台参四钱，净萸肉五钱。

用法：水煎服。

6. 无极县李一元献方

方名：中和汤。

主治：中消，多食易饥。

药物：生白术五钱，生山药一两，五味子三钱，生石膏八钱，大甘草五钱，黄芩三钱。

用法：水煎服。

7. 保定市边清辰献方

方名：加味知柏地黄汤。

主治：下消，小便多，渴而引饮，腰疼。

药物：萸肉、山药、丹皮、泽泻、茯苓、

寸冬各三钱，熟地、知母、川柏各二钱，五味子一钱。

用法： 水煎服。

8. 沽源县苏鲁滩新生农牧场献方

主治： 口渴，尿多。

药物： 鲜石斛、丝瓜皮、川贝母各等份。

用法： 水煎服。忌白面、白米、粟糖之品，宜食黑面包、菠菜、高粱米。

9. 成安县左兆荣献方

主治： 消渴（西医名糖尿病）。

药物： 黑豆、麸子等份。

用法： 共成粉面捏窝吃（作汤类食品代饭食之）。忌玉米、麦子、高粱、小米，一切初生带甜味食品。

10. 新城县杜子鉴献方

主治： 糖尿病。

药物： 净轻粉酌用，汉三七、血竭、儿茶小茴香、镜面朱砂各五钱，牛尿泡一个，牛生殖器一具（焙干）。

用法： 共研细面，每次服一两，忌生冷。

11. 高阳县周傎彬献方

方名： 玉泉散。

主治： 上消，其症饮水过多。

药物： 葛根二两，花粉二两，元参二两，麦冬一两，大生地二两，生石膏二两，天冬一两，甘草五钱。

用法： 水煎服。

12. 涿县王守仁献方

主治： 下消。

药物： 知母三钱，石膏五钱，粉草一钱，粳米七钱，人参一钱。

用法： 水煎服。

13. 蠡县巩培元献方

主治： 三消。

药物： 大熟地四钱，玉竹、白术、元参、黄芪、杭萸、云苓、川贝、川芎、枸杞肉、苁蓉各三钱，高丽参二钱，苏子、丹皮、杭芍各五钱，山药四钱，川连二钱。

用法： 水煎服。忌用甜味药与食物。

14. 晋县中医研究所献方

主治： 下消。

药物： 槐角焙干。

用法： 每日当茶饮之，日喝三壶。

15. 邢台市郝怀璧献方

方名： 八味地黄汤。

主治： 消渴。

药物： 大熟地六钱，山药四钱，萸肉四钱，丹皮二钱，云苓三钱，泽泻三钱，官桂一钱五分，附子一钱。

用法： 水煎服。

16. 唐山市工人医院献方

主治： 膈消，胸满短气，小便如脂。

药物： 人参、茯神、麦冬、知母、五味子、生地、生甘草、葛根、天花粉各一两。

用法：研细末，每服五钱，用竹叶十四片为引，水煎温服。

17.唐山市工人医院献方

主治：消渴成水肿病。

药物：甜葶苈（炒）、花粉、杏仁、汉防己各一两。

配制：研为细末，蜜丸桐子大。

用法：每服三十丸，茯苓汤送下。

18.唐山市工人医院献方

主治：口渴多饮，多尿，且尿味至甘，身痒。

药物：黄连二两，麦冬一两，苦参一两，生地七钱，知母七钱，牡蛎七钱，天花粉七钱，人参五钱。

配制：研细末，牛乳为丸桐子大。

用法：牛乳送下，每次四丸，一日两次。

19.安国县萧汉三献方

主治：中消。

药物：三棱、文术、朴硝各二两，核桃四十九个（每个钻数孔）。

配制：以水三大碗，纳药煎数十沸，不可熬干。

用法：服时取出核桃仁，每日七个，早、晚服。

20.定县白冠林献方

主治：饮多溲多，尿有甜味，日渐羸瘦（糖尿病）。

药物：丹参一钱，生地四钱，天冬、山萸肉、枸杞果各二钱，花粉四两，山药四两。

用法：水煎服，一日服一剂。

21.易县马永祥献方

方名：加味白虎汤。

主治：中消，易饥。

药物：大熟地一两，生石膏八钱，天花粉五钱，知母五钱，生甘草二钱。

用法：水煎服。

22.保定市贾鸿宾献方

主治：消渴。

药物：山药、天花粉各四两。

用法：水煎服。

遗精阳痿类（计66方）

1. 阳原县陈尚亨献方

主治：男子阳痿。

药物：蛤蚧一对，盐黄柏三钱，枸杞五钱，牡蛎五钱，海马一对。

配制：共研细面，炼蜜为丸，每丸三钱重。

用法：引用大青盐以砂锅炒黄，用开水将大青盐化开，送服丸药，日服三次。服药后，忌房事一百天，并要注意适当增加营养。

2. 康保县孙绍先献方

主治：遗精白浊。

药物：全蝎二个。

用法：焙黄研末，以黄酒送下。

3. 冀县张润田献方

方名：玉池汤（祖传）。

主治：肾虚下寒遗精。

药物：云苓三钱，桂枝三钱，杭芍三钱，龙骨三钱，牡蛎三钱，附子三钱，炙草三钱，砂仁一钱半。

用法：水煎服。

4. 阳原县梁兴汉献方

主治：遗精。

药物：熟地三钱，山药二钱，山萸三钱，龙骨三钱，牡蛎三钱，枸杞三钱，金樱子三钱，黄柏二钱，知母二钱，栀子二钱，巴戟二钱，泽泻一钱半，石莲子三钱，柏子仁三钱，枣仁三钱，锁阳三钱，甘草一钱。

用法：水煎，连服两剂。

5. 商都县皮宪西献方

主治：阳痿不举。

药物：仙茅八两，烧酒三斤。

用法：将药浸入酒中，待三日后饮酒，每日早、晚各饮一至二两。

6. 束鹿县陶麟阁献方

主治：遗精白浊。

药物：莲子三钱，莲须三钱，海金沙四钱，刘寄奴三钱，草薢三钱，乌梅三钱，木通二钱，甘草二钱。

用法：水煎温服。服药后宜多饮热水，以见汗为度。

7. 束鹿县联诊所献方

主治：男子阳痿不举。

药物：大葱白一根，大虾一对。

配制：将大虾装在葱白内，晒干研细末。

用法：白滚水冲服。

8. 涿鹿县马耀庭献方

主治：遗精。

药物：鸡子七个，白胡椒四十九个，鸡内金一个，大虾米一钱。

配制：以上共为细面，合鸡蛋放一处，二十八天服完。

用法：用黄酒送下。

9. 赤城县献方

主治：滑精。

药物：熟地三钱，萸肉三钱，故纸三钱，菟丝子三钱，山药四钱，芡实四钱，金樱子三钱，莲须二钱，龙骨二钱，甘草一钱五分。

用法：水煎温服。

10. 赤城县献方

主治：梦遗、耳鸣。

药物：莲子五钱，茯神三钱，远志二钱，柏子仁三钱，山药三钱，芡实五钱，菟丝子三钱，故纸二钱，金樱子三钱，龙骨三钱。

用法：水煎温服。

11. 沽源县献方

主治：阳痿不举。

药物：肉苁蓉五钱，栀子四钱，山羊血五钱，破故纸三钱，巴戟天三钱，韭菜子三钱，山药三钱，附子三钱，熟地三钱，肉桂三钱，杜仲五钱，当归五钱，

淫羊藿三钱，力参三钱，黄芪六钱，蚕蛾二钱。

配制：共为细末，炼蜜为丸，每重三钱。

用法：日服两次，开水送下。

12. 沽源县献方

主治：阳痿不举。

药物：红娘十二个，蚕蛾四个，丁香十个，薄荷三钱，槟榔三钱，官桂三钱，杜仲三钱，牛膝三钱，附子三钱，石燕二个（煅碎），海马二个（煅碎），麝香少许。

配制：以上用纱布包好，浸入烧酒三斤十二两内，以火煨温，五天后服用。

用法：每日临睡前服一杯。

13. 赤城县安克仁献方

主治：梦遗滑精。

药物：芡实四钱，巴戟肉三钱，大芸三钱，锁阳三钱，牡蛎三钱，龙骨三钱，韭子二钱，云苓三钱，鹿角霜二钱。

用法：水煎温服。

14. 新乐县甄铭西献方

主治：遗精白浊。

药物：狗脑子一具，人中白三钱。

用法：将狗脑与人中白同煮，空腹食下。

15. 沽源县献方

主治：滑精遗尿。

药物：车前子二两，青竹茹一两，竹叶一两。

配制：共研细末，炼蜜为丸，每重三钱。

用法：每服两丸，日服两次，早、晚开水送服。遗尿用散，每服三钱。忌食辛辣。

16. 康保县章志刚献方

方名：遗精散。

主治：遗精。

药物：水蛭一对。

用法：焙黄研细，用黄酒送下。

17. 宁晋县郭瞻远献方

主治：男子阳痿不举。

药物：海狗肾一个（焙焦），核桃四个（烧焦），破故纸一两，煅阳起石一两，桂心一两。

用法：共为细末，每服三钱，白水送下。

18. 宁晋县郭爵显献方

主治：遗精。

药物：金樱子、芡芡实各等份。

配制：共为细末，炼蜜为丸，如绿豆大。

用法：每服三钱，日服两次。

19. 涿县卢玉林献方

主治：梦遗滑精。

药物：黄芪一两，党参五钱，龙骨四钱，牡蛎四钱，锁阳四钱，茯神三钱，远志三钱，枣仁四钱，芡实四钱，大云五钱。

用法：水煎服，日服两次，早、晚服之。

20. 平乡县马老芳献方

方名：锁阳固精丸。

主治：夜梦遗精，盗汗，四肢无力，耳鸣，面色萎黄，形容消瘦。

药物：巴戟六两，盐炒锁阳八两，煅牡蛎粉四两，茯苓五两，莲须三两，韭子四两，鹿角霜四两，苁蓉四两，煅龙骨四两。

配制：共研细末，炼蜜为丸，每丸重三钱。

用法：每日早、晚各服一丸，白开水送下，空心时服。

21. 保定市赵寿苓献方

方名：刺猬皮散。

主治：遗精。

药物：刺猬皮一个。

用法：瓦上焙干为面，黄酒调蜜服，一次服五分。

22. 唐山市王济民献方

方名：固肾散。

主治：阳物不举，疼如针刺，精流不止等。

药物：韭菜子一钱半，破故纸一钱半。

用法：共为细末，白水送下，连服三剂即愈。

23. 沙河县王振声献方

方名：感情丸（还少丹加味）。

主治：阳物不举。

药物：《时方妙用》还少丹加僵蚕蛾两对

（二雌二雄交合时取之）。

配制：把还少丹内熟地三钱，生姜（去皮）一钱，大枣三枚切碎，纸包，炉边焙干，研面，加入蚕蛾（去足翅焙研），再加入原方内炼蜜为丸。

用法：每次服二三钱，白水送下。冬季吃最好，阳盛之人不可用，20 岁左右服一剂，30 岁左右两剂即愈。胃热人服易引起牙痛。

24. 唐山市韩占庭献方

主治：男子夜梦遗精，夜不虚度者。

药物：熟地六钱，山药、莲子、白术、寸冬、龙骨各五钱，牡蛎四钱，龟板四钱，杭萸肉三钱，远志三钱，茯苓四钱，鹿胶二钱，菖蒲二钱。

用法：水煎，早、晚两次分服。

25. 高阳县邱兰惠献方

方名：梦遗方。

主治：梦遗滑精，眼见黑花，脉虚芤。

药物：故纸三钱，金樱子三钱，五味子三钱，蒺藜三钱，桂枝三钱，龙骨四钱，牡蛎四钱，杭芍四钱，莲须三钱，甘草二钱，生姜三片，大枣三枚。

用法：水煎服。

26. 安国伍仁桥献方

主治：男子夜晚时常梦遗滑精，日久面黄肌瘦，两目昏花，全身无力。

药物：韭菜子一两，龙骨五钱，鹿角霜四钱，牡蛎五钱，莲须四钱，茯苓五钱，大云五钱，巴戟五钱，芡实四钱，锁阳五钱。

配制：共为细面，炼蜜成丸，每重三钱。

用法：日服两次，每次两丸，早、晚白开水送下。

27. 唐山市刘子丰献方

方名：荷叶散。

主治：男子遗精。

药物：干荷叶二两。

用法：焙干为末，白水送下，每服三钱。

28. 安国安振芳献方

主治：梦遗滑精。

药物：刺猬皮。

配制：烧灰存性，鸡子清调为丸，如黄豆粒大。

用法：每次五丸，白水送下。

29. 唐山市习焕献方

方名：鹿鞭丸。

主治：男子精冷，肾虚，阳痿不举，久无子嗣。

药物：山药一两半，地黄二两，枸杞子二两，川附子五钱，故纸一两，山萸肉一两半，杜仲一两半，苁蓉一两，油桂五钱，巴戟肉一两，当归一两，蛇床子一两，炒淫羊藿一两，菟丝子一两，怀牛膝一两，母丁香六钱，真鹿鞭子一条。

配制：共为细面，炼蜜为丸，三钱重。

用法：每服一丸，空心淡盐汤下，早、晚各一次。

30. 安国马自修献方

主治：夜梦遗精。

药物：刺猬皮一个（焙干），龙骨一两，牡蛎一两，芡实八钱。

配制：共为细面，老醋为丸，重二钱。

用法：每日早、晚各服一粒，白水送下。

31. 唐山市武升献方

方名：起阳汤。

主治：阳物不举。

药物：覆盆子二钱，杞果三钱，巴戟二钱，附子二钱，菟丝子三钱，熟地二钱，丹皮三钱，泽泻二钱，山药四钱，云苓三钱，黄肉三钱，破故纸三钱，柏仁三钱，胡芦巴二钱，桂枝三钱，黄芪三钱，党参二钱，肉苁蓉三钱，川芎二钱。

用法：水煎服。

32. 唐山市工人医院献方

主治：遗精，四肢困倦，脚膝酸软，目暗耳鸣，盗汗等症。

药物：五倍子八两，补骨脂十两（酒炒），肉苁蓉 巴戟天、胡芦巴（炒）各一斤，茯苓六两，龙骨二两，朱砂三两（另研）。

配制：研细末，酒糊丸，如桐子大。

用法：每服二十丸，空心温酒送下。

33. 唐山市工人医院献方

主治：早泄遗精，举而不坚。

药物：淫羊藿二两，鹿茸五分，青盐二分，杞果一两，烧酒一斤。

配制：将前药用纱布做袋装好，入大口瓶内，再将酒倾入，放锅内煮两小时。

用法：每次服两盅。

34. 唐山市工人医院献方

主治：阳痿早泄。

药物：附子、干姜、桂心、菟丝子、厚朴、巴戟、远志、破故纸、赤石脂各一两。

配制：研细末，酒糊为丸，桐子大。

用法：每次服三十丸，酒送下。

35. 丰润县李汉臣献方

主治：遗精，健忘。

药物：杭萸、人参、芡实、麦冬、生枣仁、当归各三两，莲须二两，熟地五两，山药四两，柏子仁、远志、菖蒲、五味子各一两。

配制：共为细面，炼蜜为丸，每丸五钱。

用法：内服，白水送下，早、晚各服一丸。

36. 丰润县丰登坞区医药部献方

主治：梦遗失精。

药物：刺猬皮一个。

用法：瓦上焙干为末，每次二至三钱，黄酒调服。

37. 遵化县赵玉芹献方

主治：遗精症。

药物：花生米上的薄皮。

用法：用开水浸或煎服，每日二三次。

38. 唐山市献方

方名：韭子散。

主治：梦遗滑精。

药物：韭菜子。

用法：每日在吃饭前，服韭菜子三十粒，至七日而愈。

39. 安国县张道熙献方

方名：加味逍遥散。

主治：头晕，遗精。

药物：熟地三钱，当归三钱，黄柏一钱半，黄芩二钱，龟板二钱，甘草二钱，牡蛎四钱，青皮一钱半，香附一钱半，胡连一钱，杭芍三钱，丹皮三钱，地骨皮三钱，薄荷一钱，菊花一钱。

用法：水煎服。

40. 安国县张宝贤献方

主治：遗精，遗尿。

药物：桑螵蛸四两（成人量）。

用法：以砂锅炒微黄，水煎分三次服。以酒泡一日后，晒干，再炒微黄，水煎服更佳。

41. 河间县何振彭献方

主治：梦遗失精。

药物：干地龙半斤。

用法：微炒为末，分作二十七包，每日服三包，九天服完，白开水送下。

42. 邯郸市李有善献方

主治：遗精，滑精。

药物：活蜗牛二十个，凤凰衣七个。

配制：将蜗牛放砂锅内炒黄，研碎焙干，再研细；将凤凰衣焙干，研细，两味药混合一处，白面糊为六十丸。

用法：每服二十丸，一日三次分服，白开水送下。

43. 唐山市王子玉献方

方名：杞樱丸。

主治：梦遗滑精或不梦而滑，久治不愈，身体羸尪症。

药物：甘枸杞三两，金樱子一两，锁阳五钱，芡实三钱，桑螵蛸五钱。

配制：共为细面，炼蜜为丸，三钱重。

用法：每次服一丸，日两服。

44. 峰峰市献方

主治：滑精。

药物：大虾米一两。

用法：水煎，连虾米一齐服下。

45. 平泉县王济川献方

方名：固精丸。

主治：遗精。

药物：云苓一两，五倍子五钱，煅牡蛎一两。

配制：先将五倍子打破去渣，用瓦焙黄，合云苓、牡蛎共为细末，炼蜜为丸，每丸重三钱。

用法：早、晚各服一丸，重者一丸半，白水送下。

46. 唐县崔梦岐献方

方名：补精散。

主治：梦遗滑精。

药物：蜗牛七个。

用法：以砂锅焙干为末，一次用黄酒冲服。

47. 丰宁县王永华献方

主治：虚寒性的遗精。

药物：鹿茸二钱，肉桂二钱，附子一钱五分，牡蛎四钱，肉苁蓉一钱。

用法：共为细面，均五次，白开水送下。

48. 抚宁李芳坡献方

主治：遗精，阳痿。

药物：白术、云苓、芡实、莲须、龙骨、杞果各三钱，萸肉四钱，巴戟、苁蓉、锁阳、杜仲、熟地、枣仁、菟丝子、金樱子各三钱。

配制：共研末，蜜丸，三钱重。

用法：每服一丸，白水送下。

49. 怀来县高寰五献方

方名：兴阳丹。

主治：阳痿不举。

药物：海龙一对，海马一对，鹿肾一两，丁香三钱，乳香三钱，没药三钱，熟地一两，阳起石五钱，龙骨五钱，牡蛎五钱，肉桂三钱。

配制：共研细面，炼蜜为丸，每丸三钱重。

用法：每服一丸，一日一次，开水送下。

50. 张家口市赵琛献方

主治：肾脏各种虚证，滑精阳痿，四肢无力。

药物：熟地一两，杞果一两，巴戟五钱，菟丝子五钱，杜仲四钱，川断四钱，淫羊藿五钱，山萸肉四钱，菖蒲五钱，首乌五钱，阳起石六钱，云茯神五钱，仙茅四钱，覆盆子四钱，人参三钱，制硫黄二钱，海马一对，海狗肾一对。

用法：共为蜜丸。每日早、晚各服二钱，白水送下。

51. 保定市景雅斋献方

主治：虚劳健忘，阳痿不起，筋骨挛急，四肢不仁。

药物：淫羊藿二钱，生姜五分，甘草二分。

用法：水煎，日服三次。

52. 丰宁县陈乃余献方

主治：阳痿不起。

药物：虾米仁四两。

配制：将虾米仁放在坛内，用葱沾水沤好，再加鲜姜汁、蜂蜜，共捣为丸，如黄豆大，表辛纸为衣。

用法：每服六粒，日服两次，白开水送下。

53. 隆化县何尚融献方

方名：加味龙骨牡蛎汤。

主治：失眠，遗精，自汗，盗汗。

药物：龙骨、牡蛎各三钱，桂枝、白芍、

炙草、黄柏、生姜各二钱，砂仁二钱，
大枣六枚。

用法：水煎服。

54. 隆化县王国宗献方

主治：阳痿不举。

药物：大力参、菟丝子各三钱，鹿茸、
附子、桂心各二钱。

用法：共为细末。每晚临睡前，用烧酒
冲服二钱。

55. 宁河县李学程献方

主治：遗精早泄。

药物：芡实一两，建莲子五钱，茯神三
钱，炒枣仁五钱，台党五钱，白糖五钱，
山药一两。

用法：水煎两次，每日早、晚各服一次。

56. 宁河县李学程献方

主治：遗精早泄。

药物：海狗肾一具。

用法：在瓦上焙干为面，黄酒送下特效。

57. 宁河县李学程献方

主治：梦遗滑精。

药物：金樱子五钱，莲须五钱，煅龙骨
五钱，煅牡蛎五钱。

用法：共为细面，每服三钱，白开水
送下。

58. 隆化县于海州献方

方名：蛤蚧酒。

主治：阳痿及肾虚腰痛。

药物：全蛤蚧一对，炙鹿鞭一两，杞果
一两，五味子一两，寸冬一两，淫羊藿
二两，阳起石一两，山萸五两。

配制：共轧为粗末，投入二斤烧酒内，
浸三昼夜，不断振荡，过滤即成。

用法：食前饮药酒三盅，服后发热，一
般一剂即愈。

59. 保定市景雅斋献方

主治：肝肾不足，梦遗失精，妇人带下。

药物：韭菜子四钱，菟丝子二钱，芡实
四钱，山药四钱。

用法：水煎服，一日三次分用。

60. 保定市张景韩献方

方名：三才封髓丹。

主治：男子滑精遗精，心跳气短，头昏
自汗，腰背疼，体倦。

药物：人参一两，天冬一两，熟地二两，
黄柏三两，炙草一两，砂仁一两。

配制：共为细面，炼蜜为丸，每丸三
钱重。

用法：每服两丸，每日服两次，白开水
送下。

61. 滦县王秉章献方

方名：加味地黄丸。

主治：阳痿不举，肾虚腰疼，脉沉弱。

药物：熟地八钱，山药四钱，杭萸肉四
钱，云苓三钱，丹皮三钱，泽泻三钱，
枸杞果五钱，狗骨灰（狗的阴茎）二个

（用火焙干存性）。

配制：共为细末，炼蜜为丸，每丸重三钱。

用法：每日早、晚各一次，每次一丸，淡盐汤送下。

62. 张家口市王筵卿献方

主治：阳痿。

药物：覆盆子酒浸焙干。

用法：为末，每服三钱。

63. 张家口市薛和卿献方

主治：阳痿。

药物：大虾米一两，葱白二钱。

配制：共捣成糊状，分作五份。

用法：每晚服一次，黄酒送下。

64. 张家口市薛和卿献方

方名：加味六味地黄丸。

主治：遗精症。

药物：六味地黄丸末六两，猬皮二两。

配制：研末蜜丸，三钱重。

用法：每日早、晚各服一丸，淡盐水送下。

65. 张家口市薛和卿献方

方名：封髓丹。

主治：梦遗症。

药物：川黄柏三钱，广砂仁一两，炙草七钱，淡苁蓉五钱。

配制：共细面，蜜丸二钱重。

用法：每日早、晚各服一丸，淡盐水送下。

66. 张家口市赵杰三献方

主治：肾虚，滑精阳痿，四肢无力。

药物：熟地一两，杞果一两，巴戟肉五钱，菟丝子五钱，杜仲炭四钱，川断四钱，淫羊藿五钱，山萸肉四钱，寸葛五钱，首乌五钱，阳起石六钱，云茯神五钱，仙茅四钱，覆盆子四钱，人参三钱，制硫黄二钱，海马一对，海狗肾一对。

配制：共为细面，蜜丸三钱重。

用法：每日早、晚各服一丸，白水送下。

痨瘵类（计60方）

1. 石家庄市胡东樵献方

方名：小米结晶方

主治：肺痨。

药物：小米饭米汤上的浮膜（米汤皮）。

用法：每天内服。

2. 阳原县苏秀田献方

主治：干血痨。

药物：白鸽子一个，血竭。

用法：将鸽子的毛与肠肚去掉不用，再将血竭装在鸽子的肚内，病一年者用血竭一两，二年者用二两，用砂锅将鸽子煮熟热吃，分四五次吃尽。

3. 阳原县陈尚祯献方

主治：干血痨。

药物：白公鸡一只，江米一斤，大红枣七个。

用法：将公鸡毛拔掉，开一小口，取出五脏，洗净，将红枣、江米装在鸡肚内，用慢火煮六十余个滚，分三日六次服。再将鸡骨头、红枣核、妇人头发一撮、男女手足指甲、旧草帽一圈，全都焙黄，用黄酒为引，白开水送下，分三日六次服完。

4. 怀安县李满堂献方

主治：肺痨病。

药物：鸡子、紫皮蒜（红皮蒜）。

用法：整个鸡子煮熟，紫皮蒜去皮。鸡子与紫皮蒜同吃。

5. 无极县献方

主治：肺痨，胸满背痛，咳嗽作烧等症。

药物：蛤蚧八分，天龙（蜈蚣）二分，冬虫草三钱，百部草八钱，元参一两，沙参八钱，白及三钱，牡蛎粉三钱，鳖甲三钱，藕节三钱，鹿胶三钱。

用法：水煎两次，每日早、晚各服一次。

6. 沽源县献方

方名：三参饮。

主治：肺痨咳嗽，遗精盗汗。

药物：人参、元参、沙参、金牛草、冬虫草、功劳叶、女贞子、枣仁、麦冬、鹿角胶、龟板胶。

用法：剂量按病情轻重三四钱左右加减，水煎服。服后服鸭汤两只。

7. 晋县中医进修学校献方

主治：久咳劳嗽吐血。

药物：生地、熟地四钱，川贝二钱，知母二钱，丹参三钱，百合二钱，天麦冬各一钱，胶珠、杏仁（炒去皮尖）、桑皮、白芍、甘草各二钱，红花一钱半，白芷一钱半。

用法：水煎服。

8. 枣强县邢杰臣献方

主治：咳嗽吐痰，吐血，失眠，虚汗，遗精，饮食少进，泄泻。

药物：生地三钱，丹皮三钱，杭萸三钱，云苓三钱，山药三钱，五爪红三钱，清夏二钱，寸冬三钱，五味子三钱，贡胶三钱，杭芍二钱，川贝二钱，沙参二钱，百合三钱，甘草二钱。

用法：水煎温服，浮小麦、白茅根为引。

9. 巨鹿县夏鹏勋献方

方名：劳伤丸。

主治：五劳七伤咳嗽。

药物：力参四钱，附子四钱，清夏四钱，焦术八钱，银花一两，桂心五钱，鹤虱四钱，血鹿茸二钱，粉草六钱，锁阳四钱，茯苓四钱，旋覆花四钱，川牛膝八钱，龙骨粉四钱，灵脂四钱，黑杜仲四钱，米壳三两，真熊掌四钱。

配制：共为细末，蜜丸。

用法：每服二钱，白水送下。

10. 枣强县郑先青献方

方名：加减理肺汤。

主治：痨嗽。

药物：代赭石三钱，旋覆花三钱，生龙骨五钱，生牡蛎五钱，炙百部五钱，炙紫菀三钱，炙冬花三钱，云苓三钱，炙白前五钱，冬虫草一钱（研末冲服），桔梗二钱，焦远志三钱，炒枣仁二钱，甘草三钱。

用法：水煎温服，服时调黛蛤散三钱同服。

11. 行唐县郑洛茂献方

主治：肺痨。

药物：鲜马齿苋膏一斤，蜜四两。

配制：鲜马齿苋捣烂取汁，日晒成膏，每斤膏加蜜四两煎之。

用法：每日三次，每次一茶匙，宜久服。

12. 行唐县段凤祥献方

主治：虚弱羸瘦，面色憔悴，肺痨咳嗽，咯血盗汗。

药物：川贝四两，百合二两，白果四两，百部二两，五味五钱，白及一两，蛤蚧一对，橘红一两，冬虫夏草二两。

配制：将以上药味共研细面，炼蜜为丸，每重三钱。

用法：日服两次或三次，食前用白水送下。忌食腥膻辛辣有刺激的食物及不正常的七情等。

加减：热甚者，加鳖甲二两；汗多者，加麻黄根一两；咯血多者，加汉三七一两；脾胃弱者，加茅术二两。

13. 沽源县李宇宸献方

主治：劳伤，咳嗽，气短。

药物：乌鸡一只。

配制：去毛洗净，切如核桃大小片。

用法：煮一夜，不用盐油调料，吃三天。

14. 蔚县葛乾献方

方名：月华丸。

主治：肺痨咳嗽，胸疼口干多呕，身上发热等症。

药物：川贝三钱，生地三钱，熟地三钱，百部三钱，阿胶珠三钱，茯苓三钱，天冬三钱，菊花五钱，寸冬三钱，沙参三钱，三七三钱，桑叶二两，獭肝一两。

用法：上药共为细面，炼蜜为丸梧子大，早、晚各服三钱，开水送下。忌生冷硬食、辛辣发物等。

15. 怀安县献方

主治：肺痨。

药物：桑皮、白芍、川贝、寸冬、生地、生白术、甘草、杏仁、阿胶、天冬、白芷、知母、红花、熟地各一钱，鸡蛋三个。

配制：鸡蛋与药同煎，俟鸡蛋煮熟后剥去蛋壳，刺孔数十个，再入药同煎。

用法：先服鸡蛋，后服汤药，每日一剂。

16. 阳原县李元清献方

方名：人参寿荣饮。

主治：身体消瘦，气虚血弱，精神不振，不思饮食。

药物：人参二钱，白术二钱，茯苓二钱，甘草一钱，当归三钱，白芍二钱，熟地二钱，远志二钱，五味子一钱，陈皮一钱半。

用法：引用生姜三片，红枣三枚，水煎服。

17. 阳原县贾振堂献方

主治：肺痨。

药物：龟板五钱，生龙骨三钱，归尾二钱，竹茹二钱，川贝母二钱，生牡蛎四钱，炙甘草一钱半，瓜蒌仁六分，枇杷叶七分，白芍二钱。

用法：水煎两次，每日一剂，早、晚分服。

18. 商都县皮宪西献方

主治：肺痨，咳嗽，吐血。

药物：白及一两（研碎），川贝母五钱（研碎），生地炭五钱，苦桔梗三钱，炙黄芪五钱。

用法：水煎服。忌食刺激性食物。

19. 沽源县献方

主治：肺痨咳嗽。

药物：紫皮蒜。

配制：将紫皮蒜放入锅内加水，把锅盖糊紧，上开小孔，置炉上煮之。

用法：病者低首，鼻子近小孔嗅之。

20. 阳原县申桂元献方

方名：紫菀汤。

主治：肺伤气极，劳热久嗽，吐痰吐血。

药物：紫菀二钱，阿胶二钱，知母三钱，贝母三钱，桔梗一钱半，人参一钱，茯苓三钱，甘草一钱半，五味子五分。

用法：水煎服。

21. 涿鹿县张玉山献方

主治：肺痨病，吐血，吐臭痰，咳痰带血等症。

药物：化橘红三钱，川贝二钱，知母三钱，麦冬四钱，柏仁四钱，枣仁四钱，云苓三钱，黄芩四钱，黄柏三钱，桑皮三钱，杏仁三钱，生地四钱，花粉三钱，射干四钱，栀子四钱，香附四钱，莱菔子三钱，路路通一钱。

用法：水煎两次，早、晚各一次温服。

22. 石家庄市胡东樵献方

主治： 肺痨咳嗽吐血。

药物： 百合八钱，白及三钱，台参一两，冬虫草三钱，女贞子三钱，功劳叶二钱。

用法： 水煎服。

23. 阳原县席丕顺献方

主治： 虚脱症由于心脏衰弱所引起者。

药物： 野党参二两，制附子五分。

用法： 水煎服。

24. 高阳县赵建文献方

方名： 蛤蚧丸。

主治： 咳嗽，痰中带血，胸中窒闷，不论日数，远近皆能治之。

药物： 化红三钱，清夏三钱，南星二钱，蛤蚧尾三对，寸冬三钱，炒杏仁三钱，冬花三钱，白及三钱，川贝三钱，当归三钱，生地三钱，云苓三钱，黄芩三钱，陈皮二钱。

配制： 以上诸药，共为细末，炼蜜为丸三钱重。

用法： 每日早饭后，白水送下一丸；临睡时，再服一丸。

25. 保定市孙锡九献方

主治： 劳伤过度，咳嗽，痰中带血。

药物： 鲜白萝卜四两，蜜一两，黑豆四两，香墨一钱，童便一盅。

用法： 水煎一次服。

26. 高阳县张玉川献方

主治： 咳嗽失血，四肢无力，梦遗滑精。

药物： 知母三钱，茯苓三钱，龙骨、牡蛎各四钱，莲须三钱，黄柏三钱，栀子三钱，锁阳三钱，茅根三钱，化橘红三钱，冬花三钱，川贝三钱，益智仁二钱，桑皮三钱，杭芍三钱，甘草一钱，天冬三钱，人参二钱。

用法： 水煎服。

27. 高阳县边芸卿献方

主治： 肺痨。

药物： 薏米三钱，百部二钱。

用法： 水煎服，每日一剂，服至二三个月为一疗程。

28. 蠡县张国俊献方

主治： 咳嗽，盗汗，吐血，午后发烧（肺结核）。

药物： 白芍六钱至一两，云苓五钱至一两，山药四至八钱，生地、熟地各四至八钱，芡实、苡仁各四钱，川贝母二至五钱，沙苑子四钱，杏仁四至六钱，橘红五分至一钱。

用法： 用大鸭梨一个为引，水煎服。

加减： 吐血，加藕节八钱，汉三七一钱；虚汗，加牡蛎、鳖甲各一两；咳甚，加炙紫菀四钱，炙桑皮三钱；痰多而稀，重用云苓，加远志三钱；咽干疼，加元参、竹叶各三钱，去茯苓；妇女午后发烧，加青蒿、地骨皮各四钱。

29. 唐山市张子风献方

方名： 养阴清肺汤。

主治： 阴虚痨热，发热自汗，咳嗽胸痛，吐痰臭味。脉虚数者可用，脉沉迟者不可用。

药物： 黄芩三钱，元参三钱，沙参四钱，生地三钱，天冬三钱，寸冬三钱，杭芍四钱，花粉三钱，浮石四钱，杭萸三钱，骨皮三钱，甘草四钱。

用法： 上药连煎两次，药汁兑在一起，分三次温服，隔四小时服一次。此方连续服八至二十剂。

30. 行唐县张补裁献方

方名： 守宫散。

主治： 肺结核及各种结核病（如腹膜结核、淋巴结核等）。

药物： 守宫（蝎虎）。

配制： 将蝎虎用黄土或滑石粉炒至黑色，研为细末。

用法： 每日用量五分至一钱，白水送下。肺结核，可配合百合固金汤；腹膜结核，可配合胃苓汤；淋巴结核，可按熬膏药法，加香油、漳丹贴患处。如服时恶心呕吐者，可用胶囊装好服下。此药服后有的可发烧。

31. 晋县中医研究所献方

主治： 肺痨咳嗽气短，咳血或痰中带血，食欲不振，胸痛盗汗等。

药物： 党参四钱，元参三钱，沙参五钱，冬虫草四钱，女贞子四钱。

用法： 水煎服。

加减： 咳血，加金牛草、功劳叶各四钱；如肺有空洞，加百合、白及、阿胶。

32. 保定市戴月舫献方

主治： 肺痨，发热咳嗽，吐痰带血，四肢无力，饮食减少，消瘦等症。

药物： 蛤蚧一对，嫩藕四两，白梨四个，青果四枚，川贝四粒。

配制： 用水煎熬如泥，白布包挤出药汁，再加冰糖四两，白蜜四两，熬成膏状。

用法： 每服一匙，日服三次。忌烟酒、荤腥、咸辣及房事等。

33. 无极县刘熙和献方

主治： 肺痨咳嗽，胸满背痛，神倦无力，懒食等症。

药物： 蛤蚧一对（去眼珠），紫菀、冬花各一两，白及二两，元参二两，百合一两，桔梗、川贝各一两，夏枯草一两，冬虫草三钱。

配制： 以上诸药，共研为细面，炼蜜为丸，三钱重。

用法： 每日早晨空心服一丸。

34. 定县郝心清献方

主治： 肺痨咳嗽痰喘。

药物： 桑皮、天冬、生地、阿胶、藏红花、杏仁、川贝母、知母、甘草、白芍、白芷、寸冬各二钱。

用法： 水煎服。吐血者，将以上各味药加至三钱，另用鸡子三个，放药汤内煮熟，去皮，穿小孔数处，入药汤再煮，待药汁浸透后取出，吃完鸡子再喝汤药。

35. 佚名氏献方

主治：痨瘵咳嗽，吐血。

药物：蛤蚧一对，川贝四两。

配制：蛤蚧去头焙干，同川贝共研细末。

用法：日服两次，每次一钱，白水送下。

36. 蠡县姜鹏展献方

主治：肺痨（结核）。

药物：知母、川贝、桃仁、杏仁、天冬、寸冬、西红花、当归、阿胶、生地、熟地各二钱。

用法：鸡子三个为引，同入药煮，候鸡子煮熟后，去皮再同药煮。吃药时，药汁与鸡子同服，连服十剂大见效。

37. 无极县尚志远献方

方名：资生汤。

主治：肺痨咳嗽，自汗盗汗，寒热往来，午后尤甚，四肢无力，颜面苍白，脉沉细微数等症。

药物：生山药一两，牛蒡子三钱，生白术三钱，鸡内金三钱，元参一两。药物：水煎，早、晚各服一次（温服）。

加减：凡经透视确是肺结核者，去白术，加熟地一两霜桑叶三钱，炙杷叶三钱；咳嗽甚，加川贝三钱；痰中带血，加白及三钱；大出血者，加三七一钱。

38. 佚名氏献方

主治：痨瘵（肺结核）咳嗽吐血，盗汗气促，或大口吐血，形体瘦弱等。

药物：元参二两，蛤蚧一对，川贝一两，白及二两，白果一两，知母二两，银花一两，百合二两，百部三两，桔梗一两，甘草一两。

配制：以上诸药共研细面，炼蜜为丸，三钱重。

用法：每日早、午、晚各服一次，白水送下。

39. 完满县裘东东献方

主治：肺痨结核。

药物：川贝三钱，寸冬四钱，地骨皮四钱，桑皮三钱（蜜炙），百合四钱，枇杷叶二钱（炙），阿胶四钱，白芍四钱，沙参四钱，天冬三钱，石斛三钱，玉竹三钱，青蒿三钱，霜桑叶六钱，紫菀三钱。

用法：水煎服。

加减：吐血，加白及三钱，三七一钱半（调服）；盗汗，加浮小麦三钱；便秘，加肉苁蓉四钱；便溏，加煨诃子二钱，白术一钱半，苡仁四钱半，芡肉五钱。

40. 蠡县薄素淑献方

主治：妇女干血痨。

药物：当归、黄芪、台参、丹皮各二钱，杭芍三钱，桂枝、川芎、木香各一钱半。

用法：白公鸡肉为引，水煎服。

41. 唐县王双福献方

方名： 秦艽鳖甲散加减方。

主治： 妇女骨蒸劳热，心烦咳嗽。

药物： 秦艽三钱，鳖甲四钱，青蒿二钱，丹皮二钱，柴胡三钱，当归三钱，知母三钱，白芍三钱，生地二钱，陈皮三钱，寸冬三钱，栀子二钱，川贝一钱半，瓜蒌三钱，枳壳三钱，甘草二钱。

用法： 水煎服。

42. 唐山市张庆生献方

主治： 妇人虚痨，血虚发热，口干不欲饮，精神不振，夜热较甚。

药物： 大生地一两，元参一两，白芍五钱，地骨皮三钱，阿胶三钱。

用法： 水煎服。

43. 枣强县陈之恒献方

主治： 咳嗽吐血。

药物： 百部二两，川贝二两，香墨二两（为末），生姜二两（取汁），白萝卜二斤（取汁），鲜藕节二斤（取汁），梨二斤（取汁），红糖半斤，人乳半斤。

配制： 先将百部、川贝以水五碗，煎至二大碗去渣，再将姜、萝卜、藕节、梨汁放入共煎一时许，再将墨末、红糖、人乳放入，熬至如饴状即成。

用法： 每日饭后服三钱，开水化服。

44. 景县朱子平献方

主治： 老年人痨病咳嗽，气短吐痰等病。

药物： 炙枳壳、小米面。

配制： 炙枳壳轧面，将米面（吐白痰用白米面、黄痰用黄米面，胸满者停二日再用）干蒸之后，与枳壳面调匀。

用法： 日服一次，每服三钱，白水送下。

45. 邯郸方傅斯信献方

方名： 立止吐血散。

主治： 肺痨大吐血不止。

药物： 白及五钱，汉三七二钱。

用法： 研极细末分两次，每日一次。

46. 峰峰矿区龚俊明献方

方名： 清肺鳖甲汤。

主治： 肺痨。

药物： 潞党参五钱，鳖甲四钱，龟板四钱，粉丹皮三钱，生地四钱，生桑皮四钱，杏仁三钱，半夏二钱，天冬三钱，枳壳三钱，知母三钱，川贝二钱，骨皮三钱，桂枝二钱，紫菀三钱，冬花三钱，橘红三钱，条芩三钱，甘草三钱，牡蛎三钱。

用法： 水煎，早、晚空心服。

47. 佚名氏献方

主治： 肺结核病，咳嗽频发，痰中有黄色黑点、血丝，食欲不振。

药物： 沙参三钱，百合三钱，白薇二钱，骨皮三钱，银胡二钱，牡蛎三钱，苦桔梗二钱，前胡二钱，牛蒡子二钱，川贝二钱，紫菀二钱，白茯苓二钱，二冬各四钱，粉草一钱。

用法： 用水煎服，一日二服。

48. 峰峰贾红玉献方

方名： 参功白果汤。

主治： 虚痨病（肺病）。

药物： 人参二钱，冬虫草三钱，金牛草三钱，功劳叶三钱，桂圆肉三钱，白果二钱，党参四钱，枣仁五钱，百合三钱，桔梗三钱，鹿角胶二钱，甘草二钱，石斛三钱，胆草二钱。

用法： 水煎，分两次服。

49. 张家口市薛和卿献方

主治： 肺痨症。

药物： 大蒜一头（去皮），白糖适量。

用法： 蒸熟，每晚服一次。

50. 张家口市薛和卿献方

主治： 肺痨吐血。

药物： 二冬、二地、白及、杭白芍、杏仁、阿胶、川贝母、桑皮、藏红花、炙草各二钱。

配制： 共为细末，蜜丸二钱重。

用法： 晨服一丸，鲜鸡子冲汤送下。

51. 唐县侯轶尘献方

方名： 干痨验方。

主治： 室女干血痨，经闭，喘不得卧。

药物： 独角莲二钱，苏梗五钱，艾叶三钱，灶心土五钱。

用法： 水煎服。

52. 乐亭张子享献方

主治： 肺痨咳嗽，盗汗体倦。

药物： 桑皮、元参、寸冬、生地、熟地、阿胶、甘草、杏仁、川贝、知母、白芍、白芷、红花各二钱。

用法： 水煎服。药内入鸡子三个，煮熟去皮，再同药煮，先吃鸡子后服药。

53. 昌黎蔡毓秀献方

主治： 劳伤肺虚喘息（加百部能治肺结核）。

药物： 蛤蚧一对，人参二钱。

用法： 水煎服。

54. 威县王瑞林献方

方名： 保肺救生饮。

主治： 肺出血，久咳，形体日衰，以致出血多量，自汗，口渴，气短欲绝，危在顷刻。

药物： 野台参一两，白及三钱。

用法： 水煎服。

55. 安国县谢其昌献方

主治： 妇女各种劳症。

药物： 白芍三钱，当归二钱，生地二钱，川芎二钱，桃仁二钱，丹皮二钱，栀子二钱，黄芩二钱，苦参二钱。

用法： 水煎服。

56. 保定市杨佑贤献方

主治： 肺病咳嗽吐血或痰中带血。

药物： 川贝母一两，百部草三钱，薏米三两，活鸡一只（大小均可）。

用法： 将鸡杀死，去毛及肠胃，把药放在鸡肚子内，用细线捆好，煮熟，食鸡肉，喝鸡汤。

57. 抚宁张佑之献方

主治：痨咳，吐血。

药物：黄瓜子四两，百合五钱，白果仁、海浮石、白及、川贝母各五钱。

用法：共研面，早、晚空腹，每服三钱，白糖水送下。

58. 唐山市王军献方

主治：肺痨咳嗽吐血。

药物：藕节五钱，蒲黄五钱，血余炭二钱。

用法：水煎服。

59. 唐山市王军献方

方名：白及蛤蚧散。

主治：肺痨咳嗽吐血。

药物：白及四两，蛤蚧一对，汉三七二两。

配制：共研细面，枣肉为丸，一钱重。

用法：每服一丸，日服两次，白开水送下。

60. 抚宁献方

主治：痨咳。

药物：百部四钱，清夏三钱，天冬四钱，兜铃、海浮石、远志、百合各二钱，桔梗、桑皮各三钱，桃仁、前胡各二钱。

用法：水煎服。

加减：发热，加丹皮、地骨皮；便秘，加柏仁、火麻仁；胸满，加川朴、麦芽。

小便不通类（计80方）

1. 商都巩金山献方

主治：小便不通。

药物：白公鸡一只。

用法：取血饮。

2. 石家庄市胡东樵献方

方名：金钱草液。

主治：治石淋及各种小便不通。

药物：金钱草三钱，滑石粉三钱。

用法：煎汤服。

3. 沽源县胡义莲献方

主治：男女老少小便不通。

药物：刺猬皮。

用法： 焙干为末，黄酒送服。

4. 沽源县张林珍献方

主治： 小便不通。

药物： 刺猬皮。

用法： 焙研为末，白面、黄酒二盅和服。

5. 沽源县献方

主治： 小便不通。

药物： 车前子二两。

用法： 水煎，一日三次服。

6. 阳原县献方

方名： 利尿单方。

主治： 小便不利。

药物： 麦根、玉米须。

用法： 水煎服。

7. 阳原县献方

方名： 单方。

主治： 尿不利。

药物： 盐面。

用法： 放置肚脐上，揉片刻即生效。

8. 沽源县献方

主治： 小便不通。

药物： 多年破草帽一个（麦秸做的）。

配制： 烧灰研细末。

用法： 每服一两，黄酒冲服，日服两次。

9. 沽源县献方

主治： 小便不通，少腹胀痛，时时欲便

不得出者。

药物： 麻黄、透骨草、灯心、竹叶各

等份。

用法： 开水冲泡一小时顿服。

10. 阳原县献方

主治： 小便不通。

药物： 陈醋、燕窝（燕子窝的土）。

用法： 研和成饼，敷在脐部，用熨斗熨

几次。

11. 保定市周志宏献方

方名： 利尿药。

主治： 小便闭塞，胀闷欲死。

药物： 麝香三分，活蜗牛四个。

用法： 上药共捣如泥，将药涂肚脐内，

用手心盖肚脐上。药得手心热力，则渗

入腹。外用开水一盆，令患者蹲盆口，

用开水之热力，引尿下行，则小便立时

畅通。

12. 保定市任凤明献方

方名： 颠倒散。

主治： 大小便不通，以致腹中胀痛。

药物： 大黄六钱，滑石三钱，皂角三钱。

用法： 共为细末，黄酒冲服。如大便不

通，原方不动；如小便不通，大黄与滑

石颠倒剂量。

13. 保定市梁锡三献方

方名： 攻痹汤。

主治： 小便难，涩如淋，下身疼痛。

药物：苡仁一两，白龙骨五钱，茯苓三钱，王不留行三钱，肉桂一钱，木通二钱。

用法：水煎服。

14. 涿县张述仁献方

主治：小便不利。

药物：石韦五钱，通草二钱，川牛膝四钱，木通二钱，糠谷老（谷穗莠而不实者）四钱，泽泻三钱。

用法：水煎服。男女皆可服用。

15. 高阳县蒋瑞棠献方

方名：利尿汤。

主治：老年人小便不通（癃淋）。

药物：当归一两，川芎五钱，升麻二钱，柴胡二钱，贡桂五分，通草二钱。

用法：水煎服。

16. 邢台县高修献方

主治：小便不通，少腹疼痛。

药物：陈麦秸一把（烧灰）。

用法：用水把麦秸灰反复过滤至茶水色为度，煎沸后，温服之。

17. 佚名氏献方

主治：小便不通。

药物：贝母、黄柏各八钱，桂枝五分。

用法：水煎服。

18. 隆尧县李逢春献方

主治：小便不利，或闭塞不通。

药物：琥珀一钱五分，云苓三钱，肉桂一钱，甘草梢三钱。

用法：水煎服。老年人或体弱者，加党参一钱。

19. 唐山市李文轩献方

方名：瓜蒂散。

主治：小便不通。

药物：瓜蒂不拘多少。

用法：为末，白水冲服。致吐，小便乃通。

20. 唐山市献方

主治：小便不通。

药物：车前子一整棵（根、茎、叶、子全用）。

用法：水煎服。

21. 安国傅定国献方

主治：小便因火热而不通者。

药物：木通二钱，滑石三钱，瞿麦三钱，栀仁二钱，甘草梢二钱，车前三钱，川军二钱，萹蓄三钱。

用法：水煎服。

22. 唐山市工人医院献方

主治：小便癃闭，点滴不下，便尿疼痛。

药物：茯苓二钱，猪苓三钱，泽泻、瞿麦各二钱，琥珀五分，灯心一分，萹蓄一钱，木通一钱，通草二分，车前子一钱半。

用法：研细末，每服五钱，水煎热服。

23. 巨鹿县马梦生献方

方名：利尿方

主治：小儿小便不通。

药物：西瓜子一把（炒熟熬水），白糖二钱。

用法：瓜子熬水，加白糖服之，小便即通。

24. 徐水县刘文华献方

主治：男妇老年小便不通。

药物：白胡椒九粒，麝香一分。

用法：共研细末，按脐中，用小膏药贴之。

25. 徐水县申玉琦献方

主治：小便癃闭，便数等症。

药物：翻（番）白草适量。

用法：水煎，服每次三至五钱。

26. 石专医院史奉璋献方

主治：下焦实热，结于膀胱，小便癃闭，或频数疼痛。

药物：滑石粉一两，杭芍一两，知母八钱，黄柏八钱，木通三钱，海金沙三钱。

用法：水煎服。

27. 丰宁县李德文献方

主治：小便癃闭。

药物：棒子线（玉米须）一把。

用法：把棒子线放在砂锅内，用水煎熬七个滚开，服后尿立下。

28. 安国县王书坤献方

方名：凤眼草汤。

主治：小便短赤，痛如刀刺。

药物：凤眼草（椿树子）一两。

用法：开水浸泡，色黄似茶，多多饮之。

29. 丰宁县孙景芳献方

主治：小便不通。

药物：乌附子三钱，木通三钱。

用法：水煎日服两次。

30. 枣强县韩文章献方

主治：小便癃闭，少腹胀痛。

药物：小麦秸（要全杆的）约如手大指粗一把。

用法：剪成段，煎汤温服。

31. 枣强县赵振全献方

主治：小便不通。

药物：生白矾面一两，大葱不拘多少。

用法：以上两味合捣如泥，贴肚脐上。

32. 保定市李国培献方

主治：老人尿闭，痛胀不忍者。

药物：地龙、茴香各二钱。

用法：水煎，早、晚各服一剂。

33. 彭城镇胡文生献方

主治：小便不通。

药物：人参四钱，云苓一两，莲子三钱，白果三钱，肉桂一钱半，车前子二钱，王不留行二钱。

用法：水煎服。

34. 保定市沈桂珍献方

主治：小便不通。

药物：蟋蟀男八个、女七个。

用法：在砂锅上焙焦研末，用黄酒送下。

35. 岗头保健站刘彦吾献方

主治：尿道痛（亦名石淋）。

药物：食盐少许。

用法：研面，放在患者肚脐内。

36. 安国县高天佑献方

主治：尿道刺痛（尿道炎），小便后烧灼痛感。

药物：苦参一两。

用法：煎水分三次服，一日量。

37. 枣强县边福安献方

方名：通便煎

主治：小便不通。

药物：细木通四钱，滑石粉四钱，甘草二钱，生姜三片。

用法：水煎服。

38. 丰宁县李桂德献方

方名：滋肾通原汤

主治：小便癃闭。

药物：真正紫油桂、盐炒黄柏、盐炒知母各等份。

用法：水煎空心服。服药后两小时，小腹感觉响动后，四五分钟即尿出。如有

真正的麝香一二厘放脐内，用带缠腰更效；如无麝香，此方亦效。

39. 定县蔡永成献方

主治：小便不通。

药物：蜗牛七个，麝香少许。

配制：将蜗牛捣烂，加麝香少许。

用法：摊在新白布上，贴肚脐，用手按之尿即下。

40. 唐县齐贤庄刘惠卿献方

方名：加味八正散。

主治：小便不利，膀胱结热。

药物：木通二钱，萹蓄二钱，大黄二钱，滑石二钱，甘草梢二钱，竹叶二钱，栀子二钱，茯苓二钱，泽泻二钱，海金沙二钱，灯心一钱。

用法：水煎服。

41. 唐山市李平方献方

主治：小便闭塞。

药物：土狗子（蝼蛄）二个，麝香五厘。

用法：共捣成泥摊肚脐上，一小时后尿即排出。

42. 张家口市王筵卿献方

主治：小便不通症。

药物：田螺一个洗净，葱白三个。

用法：同捣，敷脐下三寸丹田穴。

43. 张家口市薛和卿献方

方名：通关丸。

主治：下焦湿热，小便点滴不通，胀闷欲死等症。

药物：知母、酒黄柏各二两，肉桂二钱。

配制：共为细末，蜜为小丸。

用法：每日早、晚各服五十丸，空心白开水送下。

44. 新河县孙怀员献方

主治：小便不出，躺下侧身才出（有膀胱结石之疑）。

药物：小茴香三钱，牛膝一钱五分，甘草一钱，川草薢、云茯苓、滑石、故纸各二钱，益智仁、泽泻、木通、乌药各二钱。

用法：灯心、竹叶为引，水煎，空心服之。

45. 保定市郑喜贵献方

主治：脾脏肿大，小便不利。

药物：茶叶二两，小枣十二枚，沙酒壶一把，砂仁三钱。

配制：将茶叶炒黄色，小枣去核炒黄色，与酒壶共研成细末，炼蜜为丸，每丸重二钱。

用法：每服一丸，日服两次，白水送下。

46. 涞源县安贵三献方

主治：男妇老幼小便不通。

药物：白颈地龙、韭菜根。

用法：共捣如泥，贴肚脐之下。

47. 安国县李步云献方

主治：小便不利。

药物：蟋蟀一对。

用法：瓦上焙干为末，白水送下。

48. 唐山市工人医院献方

主治：妇女小便不利，甚者尿道刺痛。

药物：半夏二两，厚朴、赤茯苓、香附子（炒）各五钱，紫苏、甘草各二钱，琥珀一钱（另研）。

用法：共研细末，和匀每服六钱，姜五片为引，水煎去渣，纳琥珀末温服。

49. 滦县王秉章献方

方名：加味八正散。

主治：老年人气虚，小便不通，脉沉弱。

药物：木通三钱，车前子四钱，萹蓄三钱，瞿麦三钱，滑石三钱，栀子二钱，川军二钱，甘草二钱，人参五钱。

配制：上九味药，以水煎三次，每次剩药汁一茶盅，把三次所剩药汁混合在一起。

用法：每次温服一茶盅，六小时服一次。

50. 张树棠献方

方名：导尿方。

主治：老年人尿闭病。

药物：槐花四两，明矾四两（为末）。

配制：先将槐花入锅内煮数沸，以后连水倒入罐内，再放入明矾末溶化。

用法：乘热令患者以肚脐正对罐口熏之，数次尿出即愈。

51. 张家口市王筵卿献方

主治：发热口干，小便涩。

药物：葳蕤一两。

用法：煎汁饮之。

52. 涞源县贾亭山献方

主治：小便闭，尿不出者，服之即下。

药物：霜麦苗一把。

用法：水煎服。

53. 昌黎县赵英明献方

主治：小水不利。

药物：冬葵子五两。

用法：水煎二十沸，一次服下。

54. 徐水县张俊清献方

主治：小便不通。

药物：破草帽边（盘龙草）。

用法：水煎服。

55. 怀来县吕毅轩献方

方名：实效利水方。

主治：小便不通。

药物：西胡芦巴一个，大葱须二个，车前子三钱，木通三钱，白胡椒七粒。

用法：水煎温服。

56. 商都县李丕英献方

主治：尿闭。

药物：竹叶、甘草、翁翁草（谷子莠而不能成熟的穗）各等份。

用法：水煎服。

57. 康保县赵基献方

主治：小便不通。

药物：滑石五钱，海金沙五钱，琥珀四钱。

配制：共研细末。

用法：每服三钱，白开水送下。

58. 商都县贾老洪献方

主治：小便不利。

药物：海金沙三钱，川军三钱，半夏三钱。

配制：共为细面，鸡子清为丸。

用法：分三次服，灯心、竹叶煎汤送服。

59. 沽源县献方

主治：小便闭结不通。

药物：甘草（研细末）、甘遂。

用法：甘草末塞肚脐眼中；甘遂水煎服。

60. 怀安县献方

主治：小便不利，或点滴不出。

药物：淡豆豉、木香各一钱（为细末），麝香少许。

配制：以上三味，用葱汁调匀，和做一饼。

用法：将药饼敷在肚脐上，小便立通。

61. 赤城县东郊联合诊所献方

主治：尿闭不出。

药物：干萝卜叶、葱须、红糖各等份。

用法：熬水温服，尿即下。

62. 商都县傅瑞臣献方

主治：妇人小便不利。

药物：茵陈三钱，水红花子三钱，紫蔻三个（研末）。

用法：前二味水煎，送服紫蔻末。

63. 沽源县献方

主治：小便不通。

药物：酒厂酒淋布一块。

用法：烧灰，水冲服。

64. 无极县石庚申献方

主治：小便不利，尿疼不可忍者。

药物：淡竹叶一钱，灯心一钱，赤茯苓一钱，车前子四钱（另以布包之）。

用法：水煎服。服后便利疼止。

65. 佚名氏献方

主治：妇人小便不通。

药物：竹叶三钱，萹蓄三钱。

用法：水煎服。

66. 宁晋县郭瞻远献方

主治：小便不通。

药物：蝼蛄（俗名"土狗"）一个（焙研）。

用法：开水冲服，极效。

67. 沽源县献方

主治：小便不通，少腹胀痛。

药物：甘遂少许，甘草三钱。

用法：甘遂研末放肚脐上，甘草煎汤内服。

68. 沽源县献方

主治：初生小儿小便不通。

药物：葱白三寸，人乳半茶盅。

用法：二味同煎数分钟，去葱白，候温徐徐灌之。

69. 沽源县献方

主治：小便不通，少腹里急。

药物：多年陈麦秸不拘多少，刺猬皮三钱。

配制：刺猬皮烧灰研末。

用法：陈麦秸洗净，煎水送服。

70. 定县李明慎献方

主治：小便不通。

药物：蜗牛男用八个、女七个。

用法：捣烂摊白布上，贴在肚脐上，候二时小便自通。

71. 易县梁岐山献方

主治：小便不通。

药物：白果、甘草、肉桂、车前子、王不留行各等份。

用法：水煎服。量病情之轻重使用剂量。

72. 怀安县宋鸣美献方

主治：小便闭结。

药物：公丁香一钱，母丁香一钱，白胡椒九粒。

用法：水煎服。

73. 赤城县邓佑汉献方

主治：膀胱麻痹，小便不通。

药物：补中益气汤倍升麻。

用法：水煎，连服三剂，小便即通。

74. 平山康绍廷献方

主治：跌打损伤，小便不通。

药物：红花半斤（轻者四两）。

用法：水煎服。

75. 平山赵廷封献方

主治：小便发烧，小便困难。

药物：旧草帽烧灰存性。

用法：黄酒送下。

76. 平山县献方

主治：癃闭淋沥小便不出，肚腹膨胀，脉沉实者。

药物：滑石四钱，栀子三钱，双花三钱，车前子三钱，木通三钱，萹蓄二钱半，清夏二钱半，黄连三钱，犀角二钱半，广木香三钱，川军五钱，甘草一钱半。

用法：水煎服。

77. 赤城县何太常献方

主治：小便不通。

药物：水葱二两，小茴香五钱。

用法：水煎服。

78. 武邑县石蕴山献方

主治：小便不通。

药物：滑石六钱，大黄三钱，皂角三钱。

用法：共为细末，黄酒送下。

79. 行唐县秦国贞献方

主治：小便不利，少腹胀满疼痛难忍，百药不效，经用导尿法无尿而有血者。

药物：猪脂油一两，头发一两（用碱水洗净）。

配制：头发煅研面，猪油炼好去渣。

用法：发灰、猪油搅匀服之。

80. 沽源县苏鲁滩新生农牧场献方

主治：小便不通。

药物：儿茶一钱，萹蓄三钱，鲜姜一钱。

用法：水煎服。

大便不通类（计 38 方）

1. 康保县李嵩峻献方

主治：大便不通。

药物：川大黄三钱，荆芥二钱。

用法：白水一碗，煎成半碗，温服。孕

妇忌用。

2. 尚义县陈文敏献方

主治：大便秘结（不宜苦寒之品内服者。宜之）。

药物：肥皂（平时洗衣所用）。

用法：将肥皂切下一小长条，如手指粗细，削成圆柱状栓形，头部用刀刮圆，用开水蘸后，纳入肛门内深部，听其大便。

3. 阳原县马耀武献方

主治：阴虚血弱，大便秘结。

药物：熟地三两，元参二两，麻仁一钱半，升麻二钱，牛奶四两。

用法：先将前四味药用水三盅，煎一盅，再加牛奶四两一次服。

4. 阳原县李桂芬献方

主治：肠结症。

药物：大黄一两，枳实五钱，厚朴五钱，番泻叶一钱，火麻仁一钱，蜂蜜五钱，肉桂五分。

用法：水煎服。

5. 阳原县薛明永献方

主治：大便燥结。

药物：陈醋一斤，黄土一块。

配制：将醋熬开，倒在罐中，放一块生黄土。

用法：病人坐在罐子上熏即可。

6. 阳原县薛明永献方

方名：大小便不通偏方

主治：大小便不通。

药物：芥子面。

用法：用生酒调和，敷肚脐上。

7. 沽源县献方

主治：大便秘结不通。

药物：牙皂六分，细辛一分。

用法：共研细末，蜜和作梃，纳入肛中。

8. 沽源县献方

主治：小便闭，大便结。

药物：屎蜣螂（又名"轰屎虫"）。

用法：焙干研面。前半截治尿闭，后半截治便结，黄酒冲服。

9. 沽源县献方

主治：大便秘结。

药物：皂角一钱。

用法：研为细末，蜡做成锭，纳入肛中。

10. 阳原县献方

方名：通下单方。

主治：大便秘结。

药物：黍子（油炸）。

用法：研成细面，开水冲服。

11. 平乡县刘庆韶献方

主治：老年人血液亏衰，大便燥结。

药物：郁李仁三钱，杏仁三钱，松子仁三钱，桃仁二钱，火麻仁三钱，当归五钱，黄芪三钱，党参三钱。

用法：水煎服，空心温服。

12. 蠡县李树梅献方

主治：虚寒大便燥结。

药物：巴豆仁、干姜、甘遂、韭菜子、良姜、硫黄、椰片各五分。

配制：共为细末和匀，水为丸，做成两个。

用法：每手握一个，握时先将手用花椒水洗净，香油涂手心，少时即泻。如欲止泻时，以冷水洗手即可。利后再服他药。

13. 宁晋县冯丙杰献方

方名：五子丸。

主治：治老人大便燥结。

药物：火麻仁、苏子、柏子仁、炒杏仁、芝麻各等份。

配制：共捣如泥，每丸三钱。

用法：每服一丸，蜜水化服。

14. 宁晋县张式如献方

主治：习常便秘，百方不效者。

药物：红糖四两。

用法：水煎一二沸，一次服下。

15. 安国傅定国献方

主治：因气滞致燥的大便不通。

药物：人参一钱，木香三钱，椰片三钱，沉香三钱，杏仁三钱。

用法：水煎服。

16. 安国傅定国献方

主治：因血虚致燥的大便不通。

药物：芦荟一钱，朱砂二钱，杏仁三钱，当归五钱，桃仁四钱。

用法：水煎服。

17. 安国傅定国献方

主治：因虚寒致燥的便秘。

药物：硫黄一钱，京半夏一钱半。

用法：共研细末，白水送下。

18. 安国傅定国献方

主治：因气虚致燥的便秘。

药物：人参二钱，白术二钱，木香一钱，茯苓三钱，当归三钱，白芍一钱，川芎二钱，熟地二钱，川军一钱，生芪三钱，芒硝三钱。

用法：水煎服。

19. 安国傅定国献方

主治：大便因寒致燥。

药物：干姜二钱，巴豆二个，川军一钱。

用法：水煎服。

20. 安国傅定国献方

主治：因阳明燥热所致的大便不通。

药物：大黄二钱，枳实三钱，厚朴三钱，芒硝三钱。

用法：水煎服。

21. 峰峰矿区宋珊献方

方名：大黄汤。

主治：肚疼，大便干燥。

药物：川大黄末四钱，蜂蜜一两。

用法：搅拌成膏，白开水冲服。

22. 保定市崔秀峰献方

方名：白八厘

主治：因于热盛，大便秘结不通。

药物：南星二钱，半夏二钱，石膏三钱，陈皮二钱，僵蚕三钱，附子三钱，巴豆霜一钱。

用法：共研细面，每服一分，小孩酌减，白开水送下。

23. 枣强县赵振全献方

主治：大便不通。

药物：蜂蜜一两。

配制：煎至用手能搓成条状为度。

用法：将蜜条插入肛门内。

24. 易县马永祥献方

方名：润肠散。

主治：大便干燥。

药物：芒硝五钱，蜜四两。

用法：以水溶化芒硝，与蜜调一处，服之。临证酌量病情加减用之。

25. 保定市张景韩献方

方名：五仁橘皮汤。

主治：气血虚弱便秘。

药物：甜杏仁三钱，桃仁二钱，松子仁三钱，柏子仁三钱，郁李仁三钱，广皮一钱半。

用法：水煎服。

26. 枣强县刘景桥献方

主治：大便干结。

药物：猪胆汁。

用法：灌肠。

27. 安国县王里善献方

主治：大便不通。

药物：黑丑、白丑、槟榔各三钱。

用法：共为细末，白水送下。

28. 安国县崔殿魁献方

主治：大便秘结不下，服之立效。

药物：生芝麻半斤。

用法：水煎服。

29. 安国县崔殿魁献方

主治：大便不通，服此即下。

药物：大将军（独角屎壳螂）一个。

用法：焙干研细末，白水送下。

30. 邯郸西王着村马进海献方

主治：大便不通。

药物：大葱白一根（去须），食盐少许，麻油少许。

配制：将葱头挖坑，食盐研碎成面填满葱茎，外抹麻油。

用法：将葱茎插入肛门内五六寸深即可。

31. 峰峰杜本元献方

主治：大便不通，气血虚弱。

药物：陈咸菜一块。

配制：以刀削如手指样。

用法：蘸香油塞肛门内。

32. 张家口市薛和卿献方

主治：大便秘结症。

药物：白芍、枳实、姜朴、杏仁各五两，酒军十二两。

配制：共为细末，蜜小丸。

用法：每服二钱，空心白水送下。

33. 峰峰李日峰献方

主治：虚性大便秘结不通。

药物：熟地一两，元参一两，当归一两，川芎五钱，桃仁十粒，红花三分，川军一钱，火麻仁二钱，蜜二两。

用法：水煎服。

34. 滦县张瑞灿献方

方名：人参利膈汤。

主治：便秘呕吐。

药物：党参三钱，当归三钱，枳壳三钱，纹军三钱，草果仁二钱，桃仁三钱，藿香三钱，广木香一钱，厚朴三钱，麻仁三钱，甘草一钱。

用法：水煎服。并用针刺上脘、中脘、下脘、不容、足三里。

加减：便通，去纹军，加砂仁二钱。

35. 新河县董启炎献方

方名：治老人虚秘效方。

主治：老人气衰，久患大便秘结，妄用硝黄误攻，虽能取效一时，不久即大便燥结愈甚。

药物：当归四两，黄芪二两，肉苁蓉一两，升麻五分。

用法：水煎服。

36. 安国李绍润献方

主治：初生小儿，大小便不通。

药物：连须葱头十个，生姜一块，豆豉、食盐各三钱。

用法：捣做饼，焙热，敷脐上，用带缠住，良久自通。

37. 宁河县李学程献方

主治：男妇大小便闭塞不通。

药物：大皂角三钱。

用法：烧存性研面，粥饮下。

38. 保定市王杰之献方

方名：当归丸。

主治：习惯性便秘。

药物：当归四两。

配制：研为细末，炼蜜为十二丸。

用法：初起每晚服一丸，直到腹泻时改为每晚服半丸；再腹泻时，隔日服半丸，则每日大便一次，可将本病矫正过来。

遗尿类（计 16 方）

1. 沽源县李树椿献方

主治：遗尿。

药物：六味地黄丸去泽泻，加覆盆子、益智仁。

用法：水煎服。

2. 商都傅瑞臣献方

主治：妇人小便淋沥不止。

药物：龙骨、牡蛎、仙茅、益智仁、芡实、白果仁、莲须各二钱。

用法：共为细末。每服二三钱，白水送下。

3. 冀县范竹三献方

方名：一味萆薢丸。

主治：小便频数及夜间遗尿等症。

药物：川萆薢一味。

配制：将药秤好分量（多寡均可）为末，枣肉为丸。

用法：五岁以下小儿，每日服二分（分三次服）；十岁以下小儿，每日服五分（分三次服）；十五岁以下者，每日服一钱（分三次服）。

4. 石家庄市胡东樵献方

方名：鸡肠散。

主治：遗尿。

药物：鸡肠子四两（洗净焙焦），覆盆子一两。

用法：共研细末。每次一钱，白水送下。

5. 佚名氏献方

主治：小便失禁。

药物：陈麦秸一大把。

用法：水煎服。连服三次。

6. 张专高庙堡乡陈振德献方

方名：滋阴固肾汤。

主治：心肾不交，肾气不固，遗尿失禁，身体衰弱，或头晕眼黑，脉见缓大而虚。

药物：怀熟地八钱，山萸肉四钱，杞果五钱，金樱子五钱，蜜远志三钱，石菖蒲一钱半，云苓三钱，人参一钱半，鹿角胶三钱，天门冬三钱，五味子一钱，莲须三钱。

用法：水煎两次。每日晚服，二日服完。

7. 涿县卢玉林献方

主治：时常遗尿，小便频数。

药物：生芪一两，花粉三钱，生地四钱，肉桂二钱，杭芍三钱，升麻二钱，川芎一钱，桑螵蛸四钱。

用法：水煎服，日服二次，早、晚服之。

8. 涿县张洁心献方

主治：男女小便频数，久治不愈。

药物：力参二钱，云苓四钱，芡实五钱，鳖甲三钱，菖蒲三钱，远志三钱，当归四钱，益智二钱，桑螵蛸三钱。

用法：水煎服，日两次。

9. 涞水县郭聘三献方

主治：小便频数失禁。

药物：麻黄三钱，细辛一钱，益智仁五钱。

用法：水煎服。

10. 沽源县献方

主治：小便失禁，淋漓不断。

药物：猪尿泡一个。

用法：将猪尿泡用新瓦焙干，研成细末。黄酒送服。

11. 涿县崔琳献方

主治：成年人夜间熟睡遗尿。

药物：盐炒故纸一两，大青盐一两，桑螵蛸三钱，油桂三钱。

配制：共为细末，蜜为二十一丸。

用法：每服一丸，日服三次。忌生冷食物。

12. 峰峰矿区刘忠裕献方

主治：夜间遗尿。

药物：金樱子一钱，菟丝子二钱，覆盆子一钱半，韭菜子一钱。

用法：水煎服。

13. 峰峰李日峰献方

主治：遗尿。

药物：党参三钱，白术三钱，云苓二钱，川芎一钱五分，当归四钱，熟地五钱，白芍三钱，甘草一钱，升麻一钱，柴胡一钱，熟附子一片。

用法：水煎服。

14. 成安县张英献方

主治：老年遗尿。

药物：知母一两，黄柏一两，肉桂一钱。

配制：共为细末，水泛为丸。

用法：每服二钱，早、晚淡盐汤送下。

15. 深县医院中医科献方

主治：夜间睡眠小便不知，长期尿炕。

药物：生黄芪五钱，桑螵蛸二钱半，故纸二钱半，红枣十枚（去核）。

用法：水煎服。

16. 丰宁县王廷璧献方

主治：年老溺尿不禁。

药物：党参三钱，生芪五钱，陈皮一钱半，白术三钱，归身四钱，升麻一钱半，桑螵蛸三钱，益智仁二钱，金樱子三钱，甘草一钱，龙骨三钱，牡蛎三钱，故纸三钱。

用法：水煎服。

淋浊类（计91方）

1. 康保县处长地村申明久献方

主治：淋症后期，白浊不断而属于虚性者。

药物：白果仁十粒，松罗茶三钱。

配制：共研细面。

用法：分为两包，日服两次，每次一包，米汤送下。

2. 阳原县民间单方

主治：火淋小便频数，尿量减少，便时尿道涩痛难忍，尿色赤或黄。

药物：川军二两。

配制：将川军用盐水浸后，微火炒干，或晒干研面。

用法：每服一钱，日服三次，白开水送下，饭前服。服后当日见效，轻者二日愈，重者根据病情灵活使用，痊愈为度。以上为成人用量，小儿可酌减。

3. 平山赵廷封献方

主治：淋病。

药物：荞麦面、鸡蛋清。

配制：二味和丸，如绿豆大。

用法：每服三钱，日服三次，空腹白开水送下。

4. 武邑县张俊升献方

主治：小便淋血。

药物：琥珀、海金沙、没药、蒲黄（炒）各等份。

配制：共为细末。

用法：每服三钱，食前服，通草煎汤送下。

5. 武邑县张秉义献方

主治：淋病。

药物：大黄面三钱，鸡蛋三个。

配制：将鸡蛋破孔去清，把大黄面分装鸡蛋内，用纸糊孔，蒸熟。

用法：每日空腹服一个，黄酒送下。

6. 沽源县献方

主治：小便带白。

药物：小茴香。

用法：阴干炒黄捣碎，黄酒冲服。

7. 涿鹿县王巨珍献方

方名：五淋散。

主治：五淋白浊。

药物：当归二钱，雄黄一钱，牛膝三钱，大黄三钱，木香八分，海金沙三钱。

配制：共为细末。

用法：每服二钱，临睡酒冲服，轻者服半料，重者服一料。

8. 阳原县马耀武献方

主治：淋证。

药物：看谷老（不结实的谷穗）二钱，灯心二钱，竹叶二钱，乌梅三个，杏仁二钱，白糖二钱，白矾二钱，白毫茶二钱。

用法：水煎服。

9. 怀安县阎子丹献方

方名：小蓟饮子。

主治：小便尿血，尿道疼痛。

药物：小蓟三钱，藕节三钱，木通二钱，竹叶一钱半，生地三钱，滑石三钱，蒲黄一钱半，甘草梢一钱。

用法：水煎温服。

10. 阳原县薛明永献方

方名：淋症偏方。

主治：淋病。

药物：谷子不生子的疙瘩（糠谷老）一两。

用法：煎汤服下。

11. 宁晋县冯同春献方

主治：便白（膏淋、砂淋一类的疾病）之属热性者。

药物：川萆薢三钱，防己三钱，生军三钱，熟军三钱，黑白丑六钱，海金沙三钱。

配制：共为细末，分为六包。

用法：每日空腹一包，黄酒冲服，或白水冲服。

12. 阳原县任槐献方

主治：血淋。

药物：红花、灯心、竹叶、松罗茶各三钱。

用法：白糖为引，水煎服。

13. 康保县李孟道献方

主治：小便淋沥不通，疼痛难忍。

药物：琥珀一钱。

用法：研细面，白开水送下，日服两次。

14. 涞源县卫杰献方

主治：老年人溺尿阴茎疼如刀割，经年不愈。

药物：黄芪四钱，甘草八钱。

用法：水煎，每日两次温服。

15. 佚名氏献方

主治：尿血，痛如刀割。

药物：瞿麦六钱，木通四钱。

用法：水煎服。

16. 唐县石怀玉献方

方名：生地四物汤。

主治：血淋。

药物：生地三钱，当归五钱，川芎二钱，杭芍三钱，红花二钱，桃仁炒三钱，川牛膝三钱，炒乳香三钱，甘草梢三钱。

用法：水煎，早、晚各服一煎。

17. 宁晋县冯同春献方

主治：妇女年久红白淋。

药物：鳔胶（切段）四两。

配制：用棉花子油炸鳔胶。

用法：空心顿服，或分三次服。

18. 唐县石怀玉献方

方名：莲子清心饮。

主治：赤白浊。

药物：怀山药三钱，云苓三钱，滑石三钱，萆薢三钱，益智仁三钱（盐炒），石莲子二钱，炒山栀三钱，竹叶一钱，小茴香三钱（盐炒），萹蓄三钱，车前子三钱，甘草二钱。

用法：水煎服。

加减：热甚，则赤加木通、黄柏；湿甚，则白加茯苓、滑石。

19. 无极县闫廷杰献方

方名：海金沙散。

主治：五淋症。并治妇女白带。

药物：川牛膝、川大黄、明雄黄、当归身、广木香、海金沙各等份。

用法：以上诸药共为细面。每日临卧服药二钱，黄酒送下。

20. 沽源县献方

主治：小便涩痛，淋浊带血。

药物：莲蕊须三钱，卷柏五钱，海金沙六钱。

用法：将海金沙分作两包，日服一包，以前二味煎汤加黄酒一盅送服。

21. 宣化县王聚献方

主治：男人淋浊。

药物：小茴香五钱，苦楝子五钱。

用法：共为细末，热滚黄酒冲服。

22. 怀安县张应献方

主治：血淋，小便难。

药物：蜈蚣一条，山甲三片，鸡子一个（去清）。

配制：将二药焙黄为末，装在鸡子内封口蒸熟。

用法：服药时，患者下部用被围好，喝黄酒吃鸡子，并且吃点生葱，以下部汗出为度。

23. 阳原县张成栋献方

主治：白浊。

药物：川牛膝（酒洗）、川军酒（洗炒）、木香、海金沙、全当归（酒洗）、明雄黄各等份。

用法：共为细末，每服三钱，黄酒送下。

24. 怀安县徐庆蝉献方

主治：血淋（又名"片血"）。

药物：柿饼子。

用法：放在麻油锅里煎，每服三四块。

25. 怀安县李满堂献方

主治：小便如膏状。

药物：看谷老（谷子莠很粗的穗，好像植物芽子一样）七个。

用法：水煎温服。

26. 阳原县任钺献方

主治：淋漓，阴茎疼痛。

药物：川军五钱，牛膝三钱，滑石五钱，木通二钱，甘草梢二钱。

用法：水煎服。

27. 康保县南金山献方

主治：尿淋不止。

药物：车前子三钱，草梢三钱。

用法：水煎温服。

28. 商都县庞进禄献方

主治：尿血、淋证。

药物：川军一钱半，白果七个，蜈蚣一条（去头尾），斑蝥三个（去翅）。

配制：共为细末，鸡子一个打小口，将药末装入其中，用纸封口，外用泥土包好，火上焙黄焦。

用法：黄酒四两冲服。

29. 高阳县张聚丰献方

主治：心移热于小肠，小便不利，淋漓茎痛，兼有口疮者。

药物：寸冬三钱，木通一钱，生地三钱，甘草四分，竹叶五分，车前子、赤茯苓各一钱半。

用法：水煎服。

30. 保定市张世昌献方

主治：淋证，白浊，初淋、久淋均可。

药物：白胡椒五钱，白矾五钱，火硝三钱，漳丹三钱。

用法：共为细面，用醋调如糊状，放在手掌中，再将生殖器头，放在手掌中的药上，攥住，至小腹有热感，即将药洗净。

31. 枣强县中医院傅惺尘献方

方名：淋证。

主治：一切淋证，小便涩疼，日夜小便频数，疼痛难忍。

药物：野茄子根（鲜、干均可）一二两。

用法：水煎温服。

32. 沽源县献方

主治：小便淋浊，热痛异常。

药物：蚯蚓。

用法：焙枯研末。每服三钱，水酒各半送服。

33. 高阳县赵庆生献方

主治：淋浊。

药物：生鸡子黄二个，硼砂三钱（研末），川军六钱（为末）。

配制：以上三味调匀如泥状，分作两丸，各用草纸包好，约六七层，用水湿透，放入灶火堂内烧熟。

用法：早晨空腹服一丸，白水送下，次日早晨再服一丸。

34. 易县张海亭献方

主治：淋久不愈者。

药物：大黄末三钱，猪脊髓适量。

用法：共为三丸，黄酒为引，日服一丸，服后微取汗。

35. 涿县王守志献方

主治：男子血淋。

药物：怀牛膝一两，银花五钱，乳香二钱，没药二钱。

用法：水煎，分两次服。每日一剂。

36. 徐水县献方

主治：五淋白浊。

药物：蜗牛七个。

配制：置砂锅片上焙黄，研细末。

用法：用热黄酒二两，作一次调服。

37. 徐水县郭弼臣献方

主治：湿热下注，小便淋浊疼痛。

药物：凤眼草一两。

用法：开水冲服，每日早、中、晚各服一次。

38. 徐水县张然明献方

主治：小便淋浊涩痛。

药物：大黄三钱，鸡子两个。

配制：大黄研末，将鸡子扎一孔后，装入大黄末封固，绵裹烧熟。

用法：去壳，白开水送服。

39. 完满胡秘平献方

方名：加味龙胆泻肝汤。

主治：小便淋涩尿血，少腹坚痛。

药物：生地五钱，木通三钱，甘草梢二钱，车前子三钱，泽泻三钱，黄芩三钱，当归三钱，焦栀子三钱，胆草三钱，元胡三钱，桃仁三钱，橘核三钱。

用法：水煎服。忌辣物。

40. 完满县郝文星献方

方名：止淋汤。

主治：五淋。

药物：车前子、木通、滑石、甘草、当归赤芍各三钱，竹叶二钱。

用法：水煎服。

41. 沽源县李宇宸献方

主治：淋浊尿血。

药物：卷柏五钱，莲蕊须二两，海金沙五钱。

用法：前两味水煎，黄酒为引，冲服海金沙。

42. 怀安县献方

主治：淋证属于寒性者。

药物：五灵脂三钱，当归三钱，肉桂二钱。

用法：共为末，黄酒冲服。

43. 沽源县魏汉章献方

主治：男人淋浊。

药物：穿山甲、海螵蛸、茯苓各二钱。

用法：焙黄研末。分两次开水送下。

44. 宁晋县吴丙耀献方

主治：五淋，白浊，不论急性慢性均可服。

药物：酥炙蜈蚣一条，炒全蝎七个，木鳖子二个，炒土鳖虫三钱，川军三钱。

用法：共为细末，上药顿服，黄酒送下。

45. 赤城县安克仁献方

主治：五淋。

药物：海金沙二两，石韦二两，猪苓二两，肉桂二两，木通五两，条芩二两，赤苓三两，白芍三两，滑石七两，白术三两，泽泻五两，麦冬二两，生地四两，炙草一两。

配制：共为细末，水泛为小丸。

用法：日服一至两次，每服三钱，白水送下。

46. 无极县献方

方名：海金沙散。

主治：五淋证。

药物：川牛膝、川大黄、明雄黄、当归、广木香、海金沙各等份。

用法：共为细面。每临卧时服二钱，黄酒送服。

47. 南宫县献方

主治：血淋，热淋，小便时刺痛。

药物：白菊卷一两，刘寄奴五钱。

用法：水煎服。

48. 衡水县王惠卿献方

主治：淋证。

药物：丝瓜络一根。

用法：烧存性，研细面。每剂一钱五分，黄酒一两送下。

49. 南宫县范丕文献方

主治：血淋，尿中疼痛。

药物：牛膝一两，乳香一钱。

用法：水煎服，痛立止。

50. 唐县王居荣献方

主治：血淋。

药物：白鸡冠花二朵。

用法：烧存性，米饮调服。

51. 束鹿县徐正敏献方

主治：淋证。

药物：川军五钱，白毫茶三钱，猪脊髓三钱。

配制：将川军、白毫茶二味研末，用猪髓合为八丸。

用法：每日早空心服两丸，四日服尽，不过两料瘥。

52. 唐山吕济民献方

主治：火淋，尿道疼甚，睾丸红肿。

药物：大黄末、猪骨髓各一两。

配制：将以上两味和为丸。

用法：上剂量分为四次服，日服两次。

53. 唐山白印之献方

方名：五虎散。

主治：风火毒淋，小便时滑精，疼痛不已，甚则便红。

药物：大黄一两，芒硝一两，斑蝥四个，车前子一两，小米珠十粒。

配制：斑蝥去翅足微焙，米珠焙黄，共为极细末。

用法：每服三钱，每日早、中、晚三次服，盐水送下。

54. 唐山市周子民献方

主治：风火淋证，小便后剧烈疼痛，甚则淋血。

药物：血琥珀、海金沙、川草薢、细木通、凤眼草、建泽泻、甘草梢、白滑石各三钱，石韦四钱。

用法：共研细面。每服三钱，日两次，白水送下。

55. 保定市国公营医院崔秀峰献方

主治：各种淋证，小便刺痛。

药物：生鸡子一个，蜈蚣一条。

用法：将鸡子打一孔，蜈蚣纳入孔内，用白面糊贴好，放锅内蒸熟去蜈蚣，再将鸡子吃下去，连服三个即好，白水送下。

56. 唐山市伦绍远献方

主治：诸般淋病。

药物：川军、土鳖各三钱。

用法：研为细面，元酒送下。微泻，无其他反应。

57. 唐山市宋殿忠献方

主治：淋病。

药物：朱砂二钱，大黄四钱，琥珀三钱，鸡子清二个。

配制：共为细面，用鸡子清调匀。

用法：一次服，白开水送下。

58. 定县王子均献方

主治：慢性淋病。

药物：大黄三两，猪骨髓油三两。

配制：大黄研为细面，合猪骨髓油捣如泥，为丸如梧桐子大。

用法：黄酒送服，每次服三十丸。首次服取微汗，再服不可发汗，每日可服二至三次。

59. 滦县赵中远献方

主治：血淋。

药物：壮人头发灰一钱，牡蛎二钱。

配制：研细筛过，为一次量。

用法：用藕汁冲服，每日两次，每次一剂。

60. 安国县汪洪文献方

主治：尿血淋漓疼痛。

药物：头发炭一两，藕汁。

配制：头发炭研细，用藕汁拌。

用法：白开水送服。

61. 安国李汉章献方

方名：淋证丸。

主治：淋病疼痛难忍。

药物：生半夏三钱，滑石三钱，大黄六钱，麝香一分，鸡子清二个。

配制：上药共为细末，后另入麝香再研，然后以鸡子清和丸，如黄豆大。

用法：白水送服，每次四十丸。

62. 武安县郭彦献方

方名：五淋汤。

主治：血淋小便带血，疼痛难忍。

药物：赤茯苓三钱，栀子三钱，归尾三钱，甘草梢二钱，川牛膝二钱半，红花二钱半，川郁金二钱，桃仁四钱。

用法：水煎服。

63. 永华路 51 号申道安献方

主治：老人气弱，小便茎中痛如刀刺。

药物：生黄芪四两，生甘草八钱。

用法：水煎服。

64. 峰峰矿区吴福荣献方

主治：五淋白浊，梦遗滑精。

药物：云苓一斤，牡蛎四两，龙骨二两。

配制：共为细末，白面为丸，如绿豆大。

用法：每服五十九，白水送下。

65. 峰峰矿区曹子修献方

方名：五淋散。

主治：五淋。

药物：人参二钱，川军二钱，天麻二钱，滑石粉二钱。

用法：共为细末。元酒送下，每服二钱。

66. 峰峰矿区刘守富献方

方名：五淋散。

主治：五淋。

药物：萹蓄、凤眼草、茴香各三钱。

用法：共为细末。黄酒为引，白水送下。

67. 峰峰矿区刘忠裕献方

主治：血淋。

药物：白菊花一两，刘寄奴五钱。

用法：水煎服。

68. 峰峰矿区张纯仁献方

主治：男女红白淋症。

药物：全石榴一个。

配制：石榴用醋蒸七次，红淋加白糖，白淋加红糖，分为四包。

用法：服时须合糖再蒸一次，每服一包。

69. 深县献方

主治：赤淋，小便不通。

药物：赤茯苓三钱，车前子三钱，竹叶二钱，灯心一钱，泽泻二钱，萹蓄二钱，瞿麦二钱，芥穗二钱，黄柏一钱，栀子一钱半，川军一钱，滑石二钱，木通一钱，甘草一钱。

用法：水煎服。

70. 深县献方

主治：小便淋浊。

药物：赤苓三钱，生地一钱五分，泽泻一钱五分，甘草三钱，木通三钱，滑石三钱，当归二钱，赤芍二钱，车前三钱，栀子二钱。

用法：水煎服。

71. 平泉县王殿三献方

主治：寒火二淋。

药物：芹菜连根叶不拘多少，白糖不拘多少。

用法：将二味纳入砂锅内煮烂，连汤带菜食之，一日服二三次。

72. 峰峰矿区李清云献方

主治：淋证。

药物：白鸡冠血二滴，山药三钱，连翘二钱，土茯苓二钱。

用法：水煎服，在临睡时服。

73. 峰峰市孔宪瀛献方

主治：淋证。

药物：赤茯苓、淡竹叶、灯心、芥穗各一钱，车前子五钱。

用法：水煎服。

74. 峰峰矿区闫宜民献方

方名：五淋汤。

主治：小便时淋痛，尿时灼热，小便频数，以至有血尿。

药物：陈麦秸一斤，经过多次雨淋呈黄色时佳。

用法：水煎成一大碗，当茶喝，每日服

三次。

75. 峰峰县石杰献方

主治：尿道口疼，白浊日久不愈。

药物：桑耳一两，桑螵蛸五钱。

用法：水煎服。

76. 唐山市工人医院献方

主治：小便淋沥，尿道痛不可忍，经用淡渗清利之药愈利愈痛者。

药物：杜牛膝一两，丹皮、归尾各五钱，降香三钱，琥珀五钱，两头尖、桃仁各三钱，麝香一分。

配制：研为细末。

用法：每次服一钱，茅根煎汤送下，一日两次。

77. 唐山市工人医院献方

主治：石淋尿道涩痛，或尿下砂石。

药物：琥珀、桂心、滑石、大黄（微炒）、葵子、木通、木香、磁石（火煅酒淬七次，细研）各半两，马蔺子一两。

用法：研细末。每服二钱，日两次，用灯心、葱白汤调服。

78. 唐山市工人医院献方

主治：淋下如膏，面色黄瘦，日久不愈。

药物：鹿角霜、白茯苓、秋石各等份。

配制：研细末，面糊为丸如桐子大。

用法：每服五十丸，一日两次，米汤送下。

79. 唐山市工人医院献方

主治：血淋，尿血，尿道刺痛。

药物：瞿麦、赤芍、车前子、白茅根、赤苓桑皮、石韦、生地、阿胶、滑石、黄芩、甘草各二钱。

用法：研为细末。每服二钱，加发灰一钱，空心白水送下。

80. 唐山市工人医院献方

主治：小便尿血，尿道刺痛。

药物：牛膝一两，石韦五钱，乳香一钱。

用法：水煎温服，一日两次。

81. 安国王炳熙献方

主治：小便溺血疼痛。

药物：乳香三钱，牛膝三钱。

用法：水煎服。

82. 安国徐忠义献方

主治：下淋，小便涩痛。

药物：鸡子一个，蜘蛛七个。

配制：把鸡子打口，蜘蛛装入，用泥封口，砂锅内烧炭研面。

用法：黄酒送下，见汗。

83. 唐县韩甲科献方

主治：淋证。

药物：星星草（生于夏末秋初，以墙壁屋顶生为佳）三至五钱，亦可加入萹蓄、瞿麦、车前子、地肤子同用。

用法：水煎服。

84. 安国傅定国献方

主治：小便血淋。

药物：大小蓟三钱，滑石三钱，栀子三钱，当归三钱，藕节五寸，木通二钱，蒲黄一钱。

用法：水煎服。

85. 安国傅定国献方

主治：小便气淋。

药物：木通二钱，滑石三钱，石韦二钱，当归二钱，木香三钱，沉香三钱，茯苓三钱。

用法：水煎服。

86. 唐山市徐守文献方

方名：血淋煎。

主治：血淋，血尿。

药物：牛膝三钱，麝香二厘。

用法：水煎牛膝，送服麝香。

87. 唐山市吕济民献方

主治：淋浊，尿道疼痛。

药物：猪脊髓一两，川军、黄柏、车前子各四钱。

配制：共为细末，用猪脊髓捣为丸，每丸重三钱。

用法：每服一丸，白水送下。

88. 高阳县邱兰惠献方

方名：五淋汤。

主治：湿热淋证，咽干口渴，少腹急痛，小便短赤，尿道刺痛。

药物：广木香二钱，元胡三钱，菖蒲三钱，木通三钱，滑石四钱，炒栀子二钱，萹蓄二钱，车前子三钱，瞿麦三钱，草薢二钱。

用法：竹叶、灯心为引，水煎服。

89. 高阳县蒋瑞堂献方

方名：通淋丸。

主治：五淋。

药物：琥珀二钱，僵蚕二钱，川军二钱。

配制：共为细末，用鸡子一个打一小孔去清，将药末入于鸡子内，用泡湿的草纸包三层，入于灰火内煨之，候熟。

用法：去皮，用竹叶、灯心煎水送下。

90. 保定市陈复兴献方

主治：淋证。

药物：海金沙三钱，大黄三钱，斑蝥二个（去翅足炙），蟋蟀二个。

用法：共研末。蜂蜜一两调药末，分两次用，黄酒送下，早、晚服。

91. 赤城县解文苑献方

主治：五淋白浊，茎中作痛。

药物：车前子、滑石、泽泻、木通、粉草各等份。

配制：共为细末。

用法：每日早、晚各服三钱，白开水调服。

血证类（计71方）

1. 安平县李孟庚献方

主治：肠风下血。

药物：木耳炭二钱，阿胶三钱，炙槐角四钱，地榆炭三钱。

用法：水煎服。

2. 佚名氏献方

主治：肺热吐血。

药物：青黛水飞三钱，瓜蒌仁三钱（去油），海石三钱（去砂），诃子肉二钱，焦栀子二钱，杏仁二钱（去皮尖，炒）。

配制：将上药共为细面，炼蜜为丸，每丸三钱重。

用法：每服一丸，开水送下。

3. 阳原县苏世法献方

主治：咳嗽唾血。

药物：益母草、苏木、赤砂糖各三钱。

用法：用童便与水合煎服之。

4. 无极县安振魁献方

主治：鼻衄血。

药物：仙鹤草三钱，霜打大蓟棒六个。

配制：水煎两次。

用法：每日早、晚各一次。

5. 宁晋县屈中学献方

主治：大便下血。

药物：椿根白皮二两，五倍子一钱，大黑豆四两，甘草二钱。

用法：水煎，一日两次，空心服之。

6. 宁晋县霍洁民献方

主治：大便下血不止。

药物：椿根白皮五钱，鸦胆子十粒（去油），小枣十枚（去核）。

用法：水四两，煎至减半一次服。

7. 无极县张忠信献方

主治：便血腹痛。

药物：明雄黄七钱，甘草二钱。

配制：共为细末，用小枣二十一个煮熟去皮核，以枣肉和为七丸。

用法：每服一丸，饭前白开水送下。

8. 无极县献方

主治：大便下血久不愈者，面色萎黄，脉象细微。

药物：生姜汁四两，生梨汁四两，鲜椿根皮汁四两，冰糖四两。

用法：共兑入一起，分四次服用，每日一次。

9. 武邑县戚国珍献方

主治：大便下血。

药物：茅苍术（米泔浸）一两二钱，地榆一两二钱。

用法：水煎服。

10. 冀县贾铭钟献方

方名：治大便血方（祖传）。

主治：大便出血。

药物：椿白皮一两，陈皮一两，桑皮一两，生麦芽二两，猫眼黑豆一撮　芸豆四两。

用法：水煎服。

11. 阳原县杨子岐献方

主治：咳血。

药物：三七一钱，白及一钱。

用法：共为细末，白水冲服。

12. 赵县徐国栋献方

主治：大便下血或血痢。

药物：椿根白皮、马齿苋各四两，梨一个（切碎）。

用法：水煎服。

13. 阳原县献方

主治：大便下血。

药物：苍耳苗三钱。

用法：水煎服。

14. 巨鹿县卢兆瑞献方

方名：肠风下血丸。

主治：大便下血没有疼痛的感觉，肛门不肿。

药物：当归五钱，黄芩五钱，枳壳五钱，地榆（炒）五钱，槐角（炒）一两。

配制：共为细末，酒糊为丸。

用法：每服三钱，米汤送下。

15. 唐县史洛开献方

主治：鼻衄不止。

药物：生地三钱，当归三钱，芥穗炭三钱，川连一钱，花粉三钱，棕炭三钱，犀角一钱，大小蓟各三钱，煅石膏三钱，甘草一钱。

用法：水煎服。

16. 涿县徐守义献方

主治：吐血、衄血、咳嗽带血、唾血等症。

药物：鲜梨一个去核，鲜藕一斤，鲜荷叶一张，鲜茅根一两，柿饼一个（去蒂），大枣十个（去核）。

用法：水煎。日服三次，每次一茶盅。

17. 宁晋县申文元献方

主治：大口吐血。

药物：百草霜一两。

用法：童便一杯冲服。

18. 蠡县献方

主治：吐血。

药物：川军一钱，油桂一钱。

用法：共为细面，用生赭石轧细，煎汤送服。

19. 涞源县孙杰升献方

方名：四生饮。

主治：吐血，咯血，咳血，鼻衄血。

药物：侧柏叶二钱，艾叶一钱，荷叶三钱，生地四钱，白茅根（炒炭）四钱。

用法：水煎，一日两次温服。

20. 沽源县陈万年献方

主治：咳嗽吐血。

药物：参三七三钱，炒丹皮三钱，川贝母三钱，生地三钱，焦山栀五钱，蒲黄炭三钱。

用法：水煎，分两次服。

21. 蠡县戴卫华献方

主治：下血。

药物：银花、连翘、炒当归各五钱，焦生地、蜜槐角、阿胶、川连、栀子（炒）、黄芩各三钱，炒地榆一钱半，犀角一钱，炙草二钱，生姜三片，大枣三枚。

用法：水煎服。

22. 高阳县邱兰惠献方

主治：大便下血。

药物：槐实三钱，杭芍四钱，生地三钱，黄芩二钱，大蓟三钱，归尾三钱，藕节三节，黑栀二钱，侧柏叶三钱，蒲黄炭三钱，茅根炭三钱，木通三钱，滑石三钱，粉草二钱。

用法：水煎服。

23. 高阳县陈益清献方

主治：肠风下血。

药物：通草三钱，榔片五钱，红花三钱，升麻五钱，椿皮四两，黄酒三斤。

配制：上药共为粗末，与黄酒同装于大瓶内泡七天，澄去药渣，只用酒。

用法：每日服三次，早、午、晚饭前服，每次饮酒一两。服药期间忌发物，并忌重劳动。

24. 徐水县秦瑞伍献方

主治：大便下血。

药物：大枣三十二个，核桃三十二个（去壳），桂圆肉三十二个，荔枝三十二个。

用法：水三四大碗，煎至一二碗，一次服之。

25. 徐水县郭聘三献方

主治：大便下血。

药物：槐花炭一两。

用法：上药研末，每服三钱，开水送服。

26. 平乡县杨连清献方

主治：大便下血，便前大量出血。

药物：椿根白皮二两，木耳一钱，白糖二两。

用法：水煎服。

27. 涿鹿县张武图献方

主治：大便下血。

药物：椿根皮四两，川连二钱，当归二钱，槟榔二二钱，红花二钱，陈皮二钱。

用法：水煎服。

28. 唐县张文进献方

主治：大便下血。

药物：大青杨树须一斤。

用法：分十次水煎服。

29. 无极县魏茂臣献方

主治：大便下血。

药物：防风五钱，地榆炭五钱，枳壳（炒）五钱，槐角一两。

配制：共为细面，炼蜜为丸二钱重。

用法：每服一丸，白开水送下。

30. 涞源县杨清明献方

主治：肠风便血，久治不愈，便后血多者甚效。

药物：椿根白皮一握，生捣取汁一两，白糖一两。

用法：二味和匀服之，大人一次服，小孩酌减。

31. 阜平县献方

主治：大小便便血。

药物：生地一两，地榆三两。

用法：水煎服。

32. 正定县高海玉献方

主治：大口吐血。

药物：花蕊石。

配制：火煅，研成细末。

用法：每服四至五钱，白开水送下。

33. 晋县中医研究所献方

主治：鼻衄。

药物：栀子炭五钱，仙鹤草三钱，白茅根三钱。

用法：水煎服。

34. 石家庄市姜国宏献方

主治：不论男女老少，只要由咳嗽所致的吐血，皆能治之。

药物：乌鸦翎六个，汉三七一钱（研面）。

配制：把三七面用水调成稠糊，再把乌鸦翎剪成短节，浸在稠糊内，置于阴暗处，放二日后，用砂锅焙干，研成细面，分成三剂。

用法：日服两次，每次一剂，用金牛草煎汤送下，白水亦可。

35. 石家庄市郭可明献方

主治：大口吐血。

药物：牛膝一两，当归一两，降香三钱，柏炭三钱，大蓟一两（炒）。

用法：水煎服。

36. 石专医院史奉璋献方

主治：肺热吐血，大口吐血，咳嗽吐血，或肺痨吐血。

药物：川贝三钱，沙参四钱，元参一两，百合四钱，炒杏仁三钱，桔梗四钱，生地一两，紫菀三钱，寸冬三钱，鲜茅根一两，鲜小蓟一两（出血重者茅根、小蓟加倍），花粉四钱，知母四钱，白及二钱，甘草二钱。

用法：水煎，空心服。

37. 任县赵基田献方

主治：鼻衄。

药物：白茅根、生地、地榆炭、大蓟各五钱，丹皮二钱五分，元参四钱，川军、阿胶、石膏各三钱，甘草一钱五分。

用法：水煎，频饮，或冲血余炭二钱更效。灸法：灯心一根，灸少商穴以止血。再服汤剂。

38. 徐水县周济民献方

主治：经热血流不止。

药物：凤眼草。

用法：焙干研末，黄酒冲服即止。

39. 佚名氏献方

主治：男妇失血，即鼻衄、大口吐血及妇女下部出血不止等症。

药物：汉三七三钱，百草霜一两，香墨一两，血余炭八钱，连翘五钱，霜桑叶四钱，灯心炭三钱。

用法：水煎服，汉三七研面，匀两次冲服。

40. 唐山市王子玉献方

方名：猪血散。

主治：吐血衄血。

药物：干猪血（用瓦焙成炭）一两，血余炭一钱。

用法：共为细面，每服二钱，黄酒兑开水冲服。

41. 安国许子珍献方

主治：男妇吐血及衄血不止。

药物：好京墨一两，川连炭二钱，汉三七二钱。

用法：共研细面，每服三四钱，白糖为引，白水送下。

42. 唐山市何彦景献方

主治：衄血。

药物：白茅根二两，寸冬二两。

用法：水煎服。孕妇忌服。忌辛辣发物。

43. 唐山市刘治臣献方

主治：大口吐血（胃出血）。

药物：地榆炭三钱，槐角炭三钱，棕炭三钱，汉三七二钱。

用法：共为细面，分为六包，早、晚各服一包，白糖水送下。

44. 涞源县袁致和献方

主治：治鼻衄血不止。

用法：用带子一根，紧紧扎手中指第二节，左流扎右，右流扎左，左右俱流，两手中指皆扎。

45. 涞源县袁致和献方

主治：鼻衄血不止。

药物：人中白不拘多少。

用法：火上燃烧，向鼻内熏气即止。

46. 安国黄文明献方

主治：吐血。

药物：白及三钱，槐花三钱。

用法：共为细末，黄酒冲服。

47. 唐山开平医院献方

主治：咳血、吐衄及二便下血。

药物：花蕊石煅三钱，三七三钱，血余炭五分。

用法：共为细末，白水送下。

48. 唐山市张风瑞献方

主治：咯血，吐血，痰中带血。

药物：白及一钱，川贝三钱，橘红三钱。

用法：共为细末。每服二钱，日二至三次，白水送下。

49. 唐山市李香亭献方

主治：咳嗽咯血，呕血，妇女崩漏。

药物：大小蓟各五钱，侧柏叶、仙鹤草各五钱。

用法：水煎服。

50. 唐山市万沄州献方

方名：三黄四物汤加味。

主治：吐血、身有壮热等症。

药物：当归三钱，川芎一钱，生杭芍三钱，黄连二钱，黄芩三钱，川军一钱，代赭石三钱，生地四钱。

用法：水煎服。

51. 唐山市吴晓峰献方

方名：加味犀角地黄汤。

主治：肺胃出血，有热者宜之。

药物：大蓟一两，茅根一两，生地五钱，杭芍三钱，丹皮三钱，犀角二钱。

用法：水煎服。禁忌油腻、烟酒等物。久病气血虚弱者不宜用。

52. 滦县王连仲献方

主治：吐血，女子血崩。

药物：吐出来的废血，或崩下的废血。

配制：将废血收容，煅成炭研末。

用法：剂量不拘多少，用开水送服。

53. 新河县献方

主治：鼻衄。

药物：白茅根不拘多少。

用法：煎汤服之。

54. 昌黎县孙家荣献方

主治：大口吐血。

药物：血见愁一两，清茶一两，红娘一个（去头足）。

用法：水煎服。

55. 昌黎县洪喜元献方

主治：吐血。

药物：黄蜡、白矾各一两。

配制：将白矾研面，将黄蜡置锅内熔化，二者混合为丸。

用法：每服一钱，白开水送下。

56. 枣强县田登寅献方

主治：鼻衄血。

药物：栀子。

用法：炒黑为细末。十岁以上每服二钱，成人每服四钱，每日两次，开水送下。

57. 枣强县田登寅献方

主治：吐血。

药物：生地二钱，槐花二钱，鲜茅根一小把 头发炭一钱。

用法：水煎服。

58. 邯郸市师兰生献方

主治：鼻衄不止。

药物：炒荷叶三钱，侧柏炭五钱，生地三钱，焦栀子三钱，车前子三钱。

用法：水煎服。半小时有效。

59. 张家口市薛和卿献方

主治：血热妄行鼻衄者。

药物：①方：白及面五钱，黄土二三两；②方：香墨汁，韭菜汁。

用法：①方用冷水调成糊状，外敷头额部；②方用童便冲服。

60. 定县李庆年献方

主治：鼻出血。

药物：仙人头八钱，生地五钱。

用法：水煎服。

61. 昌黎县赵玉成献方

主治：伤力吐血。

药物：大熟地八钱（焙干），汉三七四分。

用法：共为细面，白水送服。

62. 隆化县贾殿生献方

方名：鼻衄止血汤。

主治：鼻衄。

药物：灯心炭、川军炭、川连、生甘草各二钱，白茅根一两。

用法：水煎服。先煎茅根两三沸，再入他药同煎。

63. 枣强县范庆之献方

主治：多年不愈的吐血或咯血。

药物：经过霜雪的麦苗、青青菜疙瘩。

用法：以上两味，用水二大碗煎至一茶杯即可。分三次温服。

64. 枣强县刘景桥献方

主治：肺出血，咳血，痰中带血。

药物：川贝母三钱，黄柏三钱，（谷雨节日早晨不见太阳取来的）麦苗三钱。

用法：水煎服。

65. 围场县李显献方

主治：鼻衄流血。

药物：绿豆一两，甘草一两。

用法：共为细末，凉水调，分两次服。

66. 唐县袁仲山献方

方名：白槐散。

主治：吐血。

药物：白及一两，槐花一两。

用法：共为细末。每服五钱，白水送下。

67. 阜平县杨烟琦献方

方名：治吐衄血验方。

主治：吐血衄血。

药物：生地三钱，川芎、川贝、栀子（炒黑）、蒲黄（炒黑）、丹皮（炒黑）各三钱。

用法：水煎服。

68. 唐山市于子元献方

主治：由劳伤暴怒而引起的吐血、呕血、咯血、衄血。

药物：川军三钱，大蓟三钱，小蓟三钱，地榆、栀子各三钱，棕炭、茅根、贝母各三钱，三七二钱。

配制：以上九味，微炒存性，共研细面再加入贝母、三七研成面。

用法：每服一至二钱，日服两次，白开水送服。

69. 深县献方

主治：鼻衄血。

药物：独头蒜。

用法：捣烂敷手足心上，左鼻孔衄，敷右手足心；右鼻孔衄，敷左手足心；左右同衄，左右共敷。

70. 枣强县孟庆丰献方

主治：吐血，衄血。

药物：生赭石八钱，清半夏三钱，瓜蒌仁四钱（炒），杭白芍五钱，竹茹三钱，牛膝三钱（炒），甘草一钱，生地黄五钱。

用法：水煎好，再加小蓟汁半茶杯，温服。

71. 石专医院张希景献方

主治：鼻出血。

药物：韭菜二三斤。

用法：将韭剁烂，拧出自然汁，用砂锅温开，令患者随意饮之。

吐衄血类（计 146 方）

1. 康保县处长地村申明久献方

主治：鼻中流血不止，或时犯时愈。

药物：大小蓟各五两。

配制：入锅煮熬取汁。

用法：每次一茶盅，日服三次，多服无碍。

2. 束鹿县薛延龄献方

主治：鼻衄不止。

药物：月石三钱。

用法：研细末。分两次服，凉水送下。

3. 武邑县戚国珍献方

方名：青竹茹汤。

主治：鼻衄血。

药物：青竹茹、生地各五钱，寸冬、血余炭、栀子炭各三钱。

用法：水煎服。

4. 平山刘家林献方

主治：鼻衄流血不止。

药物：生地四钱，元参三钱，茅根三钱，枯芩二钱，侧柏叶三钱，丹皮二钱，甘草五分（炒黑），当归、川芎、桔梗、白芍、蒲黄（炒）、阿胶各一钱。

用法：水煎服。

5. 无极县丁完璧献方

主治：衄血不止（鼻出血）。

药物：当归二钱半，生地五钱，丹皮二钱，白芍三钱，藕节一钱半，茜草一钱半，地锦三钱，白茅根一钱半，甘草一钱。

用法：水煎服。另用生地一两，水煎晾凉，滴点顶心。

6. 武邑县陈清海献方

主治：鼻衄。

药物：荆芥一钱半，薄荷（炒）一钱半，沙参四钱，牡蛎四钱，石斛三钱，丹皮二钱，川贝二钱，寸冬三钱，茜草二钱，茅根五钱，藕节五钱，夏枯草一钱半，大青叶二两（无大青以元参代之）。

用法：水煎服。

7. 涿鹿县献方

主治：鼻流血。

药物：蜗牛一个。

配制：把蜗牛烧灰，研细面。

用法：吹入鼻内。

8. 无极县献方

主治：鼻中衄血。

药物：鲜大蓟一斤，伏龙肝（灶心土）二两。

用法：水煎服。

9. 涿鹿县杨隐之献方

主治：鼻衄流血不止。

药物：血余炭。

用法：研细面，吹入鼻内。

10. 束鹿县杨庚恺献方

主治：鼻衄。

药物：大生地三钱，青果三钱，栀子炭四钱，白茅根五钱，甘草三钱。

用法：水煎温服。

11. 康保县李嵩峻献方

主治：吐血，衄血。

药物：百草霜三钱，黄米酒。

用法：将黄米酒熬开，送服百草霜。忌食辣物。

12. 阳原县马耀武献方

主治：男女鼻血不止。

药物：麦冬三两，生地二两，元参一两。

用法：水煎服。

13. 阳原县张廷仕献方

主治：大口吐血。

药物：犀角四钱，生白芍八钱，栀子二钱，丹皮四钱，干姜三钱，元参五钱，石膏四钱，知母三钱，当归三钱，寸冬五钱。

用法：水煎，分两次温服。

14. 张北县苗重升献方

主治：肠风下血。

药物：槐花三钱，槐角三钱，椿根皮三钱，地榆炭三钱，贯众炭二钱，肉苁蓉三钱，火麻仁二钱，生山药三钱，云苓三钱，川军二钱，鸭梨一两。

用法：水煎服。

15. 张北县张增林献方

方名：止血丸。

主治：吐血不止。

药物：川贝母三钱，铁落三钱，大红枣三钱（煮去皮核）。

配制：以上二味研细末和红枣打为三丸。

用法：每服三丸，白开水送下。

16. 阳原县张成栋献方

主治：咯血，吐血，鼻衄。

药物：汉三七三钱。

用法：研成细面，开水冲服。

17. 怀安县张应献方

主治：鼻血不止。

药物：患者头发（剪下）不拘多少。

用法：焙黄为末，童便调服。

18. 阳原县王瑞祥献方

主治：吐血。

药物：川贝母（去心）二钱，炙百合二钱。

用法：水煎服。

19. 延庆县张海献方

主治：吐血，咯血，呕血。

药物：铁树叶一小枝，白糖四两。

用法：二味全煎，分二三次服之（日服二至三次），连服二三日血即止。

20. 商都县赵义献方

主治：咯血或咳嗽痰中带血。

药物：汉三七一钱五分，苏木三钱，益母草五钱。

用法：童便为引，水煎服。

21. 阳原县三马坊保健室献方

主治：吐血。

药物：当归二钱，赤芍二钱，百合二钱，贝母二钱，寸冬二钱，黑蒲黄二钱，丹皮二钱，川芎二钱，阿胶二钱，桃仁二钱，生地二钱。

用法：水煎服。

22. 康保县曹珲献方

主治：鼻衄。

药物：紫皮蒜一头。

配制：将蒜去皮捣烂。

用法：贴于足心，血立止（血止后将蒜取下）。

23. 沽源县献方

主治：吐血。

药物：青麻绳一尺二寸长。

用法：烧灰研细。童便、红糖和水冲服。

24. 沽源县魏汉章献方

主治：呕血不止。

药物：灯心一两，茜草五钱。

用法：水煎，童便和服。

25. 阳原县李丕英献方

主治：唾血。

药物：益母草一两，汉三七三钱，苏木一钱。

用法：水煎加入童便一盅和服。

26. 阳原县李河林献方

方名：伤力吐血偏方。

主治：伤力吐血。

药物：杏仁半斤，童便五斤。

配制：将杏仁装在生白布口袋内，放在尿罐内，放置有阳光的地方，泡三昼夜（不要着水），取出晒干，炒熟，去皮尖。

用法：每日早、晚服二钱。

27. 阳原县薛明永献方

主治：鼻衄。

药物：香墨二钱，陈醋八钱。

配制：将上药调和一处。

用法：分三至五次，在半小时内服完。忌刺激性的食物。

28. 商都庞进禄献方

主治：咳血。

药物：白及一两。

配制：研细末，童便冲服。

用法：每服一钱，日服三次。

29. 延庆县郭占霖献方

方名：犀角地黄汤。

主治：阳明积热，牙龈出血及腐烂，头发脱落，并治一切吐血、衄血、呕血皆有奇效。

药物：广犀角一钱五分（磨汁），生地黄五钱，白芍五钱，丹皮五钱。

用法：水煎服，药煎两次，均两次兑犀角汁服之。早、晚空心服。

30. 康保县南金山献方

主治：鼻衄不止。

药物：血余一团，驴粪一块。

用法：将上药烧灰研细末，吹入鼻内。

31. 行唐县上碑医院刘德海献方

方名：艾柏饮。

主治：七窍出血。

药物：生地四钱，艾叶三钱，柏叶三钱，山药二钱，萸肉二钱，丹皮三钱，莲子二钱，鲜荷叶二个。

用法：水煎，日服两次，每次一茶盅，早、晚服之。

32. 晋县中医进修学校献方

主治：牙缝出血。

药物：大生地五钱，川牛膝二钱，杭芍二钱，黑栀子三钱，川郁金二钱半，粉丹皮三钱，三七一钱（炒黑），大黄二钱，炒黄柏二钱半，炒枳壳二钱，红茜草二钱，白茅根三钱。

用法：水煎服。忌辣物油腻食品。

加减：如身热脉数有力，加犀角二钱；小便黄赤，加木通二钱。

33. 晋县中医进修学校献方

主治：鼻衄不止如涌泉。

药物：大生地、元参各一两，杭萸肉、云苓山药各二钱，丹皮三钱，泽泻一钱半。

用法：先以血余烧灰吹鼻内，然后水煎服。

34. 康保县陈鉴光献方

方名：十灰散。

主治：吐血、衄血、便血、咯血以及妇女崩漏之症并皆治之。

药物：大蓟、小蓟、侧柏叶、荷叶、茅根、茜草、栀仁、丹皮、棕炭、大生地、熟川军等份。

配制：以上诸药炒炭存性（虽说十灰散，总不如炒存性为佳，如若成灰，效力已减）。

用法：日服两次，每次三钱，白水送下。

35. 宁晋县曹斌郁献方

主治：大口吐血或鼻衄。

药物：生铁红锈一两，好醋一斤。

用法：二味同熬成四两收贮，每服一酒盅为度，每日三四次。

36. 宁晋县杨炳文献方

主治：大口吐血。

药物：血见愁（又称"地锦草"）干的二两，鲜的一斤半。

配制：洗净晒干，炒存性。

用法：水煎，冲黄酒三盅，温服。

37. 冀县乔占明献方

方名：加味银花解毒汤。

主治：牙衄，齿龈出血不止。

药物：银花六钱，连翘三钱，生地四钱，元参四钱，牛蒡子三钱，桔梗二钱，知母二钱半，花粉四钱，生石膏四钱，白芍三钱，黑栀子三钱，藕节三钱，甘草二钱，竹茹二钱。

用法：上药水煎急服。用小豆腐（俗名"豆腐渣"）一块敷之（如无小豆腐以黄豆嚼碎代之）随止。

38. 康保县屯垦公社医院李孟道献方

主治：咳嗽咯血。

药物：白茅根一两，小蓟五钱。

用法：水煎，日服三次，每次一茶盅。

39. 涿鹿县岑效儒献方

方名：三七饮。

主治：肝郁不舒，邪热逼胃而出血，呕血、咳血、吐衄血等症。不论男妇老幼均宜之。

药物：三七一钱（研面），生地黄三钱，生地炭三钱，犀角尖二钱，白芍药二钱，赤芍二钱，牡丹皮二钱，藕节炭二钱，茅根炭三钱，粉甘草二钱。

用法：水煎服。三七面匀两次冲服，初剂三七一钱，二剂五分，三剂五分，四剂除去。

40. 涿鹿县献方

主治：吐血。

药物：槐花一两，百草霜五钱。

配制：共为细面。

用法：每服二钱，以白茅根煎汤送下。

41. 巨鹿县陈化国献方

方名：三黑奇效饮。

主治：吐血。

药物：粉丹皮二钱（炒黑），栀子二钱（炒黑），川芎二钱，生地二钱，川贝二钱，蒲黄三钱半（炒黑）。

用法：此药用水二杯，藕汁、童便各半杯煎服。每六点钟服一次。

42. 枣强县杨万临献方

主治：吐血，咳血，咯血。

药物：马齿苋二两，大小蓟二两（连根），白茅根四两，大麦芽五钱。

用法：水煎温服。

43. 涿鹿县刘文华献方

方名：止血膏。

主治：咳、咯、吐血。

药物：西瓜子三斤，香灰四两，冰糖四两，回轮汤（自己小便）一大泡。

配制：回轮汤浸煮西瓜子，汤将尽时，加入香灰，搅匀后再加入冰糖（捣碎）搅冷为度。

用法：日服三次，每服二钱，开水送下。忌辣性、烟酒及一切难消化之物。

44. 沽源县献方

主治：鼻衄不止。

药物：患者头发一束。

用法：炒焦研细末，温开水服。

45. 沽源县苏鲁滩新生农牧场献方

主治：壮热、神昏、吐血者。

药物：犀角、鲜生地、生杭芍、粉丹皮、柴胡、黄芩。

用法：水煎服。

46. 沽源县苏鲁滩新生农牧场献方

主治：吐血不止。

药物：鲜石斛二钱，元参一钱五分，鲜生地二钱，丹皮七分，陈棕炭一钱，生地炭一钱五分，藕节炭（带心存性）一个，鲜麦冬（带心存性）二钱，鲜茅根二钱，侧柏炭八分。

用法：水煎服。

47. 无极县石庚申献方

主治：鼻中衄血不止。

药物：蚯蚓十条。

用法：晒干研为末，井水调服。

48. 无极县解忠献方

主治：衄血或吐血。

药物：栀子皮、百草霜各等份。

用法：为末，每服三钱，白开水送下。鼻衄者除内服外，可将此药吹鼻中。

49. 新乐县甄铭西献方

主治：吐血。

药物：百合一两，白及二钱，乌贼骨三钱。

用法：共为细面。每服三钱，开水和服。

50. 宁晋县黄容川献方

主治：大口吐血，在未吐以前心内发热者最验。

药物：黄芩三钱，黄柏三钱，栀子二钱，连翘三钱，竹叶三钱，川军七钱，芒硝七钱，木通三钱。

用法：共为细末。每服三钱，白水送下。

51. 怀安县李满堂献方

主治：吐血不止。

药物：白糖一斤。

用法：冷水冲服，分两次服，或数次服。

52. 康保县二号上医院籍希臣献方

方名：似爪散。

主治：鼻中衄血，或小儿耳内流臭脓。

药物：人指甲，滑石各不拘多少。

配制：指甲焙黄研细面，再加滑石，和为极细末。

用法：鼻衄血，吹入鼻内；如果小儿耳内流脓，用水洗净，再吹入此药。

53. 宁晋县路仁戊献方

主治：吐血不止。

药物：白茅根、大蓟根、地锦各五钱。

用法：水煎服，一日三次。

54. 无极县刘瑞冰献方

主治：鼻中出血。

药物：鲜刺菜一斤（大蓟），伏龙肝（亦名灶心土）一两。

用法：水煎，去渣服。

55. 佚名方

主治：衄血。

药物：大蒜十头。

用法：捣成饼子，敷在涌泉穴。

56. 安新县献方

主治：吐血。

药物：香油四两，白蜜四两，茶叶四两。

配制：先将茶叶煎水两壶，后将三味调和放锅内煎熬，起泡为止。

用法：日服三次，七天服完。忌酒烟、辛辣百日。

57. 枣强县邢杰臣献方

主治：吐血。

药物：生地八钱，藕节三钱，艾叶炭二钱，甘草三钱，小蓟四钱，白茅根二两，荷叶二张，侧柏炭三钱。

用法：水煎温服。

58. 阳原县献方

主治：鼻血不止。

药物：本人血三四钱。

用法：将本人流出的血三四钱置入砂锅炒黄，放些红糖、黄酒为引，白水送服。

59. 阳原县献方

主治：吐血。

药物：麻雀，白糖。

用法：将麻雀去毛烧熟和白糖一起吃。

60. 无极县李益福献方

主治：大口吐血。

药物：川军三钱，生荷叶三钱，生地五钱，竹茹三钱，橘红三钱，丹皮三钱，黄芩三钱，藕节五钱，生侧柏三钱，生艾叶少许。

用法： 水煎服。

61. 行唐县刘星辰献方

主治： 咳嗽咯血。

药物： 白及二钱，赭石一钱，川贝二钱，阿胶一钱，桔梗二钱。

配制： 白及、赭石、川贝共研面，桔梗煮汤。

用法： 用桔梗汤溶化阿胶，把上药面送下，日服两次，每次三钱。

62. 宁晋县钟藻章献方

主治： 鼻出血不止。

药物： 白及一个。

用法： 为末，唾液调涂山根（印堂之下）即止。

63. 行唐县严崇山献方

主治： 吐血不止及各种出血。

药物： 柏叶五钱，干姜二钱，艾叶一钱。

用法： 水煎，日服两次，每次一茶盅，早、晚服之。

64. 阳原县献方

主治： 吐血。

药物： 赤糖、青石头。

配制： 将赤糖放在碗内，再把青石头烧红，用石头将赤糖烫焦。

用法： 用开水送下。

65. 枣强县邢杰臣献方

主治： 吐血，衄血。

药物： 大小蓟（连根带叶）一束。

配制： 将上药用水洗净以水熬之，俟整一小时后去渣澄清，再熬成膏。

用法： 早、午、晚各服一次，白糖水化服。

66. 行唐县徐中信献方

主治： 鼻衄或各种失血，偏于热性者。

药物： 鲜大蓟一斤。

配制： 洗净在石臼内砸烂拧汁。

用法： 把拧出的汁加温服之，日服两次，每次一茶盅。

67. 峰峰县张汝仁献方

主治： 大口吐血。

药物： 全当归一两，秋石三钱。

用法： 水煎服，黄酒为引。

68. 峰峰矿区张文林献方

主治： 鼻衄血不止。

药物： 独头蒜。

用法： 捣烂，敷足心。

69. 怀来县陈义献方

主治： 大口吐血，瘀积成块。

药物： 炙黄芪一两，全当归三钱，黑芥穗三钱。

用法： 水煎服。

70. 束鹿县徐正敏献方

主治：吐血。

药物：三七一钱，贡阿胶一钱，朱砂五分，雄黄五分，白及一钱。

用法：共为细末。分两次服，白水冲服，童便更佳。

71. 唐山市郝梦珏献方

主治：吐血不止，大口吐血。

药物：血见愁四两，红茶叶四两，红高粱四两，红糖四两。

用法：用水三碗，煎至一碗（大碗），温服。

72. 唐县王双福献方

方名：加减地黄汤。

主治：吐血，衄血。

药物：犀角二钱，地黄三钱，白芍三钱，丹皮三钱，地榆炭四钱，黄柏炭四钱，焦栀四钱，川军炭四钱，黄芩三钱，芥穗炭三钱，寸冬三钱，甘草二钱。

用法：水煎服。

73. 唐县大魏庄魏文炳献方

主治：鼻孔衄血。

药物：用患者鼻中流出之血一二滴。

用法：以簪子蘸一点血，滴于患者大眼角内即止。

74. 峰峰索文明献方

方名：黑白散。

主治：鼻出血不止。

药物：荆芥三钱（炒黑），杭白芍四钱，甘草三钱。

用法：水煎服。

75. 峰峰县杜克明献方

方名：补血汤。

主治：肾气亏损，大口吐血。

药物：海参二斤，羊肉三斤。

用法：水煎。每日一次，每次服一茶盅。

76. 定县张庆丰献方

主治：大口吐血，痰中带血，衄血头痛。

药物：白茅根半斤，秋梨半斤，藕半斤，大蓟一斤，小蓟一斤，杏仁七个，大枣七个，白糖半斤，生姜四两。

用法：将以上诸药煎汤后把茅根、大小蓟捞出，其他药同汤徐徐食之。

77. 安国县朱德欣献方

主治：吐血。

药物：阿胶珠四钱，丹皮三钱，生地炭五钱，当归二钱，汉三七（捣）一钱半，杭芍三钱，炙紫菀三钱，川贝（去心）二钱半，糖蒌仁（捣）三钱，黄芩（炒）三钱，杭寸冬三钱，粉甘草二钱，犀角五分，藕节三钱。

用法：水煎服。

78. 彭城镇柴朝林献方

主治：吐血，呕血，咳血，衄血，大小便出血等。

药物：花蕊石一两。

用法：煅过水飞，每次服一至三钱，白水送服。

79. 彭城镇胡文生献方

主治：吐血、下血不止。

药物：百草霜二两。

用法：日服两次，每次三钱，米汤送下。

80. 彭城镇胡文生献方

主治：肺结核吐血。

药物：白及半斤（炒），苏子一钱（炒）。

用法：共为细末。日服两次，每次一钱，黄酒送下。

81. 丰宁县何文明献方

主治：吐血、呕血不止。

药物：蜘蛛网七个（烧，研），头发一钱七分（烧灰）。

配制：共烧成炭为末，水丸，银朱为衣，每丸五分重。

用法：每次两丸，白水送下。

82. 涿县张国治献方

主治：鼻中出血。

用法：左孔出血举右手，右孔出血举左手，立时能止。

83. 高阳县梁俊章献方

方名：还魂丹。

主治：劳伤吐血、咯血等症。

药物：寸冬五钱，生地四钱，熟地四钱，归身五钱，酒丹参七钱，炒枣仁五钱，

柏子仁五钱，五味子三钱，云苓五钱，丹皮五钱，远志七钱。

配制：共为细末，炼蜜为丸，三钱重，朱砂为衣。

用法：早、晚各服一丸，白水送下。忌烟酒。

84. 安国县钟文义献方

主治：鼻衄血。

药物：栀子三钱，银花三钱，黄芩三钱，川柏二钱，川军二钱，鲜白茅根五钱。

用法：水煎两次，早、晚各服一次。

85. 安国黄国绶献方

主治：吐血、衄血、便血症。

药物：汉三七（面）一钱，鲜小蓟一把（捣烂取汁）。

用法：小蓟汁冲服三七面。

86. 唐山市戴忠士献方

方名：止血丸。

主治：咳嗽咯血，身灼热。

药物：犀角一钱，生地三钱，三七三钱，粉丹三钱，川军三钱，陈皮二钱，桔梗三钱，茅根三钱，黄芩三钱，寸冬三钱，甘草一钱。

配制：共为细末，炼蜜为丸，每个重一钱五分。

用法：日服三次，白水送下，饭后服。

87. 唐山市工人医院献方

主治：咳血及胃出血。

药物：大小蓟、茜草根、丝瓜络、山栀、蒲黄、汉三七、莲房、茅根、川军、发炭各五钱。

用法：每服二钱，一日三次，藕节汤送下。

88. 唐山市工人医院献方

主治：因怒气逆甚而呕血。

药物：蒌仁四钱，生地黄四钱，桔梗、通草、牡丹皮各二钱。

用法：水煎温服。

89. 保定市王画展献方

主治：鼻衄不止。

药物：驴粪烧炭五分，血余炭二钱。

用法：共为细末，每次用少许吹入鼻内。

90. 隆尧县李蓬春献方

方名：止血汤。

主治：咳嗽吐血。

药物：大生地一两，元参三钱，寸冬三钱，荆芥一钱。

用法：水煎服。

91. 平乡县卢寿山献方

主治：吐血衄血不止。

药物：生地四两，香墨一钱。

配制：先将香墨熬成汁，再将生地煎好。

用法：将上二药汁兑入碗内，一次服下。

92. 蠡县孙锡福献方

主治：吐血。

药物：生地炭、当归、阿胶珠、槐花（炒）、棕炭、百草霜等份。

用法：研细，蜜丸三钱重，每次一丸，如不效可加汉三七亦等份。腹疼可加茜草煎汤服之，隔两天再服此丸。

93. 完满县韩佩昌献方

主治：咳嗽吐血。

药物：白及一两，藕节五钱，三七三钱。

用法：共研细末。日服三次，每次一钱。

94. 崔殿臣献方

主治：鼻衄不止。

药物：川芎二两，香附二两。

用法：共研细末，每日三次，每服三钱，开水送下。

95. 涿县张洁心献方

方名：十炭散。

主治：吐血、咯血、衄血各种失血病。

药物：大小蓟炭五钱，荷叶炭五钱，柏叶炭五钱，茅根炭五钱，茜草炭五钱，栀子炭五钱，炒大黄五钱，炒丹参五钱，好香墨五钱，血余炭三钱。

用法：共为细面，重症每服五钱，轻症每服三钱，一日三次服。

96. 高阳严祥瑞献方

主治：衄血。

药物：川军三钱，赤芍二钱，汉三七二钱，牛膝二钱，乌药三钱，沉香二钱五分，寸冬三钱，川贝二钱，桂心八分，车前子二钱，枳壳三钱，地骨皮三钱。

用法：水煎温服。

97. 涞源县安贵三献方

方名：秘红丹（《医学衷中参西录》方）。

主治：暴然吐血、衄血之证。

药物：大黄（研面）、肉桂（研面）各一钱，生赭石六钱。

用法：赭石煎水送下上二味药面。

98. 高阳县张文锦献方

主治：吐血。

药物：蒲黄三钱，血余三钱。

配制：同炒成炭，共细末。

用法：生地五钱煎汤送下。

99. 保定市李海濂献方

主治：大口吐血。

药物：杭芍三钱，侧柏叶炭二钱，花蕊石二钱（捣），郁金二钱（捣），降真香二钱。

用法：清水两茶碗，熬至多半茶碗，徐徐饮下。忌辛辣食物。

100. 完满县孙展元献方

方名：加味犀角地黄汤。

主治：吐血、衄血、咯血等症。

药物：乌犀角一钱，生地五钱，丹皮二钱，赤芍三钱，桃仁三钱，茅根五钱，栀子三钱，当归三钱。

用法：清水煎服。忌辛辣物。

101. 任县徐清珍献方

主治：吐血。

药物：白萝卜四两，白茅根二两。

用法：水煎服。

102. 临城饶同源献方

主治：大口吐血。

药物：藕节一两，白茅根（营草根）一两。

用法：水煎白糖二两为引，连服二剂即愈。

103. 唐县王居荣献方

方名：鼻衄验方（祖传）。

主治：鼻衄。

药物：怀生地一两，寸麦冬一两，生百合一两，甘草二钱。

用法：用水一碗半煎至半碗，二煎再用水一碗煎至半碗，二煎合匀分两次服。空腹服，初服一半，隔二小时再服一次。

104. 南宫县献方

主治：大口吐血。

药物：荷叶炭五钱，血竭花五钱。

用法：共研细面，每服二钱，白水送下。

105. 南宫县李有才献方

主治：吐血。

药物：蜜炒川军三钱，刺菜疙瘩（大蓟）一个（蜜炒）。

用法：水煎服。

106. 保定市吕扶周献方

主治：鼻出血。

药物：鲜刺儿菜二斤（大蓟）无鲜者用干的亦可。

配制：将菜切碎，用煮过的粗布包好，将汁挤出，干的则水煎取汁。

用法：每服普通饭碗一碗，一次冷饮服下。

107. 保定市张树棠献方

主治：鼻出血。

药物：带须大葱十个。

配制：将大葱捣烂如泥，摊在青布上。

用法：贴脚心，右鼻出血贴左，左鼻出血贴右，两鼻出血，贴两脚心，贴上十分钟左右，其血即止，血止后急将药揭下，以免脚心起疱。

108. 保定市陈洪海献方

方名：六子汤。

主治：大口吐血不止，神昏四肢无力。

药物：天冬一钱，寸冬一钱，百合一钱，橘红五钱，桑皮一钱，生地一钱，熟地一钱，五味子一钱，地骨皮五钱，贝母六钱，知母六钱，阿胶一钱，陈皮一钱，鸡子六个。

用法：以上诸药，共入砂锅内水煎数沸，去渣饮之；渣再煎服，服两煎后，再把鸡子食完。忌烟酒百。

109. 康保县陈鉴光献方

方名：四红丹。

主治：大人小儿吐血、唾血、衄血、咳血、便血、溺血及妇女崩漏诸症。

药物：当归、阿胶、蛤粉、牡蛎、蒲黄、槐花、芥穗、大黄、姜炭、乌梅炭各等份，蜂蜜。

配制：共为细面，炼蜜为丸，每重三钱。

用法：日服两次，每次一丸，白水送下。

110. 石家庄市史奉璋献方

主治：肺热咳嗽吐血。

药物：川贝母三钱，沙参四钱，元参一两，百合四钱，杏仁三钱（去皮尖，不炒），桔梗四钱，生地一两，紫菀三钱，寸冬三钱，花粉四钱，知母四钱，白及二钱，甘草二钱，鲜茅根、鲜小蓟各一两（吐血重者，此二味可加至各二两）。

用法：水煎服。

111. 涿鹿县马维甫献方

方名：一味止血煎。

主治：吐血、衄血、女子逆经。

药物：藕节一两。

用法：水煎服。

112. 涿鹿县宋钟秀献方

主治：胃出血。

药物：香油炸鸡子六至七枚。

用法：食三四天血止。

113. 沽源县献方

主治：吐血。

药物：红枣一斤。

用法：陈尿壶内煮服。

114. 沽源县张林珍献方

主治：吐血。

药物：公猪心一个，冰糖四两，朱砂二钱。

用法：上药用新砂锅加水煮熟，竹刀切吃，不可着铁。

115. 束鹿县曹平康献方

主治：吐血，衄血。

药物：冬桑叶一两，大小蓟（连根叶）一两（此药与犀角地黄汤合用功效更大）。

用法：水煎温服。

116. 赤城县米深献方

主治：大口吐血。

药物：川连三钱，大黄三钱，甘草三钱。

用法：水煎服。

117. 赤城县郑志成献方

主治：咳嗽吐血。

药物：白茅根四钱，鲜生地四钱，川贝母三钱，麦门冬三钱，桑白皮三钱，黑元参三钱，芦根三钱，桔梗三钱，广橘红三钱，糖瓜蒌三钱，三七一钱，犀角五分，荷叶炭二钱，栀子炭三钱。

用法：水煎服。忌辛辣、油腻之物。

118. 沽源县李宇宸献方

主治：男女诸血上攻。

药物：皮硝末三钱。

用法：研细，童便、黄酒冲服。

119. 枣强县李步洲献方

主治：痰中带血，或大口吐血。

药物：大生地，生百合，薄荷，白芷，侧柏叶炭，白茅根。

用法：水煎服。

120. 枣强县孟庆丰献方

主治：胃出血，吐黑色血块。

药物：鲜小蓟十斤，取汁一大碗。

用法：温服。

121. 易县郭宗文献方

主治：鼻血不止。

药物：乱头发烧灰。

用法：发灰吹鼻中。

122. 滦县李广云献方

主治：吐血、衄血、咯血、痰中带血、因发怒吐血等。

药物：镜面砂五钱，血竭花三钱，焦栀子五钱，猪胆黄二钱，川军三钱。

配制：先将川军、栀子轧末过罗，再入朱砂、血竭、胆黄，共研细末，贮瓶中塞严，勿令泄气。

用法：成人每服一钱，小孩按年龄酌用，凉开水送下，每隔四小时服一次。心气不足者忌用。

123. 张家口市许梦白献方

主治：鼻衄。

药物：净干黄土，好陈醋。

配制：用好醋与黄土和成稀泥。

用法：涂抹在肾囊上，十分钟后衄血即止。

124. 唐县张凤惠献方

主治：肺热咳血。

药物：鲜茅根半斤，雪梨半斤，川贝母面一两。

配制：将茅根、梨（打碎）。

用法：水三盅煎二盅，作两次温服。

125. 景县周洪达献方

方名：茜草散。

主治：鼻衄。

药物：茜草一两，甘草三钱，黄芩五钱，生地一两，侧柏炭五钱。

用法：水煎服。

126. 景县宋玉川献方

主治：鼻流血不止。

药物：瓦垅里的青苔。

用法：用青苔一撮，搓在头顶上，即时不流。

127. 安国县高天佑献方

主治：努伤吐血、咯血。

药物：小蓟花苞十个（刺菜花苞）。

用法：水煎，一日三次服之。

128. 宁河县段献庭献方

主治：因劳累伤力吐血或衄血症。

药物：用好香墨研半盅，童便半盅。

用法：一次服下。

129. 定县王鸿年献方

主治：诸般失血，如衄血、吐血、痰中带血、子宫出血等症。

药物：百草霜、陈墨、姜黄、三七、灯心炭各一两，桑叶二两，地榆八钱，连翘一两。

配制：共为细末，用江米面打糊为丸，如绿豆粒大。

用法：每次服一钱重，白开水送下。

130. 滦县王启来献方

方名：复方仙鹤草汤。

主治：常年胃脘作烧，大便燥或秘，而大口吐血者。

药物：仙鹤草三钱，藕节炭三钱，丹皮三钱大蓟三钱，生杭芍二钱，生地三钱，大黄炭一钱半，当归三钱，血余炭三钱，桃仁炭五钱。

用法：水煎，两次服。

131. 易县邓介臣献方

主治：鼻衄。

药物：好京墨（研末），血余炭。

用法：京墨以冷水服之，然后以血余炭吹鼻。

132. 定县刘世儒献方

主治：咳嗽吐血。

药物：熟地二钱，寸冬二钱，杏仁二钱，枯芩二钱，赤芍二钱，川贝三钱，桑皮二钱，大黄炭一钱，丹皮三钱，桔梗二钱，焦栀二钱，荆芥炭二钱，紫菀二钱，冬花三钱，甘草二钱，白茅根一两。

用法：水煎服。

133. 贺步洲献方

方名：仙露汤。

主治：衄血症。

药物：川贝二钱，寸冬三钱，五味子一钱，清半夏三钱，侧柏叶三钱（炒黑黄色），白芍三钱，杏仁三钱（炒去皮尖），甘草二钱。

用法：水煎，空心服，日服两次。

加减：若上热盛，衄症时作，加干姜、云苓；若大衄之后，四肢厥逆，气泄阳亡，宜加参、芪、附以续微阳。

134. 宁河县段献庭献方

主治：痨伤咳嗽，吐血，血脓，兼胸部作痛等症。

药物：仙鹤草三钱，银花三钱，紫菀三钱，白及一钱半，桔梗二钱，川贝二钱，蒲公英二钱，阿胶二钱，苡仁五钱，粉草二钱。

用法：水煎两次，早、晚各服一次，童便半盅冲。

135. 宁河县王声谱献方

主治：吐衄血。

药物：大蓟（刺菜）花苞1～2两。

用法：水煎服。

136. 深县献方

主治：大口吐血，鼻衄不止。

药物：苏子三钱，川朴三钱，枳实二钱，香附三钱，川军三钱，丹皮三钱，生地三钱，蒲黄三钱，茅根三钱，黄芩二钱，花粉二钱，柏炭三钱，甘草一钱，百草霜二钱。

用法：水煎服。

137. 藁城县胡肇一献方

方名：犀角地黄汤。

主治：鼻衄血不止。

药物：犀角一钱，生地五钱，白芍三钱，丹皮三钱。

用法：水煎服。

138. 唐县李锡珍献方

方名：胶艾汤。

主治：衄血不止。

药物：茜草一两，阿胶一两，侧柏炭一两，黄芩一两，生地一两，甘草五钱，白茅根为引。

用法：水煎温服。

139. 冀县范竹三献方

方名：化血丹。

主治：治咳血，吐衄，瘀血及二便下血。

药物： 花蕊石（煅）三钱，三七二钱，血余炭一钱。

用法： 共为细面，分两次开水冲服。

140. 滦县张寿三献方

主治： 各种吐血及慢性时常吐血。

药物： 血见愁、红高粱、茶叶、红糖各四钱。

用法： 熬水随时饮之。

141. 张家口市王筵卿献方

方名： 黄明胶散。

主治： 吐血。

药物： 黄明胶（炙干）、霜桑叶（阴干）各二两。

用法： 研为末。每服二钱，生地黄汁调下。

142. 唐专医院献方

主治： 鼻衄。

药物： 元参、牡蛎煅各四钱，鲜茅根、鲜生地、桔梗、黑栀、黄芩、丹皮各三钱，菊花炭、二蓟炭、藕节炭各二钱，人中白二钱。

用法： 水煎服。

143. 保定市周志宏献方

主治： 大吐血，心下热痛，烦躁不宁。

药物： 大雪梨六两，白莲藕六两，白萝卜四两共捣为泥。

用法： 用净白布包好绞汁，加蜜二两饮之。如当时吐血，服两次即愈。

144. 故城县献方

主治： 大口吐血（胃出血）。

药物： 鸡子清两个，铁锈三钱。

配制： 混合搅匀，加白糖半两。

用法： 轻者每日服一次，重者日服两次。连服七日则愈。

145. 保定市牛克田献方

方名： 神效止血散。

主治： 吐血。

药物： 人参五钱，当归一两，牡丹皮四钱，黑芥穗三钱，荷叶四钱。

用法： 水煎服。

146. 保定市牛克田献方

方名： 三黑奇效散。

主治： 吐血。

药物： 牡丹皮二钱（炒黑），黑栀一钱，蒲黄一钱（炒），川芎二钱，生地二钱，贝母一钱。

用法： 加童便、藕节汁各一两，水煎服。

尿血类（计27方）

1. 阳原县崔祥献方

主治：小便下血。

药物：车前子三钱，旱莲草四钱。

用法：水煎服。

2. 新乐县梁志诚献方

主治：小便尿血，初则不疼，久则疼痛难忍。

药物：牛膝四钱，白芍、当归、生地、栀子、菖蒲、乌药各三钱，云苓、甘草梢、草薢各四钱。

用法：水煎内服。

3. 阳原县李桂芬献方

方名：尿血验方。

主治：尿血症。

药物：瓦松（生于瓦房上）四两，赤糖四两（鲜的四两，干的二两）。

用法：水煎服。

4. 赤城县宋殿林献方

主治：尿血。

药物：木瓜根、山胡麻、蚊子草（星星草）分量不拘。

用法：水煎温服，连服数次即愈。

5. 阳原县王燕声献方

方名：寒火小便血偏方。

主治：尿血。

药物：韭菜子四两。

配制：将上药用火焙干，捣成细面。

用法：盘龙草（草帽沿）不拘多少，水煎送服。服后恶心吃点葱白即止。禁忌发物，并忌房事百日。

6. 阳原县梁兴汉献方

主治：尿血。

药物：琥珀三钱，猪苓二钱，泽泻二钱，木通三钱，车前子二钱，茯苓三钱，甘草二钱。

用法：将琥珀一味研成细面，余药水煎，冲琥珀面温服。

7. 沽源县献方

主治：男女小溲尿血。

药物：肉苁蓉一两，栀子三钱，黄芩三钱，柴胡二钱，当归三钱，木通二钱，胆草三钱，甘草二钱，泽泻三钱。

用法：水煎服。

8. 阳原县申桂元献方

主治：小便下血。

药物：生地炭三钱，炒蒲黄三钱，龟板五钱，黄柏二钱（盐炒），大黄炭一钱半，车前子二钱，川连一钱半，藕节二钱。

用法：水煎服。

9. 怀安县宋鸣美献方

主治：小便尿血，或成块者皆能治之。

药物：清夏三钱，川军三钱。

配制：鸡子清为丸。

用法：每服三钱，隔三日服一次。服后小便见丝液，永不再发。

10. 怀安县赵锡山献方

主治：男妇尿血，并不疼痛。妇女有孕亦可服。

药物：生地一两，藕节三钱，白芷三钱，云苓三钱，侧柏叶三钱。

用法：水煎服。

11. 唐山市张淮献方

主治：诸内出血（衄、咯、尿血）。

药物：小蓟一两半（鲜者去泥土、洗净，用布包好）。

用法：水煎凉服。

12. 清苑县宋得忠献方

主治：尿血。

药物：生地一两，地榆炭三钱。

用法：水煎服。

13. 完满县宋茂林献方

方名：阿胶汤。

主治：尿血。

药物：阿胶三钱，生地四钱，丹皮四钱，寸冬三钱，丹参三钱，甘草一钱，血余炭二钱，车前子三钱，灯心三尺。

用法：水煎，分两次服。

14. 易县姚信之献方

主治：妇女尿血。

药物：白茅根一两，血余一钱，灯心五分。

用法：炒成炭研细末，龙胆草煎汤为引。

15. 清河县庄声远献方

主治：小便溢血。

药物：生地一两，丹皮四钱，栀子三钱，白芍四钱，寸冬三钱，萹蓄三钱，瞿麦三钱，犀角三钱，川连二钱，条芩三钱，甘草二钱。

用法：水煎服。

16. 衡水县贾荫廷献方

方名：琥珀散。

主治：小便下血。

药物：琥珀、海金沙、明没药、蒲黄炭等份。

用法：共为细面，每服三钱，食前服，通草汤下。

17. 徐水县臧瀛甲献方

主治：尿血。

药物：血见愁二两，百草霜五钱。

用法：血见愁水煎，冲服百草霜。

18. 张家口市薛和卿献方

主治：尿血症。

药物：骨皮炭五钱，汉三七二钱，琥珀二钱。

用法：共为细末，分三次用白开水送服。

19. 佚名氏献方

主治：尿血。

药物：郁金一两，葱白一握。

用法：水煎，日三服。

20. 彭城镇胡文生献方

主治：尿血暴下不止。

药物：山栀子三两（炒）。

用法：水煎服。

21. 保定市王杰之献方

方名：刺菜汤。

主治：尿血。

药物：刺菜根（大蓟根）一把。

用法：水煎温服，服后休息一二日。

22. 保定市牛克田献方

方名：清肠汤。

主治：小便出血作痛。

药物：当归、生地、栀子、川连、芍药、黄柏各二钱，瞿麦三钱，萹蓄一钱，知母二钱，寸冬三钱，甘草二钱，茯苓四钱。

用法：水煎服。

23. 张家口市许梦白献方

主治：尿血。

药物：高粱钩七个（要朝南的曲屈钩），每个钩由曲屈部位处各取一寸。

配制：火焙存性，研细面。

用法：黄酒四两熬热，将钩灰吞服。

24. 安国县崔殿奎献方

主治：小便下血。

药物：乌梅三个。

用法：水煎服。

25. 景县张广镇献方

主治：尿血，小便疼痛难忍。

药物：大黄、二丑、滑石、木通各二钱。

配制：共为细末。

用法：每服二钱，日三次，饭前服，甘草梢为引煎汤送下，温服。

26. 唐山市王均献方

主治：尿血。

药物：川军一两，鸡蛋七个。

配制：将川军研成细面，装入鸡蛋内，炭火烧熟。

用法：每服一个，日服三次，白开水送服。

27. 冀县王鹤倚献方

主治：尿血。

药物：郁金二两，槐花二两，茜草四两。

用法：水煎，经常服。

大便下血类（计111方）

1. 平山韩廷杰献方

方名：解毒四物汤。

主治：便血。

药物：当归（酒洗）三钱，川芎二钱，白芍（酒炒）二钱，生地四钱，黄连（炒）三钱，黄芩（炒）三钱，黄柏（炒）二钱，地榆二钱，栀子（炒）二钱，槐花（炒）一钱，阿胶（炒）一钱半，侧柏叶（炒）一钱半。

用法：水煎服。

加减：腹胀，加陈皮三钱；气虚，加力参二钱，白术二钱，木香二钱；肠风下血，加荆芥二钱；气虚下陷，加升麻二钱；心血不足，加茯苓二钱；虚寒，加黑姜一钱半。

2. 康保县处长地村申明久献方

主治：肠风出血。

药物：鸦胆子十粒，元肉一钱。

配制：鸦胆子研面，用元肉包裹，一次量。

用法：日服两次，元酒为引送下。

3. 沽源县献方

主治：大便出血。

药物：刺猬皮一个。

用法：焙研细末，麻油调，开水冲服。

4. 获鹿县康学勤献方

主治：大便下血。

药物：椿树白皮半斤，梨四个，仙人头两个（结过子的白萝卜）。

配制：把仙人头和椿树皮切片水煎，去滓。再把梨捣烂，用纱布包，取汁去渣。

用法：混合内服。

5. 张专涿鹿县杨隐之献方

主治：大便下血。

药物：椿根皮二两，当归五钱，乌梅五钱。

用法：水煎两次，早、晚各服一次。

6. 赤城县张馨山献方

主治：大便下血。

药物：椿根白皮四两，大梨一个，生姜五钱。

配制：用水三大碗，煮取一碗。

用法：分两次温服。忌辛辣刺激性饮
食物。

7. 束鹿县王庆起献方

主治：肠风下血。

药物：黑大豆三钱，椿根皮三钱，寸冬
三钱，蜂蜜一两。

用法：将药煎好后与蜜和匀，温服。

8. 石家庄市于振洋献方

主治：大便下血。

药物：椿白皮、红花、灯心各三钱，细
茶叶一钱，黑豆七粒。

用法：黄酒和水各半煎服，加入白糖
二钱。

9. 涿鹿县杨隐之献方

主治：便血。

药物：椿皮四两（蜜炙），槟榔四两，木
香二钱，槐角二钱，杭芍二钱，南红花
二钱，甘草二钱。

用法：煎汤两次，早、晚服之。

10. 赤城县王希武献方

主治：大便下血，经久不止，便前便后
皆带血，疼痛难忍。

药物：椿白皮四两，柿饼子四两，黑糖
四两。

配制：椿皮为细面，柿饼切碎水煮为稀
粥，加入黑糖和椿皮面为丸，每丸三
钱重。

用法：每次服两丸，白水送下。忌辛辣、
油腻、烟酒等物。

11. 宣化县卫生所张文森献方

主治：大便下血。

药物：通草一钱，灯心一钱，椿皮八钱，
红花一钱，元肉三钱，鸦胆子八钱，木
耳四钱。

用法：水煎服。

12. 阳原县张成栋献方

主治：大便下血。

药物：芍药五钱，炙草六钱，黄芩三钱，
丹皮三钱，生地三钱。

用法：水煎，一次服。

13. 商都县庞进禄献方

方名：椿皮散。

主治：肠风下血。

药物：椿皮八钱，槐花三钱，槐角三钱，
酒军三钱，白术三钱，红花一钱，陈皮
二钱。

用法：姜、枣为引，水煎服。

14. 康保县李嵩峻献方

方名：一捻散。

主治：大便下血症。

药物：槐米五钱，地榆三钱，柿饼子
七个。

配制：用新瓦盆一个，用火将槐米微炒
倒出，再将柿饼子焙干，共为细末。

用法：用白开水送服，每服三手指一捻。

忌食猪肉一年。

15. 张北县李增林献方

主治：大便下血。

药物：丝瓜络半斤（焙），椿根皮二钱。

用法：把焙过的丝瓜络分两次服，用椿根皮煎汤送下。病重者三小时一次，病轻者六小时一次。

16. 涿鹿县张元勋献方

主治：便血久不愈。

药物：鲜马齿苋，量不拘。

用法：咀嚼，咽其汁，吐去渣滓。

17. 康保县任诸献方

主治：大便出血。

药物：椿树皮二两，蜂蜜二两。

用法：水三盅煎一盅，分两次服。

18. 尚义县邓寿亭献方

主治：大便下血。

药物：荞麦一把（炒黄），白糖四两，红糖四两。

用法：水煎服。

19. 阳原县薛永明献方

主治：肠风下血。

药物：贯众二两，红糖为引。

用法：水煎服。忌食有刺激性的食物。

20. 阳原县王燕声献方

主治：大便下血。

药物：当归三钱，椿根皮五钱，炒槐花一两，炙槐角一两，炙甘草五钱。

用法：水煎温服。男去当归。

21. 保定市于赞臣献方

主治：肠风下血。

药物：椿根皮五钱，侧柏炭二钱，荆芥炭三钱，地榆炭三钱，苦参五钱，炙槐角五钱，枳壳三钱，归尾三钱，黄芩三钱，炒黄柏三钱，川连二钱，防风二钱。

用法：水煎服，早、晚各一煎。体质较弱者，可分两次服之。

22. 保定市沈伯荣献方

主治：大便下血。

药物：向北的椿根白皮、蚯蚓（焙干）、炒槐花（不要洋槐）、神曲各等份。

用法：用水二杯，煎至一杯，一次服下。

23. 平乡县柴尊爵献方

主治：大便带血，腹内疼痛。

药物：椿根白皮四钱，蜂蜜四两，绿豆、黑豆、黄豆各一把，带芒大麦一把，陈皮三钱，甘草三钱。

用法：水煎，调入蜂蜜温服。

24. 保定市严松林献方

主治：大便下血。

药物：金橘饼五个，山楂五钱，白糖三钱。

用法：水煎十五分钟，饮汁兼食其渣。

25. 完满县唐寿山献方

主治： 便血及痔出血。

药物： 椿白皮五钱，枳壳三钱，黄芩三钱，防风二钱，黄连一钱半，槐角三钱，地榆炭三钱，全当归三钱，甘草二钱。

用法： 水煎服。

26. 唐山市高恩升献方

主治： 肠风下血和赤痢。

药物： 椿根皮（轧细面）。

用法： 每次一钱，日服三次，白水送下。

27. 唐山市张育民献方

主治： 肠风便血。

药物： 乌梅炭五钱，椿根皮（炒）四钱，升麻三钱，黄芪五钱。

用法： 水煎服，日一服。

28. 内丘县沈修文献方

主治： 大便下血，经久不愈者。

药物： 椿根白皮（阴面根皮）半斤，白酒。

配制： 将椿根白皮放白酒内浸七昼夜，取出阴干。

用法： 水煎服。服后稍感腹胀。

29. 唐山市吴晓峰献方

主治： 肠风下血。

药物： 椿根白皮炭一两，山楂炭三钱，地榆炭三钱，升麻二钱，棕炭三钱，小黑豆一百粒。

用法： 水煎温服。

30. 唐山市于顺晴献方

方名： 柿饼散。

主治： 大便下血、痔漏。

药物： 柿饼子（烧焦）、焦山楂各二两。

用法： 共为细末，每次服一二钱，用红白糖为引。

31. 南宫县献方

主治： 一切失血病、赤痢、口腔肿痛、腮肿等症。

药物： 石榴（花、子、皮）。

用法： 石榴（子肉）榨汁加冰糖，制成糖浆治咽喉肿痛、腮肿等。一次服用三至五钱，一日三次。榴皮煅黑存性，研面，每次服三至五分，食前温水送，治泄泻及肠出血。生榴皮煎汤服，止赤痢及驱虫（食前服）。石榴花焙干研面，外用止血；与侧柏叶各三钱煎服，止一切出血症，如吐血、下血及妇女子宫出血、崩漏等症。

32. 高阳县许寿彭献方

方名： 二汁饮。

主治： 血痢或大便下血。

药物： 鲜椿皮一把，鲜葡萄一两。

配制： 共捣挤汁或用新白布（用白开水洗净）绞汁。

用法： 服时加白糖（不拘多少）。

33. 蠡县蒋东海献方

主治： 便血日久不愈。

药物： 槐花、生地、地榆、红花各三钱，绿豆芽、白萝卜、向阳椿根皮、红糖各四两。

用法：水煎服。

34. 里县王培槐献方

主治：便血。

药物：茜草一两。

用法：水煎服。

35. 高阳县蒋瑞棠献方

方名：止血汤。

主治：二便下血。

药物：生地一两，地榆三钱。

用法：水煎服。

36. 威县保健站献方

主治：大便下血。

药物：大梨一个，椿根白皮半斤（鲜的），红糖四两。

用法：各捣烂取汁，调红糖服之。

37. 高阳县蒋瑞堂献方

方名：止血汤。

主治：大便下血或白淋。

药物：生地一两，地榆三钱。

用法：水煎服。

38. 临城县李玉田献方

主治：大便下血。

药物：椿根皮（去老皮）一两，红糖一两。

用法：用锅先炒黄椿皮，再入红糖炒成

红色，用一茶碗水熬至半碗为止。温服。

39. 临城李寿山献方

主治：大便下血。

药物：椿根白皮二两，小蓟、白茅根各二两，槐角二两。

配制：以上四味水煎去渣，加蜂蜜半斤，煎成膏为止。

用法：每日早、晚两次，每次三酒盅，空腹白水送下。

40. 保定市贾舜卿献方

主治：大便下鲜血（肛门无痛苦、非痔症者）。

药物：荔枝六个（打），核桃六个（打），大枣六个（打），椿根白皮三钱，黑茶叶三钱。

用法：水煎当茶喝。

41. 沽源县献方

主治：大便出血。

药物：槐花五钱，侧柏炭六钱，荆芥炭四钱，枳壳二钱，椿根皮五钱，乌梅炭八钱，地榆炭三钱，鹿角胶三钱。

用法：水煎服。

42. 阳原县民间单方

主治：大便下血。

药物：椿根皮二两半（蜜炙），蕲艾（炒炭）二钱，黄芩（炒）二钱。

配制：共为细面，每服三钱。

用法：空腹黄酒送下。

43. 宁晋县阎培基献方

主治：肠风下血，久治不愈。

药物：酒杭芍四钱，地榆炭六钱，槐花六钱，甘枸杞四钱，椿根皮七钱，白蜜一两。

用法：将药煎好，蜜水冲服。

44. 宁晋县何庆章献方

主治：大便下血。

药物：椿根皮（用东南角的根皮，不见铁器）、陈皮各三钱，蜂蜜二两，黑豆一撮。

用法：水煎服。

45. 武邑县张秉义献方

主治：肠风下血，鼻衄。

药物：大小蓟嫩白根二两。

用法：水煎服。

46. 束鹿县贾舒岩献方

主治：大便下血。

药物：白胡椒八粒，蜂蜜四两，油秋梨四个，椿根皮四两。

配制：共捣如泥，用白布包拧出水汁。

用法：水调服。

47. 康保县万隆店卢文正献方

主治：大便下血。

药物：椿根白皮五钱，红糖一钱。

用法：水煎椿根皮，加红糖服之，日两次。

48. 赤城县宋殿林献方

主治：大便下血。

药物：椿白皮三钱，榴皮三钱，熟地三钱，地榆三钱，艾炭一钱，梨半个。

用法：引用姜、枣，水煎服。

49. 涿鹿县范文升献方

主治：大便下血。

药物：炒槐花二钱，炒栀子二钱，炒芥穗一钱。

用法：共为细末，每天清晨服一次，连服三天，白水送下。

50. 康保县屯垦医院李孟道献方

主治：大便下血鲜红。

药物：白蘑菇四钱，红糖二两。

配制：白蘑菇研面与糖调和。

用法：白开水送下。

51. 涿县刘宗庆献方

主治：大便下血，日久不愈。

药物：鲜椿根皮（洗净）四两，红肖梨一斤，鲜姜四两。

用法：捣烂水煎，日服两次。

52. 保定市魏介民献方

主治：大便下血。

药物：椿根皮四两。

配制：用砂锅焙椿根皮成酱色，轧为细末，炼蜜为丸，每丸重五钱。

用法：早、晚服一丸。

53. 无极县刘善昭献方

主治：大便下血，久不愈者。

药物：生姜汁四两，生梨汁四两，鲜椿根皮汁四两，冰糖四两。

用法：共为一处，分四次服。

54. 涞源县贾之俊献方

主治：便血。

药物：橘树皮一两（蜜炒）。

用法：水煎服。

55. 沽源县献方

主治：大便前后下血。

药物：血余炭一两。

配制：研为细末，黄蜡一两五钱，火上化开和丸，如桐子大。

用法：每日早、晚各服十丸，用川军六钱，川芎六钱，二味炒后泡水送此丸，此引是一剂用量，每次引用不要太多。

56. 沽源县献方

主治：不论远血近血，以及大便带血。

药物：茜草一两。

用法：水煎顿服，连服三日。

57. 阳原县陈尚亨献方

主治：大便下血。

药物：柿饼子一个，红糖五钱。

用法：水煎服。

58. 阳原县献方

主治：大便下血。

药物：木耳四两，白糖四两。

用法：先将木耳用水泡开，上锅煮熟，用白糖搅好，慢慢吃完。

59. 巨鹿县杜维栋献方

方名：当归三炭汤。

主治：大便下血，少腹痛。

药物：当归四钱，白芍三钱，杜仲炭一钱半，地榆炭一钱半，赤苓三钱，川断一钱，生地炭二钱（香油炸）。

用法：水煎温服。

60. 无极县秦着明献方

主治：大便下血。

药物：椿根白皮一把（五六钱），茶叶一撮（约一二钱），红糖少许，赤芍、甘草各五分。

用法：水煎，饭前服。

61. 定县张全信献方

主治：大便下血。

药物：猪胆四个，荞麦面四两。

配制：用猪胆汁合荞麦面为丸，如梧桐子大。

用法：每服三钱，白开水送下。

62. 峰峰矿区山底村张有禄献方

主治：大便下血不止。

药物：槐角二斤，黑糖一斤。

配制：用水三碗，先将槐角入内，煎至三分之二，再将黑糖入内，调和即可。

用法：每次服药半碗，可频频服下。

63. 彭城镇胡文生献方

主治：大便下血不止，久而不愈。

药物：石榴皮半斤炒。

用法：研为细末，每服三钱，白开水送下。

64. 昌黎县张玉衡献方

主治：肠风下血（其症大便出血，其色鲜红，肛门不肿痛，与脏毒不同。脏毒的症状是肛肿硬疼痛，下血浊。肠风下血，纯清不浊不痛，二症易于区别，临床时宜先辨识）。

药物：全当归五钱，酒芍五钱，川黄连三钱，黄芩三钱，柴胡三钱，升麻一钱五分，荆芥炭三钱，地榆八钱，侧柏炭三钱，椿根皮八钱，槐花三钱，乌梅三钱，生甘草二钱，好醋一斤。

用法：水煎将成，兑入山东好醋半斤（煎渣时再用半斤）煎服之。

65. 乐亭苑子明献方

主治：肠风下血。

药物：槐花炒一两，郁金、豆豉各三钱。

用法：共研末。每服三钱，水煎服。

66. 平泉县申广魁献方

主治：大肠下血。

药物：当归身（洗）三钱，川黄连五钱，椿根皮五钱，六安茶三钱，好红糖一钱。

用法：每日早午晚三次，水煎服。忌气恼、油腻。

67. 安国县崔儒卿献方

主治：大便下血。

药物：黑豆（马料豆）二三两。

用法：用水煮熟，余汤一碗，饭前服下。随便吃豆子。

68. 峰峰朱日峰献方

方名：椿皮汤。

主治：大便下血。

药物：椿根白皮四两，酒川军三钱，党参一两。

配制：将椿根皮切碎，用红糖炒焦，再和药一同煎服。

69. 唐山市闫佐城献方

主治：肠风下血，或久痢不愈症。

药物：椿根皮四两（醋炒），槐花三钱，防风三钱，熟地五钱，麻黄三钱，透骨草一钱，黄酒半斤，冰糖四两。

用法：黄酒半斤，水二斤，煎汁半斤左右，纳入冰糖，同服下。

70. 定县李化南献方

方名：地榆汤。

主治：肠风下血，大便时鲜血注下，肛门毫无痛苦，腹部烧热、消瘦，面色淡黄。

药物：地榆炭五钱，槐花炭三钱，茅根炭三钱，肉豆蔻、诃子肉各二钱五分。

配制：前三味药均宜存性，过焦则效力小；肉蔻、诃子用荞麦面裹好放砂锅内煨，令荞麦面发黑色，敲去面后，将药打碎同煎。

用法： 水煎服，日服两次，白水送下。

71. 唐山市关晓峰献方

方名： 黑神散。

主治： 肠风下血，脏毒下血。

药物： 干柿饼三个（烧成炭）。

用法： 将炭为末，每服二钱，米饮送下，日三服。

72. 唐山市陈玉海献方

方名： 二花汤。

主治： 大便下血。

药物： 槐花、粟子花各五钱。

用法： 水煎服。

73. 唐县魏甫荣献方

主治： 肠风下血。

药物： 当归三钱，桑皮三钱，槐角三钱，升麻二钱，茶叶二钱。

用法： 水煎，早、晚服一剂，数剂可愈。

74. 怀来县李德昶献方

主治： 多年大便下血。

药物： 苦参。

配制： 将苦参炒黄为细面。

用法： 每日服一次，每次一钱，引用米汤送下。

75. 张家口市薛和卿献方

方名： 济生乌梅丸。

主治： 便血。

药物： 乌梅五钱，僵蚕一两。

配制： 共为细末，醋糊为丸，每服三十至五十丸。

用法： 醋汤送下。

76. 保定市张巍庭献方

主治： 肠风痔血。

药物： 棉花子（炒黄黑色，去壳为末），陈米浓汁

配制： 加黑砂糖为丸，如梧桐子大。

用法： 每日清晨，开水送服三钱。

77. 玉田县窦维华献方

方名： 枣根皮散。

主治： 便血。

药物： 酸枣根皮一两。

配制： 烧存性，研末。

用法： 每日服一次，每次一钱，元酒送下。

78. 保定市崔文彬献方

方名： 槐花散。

主治： 肠风下血。

药物： 槐花三钱，柏叶三钱，荆芥一钱，枳壳一钱。

用法： 共研极细末，米汤冲服。

79. 佚名氏献方

方名： 大便血方。

主治： 大便下血，多年不愈。

药物： 麦芽三钱，槐花二钱，地榆二钱，陈皮三钱，椿根白皮四钱，甘草三钱，

蜂蜜四钱。

用法：水煎，冲蜜服。

80. 武安县史凤皋献方

方名：十炭汤。

主治：大肠湿热，大便下血、吐血、衄血等病。

药物：茅根炭四钱，炒知母二钱，炒荷叶一钱半，炒黄芩二钱，茜草三钱，棕炭二钱，炒苏叶三钱，黑栀子二钱，炒酒大黄三钱，黑地榆二钱，侧柏叶二钱，土炒藕节三钱，三七一钱（研末）。

用法：水煎服，冲下三七末。

81. 滦县商国清献方

主治：肠风下血。

药物：猪大肠一挂。

配制：用砂锅煮烂。

用法：每次一挂蘸米醋吃，吃好为止。

82. 武安县薄儒深献方

主治：肚痛便血，四肢无力。

药物：炙白椿皮二两，鸦胆子三钱，大麦芽二两，元肉一两，蜂蜜二两，黑豆一两。

用法：水煎分服。

83. 枣强县武在佑献方

主治：肠风下血。

药物：川军二钱，槐花一两，甘草一钱。

用法：水煎服。

84. 保定市安学青献方

主治：大便下血。

药物：灯心四两（煅成炭），乌梅炭五个，红糖四两，大枣三枚，鲜姜三片。

用法：水煎温服，频频饮之。

85. 滦县王聘清献方

方名：琉璃散。

主治：大便前腹痛，痛后大便下血（血痢身热不可用）。

药物：炕洞里的烟子（烧柴草的炕洞子内烟油珠滴滴垂下，形似乳头状如琉璃）一两。

用法：为细末。每服三钱，红糖三钱，白糖适量为引。日服一至三次，老人弱人最为适宜。

86. 滦县王启来献方

主治：肠风下血症，不论新久及远近血，凡大便时下血疼痛或妇女月经不调、血滞腹痛及倒经者。

药物：刺猬皮（炙黄）二钱，五灵脂（炒）二钱，生蒲黄一钱。

用法：共研细末。每服一钱，日服三次，开水送下。

87. 怀来县高良五献方

主治：肠出血，日久虚弱及肠风久痢下血之虚弱者有效。

药物：炒椿根白皮三钱，高丽参二钱。

用法：共研细面，开水送下一次服。

88. 定县侯振兴献方

主治：大便下血。

药物：鸦胆子一两，桂圆肉一两五钱。

配制：共捣成泥为丸，每个一钱重。

用法：每服一丸，空心服，白开水送下。

89. 保定市崔符瑞献方

主治：大便下血。

药物：桂圆、荔枝、核桃、大枣各三十二个，椿根皮二钱。

用法：水煎，空腹分三次服，忌辛辣物。

90. 抚宁张凌阁献方

主治：大便下血。

药物：椿皮三钱，柿饼子一斤。

配制：椿皮研末。

用法：将柿饼用酒火炙熟，同椿皮面一起服之，开水送下。

91. 景县曹仲林献方

主治：大便下血，经久不愈者。

药物：蜘蛛七个，鸡子一个。

配制：把蜘蛛放在鸡子内，外面封固，火煅成炭存性为末。

用法：白水送下。

92. 唐山市徐继献方

主治：大便下血。

药物：鲫鱼一条，白矾三钱（研面）。

配制：将白矾放入鱼肚内，温火焙干为度，研面。

用法：每服一钱，米汤送下。

93. 唐山市徐继献方

方名：槐连丸。

主治：肠风下血。

药物：川连四两，槐花四两，猪大肠七寸长，韭菜二斤。

配制：将药捣碎，装入大肠内，两头系紧，放入锅内加水煮熟后，去韭菜，将肠和药捣如泥为丸，如梧桐子大。

用法：每服八十丸，空腹米汤送下。

94. 唐山市颜殿龙献方

主治：大便下血。

药物：椿树皮（炒）四两，生槐角三钱，蜂蜜四两。

配制：水二碗熬至八分。

用法：分两次服。孕妇忌服。

95. 张家口市献方

主治：粪后便血。

药物：槐花、当归、白芍、白术各三钱，生地、川芎、紫朴、枳壳、云苓各二钱，条芩一钱半，地榆炭二钱，蒲黄炭二钱，栀子二钱，香附二钱半，泽泻二钱，粉草二钱，槟榔片二钱。

用法：灯心、竹叶为引，水煎服。

96. 滦县高仰青献方

主治：大便便血。

药物：椿根白皮七钱，桃仁七个，杏仁七个，核桃仁七个。

配制：椿皮碾粗末，桃杏仁去皮尖捣碎。

用法：前三味以水煎服，成人早、晚两次饭前服，小儿酌减，服后立即吃核桃仁三个。

97. 彭城镇胡文生献方

主治： 大便带血，心慌不安。

药物： 赤石脂五钱，人参二钱。

用法： 水煎服。

98. 易县解宗礼献方

主治： 肠风下血。

药物： 当归、生地、杭芍、艾叶、棕皮、黄芩、栀子、莲房（以上俱炒炭）各三钱，白术四钱，云苓三钱，炙草三钱，姜连二钱，姜朴三钱。

用法： 水煎服。

99. 丰宁县献方

主治： 大便下血。

药物： 红糖三钱，豆腐一块。

配制： 以上二味，同放在锅内炒之。

用法： 内服，不限量和次数。

100. 丰宁县贾德元献方

主治： 大便下血。

药物： 旱莲草一两，双花一两，槐花五钱。

用法： 水煎，分两次服，日服两次。

加减： 血黑者，加萆薢；血鲜者，加白术、厚朴、广皮、半夏各等份。

101. 保定市高贵山献方

方名： 黄连散。

主治： 肠风下血，疼痛不止。

药物： 黄连、贯众、鸡冠花、乌梅肉、大黄各三两。

用法： 共为细末。每服二钱，米汤调下。

102. 保定市于宗尧献方

主治： 大便下血。

药物： 清宁丸一丸，槐花一钱五分，地榆炭一钱五分。

用法： 煎汤送丸药。

103. 保定市牛克田献方

方名： 生地地榆汤。

主治： 便血。

药物： 生地一两，地榆炭三钱，椿根皮三钱，柏叶一钱。

用法： 水煎服。

104. 邯郸市郭春雨献方

方名： 神效便血膏。

主治： 一切大便泻血，男妇小儿均可服用。

药物： 鲜藕（捣汁）四两，绿豆芽（捣汁）四两，椿白皮（水泡取汁）四两，红糖四两，白糖四两。

配制： 将上三味药汁入砂锅内熬滚，再入红白糖熬成膏。

用法： 每次一茶匙，早、晚服，白开水化开，空心服下。

105. 晋县中医研究所献方

主治： 大便下血。

药物：红糖四两，鲜姜四两，油秋梨半斤，樗根白皮四两（砸取汁）。

配制：共捣取汁。

用法：日服三次，每次一酒盅。

106. 威县刘庄保健站献方

主治：大便下血。

药物：干柿饼二枚（瓦上焙炭，研细末），地榆炭一两。

用法：白糖水为引，煎服。

107. 唐山市何彦景献方

主治：大便下血，甚至脱肛。

药物：地榆炭四钱，槐花三钱（炒），大蓟炭三钱，升麻四钱，黄芪五钱，甘草三钱，生山楂三钱，乌梅三钱，白芍四钱。

用法：水醋各半煎服。

108. 唐县耿光献方

方名：祖传方。

主治：大便下血。

药物：红糖四两，黄花四两。

用法：水煎，连花服。

109. 安国钟文义献方

主治：粪后便血症。

药物：苦参四两，生地一两。

用法：水煎两次，早、晚各服一次。

110. 安国钟文义献方

主治：大便下血。

药物：鲜椿根皮四两，地榆炭三钱，生地一两，银花三钱。

用法：水煎服，白糖一两为引。

111. 安国王保恒献方

主治：大便下血症。

药物：黑豆（炒黑）一两，地榆一两，黄柏三钱。

用法：水煎服。

痿痹类（计216方）

1. 涿鹿县栗仲仁献方

方名：舒筋汤。

主治：妇女筋挛。

药物：当归三钱，细辛一分，川牛膝三钱，钩藤三钱，木瓜二钱，川断二钱，杜仲三钱，羌活三钱，白芷三钱，川芎二钱，苍术三钱，桂枝二钱。

用法：水煎服。忌食生冷及猪、牛肉，孕妇忌服。

2. 涿鹿县王凤仪献方

方名：活血木耳丸。

主治：腰腿痛。

药物：当归一两二钱半，川芎一两二钱半，木瓜三钱，杜仲三钱，牛膝三钱，木耳四两。

配制：共为细末，和蜜为丸，每丸重三钱。

用法：日服一丸，开水送下。

3. 无极县李建中献方

主治：四肢发软，言语失音，慢性周身疼痛。

药物：麻黄三钱，桂枝三钱，川牛膝三钱，宣木瓜三钱，地鳖虫三钱，川羌三钱，蜈蚣一钱，全虫一钱，川断三钱，杜仲三钱，马钱子四钱。

配制：将马钱子去皮，用香油炸透，同诸药共轧细面，炼蜜为丸，每丸重一钱半。

用法：引用黄酒，每服一丸，一日三次。

4. 无极县杜春霖献方

主治：风湿性腰腿痛。

药物：千年健二钱，追地风二钱，川楝子二钱，胡芦巴二钱，川牛膝三钱，木瓜三钱，杜仲炭二钱，小茴香三钱，良姜一钱半，当归三钱，白头翁二钱，金

牛草二钱，故纸二钱，山药三钱，防风二钱，川羌二钱，大活二钱，桂枝一钱半，甘草一钱。

用法：水煎服。眼药后身发热，宜覆被取汗。

5. 阳原县郭振纲献方

主治：腰痛。

药物：当归三钱，神曲二钱半，良姜三钱，苍术三钱，麻黄二钱半，草乌一钱，川乌一钱，木瓜二钱半，木耳二两。

配制：共为细面，面糊为丸，共做成八十丸。

用法：早、晚各服一丸。忌鱼、狗、猪肉。

6. 赤城县安克仁献方

主治：腰腿痛。

药物：蘑菇十二两。

用法：为细末。早、晚各服三钱，用热元酒冲服。

7. 宁晋县刘俊卿献方

主治：风湿痛。

药物：秦艽三钱，威灵仙三钱，独活三钱，苏木四钱，防风三钱，当归四钱，木瓜三钱，透骨草四钱，昆布四钱，海藻三钱，杜仲炭三钱，夏枯草三钱。

用法：水煎服。配丸药时，昆布、海藻加倍。

8. 宁晋县吴丙耀献方

方名：风寒膏药。

主治：多年腿痛、腰痛、背痛，久治不愈者。

药物：透骨草一两，干姜一两，麻黄四钱，桂枝五钱，马钱子一钱，防风三钱，胡椒一两，当归一两，艾叶五钱，没药三钱，松香四两，漳丹半斤，香油二斤。

配制：以上诸药，除漳丹外，均入油内慢火煎枯，去滓，过滤，再用文火熬至滴水成珠（将油少许滴于冷水，成珠不散），火候老嫩相宜，入丹搅拌即成。

用法：摊在布上，贴之。

9. 涿鹿县闪浚五献方

方名：健步丹。

主治：腰腿痛。

药物：当归三钱，木瓜三钱，全蝎三钱，乌蛇三钱，炙牡蛎二钱五，牛膝三钱，杜仲三钱，白木耳一两，僵蚕二钱半。

配制：研为细面，炼蜜为丸，每丸三钱重。

用法：空腹服一丸，童便送下。身有大汗即愈。

10. 晋县中医进修学校献方

主治：风湿性腿痛。

药物：桃仁、杏仁、栀子仁、白胡椒各七个。

配制：上药共捣烂。

用法：外用，贴足心，一昼夜共贴两次。

11. 无极县献方

主治：男妇历节风，此症是一种最严重的病，能使患者残废，此病是由于风寒湿中于筋骨而得。症见人体各关节疼肿不能行动。

药物：茅术三钱，云苓三钱，当归三钱，川芎三钱，秦艽三钱，钩藤三钱，川羌二钱，薏米三钱，五加皮三钱，川牛膝二钱，木瓜二钱，防己三钱，川断三钱，大活三钱，杜仲三钱，千年健二钱，追地风二钱，桂枝二钱，乌蛇二钱，全虫二钱，寄生三钱，虎骨二钱，松节二钱，川附子二钱，青风藤二钱，海风藤二钱，土元二钱，甘草一钱。

配制：元酒三斤半，将以上诸药装入磁酒瓶内炖熬。

用法：每日饭前饮一盅。

12. 宣化县卫生所张文森献方

主治：腰腿痛。

药物：当归三钱，川芎三钱，防风三钱，芥穗三钱，白木耳四钱。

配制：共为细末，蜜为丸。

用法：早、午、晚服，黄酒送下，七日服完，忌食豆类二十一天。

13. 张北县郭彬献方

方名：祛风活血散。

主治：腰腿疼痛，手足麻木。

药物：番木鳖（油炸透）二两，穿山甲二两，川附子一两。

配制：共为细末，二两为一剂。

用法：每服七分，黄酒或白酒送下。服后盖被出汗，忌猪腥。初服时疼痛麻木更剧，连服三五日即消退。

14. 佚名氏献方

方名：公英萆薢汤。

主治：肌肉关节游走作痛。

药物：蒲公英一两，萆薢四钱，千年健三钱，追地风三钱，土鳖虫二钱，桂枝二钱，桑枝三钱，没药二钱，乳香二钱，钩藤三钱，赤芍三钱，黄芩三钱，黄柏三钱，丹皮三钱，防风三钱。

用法：引用透骨草一钱，水煎服。

15. 阳原县张廷仕献方

主治：腰腿疼痛。

药物：川牛膝三钱，防己三钱，龟板五钱，独活三钱。

用法：水煎，空心服。

16. 康保县马万财献方

主治：全身走疼。

药物：鸡蛋一个，胡椒七粒，粗白布一尺。

配制：先将鸡蛋打一小孔，胡椒研末，白布烧灰，装在鸡蛋内，用草纸贴住，用饭锅蒸熟。

用法：连皮吃，每隔三日吃一次，连服三次。

17. 康保县马龙祥献方

方名：白狼梢根汤。

主治：风寒麻木，四肢抽搐症。

药物：白狼梢根二两。

用法：用清水洗净，水煎一大碗，温服。

注：白狼梢根，疑是白狼毒地上部分（梢）和地下部分（根），待考。

18. 商都贾老洪献方

主治：腿疼。

药物：线麻一两（去皮炒炭），赤地肤子一两（炒黄），牛膝三钱，杜仲三钱，生槐花一钱半，苏梗一钱，蛇床子一钱，桂枝一钱，红花二钱，白芷四钱，木瓜二钱，追地风二钱。

用法：共为细面。每服三钱，元酒送下。

19. 阳原县宋平献方

主治：风湿性骨节痛，兼有浮肿症。

药物：苍术一钱半，黄柏二钱，桑皮五钱，生白芍五钱，灵脂三钱，五加皮三钱，防己五钱，茯苓四钱，木瓜三钱，泽泻三钱，细辛一钱半。

用法：水煎服。

20. 涿鹿县郝瑞斋献方

主治：腰腿疼痛。

药物：全蝎七个。

用法：用阴阳瓦焙黄为细面，分两次黄酒冲服。

21. 涿鹿县杨隐之献方

主治：腿脚疼。

药物：金银花三钱，贡阿胶三钱。

配制：以黄酒熬金银花。

用法：用熬好的药酒冲服阿胶。

22. 尚义县邓寿亭献方

主治：受阴寒足跟疼痛。

药物：白芍五钱，生甘草五钱。

用法：水煎服，连服三剂。

23. 商都县献方

主治：男女老幼，周身疼痛。

药物：广木香二钱，川郁金二钱。

用法：研成细面。每次一钱，日服两次，黄酒送下。

24. 阳原县井昌耀献方

主治：腰腿疼。

药物：杜仲一钱半，牛膝一钱半，橘红一钱半，独活二钱半，钩藤二钱半，木瓜二钱半，桂心二钱半，灵仙二钱半，茅术二钱半，当归五钱，苡仁二钱半，川续断二钱半，防风二钱半，虎骨三钱。

用法：共为细末。分七次服，黄酒为引。

25. 赤城县米深献方

主治：腰腿疼痛。

药物：独活三钱，秦艽三钱，防风三钱，细辛八分，川芎二钱，当归三钱，熟地三钱，白芍三钱，肉桂二钱，杜仲三钱，牛膝三钱，甘草二钱，黄芪三钱，川断三钱，茯苓三钱。

用法：加生姜三片，红枣二枚，水煎温服。

26. 张北县刘振福献方

主治：风湿关节肿痛。

药物：川乌头五钱，地龙三钱，木瓜三钱，防己三钱，秦艽三钱，老鹳草六钱，灵仙三钱，当归三钱，钩藤三钱，虎骨三钱，广木香一钱，乳香二钱，没药二钱，白花蛇二钱，桂枝三钱，南红花三钱，桑寄生四钱，枳壳一钱。

配制：共研细末，再以稀莶草一两，老鹳草二两，羌活五钱，独活五钱，松节五钱，将此五味煎汁合上药为丸，如绿豆大。

用法：每服一钱，早、晚各服一次，白开水送下，饭前后均可。

27. 张北县韩登骆献方

主治：风湿性骨节肿痛。

药物：苦参四两，芒硝一两。

用法：多用水将药煎好放水桶内，先用热气熏，候药温时将腿放在水内泡半小时。每日两次，二三天大效。

28. 赤城县程月桂献方

主治：行痹。

药物：羌独活各三钱，秦艽三钱，盐炒杜仲三钱，川牛膝三钱，木瓜三钱，桑寄生二钱，炒桃仁一钱，红花一钱五分，乳香三钱，没药三钱，防风二钱，甘草一钱五分。

用法：水煎，早、晚温服各一次。

29. 延庆县王得辅献方

主治：腰腿痛。

药物：牛膝五钱，杜仲五钱，木瓜五钱，马钱子一两（用香油炸浮）。

用法：共为细末。每服三四分，黄酒送下。弱者减半，不可多服。

30. 延庆县连建华献方

主治：四肢麻木，关节疼痛，不能行走，经久不愈等症。

药物：川牛膝四钱，川续断三钱，杜仲三钱，秦艽二钱，木瓜三钱，桑皮二钱，海风藤二钱，松节二钱，肉桂三钱，当归身四钱，虎骨胶二钱，狗脊二钱，甘草二钱。

用法：水煎三次，每日两次，早、晚服之。

31. 延庆县连建华献方

主治：四肢关节疼痛，以及心腹诸疼等症。

药物：党参三钱，元胡三钱，广木香三钱，肉桂三钱，杜仲三钱，二丑（炒）各二钱，小茴香三钱。

配制：以上药共为细末。

用法：每服二钱，白水送下，小孩酌量。

32. 商都县献方

主治：手足麻木不仁。

药物：黄芪二钱，半夏二钱，枳壳一钱，羌活一钱，防风一钱，通草一钱，牙皂一钱，僵蚕一钱，附子（炒）五分，牛膝（炒）五分，苍术（炒）一钱，生姜三片。

用法：水煎服。

33. 怀安县献方

主治：麻木不仁。

药物：猪嘴头一个，鸡内金一个，核桃肉一两，白糖一两，白蜜一两，红大枣一两，黄酒一两。

用法：水煎。病发时温服。忌风。

34. 商都县献方

主治：腰腿疼痛。

药物：木耳四两，当归、川芎、熟地、茯苓、牛膝、杜仲、没药、故纸、地风、钩藤、乳香、红花、枳壳、柴胡各二钱。

配制：共为细面，蜜丸，豌豆大。

用法：每次三钱，日服两次。

35. 阳原县马耀武献方

主治：感受寒湿，两腿酸痛。

药物：苡仁二两，枳实一两，茯苓五钱，肉桂一钱，牛膝三钱，草薢二钱。

用法：水煎服。

36. 康保县刘创汗献方

方名：舒筋散。

主治：腰腿疼。

药物：当归五钱，川芎三钱，荆芥二钱，防风二钱，白芷三钱，川牛膝二钱，杜仲二钱，苍术二钱，羌活三钱，独活三钱，木耳四两。

配制：共为细末，炼蜂蜜为丸，每重三钱。

用法：每服一丸，日服两次，黄酒送下。

37. 阳原县陈尚亨献方

方名：舒筋散。

主治：腿痛。

药物：苍术、桂枝、木耳、当归、木瓜、川芎、乳香、没药、甘草各三钱。

用法：共研细面。日服三次，每服三钱，黄酒为引。

38. 怀安县献方

主治：因风寒湿而引起的腰腿疼痛。

药物：当归、熟地、白芍、牛膝、石斛、茯苓、川芎、木瓜、肉桂、防风、独活、木香、炙草、生姜。（此方分量可随症而加减）。

用法：水煎。服时可兑烧酒半两或一两。

39. 怀安县献方

主治：因风湿而引起的腰腿痛。

药物：狗脊一钱，牛膝一钱，海风藤一钱，木瓜一钱，桑枝一钱，松节一钱，续断一钱，杜仲一钱，秦艽一钱，桂枝一钱，熟地一钱，归身二两。

用法：河水两碗，煎取一碗为度。服时兑烧酒一大酒盅，多些亦可。

40. 怀安县献方

主治：两腿不能动作，而无痛楚。

药物：杜仲一两。

用法：水、酒各半煎数沸，每日温服一剂。

41. 延庆县连建华献方

主治：两腿疼痛，不能伸缩，不能起床。

药物：川附子（盐炒）五钱，白术四钱，桂皮四钱，炙芪二钱，炙甘草四钱。

用法：水煎三次。一日两次，早、晚温服之。

42. 涿鹿县范文升献方

主治：手足麻痹瘫痪等症。

药物：威灵仙五钱，川乌四钱，五灵脂四钱。

配制：共为细面，醋糊为丸，分作七丸。

用法：每天清晨服一丸，引用黄酒少许送下。不论男女，均可服之。

43. 涿鹿县李鸿年献方

主治：左肢疼痛难忍，不能转侧睡卧等症。

药物：桑桂枝各三钱，丝瓜络二钱，灵仙一钱半，当归四钱，薏苡仁三钱，杭白芍二钱，黄芪三钱，橘红二钱，天麻一钱半，钩藤二钱，南星一钱，生甘草三钱。

用法：水煎服。

44. 阳原县张廷仕献方

主治：腰腿疼。

药物：力参三钱，当归三钱，麻黄三钱，苍术三钱，良姜三钱，川乌、草乌各一钱，木耳六两。

配制： 共为细面，炼蜜为丸，每丸三钱重。

用法： 早、晚各服一丸。

45. 阳原县王瑞祥献方

主治： 腿上筋痛。

药物： 伸筋草一两，当归五钱，赤芍三钱，木瓜五钱，蕲艾三钱，红花三钱，防风三钱，芥穗三钱，透骨草五钱。

用法： 水煎，趁热用白布洗疼处。

46. 怀安县阎子丹献方

方名： 舒筋散。

主治： 一臂疼痛或两臂疼痛。

药物： 片姜黄二钱，焦白术三钱，当归五钱，赤芍三钱，独活一钱半，海桐皮三钱。

用法： 水煎温服。

47. 阳原县梁兴汉献方

主治： 肾虚腰痛，肝气不舒，脾虚腹痛，饮食不进等症。

药物： 台参二钱，益智二钱，三棱二钱，莪术二钱，香附二钱，乌药二钱，青皮二钱，乳香二钱，没药二钱，破故纸二钱，杜仲二钱，黑附子一钱，肉桂二钱，苍术二钱，砂仁三钱，元胡二钱，茴香二钱，枳壳二钱，白芍二钱，生草一钱。

用法： 水煎服。

48. 阳原县梁兴汉献方

主治： 白虎历节风，手足疼痛有火者（方系祖传）。

药物： 羌活二钱，当归二钱，白芷二钱，牛膝二钱，凤仙花二钱，木瓜二钱，桂枝五分，防风二钱，灵仙二钱，乳香一钱，没药一钱，黄柏二钱，苍术二钱，白葡萄干二钱，防己二钱。

用法： 水煎服。

49. 阳原县梁兴汉献方

主治： 肾虚外感风寒，腰腿疼痛（此方系祖传）。

药物： 当归二钱，川芎二钱，白芍二钱，熟地二钱，羌活二钱，防风二钱，防己二钱，牛膝二钱，杜仲二钱，秦艽二钱，桂枝一钱，独活二钱，灵仙二钱，青皮二钱，生姜片一钱，生甘草一钱。

用法： 水煎服。

50. 高阳县任宝华献方

主治： 湿流关节肿痛，日久化脓。

药物： 川乌、草乌、羌活、独活、千年健、地风、老鹳草、五加皮、黄瓜子各五钱，透骨草一两，鸽子粪四两，好烧酒八两（不煎）。

用法： 水煎，兑酒熏洗患处。水凉时，加温再行熏洗，以取汗出为准，日洗三次。

51. 涿鹿县王巨珍献方

方名： 关节痛方。

主治：四肢关节，先疼后肿，肩背麻木。

药物：牛蒡子三两，淡豆豉（炒）一两，羌活一两。

用法：共为细面。每服二钱，日服两次，白水送下。

52. 沽源县胡义莲献方

主治：感受风湿，腰腿疼痛。

药物：透骨草。

用法：煎水洗三五次，出汗为度。

53. 阳原县辛效先献方

主治：风寒腿疼或气郁痛甚者。

药物：当归三钱，陈皮二钱，牛膝二钱，杜仲三钱，白芷三钱，木瓜三钱，羌活二钱，独活二钱，防风二钱，香附二钱，官桂二钱，乳香二钱，没药二钱，甘草一钱半，广木香一钱半，荆芥一钱半，鲜生姜为引。

用法：水煎服。忌发物。

54. 涿鹿县张玉山献方

主治：男女多年腿痛，两腿缩短，不能行走。

药物：虎胫骨二钱，当归五钱，川芎二钱，海沉香三钱，杜仲三钱，独活四钱，青木香三钱，乳香三钱，没药三钱，黄芪五钱，川牛膝二钱，羌活三钱，桂枝三钱，千年健三钱，香附五钱，枸杞五钱。

配制：以上诸药共为细面，炼蜜为丸，三钱重。

用法：每服一粒，早、晚各服一次，白水送下。

55. 获鹿县王祥德献方

主治：骨节游走肿痛，发热恶寒。

药物：汉防己一两，怀牛膝六钱，桑寄生、苡仁各五钱，羌活、独活、木通、乳香、没药各三钱，甘草一钱五分。

用法：水煎温服。

56. 佚名氏献方

方名：新定白术汤（方出陈修园《医学从众录》）

主治：腰痛而重，诸药不效者。

药物：生白术五钱至一两，附子一至三钱，杜仲五钱至一两。

用法：水煎服。

加减：脉沉而微，口中不渴而和，加肉桂一钱；脉沉而数，口中热，去附子，加黄柏二钱。

57. 赤城县杨瑞林献方

方名：艾蒿膏。

主治：风湿性关节疼痛及风寒腿痛。

药物：艾蒿。

配制：将艾蒿切成短节，洗净，放锅内加水煮之，煮一二小时，去渣滤净，再熬，至成膏为度。

用法：每服一钱，白开水送下，日服三次。

58. 宁晋李芳森献方

主治：风寒湿痹，手足麻木不仁。

药物：浮萍草（新鲜者半斤，干者二两），姜一两，葱三两，黑豆四两。

用法：水煎服。

59. 行唐县郑洛茂献方

方名：腰腿疼药酒。

主治：受风寒湿，多年不愈腰腿疼。

药物：苍术、川牛膝各三钱，川乌、草乌、藁本、宣木瓜、赤芍、乳香、紫油桂各二钱，蜈蚣一条（炙），全蝎一钱（炙），松萝茶一两，烧酒四两，黄酒四两。

配制：将药和酒倒入瓷罐内，把口封好，置锅内以水炖罐，烧一炷香时间即成。

用法：内服，视人酒量大小服之。如不能用酒者，水煎亦可，但效力较小。

60. 保定市贾舜卿献方

主治：风湿疼。

药物：当归三钱，乳香、没药、穿山甲、怀牛膝、宣木瓜各二钱，透骨草三钱，红花饼一钱半，柏树碗（柏子仁的外壳）五钱。

配制：上药共为粗末，用草纸七张卷药面，做成七个卷。

用法：用瓦两块，将药卷点着，用阴阳瓦覆盖，放患者被窝内，患者用被围密，不令出烟，但头要露在外面，连将七个药卷燃完，患者必周身大汗。如因出汗多而口渴者，可令其饮白开水。患者汗出后，当禁风。

61. 保定市汤义方献方

主治：臂痛，肘痛，不能伸屈上举。

药物：黄芪四钱，当归三钱，赤芍二钱，桂枝一钱，防风一钱，甘草一钱，姜黄一钱半。

用法：水煎服。

62. 宁晋县刘世芳献方

主治：四肢麻木，时疼时止。

药物：桂枝尖三钱，生白芍二钱，生黄芪三钱，钩藤二钱，天虫三钱，蘑菇三钱，当归三钱，川芎一钱半，粉草一钱，香附五分。

用法：水煎服。

63. 无极县姚武卿献方

主治：风寒湿痹，四肢腰腿疼痛。

药物：全当归二钱，川芎一钱半，川牛膝一钱半，川乌一钱半，草乌一钱半，肉桂一钱半，金银花一钱半，五灵脂一钱半，乌梅三钱，甘草一钱，桂枝一钱。

配制：共为粗末，用老白干酒一斤同药装入瓶内埋地下半尺余深，七日后取出。

用法：每服一酒盅，多点也可，一日三次。

64. 王喜珠献方

主治：关节肿痛，拘急行动困难。

药物：青风藤一两半，海风藤一两半，穿山甲一两半，追地风一两，红花二两，当归一两，血竭花八钱，好烧酒二斤，红糖八两。

配制：除红糖一味外，其余药与酒共装小瓷坛内，封固，埋地下七个月取出，再加红糖，将坛放锅内煮一小时，取出去渣装瓶内。

用法：每日早、午、晚三次饮之，每饮三四酒盅，轻则二料，重则四五料愈。

65. 涿鹿县李新春献方

方名：异传风寒药酒。

主治：腰疼、腿疼，受风或受寒筋骨疼痛。

药物：青风藤一两，海风藤一两，千年健一两，追地风一两，穿山甲五钱（油炸捣末）。

配制：将药放在大砂锅或罐内，加入好白酒二斤，浸药半小时，放火炉上，文火煎熬，约半小时，取下纱布滤过，去药渣，药酒装瓶内。

用法：每次喝一酒盅，一日三次，大约三日有效，七天至半月痊愈。忌受风、气恼、发物。服药后周身出黏汗，腰腿部发痒。

66. 保定市孙锡九献方

主治：两腿疼痛，步履艰难，夜疼尤甚。

药物：当归、灵仙、地龙各五钱，乳香、没药、灵脂各二钱半，血竭一钱半，麝香五分，马钱子二钱半（去毛，用香油炸）。

配制：共为细面，面糊为丸，每丸重八分。

用法：日服一丸，黄酒送下，服后见汗。

67. 涿县吴锡武献方

主治：急慢性周身骨节酸软，转动艰难，麻痹疼痛沉重等症。

药物：独活二钱，秦艽三钱，寄生三钱，白芍四钱，云苓三钱，川芎二钱，细辛一钱，千年健二钱，川乌二钱，防风三钱。

配制：贮砂锅中加水熬煎。

用法：上药日服两次，每次一茶盅，早、晚空腹温水送下。

68. 枣强县傅惺辰献方

方名：搜风祛湿汤。

主治：风寒湿痹。

药物：麻黄三钱，地丁一两，益母草二两。

用法：水煎温服。

加减：上肢加桂枝三钱；下肢加木瓜三钱，川牛膝三钱；腰部加杜仲炭三钱。

69. 蠡县刘岐山献方

方名：加味八仙汤。

主治：四肢麻木。

药物：台参、白术、云苓、半夏、川芎、白芍、熟地、羌活、秦艽各三钱，柴胡、陈皮、桂枝、防风各二钱，当归四钱，炙草一钱半，牛膝三钱。

用法：生姜、大枣引，水煎服。

70. 蠡县刘岐山献方

主治：腿疼。

药物：白术五钱，芡实三钱，肉桂一钱，

茯苓一两，草薢一两，杜仲（炒）三钱，苡仁二两。

用法：水煎服。

71. 涿县李汉德献方

主治：腰腿疼痛，四肢麻木，周身沉重，行动艰难，膝关节痛甚者。

药物：马钱子五两，乳香一两，没药一两，灵仙五钱，钩藤五钱，川羌三钱，麻黄四钱，地龙四钱，红花三钱，桃仁三钱，桂枝三钱，蜂蜜半斤。

配制：把马钱子香油炸枯，再用油炸，俟干，与上药共研细面过罗，炼蜜为丸，每重二钱。

用法：日服两次，每次一丸，白水送下。如服时再服黄酒半两更好。

72. 蠡县刘岐山献方

主治：腿麻木。

药服：荆芥、羌活、防风、桔梗、川朴、陈皮、僵蚕、防己、苍术、甘草各二钱，白鲜皮、川芎、云苓、牛膝、杜仲各三钱。

用法：地肤子引，干醋三斤煎洗，疼麻俱可用。

73. 蠡县丛玉田献方

主治：脚后跟痛，不红不肿，而疼痛难忍，不能行路。

药物：蛇床子二钱，骨皮二钱，当归二钱，五加皮二钱，辣椒四两。

用法：水煎洗患处，一剂可洗数天。洗时要加温，洗处觉发烧疼即止。

74. 宁晋县郭瞻远献方

主治：腰疼属于肾虚者，酸疼不能转侧，妇女尤效。

药物：当归四钱，川芎二钱，杜仲三钱，川断四钱，寄生三钱，狗脊三钱，白术三钱，甘草一钱。

用法：水煎服。

75. 易县田聘三献方

主治：四肢腰部关节痛或麻木。

药物：当归四钱，川芎二钱，赤芍二钱，红花二钱，川断三钱，木瓜三钱，羌活三钱，灵仙三钱，广木香二钱，秦艽二钱，乳香二钱，没药三钱，地龙二钱。

用法：水煎服。

加减：上肢痛甚，加桂枝二钱；下肢痛甚，加牛膝二钱。

76. 易县张兰亭献方

主治：麻木抽筋。

药物：桂枝三钱，全虫二钱，木耳二两，鱼鳔二钱，川牛膝二钱，杜仲三钱，党参三钱，僵蚕三钱。

配制：共研细末，将黄酒十二两共置碗内拌匀，放锅内蒸熟。

用法：每服五钱，早、晚各服一次，白水送下。

77. 易县梁子元献方

主治：腰腿麻木，曲直难伸。

药物：苍术一钱，山药二钱，茯苓一钱半，海桐皮一钱半，桂枝三钱，丹皮一钱半，防己一钱，党参一钱半，明天麻一钱半，木瓜二钱，醋香附二钱，川断二钱，腹皮一钱半，川牛膝一钱，灵仙一钱半，广陈皮一钱半，泽泻一钱半，山萸一钱半，五加皮一钱半，秦艽一钱半，木耳十两，红糖六两。

配制：共研细末，米糊将糖熔化合药一处，搅匀为丸，每丸重三钱。

用法：早、晚各服一次。每次服两丸，白水下。

78. 高阳县彭万增献方

主治：闪腰岔气，腰腹痛不能直腰。

药物：香附三钱，郁金二钱，归尾五钱，赤芍三钱，桃仁三钱，红花三钱，乳香三钱，没药三钱，山甲二钱，苏子二钱，花粉二钱，枳壳三钱，甘草二钱。

用法：水煎服，壮实之人一剂则愈。虚弱者去花粉，加黄芪二钱。

79. 石家庄市胡东樵献方

主治：风湿性关节疼痛。

药物：汉防己四钱，青风藤三钱，海风藤三钱，虎骨二钱，路路通三钱，甘松二钱，甘草二钱。

用法：水煎服。

80. 康保县章志刚献方

主治：腰腿痛。

药物：破故纸三钱，小茴香三钱，杜仲三钱。

用法：水煎，每晚睡前服。

81. 赤城县半壁店分院程普仁献方

主治：腰疼难忍。

药物：丝瓜根灰二钱。

配制：烧灰存性，研成细末。

用法：黄酒送下，立止疼痛。

82. 宁晋县孟兆丰献方

方名：伸筋丸。

主治：肩臂腰腿感受风寒，筋骨疼痛，起卧不得，不易行动。

药物：马钱子半斤。

配制：将马钱子用水浸半个月后，入砂锅煮数沸，用热水再浸数日，刮去皮入香油锅内熬至油沫尽，再熬百滚，至透心黑色捞出，用细土拌，待土内有油，用筛去油土。如此数次，将油去净为度，再共研细面，用江米汁和为丸，如绿豆大。

用法：每服十丸白水送下，自觉四肢发挺为度。

83. 宁晋县花冈韫献方

主治：一切风寒湿痹，筋骨疼痛。

药物：马钱子（土炒黄，去毛）五钱，川乌二钱，草乌二钱，麻黄三钱，肉桂二钱，干姜二钱。

用法：共研末。每次三分，不可多服。

加减：胳膊痛，加桂枝三钱；腿疼，加木瓜、牛膝各三钱；腰痛，加杜仲一两；

产后风，加红糖一两。

84. 沽源县献方

主治： 全身关节疼痛，动作艰难。

药物： 当归五钱，乳香三钱，没药三钱，丹参五钱。

用法： 水煎服。

85. 滦县高仰清献方

主治： 风湿痹痛久治不愈。

药物： 川乌、草乌、老鹳筋草、当归各一两，白干酒二斤。

配制： 入酒内浸泡七天。

用法： 每日喝二三盅，喝一盅再对酒一盅。

86. 赤城县邓佑汉献方

主治： 湿热型的关节肿痛。

药物： 大小蓟各三钱，粉丹皮二钱，赤芍二钱，海风藤四钱，寻骨风四钱，炙乳没各三钱，丝瓜络三钱，忍冬藤三钱，猪苓三钱，贡阿胶三钱（烊化），苦参三钱，川柏二钱。

用法： 水煎温服。

87. 赤城县孙维用献方

主治： 筋骨疼痛，手足抽搐。

药物： 人手指甲二钱。

用法： 焙黄，研为细末。用热黄酒送下，一次服完，连服三次。

88. 石家庄市胡东樵献方

主治： 治下肢麻痹。

药物： 马钱子五钱（炒去皮，油炸），地龙三钱，甘草五钱。

配制： 以上三味共研细末，炼蜜为丸，黄豆大。

用法： 每服二粒，白水送下。

89. 怀安县献方

主治： 下痿，两腿不能动作。

药物： 熟地一两，元参一两，寸冬一两，菊花五钱，沙参五钱，地骨皮五钱，车前子二钱，党参一钱。

用法： 水煎温服。

90. 易县许海亭献方

主治： 腰腿痛。

药物： 羌活三钱，独活三钱，防己三钱，木瓜三钱，杜仲炭三钱，追地风三钱，透骨草三钱，川牛膝三钱，川断三钱，归尾三钱，草乌二钱，川乌二钱，首乌三钱，双花三钱，连翘三钱，天麻二钱，甘草二钱。

配制： 共为粗末，用好酒三斤，将药装瓶内用酒泡，将瓶口固封，不使透气，放锅内用水煮之，三炷香为度。

用法： 饭前饮药酒一两，日服三次。

91. 易县刘世昌献方

主治： 腰腿痛。

药物： 川黄柏五钱，熟地五钱，丹皮五钱，山药五钱，杭白芍五钱，牛膝五钱，木瓜五钱，乌蛇五钱，广木香三钱，茯苓五钱，萸肉五钱，泽泻五钱，大附子三钱，油桂三钱，菟丝子五钱，苡仁二两，鹿角胶五钱，苍术五钱。

配制：共研细末，炼蜜为丸，朱砂为衣，每丸重三钱。

用法：每日一丸，日服两次，元酒送下。

92. 蠡县陈雅斋献方

主治：腰疼，闪腰，岔气。

药物：杜仲、川牛膝各三钱，桂心一钱半，食盐少许。

用法：水煎服。

93. 蠡县献方

主治：脚腿肿，脉沉濡，属于寒湿者。

药物：桂枝三钱，茯苓三钱，白术三钱，细辛一钱。

用法：煎服。

94. 安新县献方

主治：筋骨酸痛。

药物：透骨草二钱，茯神二钱，归身二钱，肉桂二钱，桂圆肉二钱，黄芪二钱，千年健二钱，防风二钱，焦黄精三钱，杜仲三钱，五加皮三钱，牛膝二钱。

配制：煎成浓汁，加烧酒五斤，冰糖四两。

用法：每晚适量饮之。

95. 沽源县献方

主治：因感风湿腰膝酸痛。

药物：木耳一斤，当归三钱，熟地三钱，破故纸三钱，牛膝三钱，防风三钱，杜仲炭三钱，茯苓三钱，川芎二钱，木瓜三钱，核桃仁四个，黑豆二两。

配制：共研为细末，麦芽糖调为八十丸。

用法：每服两丸，早、晚各服一次，早晨开水送服，晚间黄酒送服。

96. 沽源县李之江献方

主治：周身走窜疼痛，腿膝酸痹，受凉更甚者。

药物：川乌一两，草乌一两，胆星一两，净地龙一两，制乳香七钱，制没药七钱。

配制：上药共研细末，炼蜜为丸，每丸重三钱。

用法：每服一丸，早、晚各服一丸，白酒为引送服。

97. 易县许子明献方

主治：抽筋麻木。

药物：当归、川芎、桂枝、明天麻、双钩、白芍各二钱。

配制：共研细末，黄酒二两，木耳煎汤为引。

用法：每服二钱，温水送下。

98. 蠡县刘岐山献方

主治：腰疼，足疼。

药物：黄芪半斤，防风、茯苓、苡仁各五钱，杜仲一两，肉桂一钱，车前子三钱。

用法：水煎，服时加酒，以醉为度。

99. 无极县刘立申献方

主治：风湿性关节疼痛，动转不利等症。

药物：防风、白芷、生石决、银花、连翘各三钱，山甲珠二钱，乳香、没药、甘草各一钱半。

用法：水煎两次，早、晚各服一次。本药适宜初期患者服用。

加减：下肢痛，加川断、牛膝各二钱；上肢痛，加桂枝二钱。

100. 无极县刘立申献方

主治：风湿性关节疼痛，行动不利等症（适宜久病患者）。

药物：独活、防风、秦艽、牛膝、灵仙、川芎各二钱，寄生、杜仲、当归、熟地各二钱，酒白芍一钱半，细辛五分，甘草一钱半。

用法：水煎两次，每日早、晚各服一次。

加减：上肢加桂枝一钱半；下肢加防己二钱。

101. 高阳县蒋瑞堂献方

方名：舒肝定痛汤。

主治：十指疼痛难忍，如火烧痛。

药物：白芥子三钱，清夏二钱，栀子二钱，杭芍四钱，当归五钱，白术三钱，柴胡三钱，陈皮三钱，甘草二钱。

用法：水煎温服。

102. 高阳县梁俊章献方

主治：多年筋骨疼痛，或腰疼。

药物：马钱子三钱，山甲珠三钱，透骨草三钱，甘草三钱。

配制：先将马钱子水泡三四天，去皮切片晒干，香油炸透。

用法：共为细末，日服两次，早饭后二小时服一次，晚饭后二小时服一次，白开水调服。初次用量五分，渐渐酌情增加剂量，至头有发晕感觉为度，不再增加。

103. 蠡县赵寿先献方

主治：胳膊疼，手抽搐。

药物：寄生、当归、钩藤、木瓜、防风、灵仙各三钱，地龙二钱，甘草一钱，天麻二钱，酒一盅。

用法：水煎服。

104. 蠡县刘纪文献方

主治：风寒湿腿疼。

药物：千年健、追地风、防风、独活、羌活、自然铜（煅）、木瓜、川牛膝、杜仲、荆芥、乳香、没药、甘草各三钱，马钱子（炒，去毛）、麻黄各四两。

配制：共为细末，蜜丸三钱重。

用法：每服一丸，日两次，老弱服半丸。忌无鳞鱼、生冷。

105. 唐县任会川献方

方名：酸甜药酒。

主治：风寒腿疼或肩胛寒疼。

药物：当归二钱，薄荷二钱，良姜二钱，竹叶二钱，八角茴香一钱，川乌一钱，草乌一钱，川牛膝一钱，边桂一钱，陈皮二钱，桂枝四钱，木瓜二钱。

配制：白干烧酒一斤，陈醋一斤，红糖一斤合在其中，将上列的药品泡在一处，泡到七天，才能服用。

用法：每日三次，每服五钱。

106. 清河县赵生恒献方

主治：腿腰痛，不能行步坐卧。

药物：当归五钱，乳香二钱半，没药二钱半，苏木一钱半，川牛膝二钱半，木瓜一钱半，秦艽一钱半，青皮一钱半，香附一钱半，郁金一钱半，地龙一钱半，续断二钱半。

用法：水煎服。

107. 涞源县赵玉献方

方名：白虎历节风方。

主治：周身骨节疼痛难忍，游走不定，大小便如常，浑身发烧，四肢不能动转，亦不能翻身，脉浮数，实证者宜之。

药物：防风三钱，荆芥三钱，川羌二钱，生地四钱，秦艽三钱，白芍四钱，黄芪三钱，灵仙三钱，双花三钱，钩藤二钱，松节十三寸，透骨草三钱，川贝二钱，甘草二钱，花粉二钱，当归四钱，红花一钱，桑枝十三寸，川芎三钱。

用法：水煎服，烧酒二三盅为引，汗出为度。

108. 涉县李治国献方

主治：肝肾亏虚，腰腿疼痛。

药物：贡桂一两（去皮），川牛膝五钱，

木瓜五钱，白酒二斤。

配制：用白酒同上药装入瓷瓶中，密封勿使泄气，入锅内适量的水中炖之，炖毕取出。

用法：早、晚空心饮三盅（约五钱）。

109. 武邑县滕世杰献方

主治：风湿性关节疼痛及下肢运动障碍。

药物：麻黄二两，防风三钱，羌活二钱，独活二钱，当归二钱，桂枝一钱，千年健二钱，追地风二钱，红花二钱，马钱子二两，乳香二钱，没药二钱，川牛膝二钱，木瓜二钱，杜仲二钱，自然铜二钱。

配制：马钱子用麻油炸去毛，同上药共为细末，炼蜜为丸，每丸三钱。

用法：第一天服一丸，第二天服两丸，第三天服三丸，黄酒送下，以后每天继续服三丸。体弱及气虚者忌用。

110. 赤城县宋殿林献方

主治：腰腿疼痛。

药物：黑木耳四两，生萝卜子二两，枸杞子二两，麻黄一钱。

配制：共为细末，炼蜜为丸，每丸重二钱。

用法：日服两次，早、晚各服一丸，白水送下。服后忌生冷。

111. 宁晋县张式如献方

主治：风寒腿疼。

药物：威灵仙、川牛膝各等份。

配制： 共为细末，炼蜜为丸，如绿豆粒大。

用法： 每服三十九，白水送服。

112. 宁晋县张式如献方

主治： 因受风寒而致半身不遂，身体疼痛者。

药物： 当归五钱，麻黄四钱，木通二钱，川乌六钱，草乌五钱，苍术二钱，闹阳花一钱，烧酒四斤。

配制： 上药共入酒独流（过去盛酒用，底稍小，肚大，口小，黑褐色）内，用木塞将口塞住，外用布包扎独流口，再用绳子扎紧，放锅内，加水，锅底烧火煮之，约二三小时，取出，候冷去渣，将药酒仍贮入独流之内，封好勿泄气。

用法： 每日随意饮之，饮多少温多少。

113. 巨鹿县滑承瑞献方

方名： 药酒方。

主治： 腰腿疼痛。

药物： 化橘红二两，川乌七钱，草乌七钱，紫蔻（去壳）三钱，川牛膝一两，甘草七钱，乌梅十个，冰糖半斤。

配制： 好烧酒一斤半和药入瓶内，在开水内炖45分钟即可，下锅时秤准分量，减少六两为度。

用法： 每服一盅至二盅。

114. 赵县屈润芳献方

主治： 风寒湿腿痛。

药物： 川乌头、草乌头、何首乌、乌梅、海风藤、青风藤、当归、赤芍、川羌活各七钱，木耳五钱，马钱子五钱（香油炸透）。

配制： 共为细末，用纱布包好，用好烧酒五斤，用小口罐盛之，将药放入。再入冰糖四两捣碎，封固勿泄气。埋在地下三四尺深，七月后即可取出。

用法： 早、晚各一次，每次一二酒杯。

115. 阳原县献方

主治： 风湿性关节疼痛。

药物： 麻黄。

配制： 置锅内蒸热。

用法： 包在腿上，盖被取汗。

116. 枣强县中医院傅惺尘献方

方名： 搜风祛湿汤。

主治： 风湿流注关节肿痛。

药物： 麻黄二三钱，地丁一两，益母草二两。

用法： 水煎，一日两次温服。勿食生冷之物，虚弱人忌当风潮湿之处。

加减： 上肢加桂枝二钱；腰加杜仲二钱；下肢加川牛膝、木瓜各三钱。

117. 赤城县白草中心医院献方

主治： 湿热关节肿痛发烧，行步艰难。

药物： 川黄柏三钱，毛苍术三钱，龙胆草三钱，天南星三钱（制），桂枝尖三钱，汉防己三钱，威灵仙三钱，桃仁三钱，川芎三钱，红花三钱，秦艽二钱，甘草二钱。

配制：水四盅煎一盅。

用法：早、晚各一次温服。

118. 沽源县献方

主治：妇人腰腿酸疼。

药物：莴苣子二两，白木耳四两，枸杞子二两。

配制：共研细末，炼蜜为丸，每丸重三钱。

用法：每日一次，黄酒送服一丸。腿疼甚者加当归、牛膝各二钱。

119. 青龙县姜文清献方

方名：竹筒方。

主治：风湿性肩背痛，腿痛，以及浑身瘙痒各症。

药物：麻黄、甘草、艾叶各五钱，杜仲、防风、当归、透骨草各四钱，甲珠、桔梗、党参各三钱，竹茹、木瓜、川乌、乳香、没药各二钱，竹筒五个。

用法：将上药和竹筒同放锅内入水煎煮。趁热用竹筒扣患处，竹筒冷则换之，一日三次。

120. 青龙县卢凤鸣献方

主治：腰背痛，肩胛痛，中风口眼歪斜，半身不遂等症。

药物：豨莶草不拘多少。

配制：将药采后，用水洗净，放入锅内蒸之，取出晒干，再蒸再晒，如此九次，研细末炼蜜为丸。

用法：每服三钱，白水送下。

121. 安国县史云如献方

方名：牛髓丸。

主治：瘫痪，麻木不仁，四肢无力或久病气血太亏者。

药物：熟牛骨髓一碗，熟白蜜一斤半，炒白面一斤，炮姜末三两。

配制：上四味和匀，如弹丸大。

用法：每日清晨饭前二三丸，睡前二三丸，口嚼，黄酒送下。

122. 张家口市许梦白献方

主治：关节痛，腰腿痛，麻木。

药物：当归三钱，川芎二钱，花粉二钱，官桂三钱，半夏二钱，防风二钱，银花三钱，黄柏二钱，麻黄五钱，刁骨三钱，白蒜三钱，川羌三钱，白糖二两，木耳二两五钱。

用法：研细面。每服三钱，白水或黄酒送下，一日两次。

注："刁骨"疑是"局鸟骨"，"白蒜"疑"白术"。

123. 滦县魏绍伯献方

主治：瘫痪，半身不遂，手足麻木，口眼歪斜。

药物：藤萝子五钱。

配制：炒微黄，研为细末。

用法：加糖少许（易吞服），一次顿服，白水送下；水煎服亦可。

124. 保定市崔秀峰献方

方名：葱白汤。

主治：周身麻挛不仁。

药物：大葱白四两。

用法：水煎服，每日一次，连服五次即愈。

125. 唐山市献方

主治：关节肿疼。

药物：炙马钱子二钱，麻黄、乳香、没药各二钱，陈仓米二两。

配制：将老米炒成黑炭，以无黄心为度；和诸药共研细面，凉水调，摊布上。

用法：贴敷肿处，不可随便揭开，如干后再换一帖，以愈为度。

126. 邯郸市张相卿献方

方名：消湿汤方。

主治：风湿腿痛不能伸。

药物：焦白术、薏苡仁各一两，云苓五钱，防己一钱。

用法：水煎服，每日一剂。妊娠忌服。

127. 邯郸市籍学宁献方

方名：壮筋丹。

主治：下肢瘫痪，风湿等症。

药物：川膝一两，当归五钱，苍术三钱，红花三钱，甲珠三钱，没药二钱，巴戟五钱，川断五钱，灵仙五钱，淫羊藿五钱，川芎五钱，三七一钱，炙马钱子三钱。

配制：共研细末，面糊为丸，每粒二钱重。

用法：日服三次，每次一丸，用红糖、

黄酒为引冲服。服药后两小时有热血向下通达，如水珠下行，以及头晕等感觉。

加减：如阳虚自汗，加龙骨、牡蛎各三钱，盐水冲服。

128. 滦县耿庭印献方

主治：四肢麻木，半身不遂，精神倦怠。

药物：白术一两，黄芪一两，陈皮一钱，桂枝一钱，秦艽一钱，甘草一钱。

用法：水煎，候温一次服。日服两剂。

129. 峰峰矿区马进海献方

主治：腿疼风湿疼。

药物：白芥子一两，松香一两。

配制：白芥子捣烂和，加松香共捣成膏，摊细布上。

用法：贴患处。

130. 定县赵德云献方

方名：活络效灵丹（《医学衷中参西录》方）。

主治：腰背胁疼，腰痛腿痛以及脏腑积滞之气痛等症。

药物：当归、丹参、滴乳香、没药珠各五钱。

用法：水煎服，日服一剂。

加减：腿疼，加川牛膝三钱；腹疼，加五灵脂三钱；妇女月经瘀块痛，加桃仁、红花各三钱。

131. 安国县高天佑献方

主治：闪腰痛，突然用力，立刻腰痛，

不能转动。

药物：赤苞子一个（土瓜根，生青熟赤），黄酒二两。

配制：将赤苞子用慢火焙干，轧细面，黄酒二两兑如入开水少许。

用法：一次服之。服后略睡片刻，全身舒活，腰痛乃止。

132. 峰峰县吴天锡献方

方名：黄连木瓜汤。

主治：伤风，全身疼痛，两腿抽筋，呼号难忍。

药物：丽参一钱，川朴一钱，云苓一钱半，木瓜二钱，黄连五分，苏叶一钱，藿香一钱，滑石二钱，炙草五分。

用法：水煎服。服药后取汗。

133. 峰峰李万祥献方

主治：腰腿痛，不能行路。

药物：杜仲四钱，牛膝四钱，川断三钱，菟丝子三钱，红花一钱半，石斛三钱，炙马钱子去毛一分。

用法：水煎服。

134. 峰峰县龚俊明献方

主治：百骨痛，或腿痛、腰痛、胳膊痛。

药物：桑寄生五钱，归尾六钱，大活六钱，地龙三钱，红花二钱，赤芍三钱，秦艽三钱，木瓜三钱，川断三钱，乳香二钱，没药二钱，丹皮三钱，防风三钱，杜仲三钱，甘草三钱。

用法：水煎服，白酒引。

135. 刘守富献方

主治：胳膊痛。

药物：桑寄生一两，灵仙一两，骨头三钱（各样骨头皆可用）。

用法：水煎服。

136. 峰峰县李本然献方

主治：风湿麻痹腰腿及周身关节疼。

药物：炙马钱子二钱，乳香珠二钱，明没药二钱，防风二钱，甘草二钱。

配制：马钱子一味必须遵古炮制，即用香油煎成枯黄色，去皮切片再用油煎，晾干后和其他药共为细末。

用法：共分五次服，每晚一次。

137. 乐亭李文元献方

主治：风湿腿臂疼痛。

药物：全当归三钱，川芎二钱，赤芍、明天麻、海风藤、生桑枝、忍冬藤各三钱，生地四钱，狗脊、木瓜各三钱，甘草二钱，藕节、鸡血藤各三钱。

用法：水煎服，一剂分早、晚两次服。

138. 保定市郭英铨献方

方名：追风活血胶。

主治：腰腿疼痛。

药物：乳香、没药、血竭、儿茶各五钱，广木香三钱，猪毛灰三两，桐油一斤，香油一斤，漳丹一斤。

配制：共为细末。先将桐油、香油熬开，下药熬，去渣，再下漳丹成膏。小张的重五钱，大张的重一两。

用法：贴患处。贴药后患部发痒，是好的反应。

139. 安国县高天佑献方

主治：腰痛。

药物：洋金花（一名曼陀罗花）十朵。

配制：采鲜洋金花十朵剪碎，用烧酒二两浸透。

用法：每天用此酒热敷一次局部，再用此酒搽痛处，连搽十几天，则痛感消失。

140. 安国县王丙熙献方

主治：腰腿脚痛。

药物：乳香三钱，没药三钱，川牛膝二钱，木瓜二钱，五加皮三钱，川羌活二钱，归尾四钱，赤芍三钱，杜仲炭三钱，防己二钱，甘草一钱。

用法：水煎服。每日服一剂，不拘时服。

141. 峰峰柴步斗献方

主治：腿疼，不红不肿，骨内疼痛。

药物：白酒糟五斤，五枝（杨、柳、槐、桑、桃）五十根。

配制：将五枝用水煎好，将白酒糟炒热，装入白布袋内。

用法：用五枝煎水洗涤腿疼之处，洗后将白布袋溻疼处，每日洗溻一次。

142. 景县赵芳芝献方

方名：甲马丹。

主治：风寒湿痹。

药物：山甲珠、马钱子各等份。

配制：马钱子用香油炸透，以紫黑色为度。二药共研细末。

用法：每服四分，白开水送下。服后先攻头如昏迷状，随即下行直达腿部，如不攻头目者无效。

143. 峰峰市献方

主治：腰痛。

药物：杜仲（盐炒）、故纸（炒）各二钱。

用法：水煎服。

144. 石家庄市桥东区义堂医院献方

主治：腰痛不可俯仰，难以转动者。

药物：杜仲三钱，故纸三钱，牛膝三钱，香附三钱，青盐二钱，猪腰子两对。

配制：猪腰子用竹刀切开，把上药轧面夹于其内，外用粗纸包裹，浸湿放火上焙干轧面。

用法：黄酒冲服，每次三钱。

145. 深县献方

方名：风寒膏药。

主治：风寒腿痛。

药物：白及一钱半，白蔹一钱半，马钱子一钱半，当归一钱半，红大麻子仁一钱半，川羌一钱半，大活一钱半，川芎一钱半，赤芍一钱半，防风一钱半，透骨草一钱半，炮山甲一钱半，蜈蚣二条，漳丹三两，香油一斤。

配制：上药除漳丹一味，其余与香油共入锅内，慢火炸枯去渣，熬至滴水成珠；

再将漳丹炒热纳入，不住地用青柳木棍搅。离火候冷即成膏备用，或搅匀后即倾入冷水中亦可。

用法： 用时以火化开，摊布上贴患处。

146. 隆化县上梦庚献方

主治： 虚寒腰痛。

药物： 破故纸二两（酒洗）。

用法： 水煎，煎时加炒盐少许，服时烧酒为引。忌生冷。

147. 唐山市工人医院献方

主治： 湿热腰痛，腿亦难伸重痛。

药物： 龟板（酥炙）二两，苍术、黄柏（酒炒）、苍耳、威灵仙各一两，侧柏叶五钱。

用法： 研细末，酒糊为丸桐子大，每服五十丸。用黑豆煎汁，再以当归、川芎、熟地、陈皮、甘草、白芍（各一钱）等药煎汤送服。

148. 唐山市工人医院献方

主治： 肾精不足腰痛。

药物： 鹿茸、菟丝饼各一两，小茴香五钱，五味子六钱。

配制： 以羊肾二对，陈酒煮烂，去膜研捣如泥，和丸梧桐子大，阴干。

用法： 每服五十丸，盐汤送下。

149. 石家庄市魏慎铭献方

方名： 阳和汤加减。

主治： 虚寒性腰腿疼。

药物： 大熟地一两，白芥子二钱（炒研），鹿角胶三钱，麻黄、姜炭各五分，肉桂、生甘草各一钱。

用法： 水酒各一杯煎服。

150. 滦县张耕尧献方

方名： 麻痹酒。

主治： 偏瘫、截瘫、麻痹、腰腿臂痛，一切因风寒湿而得之痹证均效（慢性风湿病）。

药物： 千年健三钱，追地风三钱，麻黄三钱，制马钱子三钱（炙黄色），烧酒（白酒）二斤。

配制： 以上药共为粗末装布袋内，合酒一齐入坛内，封好勿透缝，煮三炷香时，去渣即妥。

用法： 每服一至三酒盅，日服两次。

加减： 臂部痛，加桂枝三钱；腿痛，加牛膝三钱；腰痛，加杜仲三钱。

151. 柳学诗献方

主治： 足、腿、手肢麻木不仁。

药物： 清半夏、净吴茱萸、土元各等份。

用法： 共研细末。日服两次，每服五分，白开水送下。

152. 石专医院史奉璋献方

方名： 释麻汤。

主治： 手足麻木。

药物： 台参三钱，当归三钱，生黄芪三钱，清夏、白芥子、陈皮各一钱，白术三钱，甘草、柴胡、川附子各一钱。

用法：水煎服。

加减：气虚者，倍黄芪；血虚者，倍当归；脉沉迟者，加肉桂。

153. 新河县王秀章献方

主治：手足抽搐，筋脉挛急，周身麻木。

药物：木耳一两，当归五钱，防风、木瓜各二钱，苍术、怀牛膝各一钱。

用法：共为细末，每服一钱，黄酒调服。忌食肉类、油腻等。

154. 新河县邢明洲献方

方名：飞步六藤汤。

主治：治下痿及半身不遂症。

药物：青风藤、海风藤、川羌活、独活、秦艽、松节各三钱，络石藤、天仙藤、鸡血藤各四钱，威灵仙五钱，豨莶草八钱。

用法：水煎服。一日两次，连服四剂为一疗程。

加减：发热加黄柏、苍术各二钱；下肢加牛膝、木瓜各三钱；上肢加桂枝二钱；语言謇涩加天竺黄三钱；年老气虚加黄芪八钱；下痿无力加虎骨二钱。

155. 隆化县宗子良献方

方名：鹏爪鹿茸汤。

主治：风湿性麻木不仁。

药物：石楠叶一两，淫羊藿一两，苍术一两，白鲜皮一两，川乌三钱，草乌三钱虎骨五钱，血鹿茸五钱，血竭花五钱，地龙三钱，甘草三钱，鹏爪一对（焙干

为末）。

配制：除鹿茸、血竭二味为末外，余药水煎送前二味面。

用法：此一剂作三次服用，服后盖被出汗即愈。

156. 玉田县寿长恒献方

方名：追风散。

主治：风寒湿痛（关节痛）。

药物：青风藤、海风藤、鸡血藤各三钱，千年健、地枫、山甲各四钱。

用法：水煎温服，配药酒服亦可，有酒更效。忌风寒潮湿。

157. 滦县刘兴汉献方

主治：风湿痛，四肢关节作痛，经年不愈。

药物：大活三钱，寄生三钱，秦艽二钱，防风四钱，细辛七分，当归三钱，川芎三钱，生地二钱，白芍三钱，桂枝二钱，茯苓三钱，汉防己三钱，灵仙三钱，木瓜三钱，牛膝二钱，五加皮二钱，乳香二钱，没药二钱，苍术三钱，黄柏三钱，胆草三钱，羌活二钱，神曲二钱，甘草二钱。

用法：水煎服。

158. 邯郸市刘兴海献方

主治：四肢麻木疼痛。

药物：川乌、草乌、乌梅、桂心、银花各三钱，白糖半斤，好白酒三斤。

配制：将药和酒装入瓷坛内浸七日夜，

放入铁锅内添水煮之，约一小时许取出过滤。

用法：早、晚各服一至二酒盅。禁忌生冷。

159. 昌黎县赵英明献方

方名：五积散（加味）。

主治：周身窜痛，关节尤甚。

药物：当归四钱，川芎三钱，酒白芍三钱，麻黄三钱，桂枝三钱，苍术三钱，白芷二钱，枳壳三钱，桔梗三钱，干姜二钱，茯苓四钱，厚朴三钱，陈皮三钱，姜半夏三钱，木通五钱，甘草一钱，生姜三片，葱白一枝。

用法：水煎服。

160. 保定市李国培献方

方名：壮筋奇方。

主治：肾虚腰痛脚软。

药物：杜仲一两。

用法：水酒各半煎，一次服下。

161. 藁城县赵世勋献方

方名：马钱活络汤。

主治：治腿疼年久，不能行走。

药物：川乌（炮）、草乌（炮）、当归、清半夏、茅苍术、麻黄、山甲珠（土炮）、威灵仙、杜仲炭、辰砂各一钱，大蜈蚣一条，马钱子一两。

配制：用牛油将马钱子炸三次，共为细面。

用法：每服一钱，早、晚两次，黄酒送

下。服用时间一个月。

162. 滦县刘继尧献方

方名：熏洗良方。

主治：风寒腿痛。

药物：透骨草一两，乳香一两，没药一两，干姜二两，线麻二两，川椒二两。

用法：线麻截断焙炭，将诸药共合一处煎四五沸，剩水四五碗，先熏后洗，以愈为度。

163. 滦县张寿之献方

主治：肾虚腰痛。

药物：杜仲一钱，故纸一钱，川膝一钱，猪腰子一个。

用法：共为细面，装入猪腰子内蒸熟，一次食尽。

164. 易县冯素芝献方

主治：腰疼。

药物：续断二钱，破故纸三钱，牛膝二钱，木瓜三钱，杜仲三钱。

用法：水煎服。

165. 保定市高贵山献方

方名：四生丸。

主治：骨节疼痛，举臂不起，行履艰难，遍身麻痹。

药物：白僵蚕三钱，地龙三钱，白附子三钱，五灵脂三钱，草乌头二钱。

配制：共为细末，米糊为丸，梧桐子大。

用法：每服二十丸，温酒送下。

166. 唐县赵文光献方

方名： 止痛散。

主治： 风湿性膝关节肿大疼痛，难以屈伸。

药物： 炙山甲二钱，赤小豆一两，大黄五钱，蜈蚣两条，川黄柏八钱，滴乳香三钱。

用法： 共为细末，醋调糊膝盖，用白布扎上。

167. 丰宁县王显章献方

方名： 著痛汤。

主治： 男女肩臂疼痛，发麻不能抬。

药物： 黄芪八钱，白芍三钱，桂枝二钱，红花一钱半，没药一钱半，木通一钱，甘草一钱。

用法： 水煎空心服，日服三次，煎三次。

168. 丰宁县丁树楠献方

方名： 活血定痛汤。

主治： 腰腿疼痛。

药物： 白薇五钱，泽兰叶五钱，山甲珠三钱。

用法： 用白酒半斤，文火煨煎，温后服。

169. 宁河县李学程献方

主治： 男妇腰疼，动转不利等症。

药物： 杜仲（盐炒）一两，盐炒破故纸五钱，熟地二两，白术二两，核桃仁五钱。

配制： 共为细面，炼蜜为丸，重三钱。

用法： 每服一粒，每日三次，白水送下。

170. 滦县高仰青献方

主治： 气血郁滞腰痛，其痛发作突然而急剧，若治不得法常会久痛不愈。

药物： 延胡索。

用法： 研为细末。每服二钱，热酒为引，白水冲服。

171. 张家口市薛和卿献方

主治： 新久腿疾。

药物： 千年健、追地风、羌活、川牛膝、木瓜、麻黄各三钱，乌鸡一只。

用法： 将上药入鸡腹内，煮熟取药吃肉；吃肉饮汁后，药焙研末，每服三钱，日服两次。

172. 抚宁杨茂林献方

主治： 腿疼。

药物： 白木耳四两，杜仲四钱，透骨草、木瓜　牛膝各三钱，故纸一钱半。

用法： 共为细末，元酒送下。

173. 抚宁王化民献方

主治： 风寒腰疼，及四肢疼。

药物： 当归、川芎、防风、川乌、草乌、细辛、羌活、独活、怀牛膝、麻黄、桔梗、白芷、甘草各五分，荆芥五钱。

用法： 共为粗末。用蜂蜜四两，元酒半斤合一处煎开，一次服下。服后避风三天不出屋。

174. 围场县高承恩献方

方名： 金鸡散。

主治： 风寒腿痛。

药物： 当归、麻黄、川牛膝、虎骨、甘草各三钱。

配制： 乌骨鸡去毛，取出脏腑，将药放在腹内，缝好煮熟，把药和肉同吃完。

用法： 吃肉喝汤；药焙研末，每服三钱，日服两次。

175. 磁县朱子温献方

主治： 四肢疼痛难忍。

药物： 当归五钱，丹参五钱，乳香五钱，没药五钱，连翘五钱，川牛膝五钱，木瓜三钱，黄芪五钱。

用法： 水煎服。

176. 保定市黄崇华献方

主治： 四肢关节疼痛。

药物： 马齿苋一斤，白酒一斤。

配制： 将马齿苋同白酒都装在小坛内，将坛口封固，埋在地下半个月后取出。

用法： 每日饮两次，每次饮五钱。

177. 唐山市吴晓峰献方

方名： 加味除湿汤。

主治： 风湿性关节肿疼，无论新旧皆治之。

药物： 羌活、独活、防风、桂枝、苍术、怀牛膝、云苓、当归各三钱，黄柏、川乌、穿山甲、甘草各二钱，苡仁四钱。

用法： 清水三大碗，煎至三分之一，第二煎亦如前法，合一处，分两次服。孕妇忌服。

加减： 虚者，加黄芪；筋骨痛，加虎骨、木瓜、钩藤、丝瓜络。

178. 唐山市傅筑岩献方

方名： 铁离拐。

主治： 风寒湿痹，筋骨酸痛，腰腿疼痛或四肢麻木。

药物： 马钱子（油炸去毛）、麻黄、千年健、追地风、川乌、草乌、乳香、桂枝、没药、地龙、牛膝、杜仲、川断、秦艽、甲珠、土鳖、防风、川羌、木瓜、当归、川芎、全蝎、花蛇肉各一钱五分。

配制： 共研细末，炼蜜为丸，每丸二钱。

用法： 每服一丸，黄酒送下。禁食生冷。

179. 蠡县巩培元献方

主治： 风湿关节疼痛。

药物： 防风、羌活、川芎、白芷、云苓、胆草、川牛膝各三钱，甘草二钱，生地、苍术、白术、红花、桃仁、清夏、陈皮、防己、灵仙各三钱，川附子二钱，木瓜四钱，独活三钱，南星二钱。

用法： 水煎服。

180. 唐山市张紫柱献方

主治： 风湿性关节炎。

药物： 牛筋板（注：疑为牛筋）。

配制： 将牛筋板切断，用火烤焦，研成细末。

用法： 热元酒冲服。

181. 唐县李德鑫献方

方名：拈痛甘露酒（家传秘方）。

主治：主治风寒腿疼，半身不遂。药物：生川乌（碎）、生草乌（碎）、追地风、千年健（碎）、川牛膝、木瓜、川续断、生杜仲各四钱，白糖六两，白酒三斤。

配制：共合一处入瓷坛泡之，塞住坛口，尽力摇之，使药物浸润，放温暖处，过五日用。川乌、草乌必须生用才有效。

用法：随量饮之。

加减：如上肢痛，加桂枝四钱；女人用，加当归、红花各四钱。

182. 安国郭俊生献方

方名：麝香丸。

主治：四肢流走痹疼，关节浮肿疼痛，即白虎历节风，风湿性关节炎。

药物：生川乌（大八角者）三个，生全蝎二十一个，黑豆二钱，麝香五厘，生地龙半两。

配制：川乌、全蝎、黑豆研极细面，然后加入麝香共研匀，糯米糊为丸，如绿豆大。

用法：每次服七八丸，夜卧时空腹温酒下，每服三日停药一至二日，微出冷汗为妙。

183. 唐山市献方

主治：房劳过度，感受寒凉，肾虚腰膝酸痛。

药物：牛膝三钱，女贞子五钱，肉桂三钱，泽泻二钱，杜仲三钱，大熟地三钱，附子二钱，山药五钱，狗脊三钱，山茱萸三钱，云苓三钱。

用法：水煎服。

184. 唐山市边广绅献方

方名：追风汤。

主治：风寒腰腿疼痛。

药物：当归三钱，川芎三钱，肉桂三钱，陈皮三钱，牛膝三钱，千年健三钱，追地风三钱，麻黄三钱，杜仲三钱。

用法：引用熟肥猪肉二两，水煎，饭后服。

185. 安国杨冠华献方

主治：四肢沉重，麻木不仁，腰膝腿痛。

药物：黑附子八钱，麻黄二钱，淫羊藿八钱，浮萍草四钱，炒黑豆八钱，苍耳子八钱，细辛一钱，熟桃仁六钱，地骨皮八钱，黄酒四两。

用法：水煎服，日两次服之。

186. 安国王腾霄献方

主治：腰膝疼痛，转动辄甚。

药物：马钱子三两，麻黄二两，防风二钱，羌活二钱，乳香二钱，没药二钱，川牛膝三钱，追地风三钱，千年健三钱，木瓜二钱，杜仲四钱，自然铜三钱，甘草二钱，桂枝三钱。

配制：马钱子土炒去毛，再用油炸，与上药共研细面。

用法：炼蜜为丸，每重二钱，日服两次，每次一丸。酌情增减，白水兑黄酒送服。

187. 安平县防疫站献方

主治：风湿性腰腿疼。

药物：麻黄三两，桂枝、附子、肉桂、炮姜、追地风、千年健、木瓜、杜仲炭、川断地龙、土鳖（炒）、牛膝、甘草各二两，马钱子（炒去毛）十五两。

用法：共为细末，每日服一次，每次七分至一钱，男用热烧酒冲服，女用热黄酒冲服。

188. 晋县中医研究所献方

主治：腰腿四肢疼痛，风湿性者。

药物：川牛膝、山甲珠各三钱，青风藤、海风藤、追地风各四钱，秦艽、木瓜、桂枝各二钱。

配制：烧酒半斤装入黑瓷瓶内，再将药放入，瓶口塞好，锅内文火水煮一小时。

用法：日服三次，每次一酒盅，饭后服。忌生冷腥荤。

189. 平乡县马志芳献方

主治：风寒腿痛。

药物：川牛膝二钱，大蜈蚣一条，宣木瓜二钱，杜仲一钱，地龙一钱，马钱子二钱（去皮毛，炒），没药五分。

用法：共研细末，每服二钱，烧酒冲服。

190. 石专医院史奉璋献方

主治：各种腰痛。

药物：当归三钱，川牛膝三钱，红花三钱，威灵仙二钱，生桃仁二钱，生杜仲六钱，川断二钱。

用法：水煎服。

191. 深县医院中医科献方

主治：寒腿痛。

药物：白矾二钱，苍术二钱，胡椒二钱。

用法：共为细面，另以人发剪短做一方垫，将上药混合于人发内，蹬在脚下。约十日后生效。

192. 深县医院中医科献方

方名：立效散。

主治：闪腰岔气，急性腰疼，不能转侧者。

药物：广木香二钱，麝香五厘。

配制：共为细面备用。

用法：如系腰左侧痛，将药粉吸入右鼻孔；右侧痛，吸入左鼻孔，吸药后马上做全身活动，两手上下开合一二次即愈。

193. 深县医院中医科献方

方名：风湿药酒。

主治：风湿性腿痛及臂疼，阴天时有显著变化的疗效更捷。

药物：青风藤、海风藤、穿山甲、川牛膝各三钱。

配制：共为粗末，将药装入瓷瓶内，再入红糖二两，然后以好白酒（68度以上者）一斤兑入瓶内，将药瓶放入冷水锅内用文火慢慢烧开，瓶口不可盖紧，约计一小时许，取出过滤去渣，封瓶备用。

用法：早、晚空腹各服三钱，必须加温后再服。

194. 丰润县岳实庄乡医院献方

主治：腰疼。

药物：黑豆一把（炒焦）。

用法：黄酒加水煎服。

195. 深县献方

主治：手足麻木。

药物：鲜姜二两，大葱四两。

用法：水煎熏洗。

196. 涞水县秦瑞五献方

主治：半身不遂，手足麻木不仁。

药物：麻黄、血竭、木通各三钱，北瓜把七个。

用法：共炒研细末，每服三钱，日服两次，黄酒一两冲服，取汗。

197. 徐水县胡上祥献方

主治：初发关节痛。

药物：鲜姜一两，生石膏二两，羌活一钱。

用法：共捣为泥，贴患处，白布裹好。

198. 新河县杨志献方

方名：攥药。

主治：头痛及遍身骨节疼痛。

药物：毛黑豆十二个（捣），胡椒一钱，明雄黄一钱，明矾一钱。

用法：共为细末，以薄面饼将药末包好，攥于手心，填在本人阴处，阴汗出自愈，男用左手，女用右手，待汗出取下。

199. 徐水县李子哲献方

方名：舒络祛风汤。

主治：手足胳膊疼，不能行动。

药物：当归、赤芍、荆芥、防风、红花各三钱，透骨草四钱，艾叶四钱。

用法：水煎后熏洗患处，用白布连药水及药渣熏洗六七次，每天三次，洗后患处覆棉被暖温。患处忌冷水洗。

200. 行唐杨煦斋献方

主治：风寒湿腿胯疼痛。

药物：苍术、牛膝各三钱，紫油桂、川乌、草乌、藁本、木瓜、赤芍、乳香各二钱，蜈蚣（炙）一条，全蝎（炙）一条，松罗茶一两，烧酒、黄酒各四两。

用法：煎服。

201. 保定市周志宏献方

主治：肾亏风寒腰痛及头疼不愈者。

药物：真口蘑一斤，枸杞二两，防风二两，丽参五钱，当归、川芎、牛膝、川断、杜仲、木瓜、独活、天麻、熟地各一两。

配制：共为细末，炼蜜为丸，每丸三钱重。

用法：早、晚各服一丸，白水送下。

202. 保定市王培之献方

方名：透骨追风丹。

主治：风湿流注，关节疼痛。

药物：白凤仙花子一两，当归三钱，川黄连三钱，核桃仁三钱，生姜少许。

配制：共为细末，人乳汁调为糊。

用法：涂于痛处之皮肤上，约半小时即见功效，把药擦掉。不能痊愈者，可再用 1 次。涂药 10 分钟左右，灼热疼痛起疱。此药有毒不可入口。

203.保定市张树棠献方

主治：寒腿疼。

药物：麝香二分，儿茶一两，紫油桂二两，炮姜二两。

配制：共为细面，炼蜜为丸，如绿豆大。

用法：成人每服十粒，小儿五六粒，早晨空心，黄酒为引送下，白酒亦可。孕妇忌服。

204.保定市郭英铨献方

方名：追风活血酒。

主治：筋骨麻木，腰腿疼痛。

药物：陈皮一两，牛膝九钱，葫芦把九个，酒白芍七钱，白附子七钱，川干姜一两七钱，川佛手二两，桂心四钱半，白蔻一钱半，砂仁四钱半，炙草三钱半，公丁香二钱半，红糖一斤，黄酒二斤，白下酒六两。

配制：共为细末，装入坛子内酒泡，将坛子放锅内水煮，约一小时四十分钟即可，过滤去渣，取酒备用。

用法：成人每服二两，不饮酒者、妇人、小孩，酌情减量。服后关节跳动肿胀，是好反应，多走动为要。禁忌受风着凉。

205.石专医院史奉璋献方

主治：周身关节疼痛，或肌肉痛，属于风湿性者（僵直不能屈伸及气血衰弱者效果不大）。

药物：川乌三钱，地龙三钱，木瓜三钱，防己三钱，秦艽三钱，桂枝三钱，舒筋草一两，灵仙三钱，当归三钱，红花三钱，钩藤三钱，广木香一钱，寄生四钱，乳香三钱，没药三钱，枳壳二钱，羌活三钱，松节三钱，豨莶草一两。

用法：水煎服。孕妇及阴虚火旺者勿用。

206.唐山市工人医院献方

主治：风湿寒气留于经络，四肢游走而痛。

药物：当归八钱，蜣螂（焙）十八个，全蝎二钱，地龙五钱，山甲珠二钱，露蜂房四钱，川乌五钱，乳香三钱，麝香四分。

配制：共研细末，以黄酒煮黑大豆，捣烂如泥，和药为丸，如桐子大。

用法：每服二十至三十丸，黄酒送下。

207.张家口市赵达夫献方

方名：痹痛丸。

主治：寒腿及一般风湿性关节炎。

药物：麻黄二两三钱，血竭花二两三钱，大蜈蚣三条（去头足），乳香一两二钱，没药一两二钱，桂枝一两二钱，防己一两二钱，木瓜一两，法制马钱子一两二钱，自然铜七钱。

配制：共为细末，炼蜜为丸，共作

九十五丸。

用法：一日两次，每次一丸，空腹白水送下。

208. 张家口市赵达夫献方

方名：祛湿止痛活络丹。

主治：风湿性关节炎，四肢神经麻痹及神经痛。

药物：干地龙二两，炙川牛膝二两三钱，炙川乌二两，胆星一两五钱，炙草乌二两，炙乳香七钱，炙没药七钱。

配制：共为细末，炼蜜为丸，每重一钱。

用法：日服一次，每服一丸，空心黄酒送下。孕妇忌服。

209. 峰峰矿区山底村保健站朱脉心献方

主治：腰腿紧皱疼痛。

药物：好醋三斤，黑豆二斤，老房土坯块约五斤。

配制：先将土坯用锅炒红，再将黑豆放在锅内炒焦，然后将好醋倒入。

用法：患处用被盖严，用其热气熏出汗。

210. 景县邱世统献方

主治：腿疼。

药物：当归五钱，柴胡、羌活、枳壳各一钱五分，防风、生地、藁本各二钱，刘寄奴四钱，牛膝、木瓜、香附、寄生、川断、杜仲炭各三钱，清宁片、甘草各一钱，生姜三片。

用法：水煎服。

211. 景县张书堂献方

主治：风寒湿痹，四肢麻木。

药物：血竭四钱，马钱子一两。

配制：马钱子香油炸焦黄色，别过黑，也别欠火候，以捞出来不挂油为度，同血竭共为末。

用法：分六十次服，白水送下，每日早、晚各服一次。

212. 景县魏承勋献方

主治：风寒腿疼和腰疼。

药物：生川乌三钱，生草乌三钱，川牛膝三钱，金银花三钱，甘草一钱，乌梅三钱，白糖四两，烧酒一斤。

配制：装瓶内泡七天后用。

用法：每日两次，早、晚各服三酒杯。勿多服。

213. 邯郸矿区西王看村马进海献方

主治：闪挫腰疼。

药物：广木香一钱，麝香三分。

用法：共为细末。左边疼吹入左鼻孔，右边痛吹入右鼻孔。

214. 晋县李敬臣献方

主治：腿疼，半身不遂。

药物：当归一两，狗脊三钱，川牛膝二钱，松节四钱，菊花二钱，川断三钱，杜仲三钱，千年健二钱，桑寄生三钱，杞果三钱，熟地三钱，草乌三钱，防己三钱，追地风五钱，烧酒三斤，木瓜二钱，秦艽二钱，桂枝三钱，细辛二钱。

配制：将药为粗末，装瓶内与酒调匀，锅中煮之，剩酒一斤为度。

用法：日服三次，每次一盅。忌生冷房事。

215. 景县张瑞淮献方

主治：风寒湿腿疼筋缩，骨节疼难忍，不能行步。

药物：透骨草一两五钱，苏木二两，白芥子一两五钱。

用法：共为细末。乳汁调匀敷患处，四

小时揭去。若过时即起黄疱，用针挑破。

216. 宁晋县李丰丹献方

主治：腰腿疼痛，筋缩难伸，行动不便。

药物：马钱子。

用法：用香油炙去毛皮，研末每服一钱，重者一钱五分至二钱。服后筋动两腿发直，半小时即退。轻者两次，重者三四次即愈。

注：马钱子毒性大，用时必须油炸透。

鹤膝风类（计5方）

1. 石家庄市胡东樵献方

方名：何首乌汤。

主治：鹤膝风。

药物：何首乌一两，虎骨二钱，龟胶二钱，全当归五钱，川断五钱，甘草二钱。

用法：水煎服。

2. 阳原县民间献方

主治：膝盖红肿疼痛。

药物：无名异五钱，地骨皮三钱，乳香一钱半，没药一钱半，麝香一分。

用法：共为细末。车前子浓汁和黄酒各半，调药面成软膏，摊在生白布上敷

患处。

3. 巨鹿县田保忠献方

方名：蠲痹汤。

主治：鹤膝风及风寒湿诸痹。

药物：羌活、独活、桂心、秦艽各一钱，当归三钱，川芎一钱，甘草五分，桑枝二钱，乳香二钱，木香一钱，海风藤三钱。

用法：水煎服。

加减：风气胜者，加秦艽、防风；寒气胜者，加附子、桂心；湿气胜者，加防风、萆薢、苡仁；痛在上者；去独活，

加荆芥；痛在下者加牛膝、木瓜。

4. 蠡县刘纪文献方

主治：鹤膝风。

药物：白芥子三钱，轻粉一钱半。

用法：共研细面，鲜姜四两，大葱白四两捣碎，纱布压取汁，与药面调和，摊青布上，贴患处（关节上）。一宿揭去，贴处成疱，放出黄水，消毒包扎，待其自愈。

5. 无极县张焕廷献方

主治：人面疮未溃时用。此疮两膝肿而高起，大而软内含黄水（注：谓滑囊积液）。

药物：全当归二两，生黄芪二两，全虫四钱，川牛膝四钱。

用法：水煎洗。水煎滚后，趁热用消毒棉花蘸药水洗之，勿使药冷，头一日洗三四次，二日以后每日洗六七次，连洗七日。如未能痊愈，再照原方洗之。

脚气类（计6方）

1. 冀县范迈千献方

主治：治湿脚气，胖肿如脱。

药物：槟榔七枚，吴茱萸三钱，苏叶三钱，桔梗五钱，橘红一两，木瓜一两，生姜五钱。

用法：水煎服。

2. 赤城县吴思温献方

主治：干湿脚气。

药物：苍术一两。

用法：研为细末，鸡蛋清调涂患处。

3. 无极县献方

主治：脚面或脚底疼痛，不能行路。

药物：薏米仁（炒）一两至一两半（重者可用三两），宣木瓜三钱（重者可用五钱）。

用法：水煎两次，早、晚各服一次。

4. 涿鹿县红旗社保健站献方

主治：脚气痛。

药物：冬瓜皮。

用法：洗净煎汤，洗脚。

5. 无极县刘明哲献方

主治：脚气。

药物：川牛膝五钱，木瓜五钱，薏米四两，防己五钱。

用法：水煎，空心服。

6. 峰峰矿区观台镇张万生献方

方名： 鸡鸣散。

主治： 脚气病，脚至膝部，或大腿部麻痹硬肿，或发热恶寒，或痛或不疼，或冰冷或火热，或有物如指，发自腓腨而气上攻心者，又有头疼、腹疼、呕吐者。

药物： 大槟榔七枚（碎）二两，木瓜一两，橘皮一两，吴萸三钱，桔梗五钱，紫苏叶三钱，生姜五钱。

用法： 清水三碗慢火煎至一碗半，取出再入水二碗煎留一碗，将两次药液相合一处，安置床头，至次日五更时将药分五次冷服（服后便黑粪水）。如遇急脚气上冲当立煎，分量可酌减，但须冷服（冬天略温亦可）。

少白头类（计 18 方）

1. 安国县康金华献方

主治： 少白头。

药物： 黑芝麻。

用法： 捣碎开水冲服，一日三次。

2. 安国安振芳献方

主治： 少白头。

药物： 黑芝麻一两，故纸一两，蝌蚪一百个焙干。

用法： 共为面，每次二钱，白水送下。

3. 无极县牛长庚献方

主治： 妇女白发变黑。

药物： 黄芩五钱，黄连五钱，犀角二钱，生地五钱，黄柏五钱，侧柏叶一两，益母草膏四两。

配制： 共研细末，炼蜜为丸，每重三钱。

用法： 日服两次，每服一丸。

4. 唐山市宫恒斌献方

方名： 五煎膏。

主治： 少白头。

药物： 旱莲草、黑桑椹、何首乌、生地黄、白茯苓各等份。

配制： 煎汁为膏，瓷器内封固，埋土内七日，忌铁器。

用法： 每次二三匙，日三次。

5. 安国孟昭奎献方

主治： 少白头。

药物：生首乌一斤，干桑叶二斤。

配制：共为细末，蜜丸三钱重。

用法：早、晚各服一丸。

6. 佚名氏献方

主治：少年白发。

药物：当归、生地、熟地、黑芝麻各一两，龟板八钱，茅根四钱，杭萸肉、丹皮、黄精各四钱，元参六钱，黄柏、知母、旱莲草各五钱，鹿角胶三钱。

配制：共研细面，炼蜜为丸，三钱重。

用法：每服一粒，一日两次。白水送下。

7. 保定市吕扶周献方

主治：少年白发。

药物：黑芝麻一升，大枣一斤。

配制：净布各包好，九蒸九晒，将枣去皮核捣泥，拌入黑芝麻食之。

用法：日服两次，每服三钱。

8. 无极县牛长庚献方

主治：妇女白发。

药物：黄芩五钱，黄连五钱，犀角二钱，大生地五钱，黄柏五钱，侧柏叶一两，益母膏四两。

配制：诸药共为细面，炼蜜和益母膏丸梧桐子大。

用法：每日三次，每服三钱，白水送下。

9. 安国安振芳献方

主治：少年白发。

药物：黑芝麻、故纸、蝌蚪（焙干）等份。

用法：共为末，每服二钱，白水送下。

10. 峰峰李秀峰献方

主治：青年白发。

药物：大生地一两，寸冬一两，何首乌二两。

用法：煎汤常服。

11. 安国县高天佑献方

主治：白头发。

药物：侧柏炭半斤。

配制：共为细末，炼蜜为丸，重二钱。

用法：每日两次，每次一丸，白水送下。

12. 唐县张凤会献方

方名：桑椹丸。

主治：少年白头发。

药物：黑桑椹、大生地、桑叶、黑芝麻、蜂蜜各等份。

配制：阴干为末，蜜调匀。

用法：每服五钱，白水送下。

13. 张家口市张芩献方

方名：蝌蚪乌发膏。

主治：男女中年白发。

药物：桑椹一斤，蝌蚪一斤。

配制：二物和匀，装入瓶内，悬于屋角，避风处，百日后化为黑水。

用法：以此水梳头，一个月后发黑如墨。

14. 涞源县魏毓贤献方

主治：少年白头发。

药物：生地。

用法：水煎，经常服之。

15. 宁晋县张鸿宾献方

主治：少年白发。

药物：黑牛苦胆一个，槐角（要一串四个豆的）。

配制：槐角装于胆内，以满为度，挂阴凉处候干。

用法：每个胆的豆分五次，茶水煎服，隔一天服一次。

16. 平山张克信献方

方名：乌发丸。

主治：少年白头发。

药物：当归四钱，白芍（酒炒）四钱，生地半斤，首乌四两，桑叶一两，寸冬一两，丹皮一两，萸肉二两，茯苓四两，山药二两。

配治：共为细末，蜜丸三钱重。

用法：早、晚各服两丸，白水送下。

17. 唐县张生尔献方

方名：乌发方。

主治：少年白头发。

药物：何首乌八钱，大熟地八钱，山萸肉八钱，山药三钱，川牛膝三钱，粉丹皮三钱，杞果三钱，菟丝子三钱，紫草三钱。

用法：水煎服。

18. 唐县韩凤鸣献方

方名：乌须发方。

主治：少年白发，或中年白发，或发落不生。

药物：生地三两，熟地三两，云茯苓三两，何首乌八两，当归四两，桑椹四两，女贞子二两，旱莲草一两，地骨皮二两。

配制：共为细面，炼蜜为丸，每丸三钱重。

用法：每服一丸，早、晚一次，白水送下。

杂病类（计11方）

1. 隆化县于海洲献方

主治：腋下狐臭。

药物：胡粉三钱，水银三钱（唾沫研开），滑石粉三钱。

用法：蜡油调匀，频搽腋下。

2. 唐山市朱紫城献方

主治：爪枯肤燥，血虚风秘。

药物：生地二钱，熟地二钱，元参二钱，当归三钱，白芍三钱，秦艽一钱，防风二钱，甘草一钱。

用法：水煎服。

3. 唐山市张维成献方

方名：选奇汤。

主治：眉棱骨痛。

药物：川芎三钱，防风三钱，半夏三钱，生姜三片，甘草二钱（夏天用生甘草，冬用炙甘草，春秋生炙各半）。

用法：水煎去滓，入烧酒一盅，将头部用手巾箍好，服药后微微取汁。

4. 徐水县李长江献方

主治：卒然音哑。

药物：土蜂窝七个。

用法：水煎数沸澄清，每服半茶盅，日服三次。

5. 涉县张志云献方

方名：驴头汤。

主治：两腮骨疼（左右均效）。

药物：驴头骨一个

用法：驴头骨打碎，分数次入砂锅中熬二小时，多次分服。日服三次。

6. 武邑县陈庆海献方

主治：痱子痒痛。

药物：大蓟不拘多少。

用法：煎水洗。

7. 唐山市张育民献方

方名：润泽膏

主治：皮肤枯燥如鱼鳞。

药物：牛骨髓、真酥油各一两。

配制：共炼一处，瓷器贮之。

用法：每日空心服三茶匙，热水送下。

8. 徐水县李长江献方

方名：猪香脂油胶。

主治：手掌脱皮裂口。

药物：猪香脂油四两，黄蜡二两。

配制：慢火熔化，入黄蜡收胶。

用法：搽抹患处。

9. 衡水县李文轩献方

方名：止痉丹（祖传）。

主治：抽搐痉挛等症。

药物：油桂一钱，牛黄一分，天狗粪一钱五分。

配制：共为极细面，和以高粱细面烙小饼一个，分六日服，日服一次，白水送服。注：天狗粪疑为夜明砂。

10. 张家口市王筵卿献方

主治：肾子痉痛病。

药物：酒炒小茴香、赤石脂、广木香各等份。

配制：乌梅肉捣烂为丸，如桐子大。

用法：空心服，每服十五丸，葱酒汤送下。

11. 保定市张巍庭献方

主治：狐臭。

药物：大田螺一个，巴豆仁一粒，胆矾豆大，麝香少许。

配制：先将田螺水内养三日，以去其泥，后揭起田螺靥将药入内，用线扎住，置瓷碗内，次日化水。

用法：须在五更时将药水以手自抹其两腋下，频抹，待腹中欲泻住手。大便后，如不愈再抹。再用，枯矾一两，蛤粉五钱，樟脑一钱，研细擦之，以去病根。

黄水疮类（计 146 方）

1. 沽源县李宇宸献方

主治：黄水疮。

药物：槐树皮。

用法：烧炭研细末，敷布患处。

2. 涿鹿县岑效儒献方

主治：黄水疮，瘙痒抓破流黄水。

药物：松香三钱，生明矾三钱，枯矾三钱，淀粉三钱，铜绿三钱，漳丹三钱。

用法：共研细面。用香油将疮痂润掉，随后将药面干撒患处，如此三四次。

3. 阳原县梁兴汉献方

主治：黄水疮。

药物：铜绿、松香、头发、杏仁油。

配制：将松香燃烧滴在新砖上，再将头发烧灰，铜绿、松香为细末，杏仁油调匀。

用法：搽患处。

4. 康保县张林献方

主治：黄水疮症。

药物：松香一两，煅石膏二两，冰片三钱，儿茶一两，铜绿一两。

用法：共为细末，香油调敷患处。

5. 康保县孙绍先献方

方名：一扫光散。

主治：热毒黄水等症。

药物：水银一钱，细茶二两，牙皂五分，花椒一两，樟脑三分。

用法：共研细末，鸡子黄油或香油调敷。

6. 涿鹿县范文升献方

主治：风火毒疮。

药物：蜗牛七个，青黛三分，蛤粉二分。

用法：共捣一处擦之。

7. 怀安县献方

主治：黄水疮。

药物：苦参四钱，羌活、防风、薄荷、芥穗、浮萍、蝉蜕、公英、地丁、连翘、白鲜皮、草乌各二钱。

配制：水煎数沸，过淋去渣，再入芒硝面二钱，白矾面二钱，食盐面二钱。

用法：淋洗疮上，洗后用干净软布拭干疮面。

8. 康保县李春献方

方名：一扫光。

主治：男妇老幼脸上黄水疮。

药物：松香一两，铜绿一钱，官粉一两，白矾五分，漳丹一钱。

用法： 共研极细末，香油调搽患处，日两次。

9. 延庆县郭占霖献方

方名： 六圣散。

主治： 小儿头上诸疮，无论干皮或脓水或黄水等，皆并治之。

药物： 小红枣（去核，烧灰）一两，黄丹一两，官粉一两，松香一两，银朱一两。

用法： 共研细面，湿疮干搽，干疮香油调搽。

10. 宁晋县贾常保献方

方名： 一味神效散。

主治： 浑身湿烂，流黄水。

药物： 人中白。

用法： 研末香油调搽。

11. 沽源县郑斯魁献方

主治： 下颌颊部生黄水疮，作痒痂结流黄水（俗称"羊胡子疮"）。

药物： 羊胡须不拘多少。

用法： 烧灰，香油调搽。

12. 涿鹿县献方

主治： 黄水疮。

药物： 黄柏研面，冰片少许。

用法： 杏仁油调抹。

13. 阳原县陈尚亨献方

主治： 面部黄水疮。

药物： 青黛、黄柏、黄芩、枯矾、生石膏、冰片、蛤粉各等份。

用法： 共为细面。以杏子油把花椒用砂锅炒黑，去花椒，杏子油调药搽患处，每日一次。

14. 涿鹿县闪俊五献方

主治： 黄水疮。

药物： 土茯苓二两，金银花一两，白扁豆一钱，生甘草五钱。

配制： 水煎，兑白糖五钱。

用法： 当茶水饮。

15. 涿鹿县张武图献方

主治： 黄水疮。

药物： 松香、铜绿、煅龙骨、生石膏各二钱，川连、漳丹、川黄柏、官粉各一钱，冰片少许。

用法： 共研细面，杏仁油调搽。

16. 赤城县米生献方

主治： 发内生黄水疮，结黄痂。

药物： 大黄五钱，黄柏五钱，雄黄三钱，硫黄三钱。

用法： 共研细面，香油调敷。

17. 沽源县献方

主治： 黄水疮。

药物： 乳香、没药、血竭、儿茶、官粉、冰片各等份。

用法：共研细末，香油调搽。

18. 沽源县献方

主治：黄水疮。

药物：白矾、松香、官粉、冰片各等份。

用法：共研细末，香油调搽。

19. 沽源县献方

主治：黄水疮。

药物：黄瓜秧一把。

用法：研为末，麻油调敷患处。

20. 赤城县献方

主治：黄水疮。

药物：松香五钱，黄柏五钱，铜绿五钱，新砖面一两五钱。

用法：共为细末，香油或杏仁油调搽。

21. 赤城县郭宽献方

方名：青蛤散。

主治：头面生疮，发痒流黄水。

药物：石膏五钱，蛤粉五钱，黄柏五钱，青黛二钱。

用法：共为细末，凉水调搽。

22. 沽源县献方

主治：黄水疮。

药物：杏仁。

配制：烧焦置锈铁上搓出油。

用法：油搽患部。

23. 石家庄市胡东樵献方

方名：铅粉膏。

主治：小儿黄水疮。

药物：铅粉一两，枯矾三钱，铜绿二钱。

用法：共研细面，凡士林油调成软膏，搽患处。

24. 怀安县李子英献方

主治：黄水疮及一切无名疮疖。

药物：鲜蒲公英不拘多少。

配制：将鲜公英，洗净切碎，放于干净的石臼中捣如泥状；再用鸡子清一个，倒入捣好的鲜公英内，用筷子搅匀，收贮听用。

用法：视疮面大小，将捣成泥的公英贴于疮上，约半寸厚，用布包好，隔三天换一次。

25. 沽源县献方

主治：黄水疮。

药物：大黄、杏仁皮各等份。

用法：共研细末，撒在患处。

26. 高阳县陈益清献方

主治：风湿瘙痒，溃流黄水。

药物：银花一两，元参一两，熟地一两，苍耳子三钱，苍术三钱，车前子三钱，薏米五钱，公英二钱。

用法：水煎服。

27. 沽源县献方

主治：黄水疮。

药物：秋后遗落的干山药。

用法：春天到田里找秋天遗下的干山药，颜色越绿越好，捣碎成细末，用水拌调，涂于患处。

28. 阳原县毛风岐献方

主治：黄水疮。

药物：孩儿茶、石膏、川军各等份。

用法：共研细面，米津调敷患处。

29. 阳原县程永喜献方

主治：头部生疮流黄水。

药物：银花二两，当归一两，川芎五钱，甘草五钱，桔梗三钱，黄芩一钱，蒲公英三钱。

用法：水煎服。

30. 康保县郭士臣献方

主治：黄水疮，或湿疮。

药物：干山药不拘多少（越年多而发黑绿色的更好）。

用法：轧成极细面，湿的撒上，干的用香油调敷。

31. 宁晋县刘波臣献方

主治：黄水疮，起水疱，流黄水，痒甚。

药物：煅蛤粉五钱，青黛一钱半，煅石膏五钱，净轻粉二钱半，生黄柏末二钱半。

用法：共为细末，杏油调搽患处。

32. 武邑县陈通刚献方

主治：黄水疮。

药物：白扁豆叶。

用法：把扁豆叶两手拈软，贴患处。

33. 宁晋县陈秀石献方

主治：黄水疮。

药物：白矾、枯矾各一钱，厨房正冲饭锅梁上尘土二钱。

用法：共为细末，香油调匀涂患处。

34. 宁晋县陈秀石献方

主治：蜘蛛疮。

药物：龙骨不拘多少。

配制：研极细面，香油调匀，搽患处。

35. 阳原县献方

主治：黄水疮。

药物：川黄连三钱，冰片一钱，醋炙龟板二钱。

用法：共为细面，杏仁油调搽患处。

36. 阳原县焦玉宝献方

主治：黄水疮。

药物：多年苇席不拘多少。

用法：烧成灰，米沫调搽患处，每天一次。

37. 武邑县滕世杰献方

主治：黄水疮。

药物：香油一两，松香研二钱，草纸五寸见方一张　杉木五寸如筷子粗。

配制：杉木香油浸透，草纸香油浸过，松香撒草纸上，用草纸卷杉木成一卷，火燃着，松香滴瓷碗内，冷后研为细末，香油调成糊状。

用法：涂患处。

38. 束鹿县阎季坤献方

主治：黄水疮。

药物：绿豆半斤（炒黑），硫黄二分。

用法：共研细末，香油调搽患处。

39. 涿鹿县张寿山献方

方名：冰柏散。

主治：黄水疮。

药物：冰片、黄柏各等份（剂量以疮面大小而定）。

用法：共研细面，杏仁油调搽，香油亦可。每日将患处先用白开水洗净，软棉巾擦干，然后搽药。如仍湿，亦可干敷。

40. 康保土球子医院秦守善献方

主治：颜面头部黄水疮。

药物：炉甘石二钱，猪脂油二两。

用法：炉甘石研细面，把药面与油混合一起，患处拭净搽之。

41. 阳原县白应魁献方

主治：黄水疮。

药物：生山药（晒干，研细面）、松香（研细面）各等份。

用法：麻油调搽患处。

42. 商都县王鸿儒献方

主治：头部黄水疮。

药物：青黛三钱，五倍子三钱，冰片一钱五分。

用法：共研细末，香油调搽患处。七日后，用干净白布蘸热开水敷患处以去疮痂。

43. 获鹿县王重阳献方

主治：黄水疮。

药物：黄柏炭、铁锈各等份。

用法：共为细末，香油调搽患处。

44. 获鹿县陈荫楠献方

主治：湿热黄水疮。

药物：黄连、黄柏、地肤子、青黛、蛤粉、龙骨、炉甘石、轻粉、樟脑、枯矾各等份。

用法：研细面，香油调涂。

45. 获鹿县献方

主治：黄水疮。

药物：煅石膏一两，梅片三钱，黄柏三钱，青黛、轻粉各三钱，枯矾、炉甘石、儿茶各一钱。

用法：共为细面，香油调搽。

46. 宁晋县毛计恒献方

主治：黄水疮。

药物：漳丹三钱，黄柏三钱，枯矾三钱，冰片一钱。

用法：共为细面，香油调搽。

47. 沽源县献方

主治： 黄水疮。

药物： 川连一钱五分，黄柏一钱，黄丹、枯矾各一钱，松香一钱五分，官粉一钱五分，花椒一钱五分，冰片三分。

用法： 共研细末，香油调搽。

48. 涿鹿县陈蕴之献方

方名： 松黄散。

主治： 黄水疮。

药物： 松香、大黄、黄连（或黄柏）各三钱，冰片二钱。

用法： 共为细末，杏仁油调搽患处。忌用手指抓痒。

49. 宁晋县张式如献方

主治： 黄水疮。

药物： 川连、黄柏、青黛、轻粉各二钱。

用法： 共研极细末，香油调抹患处。

50. 无极县耿登贤献方

方名： 毛桃散。

主治： 黄水疮，瘙痒流黄水。又治痘疮腐烂，满身脓血。

药物： 风干自落土毛桃数个。

配制： 用瓦焙干为细面。

用法： 香油调搽患处。

51. 徐水县郭弼臣献方

主治： 黄水疮。

药物： 枯槐树枝一把烧炭研末，梅片少许。

用法： 共为细末，香油调涂患处。

52. 徐水县张鉴献方

主治： 黄水疮。

药物： 铜绿、轻粉、乳香、没药各五分。

用法： 共为细末，猪胆汁调搽患处。

53. 徐水县张鉴献方

主治： 黄水疮。

药物： 五倍子三钱，大黄一两，冰片少许。

配制： 先将前二味为细末，后入冰片再研。

用法： 香油调敷患处。

54. 石专医院史奉璋献方

方名： 收湿四圣散。

主治： 头面黄水疮，周身薄皮疮，旋耳疮，及风湿毒痒。

药物： 净轻粉、炒官粉、枯矾、炒松香各一两。

配制： 先研轻粉极细，再加入三味共研细末。

用法： 香油调搽患处，湿则干掺。

55. 深县董孔立献方

主治： 黄水疮。

药物： 白及、黄连各等份。

用法： 共为细末，香油调敷患处。水多者，用干面撒上亦可。

56. 唐山市朱紫城献方

方名：毛珍散。

主治：头面肿痛，破流黄水，痒疼难忍，毒性很大，黄水沾在好肉上，立即破流黄水。敷后可有刺痛感，过二十分钟就好了。

药物：枯矾三钱，银朱五钱，木鳖子肉三钱，白芷五钱，铅粉一钱，大枣肉（焙干）三钱，铜绿五钱。

配制：先将白芷枣肉轧成细面，细罗筛过，再入木鳖子肉共轧细，再将枯矾、铜绿、银朱、铅粉共研极细末调匀，瓷器收贮。

用法：香油调敷患处。

57. 唐山市韩广献方

方名：轻粉膏。

主治：各种破烂疮，痒与痛交加，疮水不止（湿疹）。

药物：轻粉、铅粉各一两，漳丹、白蜡、赤石脂各五钱，香油二两。

配制：将轻粉、铅粉、漳丹、赤石脂共研极细末，香油入勺内熬开，白蜡入内化开，将油倒在碗内，入以上药面，调匀成膏。

用法：敷患处。

58. 灵寿县赵恕仁献方

主治：遍身生疮流黄水。

药物：鲜大杨叶不拘多少。

用法：水煎洗。

59. 徐水县李子泽献方

方名：黄水疮散。

主治：黄水疮。

药物：黄柏面一两，大枣八十个（烧焦），冰片少许。

用法：共为细面，香油调匀，抹患处。不愈勿擦去，以愈为度，自落。

60. 陈道刚献方

主治：黄水疮。

药物：白扁豆叶。

用法：将叶用手拍软贴患处。

61. 井陉县杨根和献方

主治：黄水疮。

药物：轻粉、梅片各五分，煅石膏、煅牡蛎各一钱，红枣炭三钱，川黄柏一钱。

用法：共研极细，香油调敷患处。

62. 保定市郑喜贵献方

方名：一仁败毒散。

主治：黄水疮。

药物：杏仁五钱（烧炭）。

用法：研细末，香油调搽患处。

63. 石家庄刘明月献方

主治：黄水疮。

药物：豆腐、黄柏末。

用法：共捣贴患处。

64. 石专医院史奉璋献方

主治：皮肤湿毒，发热瘙痒，渗出黄水，甚则变为薄皮疮样，肿起发热，由局部浸淫周身，多发于两股间及脐下，缠绵不已。

药物： 银花一两，生地一两，泽泻三钱，木通三钱，竹叶三钱，猪苓三钱，滑石六钱，栀子三钱，苍耳三钱，赤芍三钱，海桐皮三钱，生薏米四钱，甘草二钱。

用法： 水煎服，早、晚各服一次，空腹服。

加减： 患处色紫，加当归五钱；湿气重者，加滑石粉一两；发肿、发热，加蒲公英一两。

65. 涿县马春和献方

主治： 黄水疮。

药物： 地里跑的蝎虎。

用法： 香油炸透去骨，摊纸上贴患处。须把疮洗净，一天一次。

66. 曲阳县刘茂有献方

主治： 黄水疮。

药物： 松香、枯矾、铜绿各二两，漳丹二钱，杏仁炭五钱。

配制： 共为细末，香油调。

用法： 先用温水洗净患处，随即敷药，每日一次。

67. 蠡县赵洪福献方

主治： 黄水疮。

药物： 生铜四至六两，月石五至六钱。

配制： 用一个新沙吊（壶）有盖相连的，将二药从出水口装进，再放在煤火上，

煅至口上有个白锈和泡沫时，即成。

用法： 用时将盖打开，取药入钵内研细，干敷患处，二三次即愈。

68. 涉县刘永昌献方

方名： 一扫光。

主治： 黄水疮。

药物： 青黛三钱，煅石膏五钱，黄柏炭五钱，杏仁炭三钱。

用法： 共为细末，香油调敷患处。必须先将患处洗净，然后再敷为妙。

69. 内丘县刘仁献方

主治： 周身头面生疮疱流黄水。

药物： 松香三钱，漳丹五分，黄豆面六钱。

用法： 松香化开与黄豆面调匀阴干，再加黄丹共研细末，香油调敷患处。

70. 唐县张希科献方

方名： 收湿止痒散。

主治： 小的疮破流黄水，刺痒难堪。

药物： 甘草粉一两，密陀僧五钱，枯矾五分，梅片一分。

用法： 共为细面。湿者干搽，干者香油调搽。

71. 蠡县王桂生献方

主治： 黄水疮。

药物： 西瓜蔓。

用法： 煅炭，研细，香油调涂。

72. 唐县张希科献方

方名：止痒散。

主治：肾囊湿疹（流黄水奇痒）。

药物：黄柏细面五钱，蚯蚓粪五钱。

用法：共为细面，干撒或香油调搽。

73. 完满县王连甲献方

方名：碧玉散。

主治：黄水疮。

药物：大枣、黑矾。

用法：大枣去核，黑矾填满，烧焦，研细末，干擦患处。

74. 完满县赵建章献方

主治：黄水疮。

药物：露蜂房、明白矾。

配制：白矾研细末，入蜂孔内以满为度。炭火烧之，以蜂房焦黑、白矾枯为度，共研细末。

用法：香油调敷患处。

75. 完满县赵建章献方

主治：黄水疮。

药物：松香一两，枯矾五分，煅石膏三钱，漳丹三钱，银朱一钱。

用法：共为细末，香油调搽。

76. 佚名氏献方

主治：头部黄水疮结白痂不愈。

药物：血竭、儿茶、轻粉、防风各等份。

配制：猪油四两，灯心纸卷好，燃着化油滴碗内。

用法：敷患处，一日一次。

77. 完满县黄纯嘏献方

方名：黄柏枣炭散。

主治：黄水疮。

药物：黄柏三钱，大枣二十枚（烧炭存性）。

用法：共研细末，香油调敷患处。

78. 完满县孙殿元献方

方名：冰倍散。

主治：黄水疮。

药物：五倍子一两，冰片二分。

配制：蜂蜜将五倍子炒焦，入冰片同研细末。

用法：香油调搽。

79. 成安县许兰献方

主治：黄水疮。

药物：龙骨三钱，枯矾二钱半，黄丹三钱半，海螵蛸五分。

用法：共为细面，香油调涂患处。

80. 高阳县边竹廷献方

方名：黄水散。

主治：黄水疮生于发内者尤效。

药物：松香一大块，用竹劈夹住，燃烧，下面用一碗凉水接住，用水里滴下的松珠，研末。

用法：先把头发剪净，然后用香油调药，涂之。

81. 任县张恒久献方

方名：红枣散。

主治：黄水疮。

药物：红枣炭二个，松香、广丹、枯矾各一钱（研细面）。

用法：香油调涂患处，每日两次。

82. 保定市牛克田献方

方名：止痒祛湿散。

主治：皮肤流黄水刺痒。

药物：青黛一钱，黄丹一钱，甘石一钱，枯矾一钱，松香一钱，官粉五分，冰片五分，红升丹二分，儿茶一钱。

用法：共研细面，香油调匀敷之，或干药面撒之亦可。

83. 刘兴武献方

主治：黄水疮。

药物：地骨皮不拘多少。

用法：炒黄研细末，香油调搽患处。

84. 滦县王樵献方

主治：黄水疮、皮肤疮（化脓无效）。

药物：真绿豆粉二两，冰片一钱。

配制：将粉微火炒黄色，加入冰片研匀。

用法：干撒或香油调敷。

85. 保定市安学堂献方

方名：新方二油膏。

主治：黄水疮发痒而痛。

药物：松香五钱，黄丹三钱，铜绿二钱，官粉二钱，枯矾二钱，轻粉一钱，薄荷脑一钱。

配制：用水将松香研细，放空气流动处晒干，再合群药同研细末，用凡士林油二份、甘油一份适量，与上药兑成软膏。

用法：药膏抹患处。

86. 抚宁王化民献方

主治：黄水疮。

药物：净轻粉一钱，海螵蛸三钱，煅石膏五分，滑石粉五分，铅粉一两，冰片五分。

用法：共为细面，猪脂油调涂患处。

87. 保定市崔秀峰献方

方名：黄水一笑散。

主治：一切黄水疮症。

药物：松香一两，铜绿一两，枯矾五钱，硫黄五钱。

配制：共研细面，砂锅熬膏，待冷后研为细面。

用法：患处洗净，香油调敷，一日一次。

88. 南宫县齐寿三献方

主治：黄水疮，兼治磺胺药过敏反应流黄水不止。

药物：煅五倍子一两，冰片一钱。

用法：共为细末，外敷。

89. 邯郸市李贵昌献方

主治：黄水疮。

药物：小黄豆。

用法：炒炭为度，研为细末，香油调敷患处。

90. 柳学诗献方

主治： 黄水疮。

药物： 松香三钱，大葱嫩尖数根。

配制： 松香研末，装入葱尖内，蒸熟研糊，调抹患处。

91. 邯郸市陈润之献方

主治： 黄水疮。

药物： 松香一两，枯矾八钱，官粉八钱，轻粉二钱。

用法： 共为细面，香油调搽患处。

92. 任县陈中时献方

主治： 黄水疮。

药物： 绿豆一把（炒黑存性），冰片五分。

用法： 共研细面，香油调涂患处。

93. 唐县韩甲科献方

主治： 黄水疮。

药物： 石头花。

配制： 火煅，去净砂石，研细面。

用法： 香油调搽患处。

94. 任县王志乾献方

主治： 黄水疮。

药物： 黄柏三钱，柿蒂二钱，雄黄五钱。

用法： 共研细面，香油调搽。

95. 高阳县吴炳光献方

主治： 黄水疮。

药物： 青黛二钱，黄连二钱，白芷三钱，梅片一钱。

用法： 共为细末，香油调敷。

96. 安国阎寿山献方

主治： 黄水疮，瘙痒抓破流黄水。

药物： 蛤粉一两，青黛三钱，石膏一两，轻粉五钱，川柏五钱。

用法： 共研细面，香油调敷患处。

97. 唐山市张继贤献方

主治： 黄水疮浸淫满面。

药物： 老柳树厚皮不拘多少。

用法： 烧炭研细面，香油调涂。

98. 唐山市谭从周献方

方名： 石膏四黄散（祖传方）。

主治： 一切黄水疮肿疼痒，黄水不止。

药物： 黄连、黄芩、黄柏、大黄各二钱，煅石膏三钱。

用法： 共为细末，香油调匀敷患处。

99. 徐水县杨浩然献方

方名： 清毒散。

主治： 黄水疮，热水毒，周身作痒。

药物： 黄连五钱，炉甘石一两，梅片一钱，槟片三钱，黄柏三钱，苍术三钱。

用法： 共研细末，香油调敷，黄水多者干敷。

100. 徐水县刘文茹献方

方名：加味一扫光

主治：黄水疮。

药物：松香、枯矾、官粉、白芷各等份。

用法：共研细末，香油调抹。忌水洗。

101. 藁城县张成林献方

主治：黄水疮，流黄水，结黄痂。

药物：黄芩二钱，黄柏二钱，枣二个（烧炭，去核为末）。

用法：共研细末，香油拌涂患处。

102. 滦县康广义献方

方名：四仙散。

主治：黄水疮。

药物：漳丹一两，铅粉一两，姜炭五钱，枯矾一两，松香一两。

用法：共为细末，香油调匀，涂于患处，每天一至两次。

103. 安平县蔡宠锡献方

方名：一扫光。

主治：黄水疮。

药物：黄丹、轻粉、枯矾、柏叶。

用法：共为细末，香油调涂。

104, 阳原县献方

主治：黄水疮。

药物：白矾。

用法：焙黄研面，杏仁油调搽患处。

105. 行唐县郑洛茂献方

主治：黄水疮。

药物：石膏、黄柏、轻粉、蛤粉各等份。

用法：共为细末，撒患处。

106. 枣强县朱廷杰献方

主治：黄水疮。

药物：老黄瓜皮（晒干）。

用法：焙黄研末，香油调涂患处。

107. 阳原县献方

主治：黄水疮。

药物：蚯蚓类。

用法：研面，搽患处。

108. 涞源县魏毓贤献方

主治：黄水疮。

药物：鸡子壳烧焦。

用法：研细末，香油调搽。

109. 无极县张修身献方

方名：败毒散。

主治：黄水疮，刺痒抓破流黄水。

药物：明雄黄五分，儿茶一钱，枯矾五分，轻粉一分，梅片一分。

用法：共研细面，香油调涂患处。

110. 宁晋县张怀尧献方

主治：黄水疮，毒水流至何处，即生大水疱疮。

药物：雄黄五钱打碎，防风五钱。

用法：水煎数沸，取汁洗疮。

111. 无极县朱子钰献方

主治：头面黄水疮经久不愈者。

药物：鸡蛋皮不拘数，冰片少许。

用法：鸡蛋皮炒黄色，加入冰片研细末，香油调涂患处。

112. 涿县黄志超献方

主治：湿润浸淫，破流脂水，或黄水者。

药物：银花三钱，连翘三钱，乳香三钱，没药三钱，杏仁五钱，枯矾三钱，铅粉三钱，冰片五分，香油。

配制：以上草药晒干，共轧细面，再兑宫粉、梅片研匀备用。

用法：用香油调膏敷之。

113. 涿县方冠祺献方

主治：黄水疮并治浸淫破烂，时流脂液不止者。

药物：川黄连三钱，川黄柏三钱，大红枣（煅炭存性）三钱。

用法：共研细末，香油调抹。

114. 定兴县韦家营卫生院献方

主治：疼痛难忍的黄水疮。

药物：黄豆皮分量不拘。

用法：炒黄研面，香油调涂。

115. 高阳县张庆福献方

主治：黄水疮。

药物：蛤粉二钱，轻粉二钱，煅石膏三钱，川柏二钱，青黛一钱，五倍子二钱，麝香一分。

用法：共为细末，麻油调抹。

116. 高阳县赵润锡献方

方名：黄水散。

主治：浸淫疮。

药物：苍术三钱，川柏二钱，青黛一钱，川连一钱，梅片五分。

用法：共为细末，香油调抹，每日一次。

117. 蠡县何双璧献方

主治：黄水疮。

药物：天灵盖骨（煅存性）少许，蒺藜（炒存性）。

用法：共为细面，花椒油调涂。

118. 蠡县献方

主治：黄水疮。

药物：芙蓉叶、川军、川连、川柏各等份，枣炭为全药三分之一。

用法：共为细面，香油调搽。

119. 涿县樊国珍献方

主治：黄水疮。

药物：铜绿五钱，松香五钱。

用法：共为细末，香油调敷。

120. 蠡县赵文质献方

主治：黄水疮。

药物：煅龙骨、轻粉、黄柏、青黛、川军各等份，冰片少许。

用法：共研细末，香油调抹。

121. 保定市陈翰章献方

方名：防雄汤。

主治：黄水疮。

药物：雄黄、防风各五钱。

用法：水煎洗。

122. 涞源县贾亭山献方

主治：小儿头疮，破流黄水，经久不愈。

药物：苦参。

配制：苦参为细面，鸡子煮熟，去清用黄放在铁勺内，炒焦出油，再加头发一小团（量油多少）入油内煎焦，以油调苦参面。

用法：敷患处。

123. 滦平县丁世名献方

主治：小儿头面部生黄水疮，瘙痒难忍。

药物：川连一两，冰片一钱。

用法：共为极细末，香油调敷。

124. 涞源县仲子才献方

方名：灵铜膏。

主治：两臀以下，延及两腿，生薄皮疮，黄水浸淫，蔓延成片，痒痛难忍，日久不愈。

药物：铜绿（研面）五钱，天灵盖骨五钱（研面），黄蜡五钱。

配制：香油煎滚，将铜绿、天灵盖面入香油内，煎数沸，入黄蜡收膏。

用法：药膏涂于疮上，以油纸覆之。

125. 涞源县安贵三献方

主治：黄水疮。

药物：松香、白矾（煅枯）、铜绿各三钱，官粉二钱，大枣（烧存性）二钱。

用法：共为细末，杏核油调搽。

126. 易县张兰亭献方

方名：斩毒剑。

主治：面、耳、上半身湿毒，流黄水刺痒。

药物：荆芥、地丁、公英、麻黄各四钱。

用法：水煎洗患处。

127. 安国县张更寅献方

主治：黄水疮。

药物：松香。

配制：松香燃着将油滴入水内，然后把油捞出，研为细面。

用法：黄水多者，干撒。黄水少者，香油调搽。

128. 安国县王树清献方

方名：一扫光。

主治：黄水疮。

药物：松香五钱，枯矾五钱，官粉五钱，轻粉五钱，漳丹五钱，赤石脂三钱，黄柏四钱，铜绿四钱。

用法：共为细末，香油调搽。

129. 佚名氏献方

主治：黄水疮。

药物：生熟石膏各一两，青黛三钱，蛤粉三钱，川柏二钱，轻粉三钱。

用法：共为细末，香油调搽。

130. 枣强县傅恩荣献方

主治：黄水疮。

药物：枯矾一钱，槟榔（炒）二分，五倍子（炒）一钱，黄柏一钱，轻粉一厘，官粉五厘，冰片一厘。

用法：共研细末，香油调搽。

131. 定县赵福全献方

方名：一扫光散。

主治：黄水疮。

药物：松香二钱，枯矾二钱，铜绿二钱，漳丹一钱，梅片三分。

配制：先将松香研面装入葱叶内，用水煮，然后再将药共为细末。

用法：香油调搽患处。

132. 唐山市张继贤献方

主治：黄水疮。

药物：老柳树皮。

用法：炒炭研面，香油调涂。

133. 峰峰吴天锡献方

主治：黄水疮。

药物：大黄、白及、松香各等份。

用法：共为细末，香油搽涂。

134. 峰峰柴朝林献方

主治：黄水疮。

药物：青黛、轻粉各一两，黄柏五钱。

用法：共为细末，香油调搽。

135. 安国县高天佑献方

主治：湿疹，全身起红疹瘙痒，抓破流黄水。

药物：谷糠。

用法：谷糠炒黑加香油少许，用榨出之油涂抹患处。

136. 邯郸市任德珍献方

主治：黄水疮。

药物：黄瓜蒂。

配制：砂锅焙干，研细面。

用法：香油调搽，日搽二三次。

137. 保定市李国培献方

主治：头、面部黄水疮，奇痒难忍者。

药物：铜绿、松香、枯矾、官粉各等份。

用法：共为细末，香油调涂。

138. 邯郸市谢万祥献方

方名：黄柏散。

主治：头上黄水疮和身上疥疮。

药物：黄柏、槐花（炒黑黄）、枯矾各等份。

用法：共为细末，香油调搽患处。

139. 武安县贾士林献方

方名：皮肤解毒汤。

主治：黄水疮，风湿性，全身起疙瘩，发痒等。

药物：当归三钱，川芎二钱，荆芥一钱半，防风一钱半，连翘三钱，银花三钱，川军三钱，黄柏二钱，苍术二钱，土茯苓五钱，蝉蜕一钱半，南星一钱半，白芷一钱，甘草一钱半。

用法：水煎服。

140. 丰宁县邹国昌献方

方名：一扫光。

主治：黄水疮。

药物：铜绿三钱，官粉三钱，松香三钱。

用法：共为细面，香油调敷。

141. 丰宁县王廷璧献方

方名：一扫光。

主治：黄水疮。

药物：飞松香、枯矾、漳丹、铜绿各一两。

用法：共为细面，流黄水干搽，不流黄水香油调敷。

142. 保定市崔秀峰献方

主治：头上或四肢黄水疮，日久浸淫不愈者。

药物：铜绿、官粉、松香、没药、川连、漳丹各等份。

用法：共研细面，香油调抹患处。

143. 武安县张廷臣献方

主治：黄水疮。

药物：黄连、白鲜皮、芙蓉叶、甘石粉各等份，冰片少许。

用法：共为极细末，干撒患处。

144. 定县薛含芳献方

方名：黄灵散。

主治：头部生黄水毒疮，痒痛结黄痂。

药物：松香三两，铜绿三两，枯矾三两，铅粉四两。

配制：将前三味药研极细末，再合铅粉研匀。

用法：用药前将头部以温开水洗净疮痂，再用香油或花生油调药末如膏状抹之，每日一次。

145. 定县李明海献方

方名：一扫光。

主治：黄水疮。

药物：黄柏面三钱，苏雄黄一钱，松香三钱，枯矾二钱，铜绿一钱半，轻粉五分。

用法：共为细末，香油调抹。

146. 丰宁县李富瑞献方

主治：黄水疮。

药物：干黄瓜秧。

用法：烧灰为细面，香油调敷。

疗疮类（计77方）

1. 张北县高品三献方

主治：手指水疗。

药物：大葱一棵（连须），韭菜一棵（连根），马齿苋一把，蜂蜜一两。

配制：将以上三味捣泥，再同蜂蜜混合。

用法：涂患处，一小时换一次。

2. 蔚县曲永全献方

主治：一切疗毒。

药物：蓖麻子七个（去皮），杏仁七个（去皮），白胡椒七粒。

配制：共捣如泥状备用。

用法：将药敷疗疮部位。

3. 延庆县郭占霖献方

主治：四肢疗毒，麻木而痒，不疼。

药物：金银花半斤，菊花五钱。

用法：用黄酒半斤同水煎，温服，服后盖被汗出。

4. 涿鹿县闪浚五献方

主治：疗疮。

药物：蟾酥、银朱、雄黄各一钱。

配制：共研面，枣肉为丸，绿豆大。

用法：每服七丸，胡椒汤送下。

5. 沽源县李树椿献方

主治：疗毒，生手指部者最效。

药物：雄猪胆一个。

用法：套于患指上。

6. 赞皇县高福祥献方

主治：疗毒。

药物：雄黄、胡椒、生姜分量不拘。

用法：共捣成泥状。把药塞入鼻孔，用簪子通一小孔，以便呼吸，即能发汗，毒气亦解。

7. 束鹿县孙冲霄献方

主治：疗毒走黄。

药物：蟾酥一钱五分，银朱二钱，明雄黄二钱。

配制：共为细末，大枣肉为丸，如绿豆大。

用法：每服七丸，黄酒送下。

8. 束鹿县任文本献方

方名：提疗散。

主治：疗毒走黄等症。

药物：明雄黄一两，蜈蚣四条，巴豆霜一钱，麝香一分。

配制：共研细末，米糊为米粒大小丸。

用法：用针将患处刺透，流出鲜血，以药丸三粒敷于针刺流血处，少时觉疼痛，即将毒提出，能免性命危险。

9. 涿鹿县杨隐之献方

主治：走马疔毒。

药物：明白矾二钱，银花五钱，地丁四钱，甘草二钱。

用法：水煎温服。

10. 宁晋县冯仕远献方

主治：蛇头疔初起，痒痛难忍。

药物：猪胆一个，蜈蚣一条。

配制：蜈蚣研细末，放入猪胆内。

用法：将猪胆套在患指上，肿消后去之。

11. 阳原县陈岐献方

主治：疔毒（合谷疔、鼻翼疔、颧骨疔）。

药物：全蝎七个，蝉蜕七个，僵蚕七个，牡蛎一钱，石决明一钱，蜈蚣二条，白胡椒二十一粒，黑牛牙三个（焙黄）。

配制：共为细面，分三剂，每日一剂。引用红皮鸡子清一个，葱白（去心）一棵，生姜（切碎）五钱，黑砂糖五钱，黄酒五钱。

用法：将所有的药引用开水冲泡，以此水送服药面。

12. 宁晋县冯停舟献方

方名：飞龙夺命丹（祖传验方）。

主治：一切痈疽发背，疔疮炭疽，走黄

恶寒，发热谵语，恶心呕吐，不省人事等症。

药物：轻粉五分，蟾酥五分，麝香一钱，没药、乳香、雄黄、铜绿、胆矾、枯矾、寒水石各五分，蜗牛十四个。

配制：共捣如泥，手和为丸，梧桐子大，另以朱砂二钱为衣。

用法：每服两丸，葱白一寸咀烂咽下，以滚白水送药丸，或用黄酒送药丸更好。服后务必取汗为度。

13. 康保县关士昌献方

主治：各种疔毒。

药物：雄鸡屎、杏核硬壳。

用法：雄鸡屎涂于患处，再把杏核壳扣于屎之上面，缚固。

14. 佚名氏献方

主治：疔毒疮痈，心烦寒战，神昏等症。

药物：银花三钱，公英四钱，菊花三钱，紫花地丁三钱，苍耳二钱，豨莶草三钱，半边莲、紫草各三钱，麻黄一钱。

用法：水煎服。

15. 邢台宁洲献方

方名：鸡脑膏。

主治：对口及一切疔毒。

药物：白公鸡脑一个，核桃仁一两半（去皮），蜂蜜一两，琥珀一分，冰片一分。

配制：将上药共捣如膏，摊饼一层纸厚，根据疮口大小敷灵药一层，再贴此膏，

隔一昼夜换一次。

注："灵药"见"痈疽类"22方。

16. 冀县傅上文献方

主治：一切疔疮。

药物：小枣一个，人牙一个，生巴豆一个。

配制：枣去核，将人牙、巴豆装入，烧炭研细面，芝麻油拌。

用法：按患处大小敷抹，一昼夜疔消。

17. 涿鹿县庄殿甲献方

主治：水疔。

药物：活蜘蛛一个。

用法：置疔处。

18. 宁晋县吴丙耀献方

方名：立马回疔丹。

主治：疔毒恶疮，以及疔毒走黄。

药物：麝香五分，斑蝥三钱（糯米炒），炙山甲三钱，僵蚕三钱，没药三钱（炒），乳香三钱（炒），血竭花五钱，萹蓄三钱，珍珠一钱，儿茶三钱，冰片一钱

配制：上药分别依法炮制，研极细末。

用法：以药面五分，口津和饼，贴患处，外敷药膏。

19. 宁晋县吴丙耀献方

主治：疔毒恶疮，发冷发烧，昏不知人。

药物：乳香三钱，没药三钱，山甲珠三钱，公英三钱，地丁三钱，白芷三钱，银花四钱，连翘三钱，防风三钱，红花三钱，桃仁三钱，甘草三钱。

用法：水煎服。

20. 无极县解忠献方

主治：锁口疔初起，麻木不痛，肉肿疮陷。

药物：当归三钱，连翘三钱，赤芍二钱，公英三钱，银花四钱，地丁四钱，陈皮二钱，防风二钱，薄荷二钱，荆芥二钱，乳香（去油）二钱，没药二钱，山甲二钱，皂角刺五分，桔梗二钱，生芪二钱，甘草一钱，白芷一钱，花粉一钱。

用法：水煎两次，黄酒为引，服后取汗。

21. 佚名氏献方

方名：拔疔散。

主治：各种疔毒，枯干腐肉不去者。

药物：大青盐、白矾、紫硇砂、朱砂各等份。

配制：将盐矾置铁锈刀上烧红，后合诸药，共研细末，贮罐候用。

用法：疔毒刺出血后，敷此药则腐肉易脱，一二次即自行脱落。

22. 沽源县献方

主治：疔毒。

药物：轻粉三钱，葱白七个（捣烂），白胡椒七个（研细末），人指甲七个人的（焙黄研末），血余一团（香油炸），蜂蜜四两，黑布一块。

用法：各药混和调膏，摊白布上敷患处，

七天换一次。待肉全脱后，患处撒白糖，即生肌肉。

23. 沽源县献方

主治：无论面、手部疔疮。

用法：疔起在哪侧，即在哪侧乳部附近找小红点一个或数个，用三棱针刺破，挤出血水。

24. 沽源县献方

主治：疔疮初起。

药物：鸡蛋一个，雄鸡肛门一个。

用法：疔小者，将鸡蛋破一孔，扣于疔上，不久蛋变，再换一蛋；疔大者，将雄鸡肛门置疔上，以收其毒。

25. 阳原县陈尚亨献方

主治：手指疔。

药物：胡桃仁。

用法：捣烂，敷患处。

26. 阳原县献方

主治：手指疔毒。

药物：鸡子（去黄不用）一个，蜈蚣一条（炙黄研面）。

用法：蜈蚣面入鸡子清内合匀，将患指入鸡子内。

27. 阳原县李天佑献方

主治：疔毒。

药物：大麻仁五分，乳香三分。

用法：共研膏状，敷于患处。

28. 高阳县任宝华献方

方名：疔毒丸。

主治：一切急性疔毒。

药物：雄黄、巴豆（去皮）、川军各等份。

配制：共为细末，好醋、小麦面打糊为小丸，如绿豆粒大，阴干。

用法：每次服十九，重者服十五丸。服后打喷嚏，如泄肚更好，白水送服。

29. 冀县范迈千献方

方名：七星剑。

主治：疔疮走毒，轻者发冷身战，重者昏迷不醒，命在顷刻。

药物：苍耳一钱，豨莶草一钱，麻黄一钱，蚤休一钱，半枝莲一钱，蒲公英三钱，紫花地丁三钱（无半枝莲改用黄连亦可）。

用法：水酒各一盅煎服。

30. 涿鹿县王昆基献方

方名：荆防解毒汤。

主治：皮肤疔毒。

药物：荆芥三钱，防风三钱，黄芩三钱，黄连一钱，公英二两，地丁三钱，地龙三钱，生石膏一两半，栀子三钱，知母三钱，桔梗三钱，元参三钱，紫草三钱，银花八钱，连翘五钱，甘草一钱半，竹叶一钱。

用法：水煎服。

31. 平山县刘身润献方

方名： 疔毒复生汤。

主治： 疔毒。

药物： 银花五钱，栀子、乳香、没药各四钱，连翘、木通、牡蛎、皂刺、花粉、地骨皮、牛蒡子各三钱。

用法： 水煎服。忌食生冷、南瓜。

加减： 脉实、大便秘，加芒硝。

32. 平山县刘身润献方

方名： 红锭子。

主治： 疔毒。

药物： 南星二钱，冬花二钱，麝香二钱，金礞石四钱，斑蝥十个，黄丹二钱，独活五分，蟾酥二钱，朱砂一钱，冰片二钱。

配制： 共为细面，丽参打糊为锭。

用法： 将疔用针刺破见血，插锭子七日后，腐肉脱出，后继用生肌散。此锭非疔毒不可用，因有腐蚀性。

33. 平山县刘身润献方

方名： 珍珠散。

主治： 疔毒已破。

药物： 西红花五分，珍珠一钱，轻粉一两。

用法： 共为细面，外用搽疮口。

34. 平山县刘身润献方

方名： 加味黄连解毒汤。

主治： 疔毒。

药物： 川连五钱，黄芩三钱，黄柏三钱，栀子三钱，连翘三钱，甘草二钱，牛蒡子三钱，银花五钱，灯心五分。

用法： 水煎服。

35. 平山县刘身润献方

方名： 化疔内消散。

主治： 疔毒。

药物： 银花五钱，皂刺三钱，知母三钱，花粉、甲珠、乳香、没药、赤芍、草河车各三钱，甘草二钱。

用法： 水煎服。

36. 保定市王画屏献方

方名： 疔毒丸。

主治： 疔毒。

药物： 雄黄三钱，大黄三钱，巴豆三钱（去皮）。

配制： 石器内共捣烂，陈醋煮糊为丸，梧桐子大。

用法： 每服三至五丸，最多不过七丸，白水送下。服后恶心为药效，如泻更效；候泻三五次，饮新汲凉水即止。若病重毒气入内，不省人事，可服七丸，开水化开，将药灌下，扶病人端坐顷刻即苏。服后忌生冷、荤腥、葱、蒜、酒、醋、房事七日。

37. 邢台县闫耀庭献方

方名： 回疔丹。

主治： 疔毒（及一切恶疮）。

药物： 大珍珠三个，硇砂六厘，大梅片一分，青黛三钱，麝香一分。

用法：共研细末，撒患处少许。

38. 威县魏耀南献方

主治：蛇头疔、蛇眼疔（多生于手指）。

药物：紫枣二个（去皮核蒸烂），蜂蜜一两，葱头七个，轻粉一钱，冰片一钱。

用法：共砸烂，摊白布上贴患处。

39. 蠡县陈雅斋献方

主治：疔毒。

药物：地丁四钱，归尾三钱，川羌、防风、山甲、皂刺、没药、乳香各二钱，川连、连翘、生地、银花各三钱，赤芍、花粉各二钱，甘草一钱。

用法：水煎服。

加减：上身，加升麻、桔梗；下身，加牛膝、木瓜；手加桂枝。

40. 无极县陈玉泉献方

方名：疔毒膏（又名"唾沫膏"）。

主治：刀伤疔毒。

药物：牛胆汁、猪胆汁各等份。

配制：胆汁锅内微火熬，筷子挑起有丝为度。

用法：摊纸上，再用唾沫捻开，贴患处。

41. 安国安振芳献方

主治：手指疔。

药物：白菊花若干。

用法：熬水成红色，多饮取汗。

42. 唐县张希科献方

方名：疔毒丸。

主治：疔毒走黄，昏迷不醒，危急等症。

药物：明雄黄三钱，巴豆霜三钱，川军末三钱。

配制：共为细末，以白面、醋打糊，再把前药面混合成硬膏状为丸，绿豆大，晒干，入瓶候用。

用法：每服二十一粒，小孩酌减，温开水送下。服后五分钟即泻，少数人有呕吐反应，喝冷水即解。

43. 唐县张希科献方

方名：珠黄解毒散。

主治：疔毒刺破后，腐肉已脱，肉色仍紫，余毒未尽。

药物：煅石膏五钱，甘草、硼砂各三钱，朱砂一钱半，京牛黄三分，珍珠三分，梅片三分。

用法：共为细末，敷患处，外用膏药贴之。

44. 唐山市献方

主治：疔毒初起，疼痛不可忍。

药物：蓖麻子（去皮）十个，胡椒十四粒，绿豆十四粒，葱叶（无叶葱白代之）三寸。

用法：共捣如泥，贴患处，以油纸或白布裹之。

45. 丰润县陆子毅献方

方名：七星膏。

主治：手脚疔毒。

药物：朱砂、铅粉、松香、铜绿、银朱、漳丹各等份。

配制：共研极细末，香油调匀，文火熬微紫色。

用法：涂患处。

46. 高阳县闫耀宗献方

方名：疔毒散。

主治：一切疔毒，心烦手冷，起红线。

药物：蟾酥五分为末，鸡子清一个。

用法：二味共调匀，涂于疔上，干则再涂，自能引毒外出。

47. 井陉县郝氏献方

主治：手指蛇毒初起，疼痛难忍者。

治法：最好找黑色牛一头，患者将病指插入牛的鼻孔内，使牛吸一小时，痛止病愈。但牛得半小时不吃草，与牛无害。

48. 井陉县郝氏献方

主治：手指蛇毒。

用法：检查患者病于何指，循经往上寻找有红点，用三棱针刺出血，疼止病除。

49. 晋县中医研究所献方

主治：疔毒。

药物：葱白、蜂蜜。

用法：共捣敷患处。

50. 邢台市邢仁安献方

主治：疔毒。

药物：地丁四钱，公英五钱，银花七钱，野菊花三钱，赤芍三钱，桔梗三钱，紫参（金线重楼）三钱，甘草一钱五分，天葵子三钱。

用法：水煎服。

51. 新河县李丁展献方

主治：指头疔。

药物：蜈蚣一条，雄黄四钱。

用法：共为细末，鸡子清调匀，贮蛋壳中，套于手指上。

52. 唐山市工人医院献方

主治：疔毒走黄，手足抽搐，烦躁发狂者。

药物：绿豆粉五钱，朱砂五分，京牛黄二分，粉甘草一钱半。

用法：研为细末，凉开水调下，一次服尽。

53. 唐山市工人医院献方

主治：疔疮走黄，恶心呕吐。

药物：乳香、没药、辰砂、雄黄各一钱，轻粉、冰片、射干各五分，蜗牛不拘多少，蟾酥（乳汁泡）、青黛、粉草、硼砂各一钱。

配制：研细末，将蜗牛、蟾酥研烂与药末和匀，做丸如绿豆大。

用法：葱头煎汤送下七丸，取汗。

54. 涉县李树松献方

主治：天蛇毒。初起闷肿无头，色红，

痛如火燎，四五日后，溃脓有头者可刺破为顺症。如不溃无脓，色黑过节者险。倘毒气攻心，呕吐不食，肚腹膨胀，牙缝出血者，最为恶候。此方治手指诸疔亦有效，然疔根深毒重，必须兼服汤药方可。更有一种水蛇头疔起黄疱明亮，须挑破，挤尽恶水，然后用药。

药物：官粉、铜绿各一钱，花椒三十粒，水胶瓜子大一块，烧酒二两。

配制：将上药放酒内熬，以水胶化净为度。

用法：以新笔蘸涂肿处，立能止疼、解毒、消肿。如肿处偏湿性，可少用酒，多加点水胶，熬成膏贴患处。

55. 隆尧县赵洪钧献方

主治：一切疔毒，肌肉坏死。

药物：白矾一两，硼砂五钱，朱砂二钱，冰片一钱，珍珠一分，麝香二分。

配制：先将白矾放锅内熔化，俟化开后再下入硼砂，硼砂溶化再将朱砂末下入，以用干净铁棍搅匀，熬干为度，离火晾冷，再与珍珠、冰片、麝香共研细末，贮瓷瓶中备用。

用法：用时以少许敷患处，外用膏药贴住，即可拔出疔毒，俟毒净时，换用生肌药收功。

56. 隆化县赵松年献方

方名：敷疔膏。

主治：一切疔毒。

药物：蜂蜜一两，男人天灵盖三钱，大

葱白七根（连须），百草霜一钱。

用法：共捣烂敷患处，露出疔头。

57. 博野县姜吉昌献方

主治：疔毒恶疮，对口，无名肿毒等毒热严重者。

药物：当归三钱，生地二钱，地丁三钱，蒲公英三钱，全虫二钱，蜈蚣二条，天虫二钱，青皮三钱，蝉蜕二钱，甘草二钱。

用法：水煎服。

58. 唐山市赵鸣山献方

方名：化疗膏。

主治：疔毒初起，黑疱或白疱，疼痛不可忍。

药物：溏鸡屎一钱许（鸡屎形如溏稀者）。

配制：用杏核半片，将溏鸡屎盛在其中，扣在疔毒上。

59. 石家庄市刘天聪献方

主治：疔毒初起。

药物：川贝母一钱五分，紫背天葵子二钱，银花二两，野菊花五钱，连翘五钱。

用法：水煎服，一日一剂。

60. 隆化县宋子良献方

方名：蜈蚣散。

主治：疔毒。

药物：蜈蚣三条，栀子三钱。

用法：共为细末，香油调敷。

61. 晋县刘阴修献方

主治：疔毒。

药物：硇砂一钱，朱砂二钱，麝香一钱，枯矾五分，青盐煅三分，红粉五分。

配制：共研细末，瓷瓶贮。

用法：将疔刺破后敷之，外用拔毒膏覆盖。

62. 保定市牛克田献方

方名：疔毒汤。

主治：疔毒初起，发冷发烧。

药物：蒲公英一两，地丁五钱，银花五钱，连翘四钱。

用法：水煎服，服后取汗。

63. 滦县邸馨甫献方

主治：疔毒初起。

药物：杭菊花二两，地丁二两。

用法：水煎服，每次一剂，连服两剂。

64. 滦县尚俊山献方

主治：蛇头疔生在手、足的某一指头上，疼痛难忍。

药物：老疥一个（俗称"疥蛤蟆"）。

用法：把老疥由肛门部套在害病的指头上，一日一换。

65. 围场县王凤鉴献方

主治：蛇头疔、蛇眼疔。

药物：大金头蜈蚣一条（生研），猪苦胆一个。

用法：将蜈蚣研细末装入猪胆内，套患疗的手指上，出黄水而愈。

66. 邯郸市康春如献方

方法：立时拔疔方。

主治：疔毒。

药物：蓖麻子一粒（去油），乳香一分（去油）。

配制：上药共研，枣肉为小饼。

用法：将小饼放于疔上，外用膏药贴之。

67. 南宫县郭长青献方

方名：疔毒复生汤。

主治：各种疔毒，心神昏聩，口渴烦躁等症。

药物：金银花四钱，栀子三钱，地骨皮三钱，连翘三钱，牛蒡子三钱，木通二钱，天花粉三钱，皂刺三钱，乳香三钱，没药三钱，川军三钱。

用法：水酒各半煎服。

68. 保定市张巍庭献方

主治：唇疔引起头面肿痛。

药物：鲜蛔虫洗净捣烂，冰片少许调匀。

用法：刺破患处，将药敷上，使流黄水尽之，则肿消而愈。

69. 易县李芳耕献方

主治：疔毒走黄，心烦不安，昏迷。

药物：地丁四钱，麻黄二钱，蚤休三钱，苍耳四钱，野菊花五钱，稀莶草三钱，半枝莲三钱。

用法：黄酒为引，水煎温服。

70. 南宫县郭长清献方

方名：脱疔散。

主治：顽固疔疮。

药物：硇砂、净轻粉、铅粉各等份。

用法：共研细末。根据疮面大小敷此药，约一铜钱厚，小枣煮熟，去皮核做饼盖上，三日后揭开，疮疔即脱出，然后再敷生肌散，即愈。凡是腐蚀软疔者，可撒药面于患处。

71. 平乡县王三多献方

主治：多种疔毒。

药物：菊花数棵。

用法：将鲜菊花连根带叶洗净，捣烂拧汁半茶盅，一次服下，疔毒自消。

72. 清河县吴峻峰献方

方名：五马回疔捻子。

主治：疔毒走黄，毒气内攻，神志昏迷。

药物：净轻粉一钱，雄黄一钱，乳香一钱，没药一钱，明片一钱，麝香五分，真铜绿五分，胆矾一钱，朱砂三钱，铅丹一钱，蟾酥二钱，梅片五分，寒水石一钱，牛黄五分，血竭三钱，蜗牛二十一个。

配制：共研细面，蜗牛捣泥，调药为捻，阴干。

用法：将疔用三棱针从疔根刺透，按疔的局部刺三角形三孔，各孔上插药一至二根，外用膏药贴之，勿留缝隙，二日一换，其疔自落。再内服甘菊花四两，甘草一两，水煎服。

73. 内丘县张清泉献方

方名：拔疔散。

主治：一切疔毒不流黄水者。

药物：大青盐三钱，火硝三钱，梅片少许。

用法：共研细敷患处。

74. 唐县张希科献方

方名：珠黄解毒散。

主治：疔毒及热性恶疮或腐肉尽后，余毒未尽，肉色发紫。

药物：煅石膏、甘草各三钱，硼砂二钱，京牛黄三分，珍珠三分，朱砂一钱，梅片一分。

用法：共为细面，敷患处，外以膏药覆之。每日换药一次。

75. 唐县张希祥献方

方名：透骨丹。

主治：疔毒。

药物：明雄黄三钱，月石珠三钱，蟾酥三钱，生巴豆仁三钱，净轻粉三钱，梅片三分，麝香二分。

配制：共为细面，加大蜗牛三个（去壳），再研极细后，入麝香、梅片研匀，装入瓷瓶中，勿令泄气，愈陈药性愈和平。

用法：疔毒初起时，以针刺破出血后，以此药敷疔口上，外用膏药贴之。以后黄水不断外滴，证明不再内攻。

76. 保定市淦书元献方

主治：疗毒走黄，窜满周身，并能兼治梅毒。

药物：雄黄二钱，郁金二钱，巴豆二钱（连皮用），川军二钱。

配制：共为细末，醋糊为丸，玉米粒大。

用法：每次服两丸，小人或弱人酌减，白开水送下。服后泄下黑色大便，只服一次，不准再用。

77. 成安县王立忠献方

主治：疗毒疮初起未溃者。

药物：斑蝥二十个，雄黄六钱，硇砂六钱，麝香一分，牛黄一分。

用法：共为细面，将局部用针刺破涂之。初敷每日两次，二日后每日一次即可。

痈疽类（计 95 方）

1. 商都王佩珍献方

主治：痈疖未破，红肿热疼。

药物：雄黄一钱，明矾一钱，蟾酥三分。

用法：研面，用醋调搽患处。

2. 束鹿县张喜正献方

主治：去腐肉。

药物：木耳、白糖各等份。

用法：共研细末，敷于腐肉上。

3. 佚名氏献方

方名：生肌散。

主治：一切疮痈溃烂，不生好肉，流脓血。

药物：乳香、没药、儿茶各二钱。

用法：共研细末，搽患处。

4. 康保县张林献方

主治：痈疽，毒疮，已溃或未溃。

药物：绿豆粉四两，全虫七个，乳香没药各三钱，甲珠二钱，蜈蚣一条。

配制：共研细末。

用法：量疮口大小，以白酒调成药膏，贴疮口上即可。如贴上疼痛加剧，可用水浸湿外皮。如贴不稳时，可用白酒浸外皮。

5. 延庆县徐振洲献方

主治：痈疽初发于腰背部者。

药物：全当归一两，银花二两，杜仲三钱，白术五钱，白芥子二钱，豨莶草三钱。

配制：水煎两次。

用法：一日两次，早、晚服之。

6. 沽源县李玉明献方

主治：痈疽及无名肿毒。

药物：蒲公英、紫花地丁不拘多少，鲜者最好。

配制：水煎滤过，熬成膏。

用法：摊贴患处。

7. 沽源县赵丙喜献方

主治：痈疽。

药物：大黄（炒）一两，蜂房（焙）五钱，冰片二分。

配制：上药共研细末，蜂蜜搅拌均匀。

用法：摊在布上贴患处。

8. 阳原县李锡山献方

主治：一切痈疽。

药物：当归四钱，川芎二钱，赤芍一钱半，金银花一两，花粉三钱，连翘三钱，甘草节二钱，大贝二钱，白芷二钱，防风一钱半，乳香一钱半，没药一钱半，甲珠一钱半，陈皮二钱。

用法：引用生酒，水煎连服两剂。

9. 束鹿县王文度献方

主治：对口疮。

药物：五倍子二两，蜈蚣二条，雄黄五分，明矾五分。

配制：好醋半斤锅内熬沸，加入蜂蜜二两，数沸化开，将药末放入，木棍搅之，见锅底为度，取下摊贴。

用法：敷贴患处。

10. 宁晋县孟备六献方

方名：真人活命饮。

主治：痈疽恶疮，毒气攻心，心乱不安，双目不睁，神志不明，将在危候。

药物：金银花五钱，防风一钱五分，白芷一钱，甘草节五分，浙贝母三钱，当归三钱，陈皮二钱，花粉二钱，乳香一钱五分，没药一钱五分，山甲珠一钱五分，皂刺一钱。

用法：酒三盅，水煎服，一日三次。

11. 宁晋县吴敏三献方

主治：脑后发经久不愈，并治各种痈疽溃疡久不愈者。

药物：五倍子三钱，大蜈蚣一条，梅冰片二钱，蜂蜜一两。

配制：五倍子、蜈蚣为细末，用干醋泡好，把蜂蜜放入砂锅内炼开，再将五倍子、蜈蚣入蜜内搅匀成膏，去火入梅冰片，量患处大小，摊布上敷患处，贴至药无力换之，以愈为度。

12. 束鹿县刘根茂献方

主治：腿部阴疽，多年不愈者。

药物：松香四两，香油四两（熬好）。

配制：将松香研细末与香油和匀。

用法：敷患处。

13. 延庆县徐振洲献方

方名：阳和汤。

主治：附骨疽、腰疽、乳癌、搭背等属于阴性疽，皮色不变，痛不甚者。

药物：鹿角胶三钱，熟地一两，白芥子二钱，肉桂一钱，麻黄五分，炮姜五分，甘草一钱。

配制：水煎两次。

用法：空心温服，以愈为度。

14. 康保县李安良献方

主治：骨槽风。

药物：红枣三个，黑矾三钱，蜂蜜一两，香油一两。

配制：将药研细末，放砂锅内用蜜油熬之，俟稠糊状即成。

用法：将药敷疮口上。初敷时疼痛剧烈，俟疮口掉出臭骨头即愈。

15. 康保县李安良献方

主治：阴疮。

药物：安息香七根，珍珠五粒，水银四分，手指甲少许（炙黄），病人尿泥少许，人乳少许。

配制：前药共为末，用水调拌，搓成条状晒干。

用法：以火点着分三日熏之。

16. 延庆县郭占霖献方

主治：一切无名肿毒，能消则消，不能消则溃。

药物：金银花五钱，知母三钱，川贝三钱，花粉三钱，白及一钱，乳香三钱，法半夏二钱，皂刺三钱。

配制：共为粗末，装入纱布袋里，煎两次，黄酒为引，每次服三分之一。

用法：日服两次，黄酒一盅同服，如无黄酒，烧酒亦可。药渣用蜜调敷肿处，使其内消。

17. 延庆县郭占霖献方

主治：一切无名肿毒，皮色亦变，将要溃脓而不能溃，疼痛难忍。

药物：黄芪一两，山甲珠二钱，川芎二钱，当归五钱，皂刺三钱。

配制：水煎服。煎两次服两次。黄酒一盅为引，无黄酒，烧酒亦可。

用法：一日两次。禁忌油腻、酸辣之物。

18. 延庆县郭占霖献方

主治：痈疽已溃脓，久不生肌收口者。

药物：血竭花三钱，乳香三钱，樟脑三钱，生石膏一钱，轻粉一钱，黄丹二钱，赤石脂二钱，龙骨三钱。

配制：共为极细面，装入瓷瓶内，用时取出，不令走气。

用法：先用硼酸粉水洗净疮口，然后撒上药面。

19. 龙关县李玺献方

方名：桃花散。

主治：阴疮。

药物：铜绿、松香、官粉、漳丹各等份。

用法：共为细面，疮干者，香油调搽；疮湿者，干撒。

20. 涿鹿县马耀庭献方

主治：腹背痈肿恶毒。

药物：樟脑三钱，苦参五钱，枯矾三钱，大黄三钱，白芷三钱。

用法：共为细面，香油调抹患处。腐烂甚者，加当归三钱。

21. 武邑县阎振修献方

方名：神效托里散。

主治：痈疽、恶疮溃疡。

药物：当归二两，生黄芪一两，金银花四两，生甘草四钱。

用法：水煎服。

加减：乳痈，加蒲公英二两；脓成将破，加穿山甲、皂刺各三钱；疮溃日久，加肉桂三钱。

22. 徐庄乡澹台宁洲献方

方名：小灵药（祖传方）。

主治：对口，搭背，腰痈。

药物：火硝一两，白矾一两，水银一两。

配制：将火硝、白矾共研细末，放在铁锅内摊子，别露锅底，在上面用手指戳五个小枣大的窝，然后将水银倒五个窝内，再用大瓷碗扣在锅上，锅碗结合处用白矾研末撒上，周围封固，严防裂开漏气，随时用湿土撒在碗周围。碗底放块棉花，微火烧两小时，以棉花边发黄为度。后用芝麻秸紧烧一小时左右，以棉花边发黑为止。锅凉时将大碗打开，碗内有朱砂色的结霜即是灵药。

用法：敷患处。

23. 沽源县献方

方名：石燕散。

主治：痈疽肿疡。

药物：石燕二两四钱，樟脑一两，净轻粉一钱，蜜陀僧二钱，冰片二钱，杏仁一钱五分，白糖一两，血竭二钱，麝香二分。

用法：共研细末，敷于患处。

24. 沽源县献方

主治：痈疽溃不收口。

药物：人参一钱五分，石膏二钱，珍珠一钱五分，海螵蛸三钱，白石脂一钱，龙骨五钱，冰片四钱。

用法：共研极细末，撒布患处，外以膏药敷之。

25. 涿鹿县郑世铭献方

方名：神效救苦丹。

主治：痈疽发背，溃疡流脓，疔毒恶疮。

药物：官粉八钱，血余一两二钱，轻粉炒研三钱，银朱三钱二分，川椒四十八个，琥珀一钱，血竭花（研）三钱，儿茶研二钱，龙骨煅二钱，乳香五钱，没药五钱，铜绿（古钱上的绿锈）一钱半，升麻三钱，银花五钱，连翘三钱，当归五钱，珍珠（研）二分，黄蜡二两，黄丹（炒研）四两，白芷三钱，麝香三分，麻油一斤。

配制：将血余、川椒、乳香、没药、升麻、银花、连翘、当归、白芷等药，放入油锅内，文火熬之，以各药焦黑为度。

将药渣捞出过滤，再加火熬之，至滴入冷水内成珠吹不散为度，急将黄丹放入油内，以鲜柳棍搅之，令其出烟，再放入黄蜡搅成黑亮色，急速抽火候凉，将官粉、轻粉、红粉、银朱、琥珀、血竭、儿茶、龙骨、铜绿、珍珠、麝香逐一放入药内搅匀，此膏即成。

用法：贴患处。上部疮口，久不长肉，可加天灵盖骨（要经雨水浸过的）很快就能长肉；如下肢疮口不长，或贴药疼痛可加炮姜炭，即能止痛生肌。

26. 佚名氏献方

主治：蟮拱头（俗名"蝼蛄疖"），无论已溃未溃。

药物：松香一两。

配制：将松香研末与猪油共捣一处，用纸卷之，火点着烧之令油滴下。

用法：敷患处。

27. 无极县莫子璞献方

主治：瘰疬，乳岩，癥瘕（子宫癌）等。

药物：穿山甲、乳香、没药各三钱，全蝎七个，棉子油半斤，麝香少许。

配制：棉子油熬热，前药及全蝎放入锅内，慢火熬，随熬随搅，以熬化无渣为止，或熬膏药加入漳丹即成。熬成后，加入麝香。

用法：抹涂患处。

28. 宁晋县吴丙耀献方

主治：腰痛、发背、对口，及一切痈疽

重症。

药物：银花四两，元参四两，甘草四两，公英四两。

用法：水煎服。

29. 宁晋县霍洁民献方

主治：痈疽，初起贴之即消，成脓贴之速溃。

药物：炙山甲、全蝎、木鳖子仁、蜈蚣、松香各等份，蓖麻子仁略多一些。

配制：共捣如泥，瓷器密贮，备用。

用法：药膏摊青布上，中央留一小孔，敷患处，感到痒疼难忍，是药力之征，勿惊恐，过一会疼痒消失。

30. 阳原县马耀武献方

主治：痈疮，宜用于初起或未发之前。

药物：玄参一两，熟地一两，寸冬一两，牛膝一两，菊花五钱，天冬三钱。

用法：水煎服。

31. 阳原县献方

主治：蝼蛄疖。

药物：蜈蚣一条（焙黄），枯矾一钱。

配制：共为细面，置入蜂房内，焙黄研细。

用法：香油调和，搽于患处。

32. 保定市景雅斋献方

主治：痈疽有头未破，用此药即破。

药物：轻粉一钱半，硇砂一钱半，白丁香一钱半，巴豆五分（去皮）。

用法：共为细末，醋调涂疮上，用膏药贴之，隔夜即破。

33. 衡水县刘锁成献方

主治： 足趾节或手指节，发黑肿剧疼，发凉，形似脱骨疽。

药物： 乳香珠三钱，明没药（去油）、杏仁（炒）、栀子（炒）各二钱，红麻子仁八个。

配制： 先研乳香、没药、栀子，与杏仁、麻子同捣；用烧酒拌，再拌鸡子清，更加白面一撮调好。

用法： 敷患处用布包好。

34. 清河县吴峻峰献方

主治： 痈疽发背，对口阴疽，久不收口，时流清水。

药物： 水银二两，火硝二两，朱砂八钱，青盐二两半，明矾二两。

配制： 先将硝、矾、盐、砂共研细末，再放水银研之，以不见星为度。随后放锅内，上用瓷碗盖好，罅隙用盐泥糊好，上撒沙土以防透气，碗底压砖一块，预防将碗鼓开。以铁棍架起，用火烧之，初用文火大约一小时，待发出咕噜的声音不响后，丹就成了。加火烧至锅碗呈红色，用棉球放碗底上，马上黄焦，改武火为文火，二至三小时后，撤火冷定，药升碗底如虹色，约药一两四钱，刮下研细，瓷瓶收贮，以蜡固封，以免透气。

用法： 涂药患处。此药对阴疽久不收口、流清水者，涂二三次，很快生肌敛口。

35. 涿鹿县马耀廷献方

主治： 肾子烂出。

药物： 凤仙花子、甘草各等份。

用法： 共研细面，香油调抹。

36. 大名县李斐然献方

主治： 各种肿毒。

药物： 马齿苋不拘多少，白矾三钱，大葱白五节，大黄末三钱。

用法： 共捣贴患处。

37. 唐县史洛开献方

主治： 脑后发。

药物： 土蜂窝（如无，代以蜂房亦可）。

配制： 砂锅内焙，研细面，再加榆皮面少许。

用法： 好醋调敷，三天一换。

38. 唐县张怀明献方

主治： 后脑续。初起红色，白尖，小疱奇痒难忍，破后流黄水，顽痹不易治疗。

药物： 陈旧的猪毛绳一尺余。

配制： 烧存性，研为末。

用法： 香油调搽。

39. 保定市傅占奎献方

主治： 对口疮。

药物： 乌梅不拘多少。

用法： 研细末，蜜调服。

40. 唐山市习尚荣献方

方名： 透脓散。

主治：恶疮肿毒，已溃未破，服三次破疮头，毫无痛苦，脓即流出。

药物：穿山甲、皂刺各三钱，当归、生芪各四钱，川芎二钱，甘草三钱。

用法：水煎服，黄酒为引。

41. 唐山市朱紫成献方

方名：隔蒜灸法。

主治：不论痈疽、疔毒、恶疮，漫肿疙瘩，疼痛痒甚，初起者皮色变与不变，均可灸之。

药物：独头蒜切片。

用法：将蒜片垫在患处，以艾柱点着灸之，疼者灸至不疼，不疼者灸至痛。

42. 唐山市朱紫城献方

方名：桑柴火烘法（《外科金鉴》方）。

主治：痈疽已溃日久或搭于发背等症。

药物：桑树枝（阴干）。

用法：桑树枝捆成大手指粗，用火点着一头，将患处临火烤之。疮疼者烤至不疼，不疼者烤至疼，乃能收效。

43. 徐水县李子哲献方

主治：各种乳疮、恶疮不收口，不化脓。

药物：珍珠一分，麝香一分，乳香五分，没药五分，冰片一分，龙骨五分，儿茶一钱，轻粉二分，血竭一钱半。

用法：共为细末，撒于患处，外贴红膏药。

44. 晋县中医研究所献方

主治：对口、发背渐肿时，或溃后均效。

药物：红蓖麻子五钱（去皮），乳香、没药、血竭、儿茶、阿魏、净轻粉、桃仁、杏仁、铜绿各一钱，麝香一分。

用法：共捣如泥，摊布上贴患处，三日换一次。

45. 邢台市郑洪业献方

主治：翻花疮（疮口肉芽突出）。

药物：乌梅、熟地各等份。

用法：为末，以唾津和为药饼如铜钱厚，按于突出肉芽之上，外用膏药贴严，二三日换一次。

46. 博野县姜吉昌献方

主治：对口疮（俗名"砍头疮"）。

药物：霜茄花三钱，土茯苓三钱。

用法：水煎温服；药渣捣烂乘温敷疮上。

47. 保定市黄子云献方

主治：阴疽初起。

药物：附子二钱，肉桂二钱，硫黄二钱，火硝三钱，川乌二钱，干姜二钱，雄黄一钱半，朱砂一钱半，阿魏二钱，麝香二分。

配制：共研细末，置膏药上。

用法：贴患处，一日一换。

48. 保定市黄子云献方

主治：阴疽，附骨疽。

药物：蛇蜕一条（去头尾，焙黄），露蜂

房一个（去内蛹子），血余炭三钱。

用法：共研细末，日服两次，每次四分，黄酒送下。忌食生冷。

49. 隆化县陈景宏献方

方名：赤银散。

主治：靠骨疽（骨膜炎）。

药物：赤小豆半斤研细面，银朱五钱研细。

配制：二味混合二两，大葱白二两，共捣烂。

用法：敷患处。

50. 新城县文雨田献方

主治：上、中、下搭背疮。

药物：葱胡七个（用凉开水洗净），猪脂油四两，银朱二钱，蟑螂（三尖屎壳郎）二个（洗净焙焦），乳香面二钱，没药面二钱。

配制：共捣为泥，摊净布上，贴在患处，任其流水，水尽毒消。

51. 交河王镇衡献方

方名：禹功散（九世家传秘方）。

主治：一切外科痈疽、疮疡，溃烂无度，疼痛不止。

药物：乳香（去油）二钱，辰砂一钱，珠子五厘（煅），没药（去油）二钱，台麝一分。

配制：以上三味先研细末，再入珠、麝研极细，瓷器收贮，勿令泄气，听用。

用法：药面撒疮上，如干时以香油调匀涂之。

52. 唐山市工人医院献方

主治：疮疡痈疽，溃后气虚，湿不收口者。

药物：桂心、附子（炮）、厚朴、粉甘草、白术各一两，木香二钱，乳香二钱。

配制：研细末，炼蜜为丸桐子大。

用法：空心，水送下二至三丸。

53. 唐山市工人医院献方

主治：脑疽恶毒。

药物：麝香二分，血竭、轻粉、蟾酥、硇砂各三钱，冰片一钱，蜈蚣两条（全用）。

配制：研极细末，蟾酥乳汁化开和药，做丸如粟米大。

用法：如疮有头用针挑开，将药涂上，以膏药盖之。

54. 唐山市工人医院献方

主治：腰痈搭背，脑疽初起。

药物：铜绿一钱，轻粉二钱，石膏五钱，苏子四两，漳丹二钱。

用法：共研细末，鸡蛋清调膏敷患处。

55. 深县献方

主治：搭背疮。

药物：五倍子（炒）一两，蜈蚣（炒）两条，蜂蜜一两，干醋一两。

配制：五倍子、蜈蚣研面同蜜醋调匀，放在碗内，以火炖之，炖至用筷子挑有长丝为度。

用法：布摊贴患处。

56. 深县献方

主治：多骨疽。

药物：推粪虫（俗名"屎壳郎"）一个（焙黄），干姜五分。

用法：共为面，涂患处。

57. 宣化齐子正献方

主治：对口疮（砍头疮）。

药物：乌羊角（煅存性）。

用法：研面每服三钱，红糖、元酒冲服。

58. 晋县献方

主治：对口偏肋毒。

药物：五倍子一两炒，梅片二钱，大蜈蚣一条炒。

配制：共为细末，醋熬成膏，摊在纸上，中间刺一小孔。

用法：敷患处。

59. 威县小张村保健站献方

主治：手搭背。

药物：杏仁七个（去皮尖），桃仁七个（去皮尖），葱白七节，大红蓖麻子七个（去皮）。

用法：共捣烂如泥，用蜜调敷。

60. 威县王辑五献方

主治：对口疮。

药物：霜茄花（霜降后的茄子花）三钱，

首乌三钱（酒拌）。

用法：水煎服，两次即消。

61. 唐县张希科献方

方名：痈毒内消汤。

主治：痈毒初起，红肿热痛。

药物：金银花四两，全当归二两，大甘草一两，皂角刺一两。

配制：水三碗煎一碗，第二煎再用水二碗煎一碗，混一起。

用法：分两次空心服。

按：《外科全生集》说"皂刺治疮多用是消药"，诚然。

62. 唐县张希科献方

方名：阳合内消汤。

主治：阴疽未成形时，可以消散。

药物：生地一两（浸透），白芥子三钱，鹿角片（生用）三钱，肉桂一钱，姜炭五分，麻黄五分，土贝母三钱，甲珠一钱半，甘草一钱。

用法：水煎温服。孕妇忌服。

63. 灵寿冯任重献方

方名：凉血解毒汤。

主治：痈疽发背。

药物：连翘六钱，银花四钱，公英八钱，川连三钱，紫地丁三钱，板蓝根三钱，赤芍二钱，丹皮三钱，薄荷三钱，牛蒡子三钱，马勃三钱，黄芩三钱，生地四钱，甘草一钱半。

用法：水煎服。

64.隆化县曹宝山献方

方名：象皮散。

主治：一切恶疮痈毒，腰痛，搭背，砍头疮等。

药物：象皮焙五分，儿茶一钱，煅龙骨一钱半，海螵蛸二钱，珍珠一分，麝香二分，轻粉一分半，冰片二分。

用法：共研细面。药棉拭净脓疳，撒药面，纱布敷之。

65.晋县靳英桥献方

主治：发背疮。

药物：蜂房（焙焦）、血余炭各等份，指甲（焙黄）少许，黄蜡、香油适量。

配制：药研细面，用香油将黄蜡融化，调药成糊涂纸上。纸用针刺许多小孔。

用法：贴患处。

66.肃宁县易亮如献方

方名：①黄连冰片散；②升降散；③五味消毒饮；④加减五味消毒饮；⑤天灵盖散。

主治：上、中、下三种搭背疮。

药物：①初起时的圈药，防止疮势扩大。用黄连冰片散：黄连二钱，冰片一钱五分，牡蛎二钱，雄黄一钱，硼砂一钱五分。②治上搭背的内服剂升降散：僵蚕一钱五分，蝉蜕一钱五分，银花三钱，青连翘三钱，生石膏三钱，知母二钱，黄柏二钱，枳壳二钱，生地三钱，滑石二钱，当归三钱，川军二钱，甘草一钱五分。③治中搭背的内服剂五味消毒饮：

银花三钱，青连翘二钱，地丁二钱，公英二钱，花粉三钱。④治下搭背的内服剂加减五味消毒饮：银花三钱，青连翘二钱，地丁二钱，公英二钱，茯苓二钱，猪苓二钱，泽泻三钱，木通二钱，竹叶五分，灯心五分。⑤三种搭背疮溃烂时用的外敷药。天灵盖散：天灵盖一个，刺猬皮一张，银朱五分，漳丹一两，麝香二分，珠子二分。将天灵盖、猬皮洗净，砂锅炒炭，研细面。珠子放入豆腐内煮，再用砂锅炒，炒时上扣一茶盅，周围挤上湿草纸，炒好与上药共研细面。

用法：①至④水煎服；⑤用鸡子清调药面，抹疮周围。

67.景县高秀峰献方

方名：万能夹纸膏。

主治：对口，搭背，骨结核，鼠疮瘰疬，腰痛，脚疽，寒性脓疡，臁疮，秃疮及各种阴疮等症。

药物：香油一斤，漳丹四两，朱砂四钱，银朱三包（约三两），冰片三钱，。

用法：四味研匀为细末。香油用火熬成软膏，再将以上四味药面与软膏调匀，摊在纸上，将油纸叠好，用粗针把摊好药的油纸扎很多小孔，再将扎孔的纸膏贴在患处，每天换一次。贴后有轻微的刺痒，大量流出脓水，这是好现象。如贴药后五天痛仍不止，就不好治。

加减：骨结核加麝香；痛加轻粉；痒加雄黄；疮面腐烂加甘石粉、硇砂；疼痛不止加珠子。

68. 永清县孙寿然献方

主治：阴性腋疮。

药物：没药五钱，肉桂一钱，当归四钱，炒杭芍三钱，熟地四钱，川芎二钱，陈皮三钱，白芷三钱，鹿胶四钱，浙贝三钱，炒银花三钱，生姜五片，大枣三枚（去核）。

用法：水煎服，日服一剂。外贴文蛤膏，一日一易。

69. 新河县张监洲献方

方名：加味金黄散。

主治：痈疽发背，诸般疔毒，跌打损伤，温疫流毒，大头时疮，膝疮火丹，风热天疱，肌肤赤肿，干湿脚气，妇女乳痈，小儿丹毒，一切顽恶热疮。

药物：南星、陈皮、苍术各二斤，黄柏五斤，甘草二斤，白芷、姜黄各五斤，花粉十斤，大黄五斤，厚朴二斤。

配制：共为细末，瓷器收贮，勿令泄气。

用法：凡遇肿疼发热，未成脓者，夏月用茶水及蜜调敷；如欲作肿者，葱汤同蜜调敷；如漫肿无头皮色不变、湿烫凉毒、附骨疽、鹤膝风等症，用葱酒调敷；如天疱火丹、赤游丹、黄水漆疮、恶血攻注等，用蜜调敷，或板蓝根叶捣汁调敷；烫火烧伤、皮肤破烂，用麻油调敷。以上引用，调法乃别寒、热、湿、凉之治法。

70. 永清县张伯安献方

方名：连花膏。

主治：搭背疮（蜂窝织炎）。

药物：新石灰六钱，生槐花三钱，川连三钱。

配制：共为细末，按疮大小定量，加飞罗面不拘多少（细白面亦可）。

用法：用时按疮大小调药，现用现调。鸡子清调糊状敷疮上，药布盖贴，夏一日二换，冬一日一换，换药时白开水烫洗，缓缓拭去旧药，再敷新药。

71. 滦县马惠山献方

方名：醒消丸。

主治：红肿痈疽。

药物：乳香一两，没药一两，麝香一钱五分，明雄黄五钱。

配制：共研细末，另用黄米饭一两捣烂，加药末再捣匀为丸如萝卜子大，晒干（忌烘）。

用法：每服三钱，热酒送服，盖被取汗。

72. 保定市崔秀峰献方

主治：偏正对口疮。

药物：姜汁五钱，京墨一块，猪胆一个。

配制：京墨和姜汁调猪胆汁成糊状。

用法：涂疮口上。

73. 巨鹿靳清朝献方

方名：回春膏。

主治：疮毒乳痛，乳疽，瘰疬，一般肿毒。

药物：山甲五钱，木鳖子一两，巴豆二钱，蜈蚣五条，生地二两，没药五钱，全蝎一钱半，乳香五钱，松香一两，红麻仁五钱，蟾酥二钱，冰片三钱，轻粉三钱，车前子一两，漳丹半斤，香油一斤。

配制：松香、乳香为末，轻粉、冰片、蟾酥研细，其他药物香油熬枯，用香油、漳丹打成膏药，摊白漂布上，每张膏重三钱。

用法：贴患处。

74. 新河县董启炎献方

主治：无论任何疮疡，生在多骨处，不易收口，可以用此法把它"搬"到骨少的地方，但得抓住它未溃的时机，等溃了再"搬"就无效了。更应注意向下"搬"易，向上"搬"难。

药物：蜗牛四分，麝香、蟾酥各二分。

配制：共为细末，瓷器收贮，勿令泄气。

用法：清水将药调匀，用新笔蘸此药水划道，将搬的疮用药水圈住，按着划一道至欲搬到的地方，再用小针将此处轻轻刺破，点上一点同样的药水，再用小膏药贴之，候一二日，即从此处透出脓毒，其原疮处亦随之消失。此药虽简，效殊惊人。

75. 交河县王振衡献方

方名：石草散（家传秘方）。

主治：搭背破烂，赤肿焮痛，憎寒壮热，或脓水淋漓，口渴，脉数，均可敷之。

药物：百草霜、飞罗面、黑芝麻、寒水石各等份。

用法：按疮面积用药，以盖过疮口为度，但疮小者各味须三钱，大者酌加。共为细面，香油调如粥状，用桐油纸将药摊在油纸的半边，将纸合上成夹纸膏，周围用纸缝上，叠成四折，大小覆过疮为适宜，外加一带束之。一帖药是四折四面，三日调换一面，十二天换完。

76. 涉县薛如台献方

主治：鹤膝风。

药物：黄芪八两，远志三钱，川牛膝三钱。

用法：水煎服。

77. 唐山市章春秀献方

主治：对口发背（蜂窝织炎），疮势很大，敷之去腐生肌止痛，收效迅速。

药物：香油六两，鸡子三个，柏树枝五钱，血余（青年人的）一团，乳香八分，黄蜡五钱，人乳五钱。

配制：油放铜勺内，慢火熬之，鸡蛋去皮炸深黄色取出；再入柏枝炸令焦枯取出；再入血余炸枯取出。再将油过滤，将勺拭净，再下乳香面、黄蜡，待溶化，再入人乳，急将勺离火，搅成膏，瓷器收贮。

用法：调敷患处。

78. 束鹿县马修己献方

主治：阴疽寒疮。

药物：公羊粪七个，小陵枣七个。

配制：将枣煮熟去皮核与羊粪共捣如泥，

摊白布上。

用法：贴于患处。

79. 怀安县献方

主治：痈疮高肿。

药物：白及二钱，生半夏二钱，冰片一钱，朱砂一钱。

配制：共为极细末。

用法：冷水调涂患处，未成者即消，已成者即溃。

80. 易县姚璋献方

主治：痈疽发背、对口、痰核、流注等，兼治妇女经血不调。

药物：川乌、草乌、生地、白及、白蔹、象皮、官桂、白芷、当归、赤芍、羌活、苦参、木鳖、山甲、乌药、甘草、独活、元参、大黄、淀粉各二两半，香油五斤，漳丹四包，桃柳枝各二寸。

配制：淀粉不熬，用油浸药，春五、夏三、秋七、冬十日，俟日数足，入净锅内慢火熬至药枯浮起去渣，加入漳丹四包，熬至滴水成珠，离火片时入淀粉搅匀。

用法：摊布上，敷贴患处。

81. 易县钟谦献方

主治：痈疮不溃者。

药物：血余（焙研）、指甲（焙研）绿豆团粉（绿豆淀粉）、鲜地丁各等份。

配制：共捣烂如泥。

用法：醋调敷患处，一时许即溃。

82. 平乡县程玉光献方

主治：痈疽疮毒，未溃脓者，及一切无名肿毒。

药物：绿豆淀粉一斤，乳香二钱，没药二钱，山甲珠二钱。

配制：先将绿豆淀粉炒黄，再与各药共研细末，干醋调和摊青布上。

用法：贴患处。如贴后感觉发痛，冷醋布上浸之，其痛立止。

83. 沙河高业明献方

方名：金粉散。

主治：痈疽溃后，去腐生新。又治火毒、疮疖、疔疮腐落之后。

药物：净火硝一两四钱，水银一两，明矾八钱，朱砂四钱，枯矾一钱。

配制：共研细面，不见银星为度。放锅内摊平，用碗扣锅上，再用沙土倒锅内与碗底平，碗底放小米和棉花，共烧三点钟：第一点钟火如灯头大，第二点钟如平常火，第三点钟火与锅口平，棉花变黄色为度。取出药后加麝香四分，珠子五分，大梅片二钱，金粉散一两，共研细面，贮瓶备用。

用法：铜钱大疮口，每次三五厘，外用小膏药盖好。用后无反应。

84. 唐山市边秀影献方

主治：痈疽溃烂日久。

药物：五倍子（打破）四两，蜂蜜一两半。

配制：蜂蜜熬至黄色，入五倍子同炒，如栗子皮色为度，待凉脆，轧成极细面过罗，瓷罐收贮，勿令泄气。

用法：醋调成膏，摊硬纸上，贴患处，一日一换。

85. 阳原县献方

主治：阴疮。

药物：水胶一两，白糖五钱。

配制：水胶新砂锅内化开后，加入白糖，待溶化均匀，摊在新白布上。

用法：敷患处。

86. 保定市许国瑞献方

方名：蟾酥丸。

主治：痈疽疔毒。

药物：朱砂二钱，珍珠七粒（共研细），蟾酥二三分。

配制：蟾酥浸泡半日，溶化如浓浆，即将上二味药末加入为丸（不另加水），共二十一丸，银朱为衣。分为七服，每服三丸。

用法：以艾三四钱，银锈一钱（取银质物煮用即可），槐枝三寸长一节，胡椒一岁一粒，水煎送丸药。

87. 滦县耿印庭献方

方名：千锤膏。

主治：痈疽、瘰疬、疮疡等。

药物：蓖麻子仁、铜绿、松香、杏仁、乳香、没药、漳丹各三钱。

配制：各药共捣细，再入蓖麻子仁和诸药同捣，成膏为度。

用法：摊布上，贴患处。

88. 滦县胡振环献方

方名：如神汤。

主治：湿热疮疖。

药物：银花一两，当归一两，公英一两，荆芥一钱，连翘一钱，甘草三钱。

用法：水煎服。

89. 滦县李增献方

方名：燕泥散。

主治：小孩热毒疮，发热溃烂，红肿疼痛，多生头部。

药物：燕子窝（住燕子者佳）。

配制：为细面。

用法：先用淘米水（小米水）煎好，将患处洗净，后将燕泥散敷患处，湿则干搽，干则香油调搽。

90. 滦县李增献方

方名：生军散。

主治：痈肿热痛未溃者。

药物：生大黄一两。

用法：为细末，用醋调匀，敷于患处。

91. 保定市崔秀峰献方

方名：提毒散。

主治：疮毒红肿者。

药物：轻粉一钱，红粉五分，乳香二钱，没药二钱，血竭花二钱。

配制：共为细末。

用法：敷在疮头上，太乙膏盖之。

92. 武安县魏湘滨献方

方名：活血去腐膏。

主治：痈疽疮疡。

药物：当归一两，生地五钱，元参五钱，赤芍五钱，乳香三钱，没药三钱，川军五钱，白芷五钱，紫油桂五钱，木鳖子二十八个，血余三钱，柳枝三十寸，槐枝三十寸，香油四斤，漳丹二斤。

配制：熬制成膏。

用法：按疽疮大小，摊纸上贴之，疙瘩已成，加麝香五厘。去腐生肌，加青粉五钱。

注："青粉"当是"青散"，见《证治准绳》。

93. 武安县胡中文献方

方名：加味四妙汤。

主治：痈疽疗毒，未成即消，已成即溃。

药物：当归八钱，黄芪四钱，银花七钱，公英七钱，赤芍四钱，连翘六钱，甘草四钱。

用法：白酒一两为引，水煎。一日一服，连用五服。

94. 定县张建侠献方

方名：三仙丹。

主治：一切日久不愈之痈疽，溃后脓稀白色者。

药物：白矾一两，火硝一两，水银一两。

用法：先将白矾、火硝二味研面放铁锅内，水银置正当中，盖上一个净底瓷碗，用盐水和泥封固，只露碗底，先文火，后武火，烧三个钟头，候凉取出，刮下碗底上的药，涂于疮口，或用纱布裹敷亦可。

95. 滦县刘继恩献方

方名：回阳三健汤。

主治：阴疽，身无热而倦怠，脉细而迟，凹陷色暗，无脓未腐者有效。

药物：人参三钱，附子二钱，当归五钱，川芎三钱，甘草二钱，云苓三钱，黄芪五钱，枸杞三钱，红花三钱，紫草二钱，独活二钱，苍术二钱，木香一钱，山萸二钱。

用法：水煎服。小儿减半。红肿高大，阳性者忌用。

无名肿毒类（计59方）

1. 佚名氏献方

主治：淋巴肿及无名肿毒。

药物：当归四两，白芷二两，夏枯草一两，僵蚕二钱半。

用法：水酒各半煎服。

加减：颈以上加川芎五钱，膝以下加牛膝五钱。

2. 尚义县朱昭庆献方

主治：小腿起疙瘩，红肿疼痛。

药物：当归三钱，川芎三钱，蓖麻子二两（去皮），乳香三钱，没药三钱。

用法：上药共捣，贴患处。

3. 栾城县王景保献方

主治：疙瘩红肿高大，未成脓者。

药物：冬瓜皮（炒黄）阿胶珠各等份。

用法：上为细面，烧酒调涂患处。

4. 佚名氏献方

主治：皮肤骤然肿痛。

药物：血竭、儿茶、没药、乳香各二钱。

用法：共为细末，香油调搽。

5. 延庆县吴廷藻献方

主治：各种无名肿毒。

药物：绿豆粉面半斤，当归一两，五倍子一两。

配制：将粉面炒焦，再与二味药共研细面。

用法：干醋调成硬膏贴患处。

6. 龙关县李玺献方

方名：神围丹。

主治：红肿脓疱自开口。

药物：白及三钱，生半夏三钱，银朱一钱，冰片三分。

用法：共为细面，凉水调搽，中间露顶。

7. 沽源县曲广田献方

主治：无名肿毒。

药物：醋三斤，活蛇一条。

配制：将活蛇浸入醋罐内，一个月后蛇浸至无骨为度。

用法：涂搽患处。

8. 龙关县李玺献方

方名：金黄如意散。

主治：无名肿毒初起。

药物：花粉八两，黄柏八钱，大黄八钱，姜黄八钱，白芷八钱，黄芩三钱二分，陈皮三钱二分，甘草三钱二分，苍术三钱二分，生南星三钱。

用法：共为细面，陈醋调搽。

9. 阳原县毛凤岐献方

方名：千锤膏。

主治：痈疽疖肿，无名肿毒。

药物：松香一两，大麻仁三钱，银朱二钱，蟾酥五分，麝香少许。

配制：将药合在一起，锤子捣成膏。

用法：敷患处。用药多少按患处大小定量。

10. 阳原县毛凤岐献方

方名：红水膏。

主治：无名肿毒及疖肿。

药物：白及一两，生半夏一两，梅片四钱，台麝四分，银朱一两。

用法：共研细面，凉水调敷患处。

11. 阳原县程永喜献方

主治：无名肿毒。

药物：藤黄三钱，黄柏一钱，青黛二钱，乳香一钱，没药一钱。

配制：共为细末，鸡子清和匀。

用法：敷在患处。

12. 阳原县程永喜献方

主治：无名肿毒。

药物：银花四两，黄芪一两，乳香一钱半，没药一钱半，甘草一钱，贝母一钱，黄酒一两。

用法：水煎服。

13. 沽源县献方

主治：无名肿毒。

药物：鲜狼毒。

用法：熬膏，外敷患处。

14. 武邑县袁振芳献方

主治：面部生小红疙瘩。

药物：银花、菊花、连翘、公英、钩藤、地肤子各五钱，地丁、浮萍各一两，防风三钱，芥穗二钱半，甘草二钱。

用法：水煎服。

15. 晋县献方

主治：缠腰蛇。

药物：雄黄三分，红粉二分，轻粉一分，枯矾二分，冰片一分。

配制：共为细末，香油调匀。

用法：疮头用针刺破后，涂药。

16. 阳原县赵建堂献方

主治：无名疮。

药物：狗上前门牙（余处无效）四五个。

配制：和黄土锅内炒黄色，黄酒引，研成细面。

用法：开水送服。

17. 武邑县吕金升献方

主治：一切肿毒（阳性者）。

药物：川军一两，白及五钱。

用法：共为细末，凉水调涂，中间莫涂。未溃者能消，已溃者能收。

18. 宁晋县韩雨亭献方

主治：疮疖初起，痈疽发背，无名肿毒，疔毒恶疮。

药物：银花一两，蒲公英八钱，紫花地丁七钱，连翘一两，黄芩五钱，甘草四钱，花粉一两，知母五钱。

用法：水煎服，日一次。

19. 沽源县献方

方名：三妙散。

主治：一切无名肿毒。

药物：冰片一钱，白矾五钱，木香一钱。

用法：共为细末，水调敷患处。

20. 阳原县梁兴汉献方

主治：无名肿毒。

药物：大葱白、蜂蜜各等份。

用法：捣烂成膏状，敷患处。

21. 涞源县李洪云献方

主治：痈疽初起及无名肿毒，红肿高大，疼痛坚硬。

药物：大黄、朴硝各等份。

用法：共为细末，童子小便调敷肿处。

22. 赤城县程月桂献方

主治：无名肿毒，发背疔毒，各种疮疡，红肿坚硬。

药物：红蚂蚁五钱，血竭花三钱，乳香三钱，没药三钱，红花二钱，儿茶二钱，冰片五分

用法：共为细末，生酒炖熟，冲入药末，

调涂患处，起白沫为度。

23. 涿鹿县马耀庭献方

主治：各种无名肿毒。

药物：石膏五钱，青黛三钱，冰片少许。

用法：共研细面，搽患处或用香油调和敷于肿处。

24. 阳原县苗荣甫献方

方名：英神普济丸。

主治：诸疮焮肿、丹毒、痈疽及无名肿毒。

药物：明雄五钱，郁金五钱，巴豆霜四钱（去油），乳香一钱半（去油），没药一钱半（去油），陈皮一钱半，广木香一钱半，牙皂一钱半，胆星二钱，紫蔻三钱，牛黄二分，麝香二分，琥珀二分。

配制：共为细末，陈醋为丸，如绿豆大，朱砂为衣。

用法：每服五十五丸，小儿酌减，白开水送下，白酒为引。服后泻一二次。孕妇忌服。

25. 康保县卢文正献方

方名：烟油膏。

主治：疮疖肿毒，无名疔毒。

药物：烟袋锅中的烟油子一块，耳塞（耳垢）少许，臭虫或虱子七个。

用法：合于一起，研捣如泥，贴敷患处。

26. 康保县万隆店卢文正献方

主治：痈肿疮疖及无名肿毒。

药物：百草霜五钱，大葱两根，蜂蜜五钱。

配制：大葱捣烂与蜂蜜、百草霜合于一起搅匀。

用法：敷于患处，日换一次。

27. 晋县中医进修学校献方

主治：一切肿毒。

药物：生石膏三钱，白矾五钱，滑石五钱，青盐二钱。

配制：共研极细末，干醋调如粥状。

用法：涂肿处，勿令干。轻者一二日，重者三四日。

28. 沽源县献方

主治：足跟疼痛。

药物：刮白杨柳背阴面白霜一酒盅。

用法：白酒四两混和炖，霜化后顿服。

29. 枣强县傅悝尘献方

方名：四大将军汤。

主治：疗疮、无名肿毒诸症。

药物：当归四两，公英一两，金银花一两，元参一两。

用法：水煎三次，日服三次。肿在肘部，加桂枝三钱，甘草一钱。

30. 沽源县献方

主治：无名肿毒。

药物：盐卤、陈醋、白面各不拘多少。

用法：调成糊状，敷于患处。

31. 保定市剂占奎献方

主治：无名肿毒，红肿热痛。

药物：白及、白蔹、白芷、雄黄、川连各等份。

用法：共为细面，好醋调敷。

32. 涞源县田广惠献方

主治：一切无名肿毒，或破溃，或未破溃均可敷之。亦能消散，亦能化腐生肌止疼。

药物：大葱白三根，好白蜜二两，白矾一钱，甘遂三钱。

用法：共捣如泥。量患处大小，摊布上贴之。

33. 宁晋县郭瞻远献方

主治：一切疮疖未溃者。

药物：鲜马齿苋。

用法：捣烂贴患处。

34. 涞源县杨兴周献方

主治：风火毒，忽然暴发，手面肿起，皮色紫黑，疼痛难忍。

药物：好黄土、稻草灰。

用法：共研细面，干醋调敷肿处。

35. 宁晋县张藏珍献方

主治：无名肿毒或痈疽初起。

药物：生白矾、大葱根、花椒、艾叶各等份。

用法：水煎洗患处。

36. 巨鹿县谷圣堂献方

方名：解毒散。

主治：无名肿毒，疙瘩初起，内部坚硬红肿，身发寒热。

药物：老葱白三钱，明矾三钱。

用法：水煎，洗患处。

37. 巨鹿县刘砚同献方

方名：千捶膏。

主治：火疙瘩初起未溃。

药物：松香一两，铜绿三钱，血竭花五分，红麻子仁四十粒。

配制：共捣为泥，饭锅蒸熟，涂青布上。

用法：按患部大小贴之。

38. 南宫县李有才献方

主治：无名肿毒。

药物：山甲珠二钱，冰片一钱。

用法：共研面，醋调涂患处。

39. 无极县殷秀生献方

主治：鳝拱头（又名"蝼蛄疖"）。

药物：松香、生猪油各等份。

配制：共捣匀，用纸裹住，从一头燃烧，令油滴下，以碗盛之。

用法：用油涂患处。

40. 无极县阎廷杰献方

主治：鳝拱头（蝼蛄疖）。

药物：蓖麻子四十九粒（去皮），松香二两，铜绿五钱。

配制：上三味砂锅内文火熬化，药杵磨

研，熬熟取下，晾冷研碎再熬，如此熬七次，即成膏药。如膏老可稍加香油，如嫩可再加松香少许。

用法：摊布上贴患处。

41. 南宫县王云生献方

主治：无名肿毒，及牛皮癣症。

药物：醋泡鸡子。

配制：新鸡子两个，醋半斤（必须把鸡子淹没）放大口瓶内密封，置于阴暗处泡七天七夜后，取出去皮，将蛋黄贮入消毒瓶内搅匀，置冷暗处备用。

用法：日涂数次，每次涂搽一二分钟，不可间断。

42. 清河县吴峻峰献方

主治：蛇夹疔及无名肿毒等。

药物：全当归三钱，川芎二钱，大活一钱，乳香四钱，没药四钱，银花四钱，菊花五钱，地丁三钱，白术三钱，甘草梢三钱。

用法：水煎洗。

43. 完满县田仲山献方

主治：各种恶疮、无名肿毒等症。

药物：猫儿眼睛草（俗名"打碗棵"）开花后采取五六斤。

配制：草切碎置锅内，水熬至草将烂为度，再将草抛掉，用罗滤过，日曝成膏。

用法：白布摊贴患处。

44. 磁县赵禄献方

主治：无名肿毒及烫火烧伤，身发高热。

药物：蒲公英一两（鲜二两），白糖一两。

用法：水煎服，日服一剂。重者身发高热，日服二剂，分四次服，四小时服一次。

45. 徐水县李鸿昌献方

主治：疮疖，无名肿毒。

药物：川乌、草乌、生地、当归、川芎、山甲、皂刺、连翘、黄连、乳香、没药、木鳖子各四钱，癞蛤蟆（蟾蜍）四个，黄丹四十两，香油五斤。

配制：用油将药炸焦去渣，候油滴水成珠，下丹收膏。

用法：随用随摊，贴敷患处。

46. 徐水县李鸿昌献方

方名：消肿膏。

主治：无名肿毒。

药物：杏仁一百粒，大麻仁一百粒，松香四两，乳香、没药各五钱。

用法：共捣成膏，摊布上贴患处。

47. 邯郸市霍绍先献方

方名：五虎群羊散。

主治：一切无名肿毒，红肿高大者宜之。

药物：乳香、没药、血竭花、儿茶各三钱，冰片二钱。

配制：共为细末，醋熬粥状。

用法：涂抹患处。

48. 丰润县刘树斌献方

主治：无名肿毒，酒渣鼻亦效。

药物：白及二钱，白蔹二钱，川军六钱，冰片五分。

用法：共为细面，水调敷患处。

49. 徐水县郭庆祥献方

主治：无名肿毒，坚硬如石，或破或不破，久不生肌。

药物：鲜生地。

用法：捣如泥。调敷患处，日换一次。

50. 徐水县郭庆祥献方

主治：无名肿毒，平起高大，坚硬如石。

药物：豨莶草五钱，麻黄五钱，紫地丁五钱。

用法：水煎熬，洗患处。

51. 抚宁时笑天献方

主治：无名肿毒。

药物：银花三两，乳香四钱，公英一两，薄荷三钱，元参一两，花粉五钱，甘草三钱。

用法：水煎服。

52. 河间县王锡纯献方

主治：一切无名肿毒。

药物：地黄根二两，刺儿菜（大蓟）二两，乌龙尾（梁上陈土）一两。

配制：共捣为泥，用香油、鸡蛋清调匀。

用法：摊贴患处。

53. 昌黎县王子诚献方

主治：无名肿毒。

药物：蚤休（草河车）二钱。

用法：水煎服。

54. 保定市李国培献方

方名：消无名肿毒方。

主治：无论何处生有无名肿毒，痛不可忍者。

药物：大黄末五钱，鸡子清一个。

用法：鸡子清调大黄末，涂抹患处。

55. 保定市崔秀峰献方

方名：地丁散。

主治：各种无名肿毒。

药物：紫花地丁一斤。

配制：晒干研末筛细，白面糊为膏。

用法：贴患处。

56. 定县赵进学献方

方名：青蛙墨。

主治：无名肿毒，红肿高大。

药物：五倍子二钱，冰片一钱，好墨一块。

配制：共为细末，装入青蛙肚子内，经过三日后，取出听用。

用法：研末涂患处，或香油调涂。

57. 保定市申道安献方

主治：肿毒恶疮。

药物：银花五两，生甘草一两。

用法：水煎服，少加黄酒为引，一日服尽，奇效。

58. 平谷县王自彬献方

方名：鲜草膏。

主治：一切无名肿毒，疮疡初起或溃疡，均特效。

药物：鲜蒲公英。

配制：用水洗净，放在锅内加水，慢火熬二十分钟之后，去渣，用纱布滤净，再继续煎熬如膏状，冷后即可。

用法：涂敷于患处即愈。

59. 隆化县王振儒献方

方名：化毒汤。

主治：无名肿毒。

药物：银花四两，蒲公英一两，当归三两，元参一两，甘草三钱。

用法：水煎服，早、晚服一次。

疮毒类（计99方）

1. 赤城县献方

主治：急性毒疮（西医名蜂窝织炎者）。

药物：草乌、南星、半夏、狼毒、百合各等量。

配制：将上药研为细末，用水调和。

用法：敷患处周围，每日一次。

2. 沽源县献方

主治：溃疡久不愈者。

药物：木耳、白糖。

配制：将木耳焙干研细末，加入白糖一倍和匀。

用法：以上药搽涂患处。

3. 获鹿县王成达献方

主治：恶疮溃后，毒气不出尽者，此药可提毒生肌。

药物：雄黄一两，血竭三钱，巴豆十二个（去皮），乳香、没药、梅片各三钱，蜗牛十二个，东参一钱，珍珠三个，麝香二分。

配制：共为细面，瓶贮。

用法：干撒，外用膏覆盖。

4. 涿鹿县马耀庭献方

方名：内消活血汤。

主治：腹背毒肿，大小肠肛门脏毒初起，坚硬疼痛不可忍者。

药物：青皮二钱，广皮二钱，乳香二钱，没药二钱，黄芪二钱，连翘三钱，当归二钱，白芷二钱，射干二钱，防风二钱，三七二钱，贝母二钱，白芍二钱，银花三钱，皂刺二钱，木香二钱，大黄二钱，甘草二钱。

用法：水煎两次，早、晚各服一次。

5. 阳原县民间土方

主治：一切疮疡溃后，生肌止痛。

药物：胡黄连二两，石膏一两，朱砂五分，冰片二分。

用法：共为细面，撒患处。

6. 涿鹿县杨隐之献方

主治：阴分湿热之毒或疥形的疮毒。

药物：巴豆霜五钱，乳香二钱半，没药二钱半，郁金二钱半，广木香二钱半，广陈皮二钱半，明雄黄五钱。

配制：共为细面，水丸绿豆大朱砂为衣，量虚实用之。

用法：壮者每次十二粒，虚者八粒，服三次愈。

7. 冀县王殿军献方

方名：黑色油膏。

主治：创伤肿溃后化脓。

药物：红扫帚子（炒炭存性）一两，猪板油一两，百草霜五钱。

配制：将上三味药于石板上砸成膏，用麻油纸袋装好，用针刺破一面（孔愈多愈好）。

用法：用时将纸袋有孔一面贴患处，有吸脓作用，隔二三日一换药，六七天痊愈。

8. 商都县献方

主治：头部疮，疼痛流黄水。

药物：山药蛋一个，白糖少许。

用法：共捣一处如泥，贴患处。

9. 沽源县献方

方名：珍珠生肌散。

主治：疮疡久不收口。

药物：血竭二钱，乳香二钱，没药二钱，海螵蛸二钱，象皮三钱，轻粉一钱，冰片五分，儿茶一钱，陈石灰一钱，珍珠一钱。

配制：共研极细末。

用法：撒布患处，以膏药贴之。

10. 冀县薄文韬献方

方名：化腐生肌散。

主治：热性疮疡，溃后肿疼，或有顽腐塞口，脓流不畅者或溃烂恶臭者。

药物：白降丹二分，煅石膏八分，冰片少许。

配制：先将降丹入乳钵内研细，再入石膏复研细，后入冰片研匀。

用法：以脱脂棉蘸药撒疮口上。每次用量，以毒之甚微而定，总之敷后微觉疼痛为好，多则作疼。

加减：疔头坚韧者，降丹可用三分，石膏可用七分；毒微者，可于原方加朱砂一分；恶臭味重者，可于原方加麝香一分。

11. 巨鹿县梁桂芹献方

方名：一扫光。

主治：热性的薄皮疮。

药物：蛤粉（煅）一两，青黛三钱，石膏（煅）一两，轻粉五钱，黄柏五钱，川连三钱，官粉五钱，银朱五钱，枣炭五钱，硫黄三钱。

用法：先研轻粉，后与诸药共为细末，香油调搽。

12. 阳原县李立基献方

主治：下肢溃疡。

药物：新鲜肥嫩羊肉。

用法：按疮面大小切成薄片，敷患处纱布包扎，二日更换一次，四五日可愈。

13. 无极县秦著明献方

主治：浑身长薄皮疮。

药物：豆腐皮，香油。

用法：将豆腐皮晒干，烧灰研末，以香油调涂患处。

14. 束鹿县胡庆昌献方

主治：阴疮日久，生骨不脱落者。

药物：铁甲将军嘴三个，干姜二分。

用法：共为细末。将药敷疮口上，其骨自落。

15. 获鹿县王怀清献方

主治：偏正对口。

药物：血余炭三钱，桃仁七个，杏仁七个（去皮），大麻子仁七个。

用法：共捣如泥，搽之。

16. 阳原县莘效先献方

主治：阴疮腿。

药物：水银三钱，冰片三钱，银朱五钱，漳丹五钱，生肌散一钱，泡土（土房流下的泥）二钱，香油四两。

配制：共为细面，放入香油内搅匀，每次用纸七张，每张涂上药末，再将药纸刺孔（每张七孔）。

用法：将制好药纸裹在腿部患处，待七天后揭去，再照前用药二至三次。

17. 怀安县李万月献方

主治：身体受阴，起疮流血。

药物：绵羊尾巴。

用法：将羊尾巴肉（生肉）切片，贴在血疮上，即愈。

18. 阳原县杨枝隆献方

主治：阴疮。

药物：嫩榆树白皮。

用法：捣烂成泥状。每天用一两敷在患处，每天换一次，共敷七天可愈。忌食发物及其他有刺激性的食物。

19. 束鹿县张惠铭献方

主治：阴疽无阳症。

药物：天灵盖一两。

用法：将天灵盖瓦上焙黄焦，研细末，以香油调涂患处。

20. 束鹿县孙绶廷献方

主治：对口疮。

药物：大将军二个，血余二钱，百草霜三钱，草河车三钱，黄蜡三钱，乳香一钱半，没药二钱半，漳丹一两半，猪脂油一钱。

配制：将大将军、血余、乳香、没药、草河车入香油内，炸枯焦去渣后，再入百草霜、黄蜡、猪油三味用慢火熬化，再加入漳丹，用槐木棍搅之，俟黑烟出尽离火，冷即成膏。

用法：摊白布上敷患处，特效。

21. 阳原县民间单方

主治：疮毒溃流脓血。

药物：龟板二钱，川连二钱，红粉一钱，冰片一钱。

用法：共为细面，香油调匀涂患处，以纱布盖好。

22. 白草中心医院献方

主治：一切痈肿溃烂流脓。

药物：轻粉二钱，白降丹一钱，儿茶一钱，血竭一钱，冰片一钱，煅石膏五钱。

用法：共为细末，香油调搽或干渗。

23. 阳原县朱景秀献方

方名：止血定痛生肌散。

主治：疮疖溃后拔脓生肌。

药物：乳香二钱，没药二钱，血竭二钱，枯矾二钱，白龙骨一两，轻粉二钱，赤石脂二钱，朱砂一钱，海螵蛸一钱，血余炭一钱，川柏一钱半，寒水石五钱。

用法：共为细面，敷患处。

24. 巨鹿卢显阁献方

方名：臭姑娘散。

主治：疮已成瘘管。

药物：用树上的臭姑娘（昆虫类），冰片少许。

配制：将臭姑娘用砂锅焙微黄色，研为细末，兑冰片少许。

用法：以瘘管的大小，将药把管装满为度，以膏药封贴。多者两次愈。

25. 巨鹿吴宋杰献方

方名：山甲内消散。

主治：横痃，未化脓之前可消。

药物：山甲珠二钱，当归尾三钱，大黄二钱，天虫三钱，木鳖子（去皮）三钱，二丑二钱，全蝎（炒）一钱半，蜈蚣（炒）一条。

用法：黄酒为引，煎服。

26. 巨鹿吴卯亮献方

方名：释经汤。

主治：疔毒，手背肿，发热疼痛。

药物：元参一两，大生地一两，银花一两，当归一两，地丁五钱，大贝二钱。

用法：水煎服，每日一剂，轻症酌减。

27. 巨鹿县田保魁献方

方名：松香膏。

主治：头疖（在百会穴周围长的更效）。

药物：松香三钱，猪腔油一两。

配制：先将猪油炼过去渣，将松香用竹片押住燃着，往内滴完为度。

用法：用鸡翎抹患处，每天两次。

28. 巨鹿县辛庚存献方

主治：围腰疮，初起小颗粒水疱，流黄水疼痒，二三天后很快蔓延腰部。

药物：梁头上的灰尘，香油。

用法：调敷患处，每天二三次。

29. 巨鹿县靳志格献方

方名：生肌散。

主治：生肌止疼。

药物：象皮一钱，乳香一钱，没药一钱，血竭花一钱，龙骨（煅）一钱，海螵蛸一钱。

用法：共为极细末，干敷患处。

30. 傅悭尘献方

方名：苍耳子万应膏。

主治：一切痈疽发背，无头恶疮，肿毒

疮疖，并治风痒臁疮、杖疮、牙疼、喉痹等症。

药物：苍耳子全棵不拘多少。

配制：五月采取，入大锅内煮去渣，滤过以文武火熬成膏，以瓷罐收贮听用。

用法：一切疮疡肿毒内服、外敷；牙痛，滴牙上；喉痹，滴喉部和舌上，每日用开水送服一茶匙。

31. 威县姜炳勋献方

方名：乌龙提毒膏。

主治：一切痈毒溃后，热痛肿胀，不成脓，不生肌。

药物：核桃仁一两，生石灰五钱，百草霜五钱，鸡子两个（去黄用清），冰片三钱，芝麻油二两。

配制：先将核桃仁捣如泥，再加百草霜、生石灰、鸡子清、香油调匀，后下冰片，用大口瓶装，封固备用。

用法：在疮四周涂抹上一寸宽的一周，即时止痛。如疮外围还有疼痛，可再向外涂，以全个疮四周不痛为度，每次逐渐向里加宽，抹至疮口处为度，即痊愈。

32. 威县王西度献方

方名：狗牙散。

主治：小腿部溃疡。

药物：全狗牙一具（焙黄）、轻粉各等份。

用法：共为细面，湿则干撒，干则香油调涂。

33. 滦县吴凤珠献方

主治：无名肿毒，脸肿丹毒，焮赤疼痛。

药物：鲜地龙（蚯蚓）七两，白糖四两。

配制：将地龙放在小罐中，用凉水洗净后，将白糖也放入罐内加水二两，放在阴暗处，隔七日后即可使用。

用法：用罐内水浸洗肿处，每日抹三至五次即消肿止疼。

34. 井阳县郝步云献方

主治：发际疮（又名"砍头疮"）。

治法：刺委中出血即愈。

35. 武邑县赵其俊献方

方名：黑灵散。

主治：疮疡久不收口。

药物：水银一两，锡六钱，轻粉一两，官粉一两，梅片二分。

配制：将锡熔化，入上好朱砂二钱炒好去砂，再入水银、官粉、轻粉、梅片，共为细末，入瓶内封固候用。

用法：将药末撒布患处，上覆薄贴。

36. 张北县石宝生献方

主治：关节结核，初起关节肿大，坚硬不消，日久溃烂时流脓水，愈合甚难。

药物：荆芥二钱，防风二钱，连翘五钱，乳香一钱五分，没药一钱五分，苍术三钱，细辛二钱，川椒一钱五分，狼毒一两（要中间粗节入药，捣碎）。

用法：水煎沸，用白布淋洗患部，日洗三次。热天每剂三日洗完，寒天七日洗完，初起及化脓后洗之。正当化脓时不能用。

37. 邢台县张能礼献方

主治： 蜘蛛疮。

药物： 湿蔓菁。

用法： 洗净捣如泥，抹患处。轻者一次而愈，重者二至三次而愈。

38. 深县张探芳献方

主治： 痈疽顽固瘘管。

药物： 白矾二钱，白信一两，雄黄三钱，乳香三钱，没药三钱。

配制： 先把白矾、白信放入罐内，火熬干成白色为度，再取出与诸药混合一处共为末，用醋打糊，做成细条备用。

用法： 将药条纳于瘘管内。按此药治一般瘘管确实有效，因其有腐蚀作用，用之太疼。

39. 深县献方

方名： 金黄拔毒散。

主治： 各种痈疽、疮毒痈肿未溃者及烧烫等伤。

药物： 黄连、黄柏、黄芩、姜黄、白及各等份。

用法： 共为细末，用鸡子清调匀敷患处。

40. 平谷刘宝琦献方

方名： 雄黄不二散。

主治： 蛇头疮（手指生疮，疼痛难忍）。

药物： 明雄黄一钱，蜈蚣一条，麝香五

厘，梅片三分。

用法： 共为细面，用猪胆汁混合调成糊状敷套患处，每日换一次。若药干，再加胆汁续调。轻者半月，重者一月即愈。

41. 平谷县武翰卿献方

方名： 护心散。

主治： 疮疡或疔毒引起恶心，心悸不安等症。

药物： 绿豆粉一钱，甘草面五分，朱砂二分五厘。

用法： 共研极细面，每次白水送下，一日三次，间四小时一次。无反应，服后半小时心神安静。疮的局部宜上其他药品。

42. 深县献方

方名： 五虎拔毒膏。

主治： 一切无名肿毒，各种疮疖，已溃未溃，脓未成者贴之即消。脓已成者贴之即溃，溃后贴上拔脓生肌。

药物： 川乌一钱半，草乌一钱半，乌药一钱半，当归一钱，大黄一钱，连翘一钱，白及二钱，木鳖二钱，苦参二钱，皂角一钱，乳香一钱，没药一钱，生姜三片，香油六两，漳丹三两。

配制： 除漳丹一味外，其余药与香油共入锅内，慢火熬之。将诸药炸成黑色后，过滤去渣，将油熬至滴水成珠时，再将漳丹炒热下入搅匀，离火后冷即成膏。

用法： 以火将药膏熔化后，摊于布上或

油纸上，贴患处。

43. 唐山市工人医院献方

主治：寒性脓疡，脓汁如米泔，久不收口，肌肉浸损。

药物：骨碎补、破故纸、熟地黄、当归身、续断、石楠叶、黄芪、石斛、牛膝、杜仲（炒）、萆薢各二两，附子（炮）一两，芍药、川芎、菟丝子、沙参、羌活、防风、独活、天麻各一两半。

配制：研细末，炼蜜为丸三钱重。

用法：每服一丸，空心盐汤送下。

44. 唐山市工人医院献方

主治：痈疡关节肿溃，时流清水久不收口。

药物：干姜（炮）、琥珀（研）、大黄、附子（炮）各一两，丹参七钱，石硫黄（研）、钟乳粉（研）、乌贼骨（研）各五钱。

用法：研为细末。若疮湿即干撒，无脓汁即用猪油和调敷，死肌即消而敛之。

45. 深县献方

主治：蛇头疮。

药物：蜈蚣一条，雄黄五分。

用法：共为末，香油调抹患处即愈。

46. 深县献方

主治：无名肿毒，各种恶疮，痰湿流注，筋骨作痛。

药物：白芷、当归、赤芍、元参各五钱，乳香、没药各二钱二分，血余一团，香油二斤。

配制：将前四药入香油内熬枯去渣，再将乳香、没药、血余投入，熬至血余浮起一搅即烂后，再下漳丹十四两，徐徐投入，除烟气成膏。

用法：贴患处。

47. 深县献方

主治：无名肿毒。

药物：白芷、赤芍、紫荆皮、菖蒲、独活各一两

用法：共为细面，醋调敷患处。

48. 深县献方

方名：麻药方。

主治：疮疡应溃不溃，宜动手术者，将此药涂后开刀，则不知痛。

药物：生川乌头、生草乌头、生半夏、生南星、荜茇各一钱半，胡椒二钱，细辛三钱，蟾酥三钱。

用法：白酒调搽之。

49. 深县献方

主治：无名肿毒，疮疽未破者。

药物：大黄二钱，生半夏三钱，生南星一钱，五倍子一钱，香墨一钱。

用法：共为细末，用干醋、姜汁、鸡子清调敷患处，留疮头。

50. 深县医院中医科献方

方名：石灰散。

主治：蛇盘疮（缠腰疮，此疮生于腰部，如高粱粒大小之疙瘩，一二寸宽，从一头长起，久则围腰一周，如蛇缠人之腰，故名蛇盘疮）。

药物：多年旧房上的老陈旧石灰。

用法：用酒将石灰泡开拌匀，俟灰沉下后，用灰涂患处即愈。

51. 安国安振芳献方

主治：脚面生疮。

药物：槐树上蜂窝。

用法：用桑木火烤炭研面，香油调涂患处。

52. 井阳县郝步云献方

主治：锅疮（此疮生在手心，内中起疱，刺破流出黄黏水，非常刺痒）。

药物：藜芦、苦参、松香、雄黄、枯矾各一两，猪油半斤。

配制：先将猪油化开，入苦参、藜芦熬焦去之不要，次将后三味共研细面，入油内熬成膏药。

用法：敷在患处，上覆以纸。

53. 唐山市习尚荣献方

方名：世传经验方。

主治：手背生疮脓水不绝，经久不愈（手背发），敷之立效。

药物：川贝母、杏仁各等份。

配制：以上二味用瓦上焙干，共研细末，香油调匀成膏状，摊青布上贴患处。

54. 唐县张希科献方

方名：二黄散。

主治：赤游丹毒。

药物：川黄连末、川柏末各等份。

用法：二药混合一起，香油调搽。内服犀角地黄汤更好。

55. 石家庄张庆有献方

主治：小儿头上老鼠疮。

药物：白面。

用法：将白面发酵，在将开未开的时候把面贴在疮上，每隔五六小时换一次，经数次后即可痊愈。

56. 徐水县赵淮平献方

主治：诸疮。

药物：蝎子一个，蝎虎子一个（壁虎），马蜂一个，蚰蜒一个，蜘蛛一个，鸡子一个。

配制：上药打烂，将鸡子开一孔，把药装在鸡子内，用纸糊好，再用泥封，将整个鸡子封闭，放在灶内烧干，为末。

用法：香油调敷。

57. 石专医院张希景献方

主治：鼻梁生疮。

药物：七星蜘蛛一个。

用法：捣烂，敷于患处，再以蜘蛛网盖之即愈。

58. 阳原县献方

方名：民间单方。

主治：男女脚跟肿痛皮硬。

药物：轻粉三钱，龙骨三钱，铜绿二钱，水银二钱。

配制：将水银用麻油研化与轻粉、龙骨、铜绿共为细面。

用法：用猪脂油一两化开混合一处成膏，装在新白布口袋内，蹬在袜底，睡觉不要脱袜子，一剂见效，二剂痊愈。

59. 涞源县赵玉献方

主治：男女手脚背部生疮，日久不愈，敷之有效。

药物：捞驴驹子（就是马没到日期所生的驹）的蹄子。

用法：切成片，焙黄为细末，香油调匀，抹患处立效。

60. 保定市李和献方

方名：金刚丸。

主治：一切疔疮肿毒，男女大小颈项瘰疬，乳结核，或痰气凝滞，硬块成毒，小儿痘后发痈，并跌打损伤以致痉挛作疼等症。

药物：马钱子四两（用米泔水浸三日，刮去皮毛切片晾干），炮山甲一两二钱，白僵蚕一两二钱（炒焦）。

配制：把马钱子用香油炸透，以上三味共为细面，黍粥捣匀为丸，如梧子大。

用法：每服五分，量人虚实、老幼酌减，临睡时服药，用引经药煎汤送下。不可受风，如受风，则觉周身麻木抽筋，甚则发抖，不必惊慌，稍过片刻即安。引

经药：头面用羌活、川芎各五分；两足膝用牛膝；腰用杜仲；胸腹用枳壳；肩臂用皂刺；两臂用桂枝；咽喉颈项用桔梗；跌伤痉挛用红花、当归。以上各药均用五分煎汤送丸药，老年气血衰、少年血气未壮，及妇人产后半月以内者，丸均服四分，产妇满月仍服五分。孕妇忌服。

61. 新河县孙怀珍献方

主治：顽疮久不收口，内无余毒，用此收口。

药物：五倍子面一钱，大冰片五分。

配制：用一叶葱管（葱管内之液汁越多越好）将五倍子面装入内，瓦上焙干，成黑色为度，与冰片共为极细面。

用法：将疮口洗净，敷上药面，用膏药贴之，隔二天揭开，肉像凉粉样的为对症即效。

62. 威县傅绍卿献方

主治：疮疖。

药物：虎爪（高粱根不着地者）、老柳树皮（向阳者）各等份。

配制：焙成炭，研细面，香油调敷。

用法：应先用米汤洗净患处后敷药，一日一次。重者可用打香油磨落下的石磕，碾细面，加入药内同敷。

63. 平乡县王通五献方

方名：脱腐拔毒膏。

主治：搭背疮。

药物：百草霜一两，露蜂房五钱（炒黑），蜂蜜二两。

用法：将前两味研为细末，加入蜂蜜调成糊，摊纸上，贴患处，每日换药三四次。

64. 蠡县李明皋献方

主治：手搭背疮。

药物：铁将军一个，乳香、没药各三钱，蓖麻子（去皮）八个，小枣肉八个，猪板归四两，小麦面五钱。

用法：上药捣烂，和成泥状摊布上，贴患处。

65. 保定市范壮荣献方

方名：化腐生肌散。

主治：溃后疮疡。

药物：红升丹一分，生石膏五钱，辰砂二钱，冰片一钱，硼砂二钱，麝香一分，血竭二钱。

用法：共为细面，将药面薄撒患处，外敷玉红膏（药店均有）。

加减：疮内有水者，加龙骨一钱；腐已去尽，欲速封口者，加珠子一分，研末，搽患处。

66. 保定市张汉杰献方

主治：各种疮疡。

药物：人指甲不拘多少，头发不拘多少，蛤蚧一对，官粉四两（研，改为八两更好），香油一斤。

配制：先将指甲、蛤蚧、头发入香油内

炸枯，滤去渣，入官粉，用向南的槐枝，不住手搅至滴水成珠即成，备用。

用法：贴患处。

67. 蠡县刘兰惠献方

主治：搭背疮。

药物：多年蜂窝（炒）五钱，水胶（炒）三钱，杏仁（炒）三钱，皮硝三钱，榆皮面二钱。

用法：共为细末，鸡蛋清调匀摊黑布上，贴患处。

68. 蠡县刘纪文献方

主治：各种搭背疮。

药物：人指甲三钱（煅），朴硝三钱，榆皮面、人发（煅）各三钱。

用法：共为细末，鸡蛋清调涂青布上，贴患处。

69. 行唐县上碑医院秦洛旭献方

主治：发际疮生于头部发际中，破流黄水，继则脓血，形如小疮疖，此愈彼起，缠绵不愈，痛痒难堪。

药物：川柏、川连、荆芥、防风、川椒、乳香、没药、豆根、胆矾、白矾、条芩各二钱，薄荷冰五分。

配制：贮于锅中，用水煎熬，熬好加薄荷冰五分。

用法：把上熬好之水，趁热熏洗，时间要长些。

70. 晋县中医进修学校献方

主治：蝼蛄疖。

药物：蓖麻子仁二两，松香一两，铜绿一钱。

配制：以上共捣如膏。

用法：将膏摊青布上，贴患处。

71. 晋县中医进修学校献方

主治：皮肤疮日久不愈者。

药物：地肤子焙焦为末。

用法：用香油调，涂抹患处数次即愈。

72. 安平县张玉麟献方

主治：各种疮，及中水毒。

药物：赤石脂三钱，乳香、没药、血竭各一钱半，儿茶二钱，辰砂三钱，雄黄一钱，冰片、轻粉各五分。

用法：共为细末，药粉撒疮面上，或香油调涂均可。如中水毒，雄黄可加至三钱。

73. 安平县张玉林献方

主治：脚踝骨生疮。

药物：红蓖麻子，车头油泥。

用法：共捣为膏，贴患处。

74. 平山县刘明月献方

主治：膝下诸疮。

药物：红粉、轻粉、铜绿、漳丹、官粉、川军、冰片各等份。

用法：共研细，香油调搽。

75. 赵县薛京芳献方

主治：腿上阴疮。

药物：大车油泥（旧时大车用蓖麻油润滑车轴，日久出现油垢于轴外，谓之油泥）不拘，轻粉一钱，铜绿二钱。

配制：大车油泥加热后，入轻粉、铜绿面。

用法：摊毛头纸上，贴腿上裹好。

76. 赤城县解文苑献方

主治：一切皮肤疮毒。

药物：苍耳子苗、根、叶全部。

配制：洗净切碎，用十倍水熬至五分之三时过滤去渣，每斤药水再加蜂蜜一斤，再用文火熬膏。

用法：不论男女老幼，每早、晚各服三两，白开水冲服；外用苍耳子煎汤洗。忌猪肉、马肉。

77. 涞源县王亭鹤献方

主治：妇人乳头干裂。

药物：鸡屎白、官粉各等份。

配制：共研极细面，香油调涂即愈。

78. 蠡县张国俊献方

主治：面部的疮毒。

用法：经霜的北瓜蔓烧成炭，研细末，香油调涂。

79. 任县葛延龄献方

方名：石珍散。

主治：天疱疮。

药物：轻粉、煅石膏各一两，黄柏、青黛各三钱。

用法：研细面，初起时用茶水拌药涂患处；结痂时用香油熬出烟，拌药抹之。

80. 巨鹿靳志格献方

方名：立效散。

主治：各种疔毒、恶疮。

药物：猪胆汁五分（阴干），硇砂五分，蟾酥五分，冰片五分。

配制：将上三味以砂吊烧酒慢火炖干，为极细面，后入冰片搅匀。

用法：以针刺破患处，将药敷上，以药膏贴之。

81. 沽源县献方

主治：疙瘩瘟（虾蟆瘟）。

药物：生大黄。

用法：研细末，用油调和涂搽患处。

82. 宁晋县吴永华献方

方名：消毒散。

主治：缠腰疮起疱、破流黄水，疼痛难忍。

药物：龙须菜一两，冰片五分。

用法：将龙须菜焙干，共为极细面，以醋调搽于患处，一日两次。

83. 商都献方

方名：千锤膏。

主治：小儿蝼蛄疮。

药物：大麻子仁二分，松香一钱半。

配制：共捣一千下。

用法：先用香油涂于患处，去痂，将此膏敷患处。

84. 赤城县献方

主治：外伤受水浸润，漫延全身，甚者皮肤脱落或皮黑紫硬。

药物：马齿苋不拘多少。

用法：将马齿苋煮熟热敷，轻者三四次，重者七八次即愈。

85. 涿鹿县杨隐之献方

主治：肛门远处疮不收口方。

药物：翻白草五钱，五倍子三钱（研）。

用法：水煎熏洗患处。洗后用雄黄一钱，儿茶三钱研面，陈醋调摊于布，贴患处。

86. 易县伊召棠献方

方名：解毒红油膏。

主治：一切红肿高大疮疡及牙疼，贴之无不立愈。

药物：嫩松香一两，潮脑七钱，蜈蚣头五个，乳香五分，上银朱三钱。

用法：研细末，放锅内，炖化摊贴，敷患处。

87. 宁晋县王新民献方

方名：立效散。

主治：腿下部阴寒疮，多年不愈者。

药物：白古月一钱，官粉一钱半，铜绿一钱，大丁香五分，漳丹五分，轻粉三分。

配制：以上诸药，共为细末。

用法：先用车子里带贴于疮上，俟带上有了黄水，用开水洗净，再贴到七天后，上立效散，用香油调抹患处，半月即愈。

88. 定兴县献方

主治：疮生胬肉。

药物：鲜马齿苋分量不拘。

用法：捣如泥，加冰片少许，敷患处。

89. 定兴崔信臣献方

主治：肿毒破溃后生胬肉。

药物：荜茇分量不拘。

用法：研细面，撒在膏药上，贴胬肉上。

90. 无极县魏茂臣献方

方名：化腐生肌散。

主治：一切疮症溃后，化腐生肌。

药物：甘石粉三钱，月石一钱，元明粉三钱，朱砂一钱，银朱一钱，梅片四分，雄黄五分。

用法：共为细末，敷患处。

91. 蠡县丛玉田献方

主治：砍头疮、对口、发背、一切疮毒未溃者。

药物：川军二两，榆树叶二两，荞麦面一两，陈谷草灰一两。

用法：共为细末，和匀摊青布上，中留一孔，贴疮上。如四边翘起，则另贴。

92. 涞源县安贵三献方

方名：治须疽疮方（民间单方）。

主治：鬃疮溃烂，经久不愈，敷之有特效。

药物：用孵小鸡的鸡蛋（成而未出的鸡蛋）。

用法：带皮焙干，共为细末，香油调敷即愈。

93. 清苑县李镛献方

方名：化毒散。

主治：黄水疮，脓疖溃后，寒性脓疡，溃后不愈的顽固疮面特效。

药物：儿茶四钱，铅粉二钱，松香二钱，漳丹二钱，枯矾二钱，银朱二钱，胆矾五分，梅片一钱，轻粉五分，铜绿二钱。

用法：共为细末，用香油调，敷患处。

94. 唐县张守志献方

主治：脑后发。

药物：轻粉、铜绿、漳丹、白矾、松香、冰片各等份。

配制：共为细面，香油调成膏，再用艾叶燃着熏药，以色黄为度。

用法：敷药前先将疮面洗净，用三棱针刺破出黑血，然后搽上此药。

95. 唐县何服众献方

方名：民间单方。

主治：皮肤生疮，多年不愈，流黄水与血，时痒时疼。

药物：蛇一条，臭蒿子一大把，水十斤。

配制：将蛇与臭蒿子放锅内煎沸，约一点钟时间。

用法：把药水倾盆内洗疮。

96. 唐县高振堃献方

方名：鲫鱼膏。

主治：对口疮。

药物：活鲫鱼一条（不去鳞），生山药一段（同鱼一样长），白糖二钱。

用法：共合一处，捣烂成膏。将膏敷患处。

97. 易县杨清尘献方

主治：无名肿毒，一切疔疮。

药物：净轻粉三钱，乳香（去油）七钱，桃仁一钱（炒），血余炭一钱。

用法：研细末，人乳调，敷患处。

98. 蠡县王桂生献方

主治：疮生恶肉，高出疮口，疮受寒冻久不愈。

药物：硇砂、火硝、白矾各等份。

用法：入砂锅焙枯，加麝香少许合研，敷疮上。

99. 衡水县赵之光献方

主治：阴疽恶疮，溃后流稀脓不收口，或瘰疬溃后。

药物：杨树狗不拘多少（二三月间杨树落下来的杨树花，又叫毛毛虫）。

用法：用铜锅慢火煮五六沸，取出榨尽汁，再注入铜锅内慢火熬成膏，入麝香少许，摊纸上贴患处。

脑后发类（计15方）

1. 栾城县焦志琴献方

主治：脑后发。

药物：铜绿、枯矾、轻粉、炉甘石（水飞）、赭石、无名异、漳丹、明雄黄各等份。

用法：上药共为细面，以猪板油调涂患处。三五日即愈。

2. 商都王佩珍献方

主治：脑后痈，又名"砍头疮"。

药物：金银花一两，蒲公英五钱，甘草三钱

用法：水煎服。

3. 晋县中医进修学校献方

主治： 脑后发，状如蜂窝形。

药物： 豆腐渣。

用法： 用豆腐渣摊在乌青布上，一粒一粒地治，将该药贴在一粒疮上二十四小时，自愈。

4. 巨鹿潘子和献方

方名： 香黄膏。

主治： 脑后毒疮。

药物： 砖窑碴、硫黄等份。

用法： 研成细末，香油调和，每天在患处涂搽一次，三次可愈。

5. 涿县刘宗庆献方

主治： 脑后红肿，坚硬疼痛，项部转动不利，有变成脑后发的趋势。

药物： 胡椒、白矾、松香各三钱，香油。

用法： 共为细面，香油调敷患处。

6. 高阳县马士仪献方

主治： 脑后发。

药物： 房阴面之绿苔不拘多少。

用法： 将绿苔焙干为细面，用香油调抹局部即愈。

7. 保定市李荫庭献方

主治： 脑后发。

药物： 松香一两，铜绿一两，枯矾一两，猬皮（炒黄）一两。

用法： 共为细面，外用香油调抹，用药前先用开水洗净，再涂药。禁忌猪、鱼、

鸡肉一百天。

8. 保定市李宪武献方

主治： 脑后发。

药物： 五倍子炭一两，铜绿三钱，青黛三钱。

用法： 共为细末，外用麻油调涂，敷之不动，五六日即愈。

9. 易县周伯泉献方

方名： 倍子膏。

主治： 脑后头颈生疮，溃流黄水血水。

药物： 五倍子五钱。

配制： 将五倍子研细末，用好醋放药末熬之成膏。

用法： 敷患处。

10. 蠡县孙德声献方

主治： 脑后发。

药物： 青活蝎子七个。

配制： 用香油四两炸焦，将毛头纸泡于油内，隔一宿即可。

用法： 用此纸贴于患处，一天一换，不数日即愈。冬天在香油内泡槐叶更好。

11. 涿县樊国珍献方

主治： 脑后发。

药物： 胡椒、白矾、松香各三钱。

用法： 共为细面，香油调涂患处。

12. 蠡县献方

主治： 砍头疮。

药物：鲫鱼，箅垢。

用法：以上二味捣烂，贴患处。

13. 张佩云献方

主治：砍头疮。

药物：蜂房一个，龙衣三钱。

用法：炒黄为末，香油调涂患处。

14. 完满县宋茂林献方

主治：脑后发。

药物：柳蘑菇全的一个，冰片、潮脑、乳香、没药各等份。

用法：将蘑菇焙干，和上药共为细末，香油调涂。

15. 完满县葛洛兰献方

主治：脑后发。

药物：官粉、铜绿、松香、枯矾各等份。

用法：共为细末，香油调搽。

搭背类（计45方）

1. 阳原县李汉章献方

主治：手搭背。

药物：白菊花六两，甘草六钱

用法：用生酒四两，水适量，煎成一盅温服。

2. 冀县于会斋献方

方名：搭背疮膏。

主治：手足搭背，红肿热痛难忍。

药物：五倍子一两。

配制：研细末，再用蜂蜜一两，好醋十二两，新砂锅一个煎药熬膏，用槐树枝搅之膏成，用槐枝挑如丝便妥，再加冰片一钱搅匀，备用。

用法：用时取青布一块比疙瘩稍大一圈，摊膏贴之。

3. 阳原县阎永丰献方

主治：搭背疮（秘方）。

药物：乳香二钱，没药三钱，绿豆粉面一两。

配制：共为细面，用鸡油调成膏状，用油纸一张将药包好，捻成片状，挨肉一面的油纸用针刺三十或五十个小孔。

用法：将这成片的药敷于患处，外面用药布包好，七天后将油纸取去，则患处见形成溃烂有脓的样子，然后再用生肌散撒上，无不愈。

4. 沽源县献方

主治：发背。

药物：柳树上死蝉。

用法：研末掺于疮上。

5. 沽源县献方

主治：发背。

药物：葱白七个，桃仁七个（去皮尖）。

用法：捣如泥，蜜调，用纸七层包裹贴患处。

6. 尚义县岳照明献方

主治：脑疽、搭背，腐肉不脱者。

药物：硇砂。

用法：硇砂煅，用一米粒大塞入腐肉，使用次数，以腐肉净尽为度。

7. 高阳县任宝华献方

主治：发背痈肿。

药物：银花四两，公英二两，地丁一两，甘草五钱。

用法：水煎温服。每次服一煎，每煎引用太乙紫金锭一钱。

8. 保定市陈宝全献方

主治：搭背疮。

药物：五倍子三两（研面），大红枣六十个（去核取肉，捣如泥），红蜜三两。

配制：上三味和匀，熬成膏。

用法：外用贴患处，一日换一次。

9. 易县苏荫棠献方

主治：搭背。

药物：五倍子。

用法：研末，醋调抹。

10. 安平县李瑞丰献方

主治：搭手疮。

药物：乳香、没药各一钱，大葱白。

用法：共捣如泥，摊乌青布上贴患处，一次即愈。

11. 高阳县许寿彭献方

主治：搭背疮。

药物：槐花三两（炒黄），老石灰一两（多年拆房的石灰）。

用法：共为细末，用鸡子清拌匀抹于患处。拌时宜软不宜硬，先用花椒水洗患处，后敷此药，两天换药一次。

12. 唐县侯凤鸣献方

主治：发背。

药物：五倍子研细面、蜂蜜四两。

配制：以砂锅炒起泡为度。

用法：将此药摊于白布上敷患处，每三日换药一次。

13. 涿县张洁心献方

主治：上中下发背疮，浸淫溃烂，日益扩大。

药物：五倍子一两，乳香四钱，没药四钱，血竭三钱，儿茶三钱，香墨五钱，真珠子二分，麝香二分，高醋二斤。

配制：共研细末，用高醋熬好，再入药面如糊状。

用法：用绢罗底把疮盖严，罗底中间剪一小口，铺好抹上药，连铺三层抹上药，疮就不向外溃烂了。

14. 清苑县李镛献方

方名：五香膏。

主治：搭背恶疮溃烂后，贴之特效。

药物：五倍子四两，松香四两，蜂蜜四两，好干醋二斤。

配制：用大碗一个，将五倍子为细末，同蜜入碗内，用大钉子三个钉在地上（代替支炉子的办法），将碗架起来慢火熬成膏。

用法：摊布上贴之，日换一次。重者一料，轻者半料即愈。

15. 威县孙文斋献方

主治：痈疽发背，溃烂四溢，脓血淋漓，疼痛不止。

药物：木鳖子（去壳）五个，葱白七节，大麻子（去皮）七个，杏仁七个，轻粉三分，蜂蜜五钱。

用法：共捣如泥，摊布上敷患处。

16. 唐县陈英杰献方

方名：拔毒膏。

主治：发背。

药物：五倍子一两

用法：蜜炒成黄色，研细面。以陈醋调和，涂青布上敷于疮上（中留一孔）。七

日一换。

17. 唐县王居荣献方

主治：发背。

药物：白矾（微炒）三钱，蜂房五钱，榆皮面一两，锅烟子五钱。

配制：共研面，调和成膏，摊青布上。

用法：敷患处，中尖刺一小孔，徐徐出脓。

18. 高阳县李松昌献方

方名：发背膏。

主治：发背，搭背。

药物：广水胶一两，好醋半斤，漳丹二两，铜绿五钱。

配制：先将醋熬开，次入水胶化尽，次入漳丹、铜绿熬之，有丝为度。

用法：将药膏摊于布上，如铜钱厚，贴患处，疮不愈，药不去。

19. 唐山市尹香圃献方

方名：粉子膏。

主治：发背阴疮。

药物：干净小米不拘多少。

配制：在每年旧历除夕时，用饺子汤泡小米，以没过小米为度，泡一夜放于坛中将口封固，埋于背阴处地下三尺深，明年中伏天取出，用净水漂净，研成细末，晾干备用。

用法：油醋各半调涂。

20. 蠡县陈雅斋献方

主治：搭背疮。

药物：乳香一钱，没药一钱，血竭一分，儿茶五分，珍珠五厘，麝香少许，雄黄一分，槐蘑八分。

用法：量疮大小，大则加倍用药。枣泥为饼，贴患处。

21. 徐水县张济川献方

主治：搭背初起。

药物：大鳖甲一个（用沙子炒干为细末），白面少许。

配制：鳖甲面、白面、鸡子清合调成胶。

用法：将胶摊布上贴患处，七天一换，两次痊愈。

22. 徐水县任泉献方

主治：搭背疮。

药物：地里旱蜗牛七个，小枣七个。

用法：将旱蜗牛连壳合捣如泥，摊布上贴于患处，不好不落，经七八天即愈。

23. 隆化县董国宾献方

主治：搭背溃烂深陷。

药物：蜂房三个，榆树嫩皮三两（晒干）。

用法：共为细面。先用开水洗净疮面，再用鸡蛋清调药面，涂平疮口，外用新白布（纱布亦可）盖好，固定不动。三天至五天换一次，一至二星期即愈。

24. 武安县郭俊英献方

方名：五灰膏。

主治：不论脊背、手背、足背诸种搭背均效。

药物：糊窗麻头纸灰（陈者良）、朽生针灰（针生的锈）、陈套子灰（古棉）、朽谷草灰、血余灰各等份，芝麻油半斤，黄蜡六钱。

配制：用砂锅将油熬开，蜡化取下，候温再下五种药面，搅匀即可。

用法：涂贴患处，每日一次。

25. 徐水县郭聘三献方

方名：三背胶。

主治：搭背疮。

药物：猪脂油、白面各四两，大枣七枚（去核），铁牛三个，红大麻子七个，乳香三钱，没药三钱。

用法：共捣如泥，摊布上贴患处。用布带子绑好，三日一换，腐肉去尽，新肉生长。忌发物。

26. 徐水县王振遐献方

方名：五子膏。

主治：脊背生疮溃烂者。

药物：核桃仁、大麻子仁、杏仁、桃仁各五钱。

用法：俱生用，共捣如泥贴患处，覆以纸，化腐生肌甚效。

注：原方药物仅四味，与方名不符。

27. 徐水县胡溥祥献方

主治：上、中、下三种搭背疮。

药物：乳香、没药各三钱，铁牛十个，猪板油四两。

配制：白面适宜，共捣成胶。

用法：将胶摊在布上贴患处，初起即消，已溃贴三次，腐去生新，不几日可痊愈。

28. 安国许子珍献方

主治：搭背疮方。

药物：乌豆炒黑一两，独头蒜炭八钱。

用法：共研面，香油调敷患处。

29. 徐水县王达三献方

主治：发背痈疮。

药物：黄连二钱，冰片一钱，漳丹二钱，朱砂一钱。

用法：共为细末，葱白七寸捣烂，蜂蜜调搽。

30. 石家庄市徐怀章献方

主治：背部生疮，破流脓血，日久不愈者。

药物：雄黄二钱，川连二钱，硇砂二钱，冰片五分，槐蘑二钱（炒），小枣。

用法：把上药共研细末，小枣煮烂去皮核，与药混合为膏敷之。

31. 威县王静波献方

主治：发背及手足背部溃后。

药物：桃仁、杏仁、木鳖子各七个，葱白七节，轻粉二钱，朱砂二钱，蜜二两。

用法：共捣为泥，摊青布上，贴患处。七日内别揭动，疮愈自落，如七日后不愈，可再贴一剂。

32. 威县裴润斋献方

主治：发背、对口。

药物：轻粉二钱，官粉三钱，象皮（煅存性）、雄黄、百草霜各二钱，珍珠二分，榆根白皮五钱，蜂蜜一两。

用法：共捣成膏，摊青布上贴之。十四天痊愈。忌房事、刺激性食物。

33. 安国谢凤楼献方

主治：男妇上下搭背及手搭疮。

药物：寒水石、百草霜、黑芝麻、荞麦面各等份（芝麻多些亦可）。

用法：共轧一处如泥状，摊敷油纸上，用针刺破小孔，盖于疮上，再用油纸一张盖在药上缚住，过二三日揭开更换一次。

34. 威县齐树立献方

主治：发背。

药物：川芎二钱（研末），榆皮面一撮，百草霜一撮，蜜少许。

用法：三味用蜜调摊布上敷患处，七日一换。

35. 南宫县李敏斋献方

主治：发背。

药物：五倍子、蜂蜜、陈醋、香油各四两。

配制：五倍子研为细末。将蜂蜜、陈醋、香油放入砂锅内，火熬数开，再放入五倍子末，熬数开即成膏样。

用法：待药膏温时，摊在青布上贴患处。

一日一换，或二日一换，至疮愈为止。

36. 深县献方
主治：发背，上搭背。

药物：轻粉三钱，炉甘石三钱，百草霜五钱，煅石膏五钱，芝麻五钱。

配制：共捣，将油纸扎成许多小孔，将药摊纸上。

用法：贴在患处。

37. 保定市陈宝全献方
方名：五倍散。

主治：下搭背。

药物：五倍子面二两，大枣泥二两，红蜜三两。

用法：共熬成膏，摊于油纸上，贴在疮口，能起化腐生肌的作用，可见速效。每二日更换新药一次。

38. 徐水县献方
主治：搭背疮。

药物：猪苦胆二个，蜂窝一个，香油一两。

配制：将香油同胆汁熬成滴水成珠，将蜂窝研面，合在一起。

用法：摊白布上，当中剪一小口贴患处，候自愈自掉，不要揭下。

39. 宁河县邹玉荣献方
主治：发背验方（上、中、下、手搭背等）。

药物：鹿角霜一两，蓖麻子七个，猪板

油四两，大将军七个（大甲屎壳郎），小红枣七个。

配制：以上共捣如泥。

用法：敷于患处，用蓝布摊贴，一日一换，特效。

40. 定县何富堂献方
方名：治搭背疮方。

主治：治搭背疮已溃者。

药物：松香半斤，生乳香半斤，大将军一个（就是好拱粪的屎壳郎），大麻子七个（去皮），大枣七个（煮），猪板油半斤，飞罗面半斤。

用法：以上七味药共捣为膏，抹在已溃及红肿处，固定时间，每日一次。轻者一周，重者十日即愈。

41. 广宗县刘书考献方
主治：治手背、足背、背部痈疽，溃烂紫黑、热疼红肿。

药物：百草霜少许，老葱尖七个，大麻子仁七个，杏仁七个，大枣七个（去皮核），蜂蜜少许，榆树白皮一块（用阳面）。

用法：上药共捣烂，摊布上敷患处，每隔三天换一次，至痊愈为止。贴上立时止痛，同时提出很多黄黏水，肿渐消。

42. 保定市崔秀峰献方
方名：将军膏。

主治：脊背、手背、足背生疮。

药物：铁甲将军（黑屎蜣螂）一个，神

曲二钱，红大麻子仁七个，小枣四个（煮去皮核），猪板油一两。

用法： 共捣如泥，摊敷白布上，贴患处。三日即愈。

43. 定县甄国栋献方

主治： 搭背疮。

药物： 桃仁、杏仁各十四粒，陈石灰三钱，蜂蜜四两。

用法： 共捣成泥状，摊青布上，贴患处。

44. 安国县靳冠卿献方

主治： 搭背疮。

药物： 鳖甲一两（醋炙为末），鸡子清一个，飞罗面适量。

用法： 共合一处，糊于患处，七日即愈。

45. 佚名氏献方

主治： 搭背疮。

药物： 五倍子、松香、蜂蜜各四两。

配制： 将五倍子、松香为末，用蜂蜜调匀，置碗内隔碗熬成膏。

用法： 贴患处。

丹毒类（计23方）

1. 尚义县胡子亮献方

主治： 丹毒冲心。

药物： 葱心七个，胡椒七粒，鲜姜七片，大枣七个（去核用火焙黄）。

配制： 以上共捣为丸，分作二十丸。

用法： 每次服两丸，日服三次，黄酒送下，盖被出汗自愈。

2. 涿鹿县杨隐之献方

主治： 赤游风症。

药物： 当归、生地、川芎、白芍、荆芥、防风、僵蚕、蝉蜕、柴胡、薄荷、白鲜皮各等份。

用法： 水煎服。早、晚各服用一次，三剂即愈。

3. 束鹿县献方

主治： 小儿丹毒，癞皮疮，周身烂。

药物： 黄牛粪二两，绿豆粉一两。

配制： 将牛粪晒干煅存性，与绿豆粉共研细。

用法： 搽患处，日二三次。

4. 宁晋县冯亭舟献方

主治：缠腰火丹，疼痛牵及腹中。

药物：煅龙骨、煅牡蛎、雄黄、川军各等份。

用法：研细末，香油调搽，日两次。

5. 怀安县李富山献方

主治：缠腰火丹（又名"缠腰蛇"，或称"蛛蛛串"）。

药物：生地龙三钱，冰片五分。

用法：共研细末，先刺破疮顶，然后将药撒布患处。

6. 赤城县吴思温献方

主治：丹毒、乳痈。

药物：芸苔菜不拘多少。

用法：捣烂，涂敷患处。

7. 康保县马龙祥献方

主治：小儿在二三月内，身体肉纹发炎疼痛，啼哭不止。

药物：净黄土一两。

用法：研成细面。先将患处用新棉花擦净，撒布患处。

8. 束鹿县胡庆昌献方

主治：缠腰火丹。

药物：芝麻秸炭（不拘多少）。

用法：研为末，香油调搽。

9. 阳原县梁兴文献方

主治：缠腰火丹。

药物：侧柏叶、蚯蚓粪、黄柏、川军各一钱，雄黄、赤小豆、轻粉各三钱。

用法：共为细面，香油调搽。

10. 沽源县苏鲁滩新生农牧场献方

主治：丹毒。

药物：槟榔、君子仁、雄黄、斑蝥、樟脑各一钱。

用法：酒浸七日后，涂搽患部，不过二日即愈。

11. 蠡县献方

主治：赤游丹。

药物：芸苔叶不拘多少。

用法：患处擦之。

12. 宁晋县冯丙杰献方

主治：抱头尖丹。

药物：扁柏叶。

用法：捣如泥，用鸡子清调，敷患处，神效。

13. 蠡县蒋素淑献方

主治：缠腰火丹。

药物：侧柏炭、赤小豆（男八个女七个）、轻粉、黄柏、川军。

配制：共研细末，分量依患处大小而定。

用法：湿则干敷，亦可油调涂患处。

14. 蠡县王亭辉献方

主治：缠腰丹。

药物：野葡萄蔓炭。

用法：为细末，香油调涂。

15. 蠡县王桂生献方

主治：丹毒。

药物：香油四两，紫草半两。

配制：香油熬开将火撤去，入紫草，待紫色出完，去渣用油。

用法：抹患处。

16. 蠡县王桂生献方

主治：丹毒。

药物：川军三钱，生石膏二钱，冰片五分。

用法：研细末，新汲水调涂患处。

17. 蠡县王桂生献方

主治：丹毒。

药物：霜桑叶一两（雪水浸透阴干），川军一两。

用法：共为细末，新汲水调涂患处。

18. 安国孟昭奶献方

主治：缠腰火丹。

药物：蚯蚓泥四钱，蜈蚣二条（炒），雄黄、白矾各三钱，黄柏、川军各二钱，轻粉一钱。

用法：共为细末。患处用针挑破，抹患处。

19. 唐山市工人医院献方

主治：丹毒身如丹涂之色，腹、背、头、面或赤或白，痛痒不定，或发寒热。

药物：郁金、黄芩、甘草、生栀、大黄、黄连、糯米各一两。

用法：研为细末，以冷水调涂患处。

20. 安国县崔子午献方

方名：柏叶散。

主治：丹毒。

药物：柏叶炭一两，地龙土一两，枣炭十个，黄柏一两。

用法：研细面，香油调搽患处。

21. 安国李绍润献方

主治：小儿丹毒。

药物：荆芥、防风、丹皮、花粉、橘红、连翘、牛蒡子、元参、赤芍、银花等份。

用法：水煎服，按小儿大小酌用。

22. 唐山市工人医院献方

方名：治丹毒方。

主治：热毒焮赤，身体肿痛。

药物：郁金、黄连、黄芩各一两，糯米三合。

配制：研细末，用蜜水调如泥。

用法：敷患处，干时即更新药。

23. 徐水县刘辅臣献方

主治：赤游丹毒。

药物：蚯蚓粪不拘多少。

用法：用砂锅焙干研末，凉水调敷患处。

乳疮类（计133方）

1. 蔚县张宠爱献方

方名：治乳痈方。

主治：乳痈。

药物：白蜡一两，红花五钱，蝉蜕三钱。

用法：以上共为细面。用当归、川芎各三钱熬汤，将药面送下，每服三钱。

2. 商都县傅瑞臣献方

方名：牛蒡子汤。

主治：乳肿疼。

药物：陈皮三钱，牛蒡子三钱，栀子二钱，银花三钱，甘草二钱，蒌仁三钱，花粉三钱，黄芩三钱，连翘三钱，皂刺二钱，柴胡三钱，青皮三钱。

用法：烧酒一盅为引，水煎服。

3. 怀安县献方

主治：妇人乳痈红肿，不论已溃未溃，皆可用之。

药物：贯众。

用法：研细末，用酒调敷。未溃者，遍涂肿处；已溃者，只敷疮口周围。

4. 涿鹿县黑山寺乡中心医院献方

主治：乳痈初起。

药物：蒲公英连根带叶二两。

配制：捣烂，再用好酒同煎数沸。

用法：用热酒服药汁，药渣敷肿处，盖被发汗；如汗不出，用连须葱白汤一茶盅服，即可出汗。

5. 怀安县宋顶发献方

主治：妇人乳房周围红肿热痛、坚硬，发冷，发烧，全身不适。

药物：瓜蒌四两，公英一两，柴胡三钱，赤芍三钱，乳香三钱，广皮四钱。

配制：兑烧酒二两，同水煎上药。

用法：每日一剂，分两次服。外用鲜公英二两，葱头十个，共捣成泥，敷在红肿处约一分厚，干后用醋润湿，一天一换。

6. 商都县王佩珍献方

主治：乳痈。

药物：大瓜蒌一个，忍冬花五钱，白芷三钱，青皮二钱，乳香二钱，没药二钱，香附二钱，甘草一钱。

用法：水煎服。

7. 沽源县献方

主治：乳痈。

药物：蒲公英一两，元参一两，当归一两，银花一两。

用法：水煎服。

8. 石家庄市孙可兴献方

主治：乳痈初起。

药物：鹿角霜三钱

用法：水煎鹿角霜，服时加入黄酒半两，服后取微汗，可连服三剂。此方在七日内有效。

9. 石家庄市高普全献方

主治：乳痈肿疡，属阳性者宜之。

药物：浮萍八钱，豨莶草四钱，苏叶四钱，薄荷三钱，瓜蒌六钱，银花八钱，黄连三钱，胆草三钱。

用法：水煎内服，头煎透汗，二煎勿汗。

10. 李执权献方

主治：乳癌。

药物：白蜡一两，红花一钱

用法：共为细面，开水送下。

11. 冀县赵宏达献方

方名：治妇女乳疮方。

主治：妇女乳痈，溃疡流脓水者甚效。

药物：棉花子（炒黑存性）、芝麻（炒黄存性）各一撮，看谷老（秀而不实的谷子穗）一个（在棉油灯上烧炭）。

用法：上三味药同捣为泥，再用香油拌如稀泥膏，再用油纸缝一袋，将药纳入袋内，用针刺无数小孔，贴在患处，七天即愈。

12. 宁晋刘俊卿献方

主治：乳痈初起，未成脓者最宜。

药物：公英一两，瓜蒌一两，蛇蜕五寸，漏芦三钱，银花六钱。

用法：水煎服。脓已成者此方无效。

13. 沽源县献方

主治：乳痈肿痛。

药物：全瓜蒌一个，乳香三钱，没药三钱，甘草二钱，当归五钱。

用法：好酒一盅、水二盅，一次煎服，药渣捣烂敷患处。

14. 无极县田苏庆献方

主治：乳痈。

药物：柳毛（柳絮）三钱。

用法：微炒为面，黄酒为引送服，见微汗即愈。

15. 无极县解忠献方

主治：乳痈初起，乍寒乍热（初起五天以内者用之）。

药物：当归三钱，赤芍二钱，公英五钱，银花五钱，生芪二钱，连翘三钱，薄荷二钱，荆芥一钱半，桔梗二钱，防风一钱半，乳香一钱半，没药一钱半，杏叶一钱，甘草一钱，陈皮二钱，芙蓉叶二钱，白芷一钱，花粉一钱。

用法：引用黄酒，水煎服。

16. 涿鹿县岑效儒献方

主治：妇人乳内结核久不散，有时疼痛。

药物： 老倭瓜蒂（北瓜）。

用法： 将蒂烧炭研面，黄酒送服，饭后服之；外用真麻油调敷，即核消痛止而愈。

17. 阳原县陈尚祯献方

主治： 妇女乳房内硬肿，乳管不通，疼肿日久，有时化脓。

药物： 蛤粉末。

用法： 每服六钱，白糖为引，开水送下。忌吃刺激性食物。

18. 无极县李贞福献方

主治： 乳头周围裂纹溃烂，外津黄水，日久不愈。

药物： 地肤子五钱，茄花三钱（炒黑黄色）。

用法： 研细末，香油调药末抹之。

19. 康保县王裕民献方

方名： 内消汤。

主治： 乳痈初起红肿焮热，疼痛不止。

药物： 糖瓜蒌、蒲公英、王不留、大浙贝、草河车、炒牛蒡子、当归尾、苦桔梗、漏芦各二钱。

用法： 砂锅内加水煎熬。日服两次，每次一茶盅，早、晚用白水送下。

20. 无极县王计章献方

主治： 乳痈。

药物： 生白矾一钱，好茶叶一钱，明雄黄一钱。

用法： 研细末，分三包。每日早、晚各服一包，黄酒送下。

21. 巨鹿县周鸣科献方

主治： 乳疮。

药物： 瓜蒌一个（连皮捣烂）、青皮、甘草、乳香、没药各五分，金银花三钱，当归三钱，白芷一钱。

用法： 水煎服。

22. 阳原县杨枝隆献方

主治： 乳痈。

药物： 当归五钱，瓜蒌八钱，乳香一钱半，没药一钱半，甘草一钱。

用法： 水煎，饭后服。

23. 武邑县陈通刚献方

主治： 乳头疮。

药物： 鸭胆子。

用法： 研细面，用水调成粥状，涂患处。

24. 无极县耿登贤献方

主治： 乳痈破烂，流脓血，疼痛难忍。

药物： 全蝎十个，蜈蚣二条，铜绿一钱，山甲一钱，乳香一钱，没药一钱，核桃仁三个（去皮），香油十两。

配制： 将以上诸药入油锅内，炸焦枯后去渣，再入黄蜡熬至此油滴水成珠深黑色，去火候凉，再加入麝香、冰片各三分，搅匀即成，贮藏瓷罐内备用。

用法： 用时将此药摊于布上或油纸上，

敷于患处，隔一二日换一次即愈。

25. 赵县张温容献方

主治：乳痈初起，结核疼痛。

药物：全蝎四个，蜈蚣二条。

用法：焙黑存性，研面，分两次黄酒冲下。

26. 赵县上浥尘献方

主治：乳头破裂。

药物：秋后的茄子。

用法：阴干研末，香油调敷。

27. 枣强县中医院傅惺尘献方

主治：妇人乳痈乳肿，初起红肿高大而坚硬，乍冷乍热，疼痛难忍，服之立效。

药物：蒲公英四两（干鲜均可。鲜者用十二两）。

用法：水煎，一日三次服，将渣敷肿处。轻者一剂，重者三至四剂痊愈。

28. 巨鹿滑承瑞献方

主治：乳疮生孔。

药物：茄把七个，糠谷老七个，煅血余三钱，炒蜂房三钱，炒鸡子清一个，香油二两，桐油纸。

配制：上四味轧细面，香油熬过，和药面再入鸡子清，摊油纸上。

用法：贴患处。

29. 宁晋县冯同春献方

主治：乳痈，不论已溃未溃，初起服之则消，已溃服之易敛。

药物：南瓜蒌一两六钱，皂针一两六钱，当归一两四钱，桔梗三钱，乳香（去油）二钱，没药二钱（去油），银花三钱，连翘三钱。

用法：水煎服。若已破者去银花、连翘。

30. 无极县田克敏献方

主治：乳红肿高大。

药物：芙蓉叶五钱，赤小豆三钱。

配制：共为细末，用葱白、蜜调为膏。

用法：用此膏涂贴患处。另蒲公英一两，水煎服之。

31. 束鹿县骆济民献方

主治：乳痈。

药物：白僵蚕三钱，京贝三钱，菊叶二钱，连翘四钱，瓜蒌六钱，公英四钱，枳壳二钱，归尾四钱，乳香二钱，没药三钱，牛蒡子二钱，花粉三钱，丝瓜络一个。

用法：水煎温服。

32. 束鹿县王化之献方

主治：乳疮一切化脓症。

药物：乳香一钱，没药一钱，象皮一钱，老榆枝一寸长的七节 老槐枝一寸长的七节。

配制：香油二两放锅内，将上药熬焦去渣滓，再加上少许银朱，熬微沸，加入黄蜡溶后，以滴水成珠为度，涂于油纸上。

用法：贴于患处，一日一换，数日即愈。

33. 阳原县刘元清献方
主治：妇人因气停乳成为乳疽。

药物：煅鹿角三钱，蛤粉三钱。

用法：共为细面，分为两包。每次一包，开水送下。

34. 宁晋县孟备六献方
主治：妇女乳肿痛，疼痛不止，无论乳疮、乳肿并皆治之。

药物：糠谷老一穗，棉花子七个。

用法：二味用砂锅焙透为细末，鸡子清调匀，将药倒在青布上，里边用纸一块刺无数小孔，贴在乳肿处，固定位置，一贴即愈。

35. 沽源县献方
主治：乳痈。

药物：穿山甲（炮）二钱。

用法：将上药研细末入鸡子内烧熟，和鸡子同吃。

36. 阳原县程永喜献方
主治：乳岩坚硬如石。

药物：文蛤四两，昆布一两，乳香四两，没药四两，鸭蛋一个。

配制：用陈醋五斤和药共煮，过滤成膏。

用法：敷患处。

37. 佚名氏献方
主治：乳房红肿硬痛。

药物：白及五钱，银朱五钱，黄丹二钱，蒲黄二钱，松香一钱，生半夏三钱。

用法：各研极细末，香油调涂患处。

38. 石家庄市史奉璋献方
主治：乳痈初起，单乳或双乳，红肿有核，疼痛不已，或周身发热恶寒。

药物：鲜公英二两（连根用，花残者去之）。

用法：水煎服，日服二至三次，重者连服三日，肿消热退，必须服至核消，始停药。

39. 阳原县程永喜献方
主治：乳痈（祖传方）。

药物：当归一钱半，赤芍一钱，白芷一钱，花粉一钱，川军三钱，木鳖子一个（去皮），乳香一钱，甲珠一钱，没药一钱，瓜蒌一钱。

用法：水酒各半煎服。

40. 沽源县献方
主治：乳痈初起。

药物：乳香三钱，没药三钱，蓖麻仁四十粒，煅自然铜三钱。

用法：上药共捣如泥，唾液和之，涂敷患处。

41. 高阳县任宝华献方
方名：加味茶胡清肝汤。

主治：乳痈、吹乳，未成者一剂愈。

药物：银花五钱，生地四钱，当归三钱，川芎二钱，白芍三钱，柴胡三钱，连翘三钱，葶苈子三钱，黄芩三钱，栀子三钱，花粉三钱，防风二钱五分，瓜蒌一两，甘草二钱。

用法：水煎温服，覆被取汗。

42. 高阳县任宝华献方

方名：一味瓜蒌汤。

主治：妇人结乳肿痛，憎寒壮热。

药物：糖瓜蒌一个（约重四两，打碎）。

用法：水煎温服，乘热将药渣捣烂敷于患处。

43. 高阳县任宝华献方

方名：清肝解郁汤。

主治：乳结核（乳岩初起）。

药物：贝母一钱五分，青皮一钱，川芎一钱，当归二钱，熟地一钱五分，杭芍一钱五分，远志一钱，半夏一钱，陈皮一钱五分，茯神一钱五分，枳壳一钱五分，桔梗一钱，木通一钱，香附一钱五分，甘草一钱，苏木一钱五分。

用法：水煎温服。必须连服多剂才能收效。

44. 易县刘洪恩献方

主治：乳痈初起。

药物：酒白芍四钱，苏梗三钱，柴胡三钱，黄芩四钱，香附二钱，当归四钱，川芎三钱，银花三钱，连翘四钱，贝母二钱，瓜蒌二钱，甘草一钱，鲜橘叶三十片。

用法：水煎温服，食后服。

加减：无孕者，加青皮二钱；有孕者，去青皮，加砂仁一钱（姜汁炒）。

45. 涿县方冠祺献方

主治：乳痈，并治各种疮毒红肿焮热初起，疼痛不止者。

药物：川军一两，明雄三钱，冰片五分，绿豆粉一两，鸡子清。

用法：共研细面，用鸡子清调和敷之。

46. 宁晋县王新民献方

主治：乳痈初起，未化脓时。

药物：全蝎一个，蜈蚣一条，蛇蜕一条，穿山甲一片，血竭花少许，铜绿三分，松香三钱，蓖麻仁（去皮）一百个。

用法：以上诸药，共捣如泥。将膏药摊于青布上，贴患处即愈。

47. 定兴赵怀章献方

主治：乳头裂口。

药物：蒲公英三两。

用法：浓汁熬成稀膏状，涂患处。

48. 定兴县天宫寺乡献方

主治：乳疮。

药物：乌蛇、地龙、僵蚕各三钱。

配制：共为细末，黄蜡为丸，做成九丸。

用法：每日三次，每次三丸，白水送服。

49. 高阳县许嘉彭献方

方名：乳疮膏。

主治：乳房生疮。

药物：桑根木炭一两三钱，露蜂房二钱（炒焦为末），血余炭不拘多少，香油四两。

配制：用香油将药炸焦过滤，加适量的黄蜡，搅匀收膏。

用法：隔纸用针将纸刺孔，贴于患处，一日一换。

加减：已溃的加紫草，未溃的加灯心少许。

50. 沽源县献方

方名：瓜蒌散。

主治：妇人乳房红肿热痛。

药物：全瓜蒌一个，当归五钱，乳香三钱，没药三钱，甘草二钱。

用法：酒一盅加水煎服，药渣捣烂敷患处。

51. 涿县张洁心献方

主治：妇女乳房红肿焮热，疼痛难忍。

药物：银花四两，连翘四钱，赤芍三钱，公英三钱，白芷三钱，元参七钱，乳香三钱，当归五钱，生地七钱，地丁三钱，血竭二钱，花粉三钱，甘草二钱，没药三钱，山甲二钱。

用法：水煎服，日服两次。

52. 沽源县献方

主治：妇人乳房红肿热痛。

药物：生蒲黄三钱。

用法：开水冲服，日两次。

53. 保定市边清辰献方

方名：乳痈膏。

主治：乳部红肿热痛（未化脓者）。

药物：鲜地黄一斤，槐角一斤。

用法：煎汁去渣，熬成膏，涂患部。

54. 保定市安学青献方

主治：乳疮溃烂。

药物：黄柏、炉甘石、轻粉各等份。

用法：共为细末。患处洗净后撒此药面，用油纸盖上，再用布包扎好。

55. 易县卢增瑞献方

主治：乳痈。

药物：当归六钱，银花五钱，连翘四钱，黄芪六钱，陈皮三钱，瓜蒌五钱，桔梗四钱，公英五钱，青皮二钱，山甲二钱，木鳖二钱。

用法：水煎温服。

56. 平乡县王三多献方

主治：乳痈已溃脓者。

药物：豆腐浆三斤。

配制：把豆腐浆放锅内，熬至滴水成珠。再用轻粉一钱，冰片五分，石膏一钱研为细末，和入豆腐浆内搅匀，浓缩成膏。

用法：摊布上，贴患处。

57. 唐县张守志献方

方名：莲香饮。

主治：乳疮，未破以前用。

药物：莲房一两，香附四两。

用法：水煎服。

58. 南宫县献方

主治：乳痈及一切无名肿毒之症。

药物：水仙花根。

用法：水仙花根捣烂，以陈醋调敷患处，如干复换，肿即消。

59. 赤城县贾万年献方

主治：乳房结肿疼痛。

药物：瓜蒌三钱，归尾三钱，赤芍三钱，青皮三钱，山甲一钱，皂刺一钱，乳香二钱，没药二钱，银花二钱，连翘二钱，甘草一钱五分。

用法：水煎服。

60. 唐山市工人医院献方

主治：初产乳房红肿硬痛未溃者。

药物：鹿角霜二钱，甲珠一钱，蜈蚣一条 全蝎二个，瓜蒌仁二钱。

用法：研细末，分两次服，以银花五钱煎汤送下。

61. 唐山市工人医院献方

主治：乳痈初起未破者。

药物：青皮、陈皮各四钱，瓜蒌五钱，桔梗三钱，桃仁三钱，皂刺五分，甘草三钱。

用法：水煎服。

62. 武邑县陈道刚献方

主治：乳头疮。

药物：鸦胆子一两

用法：去黑皮为细末，以水拌成粥状敷患处。

63. 丰润县于梦潭献方

主治：妇人乳肿。

药物：生大麦芽四两，冰糖二两，小叶茶五钱。

用法：水煎服，服后盖被出汗即愈。

64. 井阳县王庆贵献方

主治：妇女乳头裂。

药物：鸡内金一钱，梅片五分，麝香少许。

用法：共研极细，香油调敷患处。

65. 隆化姜贵卿献方

主治：乳痈。

药物：川贝二钱，花粉三钱，公英五钱，当归三钱，山甲二钱，甘草一钱，银花四钱，连翘三钱，防风三钱，荆芥二钱。

用法：水煎，食后一小时服。

加减：如溃后，加黄芪三钱。

66. 隆化陈良玉献方

主治：乳岩初起未溃。

药物：天花粉三钱，王不留行三钱，银花五钱。

用法：水煎服，可连服五剂。外用蟾酥、麝香各五分共研细，香油调敷患处。

67. 隆化县赵化壁献方

方名：消乳汤。

主治：乳痈。

药物：瓜蒌一两，乳香三钱，没药三钱，双花五钱，蒲公英一两。

用法：水煎服。

68. 隆化尤广林献方

主治：乳岩。

药物：螃蟹壳四两。

用法：炙黄为细末，每服五钱，黄酒、童便送下，连服不间断。服后乳头患处微觉发痒，十日左右见效，患处转为粉红色以后正常。

69. 石家庄市曾国庆献方

方名：乳烂秘方。

主治：乳烂。

药物：糠谷老、老棉花子各等份。

配制：上二味药炒焦研末，香油数滴，用鸡子清拌匀，将药装入油纸口袋内，一面用针刺孔。

用法：将药敷于患处。

70. 晋县陈恒良献方

主治：乳房肿胀，寒热往来。

药物：大蜈蚣一条，蛇一条（黄白的七五寸长）。

用法：将二味同焙焦，研细末。每用一厘，黄酒送下。

71. 景县张肇成献方

主治：乳岩初起，乳中有硬核如棋子大，按之不疼，有时作痛，有时冷烧，推之不移，皮色不变，经常不愈者。

药物：银花三钱，青蒿三钱，山慈菇二钱，橘叶二钱，大贝三钱，蒌仁二钱，菊花三钱，胆草二钱，漏芦三钱，公英三钱，地丁三钱，乳香二钱，没药二钱，夏枯草三钱，雄鼠粪二钱，甘草二钱。

用法：水煎温服。服本方十剂至四十剂可获痊愈。日久溃烂者忌用。

72. 唐山市张占魁献方

主治：妇人乳肿或结核红紫疼痛难忍。

药物：鹿胶霜五钱，煅牡蛎二钱，炙鳖甲二钱，青黛五分。

用法：共为细末。每次三钱，白水送服。

73. 唐山市于顺晴献方

方名：瓜蒌汤。

主治：乳痈红肿作痛。

药物：瓜蒌、公英各五钱，银花、乳香、没药、陈皮、青皮各二钱，当归、川芎各二钱半，连翘、地丁、甘草各二钱，赤芍、白芷各一钱半。

用法：水煎服。

74. 唐山市习尚荣献方

主治：乳房内生硬岩，不溃（西医名乳中结核）。

药物：鹿角霜（炒）。

用法：研为细面，每服五分，黄酒冲服。

75. 巨鹿靳清朝献方

方名： 夹纸膏。

主治： 乳痈、乳疽，溃后久不收口生肌者。

药物： 当归、赤芍、生地、乳香、防风、紫草、黄蜡、轻粉各三钱，香油四两。

配制： 上七味油内熬枯，研细，加黄蜡、轻粉共为膏。

用法： 用时以症轻重再加桑皮炭二钱，蜂房炭一钱，硇砂三分，麝香一分调匀，用桐油纸缝个口袋一面刺孔，对敷疮口。六七日换一次。

76. 石专医院史奉璋献方

主治： 乳痈，单乳或双乳，乳房红肿痛不已，或恶寒发热。

药物： 鲜公英二两（连根用，花残者去之不用）。

用法： 水煎空心服，日服二三次，连服二三日，肿退热消即愈。形气实者，此方为宜。

77. 石专医院史奉璋献方

方名： 和乳汤。

主治： 乳痈初起，发热恶寒，肿痛不已，稍有虚象者宜之。

药物： 贝母三钱，花粉三钱，当归一两，蒲公英一两，炙山甲二钱（打碎），甘草二钱。

用法： 水煎服，轻者一服即愈，重者需两三剂方愈。

78. 石家庄市中医学校熊古山献方

主治： 妇人乳房红肿疼痛难忍。

药物： 大瓜蒌一个。

用法： 水煎服。

79. 徐水县陈尚亭献方

方名： 乳疮奇效方。

主治： 乳疮红肿高大。

药物： 麻黄四钱，花粉五钱，瓜蒌六钱，乳香四钱，大贝母四钱，粉草三钱。

用法： 水煎，分两次服。

80. 徐水县王振遐献方

方名： 乳疮散。

主治： 乳头破裂疼痛难忍。

药物： 黄柏、蛤壳各等份。

用法： 共研极细末，香油调抹患处。

81. 徐水县陈尚亭献方

方名： 乳疮散。

主治： 乳疮。

药物： 川连、川军、枯芩、青黛各一钱，硼砂、梅片各五分。

用法： 共为细末，香油调抹裂口。

82. 徐水县丁玉林献方

方名： 乳肿胶。

主治： 乳房肿痛。

药物： 皂角（去子轧面）。

用法： 陈醋调敷患处，见软化即痊愈。

83. 正定县黄滋田献方

主治：产妇乳头破裂成疮。

药物：梅片二分，黄连三分，黄柏三分，胆草四分，胡连三分，天竺黄三分，石膏三分，月石三分，轻粉少许。

用法：共为细面，香油调敷。

84. 威县齐树立献方

主治：乳疮、乳痈。

药物：老葱（去头尾）七棵 杏仁（去皮尖）七个，大枣（去皮核）七个，血余炭二钱，红蓖麻子（去皮）七个，榆根白皮三钱，蜜不拘多少。

用法：共捣烂摊布上，敷疮上用带缠好，不要移动。

85. 丰润县张杰方献方

主治：乳痈。

药物：蒲公英二两。

用法：水煎服。

86. 深县秦子周献方

主治：乳疮未破、红肿高大者。

药物：瓜蒌一两，牛蒡子三钱，银花二钱，连翘三钱，花粉三钱，公英三钱，地丁二钱，乳香三钱，没药三钱。

用法：水煎服。

87. 深县刘金兰献方

主治：乳头疮。

药物：葱白七个（中节，寸长），大针七个，马蹬钱一个，血余一钱半，指甲一钱半，漳丹四两。

用法：熬膏敷患处。

88. 曲周县李魁元献方

主治：妇人乳房不红不肿，内结小核而硬。

药物：川五倍、没药各四两，昆布、苦参子各一两。

配制：共为细末，用老醋四斤与药面共熬成软膏。

用法：温涂患处，每日三次，每次用开水洗后敷药。

89. 曲周县李秀山献方

主治：乳疮。

药物：羊粪蛋（炒黑炒透）。

用法：研细面，香油调敷，日数次，吃奶时洗去。

90. 徐水县曹达仁献方

主治：乳疮初起至溃烂。

药物：煅蛤粉、牙皂各等份。

用法：共为细末，每服二钱五分，黄酒送下。

91. 徐水县曹达仁献方

主治：乳疮。

药物：月石一钱，紫硇砂五分，珍珠一分，麝香二分，梅片五分，潮脑二分。

用法：共为细末，涂于患处，或用香油调搽也好，或加上糖谷老、鸡子清，用纸贴之也好。

92. 蠡县赵建楼献方

主治： 乳头裂疼难忍。

药物： 霜后茄子包一个。

用法： 砂锅上焙干为末，再加冰片少许，香油调抹患处。

93. 平乡县王三多献方

主治： 乳疮初起。乳房红肿，寒热头疼。

药物： 瓜蒌一两，当归五钱，青皮二钱，乳香二钱，没药二钱，红花五分，银花五钱，蒲公英五钱，连翘五钱，桔梗三钱，甘草一钱。

用法： 烧酒三盅为引，水煎服。

94. 平乡县王三多献方

主治： 乳中结核，坚硬，不红不肿不疼。

药物： 胡椒一两，漳丹三钱，明矾三钱，火硝三钱，麝香一分。

配制： 共研细末，炼蜜为丸，共分两丸。

用法： 用一丸放在右手心上，外面用纸包裹缠住，过十二个小时再换第二丸。

95. 威县杨海峰献方

主治： 妇女乳癌。

药物： 蟹壳、黄酒。

用法： 螃蟹壳焙焦为末三钱，黄酒冲服。

96. 任县刘建德献方

方名： 鹿茸散。

主治： 乳头破裂。

药物： 鹿茸二钱（烧存性），炙草二钱（炒焦）。

用法： 共为细面，香油调敷患处。

97. 广宗县刘殿臣献方

主治： 奶癣，在乳头根部生裂口，小儿吃奶时，非常疼痛。

药物： 文蛤粉一两，川椒三钱。

用法： 将蛤粉炒黄，再下川椒起烟为度，共为细末，用香油调搽患处，三天痊愈。

98. 广宗县张兰斋献方

方名： 治乳中结核方。

主治： 产后乳中结核。外皮不青不红，疼痛渐增，儿吮乳不下。

药物： 蒲公英一两。

用法： 用水三大碗，在砂锅内将蒲公英煎至剩一碗半的时候，将渣捞出，用新棉蘸洗乳上，洗一小时，水凉烧一烧再洗。忌风寒，洗后就睡才好。

99. 唐县杜森献方

方名： 消毒膏。

主治： 乳疮及其他疮毒。

药物： 藤黄三钱，白蔹五钱，香油一两半。

配制： 将香油熬开再将藤黄入油内煎黑色去渣，入白蔹候冷成膏。

用法： 敷患处。

100. 成安县王直忠献方

主治： 乳痛。

药物： 红花一钱，瓜蒌四钱，公英一两半，山甲二钱，皂刺二钱，当归三钱，甘草一钱，赤苓三钱，银花五钱，赤芍三钱，炒乳香二钱，炒没药二钱，花粉三钱，防风二钱，连翘六钱，贝母二钱，白芷二钱，陈皮三钱。

用法：水煎服。

101. 完满县韩佩昌献方

方名：贝芷散。

主治：乳疮结核，未溃能消。

药物：京贝、白芷各三钱，牙皂一钱（炒黄色）。

用法：共为细末，加麝香一分，每服一钱，一日服两次。用银花一两，当归五钱，香附三钱，煎汤送服。

102. 安国县崔子乾献方

方名：瓜蒌散。

主治：乳房痈肿。

药物：瓜蒌一个，当归三钱，乳香五分，没药五分，银花三钱，白芷一钱，甘草五分，青皮五分。

用法：水煎服。

103. 安国赵振亚献方

主治：乳核不红不肿，硬核疼胀麻木。

药物：黄芪八钱，蝉蜕、当归各五钱，瓜蒌仁、山甲各四钱。

用法：共为细末，白水送下，早、晚各服一钱。

104. 高阳县李建三献方

方名：乳疮神效膏。

主治：乳上生疮，日久不愈者。

药物：五倍子（炒黑）半斤，桑木炭一斤，小黄蜂窝半斤（炒黑），香油酌量。

配制：共为细末，用香油熬成药膏。

用法：将药膏摊于布上，贴患处，每日换一次。

105. 保定市张德培献方

主治：乳房痈肿。

药物：皂荚子。

用法：轻者七粒，重者九至十一粒，去壳研细末，米汤送下，每日服一次，连服二三次即消。

106. 保定市陈道正献方

主治：乳房肿大。

药物：大杨树木耳。

配制：瓦上焙焦为细末。

用法：每服三钱，黄酒砂糖送下。轻者服一次即消，重者两次即愈。

107. 唐山市王九如献方

方名：家传秘方。

主治：乳痈初起，无论已溃、未溃及日久之乳岩并皆治之。

药物：黑牛牙（炒研细面）四两，荞麦面（炒）四两，麝香三分。

用法：共为细面。每服三钱，一日两次，黄酒送下。外用温酒敷患处。

108. 唐山市王景山献方

主治：妇人乳上肿起，硬而不甚疼（乳癌结核）。

药物：鹿角霜一两，海蟹盖一两。

用法：共为极细面。每服一钱，一日两次，黄酒送下。

109. 唐山市王九如献方

方名：潜斋简效方。

主治：乳癌初起。

药物：土贝母五钱。

用法：水煎服。

110. 唐山市王九如献方

方名：潜斋简效方。

主治：乳岩溃烂日久不愈，服此方效颇佳，以愈为度。

药物：核桃隔、金银花、连翘各三钱，土贝母五钱。

用法：黄酒和水各半煎服之。

111. 唐山市边广伸献方

主治：乳肿。

药物：川军一两，牡蛎三钱，蒌仁三钱，元明粉六钱，甘草三钱。

用法：水煎服。

112. 唐县张福顺献方

主治：乳疮。

药物：松香四两，杏仁、蓖麻子仁各一百粒。

用法：捣成药泥，加香油少许摊布上，贴于患处。

113. 唐县李瑞增献方

方名：蒲公英汤。

药物：蒲公英四两，银花一两。

用法：水煎，兑黄酒一两同服，发汗，服药后即以药渣捣烂贴患处，三剂即愈。

114. 武安县孟祥霖献方

方名：加味瓜蒌散。

主治：乳痈初期，红肿高大，疼痛不止，属阳者。

药物：糖瓜蒌五钱，苏栀子三钱，连翘五钱，黄芩三钱，生石膏一两，元胡三钱，五灵脂三钱，三棱三钱，莪术三钱，川军六钱。

用法：用水三大碗，慢火煎成一碗，每日服两次，早、晚各一次。

115. 武安县李增荣献方

主治：乳痈初起，红肿高大，疼痛难忍。

药物：全当归五钱，瓜蒌一两，乳香三钱，没药三钱，甘草三钱。

用法：水煎服。

116. 邯郸市韩守玉献方

方名：加味活命饮。

主治：妇女乳痈，腮腺肿痛。

药物：银花三钱，防风二钱，白芷二钱，当归三钱，陈皮二钱，甘草二钱，贝母二钱，花粉二钱，乳香二钱，没药二钱，穿山甲（炒）二钱，皂刺二钱，赤芍二钱，红花二钱，桃仁三钱，公英三钱。

用法：黄酒为引，水煎温服。

117. 保定市张景韩献方

方名：瓜蒌散。

主治：乳痈及一切疮疡。

药物：瓜蒌五钱，当归三钱，乳香二钱，没药二钱，白芷三钱，青皮二钱，粉甘草二钱，金银花三钱。

用法：水煎服。

118. 万全县李溢林献方

主治：妇人乳痈。

药物：大瓜蒌二个（捣碎），当归五钱，粉草五钱，乳香（去油）一钱，没药（去油）一钱。

用法：酒水各一碗，煎八分服之。

119. 抚宁李文轩献方

主治：乳痈初起。

药物：当归三钱，青皮二钱，白芷、柴胡、浙贝、僵蚕各二钱，花粉三钱，银花三钱，甘草二钱。

用法：水煎服。

加减：如恶寒身热，加防风、荆芥、羌活、独活；内有脓块，加山甲、皂刺。

120. 围场县张润三献方

方名：银花公英汤。

主治：乳肿初起。

药物：银花五钱，公英四钱，没药三钱，乳香三钱，元胡三钱。

用法：水煎服，剩药渣研末敷之。

121. 滦县魏绍伯献方

方名：鹿角霜散。

主治：妇女乳头生疮裂缝。

药物：鹿角霜一块（不拘多少）。

用法：用醋研浓汁，敷患处。

122. 深县献方

主治：乳痈红肿疼痛。

药物：糠谷老炭末，鸡子黄。

用法：用鸡子黄炼油，调糠谷老炭末，敷患处。

123. 深县高忠民献方

主治：乳汁忽停，肿硬疼痛。

药物：瓜蒌一两，皂刺一两半，公英一两，银花一两。

用法：水煎服。

124. 深县献方

主治：妇人乳痛、乳少。

药物：瓜蒌五钱，桔梗三钱，花粉三钱，乳香一钱半，没药二钱，香附五钱，枳壳三钱，银花四钱，当归二钱，炮山甲二钱。

用法：水煎服。

125. 深县献方

主治：妇人乳头破裂，疼不可忍。

药物：鹿角霜三分，甘草一分，鸡子黄一个。

用法：将鹿角霜、甘草为细末，用鸡子黄调涂患处。

126. 深县王勋臣献方

主治：乳不红不肿而痛。

药物：远志一两。

用法：水煎服，用其渣捣烂，摊净布上贴患处。

127. 抚宁陈玉林献方

主治：乳中结核，疼痛难忍。

药物：鹿角霜研末。

用法：元酒送服，每次四钱，出汗则愈。

128. 邯郸市栗从心献方

主治：乳头破裂或化脓。

药物：生鹿角面三分，生甘草面一分。

用法：以上二味，用生鸡蛋黄调匀，再用铜器焙干后，研为细面，涂在患处。

129. 邯郸市陈润之献方

方名：狗粪方。

主治：乳疮肿痛。

药物：狗粪（不限量）。

用法：狗粪烧灰搽患处，每日两次，用后没有任何不良反应。

130. 易县马献五献方

方名：天金散软膏。

主治：乳痈、结核刺痛及溃不收口。

药物：丹参五钱，赤芍五钱，白芷五钱，黄酒四两，猪脂油半斤，黄蜡二两。

配制：将三味药泡在黄酒内，浸两夜。用猪脂油半斤化好炸三味药，白芷呈黄色为度，去渣；再煎开三回，入黄蜡二两，搅匀候凉。

用法：抹患处。

131. 唐县李锡珍献方

方名：当归白芷汤。

主治：乳房肿痛。

药物：黄芪六钱，当归二钱，白芷二钱，穿山甲二钱，乳香一钱五分，漏芦三钱，王不留三钱，花粉三钱，通草一钱。

用法：猪鬃炭为引，水煎温服。

132. 定县刘世儒献方

主治：乳腺结核。

药物：川郁金二钱，连翘三钱，桔梗二钱，牛蒡子二钱，昆布三钱，当归三钱，僵蚕二钱，花粉二钱，海藻三钱，夏枯草二钱，三棱二钱，莪术二钱，甘草二钱。

用法：水煎服。

133. 定县石峻岑献方

方名：奇巧丹。

主治：乳下石疽未溃。

药物：蜈蚣一条，斑蝥四个。

配制：用砂锅炒以上二药，至黄色为度，共研细面。

用法：先将患处挑破，敷药面少许，外以纱布包扎，过一宿后，疽上起白疱用针刺之，出黄水即愈。

臁疮类（计 69 方）

1. 涿鹿县岑效儒献方

方名：回阳腻粉丹。

主治：多年臁疮，腥臭难闻，久而不愈，痛痒无度，破流血水者。

药物：纯净高粱面四两。

配制：将面置铁锅内，用文武火炒之，炒成咖啡色。

用法：用时研细面，加入麝香五分，好酒调匀摊在白布上，贴于患处，大小随疮摊贴；如干后结痂疼痛，可再用酒于布外润之，而痛自止。

2. 唐山胡我丹献方

方名：臁疮方。

主治：臁疮。

药物：樟脑一钱，铜绿二钱，松香八分，漳丹一钱，银朱一钱，猪脂油适量。

用法：共为细末，用猪脂油捣如泥状，涂患处，每日换一次。

3. 沽源县魏汉章献方

主治：臁疮烂腿。

药物：雄黄五钱，明矾五钱，蓖麻子二两（去皮）。

用法：共研为泥，涂敷患处，用白布包好，七天换一次。

4. 商都献方

主治：臁疮。

药物：铜绿四两，漳丹四两，姜黄面四钱，黄蜡二两，铅粉四两，香油一斤。

配制：将香油熬开后，将药投入，兑以黄蜡。

用法：涂敷患处。

5. 康保县许桂荣献方

主治：臁疮。

药物：烟梗。

用法：研细末，猪油调匀，涂疮上，用纸盖之。

6. 龙关县李玺献方

方名：臁疮方。

主治：臁疮。

药物：银朱五钱，漳丹一两，铜绿五钱，官粉一两，松香一两。

用法：共为细末，香油调，摊纸上，贴患处。

7. 阳原县李汉章献方

主治：臁疮。

药物：白矾、铜绿、儿茶各等份。

用法：共为细面，香油调和涂患处。

8. 延庆县张海献方

主治：腿膝以下生疮，经年不愈者。

药物：乳香面三钱，没药面三钱，大蒜一头（去皮）。

配制：将药面和蒜同入臼内，砸成膏子。

用法：将患处用花椒、艾叶煎水洗净，用药棉拭干，将膏子摊于布上，贴在患处，用布缠紧，至七日打开。

9. 延庆县张海献方

主治：臁疮，经年不愈者，不分里外（腿之阴阳面），以及腿部生各种疮，溃后不敛，腐肉不脱，流臭水，或形色黑败者皆可治愈。

药物：川柏五钱，轻粉二钱，红粉二钱，漳丹二钱，乳香二钱，没药二钱，生熟石膏各三钱，猪板油四两（生用）。

配制：上药共为细末，同猪脂油入于臼内捣成膏。

用法：将患处用花椒、艾叶、槐条无论多少煎汤洗净拭干，用油纸视疮口大小，做成小口袋，将膏子装入。一面用大针密刺成孔，盖于疮口上，用布缠紧，七日痊愈。

10. 商都温秀峰献方

主治：腿上湿疮。

药物：官粉三钱，葱心七个，猪脂油不拘多少。

用法：共捣一处，摊新布上，裹于患处。

11. 安平县李瑞丰献方

方名：密陀僧膏。

主治：臁疮与膝下阴疮。

药物：密陀僧四两，乳香、没药各少许，血余一钱，指甲五分。

配制：前三味共为细末，加入血余、指甲，用香油半斤熬膏。

用法：贴患处，用完一料即愈。

12. 阳原县献方

主治：臁疮。

药物：炒桃仁十粒，漳丹一两，猪油一两。

用法：捣成药膏，涂纸上，敷患处。

13. 无极县田苏庆献方

主治：膝下生疮，日久不愈。

药物：榆皮面、大葱白、黑油（棉子油）。

配制：将以上三味放在一起，先将葱白捣烂，再用微火熬为膏状，候凉。

用法：将患处用热水洗净，再用纸点破小孔，将药膏摊敷纸上，再覆一张纸盖在患处，缚好。过三日看愈否，如未彻底再上一次即愈。

14. 宁晋县杨铭斋献方

主治：下腿胫部臁疮，溃烂经久不愈。

药物：杨树叶用陈醋煮沸。

用法：贴患处，一日换一次，以愈为度。

15. 阳原县祈进云献方

主治: 多年下肢溃疡,流稀淡水或血水,疮面浅而多,屡治不愈,或屡治而更多发展者。

药物: 胡麻油四两,黄蜡一两,白矾五钱。

配制: 将麻油放在砂锅内,放置火炉上,熬熟取下待温,再加入黄蜡、白矾,再置火炉上,待油蜡溶解成液状为度。

用法: 用时将砂锅内所置的药用微火加温,成液状体后,随即将上好的柔软细薄的纸放在砂锅内成油纸形,取出敷在患处,外用净白布包住即可,忌走路,宜静养。

16. 商都县献方

主治: 两腿溃疡,流黄水痛痒。

药物: 官粉、桐油、指甲、头发、松香、麻油、黄蜡各一钱。

配制: 药共一处,火煎熔化。

用法: 用白麻纸七层,油内浸透,贴患处七层,外用布包好,七日外开放。即愈。

17. 涿鹿县岑效儒献方

主治: 臁疮。

药物: 炉甘石一两(火煅,甘草水飞),密陀僧三钱,冰片三分。

用法: 共研细面,用猪脂油调和,再用油纸摊上,随患处大小贴之。用布带扎紧十数日后,取下油纸,平复如常,百试百效。

18. 张专王之祥献方

主治: 下肢臁疮不收口。

药物: 蜂蜜一两,大葱白头一枚。

用法: 共捣一处,敷于患处,效。

19. 获鹿县王化功献方

主治: 臁疮。

药物: 辣子五个,大蒜一头(去皮),猪板油五钱。

用法: 共捣如泥。量疮大小,用油纸一张,纸上针刺小孔,把药包在纸内,贴在患处。

20. 获鹿县刘喜贵献方

主治: 臁疮。

药物: 红粉、轻粉、铜绿、松香各等份。

用法: 共为细面。湿则干撒,干则用香油调敷。

21. 南宫县郭怀成献方

主治: 臁疮(多生于膝下,久而不愈)。

药物: 豆腐渣。

用法: 糊于患处,用绷带扎紧,七天换一次。轻者三五次,重者六七次即愈。

22. 南宫县献方

主治: 臁疮,溃破流脓水。

药物: 鸡肝多具(不要沾水)。

用法: 捣烂调敷患处,一二日换一次。愈后长皮较慢,再宜外敷生肌散少许,皮肤恢复正常即愈。

23. 唐县丁洛满献方

主治：长期不愈的顽疮，下肢毒疮。

药物：马齿苋、石灰、大葱各等份。

用法：共捣为泥，贴患处。

24. 平乡县杨周天献方

主治：臁疮溃破，黄水浸淫。

药物：铜绿一钱，官粉二钱，黄丹三钱，银朱一钱，黄蜡二钱，猪腔油三钱，香油一两。

配制：以上前四味研为细末。将香油熬开，下猪腔油熔出渣，再下黄蜡，熬五分钟后再下药末，用细木棍搅匀，熬至油变黑色成膏为度。

用法：将药膏摊厚纸上，贴患处，外用绷带包扎，每天换药一次。

25. 清苑县杨文焕献方

方名：消毒散。

主治：臁疮腿。

药物：轻粉、红粉、血竭花、儿茶、乳香、没药各等份。

用法：共为细末，加梅片少许，香油调敷患处，每日一换。

26. 佚名氏献方

方名：提毒膏。

主治：腿上溃疡，臁疮年久不愈者。

药物：炉甘石粉一两，密陀僧面三钱，梅片一钱，洋冰（潮脑）五分，猪板油一两。

用法：共捣为泥，摊布上，贴患处。

27. 涿县曹富青献方

主治：多年臁疮。

药物：海螵蛸三钱，龙骨二钱，没药四钱。

用法：共为细末，用香油一两调成膏，敷患处，每日一换。

28. 易县王焕文献方

主治：腿臁骨部疮。

药物：银朱三钱，漳丹五钱，密陀僧五分（炒黄）

用法：共研细末，用生猪油四两和药末共捣烂，敷患处，外用油纸盖上。

29. 涞源县安贵三献方

主治：臁疮破流脓血者，远年近日皆可治之。

药物：官粉、松香、锅底灰、漳丹、铜绿各等份。

配制：以上共为细末，瓷器收贮。

用法：香油调搽之，脓多者干撒之。

30. 涞源县王居献方

主治：腿胫部生疮溃烂，脓水不绝。

药物：轻粉三钱，官粉二钱，茄根灰三钱，冰片一钱。

用治：共为细末，桐油调匀涂患处，用生白布包裹，七日换药一次，三次即愈。

31. 沙河县高生明献方

方名：夹纸膏。

主治：臁疮。

药物：香油四两，黄蜡二两，乱头发一钱，馒头干面十二酒杯，铜钱二十个，乳香二钱，没药二钱。

配制：先将香油、头发、馒头面、铜钱、乳香、没药入锅内熬成滴水成珠，去渣，再入黄蜡熔化后取出，摊在桐油纸上，再盖一层桐油纸。

用法：用针在贴疮纸面上乱刺多处小孔，贴敷于疮口，再用绷带缚紧，三日换一次，四五次痊愈。经夹纸膏治愈后，无不适反应，在冬春时用香油或甘油搽患处，防止复发。

32. 平山县刘明月献方

主治：膝下臁疮。

药物：黄柏末五钱，豆腐半斤。

用法：共捣一处，摊布上贴患处，一日一换。

33. 枣强县傅惺尘献方

主治：膝下生疮破烂，日久不愈者敷之有效。

药物：白水萝卜四两。

配制：水煮如泥即成，再将水熬干，入白糖一两，取出共捣为泥。

用法：先将疮口用艾叶水洗净，后敷患处，约半分厚，上盖白布，候一时期即干，疮好自落。

34. 曲阳县王洛高献方

主治：臁疮。

药物：炉甘石二钱，黄蜡二钱，全虫一

个，黄表纸七张，猪板油六两

用法：将药共为细末，用猪板油拌匀，用黄表纸卷上，用火烧油搽患处，再用白纸盖好，七天即愈。

35. 涞源县李相山献方

主治：腿胫部生臁疮，破烂久不愈。

药物：桐油煎豆腐一片。

用法：贴疮上立愈。

36. 唐县张文进献方

方名：轻粉膏（秘方）。

主治：下肢溃疡。

药物：轻粉五分，铜绿一钱，人指甲五分，头发一钱，黄蜡三钱，松香二钱，香油二两。

配制：先将指甲、头发、铜绿入油内煎五分钟，再加松香、黄蜡煎三分钟，冷定似膏。

用法：先将疮口洗净，将轻粉撒患处，再涂以药膏，将患处盖好。疮口痒时勿抓，以免损伤肉芽。

37. 唐县张希科献方

方名：臁疮膏。

主治：臁疮溃烂。

药物：乳香珠（去油）、明没药（去油）、净轻粉、白芷面各等份。

配制：共为细面，用新宰无病的猪苦胆汁，调成药膏。

用法：用时先以花椒五钱煎水一大碗，将患部洗净，将此膏摊于牛皮纸上，贴患处，以白布缠好，隔五日再看，不愈再用药一次。

38. 新乐县甄铭西献方

主治：臁疮。

药物：百部五钱，轻粉三钱，米醋、大青杨树叶。

配制：先熬醋、百部成浓汁，候凉后再下轻粉。

用法：以杨树叶蘸药贴疮上，每日一次。

39. 晋县献方

主治：臁疮。

药物：炉甘石（研细）、猪板油。

用法：上两味共捣如膏，涂抹患处，外用油纸敷上，数日即愈。

40. 沽源县献方

主治：下肢溃疡，久不收口。

药物：密陀僧五钱，甘石粉五钱，朱砂二钱五分。

用法：共研为细末，猪脂油调敷。

41. 滦县尚俊山献方

主治：小腿上多年不愈的臁疮。

药物：陈旧的毡帽头一个。

用法：烧成灰末油调，搽患处。

42. 新河县献方

主治：臁疮久不收口。

药物：下雨时水上浮的沫。

用法：晒干研细，香油调搽患处。

43. 滦县甄维志献方

主治：臁疮。

药物：红粉二钱，龟板（炒黄色）五钱，黄连三钱，冰片二钱。

用法：共为细末，香油调搽。

44. 滦县任景泽献方

主治：刺痒性臁疮。

药物：八字黄脖老疥（疥蛤蟆）。

配制：用瓦煅焦，研为细末。

用法：洗净患处，香油调搽。

45. 围场县赵子惠献方

主治：臁疮。

药物：银朱二钱，樟脑二钱，黄丹二钱，轻粉三钱，铜绿二钱，冰片一钱，松香四钱。

用法：上药共为细末。用膏药一张烤开，取上药五分撒在膏药（什么膏药均可）上，贴在患处。

46. 保定市张巍庭献方

方名：夹纸膏。

主治：臁疮。

药物：大葱十棵，蜈蚣十条，全虫二钱，斑蝥二钱，川椒四钱，轻粉二钱，黄蜡六两，香油十二两。

配制：香油炸诸药，去渣加黄蜡收膏。

用法：使用时，将药膏夹入油纸内贴患处，纸面刺孔。

47. 马头镇医院张学诗献方

主治：臁疮。

药物：松香、铜绿、银朱、官粉各三钱，冰片少许。

配制：共为细末，与香油混合为糊状备用。

用法：用与疮大小的适量的毛头纸（略大一些）满抹油药，共抹七层，叠于一起，用针刺无数小孔贴于患处。

48. 保定市陈宝全献方

方名：隔纸膏。

主治：臁疮腿。

药物：轻粉、乳香、松香、铜绿、银朱、漳丹、血竭、冰片、枯矾、白芷、官粉各等份。

用法：共为细末，用香油捣成泥，摊油纸上，敷于患处。贴肉油纸用针刺无数小孔。

49. 冀县马金全献方

主治：臁疮。

药物：黄花地丁（燃烧成灰）、鳖甲等份。

用法：研成细面，干擦局部。

50. 藁城县彭文选献方

主治：臁疮。

药物：杨叶。

用法：用陈醋浸大约三天后，贴患处。一般都是六至八次而愈。

51. 滦县李增献方

主治：臁疮。

药物：熟石膏一两，漳丹五钱。

配制：漳丹用水飞净与石膏混合。

用法：将疮用豆腐浆水洗净，用香油调敷患处，数次即愈。

52. 安国王文玉献方

主治：臁疮生于膝下。

药物：大葱白一根，白糖四两。

用法：共捣如泥敷患处，二三日换一次。一二次即愈。

53. 阳原县献方

主治：臁疮。

药物：铜绿二钱，血余一钱，松香三钱，香油五钱，灯花纸一张。

配制：用灯花纸将以上三种药卷紧，香油浸透，用火点着，烧出油，以碗盛之。

用法：搽患处，外用油纸盖之。

54. 宁晋县刘喜勤献方

主治：胫部臁疮。

药物：马齿苋（阴干）。

用法：为细末，香油调敷患处。

55. 高阳县蒋瑞棠献方

方名：隔纸膏。

主治：臁疮。

药物：松香三钱，乳香三钱，轻粉三钱，铜绿三钱，香油适量。

用法：共为细末，将香油用铜勺熬开，俟微温即将药面混合调匀，用油纸将药包好，用针刺无数小孔，对准患处敷之，外用绷带箍之，每隔三四日换药一次。

56. 宁晋县刘喜勤献方

主治：臁疮。

药物：天灵盖一个。

用法：烧存性，研为细末，香油调抹患处。

57. 高阳县李清华献方

主治：臁疮。

药物：黑豆不拘多少。

配制：将黑豆装入粗瓷小口大肚的瓶里（如民间过去用的盛醋的瓷瓶），将口用竹签或秫秸尖堵好，在地上挖一小坑，中掏一孔，将瓶倒置，下放一茶碗，瓶的上半截露在坑上，用干草或炭将瓶围好烧之，多时瓶内的油从瓶口流入碗内。

用法：将腿用开水洗净擦干，用新笔（羊毛笔）或药棉蘸油涂于患部，日涂一次。

58. 无极县陈玉康献方

主治：臁疮，生于膝下，日久不愈。

药物：铜绿、银朱、官粉、松香各一钱，潮脑五分，水银五分，人发少许（焙）。

用法：共为细面，用香油调敷患处，用油纸盖于患处。七日即愈。

59. 蠡县何双玺献方

主治：臁疮。

药物：绿豆面不拘多少、葱白。

用法：共捣为泥状，贴患处。

60. 宁晋县申文元献方

主治：年久的臁疮。

药物：豆腐、桐油。

用法：桐油煎豆腐，贴之即愈。

61. 保定市于小香献方

主治：臁疮。

药物：铜绿一块，大枣一枚（去核）。

配制：将铜绿放入大枣内，用麻扎好，炭火烧干研末。

用法：香油调涂患处。

62. 唐县李凌增献方

主治：臁疮。

药物：樟脑二分，铜绿五分，铅粉三分，轻粉二分，松香三分。

配制：先将松香用竹夹夹住，以火烧之，滴在碗内，合群药研为细末，调以适量的猪板油，摊洁布上。

用法：根据疮面大小贴疮上。

63. 景县萧振奇献方

主治：臁疮初起，肿硬疼痛。

药物：山楂半斤，胡萝卜一斤。

用法：用时蒸熟，砸烂为泥。先将山楂泥贴腿上疮处，两三日后去掉；再将萝卜泥贴上，也贴两三天，如此轮贴，以愈为度。

64. 滦县蒋广献方

主治：臁疮腿经久不愈。

药物：全虫三个，斑蝥三个（去头足），轻粉三钱，猪脂油四两。

用法：将全虫、斑蝥、轻粉共为细末，以猪脂油四两，共捣如泥，贴腿上患处，外用油纸包好，时流毒水，七日换药，肉变红色。按疮疡大小酌情用量。

65. 枣强县韩文章献方

主治：膝下臁疮。

药物：松香四两，官粉四两，铜绿四两，雄黄四两，血竭二两。

用法：以上五味为细末，用毛头纸三层包好，用针刺数个小孔，敷在患处，外用布缠好，七日愈。

66. 安国县黄国俊献方

主治：臁疮腿日久不愈。

药物：乳香、没药、樟脑、轻分各等份。

用法：共为细末，地黄水调抹。

67. 唐山市王修民献方

主治：腿上臁疮。

药物：豆腐渣一团。

用法：先用豆腐浆水洗净患处，再用豆腐渣敷患处，用白布包好，三日一换，十二日即愈。

68. 唐山市张维成献方

方名：二仙膏。

主治：臁疮腿破烂。

药物：潮脑二两，红萝卜一斤。

用法：先将萝卜捣如膏，合潮脑摊患处，每日换一次，用绷带扎好，四五日即愈。

69. 唐山市王子玉献方

方名：黄白散。

主治：臁疮。

药物：鸡子一个。

配制：鸡子去清留黄，用白矾（碎末）装满，糊口，用湿纸包数层，热火烧透，不要过焦，取出连里层纸研细末。

用法：香油调涂患处，每日一次。

痄腮类（计5方）

1. 王之祥献方

方名：拔毒散。

主治：无名肿毒，初起腮腺炎。

药物：生大黄二两，白及二两，蟾酥四钱，黄柏二两。

用法：以上共研细面，用陈醋调搽患处，一日三次。

2. 尚义县朱昭庆献方

主治：小孩疟腮。

药物：黄连、大黄各五钱，蟾酥二分，薄荷冰少许。

用法：上药前二味共为细面，再入后二味同研，用陈醋调涂患处。

3. 宁晋县周鲁屏献方

方名：疟腮验方。

主治：疟腮，两腮或一腮漫肿，寒热往来。

药物：柴胡三钱，葛根三钱，生石膏三钱，黄芩三钱，桔梗三钱，连翘三钱，栀子三钱，花粉三钱，升麻一钱，甘草

一钱。

用法：水煎服，连服二三剂。

加减：若便燥，加大黄二三钱

4. 涞源县王振德献方

主治：疟腮肿痛（腮腺炎），甚则头面肿疼。

药物：柴胡、黄芩、银花、连翘、荆芥、防风各三钱，生地、石膏、栀子、元参、白芷、川芎各二钱，桔梗、升麻、酒川军、薄荷、甘草各一钱。

用法：水煎服。

5. 安国孙世昌献方

主治：肿疟腮。

药物：绿豆面。

用法：凉水调抹。

腮漏类（计6方）

1. 石专医院张希景献方

主治：腮漏。

药物：鲜土鳖虫一个。

用法：捣如泥，敷于患处即愈。

2. 宁晋县张鸿宾献方

主治：腮漏。

药物：猪苦胆一个。

用法：将胆汁熬成膏，摊青布上，贴患处。

3. 深县医院中医科献方

主治：腮漏，久不愈者。

药物：小儿初生后第一次之粪便（脐屎）。

用法：男患者用女婴粪便，女患者用男婴粪便，涂于患处。便干后即自行结痂，其漏孔即愈。

4. 深县献方

主治：腮漏。

药物：黑矾、火硝、硼砂、密陀僧、家雀粪、白矾、冰片、飞罗面各三钱。

用法：共为细面，香油调敷患处。

5. 无极县王云田献方

主治：腮漏。

药物：臭大姐七个。

用法：滴黑油（棉子油）砸如膏，涂黑布敷于患处，七日愈。

6. 成安县高殿杰献方

方名：腮漏膏。

主治：腮漏。症见腮部肿硬，数月后溃破流脓流水。

药物：乳香一钱（去油），没药一钱（去油），冰片二分，硇砂一分，黄蜡五钱，芝麻油一两。

配制：将四药研成细末，再将香油、黄蜡用火化开，离火后再下药末搅匀成膏。

用法：涂患处。

瘰疬类（计 100 方）

1. 商都县李丕英献方

主治：瘰疬溃破。

药物：五倍子五钱，白矾一钱，阿胶五钱。

配制：共研细末，放铁锅内熬成膏。

用法：将药膏摊于白布上，约一分厚，贴患处。贴后如感觉疼痛，用棉花蘸凉水湿润即止。三天换药一次，贴三次即愈。

2. 蔚县杨广林献方

方名：治瘰疬方。

主治：治瘰疬，淋巴腺结核症。

药物：白砒石一钱，广木香三钱，乳香二钱，没药二钱，豆腐炭一两，猫骨头二个。

用法：将猫骨头用瓦焙干和上药共研细面，以香油调成膏剂，涂搽在患部四围，搽前先将四周点破见血，然后搽药。

3. 商都贾老洪献方

主治：气瘰。

药物：海藻、昆布、海螵蛸、海浮石、海带根、蛤粉各五钱。

用法：用干醋一斤，煎汤过滤，每次服一酒杯。

4. 涿鹿县谭文斌献方

主治：瘰疬，不论已溃未溃。

药物：紫硇砂二钱，黑皂荚仁一百粒，陈醋一斤。

配制：先将皂荚仁取出待用，再将醋入锅内烧开，候凉，把皂荚仁浸醋内泡四五日后，再将硇砂放入共熬，熬干勿焦，研为细面为一料，或用蜜做丸。

用法：一料药成人可服十五天，小儿按年岁递减。轻者一至三料可愈，重者三至六料。

5. 沽源县陈天珍献方

主治：瘰疬鼠疮。

药物：白花蛇一条，麻油四两。

用法：将白花蛇放入油内炸干，研成细末撒患处，外以膏药或纱布覆之。

6. 沽源县陈天珍献方

主治：瘰疬鼠疮。

药物：老鼠皮一张，未出窝小鼠七个。

用法：将小鼠锅上焙干，研细末，撒患处，再用老鼠皮贴上，二天取下。

7. 商都傅瑞臣献方

主治：鼠疮。

药物：明矾二两，白砒一两五钱，雄黄二钱四分，乳香一钱二分。

配制：将砒、矾二味共为细末，入小罐内，加炭煅红，冒青烟，俟青烟冒完几起白烟，片时药上下通红，止火，埋入土内一宿。取出约有一两左右细面，再加雄黄、乳香共为细末，用浆糊调搓成蛆虫大小的条（两头尖），放阴凉处，晾干。

用法：鼠疮已溃有孔者，将药填入，数量依孔的大小，数条至十数条，早、晚插药两次，连插三日，将患处填满为止。至十四日左右，患处自然裂开脱落。对顽固性漏管亦有卓效。

8. 商都傅瑞臣献方

主治：瘰疬。

药物：羌活二钱，防风三钱，白芷三钱，山甲珠一钱半，沉香二钱，红花三钱，连翘三钱，石决明一钱半，银花三钱，皂刺二钱，归尾三钱，甘草三钱，花粉三钱，乳香三钱，川军三钱，元酒一盅。

用法：水煎服。

9. 张北县范振幅献方

主治：瘰疬。

药物：核桃五十个。

配制：把核桃由中线脊开一半去仁，一半不去仁，用全蝉蜕七个，填于半块空壳内，与不去仁的半块合好，用铜丝捆住。把每个都如法捆好，再用胶泥包好，约四分厚，用木炭火烧之，至泥落即成，去铜丝研为细末。

用法：每服一个，日服两次，饭前服。必须连服，不可间断。忌鱼肉及发物。

10. 张北县张富启献方

方名：消瘰膏。

主治：瘰疬。

药物：松香二两（熬化俟凉），铜绿五钱（麻油煎），枯矾五钱，猫眼睛一对（晒干或焙干）。

用法：共研细末，用猪油烊化，调药成膏，搽患处。

11. 宁晋县郭瞻远献方

主治：鼠疮（瘰疬）。

药物：①豆腐干（烧存性，研），黄豆面五钱，水银五分，人言（砒）三分；②香油半斤，官粉二两，头发四钱，漳丹四钱。

配制：①人言在乳钵内研细末，再与三味同研极细末。②香油熬开，下头发炸枯去渣，离火入漳丹搅之，再入官粉，搅匀成膏，摊于纸上。

用法：先将①药用香油调抹患处，过六日后，换贴②药，十八日痊愈。

12. 保定市刘博如献方

主治：痰核瘰疬，未破或已破，多年不愈者，均有特效。

药物：生山甲、净蛇蜕、乳香、没药、四花皮（青皮）各四钱，鸡蛋七个，生鱼鳔一两半，台麝一分，香油一斤。

配制：先将鱼鳔、山甲入油锅煎熬，俟稍变色，再入其他药品，炸焦存性，离火将药渣捞出研烂，再将台麝一同放入油内搅匀，注瓶内。

用法：内服，每日三次，半月服完。

13. 保定市赵汉臣献方

主治：瘰疬，未溃能消，已溃能敛。

药物：红芽大戟（炒研末）。

用法：用药末一分，以煮熟之淡鸡蛋蘸服，每日一至两次。

14. 涞源县葛成麟献方

方名：夏枯草膏。

主治：瘰疬或破或未破，外敷内服，效力显著。

药物：夏枯草一大捆。

配制：水煎过滤，熬成膏。

用法：外用摊青布上，贴患处；内服每日两次，每次一匙，白水送下。

15. 涞源县葛成麟献方

方名：治鼠疮方。

主治：孕妇颈项瘰疬，成串大小不等，破烂脓水不绝之症。

药物：鸡子一个（头上打破一孔，蝎虎

子一个入内，封口用盐泥封固），黑驴粪（焙干，去泥壳）。

用法：共为细末，香油调搽数次即愈。

16. 涞源县王居献方

主治：瘰疬破烂（鼠疮）久不愈。

药物：豆腐烧炭五钱，水银（铅煅）五钱，白矾二分。

用法：共为细末，香油调涂患处。

17. 涞源县卫杰献方

主治：瘿瘤瘰疬，颈项气瘿，石疽坚硬，服之有效。

药物：海藻三钱，南星三钱，蝉蜕三钱，浙贝三钱，三棱三钱，昆布三钱，半夏二钱五分。

配制：共为细面，炼蜜为丸，重三钱。

用法：一日两次，白水送下。

18. 涞源县卫杰献方

方名：治气瘿方。

主治：男女颈项瘰疬，无论大小多少，均皆治之。

药物：柴胡三钱，苍术三钱，夏枯草二钱，海藻三钱，海浮石二钱，龙胆草三钱，山药三钱，花粉三钱，前胡二钱，公英三钱，银花三钱。

用法：水煎，每日两次，早、晚服之。

19. 涞源县仲子才献方

主治：瘰疬疙瘩，颈项腋下，大小不等，未破溃者，服之能消。

药物：夏枯草、海藻、桔梗、白芥子、川贝母、广木香各等份。

用法：共为细末。每服二钱，一日两次，饭后温开水送下。服七天则瘰疬自消。

20. 清苑县献方

主治：鼠疮瘰疬（西医名淋巴结核）。

药物：田间蝎虎一个，鸡蛋一个。

用法：鸡蛋打一个孔，将蝎虎装内，另用纸封固，放火内烧热。取出去皮，连清带黄同蝎虎一次服之。服后无反应，轻者服三个即愈，重者七八个即愈。

21. 延庆县吴廷藻献方

主治：瘰疬鼠疮，溃烂久不愈者。

药物：人言一钱，麝香一分，冰片一钱，刘寄奴一钱。

用法：共为细面，香油调搽患处，一日一次。不痛可再搽，如果刺激性大，可停搽，过一个月后掉痂痊愈。

22. 阳原县莫景秀献方

主治：瘰疬。

药物：斑蝥七个，鸡蛋一个。

用法：将斑蝥六个去头足、一个全用，研为细面，装入鸡蛋内。用砂锅煮熟去壳服之。

23. 阳原县莫景秀献方

主治：瘰疬。

药物：白公鸡一只，蛇一条，白高粱一升。

用法： 将蛇用砂锅煮化，骨头取出；将白高粱放蛇汤内，煮一小时，以蛇汤煮完为度，晒干；让鸡吃三四日将其吃完，再将鸡杀死煮熟，令患者一二日吃完；鸡骨头焙干研细面，用黄酒送服。

24. 阳原县莫景秀献方

主治： 瘰疬。

药物： 大贝母二钱，白芷二钱。

用法： 共为细面，每服三钱，开水送下。

25. 涿鹿县张永太献方

主治： 鼠疮瘰疬。

药物： 整猫头骨一付，马兰子四两。

用法： 共研细面，香油调敷。

26. 涿鹿县岑效儒献方

方名： 猫眼膏。

主治： 瘰疬初起，生于颈项间，有大小不一的结核，延之缺盆腋下、乳腺等处。

药物： 猫眼睛草四斤（去根），穿山甲珠二两，皂角刺二两。

配制： 用水五斤，将前药放于锅内，铜锅更好，约煮一小时，将药除去，用细箩过滤；熬煮剩药汁约一斤许则离火，用柳棍搅之成膏，贮于瓷罐内备用。

用法： 量结核面积，摊白布上，以此膏贴之。不论阴阳，十天后逐渐消除。

27. 怀安县阎子丹献方

主治： 颈项间各种瘰疬。

药物： 昆布、海藻、海带、象贝母、青

皮各一两。

用法： 每饭后开水冲服二钱。兼用外贴法：蝼蛄一对（焙焦），壁虎（蝎虎）一对（炙黄），白砒三分。共为细末，置膏药上如豆大许，贴患处，渐渐消散而愈。

28. 商都县李清宇献方

主治： 各种瘰疬。

药物： 海带炭五两，豆腐汁一斤。

用法： 混合内服，一次服完。

29. 商都县赵义献方

主治： 瘰疬溃破，又不收口，疔疮。

药物： 乳香三钱，没药三钱，铜绿二钱，鹿角霜四钱，松香一两。

配制： 共为细末，再用生杏仁三钱，蓖麻子（去皮）一两捣如泥，然后将各药混合一处捣成膏。

用法： 摊布上贴患处。

30. 商都温秀峰献方

主治： 鼠疮未溃者。

药物： 海带半斤，川贝四两，昆布三两，陈皮四两，当归二两，青皮二两，夏枯草一两。

配制： 共研细末，蜜丸一钱重。

用法： 早、晚服一丸。

31. 涿鹿县马耀庭献方

主治： 老鼠疮（瘰疬）。

药物： 干猫头（整个炒黄，研面用）六钱，人言一钱（砒霜），花椒一钱（炒），

官粉（炒）一钱。

用法：共为细面。每日洗净，用油调上药，搽于患处。禁忌房事、牛肉共一百天。

32. 沽源县献方

主治：瘰疬穿溃，久不收口。

药物：生桐油、石灰。

用法：二味共和为膏，摊布上贴患处。不过七日定能收口，确有实际经验，在贴膏前用花椒及葱煎水洗净患处后再将膏贴上。

33. 赤城县邓佑汉献方

主治：瘰疬。

药物：蚤休。

用法：用好醋磨敷患处，收效很快。

34. 赤城县邓佑汉献方

主治：瘰疬。

药物：鲜夏枯草一两二钱，活鲫鱼一条（重五六两），川贝八钱。

配制：将川贝装入鱼肚里用线缝合，另外用白酒二斤半浸夏枯草一昼夜，再煎成一斤半，去渣入鱼再煎半日许，待成膏时取下，除去川贝，取鱼及汁。

用法：分三日服用。服后若发现吐血者，即停止服用。

35. 佚名氏献方

主治：瘰疬，颈间起疙瘩数个。

药物：獾爪一个，地蝎虎七个，腊月猪

油三两，槐树枝七寸，血余一团，香油一斤，漳丹八两。

配制：将上药放香油内炸焦去渣，以油滴水成珠，放丹即成。

用法：摊青布上贴患处，未破、已破皆可用。

36. 平山县李世中献方

方名：消瘰丸。

主治：气瘰。

药物：元参一两（蒸），贝母（去心）一两，牡蛎三钱（醋淬）。

配制：共为细末，蜜丸。

用法：每服三钱，开水送下。

37. 阳原县梁兴汉献方

主治：气瘰鼠疮。

药物：枯矾、硫黄、火药、猫眼睛（焙干）、鸡子、黄油、猪大油各等份。

用法：将药捣在一起，搽患处。

38. 阳原县郭振纲献方

主治：鼠疮破烂。

药物：白砒、硇砂、铜绿、巴豆各一钱，猫头骨二钱。

配制：红枣一个去核，将白砒包在枣内，用火烤干研细面，巴豆去皮研细面。

用法：以上药面，用香油调敷患处，将坏肉蚀完后，可继敷生肌散即不再犯。

39. 无极县献方

主治：颈项起疙瘩（鼠疮）。

药物：血余一两，手指甲五钱，血竭花五钱，地蝎虎一对，乳香五钱，没药五钱，山甲三钱，透骨草三钱，当归三钱，川芎三钱，猫牙上下齿两块，漳丹四两，香油半斤。

配制：将以上诸药，用香油炸焦后去渣，滴水成珠，再入漳丹，即成药膏。

用法：摊青布上贴患处。

40. 平山县两河医院献方

主治：鼠疮溃破。

药物：獾油、大麻子。

配制：用新砖两块把去了皮的大麻子数个搓成泥状，然后用獾油拌匀。

用法：每日于患部涂药一次，并用清洁纱布盖好，直到痊愈为度。

41. 商都温秀峰献方

主治：鼠疮已溃方。

药物：鼠粪七钱，大枫子五钱，巴豆五钱。

配制：共捣为末放入鲤鱼腹内（半斤大鱼），用纸包捆好，再用黄水泥封固，火煅炼净，取出冷定为末，米糊为丸绿豆大。

用法：分十至二十次服下，黄酒为引。

42. 阳原县陈兆福献方

主治：瘰疬（肿硬未溃者）。

药物：活白花蛇一条。

配制：将蛇用香油炸焦，去蛇渣用油。

用法：涂患处，一日二三次，以核消失

为度。

43. 延庆县吴廷藻献方

主治：瘰疬溃与未溃者均皆治之。

药物：陈醋一斤，猪苦胆十个。

配制：将猪苦胆放在干醋内，熬成膏贴患处。稍有小刺激，数日痊愈。

44. 赤城县程月桂献方

主治：妇女多年鼠疮。

用法：白砒二钱，大红枣十个。

用法：将白砒研为细末，大枣去核，将白砒面纳入枣内，用微火烤黄色为细面，用好绵将适量的药裹好，用针刺成小孔放入疮口内。一上药后，疮内觉疼，流出毒水。

45. 阳泉县毛凤歧献方

主治：淋巴结核。

药物：蝼蛄一个。

配制：将蝼蛄在结核上用腹擦几次，擦完后蝼蛄就呆了，再将蝼蛄置瓦上焙黄研成细面。

用法：将制好的细面分二包，一包用米沫调搽，一包用开水送服。

46. 无极县成亚卿献方

方名：消瘿顺气丸。

主治：项间瘿瘤，脖子发粗，气短。

药物：海带、海藻、海石粉、昆布、木香、三棱（酒炒）、莪术（酒炒）、白芷、南星、桔梗、夏枯草、海螵蛸、海燕各五钱。

配制： 共研细末，炼蜜为丸，每丸重三钱。

用法： 每次饭后服一丸，白开水送下，每日服三次。

47. 沽源县献方

主治： 妇女因气怒所起的瘰疬。

药物： 鸭蛋三十六个，全蝎（去尾）十八个，蜈蚣十八条。

配制： 把全蝎、蜈蚣各分开装入鸭蛋内，黄泥裹住烧熟。

用法： 第一天吃蝎子和蛋各一个，第二天吃蜈蚣和蛋，每天这样轮换，三十六天吃完。

48. 沽源县献方

主治： 瘰疬。

药物： 海藻一两，海带五钱，昆布五钱，海螵蛸五钱，红海蛇五钱，桔梗五钱，山楂一两。

配制： 共为细末，炼蜜为丸。

用法： 每服三钱，一日三次。

加减： 如已溃，可加广木香、夏枯草、元参；肝经郁热，加龙胆草。

49. 宁晋县李古峰献方

方名： 老鼠疮秘方。

主治： 老鼠疮化脓破溃。

药物： 松香四两，蓖麻子一两，木鳖子五钱，核桃仁五钱，生没药二钱，乳香五钱，生杏仁二钱，生巴豆五个（去

皮），铜绿一钱。

配制： 放在石臼内锤杵之，待药匀后为止。

用法： 摊贴患处。

50. 无极县田克敏献方

主治： 瘰疬初起。

药物： 江米五钱。

用法： 炒黄研为细末，用卤水调和，摊青布上，贴患处。

51. 唐山市张国栋献方

方名： 祖传瘰疬方。

主治： 瘰疬溃破久不收口。

药物： 红高粱不拘多少。

用法： 用锅炒成炭，香油调匀，涂搽患处，一日一次。

52. 康保县贺英献方

主治： 老鼠疮。

药物： 铜青、官粉、松香、轻粉各一钱半，砒石五分。

用法： 共为细末，用鸡蛋清调匀，涂患处。

53. 徐水县秦瑞伍献方

主治： 瘰疬久不愈。

药物： 白砒一钱，银朱三钱，铜绿三钱，松香三钱，冰片一钱，麝香一分。

配制： 共为细末，凡士林四两调匀。

用法： 随时用作外敷，不久必愈。

54. 晋县献方

主治：瘰疬（淋巴结核）破后久不收口。

药物：麝香一分（未破溃者），皂角子一百粒，镜面朱砂一钱。

用法：以醋半斤煮干研末，每次服用五分。另用豆腐汤放锅中熬，将尽时即成膏，摊布上敷患处。

55. 晋县中医研究所献方

主治：瘰疬结气。

药物：海藻一两，蛤粉一两，海螵蛸一两，昆布一两，青木香七钱，清夏五钱，橘红一两，田螺一两，海带一两。

配制：共研末，炼蜜为丸，每丸三钱。

用法：每服一丸，日服两次。

56. 邯郸市刘冠士献方

方名：消瘰汤。

主治：瘰疬。

药物：当归四钱，元参、香附、柴胡、牡蛎、昆布、海藻、夏枯草、浙贝各三钱。

用法：水煎服。

57. 石专医院史奉璋献方

主治：瘰疬，溃破后流脓出水。

药物：红升、黄升、血竭花各一两，梅片三钱。

配制：共为细末，贮于瓷瓶内，用黄蜡塞口。

用法：先以红茶煎取浓汁，洗净患处；将药面置于膏药上，贴患处，每日换药一次。如患处发痒即渐生肌，不必再换，听其自然，即能痊愈。

58. 石专医院史奉璋献方

方名：消瘰丸。

主治：瘰疬。

药物：煅牡蛎十两，生黄芪四两，三棱二两，莪术一两，血竭花一两，生乳香一两，生没药一两，龙胆草二两，元参二两，浙贝母二两。

配制：以上诸药，共为细末，炼蜜为丸，如黄豆粒大。

用法：每日用海带五钱洗净切丝，煎汤，送下丸药三钱，熟海带丝加盐少许，当咸菜食之。

59. 史奉璋献方

方名：消瘰膏。

主治：瘰疬未破者，贴之自消。

药物：生半夏一两，生山甲三钱，生甘遂一钱，生马钱子四钱（煎碎），皂角三钱，血竭花二钱（研末）。

配制：上药前五味，用香油炸枯去渣，加炒漳丹适量，俟火候到时纳入血竭末搅匀，按疮大小摊在制好的狗皮膏药上，临用时每药一帖，加麝香少许。

用法：如项间瘰疬数枚，只贴其首起者。贴至三四周后，其后起之瘰疬先消失，然后先起者后消失。如不消失，再换膏药一帖即消。

60. 晋县中医研究所献方

方名：六神全蝎丸。

主治：久年瘰疬。

药物：全蝎三钱，白术三两，清夏一两，白芍四两，茯苓四两，炙甘草五钱。

配制：共研细末，油核桃捣为丸，如绿豆大。

用法：每日早、晚服一钱半，酒送下，小儿酌减。

61. 唐山市工人医院献方

主治：瘰疬，肿核已经成脓，迟久不溃。

药物：棉花子一百个（于香油灯上烧焦研细），白矾一钱（研细），轻粉三钱（研细），松香一两（研），蓖麻子仁一两。

配制：先将蓖麻子仁捣烂，再将余药捣和成膏。

用法：按肿核的大小，将药膏摊于布上贴之。

62. 唐山市工人医院献方

主治：瘰疬、老鼠疮，频流脓水。

药物：海藻、昆布、海马、石燕（煅）、海螵蛸各一两，松萝茶、琥珀各五钱，夏枯草五钱

配制：研细末，炼蜜为丸三钱重。

用法：每服一丸，姜汤送下。

63. 唐山市陈玉梅献方

方名：猪胆膏。

主治：贴瘰疬溃后疮疡久不收口，贴之立效，能提毒止痛，并无副作用。

药物：猪苦胆不拘多少。

配制：将猪胆去皮入勺内熬成膏，加盐少许。

用法：将膏摊到油纸上，贴患处。

64. 邯郸市康春如献方

主治：瘰疬。

药物：夏枯草、元参、生牡蛎、海带各一两，川贝（去心）一钱，甘草一钱。

用法：水煎服，每剂可分多次服。

65. 宣化铁路卫生所路春英献方

主治：马刀瘰疬（鼠疮未溃时）。

药物：打碗花（俗呼"打盆打碗"，生在山坡和堤坡废墟上，放牲畜时牲畜皆不敢食，据说此物有毒，掐破流白黏水）。

用法：用开水泡后洗之。

66. 灵寿县贾培林献方

主治：瘰疬。

药物：土茯苓四钱，斑蝥七个。

配制：用猪肉十二两，土茯苓入水，将肉煮熟，再用斑蝥七个去头足，加大豆炒研为末，装入鸡子内搅匀，用纸七层糊之湿透烧熟。

用法：先将肉汤喝完，再吃鸡子（服后有时小便发烧），三日后再水煎服木通、滑石、青黛各四钱，服三剂即愈。

67. 深县献方

方名：千锤膏。

主治：气瘰。

药物：轻粉三钱，漳丹二两，松香二两，铜绿三钱，红大麻仁适量。

用法：共捣千锤成膏，贴患处。

68. 深县献方

主治：瘰疬。

药物：皂角子一百粒，干醋二斤。

配制：将皂角子研面，以醋煮之，至醋尽为度。

用法：每服五分，白水送下，每日早、晚各一次。

69. 新乐县肖敏献方

方名：化瘰散。

主治：气瘰。

药物：山甲珠、广木香、王不留行各五钱，昆布、海藻各一两，海螵蛸三两。

用法：共为细面，每服三钱，日三次。

70. 隆尧县王禄祯献方

方名：活血消瘰散。

主治：瘰疬初起，及一切无名肿毒。

药物：漳丹一钱，铜绿一钱，潮脑一钱，松香一钱，枯矾一钱。

用法：共研细末，以少许罨患处，上用膏药贴住，隔一日换药一次。

71. 深县王安良献方

主治：瘰疬溃后。

药物：雄黄二钱，铜绿二钱，枯矾二钱，血竭二钱，蜈蚣一条，香油适量。

用法：共为细末，用香油调敷患处。

72. 深县陈瑞亭献方

主治：气瘰。

药物：龙骨、乳香、血竭、儿茶、木香各一两，海马一对，冰片一钱，香油二斤，黄蜡四两。

配制：将木香、海马、龙骨、儿茶四药入香油内炸枯，去渣；再纳入黄蜡溶化；后再将乳香、没药、血竭共为细面纳入；离火后，再将冰片研细纳入即妥。

用法：涂患处。

73. 无极县白喜贤献方

主治：项间起疙瘩，不论已破未破，都能治愈。

药物：獾爪四个，蜥蜴七个，腊月里的猪油三两，血余一团，香油一斤，漳丹八两，槐树枝七寸。

配制：将前四味与槐树枝放入香油内，炸焦，去渣，再熬至滴水成珠，下入漳丹，以柳棍搅之，待烟尽取下，晾冷即成膏。

用法：摊青布上贴患处。

74. 无极县薛廷利献方

主治：各种瘰疬。

药物：皂荚子一百粒，好醋一斤。

配制：把皂荚子浸入醋中一昼夜，然后置锅中加火煮之，至醋干为度，取出皂荚子晒干，轧为细末。

用法：每次服一钱五分，白开水送下，

每日服两次。

75. 赤城县后城医院献方

主治： 气瘰。

药物： 昆布一两，大戟一两，生地一两，石韦一两，龙骨一两，牡蛎一两，海藻五钱，零陵香（佩兰）六分，射干六分，木鳖子六分。

配制： 共为细末，炼蜜为丸如梧桐子大。

用法： 每次服一丸，白水送下。

76. 涿鹿县王风仪献方

方名： 白鸡膏。

主治： 瘰疬，鼠疮。

药物： 纯白毛双冠公鸡一只，蜈蚣两条，全蝎两条。

配制： 把公鸡离冠一横指切下头来，和蜈蚣、全蝎共放在香油四两内炸，以只剩鸡头骨为度，把骨取出，以油渐成膏状。

用法： 以鸡翎蘸油搽患处。

77. 沽源县新生农牧场献方

主治： 瘰疬结核。

药物： 细辛一两，生南星一两，生川乌五钱，生草乌五钱，生半夏八分，荜茇五钱，白胡椒二钱，麝香五厘，净酥四钱。

用法： 上药共研细末，用酒调涂。

78. 晋县中医进修学校献方

主治： 未破的气瘰疙瘩。

药物： 鲜苍耳（连秸带子）。

用法： 切碎用水煮后，把秸捞出，继续把水熬成膏。贴患处。

79. 商都县李丕英献方

主治： 瘰疬。

药物： 雁蛇（白花蛇）一条，田螺十二个。

用法： 以上两味置瓦上加火焙干，研为末，用唾液调和，涂患处，再用膏药贴住。

80. 无极县苗任三献方

主治： 男女老少瘰疬，年久不愈，破后流脓水，不易收口之症。

药物： 槐花（炒黄）三钱，轻粉一钱半（炒黄），胡桃仁三钱，梅片二分，好茶叶二钱，儿茶二钱。

配制： 以上诸药共为细面，小枣肉为丸绿豆大。

用法： 每日一次，成人服三十粒，如服后牙齿肿痛即停服。齿再敷正嘴方药面数次，肿消痛止再继服此丸药。

注： 正嘴方。硼砂五分，冰片一分，西瓜霜五分，人中白（煅）三分，川柏面三分，青黛三分，共为细面，抹于牙齿肿痛之处即消。

81. 唐县李纯一献方

方名： 血竭膏。

主治： 瘰疬（项部起疙瘩，不易溃破）。

药物： 真血竭一钱半，松香一钱半，大麻子仁三钱，明没药二钱。

用法：共研成膏，将膏摊在生白布上敷患处。

82. 易县王瑞田献方

主治：气瘰疮。

药物：血余一钱，指甲一钱，七星蜘蛛一个，狗骨头一块，漳丹五钱，黄蜡二两。

配制：用香油八两，将上药炸枯去渣，加漳丹、黄蜡。

用法：敷贴患处。

83. 涞源县王坦献方

主治：瘰疬（脖子肿大）症。

药物：广木香三钱，海藻三钱，全当归三钱。

用法：用醋煎服，一日两次。

84. 蠡县齐国朴献方

主治：瘰疬。

药物：用净绿豆团粉半斤，小米适量。

用法：在砂锅上干炒至黑色，存性，轧为细末，同水调面数钱为膏，摊在绸或布上，贴患处。数日一换，已破、未破均能贴用。

85. 蠡县花砚田献方

主治：蝼蛄疮。

药物：蓖麻子一两，松香二两，枯矾五分，铜绿一分。

配制：共捣为泥，铁锅内熬成膏，摊

布上。

用法：贴疮口上。

86. 蠡县白福珍献方

主治：瘰疬。

药物：白僵蚕、白丁香、斑蝥（去头足）、磨刀泥、苦丁香、赤小豆各一钱。

用法：共为细末，五更时新汲水一盏调服，至辰时或午时见功效，从二便排出。十岁以上者服一钱，二十岁以上者用二钱。

87. 涞源县贾元俊献方

主治：瘿瘤。

药物：海藻一两，黄芩、桔梗各三钱，远志一钱半。

用法：水煎服。

88. 平山贾培林献方

主治：气瘰。

药物：好陈醋一斤，皂角子一百个，红色硇砂二钱。

配制：上药混合浸七日后，用砂锅熬干，只剩皂角子。

用法：一日一次，每次五粒，饭前服。

89. 石家庄市胡东樵献方

方名：苦胆膏

主治：鼠疮。

药物：猪苦胆（取汁）三个，冰糖三两，烧酒三两，烟袋油三钱。

用法：以上放砂锅内煎熬成膏，贴患处。

90. 尚义县岳福文献方

主治：鼠疮。

药物：明雄黄（为细末）三钱，鸡子黄用火煎炼取油。

用法：用鸡子黄油调雄黄末，涂患处。

91. 巨鹿靳清朝献方

方名：玉红膏。

主治：瘰疬，乳房结核，时令痄腮，发无定处，无名肿毒。

药物：老松香四两，雄黄八钱，红砒石一钱半，杏仁四钱半，蓖麻子仁一两。

配制：碾内轧黏，再捣为膏。

用法：放碗内开水炖化，以桐油纸摊膏，贴患处。

92. 蠡县徐德周献方

主治：蝼蛄疮。

药物：铜绿、松香各三钱，大麻仁十粒。

用法：共砸为膏贴疮上，在膏中央剪口，脓出即愈。

93. 曲阳县王洛高献方

主治：治头上老鼠疮。

药物：乳香、没药、松香、铜绿、大麻子。

用法：将上药前四味共为细末，大麻子去皮捣如泥，将药面分成二份，一份砸在大麻子内，另一份拌在一块，用香油手撮了，再将两份药充分混合，摊在布上不用火烤，将头发剪去贴之。

94. 邢台县阎光庭献方

方名：消瘰丸。

主治：瘰疬。

药物：浙贝母、黑元参、牡蛎粉各等份。

配制：共为细末，炼蜜为丸，每丸重三钱。

用法：每晚饭后，白水送下一丸。

95. 蠡县李鸣皋献方

方名：瘰疬内消散。

主治：瘰疬未溃（已溃者不用）。

药物：海马一个（在烧酒内泡透，砂锅上炙干，再泡再炙以脆为度），蜈蚣二十四条（微炒），全蝎八条。

配制：共为细末，分二十四包。

用法：每日早、晚各服一包，黄酒送下，微见汗愈。

96. 唐县侯凤鸣献方

方名：蝎虎散。

主治：瘰疬破后化脓者。

药物：蝎虎一个，人言二分，鸡子一个。

配制：将鸡子打一孔，把前二味药装入，用慢火烧至出黄烟为度，共为细面。

用法：香油调搽患处。

97. 唐县石怀玉献方

方名：消瘰疬丸。

主治：瘰疬。

药物：玄参一两，牡蛎八钱，京贝母八钱，白芷八钱。

配制：共为细末，炼蜜为丸。

用法：每服三钱。

98. 唐县韩风鸣献方

方名：消瘰丸。

主治：瘰疬。

药物：金银花四钱，川贝三钱，海藻三钱，昆布三钱，广木香二钱，桔梗三钱，海带三钱，海胆三钱，海燕三钱。

用法：水煎服。

99. 晋县中医进修学校献方

主治：老鼠疮。

药物：猫头一个，香油。

用法：将猫头烧存性为末，用香油调，涂患处。

100. 平乡县李洁庆献方

方名：神效千锤膏。

主治：瘰疬未溃，无名肿毒，疖疮疔疮，癣疮。

药物：木鳖子五个（去壳），松香四两，铜绿二钱，乳香二钱（去油），没药二钱（去油），蓖麻子一百粒（去壳），巴豆五粒（去壳），杏仁二钱（去皮尖）。

配制：将上药合于一处，置青石上，用柳木捶或铁斧子捣千余下，以捣成膏为度。

用法：摊青布上，贴患处，失效时再换一帖。

瘿瘤类（计16方）

1. 获鹿县冯庆宽献方

主治：粗脖子（甲状腺肿）。

药物：海参、海螵蛸、海蜇、海藻、广木香、海沉香各二钱。

配制：共为细面，蜜丸三钱重。

用法：每日晚临睡时服一丸。

2. 平山张祝林献方

主治：瘿袋脖子。

药物：海石（煅）、海螺（洗、煅）、海藻、海带（洗）、昆布各一两，贝母、郁金、牡蛎（煅）各五钱。

配制：共为极细末，蜜丸三钱重。

用法：每晚临睡时服一至二丸。

3. 平山李世中献方

主治：气瘿方。

药物：海藻四两。

配制：盛在送饭瓦罐内，添黄酒八分满，放在大锅内，水煮一炷香时取出。

用法：不拘时饮黄酒。

4. 阳原县井昌耀献方

主治：甲状腺肿大，呼吸困难。

药物：夏枯草六钱，海螵蛸四钱，昆布六钱，海藻六钱，海石三钱，橘红四钱。

配制：共为细面，炼蜜为丸。

用法：每服三钱，白开水送下。

5. 赤城县程月桂献方

主治：粗脖子。

药物：海藻一两，昆布一两，海螵蛸五钱，青皮五钱，枳壳七钱，槟榔七钱，广木香三钱。

用法：共为细末，炼蜜丸，三钱重，每日早、晚各服一丸，开水送下。忌生冷。

6. 晋县中医进修学校献方

主治：瘿瘤，结气，瘰疬。

药物：海藻一两，海蛤粉一两，海螵蛸一两，昆布一两，青木香七钱，清夏五钱，橘红一两，海田螺一两，海带一两。

配制：以上共为细末，炼蜜为丸，每丸重三钱。

用法：每次一丸，日服两次，含口中徐徐咽下。

7. 张北县萧玉昆献方

方名：消瘿丸。

主治：粗脖子。

药物：海带二斤，海藻四两，昆布四两，海浮石四两，三棱（醋炙）一两，莪术（醋炙）一两，陈皮一两，广木香五钱，川军五钱，砂仁四两。

配制：共为细末，枣泥为丸，重一钱五分，每三十丸为一剂。

用法：每晚饭后含化一丸（不可用水服），重者60丸，轻者30丸。

8. 完满县郝文星献方

方名：瘿瘤散。

主治：瘿瘤。

药物：海藻五钱，海燕二钱，海螵蛸三钱，木香三钱，夏枯草三钱，半夏二钱，黄豆一两。

用法：共为细末，每服三钱，白开水下。

9. 内丘县庞太和献方

主治：瘿症。

药物：当归四钱，乌药三钱，昆布三钱，海藻三钱，香附四钱，炒枳壳三钱，桔梗三钱，陈皮三钱，沙参三钱，葶苈子三钱，苏子三钱，广木香二钱，玄参三钱，寸冬三钱，花粉二钱，沉香三钱（杵）。

用法：水煎服。

10. 完满县唐寿山献方

主治：项上瘿瘤。

药物：黄柏、海藻各一两。

用法：共为细末，每服一至二钱。

11. 唐山市习焕献方

方名：五海丸。

主治：男女项下生瘿瘤（俗名"粗脖"，西医名"甲状腺肿"）。

药物：昆布、海藻、海螵蛸、海带、海浮石、桔梗各一两，夏枯草八钱，香附三两，广木香五钱，川贝五钱，大红枣二十个（去核用肉）。

配制：共为细面，炼蜜为丸，三钱重。

用法：每天早、晚饭后二小时服一丸，白水送下。轻者一料，重者二料即愈。

12. 唐山市工人医院献方

主治：项下瘿气结肿，胸脯不利，心悸。

药物：海藻（焙）、昆布（焙）、海蛤（焙）、泽泻（炒）、连翘各二两，羊靥十枚，川贝母一两半。

配制：研细末，炼蜜为丸，五分重。

用法：临卧含化一二丸。

13. 唐山市工人医院献方

主治：项下瘤肿，心悸喘息。

药物：海藻、川芎、当归、桂心、白芷、细辛、藿香、白蔹、昆布、枯矾各一两，青蛤粉、松萝茶各七钱。

配制：研极细末，炼蜜丸，二钱重。

用法：于食后每服一丸，白水送下。

14. 石家庄市齐锦堂献方

主治：项下肿大或瘿瘤、瘰疬等症。

药物：海参五钱，海带五钱，海藻四钱，大海五钱，木香五钱，牡蛎四钱，沉香三钱，海螵蛸三钱。

配制：共为细面，炼蜜为丸，每重三钱。

用法：日服三次，每次一丸，白水送下。

15. 保专医院崔明远献方

方名：消瘿丸。

主治：瘿瘤。

药物：广木香三钱，焦槟榔三钱，陈皮三钱，醋香附三钱，昆布三钱，海藻三钱，海螵蛸三钱，川贝三钱。

配制：共研细面，水泛为丸。

用法：每服三钱，晚间用醋送下。

16. 涞水县郭寿泉献方

主治：瘿瘤。

药物：当归尾二钱，昆布二钱，陈皮二钱，海藻二钱，海螵蛸二钱，海带一两。

用法：水三杯煎至一杯，和入白酒十两，每日饭后服一杯，以愈为度。

疝气类（计133方）

1. 阳原县民间单方

主治：寒疝偏坠。

药物：一枝蒿、川椒、艾叶各一钱半。

用法：水煎洗患处。

2. 阳原县马耀武献方

主治：偏坠、小肠疝气。

药物：白术二钱，山药二钱，云苓三钱，陈皮二钱半，牛膝一钱半，肉桂一钱半，附子一钱，荔枝核二钱，川楝子三钱，苡仁三钱，丹皮一钱半，小茴香四钱，肉苁蓉二钱，枸杞二钱。

用法：生姜为引，水煎服。

3. 赤城王馨山献方

主治：疝痛。

药物：盐炒槟榔四钱，小茴香一钱，吴萸五钱，青皮三钱，莪术三钱，川楝子三钱，荔枝核二钱，橘核二钱，木香二钱，元胡三钱，炙草一钱，盐炒胡芦巴子五钱，香附二钱。

用法：水煎温服。

4. 获鹿县王贵德献方

主治：疝气，外肾肿痛。

药物：荔枝核三钱，青皮三钱，木香三钱，小茴香五钱。

用法：煅存性，共为细末，黄酒冲服，每服三钱。

5. 赤城县东卯乡献方

方名：疝气验方。

主治：寒疝疼痛。

药物：荔枝核三钱，川楝子二钱，大茴香三钱，小茴香三钱，木香二钱，丁香三钱，菊花二钱，瞿麦三钱，肉桂二钱，炙草二钱。

用法：水煎温服。

6. 康保县郭士臣献方

方名：马兰子方。

主治：睾丸肿大，时作疼痛。

药物：马兰花子一把，黄酒二两。

用法：马兰花子研面，用温水送下，再喝黄酒。

7. 赤城县邓佑汉献方

主治：睾丸偏坠。

药物：地肤子、橘核、升麻各等份。

用法：共为细面。每服一钱，空心热酒调服，以愈为度。

8. 阳原县民间单方

主治：疝气。

药物：大青盐三钱，红皮鸡蛋一个。

配制：将鸡蛋开一小孔，大青盐研面放入鸡蛋内，用麻纸糊好，蒸熟去壳用。

用法：白开水送下，每服一个，一日三次。

9. 阳原县民间单方

主治：疝气。

药物：红枣（去核皮）、赤糖、生姜、火龙皮（铁落）各等份。

配制：捣极细面，蜜丸三钱重。

用法：每服一丸，空心用盐水送下。

10. 阳原县民间单方

主治：疝气。

药物：陈醋一斤，古铜钱三个。

配制：用醋煮古铜钱，待醋熬完后，将铜钱研面。

用法：顿服，白开水送下。

11. 易县南连海献方

主治：各种疝气。

药物：海金沙四钱，茴香（炒）四钱，广木香三钱，龟板三钱，橘红四钱，乳香四钱，枳壳四钱。

用法：水煎温服，黄酒为引。

12. 赤城县半壁店分院程普仁献方

主治：诸般疝气，痛不可忍。

药物：荔枝核五钱。

用法：焙干为末，空心白汤调服。

13. 涿鹿县联合口腔保健站献方

主治：疝气睾丸肿痛。

药物：穿山甲、土龙骨、炒小茴香各一钱半。

用法：共为细面，每服一钱半，黄酒、蜂蜜冲服。

14. 涿鹿县姜英如献方

主治：疝气睾丸肿大。

药物：黑牛肾一个（生用）。

配制：用瓦两块把肾扣住，再用泥封好，用微火炙黄，研面。

用法：每服三钱，热黄酒冲服。

15. 阳原县梁兴汉献方

主治：疝气腹痛。

药物：藿香二钱，三棱二钱，苍术二钱，青皮二钱，陈皮二钱，枳实二钱，香附二钱，广木香二钱，砂仁二钱，草蔻三钱，肉桂二钱，川军二钱，元胡二钱，半夏二钱，榔片二钱，甘草二钱，黄芪二钱。

用法：水煎服。

16. 赤城县程月桂献方

主治：疝气偏坠。

药物：吉吉草子（禹县产的一种绑扫帚草的子，不是地肤子），大枣五个，凤眼花五钱，旧麻绳头一个。

用法：用新砂锅熬三四开，乘热给患者洗睾丸，连洗数次。

17. 无极县刘汉卿献方

主治： 疝气。

药物： 胡芦巴二钱半，巴戟天三钱，小茴香三钱，川楝子三钱，荔枝核二钱半，橘核二钱，广木香三钱，青皮一钱半，枳壳二钱，乳香二钱。

用法： 水煎服。

18. 无极县白相茂献方

方名： 疝气丸。

主治： 疝气。

药物： 良姜一两，橘核一两，青皮一两，川楝子一两，干姜一两，吴萸一两，官桂五钱，元胡五钱，木香五钱，茴香一两，沉香四钱，附子一两，甲珠一两，全虫五钱，蜈蚣五分，鹿茸五钱，硫黄三钱。

配制： 共为细末，炼蜜为丸二钱重。

用法： 每服一粒，开水送下。

19. 张北县张增林献方

方名： 川楝子丸。

主治： 偏坠下淋。

药物： 川楝子六钱，肉桂二钱，琥珀二钱。

用法： 共研末分三包，每日空腹服一包，开水送下。

20. 涿鹿县姜英茹献方

主治： 疝气睾丸肿大，疼痛。

药物： 花椒一两，葱胡九个，瓜蒌一个，陈醋半斤。

用法： 用白布包药，砂锅醋熬，洗患处。

21. 蠡县刘国钧献方

主治： 疝气。

药物： 淫羊藿一两，杜仲五钱，苁蓉、荔枝核、橘核、丝瓜络、茴香各三钱，吴萸三钱，川楝子五钱，黄酒二两。

用法： 水煎服。

22. 涞源县王振德献方

主治： 治疝气肿、疼（睾丸炎），服之立效。

药物： 栀子、元参、连翘、川楝子、橘核各三钱，荔枝核三钱，胆草、白芍各二钱，甘草一钱。

用法： 水煎服。

23. 安国县孟庆安献方

主治： 睾丸肿痛胀大。

药物： 芫花三钱，鸡子五个。

配制： 二味放于锅内煮之，俟鸡子熟取出将皮碰碎（不去皮），再放入锅内煮之，剩水少许为度，即取出鸡子（去皮）。

用法： 热食之。

24. 唐山市白仰之献方

方名： 三层茴香丸。

主治： 疝气，数十年不愈，睾丸大如球者皆愈。

药物：大茴香五钱，小茴香三钱，川楝子一钱，沙参一两，广木香六钱，食盐五钱。

配制：共为细面，蜜丸三钱大。

用法：第一次服，按上原方配成，每服二丸，一日三次；第二次照上方再加荜茇五钱，槟榔四钱；第三次再加茯苓二两，附子一两。连服三料，无不效者。

25. 唐山市白仰之献方

方名：三仙茴香丸（《寿世保元》方）。

主治：偏坠、睾丸胀大如碗，疼痛不已，并治七疝。

药物：大茴香三钱，胡芦巴三钱，橘核三钱，荔枝核四钱，焦山楂四钱，吴茱萸三钱，桂南二钱，海藻三钱。

用法：共为细末，蜜丸三钱重，每服一丸，一日两次，早、晚白水送下。煎汤服之亦可。

26. 唐山市何秀亭献方

方名：天鹊药散。

主治：寒疝，少腹、脐旁、睾丸、胁下掣痛，腰痛不可忍者。

药物：乌药五钱，木香五钱，茴香五钱，良姜五钱，青皮五钱，川楝子十枚，巴豆七十二粒，榔片五钱。

配制：将巴豆打破加麸子数合，同炒川楝子，以巴豆黑透为度，去巴豆、麸子不用，川楝子与诸药共为细末。

用法：每服一钱，黄酒送下，或姜汤亦可。

27. 唐山市王蔼亭献方

方名：木香金铃丸。

主治：寒疝、偏坠、睾丸肿痛等症。

药物：广木香、乳香、没药、附子、川楝肉、小茴香（炒）、元胡、全蝎、人参各五钱。

配制：共为细末，黄酒带水打面糊为丸，如黄豆大。

用法：每日早、晚各服三钱，空心服，黄酒送下。忌潮湿寒冷。

28. 安国县谢凤楼献方

主治：疝气、偏坠、睾丸肿大症。

药物：川楝子、青皮、荔枝核、陈皮、乌药、香附、炙草各三钱，茴香一钱，川朴一钱半，泽泻二钱半，橘核二钱半，建曲二钱，沉香一钱。

用法：生姜为引，水煎，每日早、晚各服一次。

29. 徐水县赵景准献方

主治：小肠疝气。

药物：小茴香、桃仁各三钱。

用法：黄酒送下，即愈。

30. 石家庄市姜国宏献方

主治：睾丸肿大，重坠疼痛，牵及少腹。

药物：广木香三钱，紫油桂三钱，荔枝核五个。

用法：共为细面，日服一次，每次三钱，黄酒送下。

31. 清河县焦焕藻献方

主治：股疝或睾丸肿大。

药物：白果五钱，小茴香四钱，醋一斤。

用法：捣碎，用砂锅将醋熬开，入药再熬数沸取下洗，每天晚上洗一次。此药只能温洗三次（一剂药能洗三次，洗时先加温）。轻者一剂洗好，重者三剂洗好。

32. 唐县高和德献方

主治：小肠疝气。

药物：广木香五钱，小茴香一两，川楝子五钱，南全蝎二钱。

用法：水煎服。

33. 唐山市高国贤献方

主治：疝气腹痛、饮食不下。

药物：川楝子三钱，小茴香三钱，小青皮二钱，青木香一钱，橘核一钱，荔枝核一钱。

用法：水煎服。如作蜜丸服，可加附子二钱。

34. 内丘县阴奎堂献方

主治：疝气。

药物：大茴香四钱（炒），小茴香四钱（炒），荔枝核三钱，乳香二钱（去油），甘草一钱。

用法：水煎服，日一剂。

35. 保定市张树棠献方

方名：疝气汤。

主治：肾囊肿硬疼痛。

药物：茄子花三钱，川楝子三钱，生姜五钱，红糖二两。

用法：水煎滤出，内入红糖服之，盖被取汗，汗出即愈。

36. 保定市张树棠献方

主治：疝痛初起。

药物：黑枣仁一两，山楂核一两，茶叶四钱，红糖二两。

用法：水浸代茶饮之。

37. 成安县秦香亭献方

主治：偏坠，一个睾丸肿大下坠。

药物：生鸡子一个，下霜后的小茄子（如指头大者）三个。

配制：把小茄子焙干研末，再将鸡子的清黄倒出，与茄子末混在一起，仍装入鸡蛋皮内，用麦秸火烧成焦黄色，去蛋皮，研细末为一剂。

用法：用白水送下，每日一剂，连服三日即愈。

38. 成安县焦文学献方

主治：寒疝偏坠。

药物：广木香、川楝子、石菖蒲、槟榔片、小茴香、黑附子、辽沙参各三钱。

用法：水煎服。

39. 成安县罗振山献方

主治：疝气，小腹坠痛难忍。

药物：元胡、小茴香、西当归、川楝子各三钱。

用法：水煎服。

40. 蠡县张国俊献方

主治：疝气，痛引少腹，睾丸缩入腹内，疼不欲生，或睾丸肿大，痛不可忍（非此等症状不用）。

药物：附子（炮）二钱，熟大黄二钱，川楝子四钱，荔枝核一钱，山楂核一钱，青皮二钱，小茴香二钱，杏核一钱，炒元胡一钱，鲜姜一钱。

用法：水煎服。

41. 张北县苗重坠献方

方名：疝气方。

主治：疝气，奔豚。

药物：铁落三钱，大青盐三钱，鸡子清一个（香油或麻油炸焦），大红枣七个（煎去皮核）。

配制：将前三味研末，以枣肉为丸重二钱。

用法：日服两次，每次一丸。

42. 阳原县张延仕献方

主治：小腹疝气。

药物：乌药五钱，小茴香三钱，青皮三钱，川楝子三钱，广木香三钱，良姜二钱，槟榔三钱。

用法：水煎温服。

43. 康保县马龙祥献方

方名：狗牙散。

主治：睾丸偏坠疼痛症。

药物：狗虎牙一个。

配制：煨黄研成细末。

用法：左边疼用狗的左边牙，右边疼用右边狗牙，用白开水送下。

44. 康保县城关医院李玉珍献方

主治：偏子痛。

药物：石头上长的石锈、黄酒适量。

配制：将石锈炒黄，研成细面。

用法：成人每次半两，小孩减半，用黄酒送服。

45. 阳原县祈进云献方

主治：脱肠偏坠。

药物：胡桃二个，白矾适量（研细末）。

配制：将胡桃打开，去其仁，把白矾面放在胡桃内的空隙处（以满为度），再用细铁丝将打开的胡桃捆在一起，可用微火烤黄（胡桃皮成黄色）。此时白矾也就溶化了，待其冷后，用碾子轧成细面。

用法：将上药面，分为七包，每临睡前服一包，用温黄酒送下（黄酒的用量，以不醉为度）。

46. 阳原县李建之献方

主治：寒气疝痛。

药物：吴萸一钱，茅术一钱半，广木香面五分（另下），沉香五分（另下），上肉桂五分，白茯苓三钱，泽泻一钱半，醋香附二钱，炒茴香二钱，槟榔一钱，川楝子二钱（去皮核），酒白芍一钱半，台乌药一钱，炒青皮五分，当归一钱半，炙甘草五分。

用法：引用生姜二片，水煎，空腹服下。

47. 商都贾老洪献方

主治：疝气。

药物：紫棉花子半升。

用法：水煮沸，入盆中熏之，不可受风。

48. 康保县王子藩献方

主治：偏坠。

药物：五灵脂一两，川军三钱，芦巴子五钱，小茴香三钱。

用法：共为细末，每服二钱，白水送下，日服两次，早、晚空腹服之。

49. 康保县张林献方

方名：三层茴香丸。

主治：男子偏坠症。

药物：第一料大茴香五钱（盐水炒），川楝子一两（去核，炒），沙参一两（炒），广木香一两。第二料加荜茇一两，槟榔五钱；第三料加附子一两，茯苓四两。

配制：泔水为丸，每重三钱。

用法：每服一丸，盐水送下。服一料不愈，再配第二料；服第二料还不愈，再配第三料。

50. 曲阳县刘殷甫献方

方名：疝气方。

主治：睾丸偏坠，痛不可忍。

药物：川楝子三钱，荔枝核二钱，小茴香二钱，木通三钱，栀子仁三钱，青皮三钱，槟榔片二钱。

用法：引用猪腰子一个，烤透研细末冲服。

51. 深县周升祥献方

主治：阴囊肿大如斗。

药物：木鳖子七个，皂角二钱，元胡五钱，川椒四钱。

用法：共为细面，烧酒调敷患处。

52. 安国县马自修献方

主治：疝气睾丸肿痛难忍症。

药物：大小茴香各三钱（盐炒），川楝二钱，荔枝核三钱，青木香二钱，丝瓜络三钱。

用法：水煎两次，每日早、晚各服一次。忌房事一个月，永不犯。

53. 深县献方

主治：小肠疝气，睾丸肿大坠痛。

药物：白胡椒面一两，烧酒一两。

用法：调成粥状敷患处。

54. 徐水县李子哲献方

主治：小肠疝气，偏坠，不论新久。

药物：烧酒半斤，鸽子粪一把。

配制：将酒和鸽粪放在夜壶内，用火烧热。

用法：热熏裆中，出汗为止，连熏三四次即愈。

55. 隆尧县王禄祯献方

方名：逐疝汤。

主治：寒疝，睾丸坠疼，牵引少腹作痛。

药物：黑附子三钱，白附子三钱，干姜一钱五分，荔枝核三钱，白芍三钱，小茴香三钱，桂枝二钱，炙草一钱五分。

用法：生姜三片，大枣三枚为引，水煎服。

56. 阳原县王燕声献方

方名：寒疝气肚痛偏方。

主治：寒疝肚痛。

药物：城墙上背阴石灰（多年者佳）。

用法：将上药研为末炒黄色，每服二钱，陈醋为引。禁忌生冷、干硬食物。

57. 沽源县献方

主治：寒气疝痛。

药物：川楝子一两，橘核三钱，荔枝核四钱（炒），元胡二钱，五灵脂三钱，木香二钱，茴香三钱，吴萸（炒）三钱，山楂（炒）五钱，甘草二钱。

用法：水煎服。

58. 赤城县白草乡献方

主治：偏疝作痛。

药物：麋子肾一对。

配制：阴阳瓦焙干，研为细末。

用法：黄酒冲服。轻者一次，重者三次即愈。

59. 阳源县任校献方

主治：寒疝腹疼。

药物：台参二钱，白术二钱，肉桂一钱半，乌药二钱，广木香二钱，砂仁一钱半，川朴二钱，川楝子一钱半，小茴香一钱半，炙甘草一钱半。

用法：水煎服。

60. 徐水县刘永安献方

主治：寒疝坠痛。

药物：小茴香、桃仁各三钱。

用法：共研细面，黄酒送下。

61. 徐水县岳中轩献方

主治：睾丸坠痛。

药物：小猪睾丸一具。

配制：阴阴瓦上慢火焙干，研末。

用法：成人分两次，小儿酌减，黄酒一两为引送服。

62. 徐水县郭聘三献方

主治：寒疝作痛。

药物：金铃子三钱（醋炒），荔枝核三钱，橘核三钱，茴香五钱。

用法：水煎服。服后用食盐少许，水二瓢烧开，熏脐下，盖被微取汗，重者二剂即愈。

63. 唐县王福昌献方

方名：加减乌药散。

主治：小肠疝气，睾丸下坠，得热则轻，遇寒则重。

药物：乌药三钱，小茴香四钱，青皮三钱，川楝子一钱，广木香二钱，良姜三钱，橘核仁三钱。

用法：水煎服。

64. 佚名氏献方

主治：小肠疝气。

药物：生姜四两，大葱十根，大蒜一头。

用法：共捣烂，敷患部。用炒热的麦麸子（极热）放在患部的药上熨之。

65. 怀来县徐国仕献方

方名：疝气效方。

主治：小肠疝气。

药物：五灵脂、生蒲黄、小茴香、木香各三钱。

用法：共为细面，分作三包，一次一包，黄酒冲服。

66. 无极县丁完璧献方

主治：身热睾丸肿痛（西医名睾丸炎）。

药物：川楝子三钱，连翘四钱，银花二钱，栀子一钱半，柴胡一钱半，木通一钱，黄芩一钱半，橘核二钱半，甘草一钱。

用法：水煎服。

67. 无极县阎荣景献方

主治：寒疝腹痛。

药物：芥子末三钱。

用法：水调成泥放于碗底上，碗内装酒用火燃着，将碗底盖于脐上暖之。

68. 宁晋县聂彩霞献方

主治：疝气。

药物：大茴香一钱，小茴香一钱，橘核五钱，荔枝核五钱。

用法：共为细末，红砂糖调服。一服止痛，三服除根。

69. 沽源县献方

主治：睾丸偏坠。

药物：荔枝核三钱，川芎二钱，小茴香二钱，蝉蜕二钱，橘核三钱，杜仲二钱。

用法：水煎服。

70. 无极县献方

主治：疝气（俗名"偏坠"）。

药物：白及二两，大枣（去核）二十个，冰片五分。

配制：将白及为细面，加冰片一块放在去核之枣内，用线缠住煮透。

用法：连水带枣一同吃下。后再用五枝（桑柳桃杏槐）熬热水一大盆，用布围住下身，熏蒸出汗。轻则一次，重则三次即愈。

71. 宁晋县王书通献方

主治：寒疝，少腹疼，牵引睾丸，疼不可忍，服之立效。

药物：胡芦巴子三钱，陈香橼三钱，橘核三钱，川楝子三钱，荔枝核二钱五分，广木香二钱，破故纸二钱五分，小茴香三钱。

用法：水煎服，一日两次。

72. 无极县献方

方名：加减当归温疝汤。

主治：小肠疝气，睾丸缩小向上抽，小腹疼痛难忍。

药物：当归五钱，川芎三钱五分，元胡三钱五分，灵脂二钱，荔枝三钱，炒橘核三钱，炒山楂核三钱，赤皂子三钱，广木香二钱，官桂一钱五分，黄连（炒）一钱，甘草一钱，川乌五分，盐小茴香三钱，大茴香三钱。

用法：水煎两次，每日早、晚各服一次。

73. 晋县献方

主治：疝气下坠。

药物：川楝子三钱，橘核、荔枝核各二钱，乌药三钱，小茴香三钱，广木香、青皮、元胡各二钱，肉桂一钱半，甘草一钱。

用法：水煎服。

74. 无极县献方

主治：疝气。

药物：茴香子（盐炒）三钱，猪皮（炒炭）三钱，黄酒半斤。

配制：共研细面，与黄酒合放碗内，再用秤锤一个，烧红后放在药碗内，如此三次。

用法：趁热服下发汗，二三剂即愈。

75. 滦县刘继恩献方

主治：小腹冷痛，或小便不通，其痛剧烈，脉见沉迟者效。

药物：麝香三分，大葱一根。

配制：用筷子将大葱通透，将麝香装入葱内。

用法：将配制好的葱，对准肚脐，外用白面糊裹好，勿令透气，用酒火烧葱的外端，以病愈为度。

76. 滦县王启来献方

方名：疝痛散。

主治：疝痛，小腹因受凉受寒而痛，重则疼痛难忍，或终年每遇寒凉即复发者，以及下腹胀满作痛无他症者。

药物：丝瓜一个。

配制：将丝瓜用瓦焙干研末。

用法：初次患病者每服二钱，日服三次。复发者每服三钱，日服三次亦愈，白水或黄酒送下。

77. 枣强县高慰卿献方

主治：治偏坠。

药物：小茴香（炒）、草纸（烧灰）。

配制：共为末。病轻者，小茴香三钱，草纸一块；病重者，小茴香五钱，草纸一张。

用法：黄酒送下，出汗少许即愈。

78. 抚宁王释九献方

主治：疝气。

药物：川楝子五钱，荔枝核四钱，红花、元胡各三钱，萸肉三钱，官桂、全蝎各三钱，牛膝、枳壳、胡芦巴各三钱，川朴二钱。

用法：水煎服。

79. 隆尧县曹克宽献方

方名：四圣散。

主治：单坠、双坠，睾丸肿硬疼痛。

药物：广木香、小茴香、山甲（土炒）、全蝎各二钱。

用法：共研细末，每服二钱，温黄酒一两送下。儿童每次服二分；三岁以上者，可增至四分。

80. 峰峰矿区朱占峰献方

主治：疝气小腹坠痛。

药物：川楝子四钱，肉桂一钱，元胡七钱，盐茴香二钱。

用法：水煎服。

81. 峰峰矿区张景云献方

方名：疝气汤。

主治：睾丸肿大，疼痛难忍。

药物：醋青皮二钱，盐白芍三钱，川草薢二钱，醋柴胡二钱，金石斛二钱，盐小茴五钱，归身二钱，黑杜仲二钱，金樱子二钱，川续断三钱，银花三钱，黑豆三钱。

用法：水煎服，每日一剂，早、晚服。

82. 峰峰柴步斗献方

主治：偏坠。

药物：川楝子五钱，乌药三钱，牛膝三钱，木通三钱，栀子三钱，黄柏三钱，茴香二钱，赤苓三钱，山楂六钱，元胡

一钱五分，荔枝核三钱，甘草梢三钱。

用法：水煎服。

83. 峰峰矿区牛耀瑞献方

方名：疝气汤。

主治：小腹疼痛，疝气。

药物：橘核二两，小茴香一两，川楝子一两，香附一两，红花五钱，山楂核一两，木香三钱。

用法：水煎服。

84. 景县杨桂章献方

主治：偏坠肿痛。

药物：槐花一钱，食盐三分。

用法：共研细末，黄酒四两，温后冲服，微汗即愈。

85. 峰峰高振民献方

主治：男子阴肿睾丸疼。

药物：雄黄末一两，矾石二两，甘草七钱。

用法：煎水外洗。

86. 峰峰矿区张建川献方

方名：川楝饮。

主治：疝气。

药物：川楝子四钱，泽泻三钱，栀子三钱，荔核三钱，橘核三钱，吴茱萸一钱半，山楂子四钱，青皮三钱，茴香一钱，槟榔三钱，木香一钱，全虫一钱，元胡一钱半，甘草一钱。

用法：水煎服。

87. 佚名氏献方

主治： 偏子坠（睾丸炎）。

药物： 荔枝核三钱，橘核三钱，川楝子三钱，昆布二钱，海藻一钱，槟榔三钱，小茴香一钱半。

用法： 竹叶引，水煎服。

88. 深县献方

主治： 疝气。

药物： 小茴香二钱，橘核二钱，元胡二钱，猪苓二钱，榔片三钱，川楝子一钱，枳壳二钱，当归三钱，阿胶二钱，香附三钱，槐花三钱，木通二钱，泽泻三钱，甘草八分。

用法： 水煎服。

89. 深县献方

方名： 疝气方。

主治： 疝气疼痛。

药物： 大茴香三钱，小茴香三钱，川楝子三钱，川椒三钱，连须葱二根。

用法： 水煎服。

90. 深县献方

方名： 疝气方。

主治： 小肠疝气。

药物： 川楝子三钱，小茴香二钱，广木香一钱，吴茱萸二钱，荔枝核三核

用法： 水煎服。禁忌生冷。

91. 峰峰程福荣献方

主治： 一切疝痛，不论新久，一服神效。

药物： 川楝子五钱，木香五分，乳香三钱，没药三钱，附子一钱，小茴香四钱，元胡三钱，全蝎一钱，丽参三钱。

用法： 水煎服。

92. 峰峰何生荣献方

主治： 寒疝，遇冷就感到疝痛。

药物： 生川乌一两（去尖）。

用法： 面煨干为末，每服二钱，白水送下。

93. 抚宁郭星南献方

主治： 疝气。

药物： 橘核、川楝、海藻、海带、昆布、桃仁各三钱，桂心一钱半，川朴、枳实、元胡、木香各二钱，杞果三钱，小茴二钱，乌药三钱。

用法： 水煎服。

加减： 疼甚者加木香、小茴各一钱，桂心五分。

94. 围场县周学武献方

主治： 寒疝偏坠，小肚子疼。

药物： 川军八钱，老母猪毛一两，黄酒引。

配制： 将老母猪毛烧炭研细面，川军也研细面，合在一起拌匀。

用法： 将上药分三次服完，黄酒冲服。忌坐凉地。

95. 武安县李裕民献方

主治： 疝气偏坠。

药物：白胡椒一钱，川附子二钱，小茴香三钱，吴茱萸二钱，火硝五分，鲜姜四两。

配制：将以上药共为细末，再用姜汁调药面为膏。

用法：药膏用三分之一，糊在肚脐上。下余药膏摊在白布上，再包在肾子上。经半小时后，感觉小肚发烧，肾子流凉水。如肾子觉烧时，可把药取下，停两小时再包上，病好为度。

96. 武安县王国庆献方

主治：疝气及肾虚白浊。

药物：川楝子三钱，盐茴香三钱，橘核二钱，胡芦巴二钱，广木香二钱，升麻二钱，破故纸二钱，白芍五钱，当归二钱，没药三钱，木瓜三钱，甘草一钱半。

用法：水煎服。

97. 围场县崔日钦献方

主治：小肠疝气。

药物：川楝子三钱，橘核三钱，荔枝核三钱，吴茱萸三钱，故纸三钱，茴香三钱，胡芦巴三钱，石斛三钱，泽泻三钱，巴戟二钱半，甘草一钱。

用法：水煎服。

98. 安国县刘福春献方

方名：民间土方。

主治：疝气。

药物：猪鬃三钱（炒炭）。

用法：共为细末，两次服用，黄酒二两冲服，出汗则愈。每天服一二次。

99. 安国县献方

主治：睾丸肿大如碗。

药物：大料一两，莱菔子一两（炒）。

用法：共为细面，分五包，每天一二次，黄酒、白水各半送下。

100. 万全县白梅芬献方

方名：睾丸肿大民间验方。

主治：睾丸肿大。

药物：向日葵盘一个（不用子）。

用法：白开水炖一次，用生白布熏洗，每日晚熏洗一次。

101. 保定市李国培献方

方名：暖肾奇方。

主治：小肠气痛，肾子肿大。

药物：老丝瓜一个。

用法：瓦上焙干研末，热酒冲服，三次即愈。

102. 束鹿县王兆彭献方

药物：乳香一钱五分，没药一钱五分，血竭一钱五分，儿茶一钱，干姜一钱五分，白矾五分。

配制：将上药为细末，加香油四两，熬数开入黄丹二两，熬至滴水成珠。

用法：贴肚脐，贴时再加麝香少许。

103. 宁河县王声谱献方

主治：男子七疝积聚，女子带下癥瘕及

脐下少腹作痛效方。

药物：元胡、川楝、小茴香、全蝎各五钱。

用法：共研细面，每服二钱，黄酒送下。

104. 宁河县李学成献方

主治：疝气，即偏坠肿痛。

药物：炒大茴香五钱，炒莱菔子五钱。

配制：共为末，加朱砂二钱为丸。

用法：每早盐汤送下，数日愈。

105. 涞水县赵维平献方

主治：疝气。

药物：莱菔子四两，小茴香四两。

用法：水煎服。

106. 涞水县李勋献方

方名：胡子散。

主治：受凉着湿，寒疝气痛。

药物：胡芦巴一钱，小茴香一两（盐炒）。

用法：焙干研末，每服三钱，黄酒送下。

107. 武邑县刘振岭献方

主治：小肠疝气疼痛难忍。

药物：鱼鳔三钱，小茴香五钱。

配制：将鱼鳔放锅内用沙土炒微焦，再把茴香炒黄，共研细末。

用法：黄酒四两炖热，空腹服下药末。

108. 武邑县袁宝丰献方

主治：疝气疼痛。

药物：茄子蒂三个。

用法：砂锅内焙焦为末，黄酒送下。

109. 抚宁李历安献方

主治：睾丸肿大、坠下、疼痛难忍。

药物：木香、小茴香、山甲（土炒）、全虫各二钱。

用法：共研末，成人每服二钱，元酒一两兑开水冲服；三岁小孩，每次服二分。

110. 保定市田云鹏献方

主治：小肠疝气。

药物：茄花三两，生姜一两（切片），红糖一两。

用法：用水一中碗煎茄花与生姜，沸数次，冲红糖热服，暖睡一夜。

111. 枣强县马越良献方

主治：小肠疝气。

药物：龙骨二钱，牡蛎二钱，陈茅房尿砖三钱（陈醋炒）。

用法：共为细末，烧酒送下，每日早、晚各服一次，两日服完。

112. 围场县刘庆合献方

方名：疝气散。

主治：小肠疝气。

药物：附子一钱半，沉香二钱，桂心一钱，猪苓二钱，泽泻三钱，焦术二钱，茴香三钱，川楝子三钱，沙参三钱，木香三钱，茯苓三钱，红花二钱，桃仁泥二钱。

用法：水煎服。

113. 围场县于海洲献方

主治：小肠疝气。

药物：川楝子三钱，荔枝核三钱，橘核三钱，广木香一钱半，沉香二钱，肉桂三钱，小茴香三钱，大料一钱半。

用法：共为细末，黄酒为引，每服三钱。

114. 任义献方

方名：川楝饮。

主治：疝气、睾丸抽痛或肿痛。

药物：全蝎二钱，广木香三钱，边桂三钱，当归三钱，橘核四钱，荔枝核四钱，茴香三钱，川楝子四钱。

用法：共为细末，成人每服三钱，日服二三次，元酒送下。服后一小时出汗，汗出则痛止，逐渐肿消而愈。

115. 滦县甄维志献方

方名：治小腹疝痛方。

主治：小腹疝痛。

药物：小茴香二两，生姜二两。

用法：小茴香为末与生姜共捣为泥，每日早、晚空心服，每服一两，黄酒一两送下，开水亦可。

116. 柳学诗献方

方名：橘核丸。

主治：疝气。

药物：橘核一两，荔枝核五钱，小茴香五钱，川楝子五钱，桃仁三钱，红花三钱，香附三钱，山楂三钱。

配制：共为细末，神曲四钱，打糊为丸。

用法：每服三钱，每日早、晚空心服。

117. 萧英全献方

方名：小肠疝气方。

主治：小肠疝气疼痛。

药物：小茴香二钱，白胡椒二钱，鲜姜二钱。

用法：共捣粗末放在水壶中，开水冲服。趁热多饮，盖被出汗，白日用手往上托睾丸，在半小时内小肠即可缩回，疼痛立止。

118. 武安县韩遵章献方

方名：疝气散。

主治：小儿偏坠，局部坠硬如石，疼痛剧烈。

药物：盐小茴香三钱，穿山甲（炒）三钱，广木香一钱，荔枝核一钱半，橘核（炒）二钱，云苓皮二钱。

用法：研极细面，小儿五岁至六岁每服二分，白开水送下，每日早、晚各服一次。忌生冷食物。

119. 冀县岳双五献方

主治：疝气。

药物：丝瓜络。

用法：烧灰，黄酒送下，每服一钱。

120. 枣强县马越良献方

主治：疝气。

药物：小茴香二钱，陈皮二钱。

用法：共为细末，黄酒送下。

121. 枣强县马越良献方

主治：疝气。

药物：猪悬蹄二个（炙焦）。

用法：为末，早、晚各服一次，黄酒送下。上药匀二天用完。

122. 保定市张景韩献方

主治：疝气偏坠，肿痛不可忍者。

药物：槐子一钱，食盐三分。

配制：将槐子炒黄，研成细面，加上食盐研匀。

用法：空心黄酒送下。

123. 交河县李寿亭献方

方名：治疝瘕经验方。

主治：腹部剧痛，腹胀无大便，呕吐疼痛难忍，或胀在脐旁，左右拒按，上攻心下，如覆杯状攻痛。

药物：川楝子三钱，小茴香三钱，吴茱萸三钱，降真香三钱，元胡三钱，云苓三钱，白术三钱，广木香三钱。第二剂加官桂一钱五分。

用法：水煎服。

124. 易县吴子丰献方

主治：偏坠。

药物：香白芷一两，姜半夏一两，橘核仁一两，昆布五钱，醋青皮一两，荔枝核炒一两，吴茱萸一两，海藻五钱，醋元胡一两，炒神曲五钱，炒山楂二钱，南星二钱，苍术五钱。

配制：共为细面，神曲面为丸如绿豆粒大。

用法：每服二十九，白开水送下，空腹时用。

125. 安国县董振坤献方

主治：肾囊大如斗。

药物：小茴香、青皮、荔枝核各等份。

用法：共为细末。每日早、晚服之，每服三钱，黄酒送下。

126. 丰宁县丁树楠献方

方名：加味导气汤。

主治：小肠疝气疼痛。

药物：川楝子三钱，茴香三钱，木香二钱，橘核三钱，荔枝核三钱，吴萸一钱，石莲子一钱半，萹蓄二钱，瞿麦二钱。

配制：将川楝子捣面，用江子仁七个共一处炒黄，去掉江子仁，再将川楝子与其他药共煎。

用法：水煎服。

127. 峰峰区刘永年献方

方名：小茴香散。

主治：小肠疝气，睾丸下坠，受风寒而得之病。

药物：小茴香三钱，广木香三分，公丁香三分。

用法：共为细末，白水或元酒送下。

128. 易县梁岐山献方

主治：偏坠，其症状男子从小腹坠入阴囊一物如鸡蛋大，牵引小腹和腰痛。

药物：白矾、雄黄、甘草各等份。

配制：放在砂锅内，水煎开数沸。

用法：先洗后熏蒸，连洗三四次，见汗即愈。

129. 唐山市吴晓峰献方

方名：橘核内消丸。

主治：疝气偏坠，睾丸肿疼。

药物：沉香、广木香、橘核、荔枝核、胡芦巴（酒浸）、小茴香各四两。

配制：共为极细末，酒糊为丸，重三钱。

用法：每日早、晚各服一次，每次一丸，盐汤送下。

130. 张家口市献方

主治：小肠疝气流入肾囊者，及偏坠肿大痛极者均效。

药物：鲜楮叶三斤（捣汁）。

配制：用砂锅放楮叶于内，熬至成膏取起冷透。

用法：每日随便饮三五次，每次一钱，以温酒一口送下。

131. 张家口市张芩献方

主治：睾丸肿痛。

药物：苏木二两。

配制：捣碎用好酒二斤，将药入小口瓶内，锅中加水煮，一炷香取出冷透。

用法：每日早、晚取一盅，温服，久则有效。

132. 彭城镇胡文生献方

主治：小肠疝气疼痛者。

药物：猪毛一斤（烧灰），小茴香一钱。

配制：将猪毛烧成灰与小茴香共为细末。

用法：每服三钱，白开水送下。

133. 彭城镇胡文生献方

主治：小肠疝气不疼。

药物：悬猪蹄一对（烧存性）。

配制：将猪蹄烧存性，研为细末。

用法：用黄酒调服，经常服。

肠痈类（计41方）

1. 冀县王月亭献方

方名：加味三仁一皮汤。

主治：缩脚肠痈。

药物：丹皮二钱，炒桃仁三钱，薏苡仁三钱，连翘三钱，银花二钱，陈皮二钱，乳香二钱半，蒲公英三钱，冬瓜仁三钱，生甘草二钱，青皮二钱，白芍二钱半。

用法：用三盅开水浸药，煎药时不可过久，以十五分钟为宜，留药汁一盅。服第一剂后，过六小时继服第二剂。外用食盐三斤炒热，分成两份布包轮流轻轻放在患处，以烫不伤肉皮为原则，每熨两小时为宜。

2. 晋县中医进修学校献方

主治：肠痈（未化脓期）。

药物：公英三两，银花二两，生地一两，丹皮四钱，乳香三钱，川军五钱，桃仁五钱，枳壳四钱，甘草三钱。

用法：水煎服。

3. 无极县献方

主治：肠内生痈，腹部微肿作疼。

药物：青皮、陈皮、枳壳、连翘各二钱，银花一斤，公英一斤，乳香二钱，甘草二钱。

用法：水煎频服之。外用食盐三斤炒热，敷于患病部位，三服即愈。

4. 武邑县医院献方

主治：肠痈。

药物：连翘、公英、冬瓜子各五钱，银花、丹皮、陈皮、青皮、枳实、杏仁、桃仁、苦瓜子各三钱。

用法：水煎服。大便干燥加大黄、番泻叶各三钱。

5. 安平县张见旭献方

主治：肠痈。

药物：大黄、丹皮、连翘、公英各五钱，桃仁、乳香、没药各三钱，银花一两，甘草二钱。

用法：水煎服。

6，佚名氏献方

主治：大小肠痈。

药物：连翘一两，银花一两，黄芩三钱，丹皮五钱，公英一两，地丁五钱，桃仁八钱，栀子三钱，大黄四钱，朴硝三钱，甘草三钱。

配制：用水四盅煎一盅。

用法：日服两次，早、晚各服一次，空心温服，二剂即愈。

7. 无极县殷洪德献方

主治：肠痈。

药物：青皮、陈皮、枳壳、连翘各二钱，银花一斤，公英一斤（酌情加之），乳香、甘草各二钱。

用法：水煎服。外用食盐三斤炒热，敷患者疼的部位，三服即愈。

8. 张北李增林献方

方名：加减清肠饮。

主治：急性肠痈，少腹右侧剧痛，呕吐黄水，大便不通。

药物：银花四两，元参一两，薏仁五钱，麦冬一两，生地榆五钱，血竭一钱，乳香三钱，没药三钱，木香一钱，丹皮三钱，甘草三钱。

用法：水煎分两次服，六小时一次。病势减轻者，第二剂将地榆、血竭减半。

9. 延庆县连建华献方

主治：初起类似感冒，右侧腹疼怕按，小便赤，大便燥结，高热。

药物：大黄三钱，丹皮二钱，桃仁二钱，酒白芍七钱，银花九钱，连翘二钱，酒黄芩四钱，赤芍四钱，归尾二钱，炙山甲二钱，乳香二钱，没药二钱，冬瓜仁九钱。

用法：水煎三次，一日一剂，隔二小时服一次，连服三剂。

10. 延庆县徐振洲献方

方名：清肠饮。

主治：大肠痈（阑尾炎）。

药物：金银花三两，全当归二两，地榆一两，麦冬一两，元参一两，甘草三钱，苡仁五钱，黄芩二钱

用法：水煎两次。一日两次，早、晚服之。

11. 涿鹿县岑效儒献方

方名：败酱汤。

主治：肠痈。

药物：败酱草四钱，赤小豆一钱半，桃仁二钱，西红花一钱，牡丹皮三钱，冬瓜仁四钱，川军三钱，薏苡仁二钱，元明粉三钱，粉甘草二钱。

用法：引用草河车三钱，水煎服。本方为一般成人量，在临床应用时，可随患者体质病情灵活化裁运用之。

12. 怀安县宋顶发献方

方名：加减大黄牡丹皮汤。

主治：肠痈。

药物：川军三钱，元明粉二钱，丹皮三钱，桃仁二钱，元胡三钱，瓜蒌三钱，焦楂三钱，丹参三钱，冬瓜子三钱，广皮二钱。

用法：水煎温服。

13. 获鹿县王德祥献方

主治：肠痈（阑尾炎）。

药物：南银花三两，生地榆一两，蒲公英一两，连翘五钱，陈皮三钱，乳香五钱，当归五钱，川军三钱，没药三钱，

生苡仁一两，生甘草一钱。

用法：用水四碗煎至一碗，空心服下。重者，银花可加至四两。忌腥辣、硬物等食品。

14. 商都贾老洪献方

主治：阑尾炎。

药物：红藤一两（俗名"老佛藤"），紫花地丁一两。

用法：用元酒四盅，煎成一盅服。

15. 唐山市王九如献方

方名：加减大黄牡丹皮汤。

主治：肠痈。

药物：大黄、丹皮各四钱，桃仁（研）、冬瓜子（碎）各五钱，元参六钱，乌药二钱，生乳没各三钱，鸡内金一钱，芒硝（冲）二钱，生甘草二钱。

用法：水煎服。

16. 涿县果致远献方

主治：大肠痈初起。

药物：银花五钱，连翘五钱，赤芍二钱，白芍三钱，乳香三钱，桃仁三钱，枳壳二钱，酒军二钱，归尾三钱。

用法：水煎服，日服两次，每次一茶盅。

17. 完满县王占礼献方

主治：肠痈。

药物：丹皮四钱，苡仁四钱，瓜蒌仁四钱，当归三钱，没药三钱，生地三钱，银花四钱，连翘三钱，川军二钱，甘草

一钱。

用法：水煎服。

18. 高阳县任凤德献方

主治：肠痈。

药物：广陈皮二钱五分，青皮二钱五分，枳壳三钱，连翘三钱，银花二钱五分，蒲公英三钱，乳香三钱，甘草一钱五分。

用法：水煎一日三服，只吃头煎。另以盐三斤分二包（布包或装布袋）轮熨患处，每日一次，一次二三小时。

19. 大名县任振江献方

主治：急性慢性肠痈。

药物：生地一两，元参一两，银花一两，寸冬一两，地龙一两，黄芩三钱，薏仁三钱，甘草三钱，当归一两。

用法：水煎服。

20. 蠡县巩培元献方

主治：肠痈。

药物：鸡血藤、乳香、没药、桃仁、红花各三钱，地丁、槐花各四钱，连翘、丹皮各五钱，川军（醋炒）、粉草各二钱，银花八钱。

用法：水煎服。

21. 成安县刘汉儒献方

主治：肠痈。

药物：陈皮三钱，青皮二钱，枳壳三钱，银花二钱，连翘三钱，蒲公英三钱，没药二钱，甘草二钱。

用法：水煎两次，一次顿服。

22. 唐山市孙鹏山献方

方名：阑尾炎验方。

主治：急、慢性阑尾炎。

药物：银花三钱，陈皮二钱，枳壳二钱，青皮三钱，连翘三钱，滴乳香三钱，公英三钱，甘草二钱。

用法：先用食盐三斤炒极热，糊色，用多层布包裹，熨患者疼痛局部，稍冷却换。以上炒盐三斤，每包用一斤半，宜轮换熨两个钟头，其疼痛熨之即止。随即服煎药一剂，隔四小时再服一剂，昼夜不停连服三剂即愈。

23. 藁城县李筠洲献方

主治：阑尾炎。

药物：银花四钱，枳壳三钱，川黄连二钱半，焦军二钱，焦栀子二钱，连翘三钱，生白芍三钱，竹茹三钱，黄芩三钱，没药三钱，党参三钱，鲜白茅根二两。

用法：先煎白茅根五六滚，滤去茅根，再用此水煎药，煎至八分，一次服下，每日一剂，连服三剂。疼止后，再煎茅根水，每日服三碗，连服二日即告痊愈。

24. 峰峰矿区石杰献方

主治：肠痈肚疼。

药物：金银花八两，全当归二两，地榆一两，黄米五钱。

配制：先把金银花八两，用水十碗煎至二碗。再把下余三味用水十碗亦煎至二

碗，再合以银花汤，分作两剂。

用法：中午服一剂，晚上服一剂。

25. 石家庄市郭可明献方

主治：阑尾炎。

药物：金银花四两，当归一两，地榆一两，薏苡仁一两，川牛膝五钱，粉甘草三钱。

配制：先煮金银花取两碗，再将银花与其他药加水三碗，煮取两碗。

用法：每服一碗，六七小时后再服一碗。

26. 河间县医院献方

方名：开胃救亡汤。

主治：肠痈（阑尾炎）已溃，身体衰弱，面黄肌瘦，不思饮食，或脓流旁处，或气血衰弱，极其危急者。

药物：焦白术一两，党参一两，银花二两，山药一两，元参一两，山羊血一钱，甘草三钱。

用法：水四碗煎至一碗，每四小时服一次。

27. 滦县王启来献方

主治：脐右腹部肿痛难忍，全身作烧（慢性阑尾炎）。

药物：金银花一两，生地榆五钱，当归三钱，炒元胡二钱，酒芩一钱五分，生薏米五钱。

用法：先将金银花煎水一碗再入他药，共煎两碗，一日三次服完。

28. 晋县吴德成献方

主治：大肠生痈，脐下腹痛，手不可按，有硬块，右足屈而不伸，伸则痛不可忍。

药物：金银花三两，当归二两，地榆二两，寸冬二两，元参一两，甘草三钱，薏仁五钱，黄芩二钱。

用法：水煎服。

29. 徐水县刘金同献方

主治：肠痈。

药物：鳖甲、童便适量。

配制：将鳖甲用童便泡，放火上焙干，研细面。

用法：黄酒冲服。

30. 束鹿县杨子封献方

方名：消肿化瘀汤。

主治：大肠痈，即阑尾肿疼，腹右侧剧痛。

药物：当归四钱，赤芍三钱，金银花一两，乳香三钱，枳壳三钱，青皮三钱，厚朴三钱，元胡三钱，牛膝三钱，连翘五钱，陈皮三钱，甘草一钱，三棱一钱。

用法：水煎分两次服，每四小时服一次。

31. 围场县李树棠献方

主治：小肠痈（西医名十二指肠溃疡）。

药物：白参二钱，沉香三钱，乳香三钱，藿香三钱，香附五钱，广木香三钱，降香三钱，白芍四钱，当归五钱，广陈皮四钱，枳壳三钱，郁金二钱，砂仁三钱，没药三钱，厚朴三钱，元胡三钱，良姜三钱，甘草二钱。

用法：水煎温服。忌食生冷硬物。

加减：便秘，加川军三钱；有热者，加川连二钱；血虚，加官桂二钱。

32. 冀县林大同献方

方名：加味大黄牡丹皮汤。

主治：阑尾炎，肚脐右下部疼痛拒按，头晕呕吐发烧。

药物：川军五钱，丹皮四钱，桃仁三钱，杭芍八钱，蒲公英一两，银花一两，连翘三钱，黄芩三钱，赤芍三钱，归尾三钱，冬瓜仁一两，乳香五钱，没药五钱，青皮三钱，枳壳二钱，黄连三钱。

用法：水煎服。

33. 高阳县边云卿献方

主治：肠痈。

药物：当归四钱，刘寄奴三钱，白蔹根五钱，没药三钱，甘草二钱。

用法：水煎服，三剂即愈。

34. 高阳县巩双印献方

主治：肠痈。

药物：红藤四钱，乳香三钱，没药三钱，槐花二钱，连翘三钱，地丁三钱，银花三钱，桃仁三钱，红花三钱，川军一钱半。

用法：水煎服。

35. 唐山市工人医院献方

主治：肠痈，痛时转剧，恶心呕吐，痛时腰不能伸直，尤其是右腿不能伸开。

药物： 银花五钱，连翘三钱，青皮三钱，乳香三钱，没药三钱，川贝二钱，瓜蒌仁三钱，半枝莲三钱，大黄三钱，丹皮三钱，红花一钱半，延胡索二钱。

用法： 水煎，送服犀黄丸三钱，一日三次。

36. 冀县王月亭献方

方名： 加味三仁一皮汤。

主治： 屈脚肠痈。

药物： 炒桃仁二钱，苡仁三钱，冬瓜仁三钱，丹皮二钱五分，银花三钱，青连翘三钱，陈皮二钱五分，滴乳香二钱，生甘草二钱，蒲公英三钱，白芍三钱，炒枳壳二钱。

用法： 水煎。煎药时间不可太久，药汁约一茶盅，不用二煎。每六小时服一剂。外用食盐三斤，分两包，炒热后轮流熨痛处。

37. 唐山市献方

主治： 肠痈未化脓者，腹疼甚拒按者。

药物： 大黄八钱，丹皮五钱，桃仁二钱，葶苈一钱五分，天葵子三钱，银花一两，乳香三钱。

用法： 水煎服。

38. 唐山市献方

主治： 肠痈慢性者，腹隐隐作疼（慢性阑尾炎）不愈者。

药物： 冬瓜子八钱，丹皮三钱，金银花五钱，薏苡仁五钱，黄柏三钱，甘草三钱，赤芍三钱，桃仁三钱。

用法： 水煎服。

39. 滦县医院中医科献方

主治： 肠痈，发热恶心，腹部疼痛，于右下腹部有硬块，且有固定压痛点。

药物： 生苡仁一两半，银花八钱，元参四钱，地丁五钱，公英一两，生杭芍三钱，丹皮三钱，甘草一钱。

用法： 水煎服。

40. 邯郸市王良才献方

方名： 加减大黄牡丹皮汤。

主治： 急慢性肠痈。

药物： 大黄四钱，芒硝三钱（另冲），桃仁五钱，丹皮四钱，冬瓜仁二两，银花六钱，连翘五钱，公英二两，乳香四钱，没药四钱。

用法： 水煎服。如局部有硬结，加穿山甲二钱，不硬不加。

41. 石专医院史奉璋献方

方名： 清肠饮。

主治： 肠痈。

药物： 银花三两，当归二两，地榆三钱，寸冬一两，元参一两，甘草三钱，冬瓜子仁五钱，黄芩二钱。

用法： 水煎服。

痔瘘类（计78方）

1. 康保县南金山献方

主治：瘘疮。

配制：白马粪。

用法：将白马粪用火点着，烟熏肛门。

2. 尚义县杨生荣献方

主治：痔疮。

药物：藜芦半斤，贯众四两，烧酒一斤，水一斤。

用法：将上药煎三滚，趁热洗。

3. 阳原县梁兴汉献方

主治：脏毒症。此症因大肠有火，外受湿热，肛门肿痛有疙瘩（祖传验方）。

药物：穿山甲二钱，榔片二钱，槐角三钱，黄连二钱，栀子二钱，川军二钱，元明粉二钱，枳壳三钱，皂刺二钱，连翘二钱，归尾二钱，红花二钱，金银花三钱，甘草一钱，黄柏二钱。

用法：水煎服。

4. 商都县献方

主治：痔疮。

药物：葱白十根，瓦松一两，马齿苋五钱，皮硝五钱，五倍子五钱，槐花五钱，花椒五钱，茄根五个。

用法：绢袋盛药煮水，每天洗一次。

5. 康保县李宝山献方

主治：痔疮。

药物：儿茶三钱，梅片一钱半。

用法：共为细末。先将患处洗净，用香油调敷局部。

6. 龙关县李玺献方

方名：洗瘘方。

主治：瘘疮。

药物：透骨草、槐花、黄芩、皮硝、番打麻各等份。

用法：引用青铜钱一枚，水煎洗患处。

7. 阳原县宋平献方

主治：痔疮出血。

药物：白头翁八钱，川黄连一钱半，川黄柏二钱，秦皮二钱，芦根二钱，桃仁二钱，苡仁二钱，炙草一钱半，焦地榆三钱，阿胶二钱，焦栀子二钱半，槐米炭二钱，冬瓜仁三钱。

用法：水煎服，连用二剂。

加减：腹痛加白芍三钱。

8. 商都王佩珍献方

主治：肛门瘘管，经常出血。

药物：生马钱子、芒硝、瓦松、败酱草、甘草、透骨草、川椒、蕲艾、归尾各五钱。

用法：煎汤熏洗。

9. 赤城县白草中心医院献方

主治：专治带管痔瘘或溃烂流黄水，不论远年近日皆可治。

药物：川军四两，皂刺二两，穿甲珠五钱，苦参一两，白蔹一两，鳖甲三两，胡黄连二两，地龙一两，归尾一两，桃仁八钱，浙贝母五钱，甘草五钱，防风五钱。

配制：将药共研细末，炼蜜为丸三钱重。

用法：每日早、晚各服一丸，初服时有便泻现象，七日后即不泻。忌辛辣之物。

10. 商都县史天保献方

主治：痔疮。

药物：胖大海五钱。

用法：水煎服。外用狼毒四两熬水，用白布蘸洗患处。

11. 涿鹿县宋钟秀献方

方名：槐角汤。

主治：痔疮溃疡，疼痛难忍。

药物：①内服药：槐角一两，赤糖五钱；②外敷药：乳香、没药、血竭、儿茶各等份，冰片少许。

用法：①槐角熬水，冲赤糖服；②共为

面，敷患处。

12. 赤城县张馨山献方

主治：痔瘘经久不愈。

药物：夏枯草一两，山甲珠三钱，胡连三钱，银花四钱，仙人衣（猬皮，沙土炒焦）、连翘各六钱，槐角一钱五分，甘草五钱，麝香二厘。

配制：共为细面，炼蜜为丸，每丸重三钱。

用法：日服两次，早、晚每服一粒，白水送下。

13. 赤城县邓佑汉献方

主治：痔瘘。

药物：棉花子四两，大蒜心一两。

配制：将二味煎汤，乘热掏在盆内，令患者坐盆上熏之。俟汤稍温，不烫手时，再用此汤洗患处，洗内外痔皆有效。

14. 宁晋侯素坡献方

方名：痔瘘验方。

主治：痔瘘。

药物：硫黄。

用法：将硫黄捣碎，用开水浸之，搅匀，上盖纸三四层，略停片刻，将纸中撕一小孔，对准肛门患处熏之，二三次即愈。

15. 沽源县献方

主治：痔疮。

药物：刺猬皮一两。

用法：阴阳瓦上焙干为末，黄酒冲服。

16. 束鹿县薛延龄献方

主治：痔疮。

药物：马齿苋三两。

用法：水煎，熏洗患处。

17. 石家庄市胡东樵献方

方名：化痔丹。

主治：治多年的痔瘘。

药物：川军六两，鳖甲二两，胡黄连二两，穿山甲八钱，丹皮五钱，白蔹五钱，银花五钱，槐花五钱，地龙一两，花粉一两，皂刺五钱，甘草一两。

配制：上药共为细末，炼蜜为丸，每重三钱。

用法：每次一丸，日服两次，早、晚服。

18. 阳原县民间土方

主治：痔瘘。

药物：番打麻一两，生白芍五钱，生枳壳五钱。

用法：水煎熏洗。

19. 束鹿县马福光献方

主治：痔瘘。

药物：活三道眉蛤蟆一个。

用法：将蛤蟆用刀切烂，立即吞服。胃弱者，用鲜姜汤一碗服之即可。

20. 武邑县袁宝丰献方

主治：瘘疮。

药物：防风（炒）、地榆（炒）、椿树蘑菇、胡黄连（炒）、甘草各三钱，刺猬皮一个（用沙土炒焦）。

配制：共为细末，炼蜜为丸。

用法：内服，黄酒送下，三天服完。

21. 沽源县献方

主治：痔疮痛痒。

药物：地龙三钱，枯矾一钱。

用法：共研为细末，撒患处。

22. 佚名氏献方

主治：肠瘘便血、肛疼。

药物：明雄黄七钱，甘草二钱。

配制：共为细面，小枣二十一个煮熟去皮核，用枣肉为丸，分七个。

用法：饭前服，每次一丸，白水送下。

23. 阳原县苗荣甫献方

主治：瘘疮。

药物：茵陈、防风、紫草、川芎各等份。

用法：将上药用砂锅熬成水洗患处，然后用马粪烧烟熏之。

24. 阳原县苗荣甫献方

主治：痔痛。

药物：皮硝。

用法：水煎，洗患处。

25. 沽源县献方

主治：痔瘘脱肛、便血。

药物：槐角、槐花、地龙、椿根皮各五钱。

用法：水煎服。

26. 涿鹿县杨稳之献方

主治：妇女痔疮下血。

药物：陈槐花五钱，侧柏炭五钱，荆芥炭二钱，枳壳二钱，黄芩炭三钱，阿胶三钱，炙槐角三钱。

配制：上药共研细面，炼蜜为十五丸，七天用量。

用法：此十五丸药匀七天服完，白水送下。

27. 武邑县张秉义献方

主治：瘘疮。

药物：马齿苋。

用法：水煎外洗，亦可内服。

28. 无极县献方

方名：内痔丸。

主治：男、妇内痔症。

药物：明雄黄六钱，牛黄一分，小枣二十四枚。

配制：以上二味药研面，小枣去皮核，以小枣肉为丸，甘草面为衣，分为六粒。

用法：每日晨空腹服一丸，白水送下。

29. 平山卢开太献方

主治：痔瘘。

药物：槐蘑菇一钱半，白矾三钱，艾叶（醋炒）三钱。

用法：水煎熏洗。

30. 平山王凤鸣献方

主治：痔瘘。

药物：火硝、水银、白矾、黑矾、银朱、朱砂各二两。

配制：打成灵药。

用法：①治内痔：灵药一钱，珍珠二分，牛黄三分，当门子三分，共为细末撒患处。内痔重者，从肛门内脱出患处之外口，再将此药撒上，让患者蹲下，不许行动，等痔疮患处上药后，收不回去时为止。当日换药两次，次日换药一次，后每隔日换药一次，十五日内痊愈。②治外痔：灵药一钱，珍珠一分，牛黄二分，当门子一分，共为细末。用细面粉少许，为糊做成药锭，入患处管内，外贴膏药，隔三天换一次，九日内痔疮管脱落自出。

31. 获鹿县献方

主治：痔疮。

药物：核桃仁四两，全虫二钱。

配制：共研面，炼蜜为丸如桐子大。

用法：强健人每服十丸，瘦弱人每服四至六丸。

32. 涿鹿县杨隐之献方

主治：内外痔疮。

药物：酒川连四钱，炒槐花四钱，麦冬二两。

配制：共研细末，用猪大肠头一尺多一根，将药面装入内，两头扎紧煮烂，捣如泥。再入雄黄（研）一两，朴硝（研）一两，白蜡一两，青黛五钱，将白蜡化开与青黛和匀候冷，再共合一处，醋糊为丸。

用法：每服三钱，酒送下。

33. 无极县魏宗辉献方

主治：内痔生核。

药物：川连三钱，黄芩三钱，黄柏三钱，地龙四钱。

配制：以上共为细末，用猪苦胆汁一个为丸，三钱重。

用法：每日两次，每次一丸，白水送下。

34. 巨鹿樊庆云献方

主治：痔疮疼痒，全身皮肤疹痒。

药物：川文蛤（炒）一两，轻粉二钱半，冰片五分。

用法：共为细末，用唾沫蘸药面在手心上，搽患处，一日三次。

35. 钜鹿张玲琪献方

主治：痔瘘。

药物：蜈蚣一条（炒黄），官粉（炒）二钱，川红粉（炒）二钱，冰片五分。

用法：共研细末。先用银花二两，芒硝一两，洗净患处，再搽上药面。

36. 沽源县献方

主治：外痔肿大，或流脓水。

药物：炒蛇蜕五钱，炒五倍子三钱，龙骨四钱，川柏五钱，乳香三钱。

用法：共为细末。疮部湿者，可干撒；疮部干燥者，用香油调敷。

37. 无极县成亚兴献方

方名：内痔丸。

主治：内痔。

药物：明雄黄六钱，牛黄一分，小枣二十四枚（去皮核）。

配制：将雄黄、牛黄研末以枣肉和为六丸，甘草粉为衣。

用法：每早空腹一丸，一二剂愈。

38. 蠡县刘纪文献方

主治：痔疮，瘘疮。

药物：露蜂房一个（最好是枣树上的，越大越好），白矾（研面）适量。

配制：将白矾装在蜂房孔内，用瓦两块夹蜂房在中央，白麻缠好，火上烧之瓦红为度。将蜂房为细末，蜜丸三钱重。

用法：每服一丸，白水送下。

39. 威县张润芳献方

主治：痔疮脱管。

药物：当归五钱，川连五钱，象牙五钱，槐花五钱，川芎二钱，乳香二钱，鱼鳔二钱（炸），黄蜡二钱，朱砂三钱，珠子十个，明矾二钱。

配制：共为细面，黄蜡熔化为丸，每重三钱。

用法：日服两次，每次一丸，用漏芦煎汤送下。

40. 新城县时树森献方

主治：痔疮。

药物：银花三两，连翘二两，生地三两，大黄三钱，透骨草一两，山甲二钱。

用法：水煎。每次半茶杯，饭前服，一日两次。

41. 时树森献方

主治：痔疮。

药物：银花五钱，连翘四钱，乳香、没药、山甲各三钱，透骨草一两，薄荷五钱，五倍子四钱，冰片一钱。

用法：水煎，后入冰片，每日洗之。

42. 蠡县刘岐山献方

主治：痔瘘。

药物：猪大肠头一段，内装黄连十分之五、川军十分之三、白芷十分之二。

配制：将口绑住，用黄酒煮，候肠熟酒尽，阴干为末，黄酒和丸一钱重。

用法：每饭前服三丸，三日即愈。

43. 无极县张忠信献方

主治：内瘘便血疼痛。

药物：明雄黄七钱，甘草二钱。

配制：共研为细末，小枣一个煮熟去皮核，用枣肉为丸，分作七个。

用法：每日两次，饭前每次一粒，白水送下。

44. 蠡县宋熙谅献方

主治：痔瘘。

药物：红砒、枯矾、乌梅各一钱，朱砂三分。

用法：共为细末，每日抹患处一次，黄

水下净为度。

45. 唐县徐荣珍献方

主治：瘘疮。

药物：猪大肠一尺二寸（不要病猪的），明白矾四两，小米糠一大把。

配制：先扎猪大肠头一端，将矾、糠装入，再将另一端也扎好，放在炒锅内烘干，研成细面，或做成丸子亦可。

用法：每服二至三钱，白开水送下。服此药有恶心呕吐的反应。

46. 南宫县献方

主治：内外痔疮初起。

药物：番打麻、蛤蟆草、芙蓉花、松树塔、大蓟根各三钱，轻粉二钱。

用法：以沸水冲后熏洗。

47. 宁晋县王新民献方

主治：肛门肿，大便时常下血。

药物：黄连五钱，槐花八钱，猪大肠五寸。

配制：前二药为末，将药装于肠内，两头用绳扎紧，白水煮熟，捣烂为丸。

用法：每服二钱，空心服，服完即愈。

48. 滦县王聘卿献方

方名：熏痔汤。

主治：痔疮经久不愈，生茧子，大便时出血，疼痛作肿。

药物：干蒜瓣子一两（干蒜苗），干屎瓜秧一两（秋后时屎内瓜子自出的瓜秧）。

用法：以上二物用水二斤煎一小时，将水纳于尿壶内，热熏温洗。轻者二三次，重者四五次即愈。

49. 新河县献方

主治：痔疮脱肛。

药物：鳖头不拘多少。

用法：共研为末，撒敷患处。

50. 滦县王雨泽献方

主治：痔瘘疮。

药物：蚯蚓不拘（以葱叶大小为定）。

配制：将鲜蚯蚓砸死，装入洋葱内，放在阴暗通风处阴干，再用瓦焙干，研成细面。

用法：用香油调匀，鸡翎蘸药涂抹患处。

51. 宁河段献庭献方

主治：痔疮痛痒难忍，熏洗之。

药物：露蜂房（树上）二个，蒲公英一两。

用法：用锅熬，先熏后洗数次即愈。

52. 抚宁季芳坡献方

主治：痔瘘。

药物：蛤蟆草三钱，生马钱子二钱，墨打麻三钱，瓦松三钱，黄连三钱，枳壳三钱，银花五钱，甘草三钱。

用法：用开水浸之，先熏后洗，洗后将水倒出留药。

53. 保定市牛克因献方

方名：痔瘘消肿丸。

主治：内外痔疮肿痛难忍。

药物：荞麦面二两，黄连三钱，大黄一两，槐角一两。

配制：共研细面。用猪大肠一个，将药面装在肠内，两头肠口扎好，用水熬至四两，水不论多少均可，放在锅内熬成泥状，捣烂为丸如梧桐子大。

用法：每日早、晚食前服三十至四十丸。

54. 玉田县窦维华献方

方名：痔疮验方。

主治：痔疮。

药物：水马十个。

用法：阴阳瓦焙干为末，一次以元酒冲服。

55. 隆化县肖魁安献方

方名：羊胆扫痔膏。

主治：男女一切痔瘘（经年不愈，破流脓血者有特效）。

药物：羊胆一个，老蜜蜂窝一两。

配制：先将蜂窝用铁勺熔化冒烟，然后再将羊胆汁倾铁勺内，混合搅匀，马上拿出，装茶碗内，待药汁定时，将碗扣在水缸底下一夜去火毒。

用法：每日三次，抹痔瘘上极效。上药后，自觉肛门透凉为佳。

56. 保定市姚秉纲献方

方名：硫黄烧枣。

主治：痔核。

药物：精制硫黄二两（一至三年的用二两，三至五年的用二两五钱，五至十年的用三两），大枣十二枚（去核）。

配制：先将硫黄捣碎，分装大枣内，放入砂锅内，置慢火上烧，硫黄熔化后即起火，待烧至火熄烟尽，硫黄烧尽，只剩下十二个焦的枣，离火冷透即可。

用法：研为细末，装入十二个胶囊内，每日早、晚各服一粒，开水送下。忌食辛辣有刺激性食物。本方对感染无效，仅能使痔核逐步枯萎缩小及消失。

57. 冀县林大同献方

方名：化痔丹。

主治：治一切带管的痔瘘。

药物：川军四两，皂刺二两，山甲珠五钱，苦参一两，白术一两，胡黄连二两，鳖甲三两，地龙一两，归尾一两，桃仁八钱，浙贝五钱，防风五钱，甘草五钱。

配制：共为细末，炼蜜为丸，每丸三钱重。

用法：早、晚各一丸，白水送下。

58. 张家口市徐翰周献方

主治：痔症，有瘀血，大便燥硬作痛。

药物：浙贝母三钱，秦艽二钱，炒白术二钱，皂角子一钱半，酒当归二钱，泽泻三钱，枳实一钱半，地榆三钱。

用法：水煎服。

59. 石家庄秦永平献方

方名：辣椒散。

主治：痔疮。

药物：辣椒、食盐、香油各一斤。

用法：将上药混合炸干研碎，随饭用（当菜吃）。尽量多吃，吃完即愈。

60. 徐水县王达三献方

主治：痔疮流脓水。

药物：川军三钱，川柏二钱，雄黄二钱，白及二钱，轻粉一钱，甲珠一钱，乳香一钱，没药一钱，冰片五分。

用法：共研细末，陈醋调摊白布上，贴于患处，三夜即愈。

61. 滦县弭春林献方

主治：外瘘疮。

药物：菊花、苦参、刺猬皮、生地、地丁、芙蓉叶、蛤蟆草各三钱。

用法：水煎先熏后洗，日洗一次。

62. 邯郸市区医院籍学宁献方

方名：养阴愉快酊。

主治：内痔失血下坠。

药物：绵芪二两，当归三钱，地榆炭一两，白芍八钱，龟板五钱，鳖甲五钱，秦艽三钱，升麻二钱，酒芩二钱，丹皮三钱，白术三钱，防风二钱，生地五钱，甘草二钱。

用法：水煎，每服一剂，煎好加红糖、黄酒各五钱。

63. 武安县孔庆士献方

方名： 化痔散。

主治： 痔疮。

药物： 红砒一钱（旧瓦上煅，白烟将尽），乌梅肉二钱（火烧存性），枯矾二钱，朱砂五分（研面水飞），麝香三厘。

用法： 共为细末，用本人口津调药搽痔疮上，早、晚各搽一次，不可过多。

64. 定县张治卿献方

主治： 漏疮初发，疼痛不止。

药物： 猪苦胆汁拌荞麦面。

配制： 为丸，如梧桐子大。

用法： 每服二至三丸，开水送下，服二三次即愈。

65. 围场县孙善亭献方

方名： 化痔丹。

主治： 痔疮。有瘘管者无效。

药物： 川军四两，皂刺三两，山甲珠五两，苦参一两，白术一两，胡连二两，炙鳖甲三两，地龙一两，归尾一两，桃仁八钱，大贝五钱，甘草五钱，防风五钱。

配制： 共为细末，蜜丸，重三钱。

用法： 每服一丸，白水送下，一日两次。

66. 围场县柏钧献方

方名： 治痔黄连丸。

主治： 痔疮。

药物： 黄连五钱，飞罗面五钱，猪胆汁适量（面粉调和）。

配制： 把黄连研细末，与面用胆汁调和为丸，如黄豆大，晒干放瓶内贮藏。

用法： 早、晚空心服，每服三四丸。

67. 保定市王德明献方

主治： 不分新久的痔瘘均效。

药物： 信石（打碎）豆粒大，白矾一两（研面），黄丹五钱，全蝎梢七个（瓦上焙干），草乌（生研）五钱。

配制： 用紫色泥罐一个炭火煅红，先放入白矾令沸搅匀，再放入信石与白矾拌匀令沸，后看罐色红透烟尽为度。将罐取下候冷，把药取出研面，再入黄丹、蝎梢、草乌三味，研极细，以瓷罐收贮备用。

用法： 先用甘草汤洗净患处，然后用生麻油调前药抹于患处，每日涂抹三次。注意抹药时不可用手，用鹅毛管取药抹之。

68. 丰宁县向文明献方

方名： 痔瘘锭。

主治： 痔瘘。

药物： 槐花一两，槐角二两。

配制： 将二药入锅内，煎熬过滤，再将过滤水纳入锅内熬膏，候冷做锭（形状为大头小尾），滑石粉为末。

用法： 将做成的药锭纳入肛门内，化后再入，一日两次，从其自然。

69. 保定市崔秀峰献方

方名： 甘露丸。

主治：瘘疮。

药物：象牙八钱，白矾五钱，蜂房带子二个，血竭五分，朱砂五钱，雄黄七钱，乳香三钱，没药三钱，儿茶四钱，猬皮（带针，炒黄），蚯蚓各五钱（炒），槐花七钱（炒）。

配制：共为细面，黄蜡为丸，如梧桐子大，黄酒为引。

用法：每服二十五丸，黄酒送下。

70. 保定市崔秀峰献方

方名：痔瘘除根丸。

主治：痔瘘，痔疮尤效。

药物：象牙、乳香各五钱，川连、川芎、漏芦各五钱，当归、槐花、蜂房（炒）各半斤。

配制：共为细末，化黄蜡为丸，如梧桐子大。

用法：每服五十丸，服后四五日瘘管即脱出二寸长，可剪去；再服，再长出再剪去，数次剪完即愈。

71. 武安县丁守谦献方

主治：痔疮。

药物：大将军一个（用头上带角的好）。

用法：焙干为面，顿服，白水送下。

72. 滦县高仰青献方

主治：外痔。

药物：陈蒜瓣子二两，独头蒜四五个。

用法：以水两碗煎之，先熏后洗。

73. 涞源县胡献章献方

主治：瘘疮。

药物：白芷、槐子、僵蚕各四钱，炒山甲二钱，蜈蚣二条（炙），全蝎二两（去足勾）。

配制：与陈米饭共捣为丸。

用法：每日服三钱。服完瘘管自消。

74. 阜平县杨有吉献方

主治：痔瘘。

药物：胡连一两（姜炒），煅石决明五钱，槐花五钱，麝香二分。

配制：共为细末，白米饭为丸，梧桐子大。

用法：白开水送下，每次服三钱。

75. 怀来县郭俊臣献方

主治：内、外痔疮。

药物：番打麻三钱，大枫子三钱，公英五钱，连翘三钱，蛤蟆草三钱，生桃仁三钱，槐角三钱，生地榆三钱，秦艽三钱，防风二钱，乳香一钱半，没药一钱半，归尾三钱，红花二钱，甘草梢一钱半，木鳖子三钱。

用法：将以上十六味药用白布包好，煎汤熏洗。早、晚熏洗二三次，头一次煎药可洗两次，倒去再煎两次照前再洗。两天如要全好，就不用再洗，以全好为止。

76. 定县侯振兴献方

主治：各种痔瘘。

药物：胡黄连二两，槐花五钱，地榆（炒）三钱，地龙五钱，铁甲将军（蜣螂）五个，乳香（去油）二钱，没药（炒）二钱，血竭花二钱。

配制：共研细末，炼蜜为丸，每个三钱重。

用法：每服一丸，空心服，白开水送下。

77. 广宗县王瑞臣献方

方名：地榆汤。

主治：痔瘘疼痛不可忍，大便下血。

药物：当归、银花、连翘、红花各三钱，地榆二钱，乳香三钱，没药三钱，桃仁二钱。

用法：水煎服。

78. 高阳县段柏林献方

主治：痔疮。

药物：鸡子一个，血余一团，雄黄一钱，香油一两。

配制：将鸡子煮熟，用黄去清，血余（头发）的油泥洗净，雄黄研细面。香油用勺熬沸，投入鸡子黄和血余，炸焦变色去渣，再投入雄黄面，随熬随搅，熬起蓝烟为度。

用法：涂患处。

脱肛类（计32方）

1. 康保县李嵩峻献方

主治：脱肛症。

药物：黄芪四钱，防风二钱。

用法：水煎。空肚温服，小儿剂量减半。

2. 无极县薛廷利献方

主治：久痢久泻而致脱肛。

药物：没食子五钱。

用法：研为细末，肛脱时用白开水洗净后，将此药敷之，数次即愈。

3. 束鹿县邹雅斋献方

主治：久泻脱肛。

药物：米壳三钱，五味子一钱五分，煅石膏三钱，甘草三钱。

用法：水煎温服。此大人用量，小儿减半。

4. 冀县王濯江献方

方名：治脱肛效方（自创）。

主治：成人或小儿气虚下陷，脱肛或泄泻，日久脱肛不收均有效。

药物：龟头。

配制：上药置木柴火上烧煅七次研末，用醋调之。

用法：涂敷肛门。

5. 易县张是亭献方

主治：肛门脱出。

药物：蜣螂一个（烧灰研末）。

用法：将蜣螂末水调涂肛门上，用热鞋底托上送之。

6. 涞源县周口桔献方

主治：脱肛。

药物：鱼骨、滑石各等份。

用法：为细面，撒之即收。

7. 唐山市张维成献方

方名：木贼散

主治：小儿脱肛。

药物：木贼一两。

用法：微炒为极细末。将药末少许撒于肛头之上，用手将脱出之肛托上去。

8. 定兴刘蕴亭献方

主治：男妇老幼脱肛。

药物：秦艽、升麻各等份。

用法：研细面，撒纸上，托之即可复入，并可内服此方煎剂。

9. 唐山市于子沄献方

主治：脱肛，无论新久，用之皆效。

药物：黄芪五钱，赤芍三钱，防风三钱。

用法：水煎服。

10. 唐山市边广伸献方

主治：脱肛。

药物：白鲜皮五钱。

用法：水煎熏洗，四五次即愈。

11. 保定市陈忠献方

主治：大人及小孩脱肛。

药物：蝉蜕五钱。

用法：研为极细面，用香油调和。先将脱下之肛，用药棉擦净，再抹此药，二三次即愈。

12. 宋春喜、胡金镒献方

方名：石榴皮汤

主治：脱肛。

药物：石榴皮一两。

用法：红糖为引，煎汤一次顿服。

13. 威县李嘉堂献方

主治：肛门下脱。

药物：柿蒂十个（微炒），明矾六分。

用法：研细末，撒在患处周围（不可过多），用手托上。

14. 定县杨洁玉献方

主治：小儿脱肛。

药物：五倍子、冰片各等份。

用法：共为细末，用棉花蘸药面搽患处。

15. 永华南路 51 号申道安献方

主治：脱肛不论新久，均有奇效。

药物：黄芪四两，防风一钱。

用法：水煎服。小儿减半。

16. 抚宁陈玉林献方

主治：脱肛久不愈。

药物：黄芪四两，党参一两，赤芍、防风各三钱。

用法：水煎服。

17. 张家口张芩献方

方名：楮叶子汤。

主治：男女脱肛不收。

药物：楮叶子不限量。

用法：阴干，为细末。每日早空心服二钱，米汤送下。另用一钱调涂肛肠，以手轻轻送上，久之自愈。

18. 丰宁县白凤朝献方

主治：脱肛久而不愈。

药物：生芪四两，甘草八钱。

用法：水煎服。

19. 抚宁田辅仁献方

主治：脱肛。

药物：绳头一个用火烧干。

用法：研末，搽肛门上。

20. 安国县邢信卿献方

主治：脱肛。

药物：上好醋一杯。

用法：煎至八分，倾入有边痰盂中，乘热令患者坐其上熏之。不久肛门即收缩恢复原状，行之三五次即不复发。

21. 峰峰矿区张贵川献方

主治：脱肛。

药物：川连三分，川军五分，鲜蚯蚓一条。

用法：川连、川军水煎服，再用蚯蚓血敷患处。

22. 峰峰朱日峰献方

主治：小儿脱肛。

药物：升麻一两，党参三钱，柴胡一钱。

用法：水煎分四次徐徐服完。另外，用荆芥二两煎水洗肛门。

23. 峰峰矿区何其荣献方

主治：脱肛。

药物：口黄芪一两，红白糖各半两。

用法：水煎黄芪，红白糖送下，三四剂痊愈。

24. 保定市李国培献方

主治：肛门疼痒及脱肛。

药物：磁石五钱。

用法：研为细末，空腹用米饭汤送下。

25. 滦县胡振环献方

方名：黄芪防风汤。

主治：老人气虚脱肛。

药物：黄芪四两，防风一钱。

用法：水煎服。

26. 尚义县邓寿亭献方

主治：脱肛。

药物：柿饼五钱，乌梅五钱。

配制：上二味共捣为丸。

用法：白开水送下。

27. 南和县张志信献方

主治：脱肛。

药物：焦白术四钱，党参三钱，黄芪五钱，陈皮二钱，升麻三钱，甘草二钱，生姜三片，大枣三枚（烧，去核）。

用法：水煎服。成年人每服一剂，小儿酌减。

28. 保定市张幸恳献方

主治：小儿脱肛。

药物：五倍子（烧存性）。

用法：先用葱汤熏洗肛门，再用五倍子面托上，二三次即愈。

29. 石家庄赵锦书献方

主治：脱肛。

药物：龟头一个，黄芪五钱，防风一钱五分。

用法：共为细末，黄酒送服。

30. 晋县陈恒良献方

主治：肛门下脱。

药物：茴香三钱，葱白三根，烧酒一盅。

用法：将茴香、葱熬令滚，与烧酒混合服之。

31. 玉田县龚百山献方

方名：儿茶散。

主治：脱肛。

药物：儿茶五分，熊胆三分，冰片一分。

用法：共研细面。先用硼酸水洗净患处，再将此药敷之，并将肛门轻轻托入。连用三日，每日两次。

32. 保定市赵寿岑献方

主治：脱肛。

药物：生黄芪四两，防风一钱。

用法：水煎服。小儿减半。

疥疮类（计42方）

1. 冀县赵纯贤献方

主治：无论干、湿疥疮皆治之。

药物：狼毒七个（研），胡桃七个（连皮轧碎如泥）

用法：共研细末，分作七份。每天晚上睡眠时，将药撒上一包在褥单上，第二日再撒，七日用完，至第十日再除去即愈。

2. 阳原县梁兴汉献方

主治：疥疮。

药物：大枫子七个，木鳖子七个，全虫七个，银朱五分，火药一钱，硫黄一钱，葱白三寸，雄黄一钱。

配制：共为细面，用猪脂油调和，装入白布口袋内。

用法：用火烤热，搽患处。

3. 康保县邓油坊医院孙玉亭献方

主治：天行湿气，脓痒疥疮。

药物：鸡子两个，硫黄二钱，香油四两。

配制：鸡子打一小口，把蛋清倒出，把硫黄放入壳内封好，再把鸡子入油内炸熟。

用法：日服两次，每次一个，早、晚空心服之。

4. 延庆县张乐庭献方

主治：疥疮。

药物：硫黄三钱，血竭花三钱。

配制：共为细面，用猪油二两，将药面揉在一起，摊在半张表心纸上，卷起来用火烧之，将油滴到碗内。

用法：候油冷后，搽于患处，日搽一次，搽七天则痊愈矣。

5. 龙关县李玺献方

方名：搽疥药。

主治：疥疮。

药物：儿茶三钱，硫黄三钱，白丁香一钱，水银一钱，核桃仁五钱，杏仁五钱，大枫子二十一个，白胡椒七个。

用法：共捣一处。每剂一两，加猪油五钱，干草火烤搽之。

6. 尚义县杨森荣献方

主治：干疥、湿疥。

药物：藜芦、白胡椒、雄黄、硫黄各一钱。

用法：共为细面，用猪油一两共捣，纱布包好，用火烤出油搽之，以油尽为度。忌内服。男女阴部忌搽。

7. 尚义县朱昭庆献方

主治：干疥。

药物：大枫子七个（去皮），荞麦面一撮，尘土一撮。

用法：上三味捣在一处，装小布口袋内，火烤，两手擦之，三次即愈。

8. 张北孙增林献方

主治：疥疮。

药物：吴茱萸三钱，雄黄三钱。

用法：共为细末，用香油调搽患者手腕部。

9. 阳原县李汉章献方

主治：疥疮。

药物：硫黄二钱，枪药一钱，大枫子十个，猪脂油一两。

用法：共捣为泥，用纱布包好，以火烤热搽患处。

10. 涿鹿县郭维成献方

主治：疥疮。

药物：硫黄、香油。

配制：将硫黄用火化开，倒入香油内，候冷凝固，将油倒出，再以硫黄蘸香油研为糊。

用法：涂患处。

11. 延庆县孙克明献方

主治：干、湿疥疮。

药物：硫黄粉、大麻子不拘多少。

用法：二味捣如泥，装在布袋内，用火烤热，搽疥处，三四次即愈。

12. 阳原县毛凤岐献方

主治：疥湿阴毒。

药物：蛇床子、地肤子、木鳖子、大枫子、石硫黄、枯矾各三钱。

用法：研成细面，与猪脂油二两混合，调敷患处。

13. 阳原县毛凤岐献方

主治：疥疮。

药物：大枫子二钱，樟脑五分，桃仁二钱，硫黄五分，水银少许。

用法：共合一处研烂，用香油调搽患处。

14. 延庆县祁向春献方

主治：疥疮。

药物：硫黄、黑豆各半升，槐树枝七枝。

配制：将硫黄、黑豆装入砂酒壶内，用槐枝插入壶口内，将壶在土杯中倒置，壶口下置一碗，上用谷糠燃烧二十四个小时，油流入锅中。

用法：先用温开水将皮肤洗净拭干，次用油涂抹患处，用柴草火烤之。

15. 涿鹿县马耀庭献方

主治：疥疮。

药物：大枫子肉一两，樟脑一钱，砒霜一钱，核桃肉五钱。

用法：共研末，再加香脂油调匀，搽心口。

16. 沽源县献方

主治：周身瘙痒。

药物：浮萍草五钱，苍术五钱，蛇床子三钱，地肤子三钱，香白芷三钱，防风三钱，白鲜皮三钱，甘草三钱。

用法：煎水温洗。

17. 阳原县井昌耀献方

方名：一扫光。

主治：疥疮。

药物：大枫子六钱，川椒四钱，硫黄四钱，桃仁一钱半，杏仁一钱半，核桃仁一钱半，樟脑七分（研面）。

配制：用猪板油调匀后，装入白布口袋内。

用法：将药口袋用火烘热，搽患处。

18. 阳原县民间土方

主治：疥疮。

药物：枣肉三十粒，巴豆二十一粒（去皮）。

配制：共捣为一丸。

用法：在患者胸口上滚，百发百中。

19. 赤城县赤城医院献方

主治：疮疥刺痒。

药物：归尾二钱，生地二钱，木通二钱，虫蜕二钱，苍术二钱，苦参二钱，知母二钱，牛蒡子二钱，煅石膏三钱，防风一钱五分，芥穗二钱，甘草一钱。

用法：水煎温服。

20. 宁晋县华毅献方

主治：湿气蕴毒，其症遍体生疮如疹，瘙痒无度，乃因湿气太盛所致，水涝年头多患此症。

药物：硫黄一两为末，露蜂房一个，香油适量。

配制：先将硫黄末装入蜂房内，再灌入香油，用火燃烧，取滴下的黑油。

用法：用油搓搽遍身，并以火烤之，甚效。

21. 束鹿县马正然献方

主治：干湿风虫等疥。

药物：明雄黄三钱，净轻粉三钱。

配制：用香油四两，鸡子四枚，先用油将花椒炸焦枯去渣，再将鸡子去壳炸枯为度。另外用鲜白萝卜一个，将一头切开，在当中挖一坑，将雄黄、轻粉末放在坑内，用切下的一片萝卜盖好，放炭火上，将萝卜烧熟，不要烧漏，恐将坑内之水漏去；炸好鸡子后将萝卜坑内之药水放入油内，待冷即成膏。

用法：以此膏涂搽患处，用火微烤。

22. 阳原县献方

主治：疥癣。

药物：全蝎七个，白胡椒十四粒。

用法：共研细面，用猪油调匀，搽患处。

23. 宁晋县华毅献方

主治：一切疥疮，甚至不能动转者。

药物：大枫子仁一两，大麻子仁一两，木鳖子仁一两，雄黄（研）三钱，硫黄（研）一两，猪脂油三两。

用法：共捣为泥，搽患处。

24. 阳原县苗荣甫献方

主治：干、湿疥癣。

药物：花椒、杏仁、白矾各等份。

用法：共为细末，用香油调搽。

25. 康保县卢文正献方

主治：干、湿疥疮，刺痒难堪。

药物：硫黄三钱，全蝎一钱，白胡椒一两，猪脂油。

用法：共研细面，与猪油混合后，置少许于掌中，揉擦、按摩患处。

26. 无极县献方

主治：疥疮。

药物：好陈醋一斤，硫黄半斤。

配制：将硫黄下锅化开，再用陈醋入锅内，如此几次后，用火焙干，共为细面。

用法：香油调搓。

27. 宁晋县向玉华献方

主治：干疥、湿疥。

药物：大枫子七钱，狼毒七钱，水银三钱，松罗茶七钱，核桃仁三钱。

用法：共为细面，分作七包，每日一次，一次一包，把药面撒在褥子上，七日痊愈。

28. 无极县刘瑞永献方

主治：干疥、湿疥。

药物：核桃仁一两五钱，大枫子三钱（去皮），水银三钱，潮脑二钱。

配制：先将水银、潮脑合于一处同研，至不见水银星为度，再加入大枫子、核桃仁同捣，团成七丸。

用法：每日用一丸，用药丸搓两手心及前后心，并时时以鼻嗅之，不可内服。

29. 巨鹿段荣辛献方

主治：脓疥、干疥。

药物：硫黄一两，狼毒三钱，雄黄三钱。

配制：共为细末，在湿地挖一小坑，将药面放在坑内，用烧酒二两将药点着，慢添烧酒，将酒用尽为度。隔一宿取出，用香油调和。

用法：用黄草火烤身出汗，用手将药搽患处。

30. 高阳县赵润锡献方

主治：浸淫疮。

药物：防风三钱，羌活三钱，白芷二钱，升麻二钱，银花四钱，连翘三钱，归尾三钱，荆穗三钱，黄柏三钱，黄芩三钱，苍术三钱，蝉蜕二钱，浮萍二钱，陈皮三钱。

用法：水煎温服，得汗而愈。忌食发物及刺激性食物。

31. 定兴县刘建桢献方

主治：疥疮。

药物：狼毒、水银、白芷各三钱，巴豆四个，核桃肉一两。

用法：捣成泥，搽患处。

32. 高阳县吴子安献方

主治：疥疮。

药物：松香五钱，雄黄五钱。

用法：共为细末，用表心纸将药末包好，用火燃之。将油滴于碗内研末，敷于患处。

33. 宁晋县范增义献方

主治：疥疮。

药物：蛇床子三钱，大枫子一两，杏仁五钱，花椒一两，硫黄五钱，枯矾五钱。

用法：共研细末，香油调搽。

34. 涞源县高文良献方

主治：干、湿疥疮。

药物：花椒七钱，白矾八钱，硫黄九钱。

用法：共为细末，与猪脂和成膏，入布袋内。搽疥处，以火烤之。

35. 定县刘宝善献方

主治：疥疮瘙痒不止或流黄水，起饭疙瘩（荨麻疹）。

药物：白芷一两，苍术五钱，硫黄四钱，雄黄一钱，煅龙骨四钱。

用法：共研细末，香油调匀。用手蘸药末在患处来回涂搽，用量根据患处大小酌定，每日搽一次。

36. 曲阳县韩庭彩献方

方名：治疥神方。

主治：一切疥疮。

药物：铁锈三两，硫黄一两，白砒一钱。

配制：共为细末，水拌成糊，摊在碗上用铜瓦一个，将碗放在瓦上，用艾火烧干所调之糊，轧成细面。

用法：调香油搽抹患处。

37. 南宫县献方

主治：干、湿疥疮。

药物：硫黄一两，花椒面、血余炭各三钱。

用法：共研细面，以香油调和，用火微烤搽用。

38. 保定市董士奎献方

主治：疥疮。

药物：向阳的枯树枝（槐、柳、桑枝皆可）。

用法：将枯树枝烧成炭，研细末，用香油调涂患处。

39. 高阳县石荫池献方

主治：偶然周身起紫点，退白皮，作痒难忍。

药物：当归一两，生地一两，紫草五钱，木鳖子五钱，大枫子五钱，防风五钱，黄柏五钱，元参五钱，香油八两，黄蜡二两。

配制：先将以上九味药入香油内熬枯滤去渣，再将油熬至滴水成珠，入黄蜡熔化，候凉成膏，三日后用之。

用法：搽于患部。

40. 蠡县张国俊献方

主治：脓湿疥疮。

药物：黑胡椒一两，硫黄一两，鸽子粪二两，绿豆二两。

配制：胡椒、鸽粪、绿豆先用炒锅各炒至焦，亦不过火太大，然后连同硫黄与各药共入锅炒，用桑枝不住手搅匀，视硫黄熔化在三味药上，成焦子样即止。研细，香油调。

用法：先用陈谷草火烤身上，然后两手蘸药搓身，越痒越搓，不过两次治愈。

41. 安国郑银明献方

主治：疥疮。

药物：黑胡椒三钱，硫黄三钱，猪脂油适量。

用法：用硫黄烧胡椒存性为末，用猪脂油调匀，干草火烤搽即愈。

42. 安国宋殿勋献方

主治：疥疮。

药物：明矾三钱，荞麦面一两，巴豆一钱（去皮）。

用法：共为细末，搽患处及前后心，中部勿搽。

破伤风类（计90方）

1. 阳原县程永喜献方

主治：破伤风。

药物：人手足指/趾甲三钱。

用法：洗净焙黄，研面。黄酒送服。

2. 栾城县潘氏献方

方名：玉真散。

主治：破伤风。

药物：南星、防风、羌活、白芷、天麻、白附子（炒黑）各三钱。

用法：共为细末。水酒各半冲服，成人每次服三钱，服后发汗。

3. 涿鹿县联合口腔保健站献方

主治：破伤风。

药物：核桃虫三个。

用法：用新瓦焙干（不要焙黄）研成细粉，加红糖少许，用酒一次冲服，最多两次就能见效。

4. 延庆县吴廷藻献方

主治：破伤风。

药物：白附子、白芷、天南星、天麻、羌活、防风各等份。

用法：共研细面。外用六钱药面，敷于伤口表面；内服三钱，温水送下，无汗以黄酒服之，以出汗为度。

5. 沽源县吴满献方

主治：破伤风。

药物：老鼠睾丸焙焦。

用法：研细末。每次服半小酒盅，配以黄酒五两，红糖一撮和服。

6. 获鹿县王重阳献方

主治：破伤风。

药物：鱼鳔一个，人手足指/趾甲一钱（洗净）。

用法：两药微焙黄，共研细面，黄酒送下，取微汗。

7. 获鹿县陈荫楠献方

主治：破伤风。

药物：木鳖子六个（用麦秸火烧存性）

用法：去壳，研细面，分三次服，黄酒冲服，取汗而愈。

8. 获鹿县路子陵献方

主治：破伤风。

药物：蝉蜕五钱，黄酒半斤。

用法：蝉蜕研面，黄酒冲服，微取汗。

9. 获鹿县康学勤献方

主治：破伤风。

药物：霜桑叶三两，人指甲一钱五分（炮存性），木鳖子三个（烧存性）。

用法：将人指甲、木鳖子研末。水煎桑叶，冲药末，分三次服。

10. 宁晋县宋兴贵献方

主治：破伤风。

药物：蝉蜕五钱（去净头足），黄酒半斤。

用法：研极细末，文火煎数沸，一次服之。如便闭胀满者，再服承气汤下之。

11. 石家庄市张希景献方

主治：破伤风。

药物：白胡椒三分，漳丹七分，火硝一钱半，白矾一钱半。

配制：共研细面，陈醋调为软膏。

用法：将药膏摊在白布上，贴患处，手心、足心各一帖，男左女右（上药分为两帖）用布缠住，盖被出汗，汗出后将药膏去掉。患者室内宜黑暗安静。

12. 武邑县张俊升献方

主治：破伤风。

药物：荆芥、羌活、独活、甘草各三钱，防风、透骨草、归尾、银花各四钱。

用法：外用煎洗，不患结痂风。

13. 无极县献方

主治：疔毒破伤风症。

药物：牛苦胆一个，羊苦胆一个，猪苦胆一个，牛黄二分，冰片五分，麝香一分。

配制：先将三种苦胆汁装入瓶内，再将三味药研成细面，装入瓶内封固，勿令泄气。

用法：用时摊布上贴患处。

14. 无极县委风池献方

主治：破伤风。

药物：蔓荆子二钱，柴胡二钱，羌活二钱，大活二钱，蝉蜕三钱，僵蚕二钱（酒炒），全蝎二钱，天麻八分，天南星三钱，桑螵蛸二钱，细辛一分，升麻三分，麻黄一钱半，白花蛇一钱半，沙参二钱半，当归三钱，川芎二钱。

用法：水煎。先用开关药末（苦瓜蒂一钱，麝香一分，朱砂三分，蟾酥一分，共研细末）吹鼻孔开窍后，再服上药。

15. 行唐县刘德海献方

主治：破伤风初期。

药物：白芷三钱，南星三钱，防风三钱，羌活三钱，天麻三钱，白附子一两。

用法：共为细面。日服两次，每服三钱，黄酒二两送服，汗出为愈。伤口出血，可敷此药，外裹纱布。

16. 平山张庆有献方

主治：破伤风。

药物：苏木末三钱。

用法：酒煎服。

17. 平山柴考政献方

方名：鱼鳔丸。

主治：破伤风。

药物：鱼鳔（炸黄）、野鸽粪、僵蚕各五钱，雄黄一钱，蜈蚣二条，天麻一两。

用法：共为细末，为丸亦可。一日三次，每次一钱，黄酒调服。

18. 沽源县献方

方名：疏风活血散。

主治：破伤风。

药物：当归三钱，鲜红花一钱，苏木七分，炙草一钱，川芎一钱，赤芍二钱，防风一钱，生姜二片。

用法：水煎服。

19. 沽源县献方

主治：破伤风。

药物：毛驴解剖出来的驴驹蹄子四个。

用法：阴干后，共为细末。每服三钱，黄酒冲服，见汗为度。

20. 无极县刘立申献方

主治：破伤风，口噤抽搐。

药物：荆芥二钱，防风三钱，川羌三钱，良姜四钱，甲珠二钱，当归三钱，白芍二钱，麻黄三钱，钩藤四钱，明天麻二钱，白芷三钱，柴胡三钱，全蝎二钱，蜈蚣一条，甘草一钱。

用法：水煎服，黄酒为引，服后盖被发汗，至皮肤呈现风粟为度。如无，连续再服。

21. 无极县阎连杰献方

主治：破伤风。

药物：红皮大蒜一头，雄黄三钱。

配制：将大蒜去皮捣烂，再将雄黄研面捣和一处。

用法：摊贴患处，盖被取汗。

22. 沽源县献方

主治：破伤风。

药物：苍耳子一两（炒黄）。

用法：研细末。每服三钱，黄酒送服，日服两次。

23. 涞源县魏毓贤献方

主治：破伤风初起，牙关紧闭，四肢拘急等。

药物：血余一团，烧存性。

用法：为细末。每服三钱，黄酒送下，大发其汗。

24. 沽源县献方

主治：破伤风。

药物：生白附子一两八钱，生南星一两，白芷一两，明天麻一两，川羌活一两，防风一两。

用法：共研细末，随伤口敷之；如见角弓反张，不省人事，用黄酒冲服一钱。

25. 沽源县献方

主治：破伤风。

药物：蝉蜕五钱，黄酒半斤。

用法：将以上二味放药锅内，慢火煮数分钟，一次服之。少时周身汗出，气味腥臭。

26. 宁晋县岳孟杰献方

主治：破伤风。

药物：乳香二钱（去油），没药二钱（去油），巴豆七个（去油），胡椒七个，大枣二枚（去核），核桃二个（去皮），冰片一分，香油三滴。

用法：上药共捣如泥。用黄豆粒大一块，置入中穴，毛巾盖住，见汗即止。

27. 巨鹿县乔福林献方

主治：破伤风。

药物：白鸽子粪三钱，槐子三钱，小枣三钱，小黑豆一撮。

用法：水煎服。以上分量是一般用量，身体强壮的人可加到四钱，弱者可用二钱；煎药时可加黄酒两盅为引。孕妇从减，不可多用。

28. 无极县阎延杰献方

主治：落痂风（破伤风）。

药物：红皮大蒜一头（去皮捣烂），苏雄黄粉三钱。

用法：和匀捣烂，涂敷患处，盖被出汗。

29. 蠡县献方

主治：破伤风。

药物：防风、天南星各等份。

用法：共为细末，每服二三匙，用童便五升，慢火熬至四升许服下。

30. 蠡县冯居仁献方

主治：破伤风。

药物：经霜野葡萄棵三至五钱。

用法：水煎服，发汗。

31. 唐县石怀玉献方

方名：黄芪胜风汤。

主治：破伤风。

药物：生黄芪五钱，当归五钱，川芎二钱，赤芍二钱，川羌活三钱，口防风三钱，全蝎二个，海螵蛸三钱，金银花五钱。

用法：水煎服。

32. 威县杨海峰献方

主治：破伤风。

药物：黄蜡、荆芥、鱼鳔（炒黄），艾叶三片。

配制：将药装于瓶内，再用酒十两，放锅内蒸一小时。

用法：温服汗出。

33. 清河县庄声远献方

主治：破伤风。

药物：镜面砂细面二钱，七星蜘蛛七个（焙为末）。

用法：共研匀，黄酒送下。

34. 蠡县和万城献方

主治：揭痂风。

药物：小枣（去核）、胡椒二味均男八个女七个，干葱二棵，朱砂一钱，陈谷草二钱，姜、蜜、艾不拘多少。

用法：共捣。男左女右以手握之，对自己小便处，饮热水见汗。忌生冷三天。

35. 易县杨振第献方

主治：破伤风初期，牙关紧，时抽搐或角弓反张。

药物：虎骨三钱，荆芥四钱，防风四钱，桂枝四钱，钩藤四钱，白芷三钱，鱼鳔三钱，黄蜡三钱，甘草三钱。

配制：研粗末，将药与酒（好酒一斤）装于瓶内，放于锅内将瓶架起，离开锅底用水煮之。

用法：温服，以出汗为度。

36. 蠡县杜照环献方

主治：破伤风。

药物：鸡窝粪内大蛴螬一个。

配制：用马尾绞蛴肚中间，即吐涎液。

用法：用涎液抹印堂穴，患者出汗而愈。

37. 高阳县巩双印献方

主治：破伤风，口噤，角弓反张。

药物：全蝎三钱，钩藤三钱，黑豆皮四两，大活三钱，木瓜三钱，蜈蚣一条。

用法：黄酒四两为引，水煎服。

38. 高阳县巩双印献方

主治：破伤风。

药物：全蝎三钱，钩藤三钱，黑豆四两，大活三钱，木瓜三钱，蜈蚣一条。

用法：黄酒四两，兑水煎服。

39. 萧良辰献方

方名：活血定痉汤。

主治：破伤致痉，不省人事。

药物：党参二钱，白术二钱，云苓二钱，防风二钱，远志二钱，天虫二钱，全虫二钱，钩藤三钱，连翘三钱，赤芍三钱，甘草三钱。

用法：水煎服。

40. 任县韩兆祥献方

主治：破伤风。

药物：人指甲一钱（焙），头发一团（烧灰），线麻一团（烧灰）。

用法：共研细，水煎，黄酒为引，服后发汗。

41. 定兴县献方

主治：破伤风。

药物：川乌、草乌、羌活、独活、胆星、白附子、防风、天麻、泽泻各三钱。

用法：黄酒一斤半煎之，顿服，见汗。

42. 清苑县丁修献方

方名：攥药。

主治：破伤风。

药物：胡椒四十九粒，干姜四钱，良姜三钱，艾叶三钱，红萝卜一个，独头蒜七个，大葱白一根。

用法：共捣为泥，分成两丸，一大些，一略小些。将药放患者手中，男子将大丸放在左手握之，小丸放在右手握之；女子大丸放右手，小丸放左手握之，一

小时上下以见汗为度。

43. 蠡县献方

主治：破伤风。

药物：生黄芪一两，白术八钱，桂枝一钱半，黄蜡三钱，生白矾一钱，蜈蚣一大条。

用法：煎服。

44. 宁晋县米秀峰献方

主治：破伤风，牙关紧闭，角弓反张，口吐痰涎。

药物：南星三钱，防风三钱，荆芥三钱，天麻二钱，白芷一钱半，白附子三钱，羌活一钱半，独活一钱，薄荷一两，当归五钱，僵蚕三钱，蜈蚣一条，全蝎二钱，白花蛇三钱，蝉蜕二钱。

用法：水煎服。

45. 涞源县葛成麟献方

主治：破伤风初起，口紧，四肢作抽。

药物：古月（胡椒）七个，独头蒜（紫皮）、莱豆一岁各一个，大枣（去皮核）七个，大葱头（带根）一个。

用法：共捣如泥。将药泥放在手掌，两手合住令出汗，以愈为度。

注：莱豆，待考。

46. 无极县刘明哲献方

主治：落痂风（破伤风）。

药物：羌活、防风、天麻、南星、白芷各一钱，附子一两。

用法：以上诸药共为细面，每次三钱，一日两次，黄酒为引送下。

47. 威县乡医院献方

主治：破伤风口眼歪斜，牙关紧急，角弓反张。

药物：黑骡子蹄五钱。

用法：土炒为末，用黄酒二两送下。

48. 威县孙文斋献方

主治：破伤风。

药物：黑豆三钱（焙），槐实三钱（炒），母鸽子粪三钱（炒），小枣七个（去核），黄铜三钱（碎）。

用法：水煎服，用黄酒二两为引。

49. 威县保健站献方

主治：皮肤伤损，风邪外袭，呈现痉症之情形者。

药物：蝉蜕六钱。

用法：焙干为细面，用黄酒二两兑水冲服。

50. 唐县王仁立献方

方名：加减追风汤。

主治：破伤风项背强直，角弓反张。

药物：川羌三钱，独活三钱，荆芥三钱，当归五钱，钩藤三钱，全蝎三钱，蜈蚣二钱，防风四钱，川芎三钱，银花五钱，蝉蜕二钱，没药三钱，甘草三钱，黄芩五钱。

用法：水煎温服，每日一服，小儿减半。

51. 保定市崔符瑞献方

方名：葱矾汤。

主治：破伤风，抽风，牙关紧闭。

药物：大葱连白须三棵，白矾三钱。

用法：水煎，温服一中碗，盖棉被发汗。

52. 交河县李寿廷献方

主治：破伤风。

药物：当归、桂枝、榔片各三钱，川断四钱，赤芍、虎骨、龟板、血竭花、川羌活、独活、乳香、没药、川芎、白芷、甘草各二钱，防风一钱半，附子、肉桂各一钱。

用法：黄酒四两，加水煎服。

53. 佚名氏献方

方名：赶风筋骨散。

主治：破伤风。分内外两治法。

（1）内服散剂：牛黄麻根散。

药物：京牛黄二分，麝香五厘，苎麻根炭一钱，朱砂三分。

用法：共为细面，每服二分，每日服三次，黄酒为引，水送下。能止汗、镇心、安神、祛风。

（2）内服汤剂：名祛风活血汤。

药物：当归五钱，黄芪四钱，防风三钱，柴胡三钱，川牛膝三钱，桂枝二钱，红花三钱，苏木二钱五分，天虫二钱，生南星三钱，桃仁二钱五分，甘草二钱。

用法：黄酒为引，水煎去渣；雄黄五分，朱砂五分，共研面，用汤药冲服。

（3）外治药物：干姜三钱，白胡椒三钱，火硝三钱，黄丹一钱，枯矾一钱，麝香一分。

配制：共为细面，好醋调为四丸。

用法：贴手足心，用布包好，手足顷刻汗出。汗出不要过多，汗出过多则阳虚。如汗出不止，可将手心药取下。

（4）**取嚏法：**用红灵丹一小瓶加麝香少许，每日吹鼻数次，有涕出者易治。

（5）**伤口灸法：**如伤口无疼痒或伤口干燥，即用灸法。将生姜切片盖在伤口上，用如酸枣大的艾绒球，放在姜片上灸，片刻觉得越热越好。灸七粒，每日早、晚各灸一次。

54. 安国县党国信献方

主治：破伤风。

药物：荆芥四钱，防风四钱，桔梗四钱，黄蜡四钱，鱼鳔四钱，黄酒八两。

用法：备药锅两个，一个熬荆芥、防风，一个熬鱼鳔、黄蜡。两药熬妥后，共兑一处，分两次温服。一次兑黄酒四两，覆被取汗。

55. 定县朱庆年献方

主治：破伤风。

药物：黄芪一两五钱，全蝎二钱，钩藤二钱，羌活二钱，独活二钱，黑附子一钱五分，防风二钱，台党参二钱，炮姜一钱五分，甘草二钱，当归二钱。

用法：水煎服。

56. 昌黎县赵英明献方

方名：加味复元活血汤。

主治：破伤风。

药物：柴胡、当归、花粉各四钱，甲珠二钱，桃仁、红花各三钱，川军、荆芥、南星、半夏、天麻各三钱，甘草二钱。

用法：水煎服。

57. 束鹿县徐正敏献方

方名：蜈鳔星风散。

主治：破伤风。

药物：蜈蚣两条，鱼鳔三钱，天南星二钱半，防风二钱半。

用法：共为细末，每服二钱，黄酒送下，一日两次。

58. 枣强县牛长才献方

主治：破伤风。

药物：鱼鳔三钱（炒黄），簸箕经子一团火硝三钱，胡椒三十粒（为末）。

用法：将药放患者手中，令其握紧，使全身出汗。

注：旧时拴簸箕，多用牛筋。

59. 束鹿县陈翰生献方

方名：江鳔丸。

主治：破伤风。

药物：明天麻一钱，雄黄一钱，蜈蚣两条，江鳔三钱，野鸽粪五分，僵蚕一钱半。

配制：共为细末，炼蜜为丸，如黄豆粒大。

用法：分为两剂，早、晚各服一剂，黄酒送下，一日服完。

60. 枣强县王兆贤献方

主治： 破伤风。

药物： 人指甲三钱（炒），血余三钱（炒），<u>鱼鳔</u>三钱（炒），京墨三钱。

用法： 以上四味共为细末。黄酒烧开，将药末送下。

61. 安国县孟昭奎献方

主治： 破伤风。

药物： 黄丹、朴硝、黄蜡、胡椒各等份。

用法： 热醋调摊手心内，盖小腹见汗。

62. 唐县刘志仁献方

方名： 蝉花酒。

主治： 破伤风。

药物： 蝉蜕（去头足）五钱（为细末），黄酒半斤。

用法： 将蝉蜕末放入黄酒内，用文火煮数沸，一次服之。

63. 完满县孙殿元献方

方名： 蜈蚣醒风散。

主治： 破伤风邪在表者。

药物： 蜈蚣二钱，南星二钱，防风三钱，鱼鳔二钱（酥炙）。

用法： 共为细末，成人每剂分两次服，黄酒送下。

64. 唐县石怀玉献方

方名： 黄芪胜风汤（祖传）。

主治： 破伤风。

药物： 生黄芪五钱，当归五钱，川芎二钱，赤芍二钱，川羌三钱，防风三钱，南银花五钱，全蝎三个，鱼鳔三钱，甘草一钱。

用法： 水煎服。

65. 安国县王玉兴献方

主治： 破伤风。

药物： 防风三两，桔梗二两，明天麻一两，荆芥三两，南星四钱，鱼鳔四两，黄蜡二两，黄酒半斤。

配制： 先用水三大碗煎药，以剩水四分之一为度；后将鱼鳔炙黄捣碎，用黄酒煎之剩二分之一，再入黄蜡以沸为度。

用法： 将先后三煎一次服完，一小时大汗即出。

66. 安国县谢朝栋献方

主治： 破伤风，跌打损伤，重伤元气，只要心胸有热者，灌下即活。

药物： 明天麻一钱，防风一钱，羌活一钱，白芷一钱，生南星一钱，生白附子一两二钱。

配制： 研细末瓷瓶收贮，陈久者佳。

用法： 每服三钱，热酒为引。

67. 蠡县巩培元献方

主治： 破伤风。

药物： 黄芪六钱，当归四钱，羌活、独活各三钱，芥穗、木瓜各五钱，蜈蚣两条，全蝎三钱，黑豆皮四两。

用法：黄酒四两，同水煎药服。

68. 唐山市工人医院献方

主治：破伤风者抽搐，角弓反张，牙关紧闭等证。

药物：防风一两，白附三钱，僵蚕六钱，地龙一两，南星三钱，马钱子（去毛）八钱。

配制：研为细末，贮瓷瓶内。

用法：每次服一钱五分，黄酒送下。如系小儿，分量宜酌减，以白水送亦可。

69. 刘庆彦献方

主治：破伤风。

药物：天麻、清夏、秦艽各三钱，粉草、荆芥、山甲、羌活各二钱五分，鱼鳔八钱，当归、独活、防风各二钱，蝉蜕四钱（去足），黄酒一斤。

用法：共为细末。将酒烧开冲服，出汗。或用黄酒将药面煎服亦可，须见汗。

70. 安国县周少卿献方

主治：破伤风。

药物：当归五钱，真龙骨二钱（为末），川羌独活、荆芥、广木香、川牛膝、全虫各三钱，防风四钱，麻黄、桂枝、木瓜、甘草各三钱。

用法：水三盅慢火煎，再加黄酒三盅为引，顿服，服后覆被见汗。

71. 邯郸市高振民献方

主治：头痛难忍，四肢抽搐，角弓反张，昏迷，口吐白涎等。

药物：蜈蚣二条（去头尾，炙黄），葛根三钱，片砂三分。

用法：共为细末。白酒四两为引，一次冲服，小儿减半。

72. 兴隆县常福增献方

主治：破伤风。

药物：土鳖虫一两。

配制：将土鳖虫为末，用人乳一酒杯，人鼻涕一酒杯拌匀。

用法：贴患处（伤口）。

73. 玉田县胡继锡献方

方名：千里马奔散。

主治：破伤风。

药物：骡蹄子。

用法：用阴阳瓦焙干为末。用原酒冲服，每日一次，服三钱。

74. 武安县韩德生献方

主治：破伤风发作抽搐。

药物：胡桃仁一个，人耳垢少许，胡椒七粒，人唾沫少许，蜂蜜少许，老葱半根带须。

配制：将药捣成饼，用青布摊好，男患用女人唾沫，女患用男人唾沫。

用法：贴患处至三小时，将药取下，再用棉纸盖好，出汗为度。

75. 武安县张淳然献方

主治： 破伤风。

药物： 蛴螬五个，蝉蜕五钱，全虫一两，僵蚕一钱。

用法： 共研细末。先将蛴螬口内吐出沫水，糊在患者的伤口处，再将药面分三次服，一日用完，白水送下。

76. 定县张丰献方

主治： 破伤风。

药物： 蜈蚣二钱，麦芽五钱，白芷三钱，天麻一钱，全虫七个。

用法： 共研为细末。黄酒冲服，发汗。

77. 定县张峰献方

主治： 破伤风。

药物： 蟾酥二分，川椒一两，麻黄三钱，桂枝五钱，五加皮三钱，细辛二钱。

用法： 引用姜水煎服。

78. 易县周渤泉献方

主治： 破伤风。

药物： 白胡椒、苍术、红糖、神曲、蜂蜜、鲜姜各一两。

用法： 共捣烂为饼。贴环跳穴，男左女右，发汗。十五岁以下的减半；九个月的小孩，每味药用二钱五分即可。

79. 易县周渤泉献方

主治： 破伤风。

药物： 蝉蜕五钱（焙）。

用法： 研为细末，黄酒冲服，见汗。

80. 易县周渤泉献方

主治： 破伤风。

药物： 当归六钱，防风二钱，牛膝二钱（酒炙），桃仁二钱，川断三钱，独活四钱，桂枝二钱，粉草一钱，生姜三片。

用法： 水煎服。

81. 安国县张宝贤献方

主治： 破伤风。

药物： 全蝎二钱，黄酒二两。

用法： 将全蝎炒黄为细末，再将黄酒烧开浸药顿服，微汗出。

82. 景县陈子良献方

主治： 破伤风，牙关紧闭，项背强直。

药物： 杏仁七个，飞罗面和杏仁等量。

配制： 放砸蒜罐内，加酒、新汲水于内，不要太湿，砸烂。

用法： 摊白布上贴患处（布用一公寸）。贴药后两小时汗出为度，在此时间内，严禁惊吓。

83. 唐县谢世祥献方

方名： 追风立效散。

主治： 破伤风牙关紧闭。

药物： 天麻二钱，秦艽二钱，川羌三钱，独活二钱，防风三钱，蝉蜕二钱，朱砂二钱，荆芥三钱，半夏二钱，甲珠二钱，甘遂二钱，冰片二片，鱼鳔五钱。

配制： 共为细末，鱼鳔须在香油内炸黄为末。

用法： 黄酒送下，大人分两次，小儿分三四次服。

84. 易县张伯舟献方

主治：破伤风，大人小儿均效。

药物：苍术一两，胡椒一两，蜂蜜二两，红曲一两，红糖、鲜姜各一两，胡子大葱七个。

配制：将以上药共捣为泥，贴环跳穴，男左女右，小儿减半，初生小儿用四分之一可也。

用法：贴环跳穴，发汗为度。

85. 易县陈琴谱献方

方名：防风桂枝汤。

主治：破伤风及疯狗咬伤，牙关紧闭，不省人事，角弓反张。

药物：防风三钱，桂枝三钱，川芎三钱，牛膝三钱，扫帚疙瘩（疑是黍子苗捆成的扫炕笤帚的用废之物）一个烧灰。

用法：黄酒煎服，一次服下发汗。

86. 易县吴子丰献方

主治：破伤风。

药物：虎骨二钱，蕲艾三钱，天麻三钱，南星二钱，钩藤三钱，追地风二钱，白芷二钱，桔梗三钱，荆芥三钱，防风二钱，鱼鳔（香油炸）三钱。

用法：水、黄酒各半煎服，见汗。

87. 易县张屏献方

主治：破伤风。

药物：荆芥四钱，防风五钱，白花蛇一寸，当归一钱半，蜂房少许，川羌活三钱，银花四钱，地肤子四钱，川芎一钱半，斑蝥一个，穿山甲一钱半，黄蜡少许。

用法：黄酒为引，水煎服。如口噤，药水难进，用全蝎三个，蜈蚣半条，共为细末擦牙关。

88. 枣强县裴普茂献方

主治：治破伤风。

药物：巴豆二十一个，古月七个，肉蔻一个，葱白七个，鲜姜一两。

配制：共捣如泥，不可沾手，用布包好。

用法：放在患者手（男左女右）中见汗。

89. 枣强县裴普茂献方

主治：破伤风，身冷口噤，呕吐，神昏，头项强直，角弓反张，两目上吊，时时抽搐。

药物：荆芥四钱，鱼鳔六钱，黄蜡三钱，艾叶三钱，防风三钱，黄酒四两。

用法：上药用四茶盅水，慢火煎取一盅。趁热顿服取汗，患者即有松缓感。老人酌量，小孩减半。

90. 晋县吴德成献方

主治：破伤风。

药物：鱼鳔五钱（焙），官粉五钱（焙），皂矾五钱（焙），朱砂一钱半。

用法：研末，每服二钱。

冻疮类（计25方）

1. 涿鹿县谭文斌献方

主治：各期冻疮。

药物：生乳香四钱，生没药四钱，寒水石二钱。

配制：研细面，瓶贮。

用法：先将麻油涂患处，再撒药面，外用敷料包好，一日换一次。

2. 康保县南金山献方

主治：冻疮。

药物：茄子秸。

用法：水煎，洗患处。

3. 康保县南金山献方

主治：冻疮。

药物：山里红数枚。

用法：将山里红捣如泥，搽患处。

4. 商都县献方

主治：冻疮。

用法：用蒸饭的热水烫洗，一日洗一二次。

5. 康保县土球子公社医院李亚卿献方

方名：冻疮膏。

主治：一切冻疮。

药物：轻粉一钱，铅粉二钱，乳香一两，没药一两，冰片二分，黄凡士林二两五钱。

用法：研极细末和凡士林掺匀，涂搽于患处，外用绷带缚之。

6. 沽源县王焕章献方

主治：冻疮。

药物：麻雀脑子四个。

用法：将麻雀脑子捣烂，敷上，火烘。

7. 延庆县吴廷藻献方

主治：冻伤久不愈。

药物：丁香五钱，生酒五两。

用法：将二味煎热敷患处。

8. 延庆县吴廷藻献方

主治：冻伤肿疼。

药物：辣椒。

用法：用红辣椒不拘多少，煎水，每晚洗患处，以愈为度。

9. 石家庄市胡东樵献方

方名：黄柏粉。

主治：冻疮。

药物：黄柏一两，研极细面。

用法：先用开水洗涤患处，撒上黄柏粉末，一夜长口。

10. 沽源县献方

主治：冻疮。

药物：茄秸，辣椒秸。

用法：煎水洗冻疮。

11. 沽源县献方

主治：冻疮。

药物：冬麦苗。

用法：熬水洗冻疮。

12. 沽源县献方

主治：冻疮。

药物：青西瓜皮。

用法：熬水洗冻疮。

13. 沽源县献方

主治：冻疮。

药物：麻雀脑子。

用法：麻雀打死取其脑，趁热搽患处。

14. 沽源县献方

主治：新久冻疮，已溃未溃皆可用之。

药物：甘草、甘遂各等份。

用法：共为细末，以蜜调之，涂搽患处。

15. 沽源县献方

主治：冻疮。

药物：山楂二两。

用法：烧熟捣烂，敷患处。

16. 束鹿县刘丙辰献方

主治：冻疮。

药物：生麦芽不拘多少。

用法：将麦芽研末，凡士林调匀，涂抹患处。

17. 赤城县邓佑汉献方

主治：冻疮及汗疹。

药物：干桃叶不拘多少。

用法：煎汤，温洗患处。

18. 宁晋县阎素波献方

主治：冻疮无论轻重。

药物：辣椒一两，樟脑五钱，烧酒四两。

配制：将辣椒以酒泡之，每日振摇之，泡二十天去辣椒加入樟脑，瓶口封固，勿令泄气，用时取出。

用法：以酒涂冻伤处。

19. 康保县卢文正献方

主治：冻疮。

药物：鸽子粪、辣椒不拘多少。

用法：二药水熬，用新棉花球蘸洗患处。

20. 无极县贾焕起献方

主治：冻疮。

药物：五倍子（炒）、黄柏（炒）各等份。

用法：研细末，香油调涂患处。

21. 宁晋县钟汉章献方

主治：冻疮。

药物：猪骨髓油、蜂蜜各等份。

用法：火化混合，搽患处。

22. 涞源县胡献章献方

主治：冻疮。

药物：猪脑子一个，白酒适量。

用法：二物混合，外涂。

23. 阳原县献方

主治：冻疮。

药物：白及一块。

用法：冷水研末，每日搽患处。

24. 临成县张尊贤献方

主治：一切冻疮。

药物：带皮紫蒜。

配制：紫蒜用火煨软去外皮。

用法：将蒜泥涂在受冻处，外用纱布包好。

25. 磁县毕明鉴献方

主治：冻疮。

药物：白茄子根不拘多少。

用法：水煎洗。

烧烫伤类（计92方）

1. 商都温秀峰献方

主治：烧伤。

药物：猪毛烧灰适量，川军四钱，黄连二钱，梅片五分。

用法：共为细面。干者，香油调搽；湿者，用干面敷患处。

2. 康保县籍希臣献方

方名：石军散。

主治：火烧伤或沸水烫伤。

药物：川军、石膏各等份。

用法：共研细末，香油调抹患处。

3. 延庆县郭占霖献方

主治：烫火烧伤。

药物：用煮熟鸡子黄一个（去鸡子清），将黄用铁勺炒焦出油，再加冰片少许溶化鸡子油内。

用法：每日涂敷一次。

4. 延庆县郭占霖献方

主治：烫火烧伤。

药物：用老黄瓜种，以刀切开，挤出黄瓜水，涂烫伤处。

5. 龙关县李玺献方

方名：玉红膏。

主治：烧伤。

药物：当归一两，川军三钱，赤芍三钱，紫草一两。

用法：香油一斤，熬药去渣，再加黄蜡四两，搽患处。

6. 沽源县献方

主治：汤火烫伤。

药物：猪毛烧灰，麻油。

用法：共调为糊剂，涂搽患处，每天两次。

7. 涿鹿县张之勋献方

主治：烧伤、烫伤。

药物：陈石灰或墙壁的石灰片。

配制：用凉水化开，加香油适量，用槐条顺手搅之成膏。

用法：敷患处。

8. 商都县尚贵尧献方

主治：一切烫伤。

药物：川黄连一钱，寒水石一钱，黄芩一钱，黄柏一钱，大黄一钱，地榆一钱。

用法：共研细末，香油调涂患处。

9. 康保县孙绍先献方

方名：大黄散。

主治：汤火烧等疮。

药物：川军不拘多少。

用法：研细末，将药末以香油调抹伤处。

如溃疡用麦麸炒黄研细，香油调抹。

10. 康保县许桂荣献方

主治：烫伤火烧之症。

药物：鸡油一块，冰片五厘。

配制：将冰片研细，调于炼化之鸡油内，和匀涂之。

用法：每日涂抹一次。日久不愈者，可加雄黄末、连翘末少许。

11. 易县苏荫棠献方

主治：水火烫伤。

药物：川军、地榆炭各等份。

用法：共研末，香油调抹患处。

12. 尚义县朱昭庆献方

主治：水火烫伤。

药物：鲜柏树叶。

用法：捣成稀膏状，涂烫伤处。

13. 张北县刘振福献方

主治：烫伤。

药物：西瓜皮。

配制：去青皮，晒干为末。

用法：香油调涂患处，数次即愈。

14. 张北县萧玉昆献方

主治：水火烫伤。

药物：生桐油、黄柏粉不拘多少。

用法：按伤大小，将黄柏粉用生桐油调涂。

15. 涿鹿县黑峪乡中心医院献方

主治：烧伤、烫伤。

药物：生大黄、鸡子清各适量。

配制：大黄研细，鸡子清调成膏。

用法：涂伤处。

16. 阳原县李汉章献方

主治：水烫火烧。

药物：白及、白蔹、五倍子、川军、白芷、血竭、儿茶各等份。

用法：共为细面，搽患处。如痛甚多加白芷，干则多加白及。

17. 商都县贾斌献方

主治：一切烫伤。

药物：鸡蛋一个，烧酒五钱。

用法：鸡蛋去黄用白，把酒掺入鸡蛋白调匀，抹患处。受伤面积大者，按此比数酌量增加。每天抹三四次。

18. 赤城县白草中心医院献方

主治：火烧、水烫伤。

药物：石灰二斤，香油四两。

配制：将石灰放入瓷盆内，临用开水冲，用木棍将石灰捣开，一小时后用小勺从浮面取汁四两，同香油拌匀为膏。

用法：如伤处有疱，可用针刺破后抹膏，止痛消肿。

19. 延庆县吴廷藻献方

主治：烫火烧伤，毒火入内，发热恶寒等症。

药物：赤芍、防风、羌活、连翘、银花、当归、大黄、甘草各等份。

用法：共为细末，每服三钱，白水送下。

20. 延庆县吴廷藻献方

主治：烫火烧伤。

药物：大黄三钱，石膏三钱，地榆三钱，寒水石五钱。

用法：共为细面，用麻油调涂患处。

21. 阳原县程永喜献方

方名：九油膏。

主治：水火烫伤，跌打损伤，及诸兽类咬伤中毒者以及大小疮疡等症。

药物：黄油、黄蜡、牛骨髓、香油、胡麻油、松香、麻子油、乳香、没药。

配制：前七味的用量相等，乳香、没药要明净者，共研细末，这二味药的分量为前七味的三分之一。熬时先将五味油共置铁锅内，熬至滴水成珠时，再入黄蜡；待蜡熔化后，将锅取下，微冷入松香，不时搅之；最后入乳香、没药细面，混合均匀，即成膏剂。

用法：敷患处。

22. 阳原县程永喜献方

主治：烧疮。

药物：煅石膏五钱，冰片一钱。

用法：共为细末，香油调敷患处。

23. 康保县郭士献方

方名：大米散。

主治：大人小孩火烧、热水烫伤，皮肤破烂者。

药物：大米不拘多少。

用法：把大米焙黄，轧成极细末，撒在患处。

24. 康保县处长地村申明久献方

主治：专治火烧，热烫皮肤破烂，疼痛异常难忍者。

药物：陈石灰（要多年的）、香油。

配制：把石灰用水漂净研细末备用。

用法：用香油调敷之。

25. 宁晋李修竹献方

主治：火烧烫伤。

药物：地榆（炒焦存性，研末）。

用法：香油调敷，药干再换。

26. 束鹿县卫协献方

主治：烫伤。

药物：蜂窝一个。

配制：蜂窝内装芝麻不拘多少，火上焙黄色。

用法：共研细面，香油调搽患处。

27. 沽源县献方

主治：汤火烫伤。

药物：鸡骨。

用法：烧灰研末，麻油适量调匀，涂搽患处。

28. 沽源县献方

主治：汤火烫伤。

药物：苦参不拘多少。

用法：为末，麻油调和，涂于伤处。

29. 沽源县献方

主治：火灼伤。

药物：白糖四两，新鲜豆腐八两。

用法：二味和匀，敷患处。

30. 延庆县孙克明献方

主治：烫火烧伤。

药物：丝织品（烧灰）。

用法：研极细末，杏仁油调搽患处。

31. 阳原县献方

主治：烧烫伤成疮。

药物：川军一钱半，石膏一钱半，龙骨一钱半，冰片四分，甘草五分。

用法：共为细面，凉水调搽患处。

32. 赤城县吴思温献方

主治：烧烫伤。

药物：蜂蜜二两，老葱白数根。

用法：老葱白捣烂掺入蜂蜜内调匀，涂患处。

33. 阳原县献方

主治：烫伤。

药物：大葱（焙干）、当归各等份。

用法：研成细面，麻油调搽患处。

34. 赤城县邓佑汉献方

主治：烫伤。

药物：白龙骨、生石膏、大黄、儿茶各等份。

用法：共研为面。冷茶水调成糊状，敷于患处，敷后用纱布盖好（面部不用盖），每日换药一次。

35. 武邑县陈通刚献方

主治：烫伤。

药物：白石灰、鸡蛋清各适量。

用法：蛋清调石灰成糊状，涂患处。

36. 阳原县白应奎献方

主治：火烧疮伤。

药物：生山药。

用法：捣成糊状，涂患处，再用纱布包裹，干后再涂。

37. 赤城县张然献方

主治：火烧伤。

药物：黄柏（研面）、猪毛（烧灰）各等份。

用法：香油调涂患处。

38. 宁晋县张书春献方

主治：火烧伤。

药物：黄连一两，大黄一两，冰片二两。

用法：共为细面，香油调敷。

39. 沽源县献方

主治：汤火烫伤。

药物：兔皮一张。

配制：烧灰为末，香油调搽。

40. 沽源县献方

主治：汤火烫伤。

药物：蘑菇不拘多少。

用法：砂锅内炒存性，研细末，香油调搽。

41. 沽源县献方

主治：汤火烫伤。

药物：鸡子清一个，白酒五钱。

用法：二味调匀，敷患处三四次。

42. 沽源县献方

主治：汤火烫伤。

药物：大黄一两，寒水石一两，冰片三钱。

用法：共研细末，香油调匀，涂搽患处。

43. 宁晋县吴丙耀献方

方名：烫伤紫草膏。

主治：水烫，火烫，油烫，铁烫。

药物：紫草一两，红花五钱，桃仁五钱，没药五钱，三七三钱，蝉蜕一两，乳香五钱，山豆根一两，血竭花五钱，杏仁五钱，赤芍三钱，连翘三钱，当归一两，白芷五钱，浙贝五钱，甘草一两，儿茶五钱，黄蜡一斤，香油五斤。

配制：用香油将群药煎枯（用文火）去渣滓，入黄蜡。夏月加麝香，冬月加冰片。

用法：将药膏摊于纱布上，贴患处，每日换药一次。

44. 冀县张鸿楷献方

主治：烧伤、烫伤。

药物：黄凡士林一两，煅石膏一两，冰片五分，漳丹一钱。

用法：共研细面，敷患处，每日一次。

45. 怀安县李子英献方

主治：水烫及火烫。

药物：麻油一两，食盐五分（研面）。

用法：将食盐面调于麻油内，涂抹患处。

46. 商都温秀峰献方

主治：汤火烙烧起疱。

药物：麻纸七张。

用法：酒浸，贴患处，干则再换。

47. 丁殿士献方

主治：火烧水烫伤。

药物：水池内青苔适量。

用法：敷于患处。

48. 宁晋县毛计恒献方

主治：汤火烧伤。

药物：大梅片二钱五分，青黛一钱，白及四钱，黄连一钱，大珍珠三个。

用法：为细末，香油调敷。

49. 沽源县献方

主治：汤火烫伤。

药物：黄表纸不拘张数。

用法：烧灰为末，鸡子清调，搽于患处。

50. 沽源县献方

主治：汤火烫伤。

药物：地榆不拘多少。

用法：研为细末，麻油调搽患处。

51. 宁晋县路仁戊献方

主治：烫火烧伤。

药物：贯众、儿茶、草乌、川军各等份。

用法：共为极细面，香油调搽。

52. 涿鹿县李本荣献方

主治：烧烫伤。

药物：家狗骨（烧焦研面）。

用法：香油调敷伤处，每天换敷二至三次。

53. 阳原县献方

主治：烧伤、烫伤。

药物：小老鼠（没有长毛者）。

配制：麻油炸焦后，置瓶内将盖紧闭，经太阳晒三个伏天。

用法：取瓶内黄油搽患处。

54. 沽源县献方

方名：慈航膏。

主治：火烫伤。

药物：鲜侧柏叶八两，川军末二两，当归二两，地榆二两，血余二两（男女发各半，碱水洗净），槐树上蜂房一个。

配制：黄蜡冬用五两，夏用一两；樟脑三钱，香油二斤。将油烧开，先入柏叶，次入当归，再入地榆，炸枯去渣，后入血余、蜂房炸枯去渣，入川军末；再入黄蜡等溶化后离火，入樟脑搅匀。夏用柏叶去当归，冬用当归去柏叶。

用法： 将患处洗净搽敷。

55. 无极县谷学圳献方

主治： 火烧、水烫、油烫等伤。

药物： 西瓜皮适量。

用法： 焙炭研细面，香油调涂患处。

56. 沽源县献方

主治： 烧伤、烫伤。

药物： 大黄、米醋各适量。

配制： 大黄研成细末，米醋调。

用法： 先用针刺破水疱，将水放出，以药涂上。

57. 涿鹿县李新春献方

方名： 烧烫神效膏。

主治： 水烫火烧，不论新久。

药物： 桐油。

用法： 桐油不拘多少，按伤部大小涂。如伤部化脓，可在抹桐油后，再撒地榆粉（生地榆为粉）。

58. 阳原献方

主治： 火烧疮。

药物： 米沫子（小米内的细谷糠末）、马连（兰）根土各适量。

用法： 二物拌匀，涂伤处。

59. 涞源县高文良献方

主治： 火燎疮久不愈者。

药物： 大黄、杏仁、牛蒡子、黄柏各等份。

用法： 共为细末，干醋调搽患处。

60. 涿县刘宝庆献方

主治： 烧烫火伤，破烂不堪者。

药物： 石膏二钱，大黄二钱，龙骨二钱，儿茶二钱，冰片一钱。

用法： 共研细面，香油调抹患处。

61. 巨鹿李自青献方

主治： 烫伤。

药物： 生石膏一两，雄黄一两，冰片一钱。

用法： 共研极细面。每用三钱，开水冲调洗患处。

62. 无极县高司章献方

主治： 水烫火烧伤。

药物： 槐花。

用法： 烧存性研面，香油调涂患处。

63. 易县路士元献方

主治： 水火烫伤。

药物： 野兔皮骨。

用法： 烧炭存性研末，香油调涂。

64. 高阳县边竹亭献方

方名： 烫伤散。

主治： 火烧水烫。

药物：猪鬃五钱（烧灰存性），川军一钱，梅片四分。

用法：共为细末，香油调抹患处。

65. 安新县献方

主治：汤烫伤。

药物：龙骨、儿茶、大黄、石膏各等份。

用法：共为细末，如已破皮，即将药末撒布创面。如未破皮，可用茶水调搽。

66. 高阳县蒋瑞堂献方

主治：烫伤。

药物：川军五钱，地榆五钱，寒水石五钱，梅片三钱。

用法：共为细末，香油调抹患处。

67. 新城县王雍卿献方

方名：桃黄散。

主治：火伤烫伤。

药物：桃仁、大黄各三钱，地榆炭一两。

用法：共研面，香油调敷。

68. 涿县张洁心献方

主治：烧伤烫伤。

药物：地榆炭一两，大黄炭一两，当归炭一两。

用法：共研细末，香油调涂患处。

69. 涿县卢玉林献方

主治：开水烫伤。

药物：寒水石五钱，川军三钱，冰片一钱。

用法：共为细面，麻子油调敷患处。

70. 清苑县李志荣献方

主治：烫伤烧伤。

药物：生大黄三钱，鸡蛋清一个。

用法：将大黄研为细末，蛋清调匀，涂患处。

71. 阜平县献方

主治：汤火烫伤。

药物：鸡子黄适量。

用法：熬油搽患处。

72. 定县刘宝善献方

主治：烫伤。

药物：枣树粗皮四两，黄连一两，乳香一两，没药一两，当归一两。

用法：先将枣树皮炒成炭，再与其他各药合研细末，香油调搽患处，每日搽两次。

73. 武邑县陈道刚献方

主治：烫伤。

药物：白石灰、鸡蛋清各适量。

用法：调成糊状，敷于患处。

74. 平谷县李伯洁献方

方名：花碧散。

主治：一切烫伤。

药物：大枣（去核炒炭）、大黄（炒炭）各等份。

用法：共为细面，香油调成糊状，少加

冰片，涂敷患处。如起疱时可将疱挑破后再涂药；如药干后再续涂，保持湿润，以愈为度。

75. 平谷周绍武献方

主治： 水烫火烧。

药物： 生地一两，当归三钱，白芷三钱，银花一两，连翘五钱，甘草三钱。

配制： 香油一斤浸药三昼夜，再将药煎焦捞出入黄蜡四两，候冷入冰片。

用法： 用鸡翎搽抹伤处。

76. 隆化县黄学禄献方

主治： 烧烫伤。

药物： 白矾（研细末）、生大麻子油各适量。

用法： 大麻子油调白矾末成稀粥状，用鸡翎蘸涂患处，日数次。

77. 交河县马士元献方

方名： 猪毛散（《疡医大全》）

主治： 烫火烧伤起疱，流水疼痛不止，甚或溃烂。

药物： 猪毛烧灰。

用法： 共研极细末，麻油调敷，每日一次。

78. 宁河县李学程献方

主治： 火烧、水烫伤。

药物： 鸡子（煮熟去清用黄）数个。

用法： 铁勺炒取油去渣，敷搽患处。

79. 石家庄田瑞献方

方名： 烫伤胶

主治： 烫伤、烧伤。

药物： 当归四两，生地五两，黄蜡二两，轻粉三钱，香油一斤。

配制： 将香油熬开，下当归、生地候枯出渣，将油滤净，微火下轻粉，随下随搅，至变色时再入黄蜡，黄蜡熔化后，将油离火，待油变温至凝固即得。

用法： 敷患处。如有水疱，先刺破，用棉花将水拭干，然后将胶摊在棉纸上，约一分厚，敷患处，日换一次。

80. 石家庄封职献方

主治： 火烧、烫伤。

药物： 西瓜皮（阴干）。

用法： 砂锅炒黄，研为细末，香油调抹。

81. 徐水县郭寿泉献方

方名： 烫伤膏。

主治： 汤火烫伤。

药物： 川芎、当归、黄芩、甘草、槐树皮各等份。

配制： 上药用香油炸焦去渣，加入黄蜡成膏，置水中拔出火毒。

用法： 涂搽患处。

82. 围场县董纪元献方

主治： 火烧汤烫。

药物： 当归五钱，黄蜡八钱，麻油二两。

配制： 当归研细面，将麻油炼好，再将当归、黄蜡入内成膏。

用法：搽患处。

83. 滦县许树棠献方

主治：烫火伤。

药物：牲畜衣胞（干后）不拘多少。

用法：煅存性为末，香油调搽患处。

84. 新河县献方

主治：烫伤。

药物：蒜皮。

用法：焙为末，香油调涂。

85. 威县王西庆献方

主治：火伤、烫伤。

药物：蝉蜕、红花、冰片各一钱。

用法：共研细面，香油二两，鸡子清一
个调匀涂患处。

86. 威县陶梓箴献方

主治：火伤、烫伤。

药物：白药子（炒）、川军、松树皮
（炒）、小枣树皮各等份。

用法：共研极细面，香油调涂患处。

87. 威县杨仿柏献方

主治：火伤、烫伤。

药物：槐角炒炭。

用法：研细面，香油调涂患处。

88. 抚宁袁德宣献方

主治：烧烫伤。

药物：梅片三钱，川军一两，川连面三

钱，黄柏面一两，老松树皮一斤。

用法：焙炭，共研面，香油涂患处。

89. 南宫县安朝桂献方

主治：烧伤、烫伤。

药物：川军、金银花、白芍、寒水石、
木鳖子各等份。

用法：共为细面，香油调抹。如起疱者，
将疱刺破敷之。

90. 佚名氏献方

主治：烧伤、烫伤。

药物：绿豆衣适量。

用法：研为细面，香油调匀，外敷患处，
每日早晨一次即可。

91. 磁县徐纯九献方

方名：川黄散。

主治：火伤、烫伤，甚者脱皮。

药物：生川军、生黄柏、白蔹各三钱。

用法：共为细面，香油调成稀糊，抹
伤处。

92. 冀县危竹三献方

主治：烫火伤。

药物：生地榆二两，冰片二分，麝香
少许。

用法：共为细面。未破皮者香油调敷，
已破皮者干撒。

妇科门

月经不调类（计94方）

1. 怀安县章素芬献方

主治：月经不调，赶前错后。

药物：益母草、黑糖。

配制：益母草熬成饴糖样软膏状，用三分之二的益母膏加三分之一的黑糖搅匀，置瓶内。

用法：每日早、晚各服一酒盅。

2. 康保县章志刚献方

方名：坤草朱砂丸。

主治：妇女经血不调。

药物：坤草（益母草）一两，没药五分，朱砂五分。

配制：共研细末，炼蜜为丸，每丸重三钱。

用法：每天服两次，每次一丸，黄酒送下。

3. 龙关县李玺献方

方名：八宝坤顺丹。

主治：调经活血，安胎种子，理气舒肝。

药物：当归一两，云苓二钱五分，杭芍一两，朱砂三钱，红花二钱半，坤草二两，藏红花八分，川芎二钱半，枣仁一两。

配制：共为细末，炼蜜为丸，每丸重一钱，金箔为衣。

用法：每服一丸，白水送下。

4. 佚名氏献方

主治：行经腹疼，尺脉沉细。

药物：当归三钱，川芎一钱半，白芍三钱半，熟地三钱，紫苏一钱半，吴萸二钱，木香一钱半，香附二钱，官桂二钱，炮姜一钱。

用法：水煎服。

5. 商都常东才献方

主治：月经不调，赶前错后，头晕胸满。

药物：当归身三钱，干姜二钱，苏叶三钱，陈皮四钱，台乌药三钱，香附一两，甘草一钱。

用法：水煎服。

6. 康保县任绪献方

主治：妇女干血痨症。

药物：益母草二两（初伏太阳不出时采之）。

用法：水煎服。如月经在前半月来时，初二日服用；如月经在后半月来时，十六日服之。

7. 沽源县王焕章献方

主治：月经不调。

药物：四楞蒿（益母草）三两，结子后黄萝卜栽子（黄萝卜结子以后的老根）一两。

用法：水煎服。月经期服用三次。

8. 赤城县程月桂献方

主治：月经不调，经前三五日腹痛不止。

药物：当归三钱，元胡三钱，三棱二钱，莪术二钱，红花三钱，灵脂二钱，丹皮二钱，栀子三钱，枳壳二钱五分，白芍三钱，乳香二钱，没药二钱，甘草二钱。

用法：水煎，早、晚空腹温服。

9. 涿鹿县马耀庭献方

主治：妇女经血不调，内有瘀滞，经水不按期而至，或数月一次。

药物：归尾三钱，赤芍二钱，桃仁二钱，红花二钱，元胡二钱，枳壳二钱，灵脂二钱，香附二钱，大黄三钱，沉香二钱，生地五钱，川芎二钱，甘草二钱。

用法：水煎两次，早、晚各服一次。

10. 阳原县李清元献方

主治：妇女月经不调，久不受孕，紫黑块痛，赶前错后。

药物：①经前服方：三棱二钱，莪术二钱，桃仁三钱，红花一钱半，灵脂二钱，元胡二钱，归尾三钱，川芎三钱，郁金三钱，赤芍二钱，丹参二钱，胡连二钱，黄连一钱，木通二钱。②经后服方：灵

脂三钱，元胡三钱，白芍三钱，益智一钱半，川牛膝二钱，川朴三钱，甘草二钱，焦地榆三钱，香附三钱，生地炭三钱，当归三钱，川芎三钱。

用法：前后两方，经前一剂，经后一剂，俱用水煎服。

11. 宁晋县霍洁民献方

主治：妇人月经不调，腹胀满，属于寒性者。

药物：鲜姜（切碎）、红糖、白面、香油各等份。

配制：混合一起，丸如枣大，锅内煎熟。

用法：日服一丸，服至月余，经脉自调，食增腹暖。

12. 枣强县张秉中献方

方名：少腹逐瘀汤。

主治：妇女少腹疼痛或经期腹疼。

药物：当归三钱，川芎二钱，茴香一钱，炮姜一钱，元胡二钱，灵脂三钱，没药二钱，生蒲黄二钱，官桂一钱，赤芍二钱。

用法：水煎温服。

13. 宁晋县王遐龄献方

方名：加味四物汤。

主治：经水先期而至，血少色赤，乃热甚之故。

药物：酒当归三钱，酒川芎一钱半，酒生地三钱，酒杭芍三钱，姜黄三钱，黄芩三钱，香附三钱，丹皮三钱，元胡

二钱。

用法：水煎服。

14. 宁晋县王遐龄献方

方名：圣愈汤。

主治：经水先期而至，血少色淡，虚甚者。

药物：酒当归三钱，酒川芎一钱半，大熟地三钱，酒杭芍三钱，人参二钱，黄芪三钱。

用法：水煎服。

15. 宁晋县王遐龄献方

方名：当归补血汤。

主治：经水先期而至，血少色淡，乃气虚不能摄血。

药物：蜜炙黄芪一两，酒当归三钱。

用法：水煎服。

16. 宁晋县王遐龄献方

方名：胶艾四物汤。

主治：经水先期而至，血多无热者。

药物：酒当归三钱，酒川芎一钱半，大熟地三钱，酒芍三钱，贡阿胶三钱，醋炒艾叶二钱。

用法：水煎服。

17. 宁晋县王遐龄献方

方名：芩术四物汤。

主治：经水先期而至，血多，因瘀热者。

药物：酒当归三钱，酒川芎一钱半，酒生地三钱，酒杭芍三钱，黄芩三钱，白

术三钱。

用法：水煎服。

18. 宁晋县王遐龄献方

方名：芩连四物汤。

主治：经水先期而至，属热而实者。

药物：酒当归三钱，酒川芎一钱半，酒生地三钱，酒芍三钱，川连二钱，黄芩三钱。

用法：水煎服。

19. 高阳县任宝华献方

主治：室女干血痨。

药物：南红花四钱，尖槟榔七个，红荆树上的蘑菇三钱。

用法：共为细末，分四次服。每晚临睡时服一次，热黄酒调服，以病人酒量为度。

20. 涞源县王居献方

方名：通经丸。

主治：妇女经血不调，经闭不通，腹中作疼，内有瘀血等症。

药物：山甲、桃仁、红花、刘寄奴各二钱，当归、川芎、赤芍、三棱、莪术、元胡各三钱。

配制：共为细面，醋糊为丸，如黄豆大。

用法：每服三十丸，白开水送下。孕妇忌服。

21. 沽源县献方

方名：乌鸡汤。

主治：经枯血少，月经不调。

药物：当归一两，白芍一两，云苓一两，熟地一两，党参一两，柏子仁一两，乌骨白鸡一只。

配制：鸡去肠杂洗净，与上药同煮，肉烂为度，去药渣。

用法：药汁分三次服，鸡肉慢慢吃完。

22. 龙关县李玺献方

方名：安宫赞育丸。

功效：益气调经。

药物：当归一两，木香一两，赤芍一两，白芍一两，丹参一两，坤草八钱，朱砂三钱。

配制：共为细末，炼蜜为丸，每重二钱，赤金为腰。

用法：每服一丸，白水送下。

23. 涿鹿县朱钟秀献方

方名：一韭白汁汤。

主治：妇女逆血症（每值经期吐血或衄血）。

药物：鲜韭菜半斤（切碎）。

用法：蒸熟取汁加白糖四两，冲服。

24. 平乡县张弧献方

主治：妇女经血来时少腹痛，心胸满闷，气逆上攻。

药物：当归五钱，川芎三钱，白芍四钱，熟地四钱，川楝子四钱，木香二钱，槟榔二钱，元胡三钱。

用法：水煎服。

25. 广宗县刘慈普献方

方名：经前腹痛方（祖传）。

主治：月经未来小腹疼痛。

药物：红花三钱，紫油桂二钱半，黑木耳二钱半，紫红莪二钱（红荆花），杏花瓣二钱半。

用法：以上各药炒存性，共研细末。红糖为引，分五次服，日两次，早、晚服药而后食。月经来前开始服药，以腹不疼为止。

26. 广宗县程鸿举献方

方名：安冲汤（《医学衷中参西录》）。

主治：妇女经行多而且久，过期不止或不时漏下。

药物：焦白术六钱，生黄芪六钱，生龙骨六钱（研），生牡蛎六钱（研），大生地四钱，白芍三钱，海螵蛸四钱（研），益母草三钱，川续断四钱，阿胶珠五分（研）。

用法：水三盅煎一盅，临睡时温服。

27. 广宗县王成禄献方

主治：妇女月经过多，紫黑成块，日久不止。

药物：大生地五钱，大熟地五钱，黄芩三钱，黄柏三钱，栀子三钱，柴胡二钱，蒲黄一钱半，木通二钱，寸冬三钱，天冬三钱，阿胶珠三钱，丹皮二钱，知母三钱。

用法：红花为引，水煎服。

28. 完满县丁韵五献方

方名：调血汤。

主治：妇女月经不调。

药物：当归三钱，生地四钱，熟地四钱，白芍炒三钱，川芎三钱，丹参四钱，粉丹皮三钱，龙胆草二钱，生蒲黄三钱半，生五灵脂二钱半，元胡二钱半，郁金一钱，粉甘草二钱。

用法：水煎服。

29. 完满县孙殿元献方

方名：加味逍遥散。

主治：妇女肝气不舒，血虚发热，经血不调。

药物：当归四钱，白芍二钱，云苓三钱，栀子（炒）四钱，丹皮四钱，柴胡二钱，黄芩一钱五分，薄荷五分，甘草一钱。

用法：童便为引，水煎服。

30. 完满县唐寿山献方

主治：经血不调，或前或后。

药物：当归三钱，川芎二钱，广皮二钱，白芍二钱，熟地三钱，元胡二钱，香附三钱，丹皮一钱。

用法：水煎服。

加减：经行前期色紫者，加黄芩；经行过期色淡者，加官桂、炮姜、蕲艾各一钱。

31. 涞源县王亭鹤献方

主治：妇女每至经期流鼻血。

药物：当归五钱，川芎二钱，生地五钱，白芍三钱，郁金四钱，大黄三钱，栀子三钱。

用法：水煎服。

32. 完满县韩佩臣献方

方名：活血定痛汤。

主治：妇女经来腹痛。

药物：当归五钱，赤芍三钱，元胡二钱，郁金一钱半，刘寄奴三钱，乌药三钱，香附一两，红花二钱，生没药三钱，姜黄一钱。

用法：水煎服。经将行时连服三日，每日一剂。忌生冷愤怒。

加减：腹胀痛，加乌药一钱；痛重于胀，乌药减一钱半，没药改为四钱。

33. 无极县张忠信献方

主治：经期腹痛。

药物：西红花、广木香、血琥珀各三钱。

配制：共研细末，另用红糖一斤合药面放入碗内，隔水炖一小时取出，搅匀分为十六份（注意不要使水入碗内）。

用法：日服三次，每服一份，空腹服。

34. 平山谷玉藩献方

方名：加味四物汤。

主治：经血赶前。

药物：当归、生地、川芎、白芍、丹皮、地骨皮。

用法：水煎服。

加减：热甚者，加黄芩。

35. 新乐县梁志诚献方

方名： 加味乌药汤。

主治： 痛经，胀多痛少者。

药物： 乌药、砂仁、元胡、广木香、槟片各三钱，香附四钱，甘草一钱五分。

用法： 水煎温服。

36. 阳原县陈尚祯献方

方名： 理坤丸。

主治： 月经疼。

药物： 当归四两（酒洗），白芍四两（酒洗），生地二两（酒洗），川芎四两，川军四两，醋元胡四两，血竭四两，醋香附二两，百草霜五两。

配制： 将药研成细面，醋糊为丸，如绿豆大。

用法： 每次服三钱，白开水送下。

37. 无极县献方

主治： 妇女每月行经腹痛。

药物： 当归三钱，杭白芍三钱，川芎二钱，生地、熟地各三钱，元胡一钱半，香附三钱，五灵脂三钱，赤芍二钱，盆沉香三钱，红花一钱半，桃仁三钱，益母草三钱。

用法： 水煎两次，每日早、晚各服一次。

38. 涞源县王居献方

方名： 清热调经汤。

主治： 妇女经血不调，周身发烧，寒热往来，赶前错后，或经闭不通，瘀血腹痛等症。

药物： 怀生地、全当归各五钱，延胡索、炒白芍各四钱，桃仁、焦栀子、炙香附、红花、地骨皮各三钱，丹皮、黄芩各二钱，百草霜二钱。

用法： 水煎服，一日两次，童便为引。

39. 曲阳县王双月献方

方名： 四物加参芪陈甘汤。

主治： 经水后期，血虚气弱，头目不清，脉微细小者。

药物： 当归四钱，川芎二钱，熟地三钱，白芍三钱，黄芪五钱，陈皮二钱，党参三钱，甘草八分。

用法： 水煎服。

40. 涿县冯恩承献方

主治： 妇女经行腹痛，身无寒热。

药物： 杭芍五钱，香附五钱，当归四钱，元胡三钱，肉桂三钱，生姜四片。

用法： 水煎服，日服两次。

41. 涿县吴国才献方

主治： 行经腹痛。

药物： 杭芍五钱，香附五钱，当归四钱，木香三钱，元胡三钱，肉桂二钱。

用法： 水煎服。

42. 平山赵振明献方

主治： 妇女经血不调，内瘀血块腹疼。

药物： 白鸽一只，血竭。

配制： 腹痛一年用血竭半两，两年用一两。白鸽去尽毛及内脏，将血竭装入鸽腹内，用线缝好，砂锅内黄酒煮熟。

用法：每日服两次，三天服完。

43. 深县王洪考献方

主治：行经腹痛。

药物：益母草一两，大葱白三根。

用法：水煎服。有寒加红糖，有热加地骨皮。

44. 滦县张瑞灿献方

主治：室女月经不调，发热咳嗽，困倦无力。

药物：当归四钱，熟地三钱，赤芍三钱，柏子仁二钱，泽兰三钱，川牛膝三钱，续断三钱，卷柏三钱，甘草三钱。

用法：水煎服。

45. 深县献方

主治：妇女经行后期而量多者。

药物：杭芍一两，熟地一两，川芎五钱，焦术五钱，广桂五分，川断一钱，五味三钱，柴胡一钱半。

用法：水煎服。

46. 深县献方

主治：妇女经期续断无定者。

药物：当归一两，杭芍一两，熟地五钱，山药五钱，菟丝子一两炒，柴胡五分，茯苓三钱，芥穗二钱。

用法：水煎服。

47. 深县献方

方名：宣郁调经汤。

主治：经前腹痛数日而后行，其色多紫黑者。

药物：当归五钱，杭芍五钱，柴胡一钱，香附一钱，栀子三钱（炒），川郁金一钱，丹皮五钱，黄芩一钱，白芥子二钱，甘草一钱。

用法：水煎服。

48. 深县高志民献方

主治：行经腹痛。

药物：元胡八钱，桃仁三钱，漏芦一两，香附六钱。

用法：水煎服。

49. 围场县张立昆献方

方名：调经汤。

主治：经前腹痛，热入血室。

药物：香附四钱，当归五钱，苍术三钱，枳壳三钱，川芎二钱，川朴三钱，木通三钱，坤草三钱，柴胡三钱，苏梗三钱，茯苓三钱，荆芥二钱。

用法：水煎服。

50. 保定市张景韩献方

方名：加减补中益气汤。

主治：脾胃虚弱，气耗血枯，月经不行。

药物：高丽参三钱，黄芪三钱，白术二钱，白芍二钱，当归身三钱，炙甘草二钱，川芎一钱五分，柴胡一钱五分，陈皮二钱五分，神曲二钱，麦芽三钱，大枣三枚，生姜一钱。

用法：水煎服。

51. 丰宁县徐化玉献方

方名：当归地黄汤。

主治：妇女气血不足，月经不调，腰膝腿疼。

药物：当归、川芎、杭芍、熟地各五钱，人参、元胡、丹皮、生芪各二钱。

用法：水煎服。

52. 丰宁县徐化玉献方

方名：大温经汤。

主治：月经不调。

药物：当归、川芎、杭芍、人参、阿胶、桂心、甘草、寸冬、丹皮、姜半夏各二钱。

用法：水煎服。

53. 新河县杨金楹献方

主治：妇女经血不调，月经赶前错后，行经腹痛，经前作烧。

药物：丹参一两，当归、香附、黄芩各四钱，川芎、桃仁、红花、元胡、吴萸、砂仁、丹皮、陈皮各二钱，赤芍、熟地各三钱，甘草一钱。

用法：月经临行前第一天，服此药二三剂。轻者两个月即调，重者三个月即调。

54. 丰宁县徐化玉献方

主治：月经不调，少腹疼痛。

药物：当归、川芎、熟地、白术、丹皮、

地骨皮各二钱。

用法：水煎服。

55. 新河县杨子筠献方

主治：妇女经前腹痛。

药物：肉桂二两，白术三两，茯苓三两，猪苓三两，泽泻五两。

用法：共为细面。每服一钱，一日四次。服后多喝开水，微汗出为度。

56. 易县邓介臣献方

方名：加味血府逐瘀汤。

主治：妇女经血不调，内有瘀血，午后发烧等。

药物：当归、生地、桃仁、红花、甘草、枳壳、赤芍、柴胡、川芎、桔梗、牛膝、枯芩、丹皮、地骨皮各三钱。

用法：水煎服。

57. 滦县李广云献方

方名：新建少腹逐瘀汤。

主治：小腹疼痛，积滞胀满，经血不调，赤白带下等症。

药物：当归三钱，元胡三钱，沉香一钱，苍术三钱，甘草一钱，川芎二钱，赤芍三钱，蒲黄三钱，灵脂三钱，官桂一钱，乌药三钱。

用法：水煎服。

加减：经血不调寒者，加附子、炮姜；气虚者，加党参、白术，去灵脂；血热者，加生地、丹参，去苍术。

妇科门

58. 围场县杨化园献方

方名：活血止痛汤。

主治：妇人少腹痛，经血有瘀。

药物：苏木五钱，当归三钱，川芎三钱，茴香三钱（盐炒），元胡三钱（醋炒），五灵脂三钱，生蒲黄三钱，没药四钱（炒），官桂三钱，赤芍二钱，甲珠三钱，川楝子四钱。

用法：生姜三片引，水煎服。

59. 获鹿县王贵德献方

主治：血瘀经行腹痛。

药物：桃红四物汤加香附、丹皮、元胡。剂量以病者体质而定。

用法：水煎温服。

60. 滦县李增献方

方名：调经女金丹。

主治：经血不调，赶前错后，经期腹痛，五心烦热。

药物：当归八钱，赤芍四钱，桃仁三钱，元胡六钱，青皮三钱，三棱四钱，香附八钱，川芎四钱，红花二钱，丹皮三钱，枳壳四钱，广皮三钱，文术四钱，炙草四钱。

配制：共为细末，蜜丸二钱重。

用法：每服一丸，日服两次。偏虚者，当归汤送下；经期腹痛，红花汤送下；五心烦热，竹茹汤送下；寒痛者，元胡汤送下。

61. 唐山市工人医院献方

主治：月经不调，先至属热者。

药物：生地黄、当归、白芍各二钱，黄柏、知母各一钱，黄芩、黄连、川芎、阿胶珠各八钱，艾叶、香附、炙甘草各七钱。

用法：水煎空腹服。

62. 晋县宋敏献方

主治：妇女经期腹痛。

药物：当归三钱，元胡二钱，川芎二钱，灵脂二钱，血竭花一钱（研末）。

用法：水煎温服，冲血竭末。

63. 保定市高贵山献方

方名：滋血汤。

主治：妇女心肺气虚，血亏，月经过期。

药物：人参一钱，山药二钱，黄芪二钱，茯苓三钱，川芎二钱，当归三钱，白芍三钱，熟地二钱。

用法：水煎服。

64. 深县安俭平献方

主治：妇女脾虚胃寒，腰痛，月经不调。

药物：当归五钱，川芎二钱，白术二钱，砂仁二钱，香附三钱，甘草一钱，牛膝二钱，木瓜三钱，姜朴三钱，焦三仙三钱，熟地三钱。

用法：水煎服。

65. 保定市田云鹏献方

主治：妇女经前腹痛。

药物： 元胡三钱，乳香三钱，没药三钱，陈皮一钱。

用法： 水煎服。

66. 保定市李国培献方

方名： 停经汤。

主治： 月经过多，淋漓不断。

药物： 柏木炭五钱，红糖二两。

用法： 将柏木炭研极细末，与红糖调匀，白开水送下。

67. 保定市高贵山献方

方名： 瑞金散。

主治： 妇人经前呕吐，经期腹疼。

药物： 元胡、牡丹皮、红花各一钱，片姜黄二钱半，赤芍一钱半，莪术、川芎、当归各一钱半，官桂五分。

用法： 水一盅、酒一盅同煎至一盅，食前服。

68. 藁城县万胜福献方

主治： 妇女行经时腹疼。

药物： 当归二钱，川芎一钱半，赤芍一钱，丹皮一钱，香附一钱，生地五钱，红花三钱，桃仁二十个。

用法： 水煎服。

69. 邢台市尚雅儒献方

主治： 妇女行经过多，腹疼腰疼，心悸气短。

药物： 大当归三钱，阿胶珠三钱，川芎二钱，炒杭芍二钱，醋艾叶二钱，蒲黄炭二钱，棕炭三钱，茯神三钱，炒远志二钱，柏子仁二钱，醋灵脂二钱，侧柏炭二钱，甘草二钱。

用法： 水煎服。

加减： 血热加生地炭；血虚加熟地炭；气虚加人参；血不止加蚕茧七个。

70. 保定市汤义献方

主治： 妇女月经不调。

药物： 熟地四钱，当归二钱，白芍二钱，川芎一钱，丹参二钱，茺蔚子二钱，香附三钱，白术二钱。

用法： 水煎服。

71. 保定市贾舜卿献方

主治： 行经腹痛。

药物： 元胡三钱，当归四钱，白术三钱，巴戟三钱，炒山药三钱，乌药三钱，白果二钱，茯苓二钱，木香二钱，香附三钱，乳香三钱，没药三钱。

用法： 水煎服。

72. 程月桂献方

主治： 行经腹痛。

药物： 当归三钱，白芍二钱，川芎二钱，元胡二钱，香附二钱，郁金二钱，三棱二钱，莪术二钱，乳香一钱五分，枳壳二钱，肉桂一钱五分，甘草一钱。

用法： 水煎，日服两次，空腹服。

73. 无极县张友三献方

主治： 经期腹痛。

药物： 当归三钱，杭芍三钱，川芎二钱，生地、熟地各三钱，元胡一钱半，香附三钱，灵脂二钱，赤芍二钱，沉香三钱，红花一钱半，桃仁三钱，益母草三钱。

用法： 水煎温服。

74. 涞源县杨家庄乡王树勋献方

方名： 牛黄百病丸（祖传方）。

主治： 主治干血痨病，及妇女经血不调，月经闭止，数月不见，腹有血聚，或寒或热，腹疼腰疼腿疼，周身疼痛。并治妇女一切疑难之症。兼治胃痛，噎膈反胃。

药物： 白面六两，黄蜡六两，黑矾二两。

配制： 先将白面用水和好作两个饼，将矾和蜡分放二饼中间，然后合住。用湿柳条棍支架，用木炭火微焙干透，共为细面听用，不见铁器。用丁香二钱，山甲珠四钱，酥虎骨四钱，琥珀二钱半，灵脂四钱，红花四钱，牛黄五分，人参三钱，广木香五钱，羚羊角二钱，川军一两，川芎二钱，蜂蜜四两，大枣三十六个（去核），核桃仁二两，荆芥三钱，共为细末。和前药共入石臼内捣如泥，为丸如绿豆大（忌铁器）。

用法： 每服二十丸。服此药必须用下方汤药送之：当归三钱，川芎二钱，槟榔一钱，焦三仙三钱，枳实一钱五分，五灵脂二钱，白芍一钱，红花三钱，桃仁三钱，荆芥三钱，三棱一钱五分，莪术一钱五分，广木香一钱，凤眼草一钱，广皮二钱，半夏一钱五分，牛膝一钱五

分，麻黄五分，甘草一钱五分，赤芍一钱，山甲一钱五分，云苓一钱五分，藿香一钱五分，川朴一钱五分，坤草一钱五分，黄芩一钱五分，黑豆三十粒，鲜姜三片，大枣三枚。此药一料，病轻者能治愈数人，病重者不足一料即愈。

75. 完满县姚鸿勋献方

方名： 顺经汤。

主治： 妇女倒经，经期腹痛，鼻衄。

药物： 当归五钱，川芎三钱，白芍三钱，生地炭三钱，香附炭三钱。

用法： 水煎服。

76. 涞源县王树勋献方

方名： 调经养血保身丹。

主治： 妇女经血不调，或月经闭止，或淋漓不断，或赶前错后，或多或少，血色不正，或黑紫色，或淡如血水，腰腹疼痛，以及周身痛，面黄肌瘦，不思饮食。

药物： 坤草一斤，广木香二两，当归四两，川芎四两，白芍四两，黄芪四两。

配制： 共为细面，炼蜜为丸，每重三钱。

用法： 日服两次，每服一丸，黄酒送下。

77. 保定市郑喜贵献方

主治： 行经腹疼，久不受孕。

药物： 当归四钱，川芎二钱，生地三钱，茴香三钱，吴萸二钱，元胡四钱，灵脂五钱，香附四钱，没药三钱，桃仁三钱，苏木二钱，砂仁二钱，甘草一钱。

用法：水煎服。经前服三剂，经后服三剂，日常不服。如能照方服药，一般三月可愈。

加减：乳房痛者，加瓜蒌三钱。

78. 冀县马金泉献方

方名：调经丸（自创）。

主治：妇人经血不调。

药物：当归四两，桂圆二两，甘草四钱，血竭一两。

配制：共为细末，炼蜜为丸。

用法：每服二钱，白水送下。

79. 保定市蔡贤斋献方

方名：温经汤。

主治：经血前后不调，行经腹疼，赤白带下。

药物：当归四钱，杭芍、人参、丹皮、半夏各三钱，寸冬四钱，川芎、阿胶、肉桂、干姜、甘草各三钱，吴萸一钱。

用法：水煎温服。

80. 宁晋县王遐龄献方

方名：桃红四物汤。

主治：经水先期而至，血多有块，色紫稠黏者。

药物：酒当归三钱，酒川芎一钱半，酒生地三钱，酒杭芍三钱，桃仁三钱，红花三钱。

用法：水煎服。

81. 安平县杜洪钟献方

主治：妇女经血不止。

药物：当归、阿胶珠、川断、白芷、黄芩、金毛狗脊（炒去毛）、莲房炭、蒲黄炭各二钱，熟地四钱，地榆炭三钱，白芍（炒）、川芎各一钱半。

用法：水煎服。

82. 涿鹿县李敬铭献方

主治：妇女月经不调，肚腹膨胀，赤白带下。

药物：小茴香七钱（炒），干葛二钱（炒），赤芍二钱，当归二钱，川芎二钱，没药三钱（研），元胡一钱，蒲黄二钱（炒），灵脂二钱（炒），官桂一钱。

用法：水煎服。

83. 赤城县米生献方

方名：加味乌药散。

主治：行经腹痛。

药物：乌药三钱，砂仁三钱，木香三钱，元胡三钱，炙香附三钱，甘草二钱，槟榔二钱。

用法：共为细末，日服两次，每次三钱，白水送下。

84. 涿鹿县杨隐之献方

主治：妇女痛经，赶前错后，经水不调，腹腰作痛，手足发凉，以及不能受孕。

药物：当归三钱，川芎三钱，香附四钱，陈皮三钱，没药三钱，乳香二钱，五灵脂三钱，炮姜三钱，桂圆三钱，益智三钱，青皮三钱，枳实三钱，柏仁三钱，枣仁二钱，苏木二钱，红花二钱，薄荷三钱，路路通一钱。

用法：水煎服，渣再煎服。服药前先喝一盅黄酒。

85. 怀安县宋顶发献方

主治：妇女经血不调，或先或后，经前腹痛。

药物：全当归八钱，川芎五钱，白芍六钱，熟地八钱，茯苓四分，香附六钱，黄芩六钱，吴茱萸六钱，官桂五钱，坤草六两，元胡八钱，广木香五钱，丹皮五钱，旋覆花五钱，广皮八钱，生姜三片。

用法：水煎，分四次服。

86. 阳原县李元清献方

方名：血府逐瘀汤。

主治：妇女经血不调，血瘀气滞，腹痛头痛。

药物：当归三钱，生地三钱，桃仁三钱，红花二钱，甘草一钱，枳壳二钱，赤芍二钱，柴胡一钱半，川芎二钱，桔梗一钱半，牛膝一钱半。

用法：水煎服。

87. 宁晋县魏存生献方

主治：妇女经血不调，或数月不见，午后发热，咳嗽无痰（俗名"干血痨"）。

药物：广木香四两，川军四两。

配制：共为细面，陈醋五斤，新砂锅一

个，将药面及醋放新砂锅内，火上炖成稠糊状，晾冷，共做十六粒。

用法：每天服一粒，黄酒二两送下。忌食生冷腥物，禁房事六十天。

88. 韩雨亭献方

方名：药酒方。

主治：妇女不孕，及一切经痛，月经不调，腹疼，虚劳等症。

药物：油桂、紫豆蔻、当归、母丁香、肉豆蔻各三钱，川芎、熟地、川断、川牛膝、高良姜、红豆蔻、红花各一钱五分，公丁香二钱，香附末一钱，冰糖一钱（有无均可），白酒三斤

配制：酒入瓷坛，药浸酒内，再将坛口封固，将坛放锅内炖两小时。

用法：每日晨空腹温服三至五盅。

89. 佚名氏献方

主治：气滞血凝，小腹刺痛，经血不调。

药物：蒲黄（炒）、五灵脂（炒）、广木香、肉桂各五钱。

用法：共为细末，每服三钱，白水调服。

90. 宁晋县韩雨亭献方

主治：妇女月经不调，经期赶前错后，腰腹疼痛，腹内积聚痞块等症。

药物：当归一两，酒白芍一两，泽泻七钱，香附一两，坤草一两，山药一两，吴茱萸一两，桃仁一两，茯苓七钱，熟地二两，西红花三钱，生地一两，元胡二两，川芎五钱，杜仲炭七钱，丹皮一

两，橘红七钱。

配制：共为细末，炼蜜为丸，如梧桐子大。

用法：每服三钱，日服两次，饭后白水送下。

91. 宁晋县林树崇献方

方名：乌金丸。

主治：妇女行经腹痛。

药物：归尾五钱，川芎三钱，灵脂五钱，香附三钱，乳香五钱，没药三钱，天麻五钱，代赭石三钱，百草霜五钱，巴豆霜一两。

配制：共为极细末，面糊为丸，黄豆粒大。

用法：每服二分五厘，弱者酌减。

92. 宁晋县毛计恒献方

方名：妇科乌金丸。

主治：妇女经水不调，赤白带下，经前经后腹疼，赶前错后，或多或少，或成

崩漏。

药物：明天麻二钱五分，百草霜六钱，没药四钱，飞罗面六钱。

配制：共为极细面，干陈醋一盅，和水适量，做成八十丸。外用好香墨染黑，金箔为衣。

用法：每服两丸，一日两次。当归、乳香各一钱，煎水送下。

93. 阳原县献方

主治：妇女经血不调，鼻衄血。

药物：当归三钱，川芎三钱，寸冬四两。

用法：水三盅半煎一盅，饭前服。两次用水三盅煎一盅，连服两剂。

94. 沽源县献方

主治：月经不调。

药物：紫丹参四两。

用法：洗净切片，研为细末。日服三次，每服二钱，开水或黄酒送服。

闭经类（计54方）

1. 涿鹿县岑效儒献方

主治：妇女经闭。

药物：陈黄瓜秧七寸长七段，分心木

（核桃内夹皮）二钱。

用法：二味合煮水。清晨服一煎，临卧时服一煎，服二十一天，专治五个月经

闭不通。

2. 商都县李丕英献方

方名：子宫坐药。

主治：妇女月经不调或经闭，干血痨症，瘀血结于子宫，小腹按之有块。

药物：车前子五分，草乌五分，紫丁香五分，巴豆霜五分，猪牙皂五分，生甘草五分，川椒五分，穿山甲五分（炒），葶苈子五分，川芎五分，当归五分，白附子五分。

配制：共研细末，葱心合于一处共捣，以能团成丸为度。再用绢或纱布缝一小口袋，将丸药放入袋内，缝住口，再缝上一条线。

用法：把线拴在大腿上，将药袋塞入阴道底，不拘日数。待月经通调时，药袋自下，不要任意取出，至多不过二十天即可脱下。

3. 商都县史天保献方

主治：妇女经闭，发寒热，将成痨瘵。

药物：凤眼草（椿树上所结之荚子）一两，红花二钱。

用法：水煎，红糖五钱为引，一次服下。

4. 沽源县献方

主治：经闭不行。

药物：糖坊熬糖锅巴。

用法：研细末，水煎服。

5. 沽源县曲广田献方

主治：干血痨。

药物：白凤仙花三钱，川军三钱。

用法：共研细末，开水冲服。

6. 商都县王进财献方

主治：妇女经闭，将成干血痨。

药物：啄木鸟一只。

用法：置瓦上焙干，研为细末，每服五钱，温黄酒送下，日服一次。

7. 束鹿县阎钦命献方

主治：室女经闭，发热，咳嗽，面赤，腹痛。

药物：藏红花三钱，朱砂三钱，南沉香三钱，广木香三钱，炙鳖甲三钱，蝼蛄（炙）一个

配制：共研细末，炼蜜为丸，分作八丸。

用法：每晨空腹黄酒送下一丸。

8. 武邑县吕育卿献方

主治：经闭。

药物：当归、川芎、三棱、文术、紫菀、赤芍、寄奴各二钱，穿山甲一大片，茜草二钱，红花一钱。

用法：共为细末，米糊为丸，烧酒送下。

9. 阳原县李元清献方

主治：妇人经闭三四月不见，或腹有硬块。

药物：草红花五钱，桃仁五钱，白芍三钱，川芎五钱，当归五钱，木通四钱，

京三棱三钱，莪术三钱，香附三钱，枳壳四钱，木香二钱，甘草三钱，元胡四钱，陈皮四钱，青皮三钱，川朴四钱，泽泻四钱，坤草二两，广郁金五钱。

配制： 共为细面，炼蜜为丸三钱重。

用法： 日服一次，每服一丸，饭前服。忌生冷、硬食、怒气、房事。

10. 涿鹿县闪浚五献方

主治： 室女经闭。

药物： 香附米六钱（童便炒），当归四钱（酒炒），生地、熟地各三钱，益母草四钱，元胡三钱，木瓜三钱，三棱二钱，莪术一钱五分。

用法： 水煎温服，服至经来为止；或服三四剂后，配成丸剂。

11. 无极县殷秀生献方

方名： 通经下取丸。

主治： 经闭。

药物： 萹蓄一钱半，川军二钱，巴豆霜五分，白胡椒五分，斑蝥二个（去头足）

用法： 共研细末，枣肉为丸，绸包线缚，纳入阴道深处，三日一换，小便时取出。

12. 无极县刘熙和献方

主治： 经闭。

药物： 红榆树蛆一个。

用法： 焙干为末，黄酒冲服，服两次经即通。

13. 无极县刘汉卿献方

主治： 经闭。

药物： 藏红花三钱，獾血一酒杯。

用法： 红花水煎，与獾血和匀，黄酒为引温服。

14. 赵县殷朝纲献方

主治： 妇女经闭数月，发烧，咳嗽，饮食不进。

药物： 生杭芍、川连炭、全当归各四钱，栀子炭、川芎、贝母、沙参、胡黄连、川断、甘杞果、寸冬、陈皮、丹皮、牛膝各三钱，玉竹三钱半。

用法： 水煎服，生姜三片为引。

15. 赵县王成云献方

主治： 经闭。

药物： 当归、木耳各三钱。

用法： 每晚煎服一剂，以通为止。

16. 安平县任志芹献方

主治： 经闭。

药物： 鸡子一个，西红花一钱，川军不拘多少。

配制： 将鸡子破一小孔，红花、川军装在鸡子内，将口封闭，放柴火内烧焦，研为细末。

用法： 一次服，黄酒送下。

17. 宁晋县张怀尧献方

主治： 妇人经闭，腹大状如怀子，面容憔悴，俗名"鬼胎"。

药物：红花四两，大黄五钱，雷丸三钱。

用法：水煎服，服后倾盆泻下血块如鸡肝。愈后用六君子汤调补，自然恢复健康。

18. 宁晋县钟藻章献方

主治：妇女血瘀经闭。

药物：归尾、净没药、血竭花、斑蝥（去头足）、红娘虫各一钱。

配制：共为细末，白面糊为丸，如黄豆大。

用法：每服一钱，白水送下，或西红花煎汤送下，早、晚空腹服。体虚者四物汤送下。

19. 阳原县梁兴汉献方

主治：妇人经血闭止，身体乏困，形似有痨症。

药物：当归三钱，川芎三钱，白芍三钱，生地三钱，天冬三钱，寸冬二钱，香附三钱，白术三钱，党参三钱，云苓二钱，柏子仁三钱，远志三钱，丹皮二钱，陈皮二钱，砂仁一钱，枳壳二钱。

用法：水煎服。

20. 无极县刘冰献方

主治：室女经闭，咳嗽带血者。

药物：红花饼四钱，当归四钱，寸冬二钱，苍术三钱，茵陈三钱，广木香一钱，熟地二钱，丹参四钱，泽泻三钱，香附三钱，苏木一钱，紫荆蘑菇（赤桎柳树上生的蘑菇）二钱，甘草五分。

用法：水煎温服，獾血、黄酒为引。忌肉类生冷。服三剂周身即出汗，后继服第二方（前方加莪术一钱半，桃仁二钱；前方之茵陈减为一钱，熟地加一钱，苍术减一钱半，香附加一钱，苏木加一钱，黄酒为引）。第二方服两剂后，小汗出，经血下即愈。禁忌如前方。

21. 蠡县献方

主治：经水不通。

药物：茜草一两。

用法：水煎服。

22. 高阳县严祥瑞献方

主治：血瘀经闭。

药物：巴豆五十粒（去油），斑蝥二十五个（去足翅），山甲二钱半（油炸），大黄五钱，苦葶苈五钱。

配制：共为细末，大枣煮熟去皮核，捣为泥，合药为丸，如小枣大，以绢包之，用丝线缝好，仍留丝线头五六寸许。

用法：先用开水洗阴户，拭干，将药送入阴户极深处，一日一夜取出。少顷冷气下，发冷发烧如感冒状，勿惧，照常饮食无妨，过半日许，或下鲜血，或下死血及恶物。忌生冷、发物。

23. 涿县崔林献方

主治：妇女经闭，腹中不适，有时五心发烧，体质尚强者。

药物：莪术五钱，姜炭五钱，芦荟三钱，二丑三钱。

用法：共为细面，蜜丸三钱重，每日早、晚各服两丸。

24. 无极县王成泽献方

主治：妇女经闭。

药物：斑蝥三个，巴豆二个，麝香一分半，皂角一钱，花粉一钱半。

配制：共为细面，大葱为丸。

用法：用绸子布包好纳阴道内。

25. 无极县杜泰林献方

主治：妇女经血闭止。

药物：川军五钱，桃仁四十粒（去皮尖），斑蝥十个（小米炒），西红花二钱。

用法：共为细面。每服一钱，白酒一盅和四物汤煎汤送下。

26. 保定市陈子厚献方

主治：干血痨。

药物：赤柳蘑、西红花、桑白皮、地骨皮各三钱，桃仁泥、茜草根、六安茶各一两。

用法：水煎温服，每隔七日服一次。服两剂后，经血自见，始停药。服后腹内微有疼感。

27. 唐县李兰田献方

方名：通经汤。

主治：室女血亏经闭，发热恶寒，面色苍白。

药物：熟地三钱，牛膝三钱，川断三钱，泽兰三钱，卷柏三钱，川军一钱半，蟅

虫二钱，桃仁二钱，柏子仁二钱。

用法：水二盅煎至一盅，日服两次。

28. 唐山市武珍献方

方名：通经汤。

主治：妇人因气血内郁，腹部或四肢阵阵反复抽痛，月经闭止。

药物：归尾三钱，赤芍四钱，川大黄三钱，文术三钱，三棱三钱，甲珠四钱，红花三钱，桃仁四钱，牛膝三钱，香附三钱，丹皮三钱，枳壳三钱。

用法：水煎服。

29. 深县献方

主治：妇女经血不调，血枯经闭。

药物：红花、苏木、桃仁、茶叶各三钱，白果仁七粒，葱根七个，生姜三片。

用法：水煎服，兑益母膏三钱。

30. 深县献方

方名：经闭奇方。

主治：妇女经闭。

药物：黄鼠狼头一个。

用法：炭火烧透，无烟为度，去净浮毛，研为细末，黄酒冲服，发汗则愈。

31. 定县郭维新献方

主治：血瘀经闭，日久成痨。

药物：蚕茧二个，熟地二钱，巴豆霜二钱，白胡椒十四粒

用法：将药共为末，用酒和成块，装在蚕茧内，周围用针扎孔，两端穿绳系之

纳阴户内。用药七天见血，急将药抽下。

32. 景县张凤池献方

方名：月红丸。

主治：妇女经闭，枯瘦发烧，渐成劳瘵。

药物：川芎、茯苓、羌活、广木香、泽兰三钱，当归、白芍（炒）各八两，甘草二钱，红月季花三百朵，益母草膏十两，东北白参三钱（用吉林野参更好，不用红参，用好党参亦可）。

配制：各药共为细末，合益母膏炼蜜为丸（蜜内入南酒四两，炼去水分用）三钱重。

用法：每服一丸，黄酒引送下，水亦可。每日早、晚各服一丸。

33. 唐山市李如松献方

方名：活血逐瘀汤。

主治：月经数月不行，或行经过少，小腹积块，停瘀作痛等症。

药物：当归、三棱、莪术、红花、元胡、炮姜、木通各三钱，赤芍、桃仁、乌药、吴萸各四钱。

用法：水煎服。

34. 怀安县李希和献方

主治：室女经闭。

药物：生山药八钱，生白芍二钱，鸡内金一钱，大元参三钱，枸杞子二钱，焦白术二钱，生地、熟地三钱，西红花一钱，桃仁泥一钱，橘核二钱，当归三钱，甘草一钱半。

用法：日服一剂，水煎温服。咳嗽加川贝二钱，枇杷叶一钱，瓜蒌二钱。

35. 高阳县王德山献方

主治：室女经闭。

药物：当归八钱，白芍三钱，赤芍三钱，川芎二钱，元胡三钱，广木香二钱，西红花一钱，桃仁三钱，牛膝四钱，青皮三钱，郁金三钱，枳壳三钱，丹参六钱，粉草一钱。

用法：水煎服。

36. 巨鹿县李清怀献方

方名：通经茜草汤。

主治：女子经水不通。

药物：茜草一两。

用法：配烧酒煎服。

37. 安国县张景贤献方

主治：妇女经闭干血痨。

药物：麝香一分五厘，西红花五分，上梅片三分，甘遂三分，广木香一钱，通草三分，紫草四分，朴硝一钱，朱砂六分，天灵盖一钱。

用法：共研为末。用猪膀胱一个，好酒一斤四两，将酒药装入膀胱内，口用绳缚好，敷肚脐眼处，四五天药酒浸入腹内病痊愈。忌食生冷、油腻百日。

38. 安国县谢凤楼献方

主治：干血痨。

药物：斑蝥七个，红娘七个，归尾七

分，红花七分，血竭花七分，巴豆一粒（去油）

配制：共为细末，分成二剂。

用法：黄酒送下，服后发汗。

39. 安国县白云汉献方

主治：经闭。

药物：川军三钱，血竭花三钱，白鸡心一个。

用法：共研末。分两次服，每日一次，白水送下。

40. 任丘县李景山献方

主治：经闭。

药物：山甲三钱，鳖甲一钱，红花二钱。

用法：前二味先用好醋炙七次为面，再用黄酒煎红花二钱，一次服下。

41. 徐水县刘海明献方

方名：通经丸。

主治：干血痨，经闭发冷发烧。

药物：西红花二钱，水蛭一两五钱，红娘五钱，土鳖五钱，白芍一两，鸡内金二两，台参一两，乳香、没药、山甲各一两。

配制：共为细末，炼蜜为丸，每丸三钱重。

用法：每日服两丸，早、晚各服一丸。服后大小便下黑血块。忌生冷。

42. 晋县中医研究所献方

主治：室女经闭。

药物：当归五钱，川芎二钱，杭芍四钱，香附六钱（醋炒），灵脂三钱，三棱三钱，莪术三钱，枳壳二钱，广木香三钱，桃仁四钱，川牛膝二钱，川郁金四钱，益母草三钱，甘草梢一钱半。

用法：水煎服。

43. 博野县姜吉昌献方

主治：经闭。

药物：雄鸡肝一个，血竭花三钱，红花三钱。

配制：后二味研为细面，与鸡肝共捣，烘为丸，分成七丸。

用法：每日服一丸，白开水送下。

44. 唐山市谢元桢献方

方名：少腹逐瘀汤。

主治：瘀血经闭少腹疼。

药物：当归、赤芍、蒲黄各三钱，川芎、灵脂、没药、元胡、茴香各二钱，官桂一钱，炮姜五分。

用法：水煎服，每日早、晚服一次。

45. 涞源县田广惠献方

主治：妇女月经闭止，肌体羸瘦，干咳无痰，午后发热，头部汗出等症。

药物：木通三钱，干穗谷子三钱，川军三钱，朱砂二钱，木瓜三钱，广木香二钱，当归三钱，琥珀二钱。

配制：共为细面，用白公鸡血和蜜为丸，共做成二十丸。

用法：每日空心服四丸，服至见经血为度。禁忌生冷油腻及房事一百天。

46. 高阳县周质彬献方

方名：活血逐瘀汤。

主治：血瘀，三四个月不见月经，身体不太衰弱者，确实认清是瘀血所致，服之无不应验。

药物：川军一两，紫油桂四钱，藏红花四钱，枳壳五钱，桂圆肉五钱。

用法：水煎服。服后半小时自觉腹内疼痛，瘀血渐下，其色黑紫，过一两天再服补气和血之药。

47. 完满县刘元普献方

方名：化瘀汤。

主治：妇女血瘀经闭癥瘕。

药物：台参五钱，黄芪四钱，白术三钱，生山药六钱，花粉三钱，知母三钱，三棱、莪术、鸡内金各二钱，水蛭一钱（炙干研末，药汁送下）。

用法：水煎服。

48. 高阳县阎耀宗献方

主治：妇女月信数月不见，血闭成瘕。

药物：大蒜八两，山楂十两，红糖十六两。

配制：将蒜、山楂两味水煎去渣，再加红糖熬成膏。

用法：每日服两次，饭前服，七日服完。

49. 高阳县任宝华献方

主治：妇女经闭，室女尤效。

药物：西红花四两，尖槟榔七个，红荆蘑三钱。

用法：共为细末，每日早、晚各服三钱，温黄酒送下。

50. 威县孙文斋献方

主治：妇女经血不通。

药物：红娘十二个（炒），斑蝥十二个（炒），三棱四钱，香附三钱，红花三钱，甲珠三钱，老毡帽头的毡子（烧灰）四钱。

用法：共为细末，分成十二包。每次一包，黄酒冲服。

51. 唐县高文德献方

方名：加味四物汤。

主治：经闭不通。

药物：当归、川芎、白芍、大熟地各三钱，桃仁三钱，红花三钱，泽兰二钱，桂枝二钱，丹皮三钱，益母草三钱，茯苓三钱，香附三钱，丹参三钱，三棱二钱，莪术二钱，生甘草一钱，川朴二钱。

用法：水煎服。

52. 张北县高品三献方

主治：月经闭止。

药物：制龟板三钱，鳖甲五钱，苏木二钱，桃仁二钱，丹参三钱，大黄二钱半，当归二钱，生白芍三钱，广木香二钱，坤草三钱，三棱三钱，莪术三钱，官桂二钱。

用法：水煎分两次服。

53. 井陉县温群献方

主治：经闭。

药物：茜草一两。

用法：水二两，烧酒二两煎服。

54. 徐水县周振岳献方

方名：通经丸。

主治：妇女经闭。

药物：乳香、没药、儿茶、巴豆各五分，斑蝥一个，葱白一个。

用法：共捣如泥为丸，用绵裹三层，放入阴道。稍有微热微疼反应。

带下类（计 158 方）

1. 无极县薛廷选献方

主治：赤白带下。

药物：生地炭二两，木耳炭二两，蜂蜜四两。

用法：共为细末，蜜和为丸，每日饭前服一丸；另外用暖脐膏贴肚脐。

2. 无极县献方

主治：妇女白带。

药物：凤凰眼（椿树荚子）二两，红糖二两。

配制：将此药用火焙干研面，与红糖调和在一起。

用法：每服三钱，白开水送下。

3. 阳原县赵建堂献方

主治：白带。

药物：山萸四钱，生地一两，苡仁四钱，茯苓三钱，泽泻二钱，粉丹皮二钱，白果十个，黑豆三撮，红枣五个为引。

用法：水煎，空腹服。忌食有刺激性的食物。

4. 阳原县薛志忠献方

主治：白带。

药物：海螵蛸五钱，刺猬皮五钱（炒黄）。

用法：共为细末。每服五钱，早、晚各服一次。

5. 阳原县席丕顺献方

主治：赤白带下。

药物：炒白术六钱，生山药六钱，白芍三钱，苍术一钱半，生牡蛎三钱，生龙

骨三钱，炒黄柏一钱半，粉草五分，柴
胡五分，台参二钱。

用法：鲜生姜三片为引，水煎服。

6. 无极县殷秀生献方

主治：妇女白带。

药物：枯矾八钱，雄黄一钱，川连一钱，
小茴香二钱，朴硝四钱，梅片一分。

配制：共研细末，以枣肉共捣为丸，每
丸重二钱半。

用法：以绸子布包住，丝线缚好，先用
花椒水将阴道洗净，然后纳入，三日一
丸，一料痊愈。

7. 无极县张忠信献方

主治：白带。

药物：羚羊血一钱，地肤子三钱（炒）。

用法：共为细末，黄酒送下。

8. 无极县王庆昌献方

主治：赤白带下。

药物：煅龙骨二两，煅牡蛎四两，鹿角
霜四两。

配制：研细末，面糊为丸如豆大。

用法：日服三次，每次三十丸，淡盐水
送下。

9. 无极县刘立申献方

主治：赤白带下。

药物：生龙骨三钱，生牡蛎三钱，海螵
蛸三钱，鹿角胶四钱，薏苡二钱，白果
二钱，甘草一钱。

用法：水煎温服。

10. 无极县献方

主治：妇女赤白带下。

药物：白芷、龙骨、牡蛎、海螵蛸各
等份。

用法：共为细面。每剂三钱，黄酒为引
冲服。

11. 宁晋县屈中学献方

主治：妇女白带，久治不愈。

药物：冬瓜子一两，冰糖一两。

用法：冬瓜子研细末，加冰糖调和服之，
每日两次。

12. 行唐县严崇山献方

主治：妇女白带，屡治不愈。

药物：千年灰一两，茯苓三两。

用法：共轧极细面。日服两次，每次一
钱至二钱，米汤送下。

13. 无极县殷秀生献方

主治：白带。

药物：樗根皮一两半，黄柏炭、良姜炭、
白芍各五钱。

配制：共研末，米糊为丸，如绿豆大。

用法：每服三十丸，米汤送下。

14. 枣强县张秉中献方

方名：一仙丹。

主治：白带频下或经闭。

药物：巴豆霜六个，斑蝥（去翅足）三

个，甲珠二分，川军五分，麝香一分，荜茇一分，牙皂五分。

配制：共为细末，枣肉为丸，每丸一钱半。

用法：以绸包裹，纳于阴道深处。系以长四五寸之绳，以便取出。

15. 沽源县献方

主治：妇女诸色带下。

药物：人参、白术、茯苓、陈皮、扁豆、陈米（以上六味依病情轻重酌量加减）。

用法：共研细面，每服三钱，日服两次。

加减：如带下色清加柴胡、栀子；色黄加石斛、荷叶、陈皮；色红加当归、丹参；色白倍加苡仁；色黑加杜仲、续断；湿气重加防己、威灵仙。

16. 安平县甄敬东献方

主治：白带。

药物：炒白芍二两，干姜五钱。

用法：共为细末。蜜水调服，每次三钱。

17. 沽源县献方

主治：白带不止，精神疲乏，形瘦食少。

药物：葵花秸。

用法：每服三至四钱，水煎加红糖服。

18. 宁晋县李古峰献方

方名：白带验方。

主治：妇女白带。

药物：鸡子二个，艾叶二两。

用法：一同水煮，吃鸡蛋，连吃三天。

19. 阳原县张采轩献方

主治：白带。

药物：白果二两（炒去皮），大黑豆四两（炒熟）。

用法：分三日煎服。

20. 易县刘洪恩献方

主治：白带。

药物：大贯众二两。

配制：将毛去净，用好醋煮，晒干为末。

用法：日服两次，每服二钱，米汤送下。

21. 曲阳县康品三献方

主治：五色带症。

药物：熟地一两，山萸黄四钱，怀山药四钱，泽泻三钱，白茯苓三钱，红枣二十枚，粉丹皮三钱，白果十个，黑豆三合。

用法：先将黑豆用水煮熟，去渣，纳群药煎服。

22. 涿县张国治献方

主治：妇女赤带，淋漓不止。

药物：当归炭五钱，白芍炭四钱，香附三钱，川芎三钱，熟地五钱，阿胶三钱，艾叶炭三钱，芥穗炭二钱。

用法：水煎服，日两次。

23. 易县李春山献方

主治：白带。

药物：莲房五钱，乌梅五钱，芜蔚子一两。

用法：研细末，黄酒送服，日服两次，每次二钱。

24. 涞源县贾亭山献方

主治：妇女白带。

药物：棉花子一两，火硝一两，黑豆二十一粒，白胡椒一两，红糖一两。

用法：共捣烂，分成六份。用手各握一份，以手麻为度，轮流握之。

25. 涞源县仲子才献方

主治：妇女白带症。

药物：白果（捣碎）一两，大红枣五钱，黑豆五钱。

用法：水煎服，一日两次，空心服之。

26. 涞源县仲子才献方

主治：白带日久不愈，心神不安，精神困惫，四肢酸软。

药物：怀山药一两，炙黄芪五钱，焦白术四钱，炙甘草、广陈皮、苍术、薏苡仁、车前子、山萸肉、龙骨、牡蛎、炙甘草、酒炒白芍、川芎各三钱。

用法：水煎服，一日两次，早、晚空心服之。

27. 涿县冯际汇献方

主治：妇女白带。

药物：蛇床子五钱，明矾二钱，苍术四钱，川柏二钱，甘草四钱。

用法：水煎，熏洗阴户。

28. 白绍岐献方

主治：妇女赤白带下，及经血不调。

药物：酒白芍二两，盐黄柏二两，炒苍术二两，良姜五钱，豆腐锅巴（熬豆腐浆的锅附着锅底的干渣）四两。

配制：共为细面，面糊为小丸。

用法：饭前服三十丸，淡盐汤送下。

29. 涿县张洁心献方

主治：妇女长期赤白带下。

药物：鸡冠花四钱（焙干研面），黄酒二两。

用法：黄酒兑温水送服鸡冠花末。鸡冠花有红白两种，红带用红花，白带用白花。

30. 易县田聘三献方

主治：白带。

药物：鲜马齿苋三两（捣汁），蜜一两。

用法：调服。

31. 新城县王宾宸献方

主治：白带。

药物：白鸡冠花五钱（炒黄），荷叶五钱（炒），红花五钱。

用法：共研细面，黄酒或白水调服。

32. 涉县刘永昌献方

主治：白带。

药物：经霜棉花子二两（炒存性）。

用法：研末，热黄酒冲服。日服两次，每次二钱，早、晚空心服。

33. 广宗县刘慧普献方

方名：止带散（祖传）。

主治：妇女赤白带下。

药物：天南星一钱半，密陀僧一钱，枯矾一钱半，冰片三分。

用法：共为细末，纳阴道内少许，每晚一次。

34. 广宗县贺范平献方

主治：妇女赤白带下，月经不调，或月经不见。

药物：小茴香二钱半（炒黄），红花二钱半。

配制：麻雀一只，将毛拔净，再将嘴爪去掉，合上药共捣如泥入碗中，锅内蒸熟。

用法：分两次服或一次服均可。

35. 蠡县张佩文献方

主治：妇女白带。

药物：山药、焦白术、椿根皮、芡实各三钱，益智一钱半，龙骨、牡蛎各三钱，巴戟肉二钱。

用法：水煎服。

36. 蠡县李锡瓒献方

主治：纯下白带，不腥臭者。

药物：苍术六钱，干姜三钱。

用法：共为细末。每服一钱半，白水送下。

37. 成安县郭承高献方

方名：清带汤。

主治：妇女赤白带下。

药物：生山药一两，生龙骨二钱，生牡蛎三钱，海螵蛸三钱，茜草三钱。

用法：水煎服。

加减：白带加白术、鹿角霜各三钱；赤带加白芍、党参各二钱。

38. 完满县王占九献方

方名：当归益黄汤。

主治：白带。

药物：山药一两，芡实一两，白果一钱，车前子三钱，龙骨三钱，牡蛎三钱，海螵蛸二钱，当归三钱。

用法：水煎服。

加减：脉迟弱者，加附子一钱，干姜一钱；脉数大者，加川柏三钱。

39. 完满县刘元普献方

方名：清带汤。

主治：白带。

药物：白术一两，生山药一两，人参二钱，白芍二钱（酒炒），车前子三钱（酒炒），苍术三钱，黑荆芥五钱，陈皮四钱，柴胡五钱，甘草一钱。

用法：水煎服。

40. 完满县唐寿山献方

方名：止带铃。

主治：赤白带。

药物：枯矾三两，杏仁一两。

配制：炼蜜为丸，重二钱。

用法：每用一丸做铃，用绢包好纳阴中。先用白矾、黄柏、甘草各二钱煎汤熏洗，再纳入丸药。

41. 易县周文元献方

主治：白带。

药物：怀山药四钱，巴戟天四钱，山萸肉八钱，大力参一钱，黄芪一钱，莲子肉一钱，川楝子一钱，破故纸三钱，小茴香一钱，川芎三钱，宣木瓜一钱，青盐少许。

用法：水煎服。

42. 易县周文元献方

主治：赤白带。

药物：龙骨三钱，盐柏三钱，姜半夏二钱，油桂心二钱，炮姜二钱，伏龙肝二钱，石韦一钱，滑石一钱，海螵蛸四钱，代赭石四钱，僵蚕五钱。

用法：水煎服。

43. 保定市刘博儒献方

主治：妇人白带，日久不愈。

药物：红枣一斤，棉花子仁一斤（去油），白果仁一斤（去心），郁李仁四两（去油）。

配制：共捣如泥为丸，每丸三钱重。

用法：每服三钱，日服两次，白酒为引，开水送下。

44. 束鹿县徐正放献方

主治：妇女白带，经年累月不愈者。

药物：带毛的鲜刺猬皮一具（焙干为末）。

用法：日服三次，每服二钱，白水送下。

45. 获鹿县魏满贵献方

主治：白带，下腹痛。

药物：樟脑五钱，吴茱萸五钱，蛇床子三钱，广木香三钱，良姜三钱，枯白矾五钱，牡蛎粉五钱，官桂三钱，川椒五钱，干姜三钱，龙骨五钱，丁香三钱，甘松四钱，紫梢花一两，海螵蛸五钱，山奈五钱。

配制：共为末，炼蜜为丸，每重三钱，阴干。

用法：用纱布缝一小袋带绳，将药丸装入袋，纳入阴道内，二日换药一次。

46. 青龙县孟昭云献方

主治：白带。

药物：鸡蛋一个，硫黄五分（为末）。

配制：将鸡蛋破一小孔，入硫黄末，纸封蛋孔，慢火炙焦。

用法：空腹服，黄酒送下，早、晚各服一个。

47. 景县李容川献方

主治：红带白带。

药物：干姜、建曲各二两，黑古月二两，白砂糖或红砂糖用量与药量相等。

配制：共为面，白带加红糖，红带加白

糖，红白带则加红白糖各半。

用法：每服五分至一钱，服后多饮水或以水漱口更好。服后口唇起疱，但无妨碍。

48. 怀来县梁行清献方

主治：妇女白带。

药物：生山药五钱，芡实四钱，白果肉五钱，盐黄柏二钱，车前子二钱，连翘三钱，金银花四钱。

用法：水煎服，一日两次，每次一茶杯。

49. 怀来县李茂修献方

主治：妇女白带。

药物：苡仁一两，芡实二钱，莲肉五钱，柴胡五分，云苓五钱，白术一两，陈皮四钱，炒苍术三钱，当归三钱，党参三钱，车前子三钱，牡蛎（煅）三钱，山药五钱，油桂三分，白果四钱。

用法：水煎服。

50. 丰宁县何文明献方

方名：完带汤。

主治：妇女白带，腰酸腹疼。

药物：川楝子三钱，广木香三钱，香附三钱，云苓三钱，白术二钱，茴香四钱，元胡四钱，桃仁三钱，砂仁三钱，青皮二钱，陈皮三钱，炙草二钱。

用法：水煎服。配丸服亦可。

51. 安国县王秀山献方

方名：芡黄汤。

主治：白带。

药物：山药一两，芡实一两，黄柏四钱，车前子三钱，白果三钱，枳实三钱，茯苓五钱。

用法：水煎服。

52. 易县刘志海献方

主治：白带。

药物：当归四钱，川芎二钱，杭白芍三钱，熟地四钱，续断三钱，五味子一钱，菟丝子二钱，白芷二钱，乌药一钱半，杜仲三钱，故纸二钱，淡大云五钱，栀子三钱，茯苓三钱，白术三钱，炮姜二钱。

用法：水煎服。

53. 唐山市张金瑞献方

方名：完带汤。

主治：黄色带症。

药物：怀山药一两，芡实一两，黄柏三钱，白果十个，车前子三钱，焦术三钱。

用法：水煎服。

54. 唐山市孙朋山献方

方名：清带汤。

主治：赤白带下。

药物：生山药七钱，生龙骨四钱，生牡蛎四钱，海螵蛸二钱，茜草三钱。

用法：水煎服。

加减：赤带多，加白芍、苦参各一钱半；白带多，加鹿角霜、白术各二钱。

55. 安国县高天佑献方

方名：白带饼。

主治：白带不痛不痒，经常带多，小腹冷痛，四肢无力。

药物：全蝎五钱，穿山甲一两，蜈蚣十条，白胡椒一百粒，山药四两。

配制：共碾细面，再入乳钵研细，合为小丸。每个重五分，共配成四十粒。

用法：每次服一丸，日服三次，吃完为止。

56. 深县献方

主治：妇人白浊。

药物：陈皮、半夏、云苓、白术各三钱，益智仁、苍术各二钱，炙草、升麻、柴胡各二钱。

用法：引用生姜，水煎服。

57. 深县献方

主治：妇女赤带。

药物：木贼草（焙炭）三钱。

用法：水酒各半冲服。

58. 深县献方

主治：妇女白带。

药物：臭椿皮二两，棉花子五钱。

用法：共捣碎，加红白糖各一钱，水煎服。发汗为度。

59. 安国县赵连奎献方

方名：双白散。

主治：赤白带下。

药物：白茯苓一两，白石灰五钱。

用法：共为细末，每服一钱，日服两次。

60. 安国县崔翰屏献方

主治：白带。

药物：棉子四两（煅炭），莲房五钱（煅炭），紫河车一钱（砂锅炒黄）。

用法：共为末。每服五分至一钱，黄酒冲服。

61. 唐山市陈玉海献方

主治：妇女白带。

药物：金丝草一两。

用法：用干酒浸一夜（酒半斤），次日取出。水煎服。

62. 唐山市王子玉献方

主治：妇女白带。

药物：生山药四两，风化石灰一两，黄柏一两。

配制：共为细面，水丸。

用法：每服二钱，白水送下。

63. 涞水县赵景淮献方

主治：赤白带下。

药物：鸡冠花（红带用红花，白带用白花）三钱。

用法：研末，黄酒送下。

64. 冀县史惠民献方

主治：经血不通，阴部痒痛流白带。

药物：枯矾一两五钱，铜绿一钱五分，雄黄二钱，五味子二钱，蜂蜜二两。

配制：共为细面，炼蜜为丸。

用法：每晚用一丸纳阴道中。

65. 藁城县献方

主治：赤带经年不愈。

药物：土炒当归五钱，地榆炭三两，坤草三钱，炒姜黄三钱，三七末六分。

用法：水煎服，童便为引。

66. 张家口市铁路医院张福芝献方

主治：白带。

药物：凤眼草（臭椿树荚）二两。

用法：水煎服，可分四次或两次服之。

67. 井陉县张殿英献方

主治：赤带。

药物：党参三钱，焦术四钱，云苓四钱，陈皮三钱，当归五钱，白芍三钱，丹皮二钱半，小黑豆一捻，甘草一钱，生地三钱。

用法：水煎服。

68. 井陉县张殿英献方

主治：白带。

药物：党参三钱，白术五钱，云苓五钱，陈皮三钱，苍术三钱，黑芥穗一钱五分，薏米三钱（炒），车前子三钱，山药三钱，柴胡三钱，甘草一钱。

用法：水煎服。

69. 井陉县张殿英献方

主治：黑带。

药物：党参三钱，焦术三钱，云苓四钱，陈皮三钱，知母三钱，车前子三钱，黑栀子一钱五分，甘草一钱，姜汁炒黄连一钱半。

用法：水煎服。

70. 井陉县贾良才献方

主治：白带。

药物：小黑豆一两，白果十五粒（去皮），大红枣十枚。

用法：水煮熟，连水带药同吃，每日晨空心服。

71. 井陉县王锦堂献方

主治：白带。

药物：酒白芍、黑姜各等份。

用法：共为末，每服二钱，每日晨空心服，白水送下。

72. 石家庄市孙岐山献方

主治：妇女赤白带下，淋漓不断，腥臭难闻。

药物：党参五钱，当归五钱，川芎三钱，黄柏四钱，知母三钱，银花五钱，连翘五钱，乳香五钱，没药五钱，甲珠三钱，粉草二钱，血余二钱（煅），三七四钱。

用法：水煮服，日服两次，每次三钱，冲服三七、血余面。

加减：脉浮芤或两脉虚弱者，党参、当归加至一两许，另加桂圆肉一两；脉象弦大而数者，适在暑期，加大黄三钱，石膏一两许；患此症大便泻者甚少，如大便泄泻，酌加白术、泽泻各三钱；服此方数剂后，若下血块似烂肉者，或下赤白杂物很多者，可加生芪五钱，酌情减少山甲、三七；胸满不思饮食者，加鸡内金三钱。

73. 深县献方

方名： 加减逍遥散。

主治： 妇女带下色青者。

药物： 茯苓五钱，焦术五钱，陈皮一钱，柴胡一钱，杭芍五钱，茵陈三钱，栀子三钱，甘草一钱。

用法： 水煎服。

74. 永清县郑伯明献方

方名： 鳖参散。

主治： 赤白带下，小腹作痛。

药物： 生鳖甲六钱，丽参六钱，川椒三钱。

用法： 共为细末，分六次服。重者早、晚各服一次，轻者每日晚服一次。服鳖参散愈后，辅以下剂：龙骨一两，黄芪五钱，大枣三枚，炒青黛二钱半，五倍子三钱，金樱子三钱，当归三钱，甘草三钱。共为细末，炼蜜为丸，每丸三钱重。每次服一粒，白水送下，日服一至两次。

75. 深县献方

主治： 妇女黄带。

药物： 山药（炒）一两，芡实（炒）一两，黄柏（盐水炒）一钱，车前子（盐水炒）一钱，白果仁十个。

用法： 水煎服。

76. 深县献方

主治： 妇人带下，如黑豆汁色，小便疼痛者。

药物： 川军二钱，炒白术五钱，茯苓三钱，车前子（酒炒）三钱，黄连三钱，炒栀子三钱，知母二钱，王不留行三钱，石膏五钱，刘寄奴三钱。

用法： 水煎服。

77. 深县献方

主治： 妇人带下色红似血，淋漓不断。

药物： 杭芍（醋炒）一两，当归一两，酒生地五钱，阿胶三钱，条芩三钱，黄柏三钱，牛膝二钱，酒香附一钱。

用法： 引用红枣、黑豆一两，水煎服。

78. 深县献方

主治： 妇人白带。

药物： 白矾三分。

用法： 白水送服，一日三次。

79. 深县献方

主治： 妇女白带。

药物： 荞麦面、鸡子清适量。

用法： 荞麦面鸡子清调为丸，如梧桐子大，晒干。每服三钱，白水送下，早、晚空心各服一次。

80. 隆化县董志兴献方

方名：止带散。

主治：妇女下元虚寒，白带过多，面色苍白，四肢无力，脉沉而有力者用之。

药物：全狗头骨一个（去皮毛带牙的好），干漆三钱。

用法：先将狗头骨煅炭存性，再将干漆共同研细末，红糖水冲服。每服三钱至五钱，日服两次，食前空心服。

81. 河间县唐春森献方

方名：二白散。

主治：白带。

药物：白茯苓二两，陈石灰二两。

配制：共为细末，炼蜜为丸，每丸五分。

用法：每次一丸，日三次，空心白水送下。

82. 滦县王化民献方

主治：赤带，腰疼足软及经血淋漓不断。

药物：红鸡冠花一斤。

用法：阴干后用砂锅炒干，研极细面。每服三钱，日服两次，白水送下，饭前服。

83. 抚宁李偶安献方

主治：带下，腹疼，腰酸。

药物：龙骨、牡蛎各四钱，茜草三钱，山药五钱，芡实八钱，薏米五钱，萸肉四钱，云苓三钱，海螵蛸三钱，益智仁二钱，白芍四钱，泽泻三钱。

用法：水煎服。

84. 抚宁李第坡献方

主治：带下黄白，经久不愈。

药物：山药、芡实、莲肉各五钱，杞果、杜仲、白术、龙骨、白芍、鳖甲、熟地、甘草各三钱，黄柏三钱，醋柴胡一钱半。

用法：水煎服。

85. 抚宁李文轩献方

主治：赤带，赤浊属火者。

药物：莲子心一钱，地骨皮三钱，黄芪、黄芩、玄参、车前子各三钱，人参二钱（亦可用党参代之，须分量加倍），寸冬三钱，莲须三钱。

用法：水煎服。

86. 宁河王珍和献方

方名：完带汤。

主治：妇女带下，黄黏恶臭，或阴部瘙痒。

药物：蛇床子、苦参、白矾、石榴皮各三钱。

用法：水煮数沸，温洗之。

87. 邯郸市聂毓书献方

方名：止带散。

主治：白带。

药物：白马毛炭三钱，龟板（醋炒）四钱，鳖甲（醋炒）五钱，牡蛎（煅）一两半，龙骨四钱。

用法：共为细末，每日三次，每次一钱，酒为引。

88. 滦县侯明献方

主治：妇女赤白带下。

药物：杜仲、牛膝、山药各三钱，龙骨四钱，牡蛎（炒）三钱，知母二钱，黄柏二钱，故纸四钱，生地三钱，甘草二钱。

用法：水煎服。

89. 隆化李永恒献方

主治：白带。

药物：白术、山药各一两，人参、酒芍、炒车前、苍术各三钱，陈皮八分，黑芥穗三钱，柴胡五分，甘草二钱。

用法：水煎服。

90. 隆化陈良玉献方

主治：白带，腹酸痛，腹凉，咳嗽，短气，形容憔悴。

药物：当归、杭芍、杜仲炭、故纸、川断、煅龙骨、牡蛎粉、炙芪、清半夏、香附各三钱，白参、白术各四钱，椿根皮（炒焦）二钱，川芎二钱。

用法：水煎，食前服。

91. 隆化肖洪勋献方

主治：瘀血性赤白带，腹部疼痛，淋漓不断，气味恶臭。

药物：当归尾、川芎、元胡、灵脂、云苓、枳壳、杜仲炭各三钱，干漆二钱，生蒲黄二钱，乌药三钱，三棱、文术、炒苍术、砂仁各二钱，银花五钱，肉桂、炮姜各一钱半，车前子（炒）二钱。

用法：水煎服，渣再煎服，每隔四至五小时服一次，每日一剂。

92. 隆化杨育坤献方

主治：年老妇女赤白带下。

药物：云苓、芡实、炒山药各五钱，阿胶珠三钱，赤白石脂二钱。

用法：共为极细面，每服三钱，葵花煎水送下。

93. 保定市牛克田献方

方名：完带汤。

主治：黄白带下，累月不愈。

药物：白术一两，山药一两，人参二钱，白芍五钱，苍术三钱，车前子三钱（布包），甘草一钱，陈皮五分，黑芥穗一钱，柴胡一钱。

用法：水煎服。

94. 姜永功献方

方名：完带汤。

主治：妇女腰痛及白带症。

药物：人参三钱，焦白术八钱，怀山药一两，柴胡二钱，车前子二钱，芡实四钱，莲子肉四钱，川断三钱，杜仲三钱，甘草三钱。

用法：水煎服。

95. 深县献方

主治：妇女白带。

药物：白芍五钱，白术三钱，山药五钱，云苓三钱，滑石三钱，芥穗炭一钱，车前子三钱，柴胡一钱，甘草一钱。

用法：水煎服。

96. 深县献方

主治：妇女白带。

药物：金毛狗脊五钱，冬瓜仁五钱，鹿茸一钱。

用法：水煎服。

97. 隆化葛维周献方

主治：赤白带。

药物：赤石脂、白石脂、煅龙骨、煅牡蛎、云苓、苍术各三钱，盐黄柏、炒车前各四钱，吴萸、炮姜、焦栀、陈皮各二钱，甘草一钱。

用法：水煎，食前服。

98. 隆化赵振元献方

主治：白带。

药物：丽参、芥穗、坤草、熟地、云苓、丹皮、当归、焦术各四钱，地榆炭、蒲黄炭、三七（研）、木通炭、香附、泽泻、杭芍、血余炭各二钱，山药五钱，苡仁一两。

用法：水煎服。

99. 隆化尤广林献方

主治：白带。

药物：当归、杭芍、熟地、云苓、陈皮各三钱，川芎、巴戟肉、煅龙骨、海金沙、羌活、枳壳、女贞子、甘草各二钱。

用法：水煎服。黄酒一两引，分三次

服下。

100. 邯郸市区医院张相卿献方

主治：妇女经血不调，白带常年不愈，心悸不安，腰酸腿疼，面黄肌瘦，精神不振，四肢无力，不能劳动。

药物：生黄芪五钱，党参三钱，焦白术四钱，茯神四钱，酒当归四钱，川芎三钱，熟地四钱，阿胶三钱，艾炭三钱，巴戟三钱，砂仁一钱半，肉苁蓉三钱，生甘草二钱，白芍（炒）四钱。

用法：水煎服。

101. 新河县苏省三献方

主治：妇女赤白带下，淋漓不断，或多或少，经久不愈，面黄肌瘦，食欲不振，全身无力等症。

药物：生山药一两，海螵蛸四钱，益母草三钱，生牡蛎六钱，杭山萸三钱，白术五钱，生龙骨六钱，大生地四钱，五倍子五分。

用法：水煎服。

102. 定县阎冠卿献方

主治：白带。

药物：白山药一斤，车前子二两。

用法：每天吃山药一斤，用水煮熟；车前子二两，用净白布包好水煎分三次，一日服完。

103. 滦县姜永功献方

方名：完带汤。

主治：妇女白带腰腿疼，四肢无力，心悸气短，连年累月，淋漓不断者。

药物：人参三钱，焦术八钱，山药一两，柴胡二钱，车前子三钱，芡实四钱，莲肉四钱，川断三钱，杜仲三钱，甘草三钱。

用法：水煎服，日服两次。

104. 丰宁县张立霄献方

方名：止带汤。

主治：白带、黄带。

药物：当归三钱，川芎二钱，大黄三钱，广皮三钱，云苓五钱，银花五钱，木通三钱，土茯苓一两。

用法：水煎服。

105. 易县陈琴谱献方

方名：龙牡芡实汤。

主治：红白带，血崩，症见带下红白杂见，多白为带，多血为崩，腰酸痛，心中不适。

药物：芡实三钱，龙骨三钱，牡蛎三钱，小茴香三钱，草纸灰三钱，刺猬皮（炙）三钱。

用法：共为细面，每服三钱，黄酒送下。

106. 深县献方

主治：妇女白带。

药物：金毛狗脊五钱，冬瓜仁五钱，鹿茸一钱。

用法：水煎服。

107. 保定市崔秀峰献方

主治：妇女白带病。

药物：棉花子三钱（霜降后佳，炒炭）。

用法：研成细面，用黄酒冲服。赤带多者，红糖为引；白带多者，白糖为引。

108. 安国县霍超群献方

主治：白浊带下。

药物：生山药八钱，白术三钱（土炒），芡实五钱，扁豆六钱，地榆三钱，茜草三钱，海螵蛸三钱半，鹿角霜三钱，白通草一钱半，草薢一钱，益智一钱，煅龙骨二钱，煅牡蛎二钱，车前子三钱，川柏二钱，桑寄生四钱，白果七个。

用法：水煎服。

109. 藁城县阎老威献方

主治：妇女白带，腰腿酸痛，周身倦怠。

药物：白术六钱，山药八钱，人参三钱，白芍五钱，车前子三钱，甘草一钱，广皮五钱，芥穗炭一钱，柴胡一钱，杜仲炭二钱，归身三钱，远志三钱，枣仁三钱，茯神三钱。

用法：水煎服。

110. 武安县郭产献方

方名：马蹄丸。

主治：带下滑脱不止。

药物：白马蹄二两，禹粮石五钱，赤石脂五钱，煅龙骨五钱，海螵蛸五钱，白僵蚕二两。

配制：先将白马蹄切片焙干研末，各药

共为细末，炼蜜为丸，如梧子大。

用法：黄酒送下，每服三钱。

111. 保定市翟林旺献方

主治：赤白带下。

药物：全当归二两，云苓五钱，杭白芍二两，木香三钱，羌活二钱，益母草二两，艾叶五钱，阿胶五钱。

用法：共为细末，炼蜜为丸。每服三钱，白水送下。

112. 武安县乔恒泰献方

主治：妇女青带，腿沉、气弱、发热。

药物：茯苓三钱，白芍三钱，甘草三钱，柴胡三钱，陈皮三钱，茵陈三钱，栀子三钱，醋香附四钱，当归五钱。

用法：水煎，早、晚空心服。

113. 阳原县苏景秀献方

主治：妇女白带。

药物：土炒白术一两，炒山药一两，柴胡一钱，陈皮一钱，炒白芍五钱，全当归三钱，车前子三钱，川芎一钱半，黑芥穗一钱，苍术一钱。

用法：引用红枣、生姜，水三盅煎一盅，温服。

114. 阳原县苏景秀献方

主治：妇女白带。

药物：川大黄二钱，甲珠一钱，川柏一钱半，甘草二钱，僵蚕一钱半，小茴香二钱，乳香二钱，没药二钱，白果

十五个。

用法：水煎服，引用红糖。

115. 束鹿县赵上五献方

主治：妇女下焦虚寒，带下经闭。

药物：大熟地五分，益母草五分，巴豆五个（去皮），古瓷瓶面一钱，熟大枣一枚。

用法：共捣为丸。将药用绵绸包裹，送入阴道内，一日一夜，经见药自出。

116. 阳原县刘巨喜献方

主治：妇女白带。

药物：生地、熟地各一两半，白术、山药各一两，牛膝二钱。

用法：水煎服。

117. 阳原县梁兴汉献方

主治：妇女赤白带下。

药物：白鸡冠花三钱，白果二十个。

配制：共为细面，炼蜜为六丸。

用法：分三次服完，红带用大黑豆二十一粒煎汤送服。

118. 阳原县朱德瑞献方

主治：妇女白带。

药物：龙骨一两，牡蛎一两，柴胡五钱，螵花五钱，海螵蛸三钱，白果二钱。

用法：水煎温服，重者连服两剂。

119. 新乐县甄铭西献方

主治：虚损带下。

药物：白术、白芍、香附、巴戟、台参、车前子各三钱，茯苓、杜仲各四钱，苍术、丹皮各二钱半，山药五钱，甘草一钱。

用法：水煎服。

120. 平山县谷玉蕃献方

主治：带症。

药物：桑螵蛸（煅）一两，白芷一两，胎发（煅）一钱。

用法：共为细末，每服二钱，黄酒送下。

121. 平山县谷玉蕃献方

主治：白带多，不育子。

药物：当归一两六钱，炒白芍八钱，熟地八钱，川军八钱。

用法：黄酒四两为引，水煎服。

122. 平山县谭连杰献方

主治：赤带。

药物：当归四钱，川芎二钱，白芍三钱，生地三钱，白术五钱，地榆三钱，川断二钱，阿胶二钱，黑芥穗二钱，三七五分。

用法：水煎服。

123. 正定县刘隽一献方

主治：妇女赤白带下或崩漏淋漓。

药物：鸡蛋皮（炒黄为细末）。

用法：每服一钱半，黄酒送下。

124. 邯郸市赵舜瑶献方

主治：赤白带。

药物：全当归、白术（土炒）各五钱，棕炭、熟地炭、红花炭、芥穗（炒）各三钱，地榆炭、莲子肉、黄芪（蜜炙）、炮姜、白茯苓各二钱，炙甘草一钱半。

用法：水煎空心服。赤带用白鸡冠花为引；白带用红鸡冠花为引。

125. 晋县中医研究所献方

主治：赤白带下。

药物：鲜地骨皮一两，鲜茜草五钱，鲜猪耳草（车前草）根五钱，鲜马蔺根一两，结子白萝卜一两。

用法：水煎服。

126. 晋县中医研究所献方

主治：赤白带下。

药物：伏龙肝三钱，黄酒一两，童便一两。

用法：水煎温服。

127. 张家口市献方

主治：白带多，小便作痛。

药物：白鸡冠花三钱，椿根皮三钱，川草薢四钱。

用法：水煎两次服。

128. 安国李斌卿献方

主治：妇女白带症。

药物：莲房一两，夏枯草一两，川芎三钱，甘草二钱，土茯苓一两。

用法: 共捣粗末,装入纱布袋内,用水煮汤半盆。乘温坐浴下体,每日浴一至两次,连续坐浴即愈。

129. 徐水县刘海明献方

方名: 补气汤。

主治: 妇女白带,四肢无力。

药物: 大口芪二两,台参四钱,白芍一两,当归一两,薏米三两,苍术八钱,升麻六钱,车前子五钱,椿白皮八钱,石榴皮一钱。

用法: 水煎服。

130. 徐水县张然明献方

方名: 白带散。

主治: 妇女白带。

药物: 鲜扁豆花四两。

用法: 水煎服。赤带加白糖二两,白带加红糖二两,赤白带加红白糖各一两。忌食生冷。

131. 井陉县张殿英献方

主治: 青带下。

药物: 党参三钱,焦术四钱,云苓四钱,陈皮三钱,柴胡三钱,白芍五钱,茵陈三钱,栀子一钱五分,甘草一钱。

用法: 水煎服。

132. 井陉县张殿英献方

主治: 黄带下。

药物: 党参三钱,焦术四钱,云苓四钱,陈皮四钱,山药三钱,芡实三钱,车前

子三钱,白果仁一钱五分,黄柏五分,丹皮一钱五分,甘草一钱。

用法: 水煎服。

133. 无极县李一元献方

主治: 妇女血带腰酸,四肢无力等症。

药物: 当归一两,川芎三钱,黄芪三钱,银花五钱,黄柏五钱,苍术三钱,汉防己五钱,覆盆子五钱,甘草二钱。

用法: 水煎两次,早、晚各服一次。

134. 阳原县献方

主治: 赤带。

药物: 鸡蛋一个,白矾石三钱。

配制: 将鸡蛋放锅中加水,下入白矾煮熟,捞出。

用法: 一次食之。

135. 宁晋县殷济五献方

主治: 经前后白带。

药物: 当归三钱,白芍一两,白术五钱,醋香附三钱,云苓三钱,花粉三钱,泽泻三钱。

用法: 水煎服。

136. 无极县献方

主治: 妇女白带不止。

药物: 当归二钱半,川芎二钱,熟地二钱,酒炒白芍二钱,青皮三钱,香附三钱,灵脂二钱半,茜草二钱半,茯神三钱,远志三钱,吴萸一钱半,桂心五分,黑附子八分,炙草一钱五分,焦白术一

钱半。

用法： 水煎两次，早、晚各服一次。

137. 赤城县张成文献方

方名： 清源收带汤。

主治： 气虚五色带下。

药物： 炙芪二钱，党参二钱，白术二钱，陈皮二钱，云苓二钱，半夏二钱，香附二钱，川芎二钱，当归二钱，柴胡一钱，升麻一钱，炙草一钱五分，黄连二钱，栀子一钱五分，生姜二片，枣二枚。

用法： 水煎温服。忌食硬物。

138. 无极县献方

主治： 妇女赤白带下，四肢无力，食欲不振，心神不宁，少腹作痛。

药物： 当归三钱，川芎一钱半，生白芍二钱，广木香一钱半，朱茯神二钱，砂仁一钱半，牡蛎三钱，龙骨三钱，杜仲炭三钱，艾叶二钱，炒枣仁二钱，柴胡五分，焦白术二钱（炒），香附三钱，炒枳壳一钱半，甘草一钱半。

用法： 水煎两次，早、晚各服一次。

139. 宁晋县吴丙耀献方

主治： 五色带下，腰腿酸痛，日久不愈者。

药物： 白术三钱，茯苓四钱，山药一两，杜仲四钱，枸杞五钱，木香一钱半，青皮三钱，当归三钱，香附三钱，坤草三钱，丹参四钱，没药三钱。

用法： 水煎服。

140. 赤城县张成文献方

主治： 赤白带下，五心烦热，腹痛。

药物： 党参二钱，云苓二钱，白术二钱，炙草二钱，香附二钱，当归二钱，川芎二钱，白芍二钱，生地二钱，山药二钱，杜仲二钱，乌梅二个，灯心一团，元胡二钱（炒碎），茴香二钱（炒碎），生姜二片，大枣二枚。

用法： 水煎服。

141. 获鹿县魏满贵献方

主治： 白带，下腹痛，子宫虚寒，日久不孕。

药物： 紫梢花、川椒、潮脑、海螵蛸、煅龙骨、吴茱萸、煅牡蛎、高良姜各五钱，公丁香、干姜、广木香、山奈、甘松、官桂、蛇床子各三钱。

配制： 共为细末，炼蜜为丸，每重三钱。阴干。

用法： 纳入阴道内，两天一换。

142. 张北县苗重升献方

主治： 寒性白带。

药物： 地龙、吴茱萸、川椒、乌龙尾（顶棚上土）各二钱。

配制： 共为细末，炼蜜为丸，每重二钱。

用法： 日服两次，每次一丸。

143. 康保县南金山献方

主治： 白带。

药物： 荞麦面。

配制： 将荞麦面用鸡子清调和为小丸。

用法：每日服一次，滚水送下，用量以患者年龄体质酌定。

144. 康保县王子藩献方

主治：白带（脾虚带脉不能约束，白带绵绵而下时宜之）。

药物：炙黄芪一两，当归五钱，白术一两，山药三钱，泽泻二钱，猪苓二钱，肉桂二钱，车前子二钱。

用法：水煎温服（初服药后胸腹感觉虚满）。禁忌硬、辣、冷食物。

145. 怀来县李茂修献方

主治：妇女白带。

药物：薏米仁一两，芡实三钱，莲肉五钱，柴胡五分，云苓五钱，白术一两，陈皮一钱半，炒苍术三钱，当归三钱，党参三钱，车前子三钱，白芍三钱，煅牡蛎三钱，山药五钱，肉桂面三分，白果一钱。

用法：水煎温服。

146. 阳原县苏秀田献方

主治：带症。

药物：椿根皮三钱。

用法：焙干为细面，用开水送服。

147. 沽源县陈天珍献方

主治：赤白带下。

药物：黑豆八粒，榆皮一块　头发一团　杏仁九粒。

用法：头发、杏仁用油炸焦，水三碗煎至一碗。白带用白糖二两，赤带用红糖二两为引，内服。

148. 沽源县魏汉章献方

主治：白带下。

药物：公丁香七个，母丁香七个，小茴香二两。

用法：共为细末，分三次服。

149. 涿鹿县闪浚五献方

方名：止带散。

主治：妇人带下。

药物：当归三钱（酒炒），川芎二钱半，炙椿皮四钱，煅牡蛎三钱，莲须三钱，炙甘草一钱半，生地、熟地各三钱（按血分寒热酌用）

用法：无论为汤、散、丸剂，均以黄酒、童便为引，早、晚两次服。

加减：带下腥臭，加炒樗根皮三钱；带青色，加醋柴胡二钱半，香附末三钱（童便炒），山栀二钱；黄色，加白茯苓二钱半，白术二钱半；赤色，加陈皮二钱半，半夏二钱，生黄芪三钱，茯神二钱半，远志二钱半，麻黄根三钱，地骨皮三钱，鳖甲三钱半，桂枝尖二钱半，寸冬二钱，丹皮二钱；白色，加陈皮二钱半，炙兜铃二钱，杏仁二钱；黑色，加条芩二钱半，盐黄柏二钱，杜仲三钱，续断二钱半，故纸三钱，苡仁六钱；肾寒，加小茴三钱，干姜二钱；肚疼，加香附三钱，五灵脂二钱半，吴萸二钱半；胎动不安，加白芍二钱半，条芩二钱半，白术三钱。

150. 延庆县连建华献方

主治： 妇女面色萎黄，四肢无力，气虚心悸，白带等症。

药物： 当归一两，川芎三钱，熟地五钱，白芍三钱，附子三钱，肉桂三钱，知母一钱五分，黄柏一钱五分。

用法： 水煎服，一日两次。

151. 涿鹿县岑效儒献方

方名： 完带丸。

主治： 妇人黄白带下腥臭难闻，昼夜无度，下稠黏或稀黏浊物，少腹疼痛。

药物： 万年灰二两（古城墙上之石灰），台麝五分，仙遗粮二两（云茯苓，要纯白质松者）。

配制： 先将万年灰，用刀将泥刮去，同云茯苓研极细面，再将麝香陆续投入研匀，糊合为丸，如梧子大。晒干贮瓷瓶内，勿令香气走漏。

用法： 每服二钱，黄酒送下。如无黄酒，开水送下，早、晚两次，服后多喝开水或茶水。

禁忌： 忌食生冷油腻及硬物食品，并宜节欲。可增加营养以充实体质。

152. 商都县温秀峰献方

主治： 白带，两寸脉沉滑，两尺脉微细，月经错后，经来寒热，腹疼等症。

药物： 当归三钱，川芎一钱半，白芍二钱，熟地二钱，五味一钱半，丹参二钱，官桂一钱半，柴胡二钱，白术二钱，红花一钱半，桃仁一钱半，芥子二钱，香附二钱，甘草一钱。

用法： 水煎服。

153. 沽源县魏汉章献方

主治： 月经不调，白带淋漓，胃纳酸楚。

药物： 乌贼骨（海螵蛸）一斤，大砂仁一两。

用法： 共研细末。每服五分，白开水送下。

154. 赤城县程月桂献方

主治： 赤白带下。

药物： 当归四钱，白芍二钱，川芎一钱，大生地三钱，川断一钱五分，茴香四分，三棱一钱，鸡冠花五钱，生甘草一钱。

用法： 水煎服，日服两次，空心服。

155. 商都县史天保献方

主治： 妇女白带。

药物： 煅龙骨、生牡蛎、鹿角霜、炒白术、人参、海螵蛸各五分。

用法： 共研细末，分为三包，每日早、午、晚各服一包，白开水送下。

156. 阳原县李元清献方

主治： 妇女腹痛，赤白带下。

药物： 当归三钱，川芎一钱半，茯苓三钱，海螵蛸三钱，茜草一钱半，川木香一钱半，煅牡蛎四钱，煅龙骨四钱，香附二钱，莲子二钱，白芷一钱半，川黄柏一钱半。

用法：水煎服。

157. 延庆县吴廷藻献方

主治：妇女白带。

药物：向日葵一两，红枣十枚。

配制：向日葵去叶用梗，用刀刮去硬皮，用内穰切成薄片，烈日下晒干。

用法：水一斤煎服之，一日两次，连服五六日有效。

158. 涿鹿县庄殿甲献方

方名：白凤散。

主治：妇女白带。

药物：白鸽粪。

用法：炒微黄，研面，黄酒冲服。

崩漏类（计 164 方）

1. 佚名氏献方

主治：妇女血崩症。

药物：干红萝卜秧四两，赤糖一两。

配制：先将红萝卜秧入砂锅内，水三碗慢火煎成一碗，再入赤糖煮十分钟。萝卜有红白两种，用红不用白。

用法：一次服之，病轻者两次服用。

2. 涿鹿县张寿山献方

主治：子宫出血过多。

药物：人参三钱，生地七钱，伏龙肝三钱。

用法：水煎服。

3. 赤城县何太常献方

主治：妇女经血崩漏。

药物：刺刺菜二两，鸡子三个。

用法：同放砂锅内加水煮熟，先吃鸡子后喝汤，崩漏即止。刺刺菜即小蓟。

4. 束鹿县冀恒德献方

主治：血崩（因气怒者）。

药物：椿根皮三钱，百草霜三钱，绿豆三钱。

用法：水煎温服。

5. 涿鹿县任棠林献方

方名：地榆苦酒煎。

主治：血崩。

药物：炙地榆一两。

用法：陈醋一饭碗，煎地榆一茶杯，饮之立止。

6. 阳原县苏世法献方

主治：漏血。

药物：棕炭、乌梅、红枣各三钱。

用法：水煎服。

7. 无极县白桐茂献方

主治：崩漏。

药物：台参二钱，炙芪二钱，白术炭四钱，熟地炭三钱，棕炭二钱，杜仲炭三钱，汉三七三钱（研末冲服），茯神木三钱，茯苓三钱，甘草一钱。

用法：水煎温服。

8. 无极县郭茂珍献方

主治：暴崩。

药物：棕皮炭一两，鳖甲炭一两，鸡子壳（炙）黄六钱。

用法：研细末。日服两次，每次三钱，黄酒送下。

9. 无极县孟爱三献方

主治：崩中漏下，淋漓不断，少腹作痛。

药物：铺地锦（一名血见愁）三两（一半炒、一半生），香附七钱（醋炒炭）。

用法：水煎温服。若服后少腹不痛，血还未止，将香附全去，单用铺地锦一两半，炒炭为末，少加红糖，白开水送下。

10. 阳原县苏秀田献方

主治：漏血。

药物：白露节的朝阳花（葵花）。

用法：水煎连服。

11. 涿县张振岗献方

主治：妇女崩漏或经血过多，淋漓不断。

药物：莲房炭三个，血余炭一钱，丝瓜炭六钱，黄酒二两。

配制：共为细面，分为三包。

用法：日服两次，每次一包，早、晚黄酒送下。

12. 无极县杨济民献方

主治：妇女崩中漏下，少腹疼痛。

药物：铺地锦（又名"雀卧草""地锦草""血见愁"）三两（一半生用，一半炒炭），香附米七钱（醋洗，炒成炭）。

用法：水煎服。如服后少腹已不疼，血尚未止，即将香附减去，单用铺地锦一两五钱，炒炭研末，以红糖水送下。

13. 安平县张玉麟献方

主治：血崩。

药物：棕榈炭一两，杉木皮炭五钱，荆芥穗三钱。

用法：水煎服。

14. 阳原县毛克明献方

主治：血崩。

药物：草纸灰适量。

用法：好酒一盅送服。

15. 枣强县邢杰臣献方

主治：血崩。

药物：当归、蒲黄炭、棕炭、灵脂炭、雄黄甘草各一钱。

用法：共为细末，米汤送下，日服两次。

16. 易县马六生献方

主治：血崩。

药物：百草霜五钱，槐花一两（炒）。

用法：共研细末，每服二钱，日服两次。

17. 沽源县李宇宸献方

主治：崩中暴下，经漏不止。

药物：赤石脂一两，海螵蛸一两，侧柏叶一两。

用法：共研为末，每服三钱，日服三次，开水送下。

18. 沽源县张生献方

主治：崩漏不止。

药物：贯众一两。

用法：用陈醋浸三天，晒干焙黄为末，分三次，米汤送服。

19. 阳原县献方

主治：血崩。

药物：本人头发一团烧灰。

用法：温开水送服。

20. 商都县王鸿儒献方

主治：妇女经血崩漏。

药物：人中白三钱五分。

用法：焙黄研末，米汤送服。

21. 广宗县张全安献方

主治：血崩。

药物：乌梅一个，红荆花三钱（炒），葵花三钱（炒），棕炭三钱，棉花子二钱（炒黑）。

用法：共为细末，分四次服完，白开水送下。

22. 高阳县周镇彬献方

方名：补漏汤。

主治：崩漏出血过多，面色苍白，腰酸神疲，体力衰弱者。

药物：黄芪五钱，当归三钱，熟地六钱，川芎二钱，何首乌三钱，女贞子三钱半，肉苁蓉三钱，破故纸三钱，附子三钱，炮姜三钱，杜仲炭三钱，龙骨四钱，棕炭三钱，侧柏炭四钱，牛膝二钱半，蒲黄炭三钱，云苓三钱，地榆炭三钱，芥穗炭二钱，升麻二钱。

用法：姜一片，大枣二枚，竹叶五分，草纸灰三张，与上药同煎，温服。

23. 平乡县张弧献方

主治：经血淋漓不止，心悸自汗，面色苍白，腰腿酸痛。

药物：生黄芪六钱，白术六钱，生龙骨六钱，山萸肉八钱，生牡蛎六钱，大生地四钱，海螵蛸一钱，茜草四钱，川断四钱。

用法：水煎服。服第二剂时，五倍子五分研末，随汤药冲服。

24. 广宗县陈朝桂献方

方名：止崩汤。

主治：治血崩肚痛，精神恍惚，并时发寒热。

药物：黄芪五钱，当归五钱，白芍三钱，龟板一具（醋炙），生地三钱，血余一钱。

用法：水煎服。上为一次量，可视病情轻重加减。

25. 唐县王居荣献方

方名：祖传方。

主治：血崩。

药物：蝈蝈三个（夏秋间，田中捕捉的即可）。

用法：焙黑为末。开水冲服。

26. 成安县郭承高献方

方名：加味胶艾四物汤。

主治：妇女血崩。

药物：大生地四钱，西当归四钱，杭白芍三钱，川芎二钱，贡胶五钱，艾叶炭二钱，三七二钱，地榆炭二钱，芥穗三钱。

用法：水煎服。

27. 成安县王立忠献方

主治：妇女崩漏，血下不止。

药物：黄芪一两，当归八钱，桑叶二十片，三七末二钱。

用法：将前三味水煎，调三七末温服。

28. 完满县黄纯碬献方

方名：止崩二仙散。

主治：血崩。

药物：乌梅三钱，莲房三钱。

配制：炒成炭，共为细末。

用法：每服三钱，茺蔚子煎汤送服。

29. 完满县唐寿山献方

方名：止崩汤。

主治：经血暴下不止，或老年血崩。

药物：当归五钱，川芎二钱，阿胶珠三钱，地榆炭三钱，条芩三钱，杜仲炭三钱，没药二钱，蒲黄炭三钱，三七二钱，川断二钱，甘草二钱。

用法：水煎服。老年人加人参三钱。

30. 完满县裘岱东献方

方名：止漏定崩汤。

主治：妇女崩漏不止，无论青年及老年均效。

药物：口芪六钱，归身五钱，炒枣仁四钱，茯神三钱，败棕炭四钱，莲房炭三钱，焦白术三钱，阿胶三钱，三七末二钱（分三包），川断三钱，炙甘草二钱五分，血余炭不拘多少。

用法：将药煎成，再调三七末一包及血余炭少许，温服。

31. 蠡县刘国钧献方

主治：崩症。

药物：人指甲二钱（焙），发灰三钱。

用法：共研为末，黄酒送下。

32. 涿县高子明献方

主治：妇女经血不止。

药物：陈莲蓬壳（莲房，烧炭存性）。

用法：每次三钱，日服两次，温黄酒一两兑水送下。

33. 清苑县李永安献方

主治：妇女血崩不止，腹痛或不痛。

药物：香附（炒去毛）。

用法：研为细末，每服二钱，日服两次，米汤送下，空心服。

34. 涿县张国治献方

主治：老年妇女骤然崩漏。

药物：酒当归五钱，生黄芪五钱，霜桑叶三钱，汉三七一钱。

用法：水煎服，日服两次。

35. 蠡县蒋素淑献方

主治：妇女崩漏。

药物：当归四钱，川芎一钱半，杭芍、生地各四钱，伏龙肝少许。

用法：水煎服。

36. 高阳县张文锦献方

方名：止崩汤。

主治：崩漏不止。

药物：当归五钱，炒白芍二钱，川芎一钱半，熟地三钱，白术三钱，炙黄芪一两，炙草五分，汉三七（研末）五分。

用法：前七味水煎去滓，冲服三七末。

37. 高阳县赵润锡献方

主治：妇女经漏，淋漓不断。

药物：黄芪五钱，台参五钱，云苓三钱，焦术三钱，醋炒白芍三钱，当归三钱，鹿角胶三钱，杜仲炭三钱，熟地三钱，茜草二钱，甘草二钱，山药三钱，山萸肉三钱。

用法：水煎服。

38. 贾亭山献方

主治：妇女月经不止，忽多忽少，淋漓不断，失血过多，面色萎黄，心虚自汗。

药物：当归身八钱，生地炭四钱，贡阿胶二钱，炙黄芪一两，白芍（炒）五钱，地榆炭三钱，百草霜二钱，棕炭三钱，牡蛎粉五钱，杜仲炭二钱，汉三七三钱，炙甘草三钱，台党参六钱，蒲黄炭三钱，血余炭三钱。

用法：水煎服，日分两次，童便为引。

39. 涿县杨荫轩献方

主治：妇女崩漏。

药物：当归炭二钱，焦白芍三钱，棕炭三钱，莲房炭三钱，龙骨三钱，赤石脂三钱，阿胶三钱，升麻炭二钱，炒柴胡三钱，生地炭五钱，焦楂五钱。

用法：水煎服。

40. 康保县李庆春献方

方名：参贯汤。

主治：崩漏。

药物：党参四两，贯众炭（醋炒）四两。

用法：水煎服，二日服完。

41. 康保县李孟道献方

方名：加减补中益气汤。

主治：妇女漏血，日久不止，身体疲倦，面容憔悴，四肢无力，饮食减少，虚弱之形，显露于外。

药物：炙黄芪五钱，高丽参二钱，白术二钱，陈皮二钱，阿胶二钱，当归二钱，升麻五分，柴胡五分，地榆炭三分，艾叶五分，炙草一钱，生姜三片，大枣三个。

用法：水煎服，早、晚各一剂。

42. 平谷周庆泰献方

方名：黄土汤。

主治：慢性子宫出血。

药物：生地三钱，白术四钱，云苓四钱，山药四钱，炙草三钱，黄芩炭三钱，蒲黄炭三钱，地榆炭三钱，阿胶六钱（烊化冲服），黄土（地面半尺以下之净者）三两（炒褐红色）。

用法：黄土水煎十五分钟，澄清以水煎前药，阿胶分三次兑入温服。

43. 滦县许正献方

方名：加减归脾汤。

主治：妇人血崩、血漏和月经过多。

药物：当归身三钱，杭白芍四钱，生地三钱，川芎三钱，党参三钱，白术四钱，黄芪三钱，茯神三钱，远志三钱，地榆炭一两，棕炭五钱，艾炭二钱，云苓炭三钱，侧柏炭三钱，甘草二钱。

用法：水煎服。早、晚各服一剂。

44. 滦县郭荫章献方

主治：血崩。

药物：生地炭二两，棕炭二钱，乌梅炭三钱，血余炭二钱。

配制：将血余以开水洗净后再烧炭，共研末。

用法：每次三钱，黄酒送下。

45. 深县袁翁如献方

主治：妇人血崩。

药物：当归五钱，何首乌八钱，杭芍（炒）六钱，丹参三钱，棕炭三钱，芥穗炭一钱半，汉三七二钱（研），川断三钱，焦术三钱，甘草一钱，阿胶三钱。

用法：水煎服。

46. 深县袁翁如献方

主治：五十岁以上的老年血崩。

药物：黄芪一两，当归一两，汉三七三钱（研），霜桑叶十四片。

用法：水煎服。

47. 深县献方

主治：妇女崩漏，下血不止。

药物：当归五钱，川芎三钱，白芍三钱，熟地三钱，川断三钱，台参三钱，云苓四钱，阿胶三钱，炙草二钱，柴胡三钱，升麻一钱半，香附三钱。

用法：水煎服。

妇科门

48. 深县献方

主治：妇人血崩，下血不止。

药物：白术一两，酒当归一两，醋白芍一两，甘草二钱，生地三钱，芥穗炭二钱，醋柴胡一钱，汉三七二钱。

用法：水煎服。

49. 隆化赵振元献方

主治：妇人年老，经断复来，并老年妇女赤白带下。

药物：人参、黄芪、熟地各一两，白术、当归、山萸、香附各五钱，阿胶、黑芥穗、甘草各一钱，木瓜炭二钱。

用法：水煎，徐徐服之。

50. 保定市崔秀峰献方

方名：引精止血汤。

主治：老年交感出血。

药物：人参五钱，白术五钱，茯苓五钱，熟地五钱，山萸二钱，炮姜二钱，黄柏五钱，芥穗三钱，车前子三钱（布包）。

用法：水煎服，早、晚各服一次。

51. 保定市崔秀峰献方

方名：逐瘀止血汤。

主治：跌闪血崩。

药物：生地一两，大黄三钱，赤芍三钱，丹皮一钱，当归五钱，枳壳五钱，龟板三钱。

用法：水煎服，早、晚温服一次。

52. 安国韩月波献方

主治：妇女经血淋漓不断。

药物：久年封酒罐的猪尿胞一个。

用法：砂锅炒成炭，研为细面。黄酒二两送下，每个分三次服。

53. 高阳县刘梦书献方

主治：妇女年老经水复来，或崩漏不止。

药物：人参五钱，黄芪一两半，白术一两，熟地炭五钱，归身五钱，阿胶三钱，木耳炭二钱，黑芥穗三钱，南红花炭三钱，生甘草二钱，三七七分，黑豆五钱。

用法：水煎服。

54. 承德县纪永顺献方

方名：加味归脾汤。

主治：治气虚下陷，经血淋漓不断，颜面苍白，气短心悸者。

药物：党参五钱，焦白术五钱，炙黄芪一两，当归五钱，远志三钱，茯神五钱，枣仁五钱，广木香一钱，圆肉三钱，地榆炭三钱，荆芥炭二钱，甘草二钱，朱砂一钱（研细面），汉三七一钱（研细面）。

用法：水煎服，朱砂和三七面药汤冲服。

55. 石家庄市中医学校熊古山献方

主治：妇女前阴出血。

药物：棉花根皮（干鲜均可）一钱至三钱。

用法：水煎服。

56. 围场县白昆林献方

方名：二地汤。

主治：妇人崩漏不止。

药物：当归四钱，生地、熟地各四钱，川断四钱，酒芍三钱，香附三钱，炒蒲黄三钱，山药三钱，侧柏炭三钱，莲房炭三钱，艾炭三钱，龟板四钱，杜仲炭三钱。

用法：黄酒、童便引，水煎服。

57. 围场县冯继武献方

方名：四物汤加减。

主治：妇人崩漏。

药物：当归四钱，川芎三钱，熟地四钱，杜仲炭一两，棕炭二钱，荆炭四钱，柏叶炭三钱，炒蒲黄六钱，地榆炭四钱，甘草二钱。

用法：水煎服。

58. 深县献方

主治：妇人崩血不止。吐血亦可用。

药物：槐蘑二两。

用法：醋引，水煎服。

59. 深县献方

主治：妇人年过五旬，经断复来。

药物：扁豆花三钱，干茄子花三钱。

用法：焙黄为末，黄酒冲服。

60. 深县献方

主治：妇女血崩。

药物：青萝卜自然汁二大杯，白糖四两。

用法：锅内温之，候糖化开，徐徐饮之。

61. 河间县王锡纯献方

方名：加减固经汤。

主治：血崩大下不止。

药物：败龟板四钱（炒），杭芍三钱（炒），酒黄柏一钱半（炒），桦木皮三钱（炒），香附三钱（炒），地榆炭四钱，棕炭四钱，酒黄芩一钱半，侧柏炭二钱，生地炭三钱。

用法：水煎服。禁食生冷硬物。

62. 束鹿县陈翰生献方

主治：妇女血崩，此方老年为宜，少壮酌用。

药物：人参三钱，白术二钱，云苓二钱，炙草二钱，黄芪四钱，升麻一钱半，归身六钱，白芍炭三钱，地榆炭二钱，杜仲炭三钱，棕炭三钱，五味子一钱半，山萸肉三钱。

用法：水煎服。

63. 滦县桑玉秀献方

方名：止血散。

主治：妇女崩漏，下血过多，或大便出血。

药物：棕炭、地榆炭、炒蒲黄、柏叶炭、百草霜、红糖（炒黑）各三钱。

用法：共为细面，每服三钱，日服三次，空心童便送下。失血过多者，独参汤送下。

64. 井陉县高春华献方

主治：加味胶艾汤。

药物：妇女经水淋漓不断。

配制：当归一两，川芎三钱，熟地一两，酒芍五钱，阿胶珠四钱，艾炭三钱，山萸三钱，白术三钱，川断一钱，黑芥穗三钱，党参三钱，甘草三钱，煅龙骨三钱。

用法：水煎服。

65. 井陉县梁道通献方

主治：妇人血崩，昏迷不省人事。

药物：当归一两半，川芎二钱，生黄芪一两，三七三钱，黑芥穗一钱五分，桃仁二钱，升麻、黑姜各一钱，山萸肉五钱，杜仲炭三钱，炙甘草二钱。

用法：霜桑叶为引，水煎服。

66. 井陉县张殿英献方

主治：妇人忽然血崩。

药物：当归一两，醋炒白芍一两，云苓四钱，柴胡五钱，焦术一两，黑芥穗二钱，黑栀子一钱半，三七二钱，霜桑叶十四片，甘草一钱。

用法：水煎服。

67. 井陉县赵晋之献方

主治：妇女血崩。

药物：生姜炭一两，棕皮炭五钱，莲房炭一两。

用法：水煎服。

68. 井陉县赵喜莲献方

主治：崩漏不止。

药物：荆芥穗（炒黑）、黄芩（炒黑）各五钱。

用法：水煎服，日服二剂。

69. 唐山市赵淮献方

主治：月经过多，淋漓不止。

药物：大蓟八钱，小蓟一两，百草霜三钱，灶心土一块（约三四钱）。

用法：水煎服。

70. 唐山市王筱波献方

主治：经水淋漓不断，止而复来，或遇劳伤怒气则发，脉虚数兼弦者。

药物：箭芪二钱，白术二钱，归身二钱，白芍二钱，贡胶二钱，地榆炭三钱，棕炭二钱半，蒲黄炭二钱，生地炭二钱，生龙骨三钱，生牡蛎三钱，黄柏一钱，焦栀一钱，芥穗炭一钱，甘草一钱。

用法：水煎服。

71. 邢台市马耀庭献方

主治：血热血崩（具有血热症状和脉象者）。

药物：大生地四钱，杭芍三钱，当归三钱，炒黄芩三钱，炒地榆三钱，川断三钱，棕炭三钱，陈皮炭二钱，甘草一钱，百草霜三钱。

用法：水煎服。

72. 井陉县赵瑞林献方

主治：妇女血崩，因血脱而致昏迷。

药物：大熟地一两，白术一两，黄芪三钱，当归五钱（酒洗），黑枣三钱，丽参三钱。

用法：水煎服。如无黑枣以大枣代之。

73. 井陉县赵瑞林献方

主治：老妇血崩。

药物：酒当归一两，黄芪一两，三七三钱，桑叶十四片。

用法：水煎服。

74. 滦县张寿三献方

主治：妇人血崩，血漏，淋漓不止，经年累月，长期不愈。

药物：当归、焦术、茯神、远志、枣仁、广木香、地榆炭各三至五钱，荆芥炭五钱，黄芪炭一两至一两五钱。

用法：水煎服。

75. 武安县韩德生献方

方名：固经汤。

主治：小腹坠痛，经漏不止。

药物：归身五钱，酒白芍三钱，地榆炭三钱，三七一钱，炙黄芪三钱，牡丹皮二钱（炒），生地炭三钱，元胡五分，荆芥炭一钱半，侧柏炭三钱，萸肉二钱，茯苓三钱，炙甘草一钱。

用法：水煎剂。

76. 丰宁县王廷璧献方

方名：四物止崩汤。

主治：努伤血崩。

药物：当归五钱，川芎二钱，杭芍三钱，生地炭三钱，杜仲炭三钱，蒲黄（炒）三钱，五灵脂三钱，丹皮二钱，艾叶三钱，阿胶珠二钱半，没药二钱，坤草六钱。

用法：水煎服。

77. 藁城县胡肇一献方

方名：补血汤。

主治：血崩。

药物：黄芪一两，当归一两，汉三七三钱（为末）。

用法：前两味水煎，冲三七末服。

78. 武安县丁守谦献方

主治：血崩。

药物：杏树胶五钱（多些也可），柳树条尖二寸长十段。

用法：水煎服。

79. 武安县裴焕成献方

方名：加味八珍汤。

主治：气血双虚血崩症。

药物：大熟地八钱，当归身八钱，川芎三钱，白芍三钱，丽参一钱，白术三钱，云苓三钱，黑艾叶三钱，贡胶四钱，炒芥穗二钱，黑地榆四钱，炒栀子二钱，炒川黄连二钱，五灵脂炭二钱，炙草一钱。

用法：水煎服，日一剂，连服五剂。

加减：血色黑者，去黄连，加香附炭。

80. 新河县王泽茹献方

主治：妇女怒气伤肝，忽然下血不止。

药物：生地炭、杜仲炭、当归、白术各五钱，阿胶、白芍炭、黄芪、贯众炭、巴戟、山萸、荆芥炭各三钱，汉三七一钱，山药五钱。

用法：水煎服。

81. 新河县杨金楹献方

方名：三七棕炭补血汤。

主治：妇女忽然下血，淋漓不断，面黄肌瘦，四肢无力，经久不愈。

药物：棕炭、熟枣仁、蒲黄炭、香附米各四钱，当归、牛芪各五钱，酒白芍、熟地、地榆炭、黄芩炭各三钱，川芎、炙甘草各一钱五分，广木香、阿胶、远志、白术各三钱。

用法：水煎服，日两次；人参二钱，汉三七二钱，研细末，分两次冲服。

82. 新河县颜经邦献方

方名：回生散。

主治：妇人年过五旬之外，月经复来，黑紫色，小腹内胀硬痛。

药物：阿胶珠六钱，黄芩（酒炒）一两，茜草三钱，生地炭八钱，汉三七三钱，丹皮（炒）四钱，小儿胎发一两（烧灰存性）。

用法：共为细末。每服五分至一钱，重

者二钱，日服两次，早、晚空心服。

83. 新河县胡松山献方

主治：妇女月经大下，淋漓不止，时多时少，血多黑块，腹疼。

药物：犀角一钱，金银花一两，香附米四钱，生地四钱，贯众炭五钱，郁金三钱，丹皮三钱，白芍八钱。

用法：水煎服。

84. 枣强县杨为临献方

方名：止血散。

主治：妇女行经过多，淋漓不止。

药物：生过孩子的妇女头发。

配制：碱水洗去油垢，晒干，火煅成炭，为细末。

用法：每服二分，日服两次，开水送下。经期服用。

85. 吴登科献方

主治：妇人忽然大下血不止，淋漓不断。

药物：破马尾罗底炭（一个），棕皮炭一两，艾叶炭六钱。

用法：共为细面。每服三钱，日服两次，黄酒为引，白水送下。

86. 新河县董欲炎献方

主治：妇女血崩漏血，淋漓不断。

药物：小蓟根二两（醋炒）。

用法：水煎服。

87.滦县王聘卿献方

方名： 加味胶艾六合汤。

主治： 小产后，失血过多而致血虚，四肢浮肿，面色苍白及腹痛者。

药物： 阿胶四钱，蕲艾三钱，当归三钱，川芎一钱，白芍三钱，生地四钱，甘草一钱，汉三七二钱（研细末，分为两包）。

用法： 水三茶碗煮至一碗去渣，入阿胶微火溶化为度。分两次温服，每次加三七面一包。

88.定县阎冠卿献方

主治： 血崩晕迷。

药物： 口黄芪十二两。

用法： 水煮服，以醋为引，服一剂即止。再服养血消瘀之剂。

89.定县李明海献方

方名： 人参三七散。

主治： 血崩（子宫大出血）。

药物： 大丽参二钱，汉三七五分。

用法： 共研细末，一次冲服。

90.丰宁县孙景芳献方

方名： 四物汤加减。

主治： 崩症。

药物： 归身一钱半，川芎一钱半，杭芍二钱，焦术二钱，茯神三钱，枣仁三钱，川断三钱，杜仲三钱，阿胶珠二钱，莲房四钱，艾叶八分，山萸三钱，枸杞三钱。

用法： 水煎，日服两次。

91.滦县朱小风献方

方名： 止崩散。

主治： 血崩，妇人经血不止。

药物： 灶心土八钱（一名伏龙肝），白术三钱，阿胶三钱，生地三钱，附子二钱，黄芩二钱，甘草二钱，杭芍二钱，汉三七末一钱。

用法： 水煎服，汉三七另包，汤药送下，连服二至三剂。

92.抚宁李文轩献方

主治： 血崩。

药物： 焦术一两，生芪六钱，煅龙骨八钱，煅牡蛎、萸肉各八钱，杭芍四钱，棕炭二钱，五倍子一钱，海螵蛸四钱。

用法： 水煎服。

加减： 热加生地一两；如周身皆凉，脉微弱而迟，去白芍，加台参八钱，乌附子三钱；血止身仍热，仍加入白芍。

93.藁城县李箴言献方

主治： 妇女经水过多成为血崩。

药物： 当归八钱，川芎三钱，熟地四钱，酒芍三钱，台参二钱，云苓二钱，白术二钱，炙草一钱半，棕炭二钱，地榆炭三钱，汉三七二钱，赤石脂三钱，升麻三钱，芥穗炭三钱。

用法： 樗根皮为引，水煎服。

94. 围场县段伯之献方

方名：止崩汤。

主治：妇人崩症有效，漏症无效。

药物：藕节、莲房、柏叶、艾叶各五分。

配制：火焙成炭，过火无效。

用法：水煎服，或作散服均可，黄酒引。

95. 宁河县王致和献方

主治：妇人血崩。

药物：银耳三钱，糖一钱。

用法：水一茶盅煮至多半盅，连汤带药吃下。

96. 宁河县王声谱献方

主治：妇女血崩不止，面色苍白。

药物：当归、熟地、白术各五钱，生黄芪、台党参各三钱，炮姜二钱。

用法：水煎两次，早、晚各服一次。

97. 宁河李学程献方

主治：妇女血崩，流血不止等症。

药物：台参八钱，黄芪一两，当归八钱，川芎二钱，焦术三钱，升麻二钱，醋柴胡三钱，芥穗炭三钱。

用法：水煎两次，早、晚各服一次。

98. 邯郸市谢万祥献方

主治：血崩，心慌，甚者不省人事。

药物：党参三钱，炙芪五钱，三七三钱，炒地榆二钱，大熟地四钱。

用法：生姜为引，水煎温服。

99. 邯郸市李文田献方

方名：血崩散。

主治：血崩。

药物：陈棕炭、百草霜。

用法：饭前服，每服三钱，一日三次，黄酒三盅冲服。

100. 武安县张连升献方

方名：急救固本汤。

主治：妇女血崩，小产血崩，产后血崩，流血不止，喘促，口渴干呕，心慌，呻吟不安，大汗淋漓，六脉浮数无根，有虚脱现象者。

药物：生黄芪一两半，当归一两，党参八两，净山萸肉六两，荆芥穗炭八钱。

用法：上药水浸，加老醋一大酒杯，急火煎。分四次服，十分钟服一次。

101. 武安县徐惠元献方

方名：养血固经汤。

主治：妇女经血崩漏。

药物：当归三钱，炙黄芪六钱，续断三钱，棕炭三钱，白术三钱，艾叶炭三钱，阿胶珠三钱，人参二钱，川芎三钱，乌贼骨一钱半，广皮二钱，炙草二钱，白果仁二钱，茯苓三钱。

用法：水煎，早、晚服。

102. 唐县阎步青献方

方名：桂附芍药汤。

主治：妇女漏血不止。

药物：当归五钱，赤芍五钱，附子二钱，肉桂二钱,炮姜三钱,丹参一两,胶珠半两,蒲黄炭五钱,棕炭五钱,柏叶炭五钱,坤草一两,艾炭二钱。

用法: 水煎温服。

103. 涿鹿县刘芝田献方

方名: 固冲汤。

主治: 妇女血崩。

药物: 炙黄芪四两,当归身二两,芥穗炭三钱,炙甘草二钱。

用法: 水煎温服。

104. 高阳县石荫池献方

方名: 牛角散。

主治: 妇女崩漏,经年累月不愈,身体虚弱,脉虚无力。

药物: 牛角一个。

配制: 将牛角刮去外皮,用中火烧成炭,研成细末。

用法: 每服二钱,白水送下。

105. 保定市张树棠献方

主治: 血崩。

药物: 槐顶棉。

说明: 移植槐树时,将树杈锯掉。栽植时怕风抽干,箍于树杈锯口棉花,经年后取下用之。

用法: 将棉燃着放于石板上,以碗扣之即成炭,研末,用黄酒送下。

106. 涞源县王居献方

主治: 老年妇女经血崩漏,忽然大下,

或淋漓不断。

药物: 当归(酒炒)一两,桑叶十四片,生芪一两,汉三七三钱(研面均三次冲服)。

用法: 水煎服。

107. 安国县王振国献方

主治: 妇女血崩。

药物: 当归四钱,川芎三钱,白术三钱,血余炭一钱,台参二钱,荷叶炭三钱,寸冬三钱,芥穗炭二钱,杭芍三钱,川断三钱,杜仲炭三钱,熟地三钱,炙甘草二钱。

用法: 水煎服。

108. 唐山市赵鸣山献方

方名: 柏灵散。

主治: 崩漏。

药物: 五灵脂一两,侧柏叶五钱。

用法: 共为细末,每次二钱,日服三次,白水送下。

109. 唐山市于美馥献方

主治: 妇女月经淋漓不止,全身倦怠。

药物: 侧柏炭五钱,地榆炭、棕炭、生地炭、杜仲炭各三钱。

用法: 共为细末,每服一钱,日服三次,红糖水送下。

110. 安国县安振芳献方

主治: 妇女血崩。

药物: 汉三七三钱,百草霜三钱,香墨

一两，灯心灰一两，诃子炭一两。

用法：共为细面，白水送下，每服二至三钱。

111. 安国县杨魁华献方

主治：血崩腹痛。

药物：鲤鱼鳞三钱（炒炭）。

用法：研面，黄酒送下。

112. 安国县宋殿勋献方

主治：血崩。

药物：兔耳二只（焙焦）。

用法：研末，黄酒送服。

113. 安国县魏昌献方

主治：妇人血崩不止，心神不安等症。

药物：当归五钱，生地三钱，黄芩三钱，栀子三钱，棕炭五钱，地榆炭五钱，汉三七五钱。

用法：共为细末，每服二钱，白水送下。

加减：日久者加，黄芪一两。

114. 宁晋县王遐龄献方

方名：固经丸。

主治：妇女血崩不止，淋漓不断，血色黑紫，心烦口苦，脉象洪大者。

药物：龟板三钱，黄芩（炒）四钱，白芍四钱，黄柏（炒）三钱，香附二钱，樗白皮三钱。

用法：水煎服，日一次。

115. 蠡县刘纪文献方

主治：血崩。

药物：莲房煅炭研末。

用法：白水送下。

116. 清河县庄声远献方

主治：妇人经血暴崩，大下不止。

药物：生地炭四钱，熟地炭四钱，棕炭三钱，地榆炭三钱，艾叶炭三钱，当归一两，川芎三钱，丽参三钱，甘草二钱。

用法：水煎服。如不应，再加汉三七、大小蓟各三钱。

117. 南宫县李敏卿献方

主治：妇女血崩（气虚者宜）。

药物：大箭芪一两，圆肉一两，红糖一两。

用法：水煎服。

118. 清河县赵生恒献方

主治：老年漏血。

药物：当归身五钱，川芎一钱，杭芍一钱半，熟地五钱，丽参一钱半，云苓二钱半，贡胶八钱，艾炭一钱半，荆芥炭一钱半，地榆炭八钱，海螵蛸五钱，枣仁三钱，五味二钱，黄芪五钱，柏子仁三钱，甘杞子五钱，炒蒲黄二钱半，丹皮三钱，牡蛎三钱，山药三钱。

用法：水煎服。

119. 威县李嘉堂献方

主治：崩漏及赤白带下。

药物：红马黑鬃三钱（焙焦），黑古月一钱半。

用法：共为末，白水送下。

120. 安国李斌卿献方

主治：妇女崩漏，下血不止。

药物：棕炭一两，贯众炭一两，地榆炭一两，芥穗炭五钱，杏仁皮炭五钱。

用法：共研细面，日服两次，每次二钱，童便为引冲服。

121. 安国县李斌卿献方

主治：妇女血崩不止，及肠风下血。

药物：霜后干丝瓜。

用法：焙炭存性，研细面，每服二三钱，空心黄酒送下。

122. 唐山市工人医院献方

主治：崩漏因血室有热，以致崩下不止者。

药物：延胡索、瞿麦、当归、干姜、丹皮各一两，石膏二两，桂心（另研）、威灵仙各七钱，蒲黄一钱。

用法：水煎温服。

123. 唐山市工人医院献方

主治：经行腹痛，淋漓不断。

药物：艾叶四钱，阿胶半两，干姜一钱，木耳炭三钱，乌贼骨（煅）四钱。

用法：水二杯，酒一杯，煎上药去渣，入阿胶溶化温服。

124. 隆化县白钟铭献方

主治：血崩不止。

药物：台参五钱，蒲黄炭、杜仲炭、炒枣仁、远志、地榆炭各三钱，汉三七，甘草各二钱，血见愁三钱。

用法：水煎两次，混合一起，每隔三小时服一次。

125. 隆化县李一峰献方

主治：妇女血崩。

药物：丽参二钱，炙芪三钱，熟地五钱，阿胶三钱，鹿胶三钱，地榆炭三钱，蒲黄炭、棕炭、椿皮各三钱，汉三七二钱，炙甘草一钱，当归三钱。

用法：水煎服。

126. 隆化县葛维周献方

主治：血崩，漏下。

药物：莲房炭、地榆炭、贯众炭各一两，升麻炭三钱，乌梅一个。

用法：共为末，每服二至三钱，白水送下。

127. 隆化县上洪宾献方

主治：妇女崩漏，血出不止，颜面苍白，心悸。

药物：高粱乌米七穗（炒），红糖（炒）一两，元酒三盅。

用法：上药为末，元酒为引，开水送服，一次吃完。

注：高粱乌米，乃夏秋之间高粱棵上不能出穗之苞，内含二至四寸左右之灰黑

色粉状物，可生食。

128. 隆化葛维周献方

主治：妇女下血过多（包括产后及经期），目眩，心悸，气短，神昏。

药物：人参三钱，生芪五钱，贡胶三钱，炒芥穗三钱，炒山药四钱，远志二钱半，炒枣仁三钱，归身三钱，朱茯神三钱，炙草一钱。

用法：铁水煎服。生铁一块要有锈者，长流水煎之，起沫时，将沫收起存放，再煎再收，连煎数次，最后将煮铁之水同沫混合一起，以之煎药。

129. 隆化县赵云轩献方

主治：血崩。

药物：丽参三钱，汉三七三钱（为末）。

用法：每服六钱，米汤送下。

130. 隆化县尤广森献方

主治：血崩。

药物：鸡爪腿黄皮一两，棉花子炭一两。

配制：先将鸡爪黄皮夜露三宿，炙黄，共为细末。

用法：每服三钱，黄酒、童便送下。

131. 隆化县王举贤献方

主治：血崩。

药物：鸡爪黄皮三钱（瓦上焙干），贯众炭二钱。

用法：共为细末。黄酒半盅为引，白水送下，此为一次量。

132. 唐山市献方

主治：崩漏下血不止，面色黄瘦，四肢无力，腹痛，不思饮食。

药物：侧柏叶（醋炒）、续断、川芎、生地黄、当归、龟板、鳖甲各一两，禹余粮二两，阿胶、牡蛎（煅）、地榆、赤石脂、艾叶、鹿茸各一两，丹参二两。

配制：研为细末，炼蜜为丸，如桐子大。

用法：每服四十丸，空心温酒送下。

133. 曲阳县王治彬献方

主治：血崩。

药物：当归三钱，川芎二钱，杭芍炭五钱，生地炭五钱，地榆炭三钱，蒲黄炭二钱，柏叶炭二钱，棕炭二钱，椿白皮炭三钱，香附炭三钱，杜仲炭二钱，阿胶珠三钱，升麻一钱半，汉三七五钱，粉丹皮三钱，甘草一钱，百草霜一钱。

用法：除三七一味另研，余药水煎，冲三七末服之。

134. 商都县尚贵尧献方

主治：妇女血崩。

药物：多年的陈石灰三钱。

用法：研为细末，放碗内，用开水沏之，等石灰沉淀后，澄出清水服下，每日服三次。

135. 沽源县魏汉章献方

主治：崩漏不止。

药物：葵花托盘红者一两（炒黄）。

用法：研成细末。分三日服用，每日早晨空腹黄酒送服。

136. 赤城县程月桂献方

主治：漏下。

药物：当归三钱，白芍二钱，川芎二钱，大生地五钱（炒），侧柏炭三钱，广木香二钱，银花炭二钱，荆芥炭二钱，云苓二钱，炒栀子三钱，槐花炭三钱，甘草二钱，焦枳壳三钱

用法：引加红枣、薄荷，水煎。日服两次。

137. 康保县曹王孚献方

主治：妇人血崩晕迷。

药物：百草霜五钱，血余炭二钱，本人血布一块（烧灰）。

用法：将三味研细末，以童便送下。

138. 康保县杨宝生献方

方名：补血汤

主治：妇女崩漏不止。

药物：鱼鳔二两。

配制：用香油将鱼鳔炸焦后研末，再用草纸包好，放于新砖下压去油。

用法：每服五钱，日服一次，白水送下。

139. 涿鹿县献方

主治：妇人月经过多。

药物：伏龙肝半两，阿胶、原蚕沙各一两。

用法：共为细面，每服一二钱，温酒送下。

140. 怀安县宋顶发献方

主治：妇女崩漏日久，下血不止。

药物：棉花子四两（炒黄去皮），老莲房七个。

用法：共为细末，每服三钱，日服两次，黄酒送下，红糖为引。

141. 康保县张林献方

主治：血崩，淋漓不断。

药物：当归三钱，川芎二钱，熟地炭三钱，蒲黄（炒黑）五钱，三七参二钱，地榆炭三钱，白芍炭三钱，炙甘草一钱半，茅根三钱，柴胡二钱。

用法：水煎温服。

142. 沽源县曲广田献方

主治：老年崩漏（俗称"倒开花"）。

药物：桑寄生，视病轻重二至三两。

用法：水煎服。

143. 赤城县米深献方

主治：血崩不止，月经过多。

药物：参三七三钱，阿胶三钱。

用法：共研为末，每服二至四分，日服三次，白水送下。

144. 怀安县献方

主治：妇人血崩

药物：香附一两（醋浸一宿，炒焦），白矾二钱。

用法：共为末，米饭汤调，空心服之。

145. 涿鹿县杨隐之献方

主治：妇人血崩。

药物：蜜炙黄芪一两，当归三钱，白芍二钱，地榆六钱，阿胶一钱半，乌梅二钱，条芩二钱，云苓二钱，炮姜六分。

用法：水煎两次，早、晚各服一次。

146. 石庄市于振祥献方

主治：妇人漏血不止。

药物：贯众五钱。

用法：用黄酒六两煎服。

147. 沽源县献方

主治：老年崩漏，赤白带下。

药物：鸡蛋七个，谷糠不拘多少。

配制：用糠火将鸡蛋焖煨，候熟取出。

用法：去壳顿服，轻者一次，重者两次。

148. 阳原县苏景秀献方

主治：妇女胎前产后，崩漏下血不止。

药物：归身一两，台参三钱，焦地榆三钱，枳壳二钱，焦栀子一钱半，炙芪三钱，黑芥穗二钱，川芎二钱，贡阿胶三钱。

用法：血余炭煎水三盅温服。

149. 阳原县朱德瑞献方

主治：妇女崩漏不止。

药物：阿胶四钱，蕲艾绒三钱，当归一两，川芎二钱，白芍二钱，木香一钱，元肉三钱，远志三钱，菖蒲二钱，黄芪三钱，白术二钱，陈皮二钱，台参三钱，

甘草二钱，黑芥穗三钱。

用法：水煎服。

150. 阳原县华效先献方

主治：心烦，腹痛，身倦，腰酸，漏血。

药物：归身三钱，川芎二钱，白芍三钱，生地炭三钱，熟地三钱，川断三钱，丹皮二钱，鹿角霜二钱，阿胶珠三钱，蕲艾一钱半，焦地榆三钱，炒杜仲三钱，黄芩二钱，盐黄柏二钱，知母一钱半，白术三钱，党参三钱，焦栀子二钱。

用法：引用红枣四个，水煎服。

151. 涿鹿县张玉山献方

主治：妇女子宫大出血。

药物：当归四钱，川芎一钱半，柏子仁五钱，枣仁四钱，莲房六钱，炒乌梅五钱，艾炭四钱，阿胶三钱，杜仲五钱，柏叶炭三钱，莲须二钱，香附四钱，远志四钱，红花炭二钱。

用法：水煎，分两次服用，早、晚各服一次。

152. 平山县张凤池献方

主治：妇女经水频数，一月多次。

药物：当归五钱，川芎二钱，白芍三钱，樗白皮炭三钱，白术炭三钱，白茯苓三钱，山药三钱，台参三钱，杜仲炭二钱，黑芥穗二钱，熟地三钱，阿胶珠三钱，艾叶四钱，甘草一钱。

用法：水煎服。

153. 平山县张延年献方

主治：妇女崩漏不止。

药物：鱼鳔二两，甘草一两，辰砂一钱，漳丹五分。

配制：鱼鳔砂锅煅黄，同甘草研为细末，再入辰砂、漳丹，共研极细末，分成四包。

用法：每日睡前，黄酒四两煮滚调服一包，以崩止为度。

154. 康保县秦守善献方

方名：蒲黄散。

主治：妇女崩漏。

药物：蒲黄五钱（炒存性）。

用法：开水冲服。

155. 束鹿县张汝川献方

主治：妇女血崩。

药物：当归炭四钱，榆皮炭五钱，白芍炭五钱，棕皮炭五钱。

配制：共为细末，枣泥为丸绿豆大。

用法：日服六十丸，黄酒送下。

156. 束鹿县杨子封献方

主治：妇女子宫出血。

药物：当归八钱，黄芪一两半，台参四钱，白术三钱，棕炭三钱，地榆炭三钱，蒲黄炭三钱，芥穗炭三钱，杜仲炭三钱，川断三钱，杭芍三钱，贡胶三钱，艾叶三钱，熟地三钱，川芎二钱，茯神三钱，枣仁三钱，汉三七三钱，甘草一钱。

用法：水煎温服，三七研末冲服。

157. 涿鹿县宿润之献方

主治：崩漏。

药物：槐娥（槐耳）一两，香附二钱，通草二钱，小茴香三钱，鸡毛灰二钱。

用法：共研细面，日服两次，每服三钱，黄酒冲服。

158. 赤城县米深献方

主治：血崩血漏。

药物：陈棕炭三钱，乌梅三钱。

用法：共为细末，黄酒送下。

159. 无极县李建忠献方

主治：崩漏淋漓不断。

药物：当归（土炒）三钱，川芎（土炒）一钱半，杭芍炭三钱，地榆炭三钱，芥穗炭二钱半，棕炭二钱，贯众一钱半（酒浸），柴胡炭一钱，栀子炭二钱，胶珠三钱，黄芩（炒）一钱，汉三七一钱（研末分两次服）。

用法：水煎温服。

加减：气虚者，加人参一钱，生芪三钱。

160. 阳原县张成栋献方

主治：血崩。

药物：炙黄芪一两，当归五钱，防风三钱。

用法：水煎服。

161. 阳原县赵建堂献方

主治：行经日久不止，目眩头晕，身体疲倦等。

药物：柏叶炭五钱，地榆炭三钱，棕皮炭三钱，生地炭三钱，杜仲炭三钱。

用法：共为细面，每服一钱，日服三次，红糖水送下。

162. 佚名氏献方

主治：血崩。

药物：乌梅、棕炭、槟榔、焦山楂各四钱。

用法：共为细面。分四次服，日服两次，白水送下。

163. 延庆县献方

主治：妇女月经淋漓不断，时作时止，经久不愈。

药物：红毡子五钱（烧灰）。

用法：白水冲服，每天服一次，连服四日。

164. 无极县王成泽献方

主治：血崩紫黑成块，血流不止。

药物：汉三七（研末）一钱，当归三钱，生地炭三钱，杜仲炭二钱，棕皮炭二钱，黄芩三钱，牡蛎三钱，地榆炭三钱，川连一钱半，杭芍三钱，槐花三钱，甘草一钱。

用法：水煎温服。

妊娠恶阻类（计 19 方）

1. 康保县李亚柳献方

方名：镇逆汤。

主治：妊娠恶阻，诸药不效者。

药物：代赭石二两，清半夏二两。

用法：微火煮熬，均两天温服。

2. 沽源县献方

主治：妊娠呕恶不止。

药物：当归一两，党参一两，苏子一两，白术三钱，麦芽三钱，白芍三钱，云苓二钱，生地五钱，陈皮一钱，砂仁一钱，神曲二钱。

用法：水煎服。

3. 涿鹿县闪浚五献方

主治：妇人怀孕后呕吐。

药物：当归五钱，炒白芍二钱，党参二钱五分，白扁豆四钱，白茯苓三钱，香附三钱，砂仁一钱五分，酒条芩二钱，神曲一钱五分，广陈皮一钱五分，生姜一片。

用法：水煎温服。

4. 沽源县献方

主治：妊娠呕吐不止。

药物：条芩四钱，麦冬四钱，砂仁三钱，木香一钱，厚朴三钱，枳壳二钱。

用法：水煎服。

5. 宁晋县吴丙耀献方

主治：怀孕后，三个月以内之恶阻。

药物：清夏三钱，竹茹三钱，陈皮三钱，柿蒂三钱，黄芩三钱，白芍三钱，青皮三钱，茯苓三钱，归身三钱，白术三钱。

用法：桂枝为引，水煎服。可连服二三剂。

6. 涿县刘勤选献方

主治：妊娠恶阻，饮食咽下而复吐出，日久不愈。

药物：清夏三钱，竹茹四钱，干姜一钱，苏梗三钱，云苓四钱，白术五钱，黄芩三钱，广皮一钱。

用法：水煎服，日服两次。

7. 宁晋县吴丙耀献方

主治：妇人怀孕六个月以后之恶阻。水浆不入，气息微弱者。

药物：丽参三钱，白术三钱，茯苓四钱，竹叶三钱，当归三钱，白芍三钱，黄芩三钱。

用法：水煎服，可连服数剂。

8. 宁晋县吴静轩献方

方名：安胎饮。

主治：恶阻与胎前诸病。

药物：紫苏梗四钱，大腹皮三钱，砂仁三钱，橘红四钱，藿香四钱，酒黄芩三钱，焦术二钱，酒当归四钱，甘草二钱。

用法：水煎温服。

配制：恶阻加半夏，倍藿香、橘红；胸膈不宽去白术，加枳壳；咳嗽去白术，加蜜桑皮、寸冬；多淋加木通、竹叶、茯苓；头痛加川芎、羌活、防风；腰痛加杜仲、续断、破故纸；痢加黄连、木香；寒热往来加柴胡、苏叶；泄泻倍白术，加茯苓、泽泻；胎气上逆倍砂仁、苏梗。

9. 定兴王步清献方

主治：妇人妊娠呕吐。

药物：陈皮三钱，砂仁二钱，竹茹二钱，紫苏梗一钱五分，条芩二钱，生甘草二钱。

用法：水煎服。

10. 唐县郭永修献方

方名：加减顺气益肝汤。

主治：妊娠恶阻。

药物：茯苓三钱，熟地三钱，白芍三钱，寸冬三钱，陈皮一钱，砂仁一钱，台参五钱，当归五钱，白术三钱，苏子一钱，神曲二钱。

用法：水煎服。

11. 涞源县王亭鹤献方

主治： 妇人怀孕三个月左右，呕吐不止。

药物： 赭石三钱，清半夏五钱，竹茹二钱。

用法： 水煎服。

12. 晋县中医研究所献方

主治： 妊娠恶阻。

药物： 当归三钱，炒白芍一钱半，焦白术一钱，茯苓三钱，陈皮三钱，藿香二钱，砂仁一钱，炒神曲三钱，清夏一钱半，香附一钱半，甘草五分。

用法： 水煎，空腹服。

13. 保定市汤义献方

主治： 胎前恶阻。

药物： 台参二钱，炒白术二钱，云苓二钱，陈皮二钱，清夏一钱，甘草一钱。

用法： 水煎服。

14. 曲周县刘起堂献方

主治： 妊娠三个月以内的恶阻，严重者不能进食。

药物： 党参三钱，白术三钱，云苓三钱，清夏三钱，广皮二钱五分，甘草一钱，藿香三钱，砂仁一钱五分。

用法： 水煎服。

15. 井陉县张务本献方

主治： 妊娠恶阻。

药物： 姜制半夏三钱，紫苏二钱，茯苓四钱，黄连一钱，厚朴一钱，生姜一钱。

用法： 水煎服。

16. 保定市张树棠献方

主治： 妇女妊娠恶阻。

药物： 大熟地八钱，砂仁五分，白芍一钱半，清夏五分，白术（土炒）三钱，藿香二钱，陈皮二钱。

用法： 水煎服。忌生冷、酸辛等物。

17. 隆化县赵云轩献方

主治： 妊娠恶阻。

药物： 广砂仁、云苓各三钱，丽参、姜夏各一钱半，焦术四钱，藿香、甘草各二钱，竹茹五分，陈皮二钱。

用法： 水煎服。

18. 隆化县葛维周献方

主治： 妊娠恶阻。

药物： 姜半夏、橘红、竹茹、黄芩、焦术各三钱，川朴一钱，云苓五钱，砂仁、紫蔻、甘草各一钱，生姜三片。

用法： 水煎服。

19. 涞源县赵玉献方

主治： 妇女妊娠恶阻，呕吐不止。

药物： 茯苓五钱，半夏三钱，生姜一钱。

用法： 水煎服，一日三次。

胎动不安类（计21方）

1. 王万文献方

主治：胎动不安，或胎漏下血。

药物：荞麦仁半斤。

用法：研为粗末，煮成粥服之。

2. 无极县杨济民献方

主治：孕妇胎动不安，呕逆少食。

药物：白扁豆一钱五分（微炒）。

用法：研为细末，白糖水送服，隔二日服一次。

3. 阳原县郭振纲献方

主治：安胎祛风。

药物：当归六钱，川芎二钱，条芩二钱，白术二钱，紫苏一钱半，大腹皮一钱半，生草一钱。

用法：引用生姜三片，水煎服。

4. 无极县张文轩献方

主治：妇人胎动不安。

药物：当归三钱半，川芎二钱，白芍（酒炒）二钱，大熟地三钱，阿胶珠五分，艾叶（炒）五分，大白术四钱，黄芩二钱半，甘草一钱。

用法：水煎服。一剂安，二剂愈。

5. 涿鹿县杨隐之献方

主治：妇女胎前三四至五六个月，因故伤胎致胎动不安，欲作流产，速服此药以保胎妇安全。

药物：艾炭四钱，当归四钱，柏仁四钱，枣仁三钱，杜仲三钱，菟丝子三钱，狗脊三钱，枸杞三钱，酒芩三钱，杭芍四钱，莲房三钱，阿胶三钱。

用法：水煎两次，早、晚各服一次。

6. 高阳县周质彬献方

方名：安胎饮。

主治：胎动或胎漏。

药物：当归三钱，川芎二钱，白芍二钱，熟地五钱，白术五钱，黄芩五钱，云苓四钱，炙草二钱，升麻五分，丽参三钱。

用法：水煎服。

加减：若下血加杜仲三钱，桑寄生三钱，黄芪五钱，川断三钱。

7. 广宗县周聘卿献方

方名：安胎饮。

主治：妊娠胎动不安，腹疼下血等症。

药物：黄芩一两，白术五钱。弱人酌减，再加当归一钱，甘草五分。

用法：水煎服。

8. 完满县唐寿山献方

方名： 保产无忧散。

主治： 胎动不安及难产。

药物： 酒洗当归一钱五分，川芎一钱五分，酒泡菟丝子一钱五分，酒白芍一钱二分，炙黄芪八分，荆芥穗八分，醋艾叶七分，姜厚朴七分，川贝母一钱，炒枳实六分，羌活五分，炙草五分，生姜三片（分量不可加减）。

用法： 水煎服。忌生冷、五辛。

9. 沽源县献方

方名： 当归芍药散。

主治： 妊娠腹痛，上攻汗出，胎动不安。

药物： 当归三两，川芎四两，白芍一斤，茯苓四两，白术四两，泽泻八钱。

用法： 共研细末，每服三钱，开水送服。

10. 完满县孙殿元献方

方名： 保生散。

主治： 胎前腰痛，小腹下坠，势欲小产。

药物： 当归四钱，白术三钱，川断三钱，寄生三钱，炙黄芪五钱，苏梗二钱，砂仁二钱五分，艾炭一钱，升麻二钱五分，山药四钱，熟地四钱。

用法： 清水煎服。

11. 清河县庄声远献方

主治： 妇人怀孕，胎动不安，血出不止，少腹作痛，胎欲坠者。

药物： 当归三钱，川芎三钱，白芍五钱，熟地五钱，白术五钱，阿胶五钱，艾叶

三钱，香附四钱，乳香三钱，甘草二钱。

用法： 引用姜三片，水煎服。

加减： 跌仆损伤者，倍乳香；气虚者，加人参；有热者，加黄芩；胎动因于脾肾虚弱者，加熟地、白术各一两。

12. 蠡县齐国朴献方

主治： 胎动，甚至下血者。

药物： 生黄芪、生地各一两半，白术五钱，黄肉八钱，龙骨八钱，牡蛎八钱。

用法： 水煎服。愈后可减半再服一剂。

13. 徐水县刘辅臣献方

方名： 安胎方。

主治： 胎动不安，或腹痛下红。孕妇每月服三至五剂，可免小产。

药物： 黄芪二钱，杜仲炭三钱，川断三钱，茯苓三钱，焦术三钱，黄芩三钱，阿胶三钱，甘草一钱。

用法： 水煎服。糯米百粒，黄酒五钱为引。忌劳累，大怒，房事。

加减： 下红，加艾叶（炒）三钱，地榆（炒）三钱，阿胶多用；腹痛，加陈皮三钱，紫苏三钱。

14. 徐水县刘福臣献方

方名： 保胎方。

主治： 脾胃虚弱，胎动不安。

药物： 怀山药一两，杜仲炭二两，川断三两。

配制： 共为细末，糯米糊为丸桐子大。

用法： 每服三钱，黄酒为引送下。忌

房事。

15. 徐水县王振遐献方

方名：胶艾汤。

主治：习惯流产，胎动不安。

药物：当归、川芎、白芍、黄芪、杜仲、阿胶、艾炭、菟丝子、川断各三钱，炙甘草二钱。

用法：水煎服。

16. 井陉县华景然献方

方名：加减安奠二天汤。

主治：妊娠少腹疼痛，胎动不安，且有欲坠状。

药物：丽参三钱，熟地一两，白术五钱，炙甘草四钱，杜仲炭三钱，枸杞子二钱，山萸肉三钱，炒扁豆三钱，砂仁二钱。

用法：水煎，连服三剂，须每隔半月再照服三剂。

17. 涞源县王居献方

方名：安胎饮。

主治：胎动不安，子痫转胞，腹疼等症。

药物：当归、白芍各五钱，生黄芪四钱，寄生、川续断、贡阿胶、白术、熟地、党参各三钱，杜仲、栀子（炒）、艾叶各二钱。

用法：水煎服。

18. 平谷县宋侃儒献方

主治：妇人胎气攻心所致作呕作吐之症。

药物：藿香三钱，陈皮三钱，苍术三钱，厚朴三钱，砂仁二钱，益智三钱，枳壳三钱，黄芩三钱，苏叶三钱，桔梗二钱，小茴二钱，甘草二钱。

用法：水煎服。

19. 井陉县张务本献方

主治：胎动不安。

药物：黄芩五钱，白术五钱。

用法：水煎服。

20. 隆化县乐洪彩献方

主治：胎动不安，腰疼腹坠，见血。

药物：人参、艾炭各三钱，黄芪、川断、杜仲炭、焦术、白芍（炒）各三钱，云苓、熟地炭各二钱半，枳壳、甘草各一钱。

用法：水煎服。

21. 高阳县陈书义献方

方名：安胎散。

主治：孕妇闪挫跌仆，以致胎动，腹痛下血。

药物：蚕丝五六分。

用法：食油灯烧灰，温水调服。

子悬类（计13方）

1. 大名县张凤一献方

主治： 孕妇子悬。

药物： 苏梗二钱，广皮二钱，大腹皮三钱，枳壳二钱，当归二钱，白芍二钱，川芎二钱，党参二钱，白术三钱，甘草一钱。

用法： 水煎服，姜葱引。

2. 徐水县郭聘卿献方

方名： 二味葡萄汤。

主治： 子悬（胎气横逆，上冲心胸疼痛）。

药物： 鲜葡萄四两，白糖不拘多少。

用法： 鲜葡萄取汁加入白糖，开水冲服。服时先将腰带在脐口束好，不让胎碰心胸，后再服药，可立时止痛。

3. 涞源县任福善献方

主治： 妇人怀孕，胎气不和，上攻心胸胀满，胸胁作疼，头晕烦闷等症。

药物： 紫苏二钱，广木香二钱，腹皮二钱，党参三钱，当归三钱，广砂仁二钱，元胡一钱五分，鲜姜三片，川芎二钱，广陈皮二钱，甘草二钱。

用法： 水煎服，一日两次，空心服之。

4. 怀安县献方

主治： 孕妇子悬。

药物： 人参一钱，当归五钱，白芍二钱，白术五钱，茯苓一钱五分，枳壳二钱，砂仁一钱，薄荷一钱五分，栀子一钱五分。

用法： 水煎温服。

5. 沽源县献方

主治： 胎气上逆，上迫心胸，烦满腹痛。

药物： 当归一两，白芍一两，白术五钱，黄芩三钱，栀子三钱，砂仁一钱，枳壳一钱，薄荷二钱。

用法： 水煎服。

6. 刘兆岗献方

方名： 安胎紫苏饮

主治： 妇人胎气不和，上冲心腹，胀满而疼，两胁隐痛。

药物： 紫苏四钱，生白芍三钱，川芎三钱，大腹皮三钱，香附三钱，生姜三片，葱白一根（带须）。

用法： 水煎，空心温服，二日服完。服药后胎气慢慢下降而不上冲，则心腹胀满自除而胎安。

7. 高阳县张玉川献方

方名： 安胎止痛饮。

主治： 妇人怀胎数月，发生子悬之症，胃脘疼痛。

药物： 香附二钱，元胡二钱，木香一钱半，丁香一钱，乳香一钱，没药一钱，檀香一钱，草果一钱。

用法： 水煎服。

8. 交河县陈书田献方

方名： 安胎和乐饮（祖传治子悬验方）。

主治： 妇人妊娠期间，得病多端，唯有子悬是孕妇七八个月时多见。两胁与胃部疼痛，重则心腹胀满，因其浊气上逆，胎儿不安。故治宜调气和血，气血调和则胎自安。

药物： 当归五钱，桑皮三钱，黄芩三钱，艾叶一钱，川芎三钱，犀角一钱，腹皮三钱，枳壳二钱五分，白芍二钱五分，陈皮三钱，白术三钱，甘草一钱，生姜三片。

用法： 水煎服。

9. 高阳县萧良辰献方

主治： 孕妇子悬，胃刺痛，腹胀大。

药物： 苏子四钱，川芎二钱，陈皮二钱，川朴三钱，腹皮二钱，薷香五钱，砂仁二钱，黄芩三钱，木香二钱，川军三钱，云苓三钱，甘草二钱，当归四钱，台参二钱。

用法： 水煎服。

10. 深县献方

主治： 妇人胎前子悬，胎气上攻，心腹胀痛。

药物： 丽参一钱，焦术二钱，紫苏四分，陈皮四分，砂仁四分，当归二钱，川芎八分，黄芩一钱，甘草四分。

用法： 水煎服。

11. 滦县齐焕文献方

主治： 妇人子悬，妊娠时期，胎儿上冲，剧烈疼痛，呼吸急促，不能卧，发热，脉洪大。

药物： 人参（或党参）四钱，苏梗三钱，陈皮三钱，砂仁三钱，当归三钱，川芎二钱，丹参三钱，黄芩三钱，香附三钱。

用法： 水煎服。

12. 丰宁县张履霄献方

方名： 子悬饮。

主治： 妊娠子悬，两胁胀满，甚至不能卧。

药物： 当归三钱，川芎一钱半，杭芍三钱，腹皮二钱半，紫苏二钱，砂仁二钱，枳壳一钱半，甘草一钱半，陈皮三钱。

用法： 水煎服。

加减： 咳嗽加桑皮二钱，五味子五分。

13. 保定市瞿林旺献方

主治： 子悬，胃疼，腹疼。

药物： 当归三钱，川芎二钱，杭芍三钱，人参一钱半，紫苏二钱，陈皮一钱，腹皮一钱半，木香一钱，香附二钱，甘草一钱。

用法：生姜二片，葱白三根为引，水

煎服。

小产类（计21方）

1. 赤城县王希武献方

主治：孕妇体弱，习惯性流产。

药物：杜仲炭三钱，川断三钱，菟丝子三钱，桑寄生三钱，黄芩三钱，川贝二钱，焦白术三钱，破故纸三钱，炙草一钱五分。

用法：水三盅，煎一盅，受孕后每日服一剂。如胎动见血，连服此方亦能止血安胎。

2. 束鹿县李士魁献方

主治：习惯性流产。

药物：大生地六钱，当归六钱，川芎四钱，白芍四钱，白术四钱，杜仲炭五钱，川断四钱，黄芩五钱，苏梗四钱，砂仁三钱，茯神三钱，陈皮三钱，甘草二钱。

配制：共研为细末，醋糊为丸，绿豆大。

用法：日服六十丸，空腹白水送下。

3. 涿鹿县冯连庆献方

主治：妇人流产血崩。

药物：人参二钱五分，炙芪五钱，云苓、

焦术、枣仁、元肉、炒白芍、地榆炭、棕炭各三钱，远志二钱，当归五钱，熟地炭五钱，广木香四分，阿胶珠四钱，栀子炭四钱，三七一钱（另研）。

用法：水煎，引用姜枣，冲服三七面。

4. 无极县邢豪如献方

主治：妇人怀孕后，习惯流产。

药物：当归五钱，川芎三钱，山药（炒）一两，艾炭一钱，阿胶珠四钱，牡蛎粉三钱，炙草二钱。

配制：共为细面，蜜丸三钱大。

用法：每服两丸，一日两次，白开水送下。

5. 宁晋县吴丙耀献方

主治：流产和小产，腹疼下血者，服此药能定痛上血安胎，可保母子安全，足月而生。

药物：归身四钱，棕炭七钱，黄芪三钱，白芍四钱，白术三钱，杜仲炭三钱，坤草三钱，丹参三钱，艾炭三钱，阿胶三

钱，川断三钱。

用法：水煎服。

6. 阳原县梁倬云献方

主治：小产流血不止。

药物：高丽参三钱，生黄芪五钱，熟地五钱，归身三钱，炒芥穗二钱，白术三钱，汉三七三钱（研面另用）。

用法：先将三七面每次冲服一钱半，继将汤药煎服。

7. 涿鹿县马效端献方

方名：加减夺命没竭散。

主治：妇人小产，胎衣不下。

药物：没药三钱，血竭花三钱，当归六钱，川芎二钱。

用法：水煎温服。

8. 延庆县郭占霖献方

主治：习惯性流产，每次怀孕期间，或三个月或四个月流产及无定期流产。

药物：当归五钱，川芎二钱，白芍四钱，生黄芪五钱，白术（土炒）二钱，续断三钱，黄芩三钱，砂仁二钱，茯苓二钱，泽泻三钱，竹茹三钱，甘草一钱。

用法：水煎三次，早、晚空心服之。怀孕后每月服两剂，服至分娩期。

9. 获鹿县尹汝舟献方

主治：预防怀孕三四个月后流产。

药物：丽参、当归各一两，黄芪、白芍、川断各一两，杜仲炭半斤。

配制：共为细末，怀山药粉糊为丸，重三钱。

用法：每服一至两丸，必须怀孕后三个月开始服。

10. 高阳县叶文炳献方

主治：小产血崩。

药物：当归一两，黄芪一两，人参二钱（炒），枣仁三钱，炮姜三钱，云苓三钱，红花炭（存性）三钱，丹皮二钱，甘草一钱。

用法：水煎温服。

11. 宁晋县申文元献方

方名：保孕丸。

主治：经常小产者，服此药可以预防。

药物：杜仲四两（糯米炒，米黄为度），川续断二两（酒拌炒）。

配制：共为细末，山药糊为丸，黄豆粒大。

用法：每服十丸，米汤送下，隔二日服一次。

12. 阳原县毛凤岐献方

主治：习惯性小产。

药物：怀山药一两，杜仲一两（炒断丝）。

配制：共为细末，糯米糊为丸。

用法：每服三钱，开水送下，日服两次，连服三五料则不再小产。

13. 赤城县贾万华献方

主治：伤胎腹痛。

药物：当归四钱，川芎三钱，熟地四钱，白芍四钱，杜仲三钱，枸杞三钱，川断二钱，白术二钱，黄芩二钱，黄芪三钱，杭萸三钱，生地一钱。

用法：水煎温服。

14. 清河县吴峻峰献方

主治：预防小产。

药物：当归四钱，川芎三钱，白芍三钱，焦术三钱，砂仁四钱，蕲艾炭三钱，阿胶珠四钱，台参四钱，升麻二钱，川断四钱，杜仲炭三钱，炙芪四钱，柴胡二钱，炙草二钱，远志三钱。

用法：水煎服，童便为引。

15. 高阳县张玉川献方

方名：安胎补血汤。

主治：孕妇发热，神气不爽，气血两亏。常患流产，或胎死腹中。

药物：归身三钱，酒白芍三钱，生地三钱，熟地三钱，人参二钱，白术三钱，云苓三钱，粉草一钱，黄芩三钱，黄连三钱，盐柏二钱，元参二钱，花粉二钱，栀子三钱，炙芪三钱，阿胶三钱。

用法：水煎服。自怀孕后，每月服一剂，连服数月。若身体发烧时，则加服一剂。

16. 抚宁李绍文献方

主治：习惯小产。

药物：苏梗一钱半，当归二钱，白芍二钱，甘草三钱，川芎、枳壳、白术各一钱，陈皮八分，川贝二钱，葱白二个。

用法：长流水煎服。

17. 深县满全雪献方

主治：妊娠跌损伤胎，胎儿腹中坠痛，腹部酸软。

药物：丽参二钱，箭芪五钱，白术三钱，当归三钱，陈皮三钱，升麻三钱，柴胡一钱，山药八钱。

用法：引用姜三片，枣二枚，水煎服。

18. 怀来县费珠献方

主治：妇女五六个月滑胎（流产）。

药物：菟丝子四两，川断二两，桑寄生二两，阿胶二两。

配制：共研细面，炼蜜为丸三钱重。

用法：每日早、晚一丸。

加减：若大气下陷，加黄芪五钱；中气虚者，加丽参二钱；饮食减少者，加白术三钱。

19. 深县献方

主治：妇人滑胎久惯小产。

药物：怀山药一两，川断一两，炒杜仲一两。

配制：共为细面，糯米糊为丸，桐子大。

用法：每服三钱，日服三次，小米汤送下，白水亦可。觉有孕后，即开始服三五料，胎自安；如觉胎动时，服亦安。

20. 安国县高天佑献方

主治：预防流产。

药物：南瓜蒂一个（按怀孕月数增加，如四个月四个），人参五钱，牛上唇一块重四两。

配制：先将牛上唇焙干，再加他药共为细末。

用法：每服三钱，日服三次。

21. 易县彭作林献方

方名：当归续断汤。

主治：小产失血太多，心慌眩晕，气急微弱。

药物：当归、川芎、熟地、黄芪、沙参、续断、杜仲炭各四钱，红花一钱，木贼炭、阿胶珠、益母草、炮姜、炙草各三钱。

用法：水煎服。

难产类（计51方）

1. 宁晋县聂宗林献方

主治：产难，胎儿不下，经四五日者，产妇无力，危急之际。服之即产。

药物：白芷、滑石、伏龙肝、百草霜各一钱，甘草五分。

用法：共为细面，一次服之，当归煎汤加童便为引送下。人行五里之遥，儿即生下。

2. 阳原县张廷仕献方

主治：妇人难产，死胎不下。

药物：麝香五分，肉桂三钱。

用法：共为细面，一次服，黄酒送下。

3. 阳原县张廷仕献方

主治：妇女难产。

药物：虫蜕一钱。

用法：焙黄研面，黄酒送下。

4. 延庆县吴廷藻献方

主治：难产子死腹中。

药物：螃蟹爪不拘数。

用法：水煎服。

5. 涿鹿县献方

主治：难产。

药物：云母粉二钱。

用法：用温黄酒冲服后，几小时即下。

6. 怀安县献方

主治：妇人难产数日，子死腹中，母气欲绝。

药物：瞿麦六两，通草三两，桂心三两，牛膝四两，天花粉四两。

用法：水煎，分三次温服。

7. 涿鹿县闪浚五献方

主治：妇人难产。

药物：陈麦秸秆二两（露天者更好）。

用法：洗净，剪寸段，煎汤温服。

8. 阳原县陈尚祯献方

主治：死胎不下。

药物：打子的萝卜根（俗名"仙人头"）。

用法：水煎服。

9. 阳原县献方

主治：胎死腹中。

药物：黄牛粪（炒热）。

用法：醋调，敷脐部即出。

10. 沽源县献方

主治：胞衣不下。

药物：鸡子清两个，醋适量。

用法：二味搅和服。

11. 无极县薛廷利献方

主治：产妇难产，已见浆液，或宫缩力减弱腹无阵痛，或交骨不开，皆因经产太早所致。

药物：柞木枝一两，当归一两，川芎三

钱，生箭芪一两，裂龟板三钱，炙甘草一钱半。

用法：水煎。服下后，如人行三里路之遥，即产。若不下，加丽参一钱半。

12. 巨鹿县赵符伯献方

主治：难产。

药物：当归五钱，川芎三钱，龟板二钱，丽参一钱半，血余（栀子火烧炭）一钱

用法：水煎一次服。服药不过两小时，即可分娩。

13. 高阳县杨裕容献方

主治：难产（气血两虚者）。

药物：黄芪一两，熟地一两，归身四钱，台参四钱，白芍四钱（酒炒），川芎一钱，枸杞四钱，茯神三钱，龟板四钱。

用法：水煎温服。

14. 无极县张怀彬献方

主治：妇人难产。

药物：贡胶珠八钱（另包），车前子七钱（布包）滑石五钱。

用法：水煎车前子、滑石；阿胶用煎药溶化，服下即生。

15. 无极县李宣化献方

主治：难产。

药物：蛇蜕一条，蝉蜕三个。

用法：水煎温服。

16. 赤城县宋殿林献方

主治：横生倒产。

药物：百草霜二钱，白芷二钱。

用法：共为细末，黄酒送下。

17. 南宫县李锡禄献方

主治：妇人难产，胎儿不下。

药物：酒当归六钱，龟板（醋炙）三钱，血余炭一团，车前子三钱（布包），枳壳四钱。

用法：水煎，酒一小盅为引，服下。

18. 清苑县苑家桥保健站献方

主治：妇人难产，胎衣不下。

药物：蓖麻子仁七粒。

用法：捣为泥，贴脚心上。若胎儿及胎衣下后，则急洗去。

19. 高阳县严祥瑞献方

主治：难产。

药物：人参二钱，红花三钱，桃仁三钱，当归五钱，川芎八钱，黄芪一两，鳖甲一两，妇人发一团（烧灰）。

用法：水煎服。

20. 涿县高子明献方

主治：妇女临盆难产。

药物：蛇蜕三钱。

用法：砂锅焙，研面，黄酒送下。

21. 高阳县蒋瑞棠献方

方名：开骨汤。

主治：交骨不开。

药物：当归一两，川芎五钱，龟板八钱，血余一钱，黄芪一两，乳香一钱。

用法：水煎服。

22. 新河县朱升明献方

方名：开关汤。

主治：妇人临产，气血虚弱，胎儿不下。

药物：人参五钱，川芎三钱，血余炭一团，当归一两，赤芍三钱，甘草一钱，白术五钱，龟板一两。

用法：水煎服。

23. 丰宁县李桂德献方

方名：催生灵。

主治：难产及胎衣不下。

药物：巴豆三个，蓖麻子七个。

配制：上药同去皮，加麝香少许，同研一处，捏饼。

用法：将饼贴脐下，不过十分钟即下。用后产下小孩或胎衣，急把饼去掉为要，否则催下子宫。

24. 易县周万兴献方

主治：难产。

药物：当归一两，箭芪一两，炙龟板一两，川芎五钱，蛇蜕三钱，人参二钱，柞木枝五钱。

用法：水煎服。

25. 定县张桐献方

主治：妇人临盆胎儿不下，及交骨不开。

药物：益母草二两，当归一两，白芍一两，川芎一两，柞木枝五钱，龟板炙三钱，血余炭三钱。

用法：河水煎服。

26. 深县献方

主治：妇人横生倒产。

药物：丽参五钱，当归二两，川芎一两，川牛膝三钱，升麻四钱，附了一分。

用法：水煎服，一剂顺生而愈。

注：妇人横生倒产乃危急之候，此方大补气血当有一定的效力，若再结合助产手术更为妥当。

27. 深县献方

主治：妇人交骨不开，难产。

药物：当归一两，丽参三钱，川芎五钱，红花一钱，川牛膝二钱，柞木枝一两。

用法：水煎服。

28. 深县献方

主治：妇人难产。

药物：皂角子二枚。

用法：吞之，白水送下。

29. 深县献方

主治：妇人难产，儿头已近产门而不生者用之。

药物：当归一两，川芎五钱，熟地五钱，白芍五钱，赭石八钱。

用法：水煎服。

30. 怀来县蒋荣川献方

方名：祖传方。

主治：妇女生育，交骨不开，难产或横产，都有奇效。

药物：当归五钱，川芎三钱，龟板（炒）手大一块，血余三钱，急性子一钱，白术三钱，柞木三钱。

用法：水煎服。

31. 安国县王振国献方

主治：气血虚弱难产。

药物：人参八分，黄芪五钱，当归身四钱，红花一钱，生龟板五钱，柞木枝五钱，血余炭一钱。

用法：水煎服。

32. 安国县郭萌怀献方

方名：救产催生汤。

主治：难产。

药物：当归一两，川芎七钱，生龟板八钱，坤草一斤，黄芪三两，炒艾叶五钱，头发灰一钱。

用法：水煎温服。

33. 安国县谢广翰献方

方名：保母汤。

主治：子死腹中（舌根爪甲青紫，舌上干燥是子死）。

药物：当归一两，丽参三钱，黄芪八钱，川芎四钱，杭芍五钱，生地四钱，丹参五钱，枳壳五钱，鳖甲三钱，龟板三钱，山甲珠二钱，鼠矢三钱。

用法：水煎服。死胎不下，连服三剂。

34. 峰峰贾新钰献方

主治：难产，横胎不下。

药物：当归、川芎各五钱，龟板八钱，莪术三钱，丹皮三钱，本人头发一团。

用法：头发火灸，与药同煎服。

35. 峰峰孔祥善献方

主治：难产。

药物：当归一两，龟板五钱，冬葵子五钱。

用法：水煎服。

36. 晋县魏祥立献方

方名：兔脑丸。

主治：妇人难产或横生倒产，子死腹中。

药物：母丁香二钱，乳香二钱，麝香二分。

配制：共研细末，兔脑为丸如黄豆大。

用法：每服一丸。

37. 束鹿县孙冲霄献方

主治：横生、逆产、盘肠产等。

药物：大力参一钱五分，乳香一钱（去油），朱砂一钱。

用法：共为细末，姜汁、鸡子清送下。

38. 宁河县李学程献方

主治：妇人难产或子死腹中不下。

药物：煅龟板五钱，焙蛇蜕二条，净蝉蜕三钱，血余炭一钱，滑石三钱。

用法：共为细面，每服三钱，黄酒送下。

39. 赞皇县冯耀献方

主治：难产。

用法：取足部至阴穴，进针二分，行捻转强刺激法。

40. 深县献方

主治：临产胎儿不下（检查非横生倒产者）。

药物：红大麻子仁三个，巴豆（去皮）一个。

用法：共捣摊皂布上，贴足心。

41. 保定市崔文彬献方

方名：催生饮。

主治：孕妇临产，生育艰难。

药物：当归三钱，川芎二钱，腹皮三钱，枳壳二钱，白芷二钱。

用法：水煎服。

42. 邯郸市徐范孔献方

方名：送子丹。

主治：妊妇腹痛数日，不能生产者，血虚胶滞，不能送出产门。

药物：生黄芪一两，当归一两（酒洗），麦冬（去心）一两，熟地五钱，川芎三钱。

用法：水煎服。若初产交骨不开者，加炙龟板三钱；生过小孩的妇人，加顶心发三钱，洗净新瓦焙炭入药。

43. 武安县张连升献方

方名：助气救产汤。

主治：滞产、难产、横产、胎死腹中，不能正常产下者。

药物：丽参一两（如无丽参，用党参二两），全当归一两，生黄芪一两，红花二钱，生枳壳三钱，川牛膝三钱。

用法：水煎服。

44. 万全县王羊倌献方

主治：难产胎不下。

药物：牛粪。

用法：将牛粪贴在难产妇肚脐上，小儿即产下。

45. 高阳县周质彬献方

方名：保产汤。

主治：妇人气血衰弱难产。

药物：当归一两，川芎五钱，黄芪一两，台参五钱，母丁香三钱，炙鳖甲二两。

用法：水煎服。

46. 广宗县贺藩屏献方

方名：催生兔脑丸（祖传）。

主治：横生逆产。

药物：兔脑髓一个，母丁香一钱，乳香一钱，麝香一分。

配制：后三味另研与兔脑为丸，如芡实大。

用法：温酒送下一丸。

47. 平乡县李建民献方

方名：催生散。

主治：临产困难，胎衣不下，胎位顺者可用此方。

药物：香白芷三钱，血竭二钱，麝香一分。

用法：研极细末，白水冲服，一次或分两次服下。

48. 徐水县郭聘三献方

方名：开骨散。

主治：难产交骨不开。

药物：当归一两，川芎一两，龟板一个，红花五钱，柞木枝三钱。

用法：水煎服。

49. 新河县焦殿钦献方

主治：体虚正气不足，交骨不开，致胎儿不能娩出。

药物：黄芪五钱，台参五钱，当归五钱，川芎五钱，龟板三钱，荆芥三钱，甘草一钱。

用法：水煎服。

50. 井陉县赵席珍献方

方名：大补阴阳汤。

主治：孕妇气血两亏，难产数日不下。

药物：大熟地一两，甘枸杞一两，归身三钱，潞党参一两，炙黄芪一两，白茯神三钱，川芎一两，酒芍三钱，炙甘草一钱，醋龟板三钱（交骨不开加至一两）。

用法：水煎服。此方不可增减，如胎久不下，连服四五剂即生。只用头煎，不用二煎，必须浓煎。如已产下，此方不可再用。

51. 清河县庄声远献方

主治：妇人难产。

药物：当归一两，川芎八钱，龟板一个，血余炭一团，牛膝五钱，生芪一两，赭石三钱。

用法：水煎服，服后胎儿即下。

胞衣不下类（计23方）

1. 沽源县献方

主治：胞衣不下。

药物：面碱不拘多少。

用法：鼻嗅之即下。

2. 沽源县献方

主治：胞衣不下。

药物：胡萝卜缨一把。

用法：水煎服。

3. 商都郭兴起献方

主治：胞衣不下。

药物：紫皮蒜一头。

用法：捣成蒜泥。贴在脚心上，待胞衣下后，迅速取下，转贴头顶百会穴处。

4. 涿鹿县支兆有献方

方名：青醋汤。

主治：胎衣不下。

药物：鸡子一个（去黄），陈醋一两。

配制：将鸡子清和陈醋混合一处。

用法：冬天加温服，夏天凉服。

5. 束鹿县王振学献方

主治：胎衣不下或胎死腹中。

药物：当归一两，川芎八钱，龟板五钱，血余三钱，桃仁三钱，红花三钱，甘草二钱。

用法：水煎温服。

6. 无极县王斐然献方

主治：胎衣一二日或三四日不下。

药物：血竭花、没药各等份。

用法：共研细末，每服一钱。

7. 晋县中医进修学校献方

主治：胎衣不下。

药物：当归二两，川芎五钱，坤草一两，生乳香一两，生没药一两，桃仁二钱，红花二钱。

用法：水煎服，每剂分两次服，不愈再服。

8. 赵县张温容献方

主治：胎衣不下或胎死腹中。

药物：花乳石（花蕊石）一两（煅红醋淬），蒲黄五钱，五灵脂五钱。

用法：共研细末，每服三钱，用当归、川芎各二钱煎汤送服。

9. 赤城县宋殿林献方

主治：胎衣不下。

药物：羊耳血一酒盅。

用法：饮之。

10. 无极县薛廷利献方

主治：胎衣不下。

药物：丽参一钱，当归五钱，冬葵子五钱。

用法：水煎服。

11. 宁晋县范增文献方

主治：胞衣不下。

药物：芒硝二钱，牛膝三钱。

用法：水煎，童便为引。

12. 佚名氏献方

主治：胞衣不下。

药物：五灵脂、蒲黄各等份。

用法：共研细面，每服三钱，黄酒为引。

13. 临城崔尚武献方

主治：胎衣不下。

药物：百草霜三钱。

用法：开水调成糊，白水送下。

14. 唐县史洛开献方

主治：胎衣不下。

药物：麝香三分，油桂三钱。

用法：共为细面，温酒送下。

15. 曲阳县刘殿甫献方

方名：没竭散。

主治：胎衣不下。

药物：血竭花、明没药各等份。

用法：共为细末。用当归四钱，川芎三钱，桃仁三钱，红花二钱，炮姜二钱，益母草一钱煎汤送服。

16. 井陉县张务本献方

主治：胎衣不下。

药物：乳香、没药、血竭花各二钱。

用法：共为末，开水送下。

17. 安国县李彦卿献方

主治：胎衣不下。

药物：莴苣子二两。

用法：煎服。

18. 涞源县袁致和献方

主治： 胎衣不下。

药物： 蓖麻子四十粒（去皮）。

用法： 捣如泥，涂两脚心，下后即时洗去。

19. 徐水县刘和厚献方

主治： 胎衣不下。

药物： 川牛膝、归尾、木通、滑石、枳壳、冬葵子各等份。

用法： 水煎服。

20. 保定市崔秀峰献方

主治： 产后腹痛，胎衣不下。

药物： 龟头二个（火焙微黄色）。

用法： 研细面，先服一半，半小时不下再服一半，黄酒送下。

21. 滦县常亿年献方

方名： 四黄丹。

主治： 胎衣不下。

药物： 鸡子四个。

配制： 鸡子打一小孔，去清，留黄。

用法： 将四个鸡子黄倾入碗内，一次生吞。

22. 阜平县唐佩潘献方

方名： 胎衣不下。

药物： 荷叶一个。

配制： 秋天采水面飘的荷叶，阴干备用。

用法： 取一叶烧灰存性，研为细末，白水送下。

23. 李荫亭献方

方名： 送胞汤。

主治： 正产胞衣不下。

药物： 全当归一两，川芎二钱，枳壳（麸炒）一钱半，广木香二钱，炙甘草二钱，血余炭一钱半，川牛膝二钱，萝卜子三钱，滴乳香（去油）五钱，明没药（去油）五钱，坤草八钱，荆芥炭二钱，赤石脂三钱，榆皮五钱。

用法： 水煎服。可加麝香少许，冲服。

产后恶露不绝类（计6方）

1. 阳原县韩秉义献方

主治： 产后漏血不止。

药物： 白马粪（放在砂锅内炒黑）。

用法： 研面。每服三钱，童便为引。

2. 平山县谭连杰献方

主治：产后失血过多，心跳眼黑，近于虚脱。

药物：丽参五钱，当归一钱，熟地一两，寸冬一两，枸杞五钱，山萸肉五钱，黑芥穗二钱，肉桂一钱。

用法：水煎服。

3. 无极县丁完璧献方

主治：产后不久，恶露不止。

药物：当归三钱，川芎二钱，白芍一钱半，熟地二钱，杜仲炭三钱，贯众炭二钱，鹿角霜二钱，桂圆肉二钱。

用法：水煎温服。

4. 沽源县献方

主治：产后流血不止。

药物：三七一钱，陈棕炭二钱五分。

用法：研为细末，黄酒送服。

5. 宣化县张文林献方

主治：产后及流产后流血不止。

药物：当归七钱，川芎八钱，丽参二钱，生草二钱，泽兰叶三钱，焦芥穗三钱，秋石一钱。

用法：水煎服。

6. 沽源县献方

方名：加味生化汤。

主治：产后血分有热，恶露不止，脉象数者。

药物：当归八钱，川芎四钱，红花五钱，桃仁七钱，杜仲三钱，荆芥炭四钱，炮姜炭一钱半，黄连炭三钱，黄柏炭三钱，甘草三钱，黄芩炭三钱。

用法：水煎服。

产后恶露不下类（计25方）

1. 平山县王明州献方

主治：产后瘀血停积。

药物：当归八钱，川芎四钱，桃仁一钱，姜炭五分，炙草五分，五灵脂三钱，蒲黄三钱，坤草一钱。

用法：黄酒、童便为引，水煎服。

2. 无极县孟爱三献方

主治：产后恶露不下，少腹作痛。

药物：生锈铁一块。

用法：用火将铁烧红，放入黄酒碗内，将黄酒淬热服之。

3. 平山县谭连杰献方

方名： 佛手散加味。

主治： 产后瘀血作疼。

药物： 当归一两，川芎五钱，坤草三钱，桃仁四钱，芥穗二钱，汉三七一钱，丹皮二钱，乳香二钱。

用法： 水煎服。

4. 佚名氏献方

主治： 产后恶露不行。

药物： 当归二钱，川芎一钱半，坤草一钱，桃仁一钱，红花一钱，甘草一钱，炮姜五分

用法： 水煎服。

5. 宁晋县聂宗林献方

主治： 产后恶露不下，瘀血上冲，攻心欲死者。

药物： 郁金五钱。

用法： 将郁金烧存性为末，干醋为引灌之。

6. 唐县王福昌献方

方名： 三世祖传方。

主治： 恶露不下。

药物： 当归尾三钱，川芎三钱，赤芍二钱，天麻八分，丹参三钱，香附子三钱，广木香二钱，元胡三钱，红花三钱，炮姜二钱。

用法： 童便为引，水煎服。

7. 无极县张呈瑞献方

方名： 生化失笑散。

主治： 产后恶露不下，少腹疼甚等症。

药物： 当归六钱，川芎三钱，桃仁一钱半，元胡三钱，五灵脂三钱，生蒲黄三钱，炮姜一钱半，炙草一钱。

用法： 水煎两次。每日早、晚各服一次。

8. 宁晋县吴炳耀献方

主治： 产后恶露不净，腹疼有块，形气实者。

药物： 炮姜三钱，肉桂三钱，丹参三钱，当归三钱，坤草三钱，元胡三钱，灵脂三钱，没药三钱。

用法： 水煎服。可连服，以愈为度。

9. 延庆县郭占霖献方

主治： 产后一切腹疼及恶露不尽。

药物： 五灵脂、生蒲黄、明没药各等份。

用法： 以上三味共为细面，每服三钱，一日两次，黄酒送下。

10. 尚义县刘子和献方

方名： 失笑散。

主治： 产后少腹疼。

药物： 五灵脂三钱，炒蒲黄三钱。

用法： 上二味合研为散，黄酒送服。如无黄酒，童便亦可。

11. 广宗县刘勤肃献方

方名： 加减生化汤。

主治： 产后瘀血不散，少腹有块作痛。

药物： 当归三钱，桃仁三钱，炮姜一钱，坤草三钱，红花三钱，桂心一钱，枳壳

二钱，香附三钱，三棱二钱，莪术三钱，汉三七三钱，陈皮、沉香各三钱，广木香一钱半，甘草一钱，牛膝三钱。

用法： 红糖为引，水煎服。

12. 广宗县赵勤庭献方

方名： 失笑散。

主治： 儿枕痛，产后少腹疼痛，脐下一块手按之疼痛剧烈，重者有时冲心。

药物： 五灵脂、蒲黄各等份。

用法： 共为细末，每次二钱，开水冲服。此散可每味三钱，加好醋少许为引，改用水煎服亦效。

13. 涉县刘济众献方

主治： 恶露不下，少腹疼痛难忍。

药物： 酒洗当归一两，酒川芎五钱，炒丹皮二钱，益母草三钱，黑芥穗二钱，乳香三钱（炒），焦楂三钱，炒桃仁二钱，云苓三钱，酒元胡三钱，制香附二钱。

用法： 水煎温服。

14. 南宫县连佩金献方

主治： 妇人产后恶露不下，瘀血成块，少腹作痛。

药物： 当归五钱，川乌四钱，桃仁一钱，黑炮姜二钱，蒲黄三钱，灵脂三钱，没药三钱，炙草一钱。

用法： 水煎，童便一茶盅为引，服下。

15. 蠡县赵树光献方

主治： 小产后，恶露不下，少腹急疼。

药物： 山楂肉（炒）一两，红糖一两半。

用法： 水煎服。

16. 大名县郝洪图献方

主治： 产后恶露不下。

药物： 当归三钱，川芎三钱，桃仁（炒）三钱，红花二钱，元胡三钱，黑姜炭三钱，焦楂三钱，甘草三钱。

用法： 水煎服，黄酒、童便为引。

17. 晋县中医研究所献方

主治： 妇女头痛，少腹疼，发烧，产后恶露停止，成块拒按。

药物： 当归一两，川芎五钱，丹皮二钱，坤草三钱，芥穗炭二钱，山楂炭五钱，桃仁三钱，乳香（炒去油）三钱。

用法： 水煎服。

18. 隆化县赵怀璧献方

主治： 产后恶露停滞，腹疼。

药物： 当归三钱，川芎、泽兰、桃仁各二钱，红花一钱，炮姜三钱，肉桂三钱，防风二钱，芥穗三钱，坤草三钱。

用法： 水煎服，引用黄酒、童便。如子宫破裂，或子宫炎症，可加服三黄宝蜡丸一粒。

19. 高阳县陈书义献方

方名： 赤豆汤。

主治： 产后恶露不行，少腹停瘀痛甚。

药物： 赤小豆三四斤（微炒）。

用法： 水煎，代茶饮之。当日血下痛止。

20. 深县献方

主治：妇人产后恶露不畅，少腹疼痛。

药物：五灵脂、元胡各三钱。

用法：共为末，黄酒送下。

21. 邯郸市徐范孔献方

方名：散结定痛汤。

主治：产后少腹疼痛，甚则结成一块，按之愈疼。

药物：当归（酒洗）一两，川芎（酒洗）五钱，丹皮二钱，益母草三钱，黑芥穗二钱，乳香一钱，山楂（炒黑）十粒，桃仁（炒，去皮研）七粒。

用法：水煎服。

22. 邯郸市王尊贤献方

主治：产后恶血不行，心腹作疼。

药物：熟军四钱，三棱三钱，莪术三钱，没药二钱，蒲黄二钱，白术四钱，瞿麦三钱，甘草二钱。

用法：水煎服。

23. 邯郸市冯云献方

方名：加减生化汤。

主治：产后瘀血不尽。

药物：当归一两，黑姜二钱，川芎二钱，桃仁二钱，三棱三钱，莪术三钱，炙草一钱。

用法：水煎服。

24. 深县献方

主治：妇人产后恶露不净，少腹作痛。

药物：川芎二钱，坤草二钱，泽泻二钱，红花一钱，当归三钱，山楂二钱，桃仁二钱，炮姜一钱，炙草一钱。

用法：水煎服，黄酒一盅为引。

25. 徐水县高子元献方

方名：生化汤。

主治：产后恶露不净，心腹诸痛。

药物：当归三钱，川芎二钱，桃仁二钱，炮姜一钱，炙草一钱。

用法：水煎服。

产后血晕类（计26方）

1. 赤城县栗太常献方

主治：产后恶露凝滞以致血晕，昏不知人。

药物：血竭一钱，没药一钱。

用法：共研细末，白开水冲服。

2. 阳原县张成栋献方

方名：清魂散。

主治：产后血晕。

药物：川芎二钱，台参二钱，泽兰叶四钱，黑芥穗八钱，炙甘草一钱半。

用法：童便为引，水煎服。

3. 阳原县李灏献方

方名：清晕散。

主治：妇人因胎前有实热，产后因血虚而反晕。

药物：朱砂、秋石各三钱。

用法：共为细面，每服二钱，童便送下。

4. 阳原县张成栋献方

主治：产后血晕。

药物：琥珀、朱砂、血竭、乳香、没药各等份。

用法：共为细面，童便为引，每服二钱。

5. 束鹿县阎嘉范献方

主治：产妇血晕，卒然晕倒昏迷等症。

药物：醋一碗，铁一块。

用法：将铁火上烧红取出放醋内，用热气熏患者鼻孔，令吸入即醒。

6. 沽源县李玉明献方

主治：产后血晕。

药物：白茅根四两，红糖四两。

用法：茅根煎水冲红糖口服。

7. 商都王佩珍献方

主治：产后血晕。

药物：五灵脂、生蒲黄各二钱。

用法：研面，每服二钱，童便送下。

8. 沽源县魏汉章献方

主治：产后眩晕，人事不知。

药物：鸡屎白、朱砂各等份。

用法：共研极细末，童便为引，每服一钱。

9. 涿鹿县闪浚五献方

主治：妇人产后血迷，胀闷疼痛，恶露不行。

药物：血竭、肉桂、真香墨各一钱，当归、百草霜、鲤鱼鳞（炒黄）、元胡、血余炭各一钱半。

用法：共研细面，每服二钱，黄酒送下。

10. 阳原县李元清献方

方名：理坤丸。

主治：妇女产后血晕，由于败血上攻者。

药物：全当归、川芎、桃仁、黑芥穗、五灵脂（半生半熟）、川军（酒炒）、生甘草各三钱。

配制：共为细面，陈醋为丸，三钱重。

用法：每服一丸，白水送下。如不效，可服两丸。

11. 无极县李宣化献方

主治：产后晕迷。

药物：陈皮一钱，童便两盅。

用法：将药煎好，童便冲服。

12. 阳原县陈尚祯献方

主治：产后头晕，由瘀血上攻者。

药物：郁金三钱。

用法：为细末，用童子小便送服。

13. 阳原县陈尚亨献方

主治：血晕。

药物：红高粱穗（去粒不用）。

用法：用水五碗煎至半碗，一次服之。

14. 阳原县献方

主治：产后昏晕。

药物：母猪尿。

用法：煎热温服。

15. 佚名氏献方

主治：血晕。

药物：伏龙肝三钱，大葱白二钱，大青盐少许。

用法：童便为引，水煎服。

16. 沽源县献方

主治：产后血晕。

药物：百草霜（锅底黑灰）、猪胆汁、人尿。

配制：用男人尿和入百草霜，加猪胆汁。

用法：开水冲服。

17. 清苑县韩景晶献方

方名：加减没药散。

主治：产后血晕，由血气上攻，迷乱心神，眼前生花，甚则闷厥神昏，口噤不知人事。

药物：当归一两，元胡五钱，血竭花三钱，明没药三钱，荆芥穗三钱，京墨二钱。

用法：水煎服，醋、童便为引。轻者一剂，重者二剂愈。

18. 康保县任绪献方

主治：产后血晕。

药物：旧砂锅底二钱（炖过肉的砂锅更好）。

用法：研成细末，童便送下。

19. 藁城县胡肇一献方

主治：产后血晕，不省人事。

药物：石头子如鸡子大，好醋半碗。

用法：将石块火烧红，淬在醋内，用其蒸气，近病人鼻孔熏之，即醒。

20. 丰宁县张履霄献方

方名：泽兰汤。

主治：产后血晕，发狂妄言，脱血神昏。

药物：当归四钱，川芎二钱，人参一钱，柏子仁二钱，茯神三钱，桃仁三钱，黑姜二钱，益智仁二钱，陈皮三钱，泽兰二钱，黑芥穗三钱，枣仁三钱，炙甘草一钱。

用法：水煎服。

21. 武安县李庚申献方

方名：黑神散。

主治：产后血晕，不省人事。

药物：当归一两（炒黑），川芎七钱（炒炭），广木香五钱，赤金五张，京墨七钱（烧透），黑芥穗五钱，飞罗面五钱（炒黑），明天麻五钱（炒）。

用法：共为细面，每服三分，日服两次，童便冲服。

22. 唐县李兰田献方

主治：产后血晕。

药物：干漆一两，米醋一碗。

配制：干漆火烧红，入醋内。

用法：用热气熏患者鼻孔，数次自醒。

23. 深县献方

主治：产后血晕。

主治：苏木五钱。

用法：水煎服。

24. 安国县谢其昌献方

主治：产后血晕，不省人事。

药物：明天麻二钱，当归三钱，广木香三钱，赤芍二钱，荆芥二钱，红花二钱，熟地二钱。

用法：水煎服。

25. 晋县魏祥立献方

主治：产后血晕。

药物：水蛭三钱，虻虫三钱，花蕊石三钱，干漆三钱（煅）。

用法：共为细末，每服三钱，白水送下。

26. 宁河王致和献方

主治：妇女产后血晕。

药物：锅底灰（烧柴草的锅底）三钱。

用法：童便一茶盅煮之五六沸，俟温服之。

产后中风类（计 23 方）

1. 滦县耿庭印献方

主治：产后腹痛，四肢拘急，项强，角弓反张，无汗，俗称"抽风"。

药物：土蜂窝三个，葱心三个，独头蒜三头 生姜三片，萝卜三片，胡椒七粒，曲子一捻。

配制：共捣如泥，做成一个大丸子。

用法：用右手握药丸子，取汗出为度。

2. 滦县郎乐山献方

主治：产后风。

药物：全虫一个，鸡蛋一个。

配制：把全虫装在鸡蛋里，焙干，研成细末为一剂，一次量。

用法：黄酒四两为引服。忌生冷食物。

3. 滦县朱子享献方

主治：产后风。

药物：绿豆七粒，古月七粒，大枣七枚（去核）。

用法：同研作丸，送入阴户，深者为妙。

4. 束鹿县张子才献方

主治：产后风。

药物：蜜炙地骨皮四两，地肤子二钱，艾叶五分。

用法：黄酒四至六两煎服，见汗即愈。

5. 威县傅应先献方

主治：产后牙关紧闭。

药物：甘松五钱，陈皮五钱，川芎五钱，葱白带须七节，艾叶七片（炙），生姜五钱。

配制：先将三味研细末，合葱、姜、艾共捣一处如泥状。

用法：摊青布上敷阴户，外盖毛巾，七分钟后得汗即愈。

6. 大名县张凤一献方

主治：产后伤风牙关闭。

药物：当归三钱，川芎二钱，川羌二钱，桂枝二钱半，酒芍二钱，炙芪三钱，天

麻二钱，秦艽二钱，芥穗一钱半，炙草一钱。

用法：水煎服，姜枣为引。

7. 安国县谢凤楼献方

主治：产后风。

药物：雄猪前爪二个（煅炭），荆芥穗二钱，当归二钱。

用法：共研细末，黄酒为引冲服。

8. 安国县马庆吉献方

主治：产后风。

药物：蚕豆皮（焙干）。

用法：研细末，黄酒为引，冲服。

9. 唐山市王济民献方

方名：产后除风散。

主治：产后一个月内受风，其症牙关紧闭、不省人事、抽风等。

药物：火硝、漳丹、胡椒、飞罗面各一两。

配制：共研细面，用醋做两个饼。

用法：一饼敷肚脐，一饼敷阴户，用手按之，出汗即愈。

10. 安国王文玉献方

主治：产后中风，牙关紧闭，不语等症。

药物：黑豆半斤（炒焦），大葱一棵。

用法：水煎，黄酒为引服下。

11. 任邱县张本立献方

主治：产后病痉（产后风）。

药物：阴骡蹄（初生之骡驹软蹄，焙黄）五分，小儿胎发（小孩第一次所剃之发，烧存性）二分，藏香灰二分，麝香五厘。

配制：前三味共为细面，取大车油脂不拘量，用勺烘化开，倒干净木板上，将药面调于油脂中，作丸如小枣大，麝香五厘滚为衣。

用法：黄酒四两煮开，将丸入酒中，用箸搅化灌服之，覆被取汗而愈。

12. 隆化县张洪斋献方

主治：产后中风，口噤不开，角弓反张，手足抽搐，亦治血晕不省人事。

药物：芥穗五钱，当归五钱（略炒）。

用法：共为细末。炒黑豆一把，淬酒中去黑豆，酒调药面三钱服下。

13. 隆化县赵云轩献方

主治：产后周身疼痛。

药物：荆芥穗炭（研末）。

用法：每次三钱，食前服，元酒、童便送下。

14. 唐山市顾殿龙献方

方名：七星汤。

主治：产后抽风。

药物：小黑鱼二条（一雌一雄，雌者头尾均粗，雄者头粗尾细）。

用法：将小黑鱼用瓦焙干，研为细面，黄酒四两一次送下。

15. 唐山市谢宝仁献方

方名：华佗御风散。

主治：产后高烧无汗。

药物：荆芥（炒存性）。

用法：研成细面，每服三钱，黄酒送下。

16. 交河县陈书田献方

方名：增损生化汤。

主治：妇人产后类中风，口噤项强，角弓反张（痉病）。

药物：当归一两，桃仁一钱五分，人参三钱，枣仁一钱五分，川芎二钱，炮姜一钱五分，茯苓四钱，甘草一钱五分，红花一钱，生芪四钱，寸菖蒲四钱，山甲二钱。

用法：项强加木瓜，去山甲，二药不可同用。水煎待用。先用下药：白古月十粒，生桃仁十粒，大葱全棵三根，鲜姜一两，血余炭一钱，共捣烂如泥，分作三份，两腋窝各置一份，夹住；另一份用纱布包好，两手搓拢，令患者鼻内闻之。俟觉小腿发潮似汗，急将外用药去掉，然后将煎好之药服下，即愈。

17. 新河县焦延宾献方

主治：产后惊风。

药物：当归、川芎各五钱，荆芥穗七钱。

用法：水煎服。

18. 丰润县李林祥献方

主治：产后风。

药物：小黑鱼三条（焙干），全虫二个。

用法：共为细末，黄酒调服。

19. 获鹿县林文明献方

主治：产后癫狂惊痫。

药物：当归、远志、香附、南星、银柴胡、炒栀子各二钱，茯神四钱，天竺黄、郁金、广皮、青皮、降真香、煅龙骨各一钱五分，甘草一钱，菖蒲三钱。

用法：水煎，竹叶、灯心、生姜为引，空心服下。

20. 束鹿县邹雅斋献方

主治：产后癫狂不省人事，昼夜不眠，坐卧不宁，不避亲疏，有时作烧。

药物：生地五钱，荷叶三钱，当归三钱，川芎二钱，丹皮二钱，麦冬三钱，生蒲黄一钱，五味子一钱半。

用法：水煎温服。三剂后狂定，再用生化汤调理。

21. 保定市郑喜贵献方

方名：四物通窍汤。

主治：产后血晕，妄言见鬼，精神异常，或啼哭不眠，头痛发烧，胡言乱语。

药物：当归八钱，川芎二钱，熟地二钱，杭芍三钱，元肉四钱，坤草三钱，远志四钱，菖蒲四钱，枣仁（炒）五钱，茯神三钱，黄芪三钱，炮姜一钱半，炙草一钱。

用法：水煎服。

22. 安国陈世昌献方

主治：产后血迷心窍。

药物：当归三钱，川芎二钱，桃仁二钱半，赤芍一钱半，生蒲黄二钱半，荷叶一张，灵脂二钱，节菖蒲三钱，熟枣仁二钱半，远志二钱半，炙草五分。

用法：水煎两次，每日早、晚各服一次。

23. 深县献方

主治：妇人产后风。

药物：荆芥穗三钱，防风二钱，当归二钱，南星一钱，天麻一钱，甘草一钱，麻黄一钱。

用法：水煎温服，取汗。

产后杂症类（计51方）

1. 宁晋县吴丙耀献方

主治：产后呃逆，胃气上冲，食难下咽。

药物：柿蒂三钱，砂仁三钱，藿香三钱，竹茹三钱，炮姜三钱，当归五钱，桃仁三钱。

用法：水煎服。

2. 宁晋县吴丙耀献方

主治：产后大便难。

药物：肉苁蓉五钱，红花二钱，桃仁二钱，当归三钱，化橘红三钱，川贝三钱，炙草二钱，寸冬四钱，枸杞五钱。

用法：水煎服。

3. 平山刘家林献方

主治：产后寒热头疼。

药物：莪术（醋炒）五钱，羌活一钱，当归八钱（炒），熟地五钱，官桂二钱，蒲黄（炒）三钱，姜炭三钱，甘草一钱，红花八钱（炒）。

用法：童便、黄酒、黑姜引，水煎服。

4. 无极县王桂华献方

主治：产后一切杂症。

药物：当归三钱，川芎一钱半，生桃仁（去皮尖）一钱，红花一钱，泽兰二钱，益母草二钱，丹参三钱，姜炭五分，五灵脂二钱，甘草一钱，路路通二个。

用法：水煎温服。

加减：胸满加醋香附三钱；头疼头晕加芥穗三分；腹痛加元胡醋炒三钱；发冷加蒲黄一钱；发烧加生地一钱；咳嗽加川贝；呕吐加半夏、橘红、藿香；食欲不振加砂仁；泄泻加炒车前子；痢疾加木香、槟片；遗尿加桑螵蛸，或加龟板、益智仁；腹胀加川朴、枳实各五分；手

麻加桂枝、炙芪；腿疼加杜仲、牛膝、木瓜；乳汁少加通草、王不留行、漏芦；恶露少加桃仁、红花。

5. 冀县贾润庭献方

方名：全生活瘀汤（方出《济阴纲目》）。

主治：产后冒闷发热，自汗盗汗，双目视物不清，四肢无力，头晕口渴，行步欹侧。

药物：生地一钱半，熟地一钱半，杭芍三钱，川芎一钱，升麻五分，葛根五分，柴胡五分，防风五分，羌活五分，藁本五分，独活五分，细辛五分，蔓荆子一钱，当归二钱，红花一钱，甘草二钱。

用法：水煎，饭后服。

6. 冀县张成钧献方

方名：活血逐瘀汤。

主治：产后痢疾腹痛，卧床不起。

药物：当归三钱，川芎二钱，桃仁一钱，红花一钱半，木香二钱，槟片二钱，滑石三钱，乳香一钱，没药一钱半，血竭花五分，甘草二钱。

用法：水二盅煎八分，服时加红糖少许，余渣隔三个钟头再煎服。

7. 枣强县边福安献方

方名：乌金丸。

主治：产后一切疾病。

药物：当归一两，丽参二钱，天麻三钱，红花二钱，香墨三钱，百草霜一钱，飞罗面五分。

配制：共研细末，水为丸如豆大。

用法：每服三粒，服时按病状用引。心慌不安，童便为引；肚疼，黄酒为引；白带，胡桃一个、萝卜三片同煎为引；恶露未净，积血成块，石竹、雄黄、当归为引；牙关紧抽风，黑豆、黄酒送下（黑豆水煎）；周身骨节痛，黄酒为引；血崩不止，地榆炭为引；头痛，生姜、半夏为引；咳嗽，桑皮、红花为引；心悸失眠，茯神、远志、枣仁为引；大渴不止，桑皮、通草为引；小便不利，瞿麦、萹蓄为引；完谷不化，泄泻不止，米壳为引；周身酸痛，四物汤加人参为引；外感寒热，往来似疟，防风、荆芥为引；房事太早，小便见血、腹痛，通草、红花为引；腹肿大如鼓，瞿麦、萹蓄、红花为引；狂叫不安，谵妄似癫狂，通草、木通、红花为引；身体羸瘦，倦怠无力，四物汤为引。

8. 安平县蔡宠锡献方

主治：产后腰腿痛。

药物：当归、熟地、牛膝、杜仲、独活各三钱，川断、羌活各二钱，肉桂一钱半。

用法：水煎服。

9. 安平县蔡宠锡献方

主治：产后中风。

药物：当归、白芍、川芎、台参、黄芪、天麻、荆芥、防风各三钱，秦艽、羌活、肉桂各二钱，甘草一钱。

用法：水煎服。

10. 沽源县献方

主治：妇人小便不禁。

药物：益智仁二钱，桑螵蛸七个。

用法：水煎服。

11. 任县宋择仁献方

方名：鳝鱼散。

主治：产后腹泻。

药物：鳝鱼一条（炙成黑焦）。

用法：研为面，黄酒或黑糖水冲服，每服一钱半或二钱。

12. 临城县孔祥春献方

主治：产妇回乳法。

药物：小麦麸子二两，红糖一两。

配制：先将麸子炒黄后，再入红糖混合，炒匀为止。

用法：两日吃完，乳即回。

13. 平乡县马性初献方

主治：产后风，口噤，角弓反张，二目天吊。

药物：鱼鳔头两块（土炒），旧簸箕上的皮经子（炒成炭）。

用法：共研细末。小枣七个去核，益母草三钱，加黄酒煎熬，煎妥后去渣，用黄酒冲服药末，服后取汗。

14. 广宗县陈选才献方

主治：产后风，牙关紧闭，角弓反张，

内热烦躁。

药物：当归一两，川芎三钱，干姜炭三钱，桃仁（炒）三钱，鱼鳔五钱至一两（土炒）。

用法：黄酒一盅为引，水煎服。

15. 广宗县张著南献方

方名：双和汤。

主治：产后寒热往来类疟。

药物：黄芪五钱，当归五钱，山药三钱，茯神二钱，熟地五钱，炒生地三钱，白芍三钱，丹皮三钱，柴胡二钱，桂枝二钱，炙甘草三钱。

用法：水煎，空心服。

16. 广宗县周贞吉献方

方名：外吹饮。

主治：吹乳，由子吮乳而睡，鼻孔凉气袭入乳房遂致肿痛，寒热往来。

药物：当归二钱，赤芍二钱，香附二钱，紫苏一钱半，陈皮二钱，防风二钱，连翘三钱，公英三钱，银花三钱，柴胡二钱，甘草二钱。

用法：藕节为引，水煎服，每天一剂。

17. 清河县王华桐献方

主治：产后腹疼，口噤，寒热。

药物：当归二钱，川芎二钱，酒芍二钱，熟地二钱，白术一钱，香附二钱，元胡三钱，桃仁三钱，苏木三钱，芥穗炭三钱，坤草三钱。

用法：水煎服，童便为引。

18. 蠡县李锡瓒献方

主治：产后受风。

药物：柳树蘑菇一个（炒黄），西红花一钱。

用法：研为末，黄酒冲服，取汗。

19. 完满县韩佩昌献方

方名：楂糖饮。

主治：产后赤痢，腹疼下坠。

药物：山楂炭三钱，广木香五分，红糖一两（炒呈糖焦），灶心土如枣大一块。

用法：水煎服。

20. 蠡县巩培元献方

主治：子宫下垂。

药物：丽参二钱，黄芪（蜜炙）四钱，升麻、柴胡、白术、广皮、焦栀、炙草各三钱，当归五钱（酒洗），玉竹四钱，蕤仁五钱，青皮（炒）三钱。

用法：水煎空腹服。另用蛇床子五钱，乌梅三钱，枯矾二钱，青盐二钱，煎水洗患处。

21. 延庆县姜魁文献方

主治：破伤风，产后风最严重时应用。

药物：独头蒜一头，蜂房二个，厚皮萝卜三片，盘龙草不拘多少（旧草帽辫），胡椒四粒。

用法：混合捣烂，手中攥之。出汗则愈。

22. 商都县献方

主治：产后风。

药物：核桃三钱，木耳三钱。

用法：共为细末，元酒送下，出汗即愈。

23. 商都县献方

主治：产后痢疾。

药物：党参三钱，白术三钱，陈皮三钱，砂仁三钱，桂心三钱，茯苓三钱，炙草三钱，肉蔻二钱，诃子二钱，木香二钱，当归三钱，阿胶三钱，炙芪三钱，生姜三片。

用法：水煎服。

24. 康保县李豆卿献方

方名：加味生化汤。

主治：产后外感风寒，内有瘀血，恶露不尽，寒热往来，少腹疼痛甚则谵语神昏。

药物：当归五钱，川芎三钱，桃仁四钱，炮姜三钱，坤草三钱，红花三钱，炙草二钱，天麻三钱，钩藤三钱，寄生三钱，血竭花三钱，生蒲黄三钱，灵脂三钱，独活三钱。

用法：水煎分两次服。

加减：如患者外感风寒，内无瘀血，可去灵脂、蒲黄、血竭；如患者内有瘀血，外无感冒，可去天麻、钩藤、独活。

25. 商都县献方

主治：回乳。

药物：炒麦芽二两，当归一钱，川芎一钱，白芍一钱，熟地一钱。

用法：水煎服。

26. 沽源县献方

方名：三七十炭散。

主治：产后发热，崩漏不止。

药物：参三七三钱，人参三钱，白术四钱，茯苓四钱，生地三钱，丹皮三钱，荆芥三钱，杜仲二钱，血余三钱，龙骨四钱，牡蛎五钱，甘草二钱，棕榈三钱，贯众四钱，地榆三钱，栀子三钱，黄芩三钱。

用法：除人参、白术、茯苓、甘草、龙骨、牡蛎外，余均为炭，水煎服。

27. 商都县庞进禄献方

主治：产后腹痛。

药物：当归三钱，川芎八钱，黑姜五分，桃仁十四粒，麻黄五分。

用法：童便引，水煎服。

28. 康保李玉珍献方

主治：妇女抽风。

药物：白胡椒九粒，鸡蛋一个，黄酒适量。

配制：白胡椒装鸡蛋中，蒸熟，再焙干，共为细末。

用法：黄酒送服。

29. 无极县丁完璧献方

方名：加味生化汤。

主治：妇人产后泄泻脱肛。

药物：黄芪二钱，升麻七分，当归四钱，川芎一钱半，桃仁一钱半，红花五分，肉蔻三钱，黑姜四分，炙草五分。

用法：水煎服。另用五倍子二钱，白石脂三钱，共为细末，开水冲之，洗肛门。

30. 阳原县陈尚祯献方

方名：茯苓导水汤。

主治：产后全身浮肿，咳嗽，大便秘结，小便不利，脉浮悬而滑。

药物：木香二钱，大腹皮一钱，寸冬一钱半，苏梗一钱半，泽泻二钱，槟榔二钱，白术二钱，桑皮二钱，砂仁一钱半，茯苓二钱，猪苓一钱半，台参一钱半，陈皮二钱，木瓜一钱半。

用法：水煎服。

31. 沽源县献方

主治：产后肚腹疼痛，冷汗淋漓。

药物：制香附·两，当归四两，羊肉八两，生姜五钱。

用法：水煎服。

32. 安县杨秀卿献方

主治：产时因受冷风而致口眼歪斜，手足挛急。

药物：木耳四两（醋炙），枸杞四两（醋炙）。

配制：晒干为末，炼蜜为丸。

用法：此药七日服完，每天早晨服一次。服到三日则出汗，服到七日时又出汗。在一个月内应禁避风寒，宜吃甜饭。

33. 阳原县李元清献方

方名：当归生姜羊肉汤。

主治：妇人产后十余日腹中疼痛。

药物：当归五钱，生姜三钱，肥羊肉半斤。

用法：先将羊肉用水熬烂去油去骨不用盐，用羊肉汤煎药，三盅煎一盅，温服。

34. 康保县李春献方

方名：木耳丸。

主治：男女腰腿疼痛，尤其是产后妇女腰腿痛，有卓效。

药物：木耳六两，木瓜一钱，当归五钱，羌活五钱，独活五钱，杜仲二两，牛膝一两，甘草三钱，绿豆二两，乳香三钱，没药三钱，蜂蜜适量。

配制：共为细末，炼蜜为丸，每重三钱。

用法：每日服两次，每次服两丸，早、晚空心黍酒送下。

35. 唐县任建勋献方

主治：产后胸腹胀满，腹中雷鸣作泻，夜间较重或清晨痛泻者。

药物：云苓四钱，白术四钱，砂仁一钱半，厚朴三钱，建曲三钱，故纸三钱，广木香二钱，炮姜二钱，诃子肉三钱，怀山药五钱。

用法：水煎服。

36. 唐县侯然尘献方

方名：可保立苏汤。

主治：产后抽风，昏迷不省人事。

药物：台参二钱，黄芪一两半，当归三钱，白芍三钱，白术三钱，故纸三钱，枣仁三钱，山萸三钱，枸杞三钱，甘草二钱，胡桃一个（捣）。

用法： 水煎服。

37. 深县献方

主治： 妇人产后气喘。

药物： 人参一两，当归一两，熟地一两，枸杞五钱，山萸五钱，麦冬一两，阿胶一钱，肉桂一钱，炒芥穗二钱。

用法： 水煎服。

38. 深县献方

主治： 妇女产后中风，四肢不利。

药物： 人参一钱，天麻一钱，防风一钱，羌活一钱，远志一钱，柏子仁一钱，枣仁一钱，细辛三分，南星三钱，菖蒲一钱，山药一钱。

配制： 共为细面，炼蜜为丸，辰砂为衣。

用法： 每服二钱，一日两次，早、晚饭后服。

39. 平泉县刘祥献方

主治： 产后风。

药物： 胡椒十八粒，大枣一把（去核），元酒半斤。

用法： 前二味合研为泥，元酒冲服，汗出即愈。

40. 平泉县姜相周献方

主治： 产后中风，项强口噤，肢抽不语。

药物： 当归三钱，川芎二钱，桃仁二钱，荆芥三钱，天麻二钱，苍耳三钱，甘草

二钱。

用法： 加白酒二盅水煎，不拘时服之。

41. 丰宁县白玉书献方

主治： 产后寒凝腰腹作痛。

药物： 当归四钱，川芎二钱，桃仁二钱，红花二钱，炮姜一钱五分，肉桂一钱五分。

用法： 水煎服。

42. 峰峰崔向舜献方

主治： 产后小便不止。

药物： 肉桂一两，丁香三钱。

用法： 共为细面，黄酒调成饼，放于脐上。

43. 深县献方

主治： 妇女产后子宫不收，产门不闭。

药物： 人参三钱，当归一两，川芎五钱，坤草二钱，甘草一钱。

用法： 水煎服。

44. 新河县朱润身献方

方名： 加味生化汤。

主治： 产后少腹疼（俗名"衣疙瘩痛"），此乃瘀血之所致。

药物： 当归四钱，元胡（醋炒）二钱，广木香一钱半，川芎二钱，香附（醋炒）二钱，桃仁二钱，牛膝三钱，炮姜一钱，丹参三钱。

用法： 水煎服。

加减： 脉数，加丹皮二钱；脉迟，加肉

桂一钱；气虚，加党参三钱；不眠，加枣仁三钱。

45. 安国县王玉港、江庭荣献方

主治：产后三日牙关紧急，眼目直视，四肢厥冷。

药物：羌活二钱，干姜一钱（煨），黑芥穗五钱。

用法：水煎服，童便引。

46. 安国县王玉港、江庭荣献方

方名：理脾汤。

主治：产后停食，胸膈饱闷，身发寒热，不思饮食。

药物：苍术一钱（炒），陈皮一钱，姜厚朴一钱五分，砂仁一钱，神曲一钱（炒），山楂一钱，麦芽一钱（炒），干姜八分，炙草五分。

用法：引用生姜三片，水煎服。

加减：泄泻，加白术、白茯苓；大便闭，加桃仁、红花；小便闭，加大腹皮。

47. 安国县王玉港、江连荣献方

方名：茯神散

主治：产后血虚，心神恍惚，言语失度，睡卧不安。

药物：茯神、人参、龙齿（研）、琥珀、赤芍、黄芪、牛膝各五分，生地一钱，

桂心五分。

用法：水煎温服。

48. 安国县韩月坡献方

主治：产后腹泻。

药物：北瓜蒂一个（烧存性），黄酒二两。

用法：瓜蒂研为细面，黄酒烧开冲服，一次用完。

49. 易县周渤泉献方

主治：产后风。

药物：臭大姐七个（砂锅焙黄），朱砂少许。

用法：共研细末，黄酒冲服。

50. 唐县袁仲山献方

主治：妇人产后风。

药物：牛角四钱，红花四钱，血余四钱，香油四两。

配制：用砂锅将油熬开，再入以上三药，俟药焦油尽，取出捣碎。

用法：用黄酒送下，宜微汗即愈。

51. 定县张文福献方

主治：产后腹痛。

药物：北瓜把大者三个，红糖二两。

配制：用砂锅焙成炭，研为细末。

用法：药面和红糖混合，白开水送下。

缺乳类（计68方）

1. 佚名氏献方

主治：新产气血两亏无乳。

药物：当归一两，黄芪一两，白术三钱，白芷二钱，川芎三钱，桔梗二钱，山甲一钱五分（炒打），王不留行二钱，通草一钱五分。

用法：水煎温服。

2. 武邑县刘振岭献方

主治：产后无乳，或乳少。

药物：当归一两，黄芪二两，白芷五钱，漏芦二钱，穿山甲二钱，王不留行二钱，炙草二钱，生姜三片。

用法：大枣三个为引，水煎服。

3. 赤城县吴思温献方

主治：产后乳汁不足。

药物：猪膀胱一个，鸡蛋两个。

用法：共放锅内煮熟，一次吃完。

4. 阳原县献方

主治：妇人乳汁减少。

药物：糖瓜蒌一个。

用法：将瓜蒌去皮用其汤（内中之瓤），每服一个，乳汁即下。如仍不多，连服数次必下。

5. 怀安县李富山献方

主治：妇人乳少。

药物：香白芷三钱，大贝母三钱。

用法：水煎，随便饮之。

6. 沽源县献方

主治：乳汁过少，或不下。

药物：鸡蛋、麻油。

用法：二味混和，开水冲服三四次。

7. 阳原县李元清献方

方名：通乳汤。

主治：妇人乳汁不足。

药物：桃仁、杏仁、黑芝麻、菠菜子、韭菜子各三钱，胡麻子五钱，猪肉五钱。

用法：水煎服。

8. 阳原县李元清献方

主治：妇人无乳。

药物：当归三钱，川芎三钱，白芍三钱，生地二钱，王不留行三钱，青木香三钱，甲珠二钱，花粉二钱，寸冬二钱，椰片二钱，山楂三钱，路路通三钱，香附二钱，云苓二钱，通草一钱，广皮二钱。

用法：水四盅煎一盅服。

9. 沽源县柴绍旺献方

主治：乳汁不足。

药物：黄芪四两，羊肉八两。

用法：水煎分两次服。

10. 怀安县李富兰献方

主治：产后乳汁不下。

药物：火麻子仁（捣）。

用法：水煎数沸，温服，乳汁即下。

11. 阳原县陈尚祯献方

主治：妇人乳汁少。

药物：野兔胃一个，黄酒引。

用法：用新砂锅焙干为末，黄酒送服。

12. 阳原县张廷仕献方

主治：妇人产后无乳。

药物：当归四钱，川芎二钱，赤芍三钱，漏芦二钱，王不留行四钱，花粉二钱，云苓三钱，木通二钱，山甲三钱，禹粮石一钱，甘草一钱，栀子二钱，通草二钱半。

用法：长流水煎，温服。

13. 怀安县王占贤献方

主治：妇人乳少，因气结乳少者最宜。

药物：归尾二钱，川芎一钱半，生地二钱，王不留行三钱，山甲珠三钱，瓜蒌三钱，通草一钱半，麻仁二钱，广木香一钱半，黄芩一钱半，甘草一钱。

用法：水煎温服。凡服下乳之药，不可加神曲、麦芽、山楂。此方乃祖传。

加减：因食积者，加川军一钱半。

14. 康保县杨宝生献方

主治：妇人无乳。

药物：蝼蟈蛋（蚂蚁卵）三钱（晒干）。

用法：研为细末，每服一钱，日服一次。

15. 康保县关玉山献方

方名：滋乳方。

主治：妇女乳汁稀少。

药物：黑犍牛的阴茎（就是牛的阳物，俗名"牛鞭子"）一个。

用法：砂锅焙黄，轧细面，黄酒或白开水分两次送下。

16. 康保县南金山献方

主治：妇女无乳。

药物：当归三钱，川芎三钱，柴胡三钱，黄芪三钱，黄柏二钱，山甲珠四钱，王不留行三钱，通草二钱，甘草一钱，路路通三钱，青皮三钱，枳壳二钱。

用法：水煎温服。

加减：如停宿食者，加川军。

17. 阳原县梁兴汉献方

主治：妇人乳汁缺少。

药物：党参三钱，白术三钱，云苓三钱，当归三钱，川芎二钱，王不留行二钱，山甲二钱，漏芦二钱，冬葵子二钱，神曲二钱，麦芽二钱，香附二钱，甘草二钱。

用法：水煎服。

18. 宁晋县吴丙耀献方

主治：乳汁不通。

药物：当归五钱，山甲珠三钱，王不留行三钱，鹿胶三钱，甘草二钱，漏芦三钱，香附三钱，广木香一钱半，青皮一钱，坤草三钱，花粉三钱，糖瓜蒌三钱，枳壳三钱，川贝三钱，通草二钱，木通三钱。

用法：水煎服，每日一剂，连服三剂。

19. 阳原县陈尚祯献方

方名：通乳汤。

主治：乳汁不足。

药物：生黄芪一两，当归五钱，白芷五钱，七星猪蹄一个。

用法：用猪蹄煎汤成，再以此汤煎药，服汤药后吃猪蹄。

20. 涿鹿县王昆基献方

方名：王不留行散。

主治：乳少。

药物：王不留行二两，麻油四两。

配制：用麻油将王不留行炸过，去油将药研为细末。

用法：每服三钱，用生菜子煎汤冲服，连服七日有效。

21. 清河县庄声远献方

主治：妇人无乳。

药物：不见天的蚂蚁仁（又名"蚂蚁蛋"）用量酌定，越多越好，白面四两，猪后肘肉四两。

用法：以蚂蚁仁和白面作面条或面片均可，再用猪肘肉煮汤下面服之，乳下如涌泉。

22. 临城孔祥春献方

主治：妇女乳汁不通。

药物：苇子毛（苇花，俗称"苇缨缨"）五钱（烧存性）。

用法：黄酒为引送下，多喝开水，全身见汗即通。

23. 清河县庄声远献方

主治：妇人产后乳少或清稀。

药物：丽参三钱，炙芪三钱，云苓三钱，当归四钱，川芎三钱，甲珠三钱，王不留行三钱，路路通二钱，通草二钱，甘草二钱。

用法：引用姜、枣，水煎服。

24. 广宗县齐桂苓献方

方名：下乳饮。

主治：妇人乳汁不足及乳汁清薄。

药物：当归一两，川芎三钱，云苓三钱，萸肉三钱，山药三钱，甲珠一钱半，王不留行一两（炒），木通一钱半，枳壳一钱半，黄芪三钱，粉甘草二钱，熟地一两。

用法：黄酒四两为引（均两次兑），水煎服。

25. 广宗县韩泽普献方

方名：通肝生乳汤。

主治：因肝气郁结乳汁不通，服下乳之剂加山甲、王不留行不效者，服此即效。

药物：白芍五钱（醋炒），麦冬五钱（米炒去心），当归五钱（酒洗），白术五钱（土炒），通草一钱，熟地五分，柴胡一钱，远志一钱，甘草三分。

用法：水煎，早、晚两次服，不下再服。

26. 完满县孙殿元献方

方名：涌泉汤。

主治：产后无乳。

药物：生芪四钱，山甲三钱，王不留行三钱，生麦芽一两，地骨皮二钱，柴胡一钱五分，漏芦三钱。

用法：水煎服。

27. 清河县吴竣峰献方

主治：妇女生子无乳。

药物：当归一两，枳实三钱。

用法：水煎温服。

28. 宁晋县董振中献方

主治：催乳，治产后乳少。

药物：生枣仁五钱，大熟地四钱，川芎二钱，归尾二钱，赤药一钱半，射干三钱，独活二钱，玉竹四钱，炙草一钱。

用法：水煎服。

29. 宁晋县李如强献方

主治：妇女产后乳汁不下或缺少。

药物：王不留行一两，山甲珠一钱半，通草五钱，当归五钱，升麻五钱，香附

一钱半，炙草一两，生甘草一两。

用法：水煎服。

30. 沽源县献方

主治：妇人乳汁不下。

药物：丹参二两，芥穗三钱，漏芦二钱，山甲二钱，木香二钱，枳实二钱，花粉三钱，当归五钱，白芍三钱，藕节五钱。

用法：水煎服。

31. 阳原县献方

主治：乳汁不足。

药物：莴苣子三钱，王不留行三钱，猪油。

用法：前二味研为面，放入油内炼熟，开水送服。

32. 保定市李宪武献方

主治：乳汁不行。

药物：生黄芪一两，当归五钱，广木香一钱半，台参三钱，王不留三钱，寸冬三钱，漏芦二钱。

用法：水煎温服。

33. 沽源县张凤格献方

主治：产后乳汁不下。

药物：当归五钱，川芎二钱，黄芪一两，茯苓二钱，木通一钱五分，山甲珠三钱，留行子四钱，漏芦三钱，通草三钱，甘草二钱。

用法：水煎，分两次服。

34. 无极县田克敏献方

主治：气虚乳少。

药物：当归五钱，川芎三钱，白芍三钱，熟地四钱，桔梗三钱，花粉三钱，漏芦三钱，炙芪六钱，甲珠二钱，通草二钱，王不留行五钱，瓜蒌一两半，甘草二钱，路路通三钱。

用法：水煎服，引用黄酒。

35. 蠡县刘岐山献方

主治：产后气血两虚，乳汁不下者。

药物：人参、黄芪各五钱，当归一两（酒洗），寸冬五钱，木通一钱，桔梗一钱半，炒山甲一钱半，王不留行、漏芦各二钱，猪蹄两对。

用法：先煮猪蹄，煮熟后捞出不用，以汤煎药服之。

36. 涞源县安贵三献方

主治：妇人无乳。

药物：黑芝麻三钱，当归三钱，香油一两，槟榔片三钱，韭菜根三钱，白萝卜三钱。

用法：水煎服。

37. 涿县高子明献方

主治：妇女产后乳汁不下。

药物：王不留行三钱，花粉三钱，甘草三钱，当归五钱，山甲三钱，猪蹄一个。

配制：把猪蹄入锅煮极烂，将猪蹄捞出不用，用汤煎上药。

用法：日服两次，每次一茶盅。

38. 徐水县岳中轩献方

主治：不论何种原因而致的乳汁不下或缺少。

药物：猪板油一两，鸡蛋二个，白鲜藕二两。

配制：先将鲜藕切成小块捣烂，投入鸡子清调匀，和入猪油煎熟食之。

39. 定县窦涯献方

方名：通脉汤。

主治：产后无乳或稀少。

药物：生芪一两，归身五钱，白芷二钱，王不留行五钱，通草二钱

用法：用猪蹄一对洗净，水四大碗煮之，剩汤二大碗，去净上面浮沫，煎前药，剩一茶碗，一次服下，盖被安睡，微出汗。产妇强壮者，加红花。

40. 深县献方

主治：妇人乳汁不下。

药物：当归三钱，川芎二钱，红花一钱半，炙草一钱半，山甲一钱半，箭芪四钱，漏芦二钱，王不留行四钱，杭芍三钱，通草二钱，鹿胶三钱，熟地二钱。

用法：水煎服。

41. 昌黎县张玉衡献方

主治：乳汁不足（因气血两亏或无故乳少）。

药物：黄芪一两，当归五钱，川芎三钱，酒芍三钱，云苓四钱，通草三钱，漏芦四钱，王不留行四钱，花粉三钱，甲珠

二钱，路路通三钱，糖瓜蒌四钱，桃仁一钱五分，红花一钱五分，引用猪前蹄。

用法：先煮猪蹄去浮油，以汤煎药，温服。

42. 唐山市宋殿忠献方

主治：乳汁太少。

药物：黄芪、当归、川芎、熟地、白芷、瓜蒌、香附、山甲、王不留行、漏芦、通草、炙草（分量酌定）

用法：猪蹄煎汤，再用此汤煎药，一次服下，连服三日。

43. 唐山市边万彬献方

方名：滋乳汤。

主治：因气血虚弱而引起的乳汁少。

药物：当归一两，白术五钱，炮姜三钱，川芎三钱，山甲珠一钱，王不留行三钱，火麻仁三钱，肉桂三钱，甘草三钱。

用法：水煎服，连服数剂。

44. 唐山市白广绅献方

主治：乳汁不通，因气血衰弱，又生闷气，肝气郁而致乳汁缺少。

药物：当归四钱，川芎三钱，白芍五钱，熟地五钱，党参四钱，云苓三钱，炙甘草三钱，蜜黄芪五钱，麦冬五钱，山甲三钱，漏芦三钱，王不留行三钱，柴胡二钱，远志一钱半，花粉四钱，广木香一钱，白术五钱，通草一钱。

用法：童便、元酒各一盅为引，水煎服。

45. 唐山魏甫荣献方

方名：催乳方。

主治：产后乳汁不通。

药物：当归五钱，白芷五钱，红花五钱，黄芪一两。

用法：水煎，早、晚各服一剂。

46. 唐县袁瑞峰献方

主治：产后妇人无乳以及乳少、乳闭等症。

药物：当归一两，生地四钱，杭芍四钱，川芎三钱，麦芽三钱，通草一钱半，漏芦三钱，木通二钱，炒山甲三钱，王不留行一两，路路通三钱，甘草二钱，七星肘子一个。

用法：用七星肘子煎汤去浮油，熬药服，则乳汁倍加。

47. 景县李汝钧献方

方名：涌泉散。

主治：产后无乳，或三四个月后无乳。

药物：穿山甲珠、川贝、知母、牡蛎各二钱（共为细末），猪蹄一双或肥猪肉亦可。

用法：药末早、晚分两次，白水送服；猪蹄或肥猪肉熬极烂，不断饮其汤。

48. 滦县侯连位献方

主治：妇人产后，奶水不下行。

药物：猪蹄一个，蒺藜、漏芦、当归、甘草各二钱。

用法：清水两大碗，先入猪蹄煎至一碗，用此水再煎群药，再入清水一碗煎至半碗，两次温服，乳自能下。

49. 无极县献方

主治：下乳。

药物：牛脑子一具。

用法：白水煮，不加油盐，一次吃下。

50. 唐山市工人医院献方

主治：乳汁不通。

药物：大鲫鱼一条，猪蹄半斤，漏芦一两石，钟乳四两。

用法：清水、黄酒混合适量煮药，鱼熟时去渣，温服。

51. 定县李春岳献方

主治：产后乳汁不下，日久乳少。

药物：穿山甲三钱，王不留行五钱，熟地二钱，通草五钱，皂刺三钱，白芷三钱，僵蚕二钱，甘草二钱，茯苓三钱，引灯心、竹叶、猪蹄一对。

用法：水煎服，轻者一剂，重者二服。

52. 抚宁县李绍文献方

主治：乳少。

药物：黄芪一两，当归五钱，白芷五钱，七星猪蹄一对。

用法：以猪蹄煎汤去浮油，以之煎药。温服。

53. 深县献方

主治：妇人乳少。

药物：莴苣菜子三钱。

用法：研面黄酒送下，二三次乳即增多。

54. 宁河县李学程献方

主治：儿吹母乳肿，乳汁不通作痛。

药物：陈皮三钱，麝香一分。

用法：共研细面，元酒调服。

55. 宁河县李学程献方

主治：妇人乳汁不通。

药物：漏芦五钱，山甲珠三钱，白通草三钱，箭芪一两，白芷三钱，全当归八钱，花粉三钱，路路通五钱。

用法：用七星猪蹄汤煎药服之，乳汁即通。

56. 隆化县于海洲献方

主治：乳汁不足（血甚虚者无效）。

药物：当归身五钱，陈皮、炙王不留行、花粉各四钱，炙甲珠二钱，漏芦、尖贝、乌药各三钱，甘草二钱，前猪蹄四个。

用法：将猪蹄以水十八碗，煎至九碗（忌盐）。每次用三碗水，煎药一次，剩余一碗，一剂药吃三次。

加减：因思虑而致者，加元肉四钱，远志三钱，炒枣仁三钱，朱茯神三钱；因怒而致者，加枳壳二钱，广木香一钱；因乳受压挤者，加通草二至三钱；因热性病所致者，加银花五钱，连翘三钱，公英根三钱。

57. 石家庄侠俊生献方

方名：催乳方。

主治：产后无乳。

药物：当归三钱，王不留行一两，防风三钱，川芎五钱，熟地四钱，炙草二钱，佛手二钱，甲珠三钱，鹿角霜三钱，漏芦八钱。

用法：水煎饭后服，连服四剂，乳下如泉。

58. 深县献方

主治：气血郁滞，乳汁短少。

药物：生香附一两，柴胡三钱，青皮三钱，川芎三钱，当归四钱，王不留行四两，木香二钱，山甲三钱，通草二钱，桃仁二钱，南红花二钱。

用法：水煎服。

59. 深县郭志泽献方

主治：妇人产后虚弱乳少。

药物：人参一钱，当归二两，寸冬五钱，黄芪一两，木通一钱，桔梗一钱。

用法：水煎服。

60. 保定市张树棠献方

主治：下乳。

药物：赤茯苓面四钱，豆腐一块约五两重。

用法：将豆腐中心挖一小孔，纳入赤苓面，上面用豆腐盖好，火蒸一小时，取出食之。每日吃一次，连吃三日，乳即见多。

61. 高阳县李文明献方

方名：通乳汤。

主治：乳少或无乳。

药物：当归二钱，台参二钱，云苓二钱，桔梗二钱，白芷二钱，黄芪三钱，王不留行五钱，通草三钱，山甲二钱，川芎二钱，甘草一钱。

用法：上药水煎。先用猪板油二两做白面汤一碗，服白面汤后，再服药，见汗为度。

62. 高阳县王德玉献方

方名：通乳汤。

主治：产后乳少。

药物：炙山甲二钱，王不留行三钱，通草二钱，当归三钱，杭芍四钱，沙参三钱，生地四钱，天冬三钱，寸冬三钱，天花粉四钱，大漏芦三钱，粉草一钱。

用法：水煎去渣，加酒少许温服。

63. 徐水县卢义祥献方

主治：乳少。

药物：杨树嫩枝、柳树嫩枝各四两。

用法：水煎服。

64. 张家口市刘国华献方

主治：乳少。

药物：北瓜子仁（矮瓜子）。

用法：炒鸡蛋，吃后可以下乳，数量不拘，饮食无妨。

65. 徐水县郭庆祥献方

主治：产后无乳。

药物：荞麦花不拘多少，白鸡子四个。

用法：上药一同放锅内煮熟，将鸡子捞出去壳，一次吃完。吃后多喝红糖水，出汗，乳汁自行。

66. 徐水县任泉献方

主治：产后乳少。

药物：当归三钱，川芎二钱，王不留行三钱，山甲三钱，口芪三钱，柳树白皮一块，路路通三钱，甘草二钱。

用法：水煎分两次服。

67. 井陉县何益寿献方

主治：妇人吹乳，而致乳闭不通。

药物：皂角灰一钱，蛤粉一钱。

用法：共为细末，热酒调服。

68. 保定市郑喜贵献方

方名：四物通乳饮。

主治：血虚无乳或产后无乳。

药物：当归八钱，川芎二钱，远志四钱，黄芪六钱，通草二钱，瓜蒌三钱，甲珠一钱，坤草四钱，炙草四钱，杭芍二钱，熟地三钱。

用法：水煎服。

阴道肿痒类（计38方）

1. 沽源县献方

主治：妇人阴中痛痒。

药物：鸡肝一具。

用法：趁热纳入阴中。

2. 沽源县献方

主治：不论男妇阴部瘙痒。

药物：狼毒四钱，苦参、威灵仙、蛇床子、归尾各四钱。

用法：水煎洗。

3. 沽源县献方

主治：妇人阴中痛痒。

药物：牛肝一块（如无牛肝，猪肝亦可）。

用法：将绳系之纳入阴中，半日取出。

4. 沽源县献方

主治：妇人阴中生疮痒痛。

药物：大红枣三个（烧焦），枯矾、黄丹、官粉、松香、银朱、冰片各等份。

用法：共研细末撒布上外擦。

5. 赤城县吴思温献方

主治：阴道瘙痒。

药物：枯矾、雄黄、肉桂、五倍子、杏仁各等份。

用法：研为细末，新白布蘸擦阴道。

6. 阳原县宋平献方

方名：加减龙胆泻肝汤。

主治：阴门瘙痒及阴蒂发炎。

药物：龙胆草三钱，黄芩二钱，柴胡一钱半，生地二钱，泽泻二钱，木通二钱，当归二钱，芦荟一钱，蛇床子一钱，茯苓一钱，花粉一钱。

用法：水煎服。

7. 宋煦献方

主治：妇人阴痒。

药物：蛇床子五钱，白矾三钱。

用法：开水冲，洗痒处。

8. 涿县陈子文献方

主治：妇女阴道内生疮，刺痒疼痛，终日不止，俗谓"蚂蚁疮"。

药物：枯矾、杏仁、五味子、雄黄、铜绿、冰片各三钱。

配制：共为细面，合蜜为丸，每重二钱。

用法：将蜜丸纳于阴道深处。

9. 涿鹿县杨隐之献方

主治：明部瘙痒。

药物：生石膏、杜仲、当归、青皮、云苓、甘草各等份。

用法：水煎两次。早、晚各服一次。

10. 宁晋县冯同春献方

主治：妇人阴门瘙痒。

药物：苍术四钱，白茯苓七钱，赤茯苓三钱，陈皮三钱，菟丝子五钱，桂楠四钱，木通三钱，甘草梢三钱，车前子三钱。

用法：水煎服。

11. 沽源县献方

主治：妇人阴部瘙痒。

药物：苦楝皮三钱，防风一两，黄柏一两，蛇床子五两，白矾一两，凤眼草一两。

用法：水煎洗患处。

12. 涿鹿县岑效儒献方

主治：妇人阴部瘙痒。

药物：蛇床子、黄柏、防风各一钱五分。

用法：水煎，黄酒为引空心服。

13. 宁晋县刘世芳献方

主治：妇人阴痒。

药物：桃仁五钱，明雄黄三钱，蛇床子二钱。

用法：捣如泥状，用青布裹，纳阴户中。

14. 宁晋县张式如献方

主治：妇人阴户肿痒。

药物：蛇床子、花椒、明矾各等份。

用法：水煎熏洗患部。

15. 平山霍宗海献方

主治： 妇女阴部发痒或疼痛。

药物： 升麻四钱，生地一两，熟地一两，元参七钱，川军五钱。

用法： 水煎服。

16. 邢台县杨述贤献方

主治： 妇女阴道湿痒难忍。

药物： 威灵仙、蛇床子、苦参、狼毒、鹤虱草各一两，猪胆三个。

用法： 前五味合煎，去渣，入猪胆汁搅匀熏洗。

17. 内丘县和玉献方

方名： 蛇床子汤。

主治： 阴痒。

药物： 蛇床子一两，地骨皮五钱。

用法： 外用，水煎洗。

18. 蠡县孙锡福献方

主治： 阴痒。

药物： 硫黄、白矾轧细。

用法： 上药冲水洗阴部三五次，再用楂仁烧灰香油调抹。

19. 涿县高子明献方

主治： 阴户中，因湿生疮，异常瘙痒。

药物： 苦参五钱，蛇床子五钱，艾叶二钱，明矾二钱，五倍子二钱，杏仁三钱（打碎），川连二钱（打）。

用法： 水煮，先熏后洗。

20. 沽源县献方

主治： 妇人阴部瘙痒。

药物： 苦参、狼毒、蛇床子、归尾、威灵仙各五钱，鹤虱一两。

用法： 水煎，熏洗阴部。

21. 宁晋县郭瞻远献方

主治： 阴痒。

药物： 苦参、明矾、蛇床子、川椒、银花、甘草各三钱。

用法： 水煎熏洗。

22. 阳原县梁兴汉献方

主治： 妇人阴部肿痒。

药物： 台参、苍术、黄芪、云苓、当归、远志、丹皮、栀子、赤芍、柴胡、蛇床子、银花、花粉、连翘各二钱，木香一钱半。

用法： 水煎服。

23. 涿县高子明献方

主治： 妇人阴痒湿症。

药物： 蛇床子五钱，艾叶二钱，明矾二钱，五倍子二钱，杏仁二钱，川连二钱。

用法： 捣为粗末，水煎熏洗。

24. 南宫县献方

主治： 妇人阴道瘙痒难忍（滴虫病）。

药物： 生猪肝一具。

用法： 切片涂以香油，置于阴道内，每日换一二次。

25. 宁晋县曹芝芳献方

主治：小女孩阴唇溃烂（俗呼"下口疮"）。

药物：煅龙骨、儿茶、轻粉、朱砂各三钱。

用法：共为细末。先用甘草二两煎汤，熏洗患部；后上此末，每日一次。

26. 丰宁县王景林献方

方名：胜湿汤。

主治：阴痒。

药物：马齿苋、花椒、青盐（炒）、生白矾各等份。

用法：煎汤，先熏后洗。

27. 易县耿彦献方

主治：阴痒难忍。

药物：蛇床子一两，川椒、白矾各少许。

用法：煎水洗。

28. 保定市瞿林旺献方

方名：黑白散。

主治：阴中肿痛。

药物：小麦三钱，朴硝三钱，白矾三钱，五倍子一钱半，葱白三根。

用法：熬水熏洗。

29. 怀来县邵铭鼎献方

主治：阴唇内外痛痒难忍。

药物：蛇床子二钱，连翘三钱，狼毒五钱，苦参五钱，当归三钱，鹤虱四钱，防风三钱，透骨草二钱，苍术三钱。

用法：将药装入布口袋，水盆煮之，以白布蘸洗阴唇部。

30. 定县安青云献方

方名：兔冰散。

主治：妇女阴户红肿溃痒。

药物：野兔粪一两，冰片五分。

用法：兔粪砂锅炒黄，合冰片研为细末，香油调搽患处。

31. 深县献方

主治：妇人阴痒。

药物：蛇床子半斤，狼毒一两。

用法：水煎，熏洗。

32. 宁河县王致和献方

主治：妇女阴痒。

药物：黑矾三钱（炒），枯矾三钱。

配制：共为细面，以适量蜜做成四丸。

用法：用纱布包好药丸，上系一线约八寸长，纳入阴道，每日早、晚各一丸。

33. 晋县献方

主治：妇女腰背疼痛，产门瘙痒。

药物：血余炭（女人）、全蚕茧（煅）、枯矾各等份。

用法：研细末蜜为丸，白水送服。

34. 隆化县张洪斋献方

主治：妇人阴痒。

药物：蛇床子一两，白矾六钱，雄黄六钱。

用法：外用，水煎熏洗。

35. 涞源县周国献方

主治：妇人阴中痒。

药物：蛇床子、川椒、白矾各等份。

用法：水煎洗之。

36. 大名县王家兴献方

主治：妇女阴部发痒（滴虫病）。

药物：①蛇床子一两，乌梅四个。②鲜公鸡肝一个，雄黄一钱。

用法：先用①煎汤熏洗；洗毕，再用②公鸡肝同雄黄捣烂，稀布包好，纳入阴道。

37. 佚名氏献方

主治：妇女阴部瘙痒。

药物：陈蒜瓣二尺余（切碎），蛇床子五钱，车前子五钱，地肤子五钱，雄黄一钱。

用法：铁锅熬好，先熏后洗。

38. 完满县韩佩昌献方

方名：蛇床子汤。

主治：阴痒（滴虫病）。

药物：蛇床子五钱，苦参三钱，雄黄一钱。

用法：水煎熏洗。

阴挺类（计 15 方）

1. 无极县赵德庆献方

主治：阴挺。

药物：五倍子二两，蓖麻子三十粒（去皮）。

用法：用五倍子煎水洗之；另用蓖麻子捣烂贴顶心；再用丹参三钱，升麻二钱，黄芪五钱，水煎服。

2. 无极县殷秀生献方

主治：阴挺、阴痒兼有带症。

药物：枯矾八钱，雄黄一钱，冰片五分，川连五分，小茴香（炒）一钱，朴硝二钱。

配制：共为末，腊月猪肉共捣为丸，每丸三钱。

用法：将药丸纳入阴道深处，三日一换。

3. 枣强县苏天民献方

主治：产后子宫下垂，状如茄子，俗名"阴茄"。

药物：枳壳一两。

用法：水煎，熏洗产后子宫下垂，不过二十天者。夜间卧床休息能自己收缩，劳动时仍下垂者，用枳壳五钱即可，日熏四次。过三个月夜间睡眠不能完全收缩者，枳壳一两，加艾叶二钱熏洗，一般七八天内可以恢复。

加减：如发痒，加蛇床子五钱；发炎，加黄柏五钱（注意不可操劳过度）并内服补中益气汤。

4. 定县张寿元献方

主治：妇女阴茄（阴户中有物突出如茄状）。

药物：蛇床子一两，金银花一两，五倍子七钱，枯矾五钱，茄棵秧三两，鲜柳树根三两。

用法：水煎熏洗。

5. 涿县莫承升献方

主治：阴挺下脱，日久不收。

药物：黄芪一两，人参二钱，当归三钱，白术三钱，甘草一钱，橘皮二钱，升麻一钱，柴胡一钱。

用法：水煎服，日服两次。

6. 行唐县郑洛茂献方

主治：妇女阴茄。

药物：五倍子五钱，麝香少许。

用法：共研末，水煎先熏后洗，俟阴茄收入阴道后，再用白矾五钱开水冲化，洗阴户，阴户收闭即愈。

7. 滦县刘奉先献方

方名：加味龙胆泻肝汤。

主治：湿热下注，阴痒，阴肿，白浊及阴挺。

药物：龙胆草三钱，黄芩二钱，车前子一钱五分，生地三钱，当归二钱，泽泻三钱，栀子二钱，柴胡一钱五分，木通二钱，甘草一钱，黄芪三钱。

用法：水煎服。

8. 唐山市工人医院献方

主治：子脏挺出疼痛。

药物：蛇床子一升，乌梅十四枚。

用法：以水六大杯煮十沸洗之，一日七八次。

9. 深县献方

主治：妇人阴挺（子宫脱出）。

药物：元参三钱，归身四钱，茯神三钱，黄芪一两，杜仲三钱。

用法：水煎，冲益母膏三钱温服。

10. 束鹿县徐正敏献方

主治：阴挺。

药物：枯矾一两，铜绿一钱，五倍子三钱，桃仁二钱半，雄黄一钱，川椒三钱。

配制：共为细末，炼蜜为丸，如弹子大。

用法：纱布包裹药丸，以线绳扎之，留绳五六寸，纳阴户中，绳头向下。

11. 定县赵文水献方

方名：补中益气汤。

主治：子宫脱垂。

药物：①黄芪五钱，白术炒三钱，陈皮一钱半，升麻四钱，柴胡二钱，当归身五钱，人参三钱，甘草一钱；②蛇床子五钱，地骨皮四钱，白矾一钱。

用法：①水煎服。②水煎熏洗。

12. 景县任润昌献方

主治：妇人阴挺。

药物：白矾三两，泽兰六两。

用法：水煎熏洗。

13. 保定市米巍庭献方

主治：子宫脱出。

药物：益母草五钱，枳壳三钱。

用法：煎汤服，日服三次。另用益母草、枳壳各等份，煎汤熏洗，日两次。

14. 康保县孙玉亭献方

主治：妇女产后子宫时常下脱。

药物：蓖麻子（俗名"大麻子"）五十粒。

用法：捣如泥，摊白布上，贴在患者的前顶穴上，注意看管。如子宫上收时，赶快把药膏揭下，以免心麻。

15. 易县张国武献方

主治：产后阴茄（子宫脱垂）。

药物：生黄芪一两，柴胡二钱，炙草五分，当归五钱，丽参三钱，苍术一钱，焦白术一钱，广皮二钱，升麻三钱，莱菔子一钱。

用法：水煎服，十剂而愈。

癥瘕痃癖类（计8方）

1. 高阳县萧良臣献方

方名：逐瘀膏。

主治：恶血停瘀，少腹刺痛难忍。

药物：朝天石榴二个，莪术五钱，醋一斤。

配制：将药入锅内，加醋熬至黑色如胶。

用法：每次服一酒盅，一日三次。

2. 涿鹿县马耀庭献方

主治：妇人腹内有血块。

药物：紫荆皮五钱，大黄三钱，三棱三钱，红花五钱。

用法：水煎两次。早、晚各服一次，黄酒为引。

3. 行唐县范朝真献方

主治：妇女少腹瘀血凝滞，形成癥瘕。

药物：大黄二钱，桃仁二钱，水蛭一钱，虻虫五分。

用法：水煎，日服两次，每次一茶盅。

4. 枣强县王兆贤献方

主治：妇女癥瘕（子宫瘤）。

药物：红花四两，芒硝四两，牙皂七个，小茴香三钱，大茴香三钱，沉香一钱。

配制：将药研细末，用雄猪脬（猪尿胞）大的一个，将药末装入，再用好酒一斤烫滚也装入猪脬中，与药调匀。

用法：趁热敷患处。每天添酒四两，每隔一天装酒半斤，装药一半，一般不超过二十天都能治好。

5. 康保县李亚卿献方

方名：抵当汤。

主治：妇女经血不见，少腹胀满坚硬，右下腹部触之有硬块。

药物：茯苓一两，锦军二钱，桃仁二钱，内金五钱，水蛭三钱，虻虫一钱，桂枝二钱五分。

用法：水煎，空腹温服之。

6. 保定市张景韩献方

主治：子宫癌，初期有效。

药物：大黄三钱，丹皮三钱，桃仁三钱，芒硝二钱，苍术二钱，冬瓜子仁五钱，薏苡仁三钱，甘草一钱。

用法：水煎服。

7. 石家庄市胡东樵献方

方名：菱角汤。

主治：子宫癌瘤。

药物：菱角（打碎）半斤，当归二两。

用法：水煎服，连服两月。

8. 无极县莫子璞献方

主治：子宫癌、乳腺癌及各种癌瘤、无名肿瘤等。

药物：穿山甲、乳香、没药各三钱，蝎虎七个，棉子油半斤，麝香少许。

配制：棉子油用文火熬，将上药和七个活蝎虎一同入油内，随熬随搅，以无渣为宜，加漳丹即成膏，熬成后再加麝香少许。

用法：①阴道用法：用纱布将蘸有药膏的棉球包好，如枣大，塞入阴道内，一天两次。②外用法：一日一次或两次，涂敷即可。

避孕类（计20方）

1. 沽源县杨芝献方

主治：避孕。

药物：柿蒂七个（焙黄研为末）。

用法：在生小孩当天用黄酒五钱送下。

2. 涿鹿县岑效儒献方

主治：凡欲节育者，每逢例假后服之。

药物：明白矾一钱，寒水石一钱，零陵香一钱。

配制：以上共研细面，装入瓷罐内，勿走漏香气，备用。

用法：每逢月经后服之，五日内严禁夫妇生活，五日后则可，有益无害。

3. 佚名氏献方

主治：避孕。

药物：线麻头一两。

用法：烧灰和红白糖各半两，开水冲服。

4. 沽源县献方

主治：避孕。

药物：生绿豆。

用法：妇女分娩后，吃少量生绿豆。

5. 沽源县献方

主治：避孕。

药物：梨一个，白胡椒十二个。

配制：把胡椒装在梨内，放入锅内煮或蒸熟。

用法：根据产妇健康情况，健康者三天后吃，体弱者六天后吃。

6. 康保县孙绍先献方

主治：绝胎不孕。

药物：红花一钱五分，肉桂二钱，麝香一分。

配制：将药共研细末，冰水成小丸。

用法：行经后三日服，牛膝煎汤空腹服，每月服一次。服过三次后即不受孕。

7. 沽源县献方

主治：产育过多。

药物：故蚕子纸一尺见方，生小米一捏，麝香五分。

配制：以蚕子纸包小米微火焙存性，再用麝香混合一处，同研细末。

用法：产妇于婴儿落地后，在休息时未进饮食之前，将药一次温酒送服。

8. 沽源县献方

主治：避孕。

药物：飞罗面一两二钱，蚕蜕纸三张

（烧灰）。

用法：上二味研在一处，分三包，每在经行后连服三次。

9. 赤城县宋殿林献方

主治：避孕。

药物：腹皮毛二钱，怀生地四钱，当归三钱，川芎三钱，生白芍三钱，白芥子三钱，麝香一分。

用法：用水二盅煎成一盅冲服麝香面。服后微觉小腹作痛，并无其他反应。

10. 威县杨海峰献方

主治：避孕。

药物：角刺茶（就是苦丁茶）五钱，功劳叶五钱。

用法：水煎服。

11. 涞源县侯承桃献方

主治：绝孕断产。

药物：藏红花三钱，肉桂二钱，麝香一分，冰片五厘。

配制：共为细末，水为丸

用法：经行后服之，牛膝煎汤送下。

12. 威县李嘉堂献方

主治：避孕。

药物：黑茄子根七个（炒枯），蚕茧七个（炒），黄狗骨灰二钱。

用法：共研细面一次量，白水送下。

13. 高阳县周质彬献方

主治：避孕。

药物：当归一两，川芎五钱，甘草三钱，生地六钱，杭芍三钱，茯苓三钱，泽泻三钱，凌霄花五钱，牛膝五钱，朱砂一钱五分，寒水石三钱，苏雄黄三钱，台麝一分，尖槟榔二个，苍术五钱，轻粉一钱。

配制：先将轻粉用表心纸卷好烧成灰，与诸药共为细末，炼蜜为丸三钱重。

用法：妇人在月经过去的那一天开始吃，产妇在满月的那一天开始吃，每天睡前吃一丸，吃完为止。

14. 阳原县郭振纲献方

方名：避孕方

药物：麝香一分，蜗牛晒干（避孕几年用几个蜗牛）。

用法：共研细面，在经后三天内一次服。

15. 无极县贾云献方

主治：避孕。

药物：故蚕蜕纸方圆一尺二寸，水银一钱，木耳一两，麝香二分。

配制：将蚕纸、木耳烧炭存性，另将水银同好锡熔化后再同上药研匀，成为细末。

用法：饭前白水调服，日服三次（方中虽有水银与身体健康无妨，没有反应）多者三剂，少者二剂，以子宫内排出杂色分泌物为验，有效期很长，二年至三年。

16. 无极县殷秀生献方

主治： 避孕。

药物： 芸苔子五钱，当归二钱，川芎一钱，杭芍一钱，生地一钱。

用法： 水煎服。自月经来时服起，每日服，连续服四五剂即效。

17. 张家口市张若桥献方

主治： 绝育。

药物： 蚕子纸一尺见方（焙）。

用法： 研细末，黄酒或白水送下。

18. 唐山市王乃亭献方

主治： 避孕。

药物： 轻粉（微炒）三钱，红花四钱，冰片二分，大红枣七个（连核炒焦）。

配制： 共为细末，炼蜜为丸，分二十一个。

用法： 一日三次服，饭前每服一丸，连服七日，白开水送下。

19. 高阳县张春煦献方

方名： 避孕先进汤。

主治： 避孕。

药物： 当归三钱，杭芍四钱，生地三钱，黄芩二钱，知母三钱，甘草一钱。

用法： 水煎服。

20. 赤城县郑志成献方

主治： 避孕。

药物： 烧熟柿子。

用法： 产后吃烧熟柿子三个以上，可以绝孕。

不孕症类（计5方）

1. 无极县刘冰献方

主治： 妇女子宫寒冷，久不受孕。

药物： 蛇床子四钱，肉桂二钱，橘核一钱，母丁香一钱，吴萸一钱，白及一钱，菟丝子一钱，砂仁一钱，细辛一钱，薏米一钱，牡蛎一钱，川椒一钱。

配制： 共为细末，炼蜜为丸如樱桃大。

用法： 纳入阴道深处，一日换一丸。

2. 无极县刘冰献方

主治： 妇女久不受孕。

药物： 当归三钱，川芎二钱，白芍三钱，熟地二钱，醋香附三钱，广木香二钱，菟丝子二钱，五味子一钱，紫梢花二钱，桑螵蛸二钱，云苓二钱，甘草一钱。

用法： 水煎温服，每月经期后连服三剂。

3. 沽源县献方

主治： 子宫寒冷，或有白带久不受孕者。

药物： 小茴香（盐水炒）五钱，炮姜二钱，元胡（醋炒）四钱，灵脂四钱，没药三钱，当归五钱，川芎二钱，蒲黄四钱，官桂三钱，赤芍三钱，杏仁三钱，红花三钱（无红花以苏木四钱代之）。

用法： 水煎服，每逢月经来潮时开始服，经止停药，连服三五个月。

4. 赤城县安克仁献方

主治： 妇女久不受孕。

药物： 盔沉五钱，紫蔻五钱，草蔻四钱，檀香五钱，南星五钱，清夏五钱，细辛五钱，大黄五钱，枳壳五钱，蒲黄五钱，川乌片（炙）五钱。

配制： 共为细末，炼蜜为丸，每丸如梧桐子大。

用法： 每次服三钱，男用良姜，女用荜茇，煎汤送下。并治产后瘀血腹痛，用赤砂糖一两煎汤送服。

5. 宣化县张文森献方

主治： 妇女不孕。

药物： 当归三钱，川芎二钱，赤芍二钱，炮姜三钱，元胡二钱，生黄芪二钱，五灵脂一钱，炒茴香七粒（炒）。

配制： 共为细末，分为三剂。

用法： 日服一剂，须糖水送下，月经前后服。

妇科杂症类（计15方）

1. 深县献方

主治： 孕妇霍乱，腹痛吐泻。

药物： 黄芩三钱，白术二钱，藿香一钱，陈皮一钱，甘草一钱，砂仁一钱，云苓二钱。

用法： 用灶心土四两（水冲澄清），川姜三片，枣二枚为引，煎服。

2. 深县献方

主治： 孕妇中暑，发热而渴，自汗，精神恍惚。

药物： 党参一钱，白术一钱，炙芪一钱，黄芩一钱，黄连一钱，知母一钱，寸冬一钱。

用法： 水煎服。

3. 深县献方

主治：孕妇中暑发热而渴，自汗，精神恍惚。

药物：好白糖一两。

用法：开水冲儿童小便半茶杯，温服。

4. 深县献方

主治：孕妇中湿，骨节疼痛。

药物：白术二钱，炮姜一钱，茯苓二钱，木通一钱，当归三钱，甘草一钱。

用法：水煎服。

5. 深县献方

主治：孕妇忽然晕眩倒地，口噤不语，类似中风。

药物：党参三钱，白术二钱，茯苓二钱，炙芪四钱，麦冬一钱半，当归二钱，陈皮二钱，半夏一钱，炙草一钱。

用法：水煎服。

6. 深县献方

主治：孕妇七八个月，腹满，坐卧不安。

药物：白术一钱半，黄芩一钱半，枳壳一钱半，砂仁一钱，苏梗一钱，党参二钱，炙草一钱。

用法：水煎服。

7. 唐山市王子玉献方

主治：乳头破裂，久不收口，疼痛甚，每苦儿晚乳。

药物：经霜的棉花桃。

用法：烧灰存性为细面，入冰片少许，

香油调抹患处。每日二三次愈。

8. 深县献方

主治：孕妇面目虚浮，四肢肿胀。

药物：白术、姜皮、大腹皮、苓皮、陈皮各三钱。

用法：水煎服。

9. 深县献方

主治：妇人肝胃虚弱，腰腿疼痛，劳作则更重。

药物：当归三钱，熟地三钱，山药五钱，杜仲三钱，牛膝二钱，山萸三钱，炙草一钱。

用法：水煎服。

10. 深县献方

主治：中年妇人血虚，大便干燥。

药物：当归三钱，牛膝二钱，升麻一钱，苁蓉五钱，炙草一钱，山药三钱，熟地二钱。

用法：水煎服。

11. 深县献方

主治：孕妇心惊，烦躁不安。

药物：茯苓二钱，寸冬二钱，黄芩三钱，栀子三钱，当归三钱。

用法：水煎服。

12. 深县献方

主治：妇人四肢麻木。

药物：当归三钱，川芎三钱，防风二钱，

追地风二钱，地龙二钱，五味子二钱，千年健二钱，透骨草二钱，红花二钱，牛膝二钱，柴胡二钱，甘草二钱。

配制：共为粗末，以烧酒二斤共入瓷坛内，放锅内以水煮之，数沸后出锅即妥。

用法：每服二三盅，一日三次服，见汗尤妙。

13. 易县张国英献方

主治：阴吹。

药物：当归二两，黄芪二两，枸杞果一两。

用法：水煎服，连服五剂痊愈。

14. 保定市张景韩献方

方名：育麟珠。

主治：身体羸瘦，久不受孕。

药物：当归三钱，地黄三钱，川芎二钱，白芍二钱，人参一钱，白术三钱，茯苓三钱，甘草一钱，菟丝子三钱，鹿角胶三钱，川椒一钱，杜仲三钱。

用法：水煎服。

15. 保定市王泽民献方

主治：胎前痢疾。

药物：鸡子。

用法：鸡子一个，破一孔如指头大，以簪搅匀，入黄丹五分，用纸封好，放饭锅内煮，熟食之。

儿科门

麻疹类（计71方）

1. 蔚县阎清源献方

方名： 治麻疹斑疹方。

主治： 麻疹和斑疹。

药物： 元参五钱，麦冬五钱，紫草茸五钱，大青叶二钱，银花一两，连翘五钱，生甘草一钱，丹皮二钱。

配制： 元参、寸冬、紫草茸为面，其他药物煎汤。

用法： 成年人将药末一日两次以汤液服尽，儿童作两天分服。

2. 蔚县赵霞献方

主治： 预防麻疹。

药物： 五谷虫三钱（焙干）。

用法： 研细面，开水一次冲服。

3. 蔚县孙恩荣献方

主治： 预防麻疹。

药物： 金银花三钱，桔梗一钱，绿豆三钱，赤小豆三钱。

用法： 水煎服，每在春季连服五日。

4. 怀安县李满堂献方

主治： 小儿麻疹。

药物： 紫草根。

用法： 水煎温服。

5. 商都县张振声献方

主治： 小儿麻疹。

药物： 小青蛙一个。

用法： 捣如泥，用新白布包住，挤出汁来，和白糖少许服下。

6. 石家庄市胡东樵献方

方名： 鸡毛浴法。

主治： 麻疹内陷，小儿麻疹刚出，突然消失，喘促气粗。

用法： 急用鸡毛一大把，用开水冲在盆内，捞出鸡毛搓之，重搓前胸后背二十分钟，盖被。两小时后，麻疹复透发于表，其病即解。

7. 涿鹿县智启恩献方

主治： 疹毒内攻，色黑，狂躁不安。

药物： 山甲珠四钱，雄黄四钱，炙木鳖四钱，全蝎四钱，朱砂三钱，白芷三钱，连翘四钱，花粉四钱，麝香五分，牛黄一分。

用法： 共为细末。一周岁每次服一勺，每日二三次，姜水送下。

8. 涿鹿县智启恩献方

主治： 麻疹欲出不出，或出而复回，出现太少。

药物：党参三钱，甘草三钱，红花三钱。

用法：水煎服。

9. 涿鹿县智启恩献方

药物：轻粉六分，飞明矾七分，银朱一钱半，巴豆仁三个，葱白一节。

用法：共捣如泥，敷脐上，一小时取下。

10. 涿鹿县智启恩献方

主治：疹出不齐，半隐皮肤，喘嗽。

药物：沙参五分，钩藤五分，石决明一钱，薄荷四分，甘草二钱，银花六分，青蒿五分，生地四分，赤芍五分，丹皮四分，连翘五分。

用法：水煎服。

11. 涿县刘勤选献方

主治：麻疹隐伏不出，皮肤内含，或迎风复闭，急服此方。

药物：银花三钱，连翘三钱，葛根二钱，芥穗一钱，山甲一钱，犀角一钱，生地三钱，粉草二钱。

用法：水煎服，日服两次。酌小儿的体质，加减服之。

12. 曲阳刘殿甫献方

方名：荆防解毒汤（方出《医宗金鉴》）。

主治：麻疹收没太速，毒气内攻。

药物：荆芥一钱，防风一钱，薄荷一钱，黄芩一钱，川连五分，牛蒡子一钱，犀角五分，连翘一钱，甘草五分，大青叶

一钱。

用法：芦根、灯心为引，水煎服。

13. 成安县李清杏献方

方名：黄连解毒汤。

主治：麻疹出齐仍高烧不退，谵语昏迷，咽喉肿痛等症。

药物：黄连二钱，川贝三钱，元参二钱，桔梗二钱，白芍二钱，荆芥一钱半，防风一钱半，薄荷一钱，生地二钱，甘草一钱。

用法：水煎服。

14. 成安县王金太献方

方名：透疹解毒汤。

主治：小儿麻疹，发热，咳嗽喷嚏，含而不出或出而不快，或出风疹、发热等症。

药物：葛根三钱，牛蒡子一钱，银花三钱，连翘二钱，防风二钱，紫草二钱，苏叶二钱，川贝二钱。

用法：水煎服。

15. 成安县高殿杰献方

方名：清气化毒饮。

主治：麻疹郁毒甚，发冷发烧，眼红，腹胀泄泻而喘等。

药物：前胡、桔梗、桑皮、蒌仁、杏仁、元参、麦冬、黄芩、黄连、连翘、甘草、芦根各等份（可按患者年龄大小酌定）。

用法：水煎服。

16. 成安县高殿杰献方

方名：清金宁嗽饮。

主治：麻疹后咳嗽喘。

药物：前胡二钱，桔梗二钱，蒌仁二钱，杏仁二钱，桑皮三钱，川贝三钱，黄连二钱，橘红二钱，甘草一钱。

用法：引用姜枣，水煎服。

17. 安国郑世昌献方

主治：麻疹。

药物：麻黄、牛蒡子、赤芍、川贝、山楂、桔梗、连翘各一钱，前胡、蝉蜕、银花、川军、青皮各七分，木通、芥穗各五分，石膏、黄芩、杏仁、薄荷各七分。

用法：共为细面，按儿大小服三至八分，白水送下。夏天去麻黄，用葛根一钱。

18. 安国魏德欣献方

主治：疹出不透或二三日又受风。

药物：荆芥、防风各二钱，牛蒡子四钱，甘草一钱。

用法：水煎服。

19. 佚名氏献方

主治：麻疹发热三日，咳嗽喷嚏，目皮浮肿，疹伏不出。

药物：升麻二钱，葛根二钱，连翘二钱半，薄荷三钱，牛蒡子三钱（炒研），前胡一钱，桔梗二钱，木通二钱，荆芥二钱，防风二钱，甘草一钱。

用法：引用芫荽（香菜），水煎服。

20. 定县张寿元献方

主治：麻疹发热不出。

药物：白萝卜叶五钱，蓖麻子八粒。

用法：合于一处捣烂，用药搓曲池、委中、膻中等穴，连搓数次，麻疹即出。

21. 唐山市献方

方名：银花饮。

主治：麻疹不出或出而不齐，身热者。

药物：金银花（酌量为用）。

配置：于冬月用留节青竹一段，刮去青皮，从一头开一小孔。将银花装入压紧，把小孔用火漆封固，埋入厕所，浸百日取出洗净，悬于通风不见日处阴干。

用法：每次取修治之银花三至五钱，以水二杯煎汤，频频饮服。

22. 完满县丁吉五献方

方名：化毒散。

主治：小儿疹毒不清。

药物：牛黄二分，栀子一分，雄黄二分，砂仁二分，胆草二分，花粉六分，川连一分，连珠二分，川贝六分。

用法：共为细末，每服三分（量儿大小酌量加减），白水下。忌肉食。

23. 完满县献方

方名：疹毒汤。

主治：疹毒不出。

药物：银花三钱，当归三钱，牛蒡子四钱，元参三钱，寸冬三钱，甘草二钱。

用法：水煎服（此系成人剂量，小儿酌减）。

24. 唐山市工人医院献方

主治： 疹毒内陷，或疹色黑，狂躁不安。

药物： 羚羊角五分，牛黄一分，冰片三分，金银花一钱，黄芩一钱，大黄五分，川贝母一钱，滑石一钱，粉甘草一钱，麝香二厘，朱砂一钱，血琥珀一钱，紫雪丹一钱，青皮一钱，薄荷五分，砂仁一钱，栀子皮一钱。

配制： 研为细末贮瓶中，勿使走气。

用法： 三岁小孩每次服三厘至一分（根据年龄大小依次加减）。

25. 唐山市工人医院献方

主治： 麻疹初出未齐，收没太速。

药物： 犀角一钱，生地三钱，桃仁二钱，元参三钱，黄芩二钱。

用法： 以水二盅煎至八分，徐徐服之。

26. 安国杜雅茹献方

主治： 麻疹不出。

药物： 前胡、芥穗、防风、木通、滑石、连翘、牛蒡子、蝉蜕、银花、赤柽柳各三钱，元参、丹皮、赤芍、桔梗各二钱，山楂四钱，甲珠五分。

用法： 共为细末，量儿大小，开水送下。

27. 安国李步云献方

主治： 麻疹不出或出不快。

药物： 蝉蜕（去头足）。

用法： 微炒，研末，白水送服二三分。

28. 安国李德之献方

主治： 麻疹不出。

药物： 大小蓟一两（最好是鲜的），红花三钱（为粗末），蓖麻子一两（去壳捣烂）。

配制： 大小蓟入锅内煮一沸，捞出挤干，再与红花、麻子共捣一处，如泥团样，核桃大。

用法： 将药块在患者身上前后擦之，顷刻即疹出。

29. 成安县焦文学献方

方名： 儿茶散。

主治： 小儿出麻疹后喑哑。

药物： 儿茶、硼砂各三钱。

用法： 共为细末，每服五分，量儿大小酌用。

30. 唐山市工人医院献方

主治： 麻疹合并肺炎。

药物： 京牛黄四厘，川贝母二分，生石膏三分，粉甘草一分，大片砂四分。

用法： 共为细末，每次四至五分，温开水送下，一日可服三次。

31. 宁晋县华毅献方

方名： 大蓟搓药。

主治： 小儿瘟疹不出，身大热，气急痰塞。

药物： 大蓟一两（鲜的最好，干的亦可），大麻子仁一两。

用法： 共捣为泥，遍体搓之，搓后瘾疹即出，烧热亦退。

32. 武邑县袁殿卿献方

主治：疹后喘急。

药物：牛黄五分，天竺黄五分，白酸梨一个（去皮）。

用法：上前二味共为细末，白酸梨用刀切片蘸药面内服。四至五岁服四至五分，六至七岁服六至七分。

33. 宁晋县刘硕彦献方

方名：荆防败毒散。

主治：麻疹热毒太盛，未出齐而收没，热毒内攻，呈现昏迷，唇紫肢冷。

药物：薄荷、连翘、荆芥、防风、黄芩、黄连、牛蒡子、大青叶、犀角、人中黄、甘草。分量按患者年龄酌用。

用法：水煎，一日三次温服。

34. 宁晋县刘硕彦献方

方名：柴胡四物汤。

主治：麻疹已出多日，不能收没，以此方养阴清热，服后热退疹回。

药物：当归、川芎、生地、白芍、柴胡、知母、寸冬、党参、黄芩、地骨皮、甘草。分量按患者年龄酌用。

用法：水煎服，一日两次。

35. 沽源县胡义莲献方

主治：疹不出。

药物：大麻子仁、乱发适量。

配制：将麻子仁和乱发同捣烂，加入

麻油。

用法：于患者周身搓之即出。

36. 涿鹿县杨隐之献方

主治：小儿麻疹不出，颜面青黑，指甲青紫，胸满，四肢厥逆，心腹发烧，饮食不进。

药物：大青叶三钱，全蝎一钱半，蝉衣二钱，当归三钱，丹皮二钱，白芷二钱，银花三钱，花粉三钱，甘草一钱，竹叶二钱，化橘红二钱，川贝一钱，栀子三钱。

用法：水煎温服。

37. 沽源县献方

主治：麻疹热重。

药物：连翘一钱五分，银花一钱二分，丹皮七分，鲜石斛三钱，元参心一钱二分，甘草梢八分，杭芍一钱，通草一钱，鲜芦根三钱，鲜竹茹二钱，川贝母一钱二分，薄荷五分，桑叶一钱，大青叶一钱二分，犀角二分。

用法：水煎服。犀角磨和入药汁内服。

38. 冀县吕竹民献方

方名：清肺滋阴汤。

主治：麻疹病后，毒火宿肺，喘热不退。

药物：沙参三钱，石膏三钱，知母二钱，黄芩二钱，花粉二钱，川军二钱，生地三钱，元参三钱，寸冬三钱，杏仁二钱，连翘二钱，桔梗一钱。

用法：水三盅煎八分，分四次服。一二

岁减半，三四岁用三分之二。另外以紫雪丹八分，犀角末一钱冲服。

39. 沽源县献方

主治：麻疹隐而不透，壮热不退。

药物：米糠二钱，芫荽（香菜）一钱。

用法：二味水煎服，服后在十二小时内即出。

40. 沽源县献方

主治：麻疹隐而不透，身热高烧。

药物：莱菔缨、蓖麻仁不拘多少。

用法：将二味捣烂，周身搓之即出。

41. 沽源县献方

主治：预防麻疹。

药物：胡麻油。

用法：用胡麻油点耳、点鼻，即不传染。

42. 枣强县边福安献方

主治：麻疹不出。

药物：浮萍草。

用法：研细末，将药末用白糖调匀服之。

43. 宁晋县赵彦华献方

主治：麻疹后期，脉沉数，舌干黑。

药物：石膏五钱，花粉一两，大青叶五钱，犀角三分，元参一两。

用法：水煎服。

44. 无极县高司章献方

主治：小儿麻疹出后，因风寒侵袭回紧，

疹毒内闭不得外透，疹色发暗，浑身寒战，症状危急。

药物：芫荽一把（二两左右）。

配制：水煎多汤，倾入盆器内。

用法：将小孩用被盖好，再将芫荽热汤盆放在被窝内，使小孩子被熏蒸周身潮润后，疹随即出而安。

45. 无极县刘熙和献方

主治：小儿疹出即回，疹毒内陷侵肺，呼吸短促而喘等症。

药物：用荞麦面一把，鸡子清一个。

配制：用鸡子清拌荞麦面，少加香油。

用法：外搓全身。内服芦根水，疹即出而喘止。

46. 保定市边清辰献方

主治：麻疹似出未出，发热咳嗽，羞明流泪及小儿感冒风寒等症。

药物：赤柽柳（西河柳）一两，连翘六钱，葛根、大青叶、前胡、升麻片、桔梗、黄芩、紫草各五钱，薄荷、芥穗、防风、淡竹叶、栀子各四钱，牛蒡子二钱。

配制：以上共轧为细末，另一剂水煎去渣熬膏，要将药面和膏混合一起，适量加蜜为丸，每丸重五分。

用法：一至三岁每服一丸，四至六岁每服两丸，白水送下，日服两次。

47. 完满县韩佩昌献方

方名：观音散。

主治：麻疹将透不透。

药物：赤柽柳。

用法：晒干研细末。成人每服一钱，小儿酌减，白糖五钱至一两，温水调服。

48. 安国魏德欣献方

主治：疹后大便秘，腹胀气喘。

药物：前胡、大黄、甘草、枳壳各三分。

用法：煎服。

49. 安国魏德欣献方

主治：疹后余毒作热，口舌生疮，牙龈出血，口臭。

药物：犀角、防风各五分，荆芥二钱，生地、当归各七分，黄芩、桔梗、薄荷、白芍各五分，甘草三分。

用法：蜜丸，皂角子大。每服一丸，一日两次，灯心、竹叶汤下。

50. 安国秦亚仙献方

主治：麻疹后眼生云翳。

药物：归尾、红花、赤芍、川军、连翘、紫草、生地各一钱。

用法：水煎服。

51. 安国王林祥献方

主治：麻疹，高烧而不出，四肢厥，大吐大泻者。

药物：人参五钱，川芎一钱半，羌活、独活、前胡、赤苓各二钱，枳壳一钱半，白芷一钱，甘草五钱，荆芥三钱，柴胡二钱。

用法：水煎服。

52. 石家庄市王家璧献方

主治：小儿疹毒不能透出。

药物：九翻石榴花（就是开花不结果的石榴花），按小儿年龄的大小、病的轻重，酌情而用，如八九岁的孩子，可用五六个，年龄再小的可减半。

用法：沸水煮花，加红糖少许服之。

53. 安国王子愈献方

主治：小儿疹后，项下起疙瘩。

药物：路路通二个，公英一钱，连翘一钱半，银花、川贝、牛蒡子各一钱，甘草一钱半，牛黄五厘，朱砂一分。

用法：前七味水煎后，冲服牛黄、朱砂。

54. 安国李绍润献方

主治：疹后眼生云翳。

药物：黄芩、川连、木通、菊花、谷精草、木贼、蝉蜕各一钱，川芎、赤芍、防风各五分，川军一钱半。

用法：水煎服。

加减：如白睛赤红，加生地二钱；流泪，加胆草一钱，栀子五分，羚羊角三分。

55. 深县医院献方

主治：疹后余毒，眼结白斑。

药物：①珍珠、漳丹、轻粉、麝香各等份；②当归、牛蒡子、绿豆粉团各三钱。

配制：将①方共研细面入瓶备用；②方共为细面，再用红花三钱，煎水去渣，调前药如稀粥状，备用。

用法： 于患眼上（结斑之眼）用新笔蘸第②方之药画一圆圈如单眼镜状（究竟不画此眼镜状圈是否达到同样疗效，尚待研究）；再用第①方药粉少许吹入耳内（左眼吹右耳、右眼吹左耳）。如两眼均结斑，则画双圈如整个眼镜状，两耳均吹药，但必须在发现白斑未睁眼之前使用。

56. 唐山市张瑞祥献方

主治： 预防麻疹。

药物： 丝瓜络二钱。

用法： 水一茶碗，煎半小时。一日服三四次，连服三日有效。

57. 徐水县刘明远献方

方名： 清疹散。

主治： 小儿麻疹发烧不出，以至肺热太盛，疹不透发致气短不能卧，烦闷，疹毒内陷，见危症现象。

药物： 生地二两，柴胡三钱，菊花五钱，寸冬三钱，犀角一两，银花五钱，天虫五钱，川军一两，甘草二钱，朱砂三钱。

用法： 共为细末，苇根为引，小儿一至五岁用五至六分。

58. 枣强县邢杰臣献方

主治： 预防麻疹。

药物： 银花、连翘、甘草、紫草。

配制： 按人数定量，用大锅煎药。

用法： 每个小儿喝半茶杯，或一茶杯均可。

59. 涞县王启来献方

方名： 紫草汤。

主治： 麻疹初起出不透彻，无其他合并症者。

药物： 地肤子二钱，浮萍一钱，紫草三钱，蝉蜕一钱，红花一钱五分，葛根一钱五分。

用法： 水煎服，服时加点白糖亦可。

60. 抚宁县白朋三献方

主治： 麻疹、天花不出。

药物： 白芷四钱，防风二钱，川芎三钱，川贝五钱，当归四钱，花粉五钱，僵蚕五钱，银花四钱，荆芥三钱，朱砂一钱。

用法： 共为细末。一至二岁服一分，三至四岁服二分，五至六岁服四分，白水送下。

61. 围场县孙善亭献方

方名： 雷击散软膏。

主治： 预防麻疹。

药物： 牙皂一钱，细辛一钱，麝香三分，雄黄二钱，枯矾二钱，贯众二钱，防风二钱，陈皮二钱，白术一钱半，甘草二钱，朱砂三钱。

配制： 共研细末，用等量的凡士林调匀。

用法： 每用时绿豆大丸在小儿鼻孔靠外一点，两鼻孔可交换点，每星期点一次，四次即安。

62. 新河县林春峰献方

主治：麻疹发热，隐隐之间而不透出，服之即出。

药物：苏叶、黄芩、荆芥、升麻、葛根、浙贝各一钱五分，防风、牛蒡子各二钱，甘草、薄荷、栀子各一钱。

用法：水煎服，一日三次。

63. 丰宁县赵洪志献方

方名：清金散。

主治：疹后咳嗽。

药物：川连、广木香、广陈皮、朱砂、川贝各等份。

用法：研为细末。每周岁服三分。

64. 抚宁县时笑天献方

主治：麻疹初起，咳嗽，鼻鸣。

药物：犀角一钱，山川柳二钱，大青叶一钱，桔梗二钱，赤芍二钱，牛蒡子二钱，紫草三钱，芦根二钱，防风一钱，川贝二钱。

用法：水煎服。重加羚羊一分，当归二钱。

65. 安国县祁祥云献方

主治：疹后喑哑，语声不出者。

药物：川贝三钱，汉三七一钱五分（研细面）。

用法：水煎川贝母，冲三七面服之。

66. 安国县张子棠献方

主治：疹子干热不出，热度高烧，咳嗽

气粗，隐隐不出。

药物：干山楂五分。

用法：捣为细末，每服五分，白水送下。

67. 枣强县邢杰臣献方

主治：诸症消失，疹尚未回，即宜清热解毒。

药物：银花，连翘，花粉，川军，川连，黄芩，生地，元参，知母，甘草，木通，桑白皮，杏仁。以上按年岁定分量。

用法：水煎服。

68. 枣强县邢杰臣献方

主治：疹已出齐，即以提表解毒剂。

药物：银花、连翘、葛根、地骨皮、桑皮、黄芩、桔梗、寸冬、甘草、栀子、生地、前胡。以上按年岁定分量。

用法：水煎服。

69. 枣强县邢杰臣献方

主治：麻疹未出，发热恶寒，流眼泪，打喷嚏，流鼻涕，口腔有克氏斑，体温上升，确诊为麻疹前驱期。

药物：葛根、升麻、川羌活、山楂、地骨皮、前胡、薄荷、苏叶、甘草、银花、黄芩、茅根、竹叶。以上按年岁定剂量。

用法：水煎服。

70. 安国县魏德欣献方

主治：疹后伤食，或过食面食，发现咬指，撕口，看手，咬人等症。

药物：防风、黄芩、连翘、桔梗、前胡、

云苓各三分，荆芥、枳壳、神曲、山楂、陈皮各三分。

用法：水煎服，多吃流食。忌过食、多食和生硬食物。

71. 安国县魏德欣献方

主治：疹后不思饮食，鼻干无涕。

药物：防风、连翘、黄芩、桔梗、前胡、茯苓、寸冬各五分，荆芥、枳壳、甘草各三分。

用法：水煎服。

咳嗽类（计14方）

1. 景县张瑞淮献方

主治：小儿发热咳嗽。

药物：川贝母一钱半，生石膏二钱，大片砂五分。

用法：共为细面。不满周岁者，每服二至三分，薄荷六分，煎汤送下，糖水也可。

2. 涞县李增献方

方名：犀贝散。

主治：身热咳嗽，作喘。

药物：川贝母五钱，犀角一钱，朱砂二钱，冰片一钱。

配制：先将犀角为末，与朱砂研细，入冰片，再入川贝末，混合待用。

用法：一周岁服一分半，十岁以下服三分。

3. 丰宁县李景春献方

方名：止咳散。

主治：肺热有痰，喉中有痰声。

药物：硼砂五钱，川贝三钱，白冰糖三钱，朱砂二分。

用法：共为细面。五个月以下用五厘，五个月以上每次二分。

4. 佚名氏献方

方名：止咳散。

主治：小儿咳嗽，日久不愈。

药物：川贝二钱，桔梗三钱，橘红二钱，川军二钱，天冬三钱，枳壳三钱，百部二钱，雄黄五钱，鸡内金三钱，广皮二钱。

用法：共为细末，每服五分，白糖水送下。

5. 迁西县赵树德献方

主治：小儿咳嗽及气喘症。

药物：蛤粉一两，川贝母四钱，桔梗四钱，青黛五钱。

用法：共为细面，每次服五分，日服三次，白水送下，三日即愈。

6. 赵县白淮议献方

主治：小儿疹后，余热不净，咳嗽声喑。

药物：元参二钱，牛蒡子二钱，荆芥一钱五分，萎蕤三钱，川贝母一钱五分，花粉二钱，兜铃一钱，桔梗二钱，麦冬二钱，甘草一钱。

用法：水煎服。

7. 井陉县李玉春献方

主治：小儿伤风咳嗽。

药物：苏叶一钱，香附八分，橘红八分，细辛三分，五味子五粒，杏仁三分，生石膏四分，甘草二分。

用法：水煎服。

8. 安国李绍润献方

主治：小儿昼夜咳嗽，身无热。

药物：怀山药一斤。

用法：煮熟，加糖调服。

9. 唐山市于顺晴献方

方名：牛黄散。

主治：小儿肺热，咳嗽喘急，咽喉肿痛，口疮，身热。

药物：川军一钱，川贝五分，银花二分，连翘二分，花粉二分，桔梗二分，犀角三分，川连五分，赤芍五分，乳香一分半，没药一分半，甘草二分，二丑四分，全虫二分，明雄黄二分半，朱砂三分，冰片二分半，麝香、珍珠各二厘。

用法：共研细末。一岁以内每服三分，糖水或乳汁调服。

10. 完满县孙殿元献方

方名：一捻金散。

主治：小儿咳嗽，痰涎壅盛，胸高气急而喘。

药物：川军一钱，二丑各一分，椰片一钱，元参一钱，朱砂一钱，赤金二张。

用法：共为细末，每服一分，白水下。

11. 蠡县刘岐山献方

主治：小儿风寒咳嗽。

药物：麻黄、苏子、桔梗、橘红各一钱，杏仁、前胡、桑皮、枳壳各一钱半，云苓二钱，甘草五分，生姜一片。

用法：水煎服。

12. 宁晋县张洪宾献方

主治：小儿咳嗽。

药物：冰糖一两，杏仁五钱（去皮共炒）。

用法：共为末，每服三钱，白水送下，或白水调服。

13. 唐县刘玉山献方

方名：小儿喘息饮。

主治：小儿喘息病，因小时烟熏或吃咸物过度及腥荤太多所致。症状是喘嗽发憋，呼吸困难，甚至胸骨高凸，憋得难受。

药物：生蛤粉（研细）三钱，生石膏（研细）三钱，麻黄一钱半，川贝二钱，炒杏仁三钱，百部一钱半，寸冬三钱，青黛二钱，七爪红二钱，生甘草二钱，桔梗三钱，白糖二两。

用法：将药煎好，入白糖一两搅匀，每日只服一煎，按早、晚两次分服。忌腥荤、辣物及过咸的食物。

14. 宁晋张鸿宾献方

主治：哮喘，身无寒热，而有水鸡之声。

药物：葶苈子二钱（炒），大枣五枚（去核）。

用法：水煎服。

百日咳类（计62方）

1. 张北县韩登辂献方

主治：小儿百日咳及伤风咳嗽。

药物：桑皮一钱半，杏仁一钱，橘红一钱半，清半夏一钱，前胡一钱，云苓一钱，枳壳一钱半，知母一钱半，浙贝一钱半，甘草一钱。

用法：水一盅，煎成半盅，每日服三次，不足一岁者剂量减半。冬日加麻黄三分，春夏不加。忌生冷肉食。

2. 沽源县陈守田献方

主治：百日咳。

药物：白公鸡胆一个。

用法：加入白糖适量，三次分服，一日三次。

3. 延庆县郭占霖献方

主治：百日咳。

药物：前胡一钱五分，白前一钱五分，南星一钱五分，牙皂七分，法半夏一钱，细辛五分，紫菀一钱，五爪橘红一钱，当归一钱五分，甘草五分。

用法：煎两次服四次，每日两次，轻者三剂即愈，重者五剂愈。此方以二三四岁的小孩为适宜，如年龄大的再加量。

4. 赤城县何太常献方

主治：百日咳。

药物：炒杏仁一钱，白芥子五分，前胡一钱，牛蒡子一钱，陈皮一钱五分，郁金七分，桔梗七分，枇杷叶一钱（去毛），川贝四分，枳壳五分，薤白五分。

用法：用水一茶盅半，煎剩半茶盅，每日分早、午、晚服完。

5. 冀县田子芳献方

方名：泽肺丹（自创验方）。

主治：小儿咳喘、呕吐，面目浮肿，百日咳之症。

药物：桑皮一两半，桔梗一两，苏叶一两，甘草一两，清夏一两，云苓一两半，橘红一两半，麻黄一两二钱，生石膏一两二钱，川贝一两，杏仁一两，萝卜子五钱，苏子五钱，芥子五钱。

用法：前十味药研末，将杏仁以下四味药轧，掺合诸药末，炼蜜为丸，每个五分重。小儿每岁一丸，连服五日。

6. 阳原县梁兴汉献方

主治：小儿百日咳。

药物：葶苈子、牛蒡子、苏子、旋覆花、山楂、青蒿各三钱（其分量应按儿之大小，临时酌定）。

用法：水二盅煎成半盅服。

7. 束鹿县周鹤举献方

主治：百日咳。

药物：天冬四钱，寸冬四钱，百部三钱，竹茹二钱，蒌仁三钱，广橘红二钱，川贝一钱半，杏仁一钱半。

用法：水煎温服，一至三岁儿童分三次服；四至八岁者分两次服；九至十岁者一次服。

8. 无极县魏寿德献方

主治：小儿百日咳。

药物：生石膏一两，金果榄二钱，川贝母二钱，京牛黄五厘。

用法：共为细面。小儿按每岁服一分，按年龄加减，每日服一二次，白水送。

9. 无极县阎绪吉献方

主治：小儿百日咳，成人咳嗽，肺中有水气，呕吐痰涎者亦可服。

药物：石膏二钱，硼砂一钱，天冬一钱，清夏一钱，茯苓一钱。

用法：共为细面，白水冲服。小儿每服一至三五分，量儿大小酌用；不能服者，加白砂糖少许（须临服时加）。成人每服五分至一钱。

10. 无极县邢豪如献方

主治：百日咳，咳嗽不止，呕吐黏痰。

药物：冬花一两，百部三钱，冰糖一两。

用法：水三盅煎一盅，分十余次服，一日服尽。剂量按儿之大小，灵活掌握使用。

11. 涿鹿县支兆有献方

方名：桑叶膏。

主治：小儿百日咳。

药物：霜桑叶一斤，川贝五钱。

配制：先将桑叶熬二三小时后，把桑叶取出，将川贝面入内，再熬成膏。

用法：每次服三钱。

12. 获鹿县李玉振献方

方名：辰砂抱龙丸。

主治：百日咳。

药物：天竺黄五钱，胆星三钱，全虫三钱，雄黄二钱，朱砂二钱，僵蚕三钱，半夏二钱，羌活二钱，防风三钱。

配制：共为细面，蜜丸五分重。

用法：一二岁用一个，五岁用两个。

13. 无极县献方

主治：小儿百日咳嗽不止，呕吐黏痰。

药物：款冬花一两，百部三钱，冰糖一两。

用法：水煎，每次一盅，一日十盅或十二盅即愈。

14. 无极县薛廷立献方

主治：小儿百日咳。

药物：嫩桂枝一钱，薤白一钱，瓜蒌二钱，半夏一钱半，川厚朴一钱半，广橘红一钱，桑皮一钱半，金礞石七分，甘草五分。

用法：以水一盅半煎成少半茶盅，小儿三四岁者每服一酒盅，一日服三次。剂量之大小临时酌定，连服三剂咳声减弱，再服数剂即愈。

15. 新乐县梁立诚献方

方名：一味黄连汤。

主治：百日咳（无表证者）。

药物：黄连五钱。

用法：水煎成半茶碗，入白糖一至二钱。

不拘时，徐徐饮之。

16. 新乐县梁立成献方

方名：加味麻杏石甘汤。

主治：百日咳兼表证。

药物：麻黄五分，杏仁一钱，石膏四钱，甘草一钱，紫苏五分，葶苈子五分，橘仁一钱，川贝一钱五分，枇杷叶一钱五分，紫菀一钱，冰糖二两。

用法：苇根为引，水煎。此方为二至三岁小儿用，不拘时徐徐服之。

17. 正定县王茂进献方

主治：小儿百日咳。

药物：鸡内金三钱（炒焦），川贝母一钱半。

用法：共研细末，每次服五分，一日服三次，白水送下。

18. 徐水县岳中轩献方

方名：清肺汤。

主治：小儿百日咳。

药物：桔梗、牛蒡子、天虫、紫苏、荆芥、薄荷、杏仁各一钱，五味子五分，川贝一钱，甘草一钱。

用法：水煎，早、晚服。

19. 安国许子珍献方

主治：小儿百日咳。

药物：苏叶七分，桔梗、川贝母、枳壳、薄荷各一钱，橘红、杏仁、寸冬各二钱，蒌仁五分，甘草五分。

儿科门

用法：水煎服，每日三四次。

20. 唐山市张紫桂献方

主治：百日咳。

药物：郁金、白芥子各五分，杏仁、牛蒡子、冬花、紫菀、僵蚕各二钱。

用法：共为细末，每次服五分至一钱，白开水送下。

21. 蠡县孙福江献方

主治：百日咳。

药物：雄黄、月石各三钱，黑丑、白丑各二钱。

配制：蜜丸小豆大。

用法：每服三至五丸，连服半月即愈。

22. 涞水县刘甫臣献方

方名：清肺汤。

主治：小孩咳嗽经久不止。

药物：桔梗一钱，牛蒡子一钱，天虫一钱，紫苏一钱，荆芥一钱，薄荷一钱，杏仁一钱，五味三分，川贝一钱，甘草一钱。

用法：水煎服。

23. 无极县邸国柱献方

主治：小儿咳嗽成顿，日久不愈，甚者呕吐带血等症。

药物：姜制半夏、蜜制杷叶、四花皮、炒苏子、川贝、橘红各等份。

用法：共研细面，每日三次，每服一分，蜂蜜为引，白水送下，数日即愈。

24. 完满县王连甲献方

方名：厚朴半夏汤。

主治：百日咳。

药物：厚朴三钱，杏仁三钱，苏叶、云苓、半夏、桔梗各三钱，甘草一钱半。

用法：水煎分服。

25. 涿县张述仁献方

主治：小儿百日咳。

药物：毛橘红三钱，炒杏仁三钱，金礞石三钱，川贝母二钱，藕节四钱，生石膏六钱。

用法：共为细面，三岁小儿每服五分，一日三次，白水送下。按儿年龄大小，酌情增减。

26. 涿县冯际会献方

主治：小儿百日咳。

药物：天冬二钱，寸冬二钱，百部二钱，银花三钱，橘红二钱，生石膏三钱，竹茹二钱，清夏一钱半，桔梗一钱半，麻黄一钱，杏仁二钱，粉草二钱。

用法：水适量，煎妥后频服之。

加减：咽痛、便秘者，加炒牛蒡子二钱；发烧者，加丹皮、赤芍各二钱。

27. 平山刘瑞林献方

方名：一捻金。

主治：百日咳。

药物：人参、二丑、槟榔、大黄各等份。

用法：共为细末，量体服之。

28. 行唐县严崇山献方

主治： 小儿百日咳。

药物： 炒苏子二钱，广橘红二钱，清半夏二钱，当归二钱，桂枝一钱半，前胡三钱，川厚朴一钱，粉甘草一钱，缩砂仁一钱，寸冬一钱，天冬一钱，桑皮二钱，炙杷叶二钱，枳壳二钱，桔梗二钱。

用法： 水煎，日服两次。视小孩年龄大小酌情加减。

29. 无极县赵德庆献方

主治： 百日咳（顿嗽），久而不愈，有嗽时作呕者。

药物： 黑白丑各一钱半（半生半炒），人参一钱。

用法： 共为细面，每次服四分，一日二三次，或酌病情用药量。

30. 安平县武寿山献方

主治： 小儿百日咳。

药物： 川贝二钱，朱砂一钱，煅赭石八分。

配制： 共为细末，炼蜜为丸，如绿豆大。

用法： 竹茹汤送下。

31. 阳原县薛明永献方

主治： 百日咳。

药物： 大蒜一头，白糖四两。

用法： 水煎，日服三次。

32. 无极县安振魁献方

主治： 小儿百日咳嗽，声哑，严重时鼻出血。

药物： 炒杏仁一钱，天冬二钱，寸冬二钱，薄荷一钱半，百部一钱半，广陈皮二钱，白及一钱，花粉一钱，牛蒡子一钱半，炙草一钱，瓜蒌仁二钱。

用法： 水煎。小儿五六岁，此药匀四五次服完，一日二三次。

33. 唐县刘玉山献方

主治： 小儿百日咳。

药物： 川贝二钱，七爪红二钱，百部一钱，麻黄一钱，桔梗三钱，青黛一钱半，海蛤粉（研细）三钱，炒杏仁三钱，寸冬三钱，粉草一钱，生石膏（研细）三钱。

配制： 第一次用水八两，煎至三两六钱，过滤后，弃渣不用，将所煎剩之药汁合入一处，加白糖二两搅匀，装入瓶中即得。

用法： 每次服九钱，每日服三四次。此定量为五六岁的用量，同时可斟酌小儿的年岁增减之。服后忌食辛辣太咸的东西。

加减： 咳呕，加清半夏二钱；衄血或痰中带血，加藕节三钱，生地二钱。

34. 定兴县李云乡献方

主治： 百日咳。

药物： 榔片、川朴、草果、知母、常山、青皮、枳壳、酒军各一钱，甘草、黄芩各二钱，桔梗、杏仁各一钱半。

用法： 水煎服。

35. 保定市储怀琨献方

方名：石贝百效散。

主治：小儿百日咳及一般咳嗽。

药物：生石膏一两，川贝母一钱，辰砂一分橘红一钱，云茯苓一钱。

用法：共为极细面。周岁一次一分，日服三次，白开水或白糖水送下，年龄大的小儿可酌情增量。

36. 蠡县陈雅斋献方

主治：百日咳。

药物：天冬、寸冬各五钱，百部、瓜蒌各三钱，清夏、竹茹、橘红各二钱。

用法：水煎服。

加减：衄血，加茅根、藕节；呕吐，用伏龙肝五钱，开水浸透，澄清用水煎药；泻，加白术、山药；面目浮肿，加葶苈子。

37. 平山县谷玉蕃献方

主治：百日咳。

药物：麻黄一钱半，杏仁二钱，甘草一钱，石膏三钱，桑皮炙二钱。以上剂量可依年龄增减。

用法：水煎服。

38. 唐山市郝葛江献方

方名：神效汤。

主治：小儿百日咳。

药物：黄豆三两，车前草一两，陈茶叶五钱，冰糖二两。

配制：用水四碗，煎至两碗，俟烂如泥，去渣，加糖再煮两三沸即成。

用法：每次服一酒盅，日服三次。

39. 安国县湛增禄献方

主治：百日咳。

药物：白糖十二两，茶叶四两。

用法：熬水凉服，十日即愈。

40. 邯郸市李养正献方

方名：射干麻黄加减汤。

主治：百日咳。

药物：射干二钱，麻黄二钱半，半夏三钱，甘草一钱半，白芥子三钱，苏子二钱，葶苈子二钱，杏仁三钱，紫菀二钱，冬花二钱，五味二钱，桑皮二钱。

用法：水煎分三次服，五小时服一次。此系三、五岁儿童之服量，按小儿体质强弱、年岁之大小酌情增减。

加减：有热、舌苔黄燥，加生石膏五钱；有寒，加细辛一钱。

41. 保定市第二人民医院张习亮献方

方名：治顿咳方。

主治：顿咳。

药物：天南星、明天麻、全蝎、防风、桔梗、天冬、苏叶、化橘红。分量按小儿年龄酌情使用。

用法：水煎服。

42. 宁河县王声谱献方

主治：小儿百日咳方。

药物：红皮蒜一大瓣，白糖三倍。

用法：共捣如泥状，五岁儿童服三分之一，日服三次。服后再以温胆汤加瓜蒌煎服一次即愈。

43. 安国县崔儒卿献方

方名：咳嗽桃花散。

主治：小儿百日咳。

药物：生石膏四两，川贝四两，朱砂三钱，广木香二钱，月石一钱，代赭石一钱。

用法：共为细末，每日服两次，白糖水送下，小儿一般服三至四分。

44. 宁河县王声谱献方

主治：小儿百日咳。

药物：红皮蒜二两，白糖一两，好醋一斤。

配制：以上三味捣合一处后，用纱布过滤，贮瓶内，勿令泄气，备用。

用法：三岁小儿每服半酒盅，五岁服一酒盅，日服三次，一星期痊愈。

45. 唐县谢世祥献方

主治：顿咳（百日咳）。

药物：川贝三钱，桑皮二钱，天冬二钱，寸冬二钱，桔梗二钱，清夏二钱，生杏仁二钱，生石膏四钱，百部二钱，甘草二钱，橘红三钱，麻黄二钱，条芩二钱，竹茹二钱，薄荷二钱。

用法：共为细末，炼蜜为引，每服三分，日服三次。

46. 围场县郭相煜献方

主治：百日咳（阵咳）。

药物：胆星一钱，细辛八分，海浮石二钱，前胡三钱，白前三钱，杏仁二钱，石膏二钱，僵蚕三钱，全虫二钱，川贝二钱。

用法：水煎分服，一剂药可治二三岁小儿二人。

47. 武安县赵振九献方

方名：太极散。

主治：咳嗽一连串，不能回气，吐白色黏痰，甚者有吐饭或吐血的。

药物：僵蚕三钱，天麻二钱，天竺黄三钱，钩藤二钱，薄荷二钱，全蝎一钱，琥珀五分，朱砂一钱，大赤金十张，大黄一两八钱，甘草一钱半，胆星二钱。

配制：僵蚕炒黄，除朱砂、赤金外，共研细面，最后再将朱砂、赤金加入研匀。

用法：一日早、晚各服一次，白水送下。不满一岁者，每服三分；一岁至五岁者每服七分；五至十岁者每服一钱半；十至十五岁每服二钱，必须连续服用。

48. 抚宁县王奇明献方

主治：百日咳。

药物：法夏、生石膏、朱砂各五钱。

用法：共为细末，每服一分，开水送下。

49. 怀来县高寰五献方

方名：苇茎汤。

主治：小儿百日咳。

药物：苇茎三钱（芦根），橘皮三钱，清半夏二钱，苦葶苈子二钱，梨二个。

用法：水煎服，连服三四剂，证候可全部消失。衄血加茅根。苡仁、冬瓜仁、桃仁可随便加之。

50. 唐山市段集成献方

主治：百日咳。

药物：胆星一两，葶苈子一两，黑丑一两，杏仁一两。

用法：共为细末，枣汤送下。每周岁至三岁服五分，三岁至六岁每服一钱。

51. 景县周洪达献方

主治：顿咳（百日咳）。

药物：百部一两，白砂糖二两。

用法：水煎，每服一茶匙，日三服，五至十日收效。

52. 滦县江文宪献方

方名：止咳散。

主治：百日咳。

药物：川贝母、白及、桔梗、花粉各等份。

用法：共为细末，白糖水调服，每周岁服一分，日服三次。

53. 徐水县秦瑞五献方

方名：桃花散。

主治：百日咳久不愈，用此方必愈。

药物：川贝一两，桔梗五钱，煅石膏二两，朱砂五钱，冬花五钱，冰片三钱。

用法：共为细末，蜜水调服，小儿每次服三四匙。

54. 永清县孙寿然献方

主治：百日咳。

药物：煅礞石一钱五分，川贝一钱五分，焙杏仁一钱，蜂蜜二两。

配制：以上三味共为细末，将蜜入铜勺内化开炼沸，倾入碗内，再和药面搅匀，用纸盖上。

用法：每日用开水少许冲药，七八次与服之，务于五日吃完。

55. 枣强县邢杰臣献方

方名：桃花散。

主治：百日咳。

药物：生石膏五钱，真川贝三钱，甘草二钱，清半夏一钱，朱砂一钱，上牛黄五分，桔梗一钱。

用法：以上共为细末。每次剂量按一岁一分计算，日服二三次，白开水送服，或加白糖、蜂蜜同服均可。

56. 保定市安学青献方

主治：小儿百日咳。

药物：百部草（炙）二钱，郁金一钱，前胡二钱，桔梗二钱，兜铃二钱，牛蒡二钱，橘红一钱，甘草一钱。

用法：水煎，频徐温服。

57. 围场县安永庆献方

方名：川贝散。

主治：百日咳。

药物：川贝二钱（研末），甜梨一个（捣汁）。

用法：二药调匀，用冰糖水冲服。

58. 安国县焦修身献方

主治：小孩百日咳。

药物：川贝母、海浮石（水飞）各等份。

用法：共为细面，量儿大小，每日三次，每次一至五分，白水送下。

加减：如大便燥加芒硝。初起有感冒者，先服解热药。

59. 安国县许子珍献方

主治：百日咳。

药物：苏叶七分，川贝、桔梗、枳壳、薄荷各一钱，橘红、杏仁、寸冬各二钱，蒌仁一钱半，甘草五分。

用法：水煎多次服。二三岁儿童用此量。

60. 安国县宋殿勋献方

主治：百日咳。

药物：川贝母二钱，粉草五钱，朱砂三分。

用法：共为细末，开水送下，酌儿大小服用。

61. 安国县韩全体献方

主治：百日咳。

药物：葶苈子、僵蚕、蝉蜕、薄荷、橘红、牛蒡子各一钱，苏子一钱半，川贝二钱，甘草八分。

用法：煎服，周岁儿日服三次。

62. 滦县杨佩石献方

主治：百日咳。

药物：生大蒜。

配制：把生大蒜剥去皮切碎，放入有盖的碗内，用一碗开水浸泡十小时，经过滤后就可使用，注意把盖盖好。

用法：十岁者可用八钱大蒜，半斤开水，浸泡十小时，每隔两小时服一汤匙；五岁者可用五钱大蒜，半斤开水；一岁可用三钱大蒜，半斤开水，但较小的儿童可加白糖少许，服用八次至十次。

小儿烂肚脐类（计5方）

1. 行唐县郑洛茂献方

主治：小儿烂肚脐。

药物：牛粪烧灰存性研末。

用法：外用，撒肚脐。

2. 涿鹿县郝瑞斋献方

方名：脐疮散。

主治：小儿脐间赤肿溃烂。

药物：川连二钱，胡连粉二钱，煅龙骨二钱。

用法：共研细面，撒患处。

3. 沽源县献方

主治：小儿烂肚脐。

药物：枯矾、龙骨。

用法：共研细末，撒布脐上，以布束之。

4. 无极县薛廷利献方

主治：初生儿七日后，脐仍不干而流黏液黄水。

药物：车前子三钱（炒熟）。

用法：捣为粗末，敷脐上，外用膏药盖之，两次即愈。

5. 佚名氏献方

主治：小儿脐部湿烂。

药物：羊粪珠。

用法：焙干研面，撒脐部。

脐风类（计50方）

1. 涿鹿县王巨珍献方

方名：抽风散。

主治：小儿四六风，四肢抽搐，角弓反张，口吐白沫。

药物：胆南星。

用法：研成细面。初生儿每服二分，蜂蜜调服，两次痊愈；三四岁小儿每服一钱，每日服两次，三四次即愈。

2. 沽源县献方

主治：小孩四六风（并可预防）。

药物：老鼠睾丸。

用法：烤焦研细末，黄酒冲服。

3. 束鹿县赵维新献方

主治：四六风。

药物：朱砂五分，巴豆半个（炒焦去油），僵蚕一个（炒），本人胎发少许，本人脐带少许，麝香五厘。

用法：将胎发、脐带炒成炭，和上药共研细面。分四次服，日服两次。

4. 涿鹿县张玉山献方

主治：初生小儿四六风，抽搐口歪眼斜，哭无声音等。

药物：全蝎二条，僵蚕二条。

用法：共研细面，黄酒、蜂蜜引服之，

六七日好。

5. 武邑县孙世衡献方

主治：脐风（亦治小儿抽风）。

药物：朱砂三分，血竭四分，僵蚕一钱，全蝎五分。

用法：水煎服。以上为初生儿用量。小儿抽风，可增加用量。

6. 涿鹿县宋钟秀献方

主治：预防初生小孩四六风。

药物：僵蚕（炒黄）一条。

用法：蜂蜜蘸药喂服，初生小儿在一日内服完。服药后口吐白沫为好的反应。

7. 赤城县马万海献方

主治：小儿脐风。

药物：白公鸡胆汁。

用法：用新宰出的胆汁灌下即愈。

8. 无极县刘振宗献方

主治：小儿撮口脐风。

药物：辰砂五钱，僵蚕一钱，天竺黄五分，珍珠三分，台麝一分。

用法：共为细面，每用少许蜜水调服，一日二三次。

9. 无极县刘振宗献方

主治：预防小儿四六风。

药物：枯矾五分，硼砂五分，台麝三厘，梅片三厘，朱砂五厘。

用法：共为细面，敷肚脐上，二日换

一次。

10. 沽源县献方

主治：小儿四六风。

药物：天麻、南星、防风、全蝎、大黄、天虫、薄荷、冰片、元明粉各等份。

用法：研为细末，每服一分至一分五厘。

11. 涿鹿县王崑基献方

方名：脐风散。

主治：预防小儿破伤风。

药物：川军、朱砂、粉草各等份。

用法：共为细面。每服少许，蜂蜜调服，每日五次。初生儿即服药三日，永不发生四六风。

12. 延庆县徐振洲献方

主治：小儿初生惊风（俗名"脐带风"）。

药物：生甘草二分，朱砂一分，生大黄三分。

用法：以上共为极细末，兑黑糖一钱五分，以开水调匀为浓汁，一昼夜分两次灌下。

13. 涿鹿县郝瑞斋献方

方名：初生散。

主治：预防婴儿脐风。

药物：僵蚕、朱砂、生甘草、生大黄、全虫各等份。

用法：共研细面，用蜂蜜少许蘸药喂之。

14. 尚义县胡子亮献方

主治：小儿四六风（小儿鼻尖有小白点即是四六风的预兆）。

药物：僵蚕三个（研细面），大葱心三个（取汁）。

用法：二味调匀，分三次服。

15. 沽源县献方

主治：小孩抽风（四六风，脐风）。

药物：巴豆一个，大枣一个（去核）。

配制：将巴豆放在大枣内，用文火烧干，研为细末。

用法：初生小孩分三次服，一个月小孩分两次服。

16. 获鹿县王振东献方

主治：四六风。

药物：巴豆霜一个，全虫一个，朱砂一钱，南星三分。

用法：共为细末，每服四厘。

17. 冀县李正扶献方

方名：小儿脐风方。

主治：脐风、脐出血。

药物：川连一钱半，熟川军一钱，煅石膏一钱。

用法：共为细末，蜂蜜一两调。小儿生下后，用青布摊好贴肚脐上。

18. 沽源县献方

主治：预防小儿惊风症。

药物：枯矾一钱五分，硼砂三钱，朱砂三钱，冰片四分。

用法：共为细末，备用。小儿落地，将脐带剪断，以药末撒入脐带内，再围布脐外拭之二三日，可使小儿永无风症。

19. 阳原县井昌耀献方

方名：保命丹。

主治：脐风。

药物：全蝎十四个，防风三钱，胆星一钱，蝉蜕一钱，白附子一钱，僵蚕一钱，天麻一钱，朱砂一钱。

用法：共研细面，用煮赤金的水调服，每服三至五厘。

20. 张北县刘振福献方

方名：愈风散。

主治：小儿四六风，口噤发搐。

药物：白僵蚕二个（焙黄），全蝎一个（焙黄），朱砂少许。

用法：共研细末，分四次乳汁化服，六小时一次。

21. 大名县杨相臣献方

主治：四六风。

药物：枯矾一分，硼砂二分，麝香五厘，冰片一分，朱砂二分。

用法：共研细末，撒膏药上贴肚脐。

22. 大名县叶阴生献方

主治：预防脐风，亦可治疗脐风。

药物：全虫一钱，僵蚕一钱，朱砂一钱，钩藤二钱。

用法：共为细末，水调下，或乳汁送下，每服二分。

23. 平乡县马增同献方

主治： 预防小儿脐风。凡初生小儿身体红胖，脐带粗肿发明亮，啼哭不止，均是先天胎毒过盛，有发生脐风的可能，服此方即可避免。

药物： 银花一钱五分，连翘八分，僵蚕一钱，防风八分，明天麻八分，黄连五分，甘草三分。

用法： 水煎，冲服牛黄五厘。

24. 蠡县徐德周献方

主治： 小孩四六风。

药物： 钩藤一钱半，薄荷、甘草各五分，胆星、天竺黄、僵蚕、竹叶各一钱，蝉蜕一钱半，胆草五分。

用法： 煎汤徐服。

25. 蠡县赵文质献方

主治： 小孩初生四六风。

药物： 辰砂三分，全蝎一个，蜈蚣一条用三分之二，天竺黄三分，僵蚕二个。

配制： 共研细末，蜂蜜调服。

用法： 先用针刺小儿脐上有红线一条，在尽处刺之；于刺处用艾叶团灸之，再服上药。

26. 完满县夏洪祥献方

主治： 小儿四六风（产妇未生时服之，可作预防。小儿生下即服，可免发生）。

药物： 天麻二钱，薄荷二钱，钩藤三钱，僵蚕二钱，蝉蜕二钱。

用法： 水煎服。

27. 完满县宋茂林献方

主治： 小儿四六风发抽。

药物： 朱砂二分，僵蚕八分。

用法： 共为细末，白水下。

28. 唐山市谢宝仁献方

主治： 小儿四六风（在生下后四五六天内抽风）。

药物： 金礞石、南星、朱砂、天竺黄各等份。

用法： 共研细末，每次服五厘，一日两次，白水或乳汁送下。

29. 安国李绍润献方

主治： 四六风。

药物： 蜈蚣十条，全虫一钱，麝香五分，天虫一钱。

用法： 共为细末，每服一分，乳汁下。

30. 安国李步云献方

主治： 四六风。

药物： 艾叶。

用法： 捻成香样，用火燃着，对准青筋，从上向下灸之，紫筋慢慢下降，降至脐窝而愈。

31. 高阳县王景云献方

主治： 预防脐风。

药物：牛黄二厘，辰砂二厘，大黄三分，川连三分。

用法：共为细末，小儿降生后分三次服，日服一次，乳水调服。

32. 蠡县冯殿仁献方

主治：脐风。

药物：蝎子一个，蜈蚣一条。

用法：共研细末，鸡子清调摊布上，贴肚脐上一小时。

33. 无极县张其荣献方

主治：预防小儿四六风良方（在小孩降生后服此药以免发生四六风）

药物：麝香一厘，乌梅二厘，朱砂三厘，地龙汁一滴（面三厘亦可）。

用法：以上诸药共研细面，分三次白水冲服，或频抹儿口内。

34. 无极县田克敏献方

主治：小儿四六风，腹胀脐肿，四肢不利，日夜多啼，甚则抽搐等。

药物：薄荷、钩藤、粉草各二钱，明天麻、全蝎、僵蚕、胆星各一钱半，珠宝砂、川连、川贝、川军各一钱，天竺黄一钱半，原牛黄四分，金箔十张，梅片二分。

用法：以上诸药共研为细末。小儿落生后，将此药用白水调抹儿口中少许，能预防脐风发生，一日一二次。如发生后，每日服数次，引用薄荷一钱，钩藤一钱，

煎水冲服此药。

35. 易县丁桂炳献方

主治：小儿四六风。

药物：蝎尾三条，僵蚕五分，胆星六分，麝香一分，冰片一分。

用法：共研细末，薄荷煎汤调服。

36. 滦县葛峰明献方

主治：婴儿四六风。

药物：新鲜鸡蛋一个。

用法：取蛋清，擦儿的背部（第一脊柱节至第五节），擦至皮肤发现红色时，就有黑毛发现，用镊子拔去，再摩擦，再拔，以不见黑毛为止。

37. 隆化白钟铭献方

主治：四六风，惊风。

药物：全蝎、僵蚕（酒炒）各一钱半，天麻、南星、雄黄、朱砂各二钱，麝香、牛黄、珍珠、羚羊角各五分，川连三钱，沉香一钱，钩藤一钱半。

用法：共研细面。十二日以内小儿每次一分，一岁至二岁每服二分，白水送下，四个钟头服一次。

38. 宁河王致和献方

主治：预防小儿脐风药。

药物：枯矾、硼砂各二钱，朱砂二钱，梅片、麝香各五厘。

用法：以上诸药共研极细面，每日掺按脐上。凡婴儿于剪断脐带时，将药按脐

上，可保无虑。

39. 易县张浴厚献方
主治：四六风。

药物：朱砂、硼砂、飞矾各五钱，冰片五分，麝香一厘。

用法：共为细末，白开水送一厘。

40. 唐山市徐继献方
方名：定疯甘珠。

主治：小儿抽搐。

药物：乳香、没药各三钱，朱砂一钱，蜈蚣一条，全蝎一钱。

用法：共为细面分服。哺乳时，将药面蘸乳头上，令其咽下。

41. 景县李翰田献方
方名：鸡白丸。

主治：脐风。

药物：鸡屎白如枣大。

用法：白布包扎，水煎分三次服。

42. 景县李翰田献方
主治：小儿脐风抽搐。

药物：僵蚕一钱，大黄五分，钩藤五分，甘草三分。

用法：共为细末，水煎分三次服，抽搐时作一次服，日服三次。

43. 景县孙贵臣献方
方名：封脐散。

主治：预防脐风。

药物：苍术三钱，枯矾二钱，黄连一钱，冰片少许。

配制：共为细面，鸡蛋清调如糊状，摊于青布上待用。

用法：小儿落生时，剪断脐带，挽一扣盘，将药贴上，外以带捆好，十五日后去之即可。

44. 保定市精神病院郑喜贵献方
方名：息风妙灵散。

主治：落草风（四六风）。

药物：天麻一钱，天竺黄一钱，月石五分，荆芥五分，防风五分，薄荷五分，钩藤一钱，川羌五分，牛黄一分，朱砂五分，琥珀五分，麝香五厘。

用法：将上药共为细末，每次服五厘至一分，日服三次。服药两天，症状消失，真有起死回生之效。

45. 保定市步淑贞献方
主治：小儿落草风（四六风）。

药物：大蒜。

用法：用蒜切片贴肚脐上，用艾灸之，以愈为度。

46. 武邑县贾振东献方
方名：脐风散。

主治：脐风。

药物：僵蚕三钱，辰砂二钱，大黄二钱，钩藤二钱，真竺黄五分，蝎尾六分，生南星一钱，川贝一钱，麝香三分，巴豆霜二分，甘草五分。

用法：共研细末，每服二至三分，乳汁送下。

47. 商都县贾老洪献方

主治：小儿四六风。

药物：陈皮三钱，乳香三钱，木香二钱，郁金三钱，皂角四钱，巴豆霜四钱，琥珀一分，麝香一分，没药三钱。

配制：共为细面，面糊为丸，如黑豆大。

用法：每丸分四次服，薄荷汤送下。

48. 蔚县赵霞献方

主治：专治小儿四六风症。

药物：川羌活二钱，天竺黄三钱，朱砂三钱，郁金三钱，雄黄三钱，天麻三钱，蝉蜕二钱，僵蚕二钱，巴豆霜四钱。

配制：共为细面，炼蜜为丸（白豌豆大），朱砂为衣。

用法：不满一月小儿，每服半丸，白水

化服。初生儿未发现四六风时，可用一丸分四次服之预防。

49. 阳原县献方

主治：四六风。

药物：狐鼻子（焙黄）。

用法：研面，每服少许，黄酒送下。

50. 沽源县献方

主治：小儿四六风。

药物：炙僵蚕一钱五分，天麻一钱五分，钩藤一钱五分，大黄一钱五分，黄连二钱，胆星二钱，全蝎三钱，天竺黄一钱，牛黄一钱，朱砂二钱五分，梅片五分，薄荷一钱五分。

用法：共研细末。百天以外小儿每服二分，七八个月小儿每服四至五厘，开水调服，一日三次。

惊风类（计109方）

1. 龙关县李玺献方

方名：金衣至宝丹。

主治：小儿急慢惊风。

药物：白术一两，赤苓一两，青皮一两，山楂一两，广皮八钱，薄荷八钱，僵蚕

八钱，紫朴八钱，天麻八钱，钩藤五钱，滑石一两，泽泻一两，白附子五钱，川乌制五钱，神曲一两，冰片三分，明雄黄一两，朱砂一两二钱，台麝四分，牛黄二分，甘草五钱。

配制：共为细末，炼蜜为丸，每丸重五分，丸成长形，赤金为腰。

用法：一至三岁，每服半丸；三至五六岁，每服一丸，白水送下。

2. 涿鹿县郝瑞斋献方

方名：八仙双惊锭。

主治：小儿抽风。

药物：天麻、僵蚕、南星各二钱，蜈蚣一条，白附子一钱，防风一钱，朱砂一钱，全虫一钱，麝香三分。

配制：炼蜜为丸五分重，大赤金为衣。

用法：每服一丸，酌病情用之。

3. 张专宋煦献方

方名：清热止惊汤。

主治：小儿身热抽搐，天吊角弓反张，四肢拘挛，昏迷，直视瞳孔散大。

药物：真犀角一钱，钩藤一钱半，僵蚕一钱，薄荷叶一钱。

用法：水煎，不拘时服用。

4. 沽源县李玉明献方

主治：小孩得病眼上翻，口吐白沫。

药物：火麻仁一把，头发一撮。

用法：二味合捣成泥，由头部向下搽。

5. 涿鹿县范文升献方

主治：小儿急惊风。

药物：全蝎五分，朱砂二分。

用法：共研细面，分两次服，薄荷汤送下。

6. 涿鹿县杨隐之献方

主治：头背受风及抽风等。

药物：南星二钱，半夏二钱，川乌二钱，白附子一钱半，郁金一钱五分，川芎一钱，僵蚕一钱半，全蝎二钱，天麻二钱，钩藤二钱半，独活三钱，防风一钱半，竺黄一钱半，引用薄荷二钱。

用法：水煎频服。

7. 沽源县胡义莲献方

主治：小儿各种惊风抽搐。

药物：蝈蝈一个。

用法：焙干为末，黄酒送下。

8. 沽源县张桂兰献方

主治：小儿惊风。

药物：小老鼠（未生毛者）七个。

用法：打死后晒七天焙干，共为细末，黄酒送下。

9. 赤城县何太常献方

主治：小儿慢脾风，吐泻，手足发冷，昏睡，抽搐。

药物：丽参五分，白术五分，土炒茯苓一钱，木香五分，全蝎二个（炙），僵蚕一钱，黑附子一钱，天麻一钱，炙甘草一钱。

用法：生姜一片、红枣一个、陈仓米一撮（炒）为引，水一茶盅半，煎剩半茶盅，一天分三次服完。轻者一二剂，重者三四剂即愈。

10. 宁晋县崔发财献方

主治：小儿慢惊，四肢抽搐，两目直视，泻吐交作。

药物：台参二钱，白术（土炒）二钱，云苓二钱，炙草一钱，炮姜一钱，破故纸二钱（炒），肉桂一钱半，杞子三钱，萸肉三钱，熟地四钱，枣仁（炒捣）三钱，黄芪二钱，白芍（炒）二钱，当归三钱，丁香五分，伏龙肝一块。

用法：水煎服。

11. 无极县献方

主治：初生小儿及周岁惊风，抽搐，吐沫。

药物：胆星、天虫、全虫各一钱，台麝、京牛黄各三厘。

用法：共为细面，每次服一二厘，开水送下，或酌病情服用。

12. 无极县献方

主治：小儿急慢惊风症。

药物：天虫二钱，蜈蚣两条，牛黄一分，朱砂五分。

用法：共研细面，每次服一分或半分，白水送下。

13. 无极县献方

主治：小儿抽搐，不能服药者即用此方。

药物：栀子七个，生杏仁七个，飞罗面五钱。

配制：二味药研面，与飞罗面用好酒调。

用法：贴手足心，男左女右即愈。

14. 无极县献方

主治：小儿急慢惊风症，发高烧惊痫，四肢痉挛，天吊角弓反张，口吐涎沫等。

药物：当归二钱，川芎、秦艽、钩藤各一钱半，天虫一钱，全蝎、明天麻、胆星、天竺黄、甘草各一钱。

用法：水煎服。此方是三四岁的用量，宜酌病情服用。

15. 冀县姚超存献方

方名：小儿五风丹（自创）。

主治：小儿急惊风之症，发热昏迷抽搐，以及咳嗽、重舌、口疮、天花、丹毒、身热无汗、自汗口渴、手足厥冷者。

药物：地骨皮八钱，天花粉、钩藤各四钱，朱砂二钱，儿茶二钱，山药二钱，菖蒲二钱，天竺黄二钱，薄荷、全虫各一钱。

用法：共为细末服。已满一个月的小儿每次用二厘，三四五个月的用三厘，一二岁的用五厘。

16. 获鹿县王勤生献方

主治：惊风。

药物：全虫一个，朱砂二钱。

用法：研成细面，五岁小儿可一次服下，服后出汗即愈。年龄小者可递减。

17. 宁晋县毛计恒献方

方名：家传秘方镇惊都应散。

主治：小儿三七风、四六风（脐带风），口噤牙关紧闭，四肢拘急，天吊抽搐，并四时火热之症，无不立效，百发百中。

药物：京牛黄五分，胆南星二钱，朱砂一钱五分，川大黄、川黄连各三钱五分，天竺黄一钱，大赤金箔十五张。

配制：共为细面，瓷器收贮。

用法：每服一次。有风者，用钩藤、薄荷为引，煎水送下；无风者，白水送下。

18. 冀县李恩波献方

方名：万金散（方出《圣惠方》）。

主治：小儿急惊风，惊痫抽搐，口噤，四肢痉挛高热。

药物：蜈蚣二条（去足，炙），丹砂一分，轻粉五厘，京牛黄二分，全蝎、南星各五分，钩藤一钱半，僵蚕二个，麝香五厘。

用法：共为细末，两小时服一次。不满一个月之小儿，每服一分；五个月以上可用三分；一岁以上可用五分；两岁以上可用七分。

19. 冀县姚超存献方

方名：朱黄散（自创）。

主治：急惊风。

药物：朱砂四钱，京牛黄一钱。

用法：共为细末，每次服一至三分。配合五风丹用更好。

20. 平山赵振明献方

主治：小儿惊风。

药物：南星、川乌各二钱半，大附子、广木香各二钱。

用法：十岁小儿用量，水煎服。虚弱，加丽参一钱半。

21. 宁晋县杨铭斋献方

主治：小孩急惊风，高热，头项强直，角弓反张，二目直视，牙关紧闭，甚至周身青紫，四肢厥逆，不省人事等症。

药物：青蒿二分，朱砂一分，轻粉一分。

配制：以上三味研细末，以糯米面入乳汁和匀为丸，如绿豆大。

用法：小儿两个月以上，一次一丸；一个月，一次服半丸；一岁者一次服两丸。每天服一次，慎勿过量，乳汁调服。

22. 无极县刘振宗献方

主治：小儿惊风，口噤不开。

药物：蝉蜕十四个，全虫十四个（去足），轻粉一分半。

用法：共为细面，用乳汁调灌，量按年龄酌定。抽搐者，加蜈蚣一条。

23. 武邑县张耀华献方

方名：回生保命散。

主治：一切痰喘，急惊风，病重欲死者，用之皆效。

药物：胆星四分，天麻四分，朱砂四分，姜黄三分，全虫三分，天虫三分，血竭三分，牛黄三分，冰片一分，甘草二分。

用法：共为细末，用量酌情，白水送下。

24. 武邑县献方

主治：小儿湿热抽风。

药物：西瓜一个。

用法：用西瓜汁内服。

25. 赤城县于占江献方

主治：小儿急慢惊风，昏迷不醒，痰涎涌盛。

药物：天麻三钱，竺黄三钱，朱砂二钱，琥珀三钱，赤金箔一张，青黛八分，南星二钱。

用法：共研细末，蜂蜜为引，每日早、晚服两次。不满两周岁的小儿，每次服三分；二周岁以上的，可用至一钱；初生小儿，用一分。

26. 阳原县白永清献方

方名：金风散。

主治：小儿急热惊风。

药物：朱砂一钱半，大赤金五张，天虫一钱，琥珀五分。

用法：共为细面，周岁小儿每服一二分，按小儿大小酌定剂量，乳汁送服，白水也可。

27. 晋县中医进修学校献方

主治：小儿抽风。

药物：朱砂三分，全虫二个，天虫三分，官粉三分。

用法：共为细末，米泔水温下。周岁以下者，分服四次，每日服两次；周岁以上者，一日服完。

28. 无极县献方

主治：小儿惊风，角弓反张，口吐白沫，发冷作烧，二日上视。

药物：天竺黄、朱砂、全蝎、天麻、天南星、大黄、麝香、川郁金各等份，金箔三张。

用法：共研细面。每剂二分，白水冲服。

29. 涿鹿县宋绅秀献方

主治：小儿急慢惊风。

药物：牛黄定志丸一丸。

用法：加全虫一条，天麻五分为面，同丸药冲服。

30. 阳原县献方

主治：抽风。

药物：三九金箔七张，珍珠七粒，琥珀三钱，朱砂二钱，全虫三钱，牛黄五分。

配制：共为细面，分为十四包。

用法：七日服完，早、晚各一次。

31. 威县杨海峰献方

主治：小儿急惊风。

药物：猫尾血。

用法：剪破猫尾巴所流的血，用温水冲服。

32. 高阳县石荫池献方

方名：牛黄琥珀散。

主治：急惊风。

药物：牛黄一分，琥珀一分，朱砂一分。

用法：共研细末，用凉白开水调服。

33. 内丘县陈通献方

方名： 普济散。

主治： 小儿慢脾风。

药物： 硫黄五钱，桂心三钱，母丁香二钱，香附二钱（炙），当门子一钱。

用法： 共为细末。将药面填儿脐凹，填平后用膏药贴之。贴后五分钟，腹内有雷鸣。

34. 涞源县卫杰献方

主治： 小儿惊风，牙关紧闭，四肢作抽，直视天吊等症。

药物： 全蝎一个，防风一钱，天麻一分，蝉蜕一分，天虫一钱，薄荷一分，胆草一分，川羌一钱，菖蒲一分，半夏一分。

用法： 水煎，每日服五六次。

35. 安国县解卿云献方

主治： 小儿惊风。

药物： 川军二分，粉草二分，朱砂一分，黑砂糖二钱。

用法： 共研细末，调服。

36. 完满县唐寿山献方

方名： 珠黄保元丹。

主治： 急惊风。

药物： 胆星七钱，防风五钱，羌活四钱，礞石四钱，竺黄五钱，天麻四钱，朱砂四钱，僵蚕二钱，全虫三钱，云苓四钱，橘红四钱，琥珀三钱，珍珠三分，牛黄四分，台麝三分，冰片五分，蜈蚣三条。

配制： 上药用葱、姜、薄荷、蜜，浸一

夜焙干，炼蜜为丸，芡实大。

用法： 一岁服半丸，三四岁服一丸，白水下。

37. 完满县葛洛兰献方

方名： 逐寒荡惊汤。

主治： 慢惊风。

药物： 胡椒一钱，炮姜一钱，肉桂一钱，丁香十粒。

用法： 以灶心土三两入水煎熬，澄清后再煎前药。

38. 完满县李革生献方

方名： 镇惊散。

主治： 惊风。

药物： 钩藤、薄荷、栀子、川连、胆草、寸冬、茯神、柴胡各等份，朱砂减半。

用法： 共为细末。按每岁每次服二分五厘，日两次，白水下。

39. 完满县孙殿元献方

方名： 追风散。

主治： 急惊风。

药物： 全虫六分，僵蚕六分，朱砂八分，牛黄一分五厘，冰片二分，天麻八分，黄连八分，胆星四分，甘草四分。

用法： 共为细末，每服五厘，薄荷、灯心、银花煎汤送下。

40. 完满县丁吉武献方

方名： 搜风散。

主治： 小儿抽风。

药物：僵蚕二钱，牛蒡子二钱，全蝎二钱，防风二钱，羌活一钱五分，滑石二钱，甘草一钱，朱砂二分。

用法：共为细面，每服三分。量儿大小，酌予加减。

41. 完满县唐寿山献方

方名：六风散。

主治：小儿惊风或四六风。

药物：朱砂、全蝎、黄连、防风各等份。

用法：共为细末，重者加牛黄、麝香少许。小儿初生服半厘，一个月以上服二厘，周岁以上服一分。

42. 磁县毕明鉴献方

主治：抽搐，牙关紧闭。

药物：活蝎子一个。

用法：捣烂如泥，入酒少许调匀，贴囟门，一次即愈。

43. 威县王辑五献方

主治：小儿急惊风。

药物：杏仁七个（去皮尖），桃仁七个（去皮尖），糯米七粒，胡椒七个，飞罗面一撮。

用法：共捣烂，用鸡子清调敷脚心，男左女右，脚心黑即愈。

44. 徐水县李凯献方

主治：小儿惊风。

药物：没药、儿茶、银朱、朱砂各五分，蟾酥二分半，麝香三分。

配制：共为细末，乳汁为丸，梧桐子大。

用法：五岁以上小儿服一丸，五岁以内酌量用之，慎勿多用。

45. 平乡县邓会岐献方

主治：小儿久泻成慢脾风。

药物：鸡粪土一把。

用法：将鸡窝粪除净，用下面的土一把，置瓦上焙黄，用水熬数滚，澄清温服。一二岁的儿童服两盅；四五岁的儿童服三四盅。

46. 邯郸市萧英全献方

方名：保婴散。

主治：肺热咳嗽，急热惊风，咽痛目赤，胎毒内热。

药物：黄芩、广郁金、枳壳、广皮各一两，雄黄八钱，川连、栀子、薄荷冰各五钱，朱砂、川贝、寸冬、犀角各三钱，梅片二钱，木香二钱，巴豆霜一钱，血珀一钱。

配制：朱砂、雄黄、梅片、薄荷冰、血珀五味另外研细，其余诸药合在一起轧为极细粉，然后混合一起，调匀为度。

用法：初生儿每服三厘，六个月服五厘，一至二岁服一分，三至五岁服一分五厘，六至八岁服三分，九至十二岁服五分，白水送下。

47. 邯郸市刘冠士献方

主治：小儿惊风，发热抽搐，便清。

药物：生石膏、川连、薄荷、川贝、朱

砂、天竺黄各三钱。

用法：共为细面，白糖水送下。不满一月，每服三分。

48. 安国孟昭奎献方

主治：小儿未出满月抽风。

药物：白及一个，麝香一分，全蝎一个。

用法：共研末，贴囟门上。

49. 安国刘桂山献方

主治：惊风。

药物：朱砂一分，全蝎五分，巴豆炭二分，雄黄二分。

用法：共为细末。药沾在乳头上，随乳汁下，共服三天。

50. 安国李步云献方

主治：急惊风。

药物：天竺黄、牛黄各五分，僵蚕、枳壳、大黄各一钱，胆星八分，朱砂四钱，清夏四分。

用法：共为细末，每次服一至五分。

51. 涿县黄志超献方

主治：小儿急热惊风，四肢痉挛，二目上视，便燥风痉，凡系阳热所引起的各种症状，用之皆宜。

药物：麦冬三钱，琥珀三钱，竺黄三钱，朱砂五钱，黄芩五钱，川连四钱，川贝五钱，川军五钱，犀角二分，麝香六分，冰片五分，川柏三钱，珍珠五分，牛黄五分，粉草三钱，桔梗三钱，胆星二钱。

配制：先把草药焙干，轧成极细面，再把细料另研，合于一起，加工细研，研妥装入瓶中备用。

用法：小儿五个月至周岁，每次服二分至三分；二岁至三岁者，每次服三至五分。再根据小儿的体质、年龄、强弱、病情的轻重，酌为加减。

52. 无极县刘熙和献方

主治：小孩慢惊风，脾胃虚弱，消化不良，吐泻不止，昏迷等症。

药物：用毛毛虫一个（俗名"钱串子"）。

用法：用火微煅研面，白水送下，立醒。

53. 无极县刘熙和献方

主治：小儿惊风，发热抽搐，天吊等症（兼治痰鸣气喘）。

药物：犀角一钱，牛黄二分，川贝一钱。

配制：共研为细面，分为两包。

用法：在发病时服用一包，白水送下，立愈。

54. 无极县徐耀宗献方

主治：小儿惊风、抽搐、角弓反张、天吊等症。

药物：金礞石（炒）二钱，牙硝（炒黄）二钱，柴胡八分，防风八分，薄荷一钱，牛黄一分。

用法：共研细面。未满月小儿用乳汁冲服，每次一二厘；已满月或三五个月每次半分，白水冲服亦可。

55. 赤城县郭宽献方

主治： 慢脾风。

药物： 丽参五分，白术（土炒）一钱，云苓一钱，木香五分，全蝎二个炙，僵蚕一钱（炒），黑附子一钱（炒），天麻一钱，炙甘草一钱。

配制： 引用生姜一大片，枣一个，陈仓米二百粒，水一茶盅半，煎成半盅。

用法： 分三次温服，日早、午、晚服下。轻者一二剂愈，重者三四剂愈。此方是三至五周岁小儿的剂量。服后忌生冷硬物、震动等。

56. 无极县李一元献方

方名： 惊风散。

主治： 初生小儿以及周岁惊风抽搐，口吐黏沫等症。

药物： 胆星一钱，天虫一钱，全蝎一钱，台麝三厘，京牛黄三厘。

用法： 共为细面，小儿每次服一分，白水冲下，一日两次。

57. 宁晋县钟藻章献方

主治： 小儿抽风。

药物： 阿魏、朱砂、血竭花、明雄黄、蟾酥、净没药各三钱，麝香一钱半，白花蛇五钱，月石二钱半。

配制： 共为细末，用健康妇人头胎男乳为丸，如绿豆大。

用法： 小儿每周岁服一粒，白水送下，百发百中。

58. 安平县高哲桂献方

主治： 小儿急惊风。

药物： 天竺黄二钱，朱砂三钱。

用法： 共为细末。分两次白水送下。

59. 安平县李瑞平献方

主治： 小儿急惊风及四六风。

药物： 净轻粉、朱砂各等份。

配制： 上二味共研细末，用青蒿秸内之虫共捣为丸，如小豆大。

用法： 小儿一月以内者服一丸，年龄较大者酌增。

60. 无极县赵春城献方

主治： 小儿急惊风，角弓反张，天吊等症。

药物： 珍珠一分，京牛黄一分，冰片一分，朱砂一分，僵蚕五分，全蝎一个，黄连五分，天麻五分，甘草三分。

用法： 以上诸药共为细面，每次服用一分，白水送下，一日两次，或酌病情灵活运用药量。

61. 保定市张幸愚献方

方名： 截风丹。

主治： 小儿高热抽风。

药物： 白附子、全蝎、僵蚕、南星、天麻各二钱半，朱砂一钱，蜈蚣一条（酒制），麝香一厘。

配制： 共研细面，蜜丸如梧桐子大。

用法： 每服三丸，以金银花、薄荷煎汤送下。

62. 无极县高新艳献方

主治：小儿急热惊风，抽搐，角弓反张等症。

药物：京牛黄一分，血珀二分，盔沉二分半（水飞）。

用法：共研细面。一岁小儿每次服五厘，每岁增一厘，但须视病情轻重酌量用之。用钩藤汤送下，初服每隔一小时一次；如病情好转，可延长服药时间。

63. 无极县杨济民献方

方名：小儿惊风散。

主治：小儿急热惊风，角弓反张，抽搐，目直视，口吐白沫等症。

药物：牛黄三分，朱砂五分，冰片三分，全蝎二个，川连一钱，僵蚕一钱，天麻一钱，胆星八分，竺黄八分，大赤金箔三张，琥珀五分。

用法：以上诸药共为细面，每次服一分至二分，白水送下。按病情酌用药量亦可。

64. 保定市申道安献方

方名：驱寒荡惊汤。

主治：小儿慢惊风，其症身虽热，口唇焦裂，但不喜冷饮，小便清长。

药物：胡椒、炮姜、肉桂各一钱，丁香一粒。

用法：共研细末，以伏龙肝三两水煎澄清，以此水煎药末，频频灌服。

65. 平山刘瑞林献方

方名：牛黄惊风散。

主治：急惊风属实热者。

药物：天麻四钱，南星三钱，全蝎四钱，天虫二钱，甘草五分，朱砂四钱，黄连五分，冰片三分，牛黄六分，川军五钱。

用法：共为细末，薄荷汤送下，呕吐姜汤下。十五岁以上的每服一钱，一周岁的用三分。

注：此方不但治急惊风有效，且凡小儿因胎热发生之病症以及夜哭呕吐、大便清、惊悸等都有效，每天三次，每次一分；再如温疫痉挛、发高烧昏迷者亦有效。

66. 易县刘致声献方

主治：小儿惊风，卒倒搐搦。

药物：明天麻三钱，胆星三钱，牛黄五分，僵蚕三钱，川贝三钱，全蝎三钱，琥珀二钱，朱砂三钱。

用法：共为细末，每服三分。

67. 易县张兰亭献方

主治：急慢惊风。

药物：红花、没药、乌梅（煅存性）各等份。

用法：研细面，每服一分，白水送下。

68. 南宫县李敏卿献方

主治：小儿急慢惊风，抽搐天吊等症。

药物：桃仁七个，杏仁七个，栀子仁七个，苍术一钱。

用法： 共为细面，鸡子清调，涂手脚心。

69. 蠡县徐德周献方

主治： 小儿慢惊风。

药物： 白术二钱，台参、广皮、银花、僵蚕、天竺黄、蝉蜕、甘草各一钱半，钩藤二钱，清夏二钱，云苓二钱。

用法： 水煎，三次服。

70. 徐水县周振岳献方

方名： 镇惊散。

主治： 儿病高烧，牙关紧闭，四肢抽搐，角弓反张，昏迷。

药物： 脐风散五包，牛黄五厘，珍珠五厘，朱砂五分，冰片五分，麝香五厘，琥珀五分。

用法： 共为细末，随时灌饮，剂量大小要看孩子的年龄，随时加减。经服见效，可以张嘴了，再用钩藤、薄荷、僵蚕、全蝎各等份更佳，无任何反应。忌辛辣及油腻。

71. 安国刘桂山献方

主治： 小儿惊风，发热时泻，大便青绿色，腹疼夜啼等症。

药物： 朱砂一钱，全虫五分，巴豆炭二分五厘，苏雄黄一分五厘。

用法： 共研细面，放乳头吮或用乳汁冲送，一日二三次即愈。

72. 安国杨魁华献方

主治： 急惊风。

药物： 全虫、天虫各三钱，朱砂四钱，牛黄、黄连各一钱，冰片、天麻各四钱，南星、甘草各二钱。

用法： 共为细末。白水送下，薄荷、灯心、银花为引。按儿大小，每次服一至五分。

73. 安国郭俊生献方

方名： 二仙化毒散。

主治： 小儿一切咳嗽，惊风抽搐等症。

药物： 全蝎、南星、半夏各三钱，天虫、天麻、二丑、雄黄各二钱，辰砂一钱，京牛黄一分。

用法： 共研细面，小儿一岁一分，二至三岁服三分。嗽用蜂蜜引，惊风痰嗽用竹叶、灯心为引。

74. 赤城后城中心医院献方

主治： 急慢惊风。

药物： 天麻三钱，竺黄三钱，朱砂二钱，琥珀三钱，赤小豆一钱，青黛八分，天南星二钱（制）。

配制： 共为细末，炼蜜为丸，每丸二钱重。

用法： 初生儿服四分之一，二周岁以上者服一丸，用白水送下。忌油腻。

75. 大名县王家兴献方

主治： 麻疹抽搐。

药物： 钩藤一钱，薄荷一钱半，白芷二钱，僵蚕一钱，荆芥二钱，防风二钱半，葛根一钱半。

用法：水煎服。

76. 沽源县献方
方名：省昏散。

主治：小儿壮热昏迷，四肢抽搐，角弓反张。

药物：银花三钱，生地三钱，石膏四钱，连翘三钱，犀角五分，元参五钱，麝香一分，竹叶三钱。

用法：水煎服。

77. 新河县杨鸿志献方
主治：小儿惊风，角弓反张，搐搦吐沫。

药物：桃仁、杏仁、栀子仁、朱砂各一钱。

用法：共研细末，用鸡子清、烧酒调敷青布上，贴于手足心，男左女右。

78. 徐水县安王林献方
方名：四宝散。

主治：小儿热痰火盛、高烧、抽搐、昏迷。

药物：麝香三分，珍珠三分，牛黄三分，僵蚕一钱，朱砂三分，冰片二分。

配制：将珍珠用火煅透，研成细末，与余药同研。

用法：七八月小孩，每次用五厘。如痰火太盛昏迷，将和好之药末，送在口内，慢慢用水冲下，连服三次，则见奇效。

79. 徐水县陈尚亭献方
主治：小儿惊风。

药物：全虫一钱，天麻一钱半，枯芩三钱，竺黄三钱，蝉蜕二钱，钩藤三钱，胆星二钱，青皮二钱，川连二钱，僵蚕三钱。

用法：共为细末，一至二岁每服一钱，三至四岁用二钱，五至十岁用三钱。

80. 涞源县王居献方
方名：定命散。

主治：小儿惊风。

药物：蝎子七个，天麻一钱五分，南星二钱，朱砂一钱五分，青黛一钱五分，轻粉五分，麝香一分。

配制：共为细末，瓷瓶收贮。

用法：每服三至五分，视小儿之大小增减，钩藤、薄荷为引，煎水送下。

81. 蠡县巩培元献方
主治：惊风。

药物：柴胡二钱半，钩藤、全虫、胆草（酒洗）、竹茹、当归、杭芍、生地、条芩、竺黄、川贝、朱砂各三钱，木通、甘草各二钱。

用法：水煎服。此为成人量，小孩酌减。

82. 安国赵亚洲献方
主治：小儿吐泻不止所致慢惊风症。

药物：白术、陈皮、云苓、泽泻、肉蔻、白蔻各三钱，丽参一钱半，附子、干姜、广木香、砂仁各二钱，山药五钱。

用法：共为细面，两岁小儿每次服二三分，白水送下。

儿科门

83. 安国李绍润献方

主治：小儿身热抽搐。

药物：连翘、柴胡、地骨皮、胆草、钩藤、川连、栀子、酒芩、寸冬、木通、赤苓、车前、枳实各四分，甘草、薄荷各二分，滑石八分，灯心一团，竹叶三分。

用法：水煎，分多次服。

84. 安国王子愈献方

主治：惊风。

药物：地龙头（五分长的）二个，朱砂五分，麝香五厘。

用法：共为细末，引用好京墨调服，微发汗即愈。

85. 唐山市李振江献方

方名：祖传太极丸。

主治：急热惊风，肢体痉挛，昏迷不醒。

药物：竺黄一两，胆南星一两，大黄一两，麝香三分，冰片二钱，僵蚕一两。

配制：共为细末，江米糊为丸，三分重，朱砂为衣。

用法：每次一丸，白开水送下。

86. 景县张学文献方

主治：急慢惊风。

药物：朱砂一分，冰片二分，僵蚕二分，全蝎二分。

用法：共为细面，乳汁调服。

87. 青龙县张子文献方

主治：小儿急慢惊风，四肢抽搐，二目天吊。

药物：全虫、蜈蚣各二钱，天竺黄、天麻、钩藤　防风各三钱，赤金一张，麝香五分。

用法：共为细末，三岁以下每次服三分，四至六岁服五分，七至十一岁服八分，白水送下。

88. 安国县张库充献方

方名：小儿惊风散。

主治：小儿惊风抽搐及落草风（四六风）。

药物：白鸡蛋一个，麝香一分，朱砂一分，全蝎子一个，天竺黄三分。

配制：将鸡子打一孔，再把全虫、朱砂、天竺黄共研细末，放入鸡蛋内搅匀，外用纸裹数层，候立夏日埋在南墙阴处，深度一尺五寸埋好；到夏至日取出，再将麝香纳入鸡蛋内搅匀，放背阴地方阴干，取出研面，贮存备用。

用法：初生儿用五厘至一分，黄酒送下。

89. 保定市陈翰章献方

方名：镇惊祛风散。

主治：小儿内热，惊风抽搐。

药物：天竺黄二钱，薄荷叶二钱，蝉蜕二钱，茯神三钱，防风二钱，钩藤二钱，黄芩三钱，羌活二钱，全蝎一钱，天麻二钱，神曲三钱，生地三钱，甘草一钱，牛蒡子二钱，桔梗二钱，僵蚕二钱，胆星二钱。

用法：共研细末，一至三岁用五分，二至五岁用一钱，白开水送下。

90. 易县张屏献方

主治：惊风抽搐有痰，心气不开，神志不安等症。

药物：明天麻三钱，胆星三钱，秦艽三钱，半夏二钱半，钩藤四钱，全当归四钱，柴胡三钱，菖蒲三钱，川芎三钱，寸冬四钱，远志三钱，乳香三钱，橘红三钱，茯神四钱。

用法：水煎服。用量随年龄酌情使用。另外用琥珀五分，辰砂五分，梅片三分，麝香一分，共为细末，两次开水送下。

91. 唐山市郭玉斋献方

主治：小儿抽风，两目直视，精神倦怠。

药物：全蝎二个，蜈蚣二条，牛黄三厘，麝香一分。

用法：共研细末，白开水冲服。

92. 安国县李德新献方

方名：小儿育乐丸。

主治：小儿急惊风，手足抽搐，痰壅气滞。

药物：南星一两，胆星一两，天竺黄一两，僵蚕五钱，川军六钱，梅片六分，麝香六分。

配制：共研细末，炼蜜为丸。

用法：每服七分，白水送下。

93. 佚名氏献方

方名：荡惊汤。

主治：慢脾风，小儿上吐下泻腹痛。

药物：公丁香十粒，肉桂一钱，白胡椒十粒，干姜一钱，灶心土一两。

用法：先用灶心土水化开，滤过半碗，合药一起，煎服，一日三次。

94. 武安县贾士林献方

方名：抽风化食丹。

主治：小儿脐风急惊风，二目天吊，四肢抽搐，并停乳食，咳嗽痰喘。

药物：当归三钱，川芎二钱，防风三钱，钩藤四钱，蜂房二钱，全蝎三钱，薄荷四钱，僵蚕二钱，巴豆霜五钱，朱砂一钱，牛黄一钱，甘草一钱。

配制：共为细末，用水为丸，赤金为衣一钱重。

用法：薄荷汤送下，每服一丸。

95. 定县朱好生献方

主治：小儿急惊风。

药物：川军一钱，天竺黄八分，灯心炭一分，甘草一钱，镜朱砂五分，京牛黄一分，全虫一个（油灯烧存性），大赤金少许。

配制：共研细末，炼蜜为丸，每个一钱重。

用法：每服一丸，开水送下。

96. 抚宁郑福临献方

主治：惊风。

儿科门

药物：僵蚕、全虫各一钱，天麻一钱半，钩藤五分，琥珀五分，川军二分，朱砂一钱，牛黄五厘，麝香三厘，郁金二分，胆星一钱，雄黄一钱。

用法：共为细面。一个月内服一厘，二个月一厘半。

97. 丰宁县李富顺献方

方名：千金散。

主治：热极生风。

药物：川军一两，天麻五钱，僵蚕五钱，朱砂五钱，甘草三钱。

用法：共为细面，每服二分，乳汁送下。

98. 刘济德献方

方名：万应散。

主治：小儿百病，急慢惊风吐泻，抽掣等症（属于热性者）。

药物：牛黄一钱，血珀二钱，天竺黄二钱，滑石一两。

用法：共为细末，二至三岁每次服三至五分，白开水送下。

99. 定县高金虎献方

方名：惊风散。

主治：小儿惊风，痉挛，高烧，脉浮数。

药物：①明天麻、川连、辰砂、梅片各四分，全虫、僵蚕、胆星各三分，牛黄一分，甘草二分；②茯苓一钱，生扁豆一钱，橘红、川贝各八分，远志、菖蒲各五分，寸冬一钱，焦栀仁、胆星、钩藤、天麻薄荷各四分，竹叶六分，灯心一尺。

用法：①方共研细面，用②方煎水冲服①方。三四岁者，每次服五分，日两次。余按年龄大小酌量加减。

100. 丰宁县张永信献方

方名：镇惊散。

主治：小儿急热惊风。

药物：朱砂一钱，琥珀五分，石膏五分。

用法：共为细面，每周岁三分，白开水送下。

101. 新河县常贯通献方

方名：牛黄镇惊丸（祖传方）。

主治：急慢惊风，牙关紧闭，唇口颤动，角弓反张，目上直视天吊，不省人事，惊悸不安。

药物：牛黄、雄黄、全蝎、僵蚕、陈皮各三钱，甘草二钱，钩藤、天竺黄各二两，胆星、远志各一两，橘红五钱，麝香三分，川羌、天麻各五分，川贝、云苓各二钱，防风二钱。

配制：以上共为细末，炼蜜为丸重三钱。

用法：一岁小儿每服半丸，二岁每服一丸，一岁以下小儿酌情减量。

102. 滦县朱子亭献方

主治：小儿抽搐、惊风。

药物：江子（巴豆，炒去油）二钱五分，五灵脂三钱五分，代赭石五钱，归尾二钱五分，朱砂一钱。

配制：飞罗面打糊为丸，如高粱粒大。

用法：每服一粒。

103. 围场县田子五献方
方名： 追风丸。

主治： 小儿惊风，反弓折背，关节四肢抽搐。

药物： 明天麻五钱，清夏四钱，南星二钱，赤金四张，僵蚕四钱，朱砂一钱，全虫三个，冰片二钱，豆霜三钱，倒推牛（屎蜣螂）一钱。

配制： 共为末，蜜丸芡实子大。

用法： 一岁一丸，二三岁服两丸，四至五岁三至四丸，五至六岁服五丸。服后吐痰吐沫，三小时即泻。

104. 围场县舒万民献方
主治： 小儿急惊风，痉挛抽搐，角弓反张。

药物： 竺黄一钱，天麻三钱，僵蚕三钱，全虫一钱，赤金四张，血珀二钱，朱砂二钱，麝香一分，牛黄五分，茯神二钱，远志三钱，枣仁四钱。

配制： 共为细末后，加入牛黄、麝香、赤金。

用法： 每一岁小儿服二分，其余按年龄增减其数量。

加减： 若喉痛，加寸冬；若出疹子，去茯神、远志、枣仁。

105. 抚宁白明三献方
主治： 慢惊吐泄。

药物： 人参三钱，白术一钱，云苓二钱，

广皮五分，巴戟一钱，白芍一钱，柴胡二分，当归五分，山楂五分，神曲三钱，泽泻五分，广砂仁一钱，清夏一钱，甘草一分。

用法： 共为细面，一至二岁每服一二分，四至六岁每服三四分。

加减： 泻者，加乌梅一个；吐加黄连三分。

106. 高阳县李荣芬献方
方名： 除风散（祖传方）。

主治： 小儿月内生风，脐风，惊风，食火风症。

药物： 僵蚕二钱，雄鸡内金一个，羌活三钱，煅火硝五分，白矾二钱。

用法： 共为细末，乳汁调服。用量应按年龄大小、病之轻重而酌定。

107. 冀县陈慕孔献方
方名： 太极丹。

主治： 小儿惊风天吊，兼治口疮红肿。

药物： 天竺黄四钱，僵蚕四钱，蝉蜕二钱，黄连三钱，胆星四钱，姜黄一钱，川军四钱，朱砂四钱。

用法： 共为细面，每周岁服三分，早、晚各一次，服药后见汗。

108. 围场县李国昌献方
方名： 小儿急惊粉。

主治： 小儿急惊风，咳嗽或四六风皆能治。

药物： 茯苓二钱，白术二钱，天麻二钱，

僵蚕二钱，全蝎二个，天竺黄二钱，桔梗三钱，川贝三钱，二冬三钱，钩藤二钱，薄荷二钱，牛黄二分，朱砂二分，琥珀三分，豆霜一分，苏子二钱。

用法：共为细末，初生儿每次服二分，按小儿年岁大小酌用，乳汁送下。

109. 景县高明德献方

主治：小儿急惊风。

药物：生桃仁、枣仁、栀子各七个，大葱白一寸长七节。

用法：共捣为泥，贴手足心，发汗为度。

小儿呕吐类（计15方）

1. 张专赵家梁乡郝佐邦献方

主治：小儿胃热呕吐。

药物：竹茹三钱，生白芍三钱，川楝子二钱，生赭石五钱。

用法：水煎服。一日两次，二日服完。

2. 涿鹿县岑效儒献方

主治：小儿吐乳。

药物：小米二十一粒（焙焦）。

用法：乳汁半酒盅，开水半酒盅，煎至五分钟，服之止吐。

3. 尚义县邓寿亭献方

主治：小儿吐乳。

药物：白豆蔻七粒，砂仁七粒，甘草二钱。

用法：共为细末，白水或乳汁送下。

4. 康保县申明久献方

主治：专治小儿热性呕吐。

药物：绿豆粉二两，鸡子清二个。

用法：二药调以适当稠度，敷于足心，外用绷带缠之，一日一换。

5. 阳原县梁兴汉献方

主治：小儿呕吐不止。

药物：灶内红土（以烧柴之灶内，经烧红色者佳）一两，青盐五分。

用法：用开水冲化，澄清后服之。

6. 赤城县郭宽献方

主治：小儿吐泄不止。

药物：漳丹五钱，朱砂三钱，明矾二钱，枯矾三钱。

配制：共为细末，枣肉为丸，每重二分，晒干收藏。

用法：临用时将丸药用针穿上，在油灯火上烧之，烧至起烟为度，研成面，白水调服。每次服一丸，日服两次，每一小儿用至三四丸为止，不可再服。此药有毒，每次用时，不许超过一丸，用此药时收效即止。

7. 赤城县米深献方

主治：吐乳不止。

药物：公丁香五分，广陈皮一钱。

配制：共为细面，用适量的奶水拌匀，入饭锅蒸熟。

用法：一日服三次，服时按儿大小，可以适当加减分量。忌食生冷。

8. 安国李步云献方

主治：小儿呕吐。

药物：竹茹、枳壳各一钱，橘红八分，清夏四分。

用法：共为细末，每次服一至五分。

9. 邓会岐献方

主治：小儿伤暑受湿，呕吐腹泻。

药物：韭菜畦内的蚯蚓二三钱或四五钱，根据儿童年龄确定用量。

用法：置瓦上焙干，研为末，水煎服。

10. 完满县宋茂林献方

主治：初生小儿吐乳。

药物：黄小米男七粒女八粒（研面），母乳半盅。

用法：用乳半盅、水半盅煎沸，冲米面

服即愈。

11. 康保县孙庆云献方

主治：小儿或吐或泻，或吐泻兼作。

药物：生绿豆面一两，鸡蛋清。

配制：调成稠膏状，摊布上。

用法：①吐：贴两足心，以布条缠住，三四小时即止。②泻：贴囟门。③吐泻兼作：贴胃口。

12. 涿县李汉德献方

主治：体质衰弱，脾土衰竭，四肢逆冷，时作呕吐。

药物：党参一钱，白术三钱，茯苓二钱，丁香八分，沉香八分，白蔻一钱，炙草一钱，鲜姜三片。

用法：水煎服，日服两次。

13. 冀县陈慕孔献方

方名：至宝丹（祖传）。

主治：小儿呕吐。

药物：广木香、大丽参、广砂仁、白蔻仁、川黄连、公丁香各等份。

用法：共为细面。一岁的每次用三四分，空心白水送下。

14. 巨鹿张庆臣献方

主治：小孩初生吐乳，或乳积。

药物：香附（炒）、砂仁（炒）、广皮、神曲（炒）、麦芽（炒）、甘草各五分。

用法：姜引，用水煮成三酒杯，分六次服完。

15. 安国王岳山献方

主治：小儿初生呕吐，腹满气短。

药物：川军、人参、榔片各二钱，朱砂

一钱。

用法：共为细末，蜜水调服少许。

小儿泄泻类（计57方）

1. 沽源县张龙云献方

主治：小儿腹泻，长期不愈。

药物：石榴皮二钱二分。

用法：水煎服。

2. 沽源县张龙云献方

主治：小儿吐泻。

药物：大黄、蝉蜕各等份。

用法：共研细末，少量多次服用。

3. 康保县李嵩峻献方

方名：苍杏散。

主治：小儿水泻及红白痢疾。

药物：炒杏仁（去皮尖）十八个，苍术
一两半（炒），羌活一两，炒大黄五钱，
煨草乌五钱。

用法：共为细面。小儿三岁每次服一分，
至九岁服一分半，至十五岁每服二分，
至二十岁每服三分。如水泻用姜汤送服，
红痢用灯心汤送服，白痢用姜汤送服。

4. 张专陈振德献方

方名：参术散。

主治：小儿脾虚，消化不良泄泻，水泻，
面黄肌瘦者。

药物：人参三钱，焦白术一两。

用法：共研细面。一至三岁每服二分，
日服三次；四至六岁每服五分，日服三
次。如便黏稠或带痢，或属内热泻者不
宜用此药。

5. 阳原县梁兴汉献方

主治：小儿腹泻。

药物：高丽参、白术各五钱，元参、泽
泻各三钱，建莲子、枳实各五钱，肉蔻、
砂仁各三钱，陈皮五钱，公丁香一钱，
山药、扁豆各五钱，山楂三钱，甘草二
钱，桔梗三钱。

配制：共为细面，炼蜜为丸一钱大。

用法：用糖水化服，每次一至三丸。

6. 束鹿县乔志卿献方

方名：荡惊散。

主治：小儿先泄后吐，汤水不存者。

药物：白胡椒、炮干姜、公丁香、广桂、炮附子各一钱。

用法：共为末，用灶心土（伏龙肝）水为引，徐徐灌之。

7. 宁晋县巨子玉献方

方名：肥儿饼。

主治：小儿慢性胃肠衰弱，面黄肌瘦，消化不良，腹胸胀满，重食倒饱，经常肚疼，不断泄泻等症。

药物：茯苓、神曲、苡仁、建莲子、麦芽、芡实、白扁豆、焦楂各三钱。

配制：以上共为细末，再加枣泥二钱，香油二两，白糖、红糖各一两共合一处，加水适量，做一饼，似饼干样，用慢火烙熟备用。

用法：小儿白日饥饿时食之，每日平均三四次，每次三四钱。小孩、大小酌情加减，无不良反应。此饼酥脆香甜，小儿欲食。

8. 获鹿县杜志刚献方

方名：竹脂散。

主治：吐泻。

药物：青竹茹、赤石脂各等份。

用法：研细面，生姜煎汁送下。

9. 赤城县何天祥献方

主治：小儿肠胃热泻肚，粪便或绿或黄，

味极臭恶。

药物：大黄、黄连各三钱，栀子四钱，黄芩五钱，朱砂二分，雄黄五分，冰片少许，牛胆一个。

配制：先将大黄、黄连、栀子、黄芩研为细末，装入牛胆内晾干，再加入朱砂、冰片、雄黄研为细末。

用法：一周岁以下的小儿每服三分；二岁以下每服五分；三四岁的每次服七分。

10. 宁晋县杨铭斋献方

主治：小儿虚脱，水泻不止。

药物：喇叭花蔓一团。

用法：水煎洗足即止。洗时应注意，洗两足，不可洗过胫骨，洗过胫骨，即大便不通。

11. 任县张月林献方

主治：小儿腹泻。

药物：大枣三个（炭火烧存性），鲜姜七片（炭火烧存性），老紫枣树皮五钱，滑石粉三钱。

用法：水煎服。

12. 唐山市谷辅臣献方

方名：甘遂甘草散。

主治：小儿水泻。

药物：甘遂、甘草各等份。

用法：共为细末，将药面撒于肚脐之上，用膏药贴之。

13. 完满县胡秘平献方

方名： 茯苓车前饮。

主治： 小儿暑月水泻。

药物： 车前子、茯苓各等份。

用法： 上二味用白布包好，砂锅煎熬去滓，加糖适量温服。

14. 完满县翟疏九献方

主治： 小儿腹泻。

药物： 绿豆团粉、鸡子清。

用法： 调敷囟门，当中留一孔。

15. 完满县献方

主治： 小儿腹泻。

药物： 血见愁（又名"地锦草"，俗名"雀儿卧蛋"）。

用法： 熬水洗足。

16. 完满县宋茂林献方

主治： 小儿暑泻。

药物： 青黛一钱五分。

用法： 上药研为细末，米饮调，周岁小儿分六次服，每日三次。

17. 完满县唐寿山献方

方名： 止泻丸。

主治： 小儿腹泻。

药物： 葱、姜、黄丹。

用法： 共捣成泥，为丸如樱桃大，盖脐中，然后用小膏药贴好。兼刺天枢穴更效。

18. 完满县韩佩昌献方

方名： 温脐散。

主治： 小儿脾胃虚寒，腹胀泻肚，日久不愈。

药物： 吴萸一钱，神曲二钱，车前子五钱（如有带穗鲜车前子用三棵）。

用法： 共捣如泥贴脐上，用暖水袋温之。如泻势严重的用酸石榴炭（一岁一分）米饮下。忌生冷。

19. 安国刘礼祥献方

主治： 小儿脾胃虚弱，中土不能运化，以致泄泻不止。

药物： 内金一钱，砂仁一钱，丽参一钱，白术三钱，扁豆二钱，芡实一钱，薏米二钱，粉草一钱。

用法： 共为细面，日服三次，每次三分至四分。

20. 巨鹿县李贵臣献方

方名： 济婴散。

主治： 小儿水泻，发烧，腹痛。

药物： 寒水石一两，乳香一钱（去油），月石三钱，砂仁一钱，明矾三钱，甘草八分。

用法： 共为细末，每服五分，日三次，白开水送下。

21. 无极县张修身献方

主治： 小儿水泻症。

药物： 土炒白术三钱，车前子三钱（盐水炒，纱布包）。

用法：水煎两次，每日三次服用，即愈。

22. 枣强县边福安献方

方名：甘草甘遂散。

主治：小儿泄泻。

药物：甘草、甘遂各等份，麝香少许。

用法：共研细末，放于肚脐中，外用膏药贴之。

23. 涞源县高凌云献方

主治：小儿泄泻，小便短少。

药物：山药一两，车前子五钱。

用法：水煎，一日多次服之。

24. 蠡县刘岐山献方

主治：小孩寒泻。

药物：台参一钱，焦白术二钱，云苓、神曲、猪苓各一钱半，干姜、砂仁各五分。

用法：水煎服。

25. 蠡县孙锡福献方

主治：小儿久泄。

药物：生姜汁、大黄（研末）适量。

用法：生姜汁调大黄末，贴脐中即止。

26. 宁晋县岳孟虎献方

方名：肥儿饼。

主治：小儿脾虚作泄，或暑泻，以及消化不良。

药物：山药、清夏、白扁（土炒）、建莲、神曲（炒）、麦芽（炒）各四钱。

配制：共为细末，加白面一斤，红糖四两合一处，用苏打一钱，溶于水内和成面。锅内搽上香油，打成薄饼，如夹纸样，愈焦愈好。

用法：任意食之。此方健脾开胃，止泻进食，并且好吃。

27. 涿县李汉灵献方

主治：小儿秋季腹泻，日久不愈，补之不效者。

药物：使君子五钱，鸡内金四钱，薏米六钱，焦白术四钱。

用法：共研细面，五岁以上者服一钱，一日三次服。量儿大小酌情加减。

28. 徐水县李子哲献方

主治：小儿腹泻。

药物：野椹子。

用法：不拘多少，熬水洗脚心。

29. 安国县马自修献方

主治：小孩久泻不止，腹胀少食，肠鸣，四肢无力，羸瘦等症。

药物：吴萸一钱，白古月五分，五倍子五分。

用法：共为细面，用老醋调匀摊黑布上，贴在肚脐，轻者一剂，重者二剂，两日换一次。

30. 安国王岳山献方

主治：小儿泻青色便。

药物：当归、黄连、黄芩、黄柏各一钱，枳壳、白芍各一钱半，榔片、广木香各一钱，滑石二钱，川军、雄黄各三钱，粉草三分。

用法：共为细面，每服三分。

31. 安国王林祥献方

主治：小儿久泄。

药物：朱砂、黄丹、枯矾、雄黄等份。

配制：共为细末，枣泥为丸，如樱桃大。

用法：每服一个，用水送下。

32. 安国王林祥献方

主治：小儿久泄不愈。

药物：白术、白芍各一钱半，茯苓、泽泻、厚朴、黄连各一钱，干姜五分，炒乌梅三钱。

用法：共为细末，每服三五分。

33. 涞源县杜晏献方

主治：小儿水泻不止。

药物：白术、车前子各一钱。

用法：水煎，时时服之即止。

34. 阜平县献方

主治：小儿脾胃衰弱，大便泄泻不止。

药物：陈仓米三钱。

用法：用黄土炒深黄色，去黄土不用。装米入砂锅内煮糜食之。如小儿不能食粥，单服米汤亦可。

35. 蠡县刘纪文献方

主治：小儿暑天吐泄。

药物：六一散加乌梅三枚。

用法：同捣成细面，每服一钱。

36. 徐水县李克明献方

方名：锈钉汤。

主治：小儿久吐、久泻不息者。

药物：生锈钉子二三个。

用法：水煎数沸，倒出澄清。一至三岁服一杯，四至六岁服两杯。

37. 涿县苗庆祥献方

主治：小儿面黄肌瘦，身体羸弱，面色萎黄，精神不振，饮食不多，运化力弱，并时兼泄泻有形，成慢脾风的趋势。

药物：人参一钱，白术二钱，茯苓三钱，黄芪二钱，山药二钱，油桂一钱，炮姜一钱，木香一钱，川连一钱，钩藤二钱，竺黄二钱，天麻一钱，莲子二钱，枳壳一钱。

用法：水煎服。量儿的体质年龄强弱，酌情服之。

38. 峰峰李四峰献方

方名：泻火止泄散。

主治：小儿热泄。

药物：车前子二钱，茯苓一钱，白芍一钱，麦芽一钱，黄连三分，猪苓一钱，泽泻五分，枳壳四分。

用法：水煎服，轻一剂，重二剂。

39. 唐山市张育民献方

方名：铁门闩方。

主治：小儿水泄痢疾，腹胀如鼓。

药物：川文蛤、黄丹、枯矾各二分，黄蜡三分。

配制：前三味共为细末，用黄醋为丸如桐子大。

用法：一周岁每服一丸，两小时服一次。

40. 丰宁县刘延寿献方

方名：复阳散。

主治：小儿腹泻，腹疼，腹响，吐乳，四肢厥逆，便绿乳样粪。

药物：白术一两，炮姜三钱，川附三钱，肉桂五钱，罂粟壳四钱，黄芪五钱，木通二钱，猪苓二钱，扁豆五钱，赤石脂四钱，枯矾三钱，丁香三钱，良姜二钱，黄芩二钱，滑石五钱，甘草三钱，丽参一钱。

用法：共为细面。小儿一岁内每次一分五厘，一至四岁者每次二分，四至八岁者每次二分五厘，八至十五岁者每次四分，成人每次一钱半，日服两次（食前）。

41. 丰宁县徐怀灵献方

方名：五积散。

主治：小儿瘦弱虚泄。

药物：好人参、焦白术、云苓、甘草、扁豆（炒）各等份。

用法：共为细面，年五六岁者每次可服一钱，白开水送下，日服两次。

42. 丰宁县王廷壁献方

方名：胃苓散。

主治：小儿虚寒水泄而呕吐。

药物：苍术一钱，白术一钱，陈皮二钱，厚朴二钱，云苓二钱，猪苓二钱，泽泻二钱，肉桂一钱，升麻二钱，肉蔻二钱，煨防风一钱，甘草一钱。

用法：共为细面，每服一钱，姜枣汤送下。

43. 内丘张建英献方

主治：小儿吐泻。

药物：胡椒一钱，煨姜二钱，人参三钱（台参亦可），白术二钱。

用法：水煎服。以虚寒性吐泻为宜。

44. 藁城县李忠文献方

方名：小儿止泻散，

主治：小儿上吐下泻症。

药物：肉蔻四两，诃子（煨）三两，干姜（煨）二两，木香一两，丁香五钱，藿香五钱。

用法：共为细末，每服二钱，白水送下。

45. 武安县韩德生献方

方名：香连散。

主治：小儿夏秋时泻肚，发烧，干呕。

药物：川连（吴萸炒）一钱，广木香四钱，山楂炭二钱，泽泻一钱半，槟榔（炒）一钱，神曲一钱，滑石三钱，甘草一钱。

用法：共为细末，每日两次，每次两分，

红糖水送下。

46. 安国县许学珍献方

主治：小儿久泄不止。

药物：五味子三钱。

用法：研细末醋调，糊脐上。

47. 景县张瑞淮献方

主治：小儿上吐下泻，全身发烧，精神昏迷。

药物：犀角五分，郁金一钱半，栀子一钱半，黄芩一钱，雄黄八分，黄连一钱，朱砂五分，滑石六钱，甘草一钱。

用法：共为细末，每服三分，日服三次，白糖为引，白水送下。

48. 景县杨锡同献方

主治：小儿水泻。

药物：生巴豆、生半夏、白胡椒各等份。

配制：共为细面，醋糊为饼如绿豆大。

用法：放在小儿肚脐上，用膏药贴之，一帖即愈。

49. 保定市郑喜贵献方

方名：二仙居洞。

主治：小儿泻泄不止。

药物：鸡子一个，铺地锦一棵（俗名"炸草棵"）。

配制：将铺地锦用水洗净，用刀切碎，与鸡子同炒，鸡子熟为度便妥。

用法：每日服两次。一二岁者可用鸡子一个，铺地锦一棵；三五岁者，可用鸡

子两个，铺地锦两棵。服两日即愈。

50. 安国县刘振东献方

主治：小儿水泻。

药物：五倍子三钱。

用法：将药为细末，用醋五钱煎膏，摊在白布上，贴于脐中。

51. 冀县田子芳献方

方名：小儿和中丸。

主治：小儿腹泻日久，腹胀不消。

药物：橘红二两，焦术三两，云苓三两，黄连二两，广木香二两，良姜二两，干姜二两。

配制：共为细面，水泛小丸。

用法：一岁以内每次服一分，每增一岁增加一分。腹泻并发鹅口疮者忌用。腹泻初起发热者不宜用此药。

52. 保定市崔文彬献方

方名：烧针丸。

主治：小儿吐泻不止。

药物：黄丹三钱，朱砂三钱，枯矾三钱。

配制：共研极细末，枣肉做丸如黄豆大，并用针刺一孔。

用法：在患者未服以前，将药用针穿上放在香油灯火上烧存性，研，小米汤送服。

53. 威县王子凤献方

方名：山药诃子散。

主治：小儿水泻。

药物：生山药三钱，诃子二钱。

用法：共为细面，白水送下，一日三次服。

54. 围场县任义献方

方名：回阳增汁汤。

主治：小儿腹泻无度，神气疲困，少神无力，气息微弱，天吊等虚极症状。

药物：人参一钱，当归一钱，炙芪三钱，故纸一钱，枣仁二钱，肉桂五分，山萸一钱，杞子一钱，白术一钱，附子三分，白芍一钱，甘草五分。

用法：水煎服，频服即可，或为细面，一周岁儿童每服三分，日服三次。

55. 滦县王庆林献方

方名：婴儿止泻散。

主治：小孩一切腹泻，口渴，喜饮冷水，久治不好的。

药物：白术一钱半，乌梅肉五钱，车前子三钱，人参一钱半，生石膏一钱半，甘草二钱，朱砂一钱。

用法：共为极细末，一周岁至三周岁每服一分五厘，四至六岁每服三分，七至九岁每服五分，更可根据病的轻重、年龄的大小适量增减。

56. 邢台市郑子和献方

方名：小儿久泻不能服药效方。

主治：久泄伤脾，四肢及腹皮浮肿。

药物：灶心土五块（每块如杏核大），生姜一至二片，炒枣五枚（去核），南墙上的青霉苔藓一大捻（一二钱）。

用法：上药入砂锅内煎，澄清温服，日服数次，连服多日，病愈为止。

57. 围场县于海洲献方

方名：健胃铁门闩。

主治：小儿久泻不止。

药物：丽参三钱，乌梅三钱，僵蚕一钱，建莲子三钱，甘草一钱半，肉蔻（煅）三钱。

用法：共为细末。一周岁服一分，每岁增药一分，红糖为引送服。

疳积类（计 74 方）

1. 尚义县陈文敏献方

主治：小儿不论男女，疳积日久，肚大

青筋，萎黄干枯，骨瘦如柴，精神不振，不思饮食，水谷不化，便泻等症。

药物： 五倍子五钱。

配制： 先将五倍子，轧成极细面，用醋调如糊状，涂于黑色或蓝色布上（布约二寸）。

用法： 剃去病儿囟门部头发，洗净局部皮肤，将药贴于病儿头上囟门部，俟干即粘固，待自落。勿食生冷、辛辣之物及不易消化食物，授乳之乳母亦忌。

2. 佚名氏献方

主治： 小儿疳积。

药物： 天竺黄四分，明天麻四分，牛黄六厘 全蝎一个（去头足焙黄），僵蚕五分（炒黄），朱砂四分，冰片六分，胆星二分，黄连四分，甘草六分。

配制： 共为细末，用白面一斤，白糖二两混合一起，蒸成饼，烧干为末。

用法： 每日服三次，每次二分。

3. 张北县韩登辂献方

主治： 小儿饮食伤脾，腹大青筋。

药物： 桃仁七粒，杏仁七粒，栀子七粒。

配制： 以上共为细末，用白面五钱，合前药混合，再用冷水合起如饼，分两块。

用法： 贴在手足心用布包好，男左女右，病重者三剂愈。贴后服白术散一两，效果更好。

4. 郭梦仙献方

主治： 小儿面黄肌瘦，时时作烧。

药物： 白扁豆（炒）、芡实、山楂、麦芽、焦油、山药、云苓、建曲、苡仁各三钱。

配制： 共研细末，加入白面一斤，白糖四两，香油四两，与药和匀蒸饼。

用法： 令小儿徐徐食之。

5. 赤城县何太常献方

方名： 肥儿散。

主治： 小儿肚胀青筋，肚痛，不思饮食，面黄肌瘦，时常发烧，疳积虫积。

药物： 党参、苡仁、六曲、云苓、山药、焦山楂各六钱，建莲子、芡实各五钱，炒麦芽六钱，砂仁四钱，鸡内金四钱（焙），扁豆六钱，君子仁六钱（焙）。

用法： 共研细末，红糖为引，用米汤调服，每日早晨空心时服。三至五岁一次服五分，六岁至十岁一次服一钱，十一岁至十五岁一次服一钱五分，服十至二十日即愈。忌食生冷与难消化的食品。

6. 沽源县献方

主治： 小儿肚腹膨大有痞块。

药物： 黑矾三钱，樟脑三钱，川羌三钱。

用法： 共为细末，白公鸡血调匀，摊布上贴于痞块处。

7. 石家庄市胡东樵献方

主治： 小儿面黄肌瘦。

药物： 鸡内金二两（焙焦，研极细），白面二斤。

用法： 鸡内金面混合白面内，二味混合，烙成薄饼，任意食之。

8. 涿鹿县任棠林献方

方名：理脾糕。

主治：小儿面黄肌瘦，消化不良，不思饮食。

药物：蜜炙百合一两，炒白蒺藜一两，芡实一两，苡仁一两，建莲（去心）一两，怀山药一两。

用法：共为细末，用麦面三斤发酵后，加白糖一斤与白面掺匀，使好碱再将上药面揉入面内，做小儿喜食的干食品，可吃二十天；年龄大些的小儿，可吃十几天。

9. 延庆县吴廷藻献方

方名：贴小儿痞疾方。

主治：小儿腹大痞块，面黄肌瘦，腹有硬块积聚等症。

药物：麝香一分，阿魏三钱，水红花五钱，大黄五钱，当归尾五钱，急性子（指甲草花子）五钱，甘草五钱。

用法：以上共为细末，用酒拌匀，装在猪尿胞内，扎住口，敷在神阙穴（肚脐）。

10. 束鹿县赵维新献方

主治：小儿痞块等症。

药物：大皂子一个，大蛴螬一个，鸡子清少许，白面一钱。

用法：共捣为泥，摊布上贴顶囟。鸡子清调药，以适当为度。

11. 涿鹿县杨隐之献方

主治：小儿消化不良，腹胀肚大，青筋暴露，腹痛便稀，不欲食。

药物：栀子三钱，芒硝三钱，杏仁二钱，葱白七寸（一寸一节）。

配制：将以上三味药研面，用葱白捣烂如泥状，再搅白面，陈醋调和成膏。

用法：贴肚脐七日。

12. 获鹿县董志梅献方

方名：芦连消痞丸。

主治：五疳痞块。

药物：芦荟、胡黄连、黄连、芜荑、槟榔各五钱，白术、茯苓、当归各二两，白芍八钱，人参、神曲各六钱，甘草四两，山楂、使君子仁各七钱，鸡内金、建曲各八钱。

配制：共为细末，水丸。

用法：每服五分，早、晚各一次，米汤送下。

13. 获鹿县蓝孟云献方

方名：鸡肝丸。

主治：痞疾。

药物：明雄黄、使君子、雷丸各一钱（去皮），白雄鸡肝一具。

配制：把鸡肝用竹刀切碎，蒸熟，上三味药研细面，共捣为丸，如绿豆大。

用法：每次十丸，每日一次，白水送下。

14. 获鹿县张玉会献方

主治：痞块。

药物：鸡内金、槟榔、枳实各一钱。

配制：米面糊为丸，如豌豆大。

用法：三岁每服五丸，日两次，白水送下。

15. 获鹿县张景山献方

主治：小儿肚大青筋，骨瘦毛焦，泄泻不止。

药物：蜣螂、五谷虫、水红花子、鸡冠花、使君子、鸡内金、白扁豆各等份。

用法：共为细面。每日清晨用药面一匙水煎，加黑糖冲服，重者可早、晚两次服。

16. 晋县中医进修学校献方

主治：小儿痞积癥块。

药物：栀子、胡椒、朴硝各三钱，杏仁七粒，酵子半斤，葱白四两。

用法：共捣如稀粥状，摊青布上，贴肚脐七八日即愈。

17. 张专高庙堡乡宋煦献方

方名：肥儿散。

主治：小儿面黄肌瘦，头大颈细，懒食，吐泻身热，心下痞满，爱食泥土等症。

药物：人参一钱，焦白术三钱，茯苓二钱，粉甘草一钱，川连一钱，胡连一钱。

用法：共研细面，一至三岁服三分，四至七岁服四分，早、晚各服一次，白糖水送下，或用白糖和丸亦可。

18. 沽源县献方

主治：小儿消化不良，面黄肌瘦。

药物：桃仁三钱，生栀子三钱，红花三钱。

配制：共研为末，用大葱白五六根捣如泥（忌铁器），然后加入蜂蜜二两搅和一起，浓度以不流为限，以黏为度，用青布两块，摊成膏药；另用麝香二分研细，分布两张膏药上，不见火。

用法：将膏药贴小儿肚脐上，再用布缠上。随时检查，不让药膏流走，一张贴两天，交替使用，共贴十二天即愈。如膏药干燥，再用蜂蜜一两，熬熟去沫，将药重和匀再贴。

19. 赤城县东郊联合诊所献方

主治：小儿痞块。

药物：江子（巴豆）三粒，栀子七粒。

用法：共为细末，掺黄米面和匀，贴于病块上。

20. 怀安县袁守达献方

主治：小儿疳积。

药物：巴豆一粒（炒去油，以成霜为度）。

用法：将蜜合巴豆面放在青布中央，四周放白面糊，贴在小儿囟上。

21. 尚义县杨森荣献方

方名：矾蜡丸。

主治：小儿痞积，面黄肌瘦，肚大青筋。

药物：皂矾一两（炒），南瓜子七个（焙黄）（或西葫芦子亦可），火龙皮三个（打铁锤下的铁皮）。

配制：以上共为细面，用黄蜡熔化混合为丸，黄豆粒大。

用法：三岁每次服用七丸，早、晚空心米汤送下。年龄大者，可根据年龄病情增加用量。

22. 延庆县张海献方

主治：小儿痞积。

药物：胡桃（核桃）二个（去皮用仁），大枣七个，桃仁七个，杏仁七个，栀子七个，葱根茎七个，鸡子清二个，飞罗面二钱，蜂蜜二钱，芒硝一钱。

配制：先将大枣、桃仁、核桃、杏仁、栀子捣碎后，加葱茎再捣，捣匀兑鸡子清、蜂蜜、飞罗面、芒硝搅匀，摊于大麻子叶上或豆叶上，冬季摊布上均可。

用法：贴患者肚脐两侧，男贴左，女贴右，贴至二十四小时取下，贴的时间不可过长。轻者贴两次，重者贴三至五次即痊愈。

23. 涿县林次屯保健站献方

主治：小儿胁肋素有痞块，面黄肌瘦，饮食懒进。

药物：胡连、丹皮、内金、榔片、川军、三棱、文术、地骨皮、柴胡各一钱。

用法：水煎服，日服三次，量小儿的体质、年龄、强弱为之加减。

24. 枣强县傅惺辰献方

主治：小儿痞积，肚大青筋，食欲不振，发黄面黄，不时发烧。

药物：生栀子、桃仁、杏仁、郁李仁各等份。

用法：研末，一至三岁者用四钱，三至五岁者用五钱，六至十岁者用六钱，用鸡子清调药末贴手足心，男左女右，贴一日夜为度。贴药后用布缠好防掉落。手足心变黑蓝色无妨（日久自然脱落）；有的腹泻几次无妨。忌生冷食物。

25. 涞源县刘继宗献方

主治：小儿肚腹胀满，不思饮食，消化不良，停食倒饱，发热等症。

药物：胡黄连、建莲子、鸡内金各等份。

用法：水煎，一日两次服。主要剂量按小儿的年龄大小，酌量加减为适宜。

加减：大便秘结，加芒硝。

26. 易县李志荣献方

方名：消积妙应丸。

主治：小儿食积，内热生虫，腹大青筋，五心潮热，牙疳口臭。

药物：焦槟榔十两，黑丑三两，大黄二两，雷丸一两，芜荑一两，广木香一两，使君子仁一两，贯众一两，陈皮一两半，牛膝八钱，芦荟五钱。

配制：共研细末，葱汤为丸，如米粒大。

用法：每用三十丸，白水送下。

27. 易县胡清林献方

主治：五痞八疳。

药物：胡黄连二钱，吴萸二钱，芦荟三钱，鸡内金三钱，焦曲三钱，焦山楂三钱，黑白丑三钱，焦榔片三钱，君子仁四钱，怀山药三钱，扁豆（炒）三钱，莲子肉三钱，五谷虫二钱。

配制：研细末为丸，如豆大。

用法：一次服十至十五丸，日服一次。

28. 无极县张景瑞献方

主治：小儿痞积，消化不良，面黄肌瘦。

药物：鸡内金三两，白面一斤，白糖二两。

配制：将鸡内金轧成细面，与面、糖共合一处，以水和成饼，火上烤焦。

用法：随时食之。久食诚有特效，经服此药者，无不痊愈。

29. 沽源县献方

主治：小儿肚腹膨胀痞块。

药物：大麻子叶三钱，黄芩二钱，柴胡三钱，生鳖甲八钱，半夏二钱，青蒿三钱，甘草三钱。

用法：水煎服。此方为成人剂量，按小儿年龄大小酌量，周岁以下小儿一般用本方十分之三。

30. 易县杨国一献方

方名：八仙散。

主治：小儿食积奶积。

药物：广木香、沉香、乳香、没药、公

丁香、白丁香、朱砂各等份，巴豆霜减半。

用法：共研细末，白水送下。一至三岁的服一分，四至七岁服二分。

31. 平乡县梁书楷献方

主治：小儿疳积痞块，头发发黄或脱落，形容消瘦。

药物：川黄连、槟榔、硼砂、党参、远志、甘草、当归、白芍、大黄各五钱。

配制：用羊肝一具，淡汤煮熟，以竹刀切碎，晒干，与以上诸药共研为末。

用法：用蜜水冲服，不拘分量，吃得越多越好。

32. 唐县王居荣献方

方名：祖传方。

主治：小儿食积。

药物：核桃仁四两，朴硝一两。

用法：共合一处，用火微炒。空心服，分三日服完，开水送下，用量按人的岁数增减。

33. 安国郭俊生献方

方名：化滞散。

主治：小儿一切虫积、食积、疳积、奶积、面黄肌瘦，饮食不消及痢疾腹疼等症。

药物：焦榔五钱，青木香二钱半，川木香二钱半，公丁香二钱半，二丑五钱，莪术二两，三棱二两，香附二两，青皮二钱半，澄茄二钱半，谷芽五钱，使君

子三钱，鸡内金三钱。

用法：共研细面，每日两次，每次一二分，白水送下。

34. 完满县韩佩昌献方

方名：四宝丹。

主治：小儿好吃泥土、炭、生米等异物症。

药物：君子肉二两，姜制南星一两，榔片一两。

配制：除上三味，看病人爱吃物，可加一斤（炒黄加入），共为细末，蜜丸如梧子大。

用法：每次服五十丸，砂糖水下，每日早、晚各一次。

35. 完满具李苹生献方

方名：消疳肥儿散。

主治：小儿面黄肌瘦，毛发直立。

药物：人参、内金、君子仁、芦荟、五谷虫、陈仓米各等份。

用法：共为细末，每一岁，日服一钱，分三次服。

36. 完满县吴锡三献方

方名：阿魏麝香化痞胶。

主治：小儿食积、痞积，肚大青筋，毛发竖立，发冷发烧。

药物：大甲鱼一个（重一斤），红花五钱，栀子五钱，三棱一两，莪术一两，大黄一两，山甲一两，肉桂三钱，生地八钱，马齿苋一棵，香油三斤，漳丹

一斤。

配制：先把甲鱼刺破其腹，入锅内炸枯取出，再入群药炸枯取出，再入漳丹，熬至滴水成珠为度，收贮。

用法：将胶摊布上，再加麝香一分，阿魏五分，贴肚脐，过十天泻下黏物即效。

37. 安国阎泽方献方

主治：小儿疳积症。

药物：川连一钱，三仙三钱，榔片、白术、乌梅、杭白芍各二钱，君子仁一钱半。

用法：水煎服，每日二至三次。

38. 安国刘卓宣献方

主治：疳症，小孩肚大青筋，食少黄瘦，懒十动作。

药物：核桃仁两个，神曲半两，萝卜子三钱。

用法：焙焦研面，水煎和红糖少许服。

39. 唐县沈洛擎献方

主治：痞症食积。

药物：蝈蝈七个（男八女七），葱白（女七男八）。

用法：共捣烂为膏，摊在青布上，贴百会穴。

40. 平乡县邓会岐献方

主治：小儿疳积以及龟胸，气急喘促，喉如拉锯，发热。

药物：鳖甲一两（醋炙），细古磁一两

（醋淬），生鸡内金八钱，芜荑五钱，槟榔五钱，胡黄连五钱。

配制：共研细末，醋浆糊为丸，如梧桐子大。

用法：六七岁儿童每次服五分，八九岁儿童每次服一钱，十一二岁者每次服一钱半，白开水送下，一日服三次。

41. 涿县李汉德献方

主治：小儿脾虚肿胀，肚大青筋，腹泻肌瘦。

药物：羊肝一具，鸡内金五钱，君子仁五钱，焦术四钱，三棱二钱，文术一钱。

用法：羊肝用火焙干，与药共为细面，日服两次，每次一钱。

42. 涿县献方

主治：小儿大肚子痞。

药物：胡连、丹皮、内金、槟榔、川军、三棱、莪术、骨皮、柴胡各一钱。

用法：水适量煎服，按儿年龄临时酌定剂量大小。

43. 宁晋县李藏行献方

方名：山楂糖。

主治：小儿积滞停乳，面黄肌瘦，不思饮食，胸腹胀满，消化不良。

药物：山楂（炒焦）一两，巴豆（用花生油灯烧成炭）二个，白糖五钱。

用法：共为细面，每服四分，白水送下，视小儿年龄大小酌量加减。

44. 商都贾老洪献方

主治：小儿痞块。

药物：大枣七个，杏仁七个，朴硝二钱，栀子三钱，葱白三寸，黄酒糟一盅，蜂蜜一盅，鸡子清两个，飞罗面一盅。

配制：共捣为泥，摊在荷叶上。

用法：贴肚脐，一昼夜取下。

45. 祁汉卿献方

主治：小儿腹内痞块。

药物：鲜透骨草一大把。

配制：连梗带叶在臼内捣烂。

用法：看患儿痞在何处，将药摊贴上面，外用布缠，点高香一炷，香尽为度。将药取下，但看贴处有无水疱，如有水疱用针刺破；如失查，疱起不刺，亦可为害。

46. 涞源县贾亭山献方

主治：小儿肚大青筋，好吃黄土泥、炭、砂石等，面黄肌瘦，头发直立，不断腹泻、呕吐，或者发烧，面目手足浮肿。

药物：苍术、陈皮、川朴、使君子、山楂肉、芦荟、芜荑、黄连、胡黄连、神曲、麦芽、枳壳、槟榔各五钱，三棱、莪术、云苓各三钱，广砂仁五钱。

用法：以上共为细末。每服数量，酌情小儿大小加减适宜，米汤送下，一日两次。

47. 井陉县王式献方

主治：肚大筋青，面黄肌瘦，不思饮食。

药物：黑羯羊肝一副，槟榔一两，使君子一两，五谷虫一两，朱砂五钱。

配制：共研末，加麝香五厘，入砂锅内同肝煮之，无水为度；除去药物，将肝切片，晒干为末。

用法：每一两分三四次，每日服三次。

48. 晋县中医研究所献方

主治：疳痨（黑热病）。

药物：栀子、胡椒、朴硝各三钱，杏仁七个，酵子半斤，葱白四两。

用法：共捣如泥摊布上，贴患处。

49. 安国钟文义献方

主治：小孩存食发烧，手足心热甚，腹胀等症。

药物：川军三钱，胆星一钱半，天竺黄一钱，僵蚕一钱，蝉蜕一钱半。

用法：水煎两次，量儿大小酌服。

50. 安国黄国绶献方

主治：小儿胃弱消化不良，停滞形成积聚痞块，腹胀痛等症。

药物：三棱五钱，莪术五钱，二丑一两，焦曲四钱，鸡内金四钱，川军八钱，砂仁二钱半，朱砂一钱（单研为衣）。

配制：共为细面，炼蜜为丸一钱重，朱砂为衣。

用法：每日三次，每次一丸，或散亦可，白水送下。忌食生冷、油腻、硬物等。

51. 灵寿县刘庆芳献方

主治：小儿痞疾，肚大青筋，面黄肌瘦。

药物：丽参三钱，白术三钱，茯苓三钱，川连三钱，胡连三钱，君子仁四钱，神曲三钱，麦芽三钱，焦楂三钱，芦荟三钱。

配制：共研细末，黄米面为丸如绿豆大。

用法：日服二十至三十丸，米汤送下。

52. 徐水县胡文凯献方

主治：小儿饮食不良，骨瘦如柴。

药物：破故纸二钱，核（胡）桃半个。

配制：将故纸子用盐水泡后炒之，核桃用柴草灰煨之，共合一处即成。

用法：白水送下，每天两次，半月即愈。

53. 徐水县安王林献方

方名：八仙丹。

主治：肚大青筋，痞积成块。

药物：蜈蚣三条，全蝎三钱，雄黄三钱，郁金、轻粉、木香、榔片、豆霜各三钱。

用法：共为细末，一周岁的每次服一分，四至五岁的极量是三分。服后稍泻。

54. 新河县杨鸿志献方

主治：小儿肚腹膨胀有痞块。

药物：大蛤蟆四个，山甲珠三钱。

配制：先将蛤蟆剖去肠脏，后将山甲珠装入腹内，瓦上焙干，共为细末，加入白面内，烙成小饼。

用法：尽量食之。忌食生冷、杂面荤腥等物。

55. 石家庄市左山河献方

方名：小儿化食丹。

主治：小儿肚大青筋，面黄肌瘦，饮食不化，精神不振，食积疳虫等症。

药物：鸡内金五钱，榔片五钱，大黄五钱，木香三钱，二丑六钱，茯苓四钱，白术四钱，甘草二钱。

用法：共为细面，白水送下。用量以小儿的年龄酌情加减，如一岁小儿可服一至二分）。

56. 石家庄市吕奇三献方

主治：小儿大肚痞病。

药物：皮硝三钱，栀子三钱，葱白七个，核桃仁一个，桃仁七个，杏仁七个，小枣七个，蜂蜜一两，神曲三钱，鸡子清一个，白面一捏，黄酒一两。

用法：共捣如膏，贴肚脐上。

57. 峰峰李万祥献方

方名：食积散。

主治：治五疳食积，肚大青筋，发热腹泻。

药物：芦荟三钱，炒白术四钱，香附四钱，内金三钱，山楂四钱，榔片三钱，神曲三钱，枳实三钱，川军四钱，黄芩三钱。

用法：共为细末，早、晚空心服，每次一钱，白水送下。

58. 唐山市杨锡纯献方

主治：小儿疳疾症，面黄消瘦，腹大，便泄，二目羞明及虫积。

药物：雷丸三钱，君子仁三钱，苍术三钱，朱砂三钱，新鸡肝一具。

用法：将四味药共研细面，鸡肝捣烂和匀，蒸熟，早、晚食之。

59. 唐县赵世忠献方

方名：四物肥儿散。

主治：小儿发热，消化不良，食积腹大，腹满泄泻。

药物：川连、神曲、芜荑、麦芽各等份。

用法：共研极细末，白水冲服，五岁以上者一次服五分，五岁以下者酌减，日三次。

60. 安国县高天佑献方

方名：鸡肝散。

主治：疳积目生云翳。

药物：鹅管石一钱，朱砂一分，炉甘石一钱，大梅片一厘，鸡肝一具。

配制：将药研成细末，鸡肝一具竹刀剖开，放药入内，扎好煮熟。

用法：一日吃一个鸡肝，连吃几天。一目生翳连吃十五天，两目生翳连吃三十天，云翳自退。

61. 李希珍献方

方名：土方。

主治：小儿痞积（黑热病）。

药物：生桃仁八个，生杏仁八个，栀子三钱，芒硝二钱，小枣肉八个，大葱头八个，白面三钱，鸡子清三个，蜂蜜三钱。

用法： 将药共研为泥，摊于白布上，贴患处。

62. 保定市崔符瑞献方

主治： 大肚痞，食积，乳积。

药物： 栀子一两，川椒一钱，桃仁一钱，杏仁一钱。

配制： 共为细末，用鸡蛋清一个，好干醋一两，荞麦面二两，调成饼子。

用法： 敷贴两足心、手心及前后心、肚脐上，用布包好，不许脱落，贴二十四小时揭去。

63. 丰宁县刘铭玖、刘延寿献方

方名： 消痞散。

主治： 小儿肚大青筋，面黄肌瘦。

药物： 白及一两，焦榔片一两，莱菔子一两，枳实五钱，三棱一钱半，莪术一钱半，大黄一两半，焦曲一两，元明粉一两，青皮四钱，滑石一两，吴萸二钱，鸡内金二钱，芦荟二钱，黑丑一两，砂仁三钱，良姜四钱，沉香二钱。

用法： 共为细末。一岁以内者每次一分，一岁至四岁者每次二分，四岁至八岁者每次三分，十一岁至十二岁者每次四分，成人每次一钱五分，日服三次（早、午、晚）。

64. 围场县温如山献方

主治： 小儿肚大青筋，食乳停积，面黄肌瘦，眼睑浮肿。

药物： 水红花子一两，五谷虫五钱，建莲子四钱，使君子四钱，陈皮三钱，青皮三钱，焦山楂四钱，神曲三钱，槟榔三钱，枳壳三钱，内金三钱，甘草三钱。

用法： 为细末，引用红砂糖，米汤冲服。日服三次，每次服五分（三岁小儿之量）。如年岁大者，可酌情加之。

65. 宁河县王致和献方

主治： 小儿大肚子痞积（黑热病）。

药物： 水红棵（蓼科植物水红花子，其物生于小河边或水中，根红叶如柳，有辛辣味，俗名"狗尾巴花"，又名"水蓬花"），在不出穗以前采用梗叶一两许。

用法： 水煎服，每日两次，以病块消去为度。

66. 滦县李广云献方

方名： 消积散。

主治： 痞积伤目，畏光喜暗，不敢睁眼，将近失明，云膜遮睛。

药物： 煅石决明一两半，煅炉甘石（童便浸泡）五钱，滑石粉五钱，海螵蛸（去壳）五钱，雄黄三钱，大片砂一钱，冰片五分。

配制： 前四味药共研细末，再入雄黄、大片砂、冰片，合研极细末，收贮。

用法： 二至三岁每次服三分，四至五岁四分，六至七岁五分。每包药末用不落水的鸡肝一个，竹刀剥开，把药面撒在里面，放在碗里蒸熟，每日吃一次，三五日即效。

67. 滦县魏绍伯献方

方名： 消痞散。

主治： 小儿食积痞块，腹大硬满，饮食减少，大便失常。

药物： 大蜈蚣一条（焙存性），神曲三钱（炒），二丑三钱（炒），鸡内金二钱，麦芽一钱。

用法： 共为细面，合白面（适量）烙焦饼，随时服用。

68. 保定市李国培献方

方名： 麝香丸。

主治： 专治小儿疳疾，面黄食少，肌热疳虫，疳痢。

药物： 麝香二分，芦荟二分，胡黄连四分。

配制： 共为细末，水和为小丸，如黄米粒大。

用法： 小儿一岁每次服三丸，三岁每次服五至七丸，一日三次，以人参少许，煎汤送下。

69. 保定市牛克田献方

方名： 消痞散。

主治： 小儿大肚子痞，发烧发冷，面黄肌瘦，虫积。

药物： 二丑三钱，茯苓二钱，甘草二钱，焦三仙四钱，使君子五钱，雷丸二钱，芜荑二钱，三棱一钱，莪术一钱，白术二钱，枳壳二钱，人参二钱。

用法： 共轧为细面，每日早、晚用白开水送下一钱。

70. 涿县刘勤选献方

主治： 小儿骨蒸潮热，肌瘦如柴，形成疳积。

药物： 党参三钱，茯苓四钱，白术三钱，胡连二钱，内金二钱，砂仁二钱，五谷虫三钱，君子仁二钱，芜荑一钱，柴胡二钱，鳖甲二钱。

用法： 共研极细面，每次五分至一钱，白水送服。

71. 石家庄市郎长冷献方

主治： 小儿痞块饮食积滞，腹大如鼓，皮肤干燥，头发脱落，食物不化，大便不正常，形体消瘦，面黄唇白等症。

药物： 鲜羊肝一具，海螵蛸三钱，五谷虫三钱，牡蛎一钱。

配制： 把以上三味药研成细面，与羊肝放在砂锅内煮熟，以无水为度，取出阴干，研末，每日服三次，三日服完。

72. 保定市精神病院郑喜贵献方

方名： 疳疾膏。

主治： 小儿疳疾，体瘦肚大，吃东西很多，愈吃愈瘦。

药物： 生杏仁七个，生桃仁七个，生巴豆仁七个，飞罗面少许，小枣七个（去核）。

用法： 将上药共捣如泥，再用好醋搅匀摊在白布上，贴在肚脐上。用绢带扎好，只贴二十四小时，把药起下来，见贴药处发青色。等青色没有了以后，再贴一次，按此法贴三次即愈。

73. 涉县李文晓献方

主治：小儿胀肚（疳积）。

药物：巴豆皮一钱，草果仁三钱，炒枳壳三钱，莱菔子（炒）三钱。

用法：共研细末，三至四岁小儿每次服一分，其余年龄大小酌用，白开水送下。

74. 南宫县王月坡献方

方名：肥儿饼。

主治：小儿痞积，肚大青筋，面黄肌瘦。

药物：云苓四钱，建莲子四钱，山药四钱，山楂四钱，建曲四钱，麦芽四钱，苡仁四钱，使君子五钱，鸡内金五钱，槟榔三钱，砂仁二钱。

用法：白面白糖，烙焦饼服之。

虫积类（计19方）

1. 延庆县郭占霖献方

主治：肛门寸白虫（蛲虫）。

药物：使君子三钱，葱白（去皮）。

用法：共捣如泥，用纱布一块，将药卷入纱布内，塞入肛门。三次准愈。

2. 商都县献方

主治：寸白虫。

药物：川军、银花、苦楝皮、雷丸各二钱。

用法：用二两水煎成一两，将棉花用药水湿透，送入肛门内四五分深，过一二小时取出，一日一次。

3. 程月桂献方

主治：寸白虫。

药物：紫皮蒜不拘多少。

用法：砂锅煮烂，每服二钱，服一星期后自愈。

4. 冀县傅上文献方

方名：驱虫饮。

主治：虫积日久，面黄肌瘦，时常肚胀。

药物：槟榔片五钱，石榴根皮晒干五钱。

用法：水煎服。

5. 无极县献方

主治：诸虫方。

药物：鹤虱三钱，雷丸三钱，榧子三钱，榔片三两，川军五钱。

用法：水煎温服。在服药前，应隔二顿饭时间，再用香油炒两个鸡蛋，口嚼不咽吐出，然后再服此药。

6. 康保县王裕民献方

方名：驱虫汤。

主治：肛门刺痒时下寸白虫，并治腹中诸虫积聚。

药物：使君子三钱，苦楝皮三钱，榔片三钱，雄黄二钱，雷丸二钱，鹤虱二钱，乌梅三个。

用法：水煎服。日两次，每次一茶盅，早、晚白水送下。

7. 行唐县田学文献方

主治：寸白虫。

药物：鲜羊肝一块。

用法：把羊肝切成小长条，塞入肛门内，二三点钟虫就爬入肝内。

8. 涞源县贾亭山献方

主治：肛门生小白虫（蛲虫），晚间瘙痒难忍，小儿尤多，服之特效。

药物：生鸭蛋一个，槟榔（面）一钱，使君子一钱。

用法：将鸭蛋一头打一小孔，再将二味药入鸭蛋内，再用纸封住口，放锅内蒸熟，任意食之。

9. 平乡县李贵福献方

主治：小儿食积、虫积。

药物：山楂二钱，槟榔二钱，核桃仁四钱，常山二钱，鸡内金二钱，使君子三钱。

配制：共研细末，枣泥为丸，每丸重

五分。

用法：每次吃一丸，淡姜汤送下。如患儿年龄稍长，亦可酌加用量。

10. 蠡县陈雅斋献方

主治：寸白虫。

药物：棉花、煤油。

用法：脱脂棉蘸煤油纳肛门中。

11. 蠡县赵辰奎献方

主治：寸白虫。

药物：雄黄、铜绿各等份。

配制：研细末，用软布或绸子制成袋，将药装袋内。

用法：将药袋纳肛门中，每日一次即愈。

12. 徐水县申玉琦献方

主治：小儿蛔虫肚腹痛。

药物：乌梅二钱，川连一钱，榔片六钱。

用法：水煎服。

13. 安国县郑俊生献方

主治：小儿食积、虫积、疳积。

药物：焦榔片五钱，青木香、广木香、公丁香、青皮各二钱半，二丑、谷芽各五钱，莪术、三棱、香附各二两，使君子三钱，内金三个。

用法：共为细面，每服一至四分。

14. 邢台县焦起仁献方

主治：小儿食积，肚腹胀硬青筋，或腹痛蛔虫。

药物：黑白丑（半生半炒）、榔片各六

钱，广木香一钱。

用法：共为细末，空腹红糖水送下。

15. 藁城县彭文选献方

主治：寸白虫。

药物：使君子五钱，苦楝皮三钱，二丑二钱，皮硝三钱，核桃仁三个，大白片三钱。

用法：为细末，醋和为丸绿豆大，每服十丸。

16. 围场县王祥云献方

方名：五积散。

主治：虫积，食积，乳积，脾积，气积。

药物：二丑二钱，榔片二钱，川军二钱，鹤虱二钱，雷丸一钱，使君子一钱，苦楝皮二钱，雄黄一钱。

用法：共为细面，红糖水送下。三岁以下每次五钱，日二服。

17. 唐山市徐继献方

方名：寸白虫一扫光。

主治：寸白虫。

药物：香油二两，黄蜡八钱，薄荷四分，冰片八分。

配制：将香油及黄蜡放火上熔化，薄荷、冰片在不凉不热下放香油内搅成膏。

用法：将膏涂在肛门内。

18. 唐山市张维成献方

方名：枣砂膏。

主治：肛门内小白虫。

药物：红枣二枚，朱砂一钱。

配制：朱砂为细面，红枣煮去核共捣成泥，合成小丸。

用法：分四次用，纳入肛门内。

19. 峰峰何其荣献方

主治：治虫积。

药物：楝树根三钱。

用法：水煎服，先喝白汤一二口，再吃汤药。

小儿胎毒类（计26方）

1. 康保县卢文正献方

方名：燕泥散。

主治：小儿胎毒。

药物：燕窝泥、漏油灯油（就是过去所点的麻子油灯，托灯碗内的油）。

用法：燕窝泥研面，用漏灯油调和，搽抹患处。

2. 武邑县赵纪勋献方

主治：小儿胎毒成疮。

药物：人中白一钱（焙干）。

用法：上药研末，香油调抹患处。

3. 阳原县陈尚亨献方

主治：小儿两岁以内两腿发炎。

药物：滑石粉二钱。

用法：撒敷患处。

4. 沽源县献方

主治：小儿初生昏迷不醒，皮肤起红黑斑疹无皮。

药物：黄土粉（研极细末），五福化毒丹。

用法：黄土粉撒布破皮处，内服五福化毒丹。

5. 涿鹿县张玉山献方

主治：小儿头面黄水疮如戴帽子一样，久患不易愈。

药物：菊花三钱，芥穗一钱，羌活一钱半，蝉蜕二钱，全虫一钱半，银花三钱，栀子二钱，黄芩三钱，生地四钱，大青叶三钱，乳香二钱，没药二钱，龙衣（蛇蜕）二分。

用法：水煎频服，三至四剂痊愈。

6. 涿鹿县张玉山献方

主治：小儿初生，大小便处溃疡（见淡红血水）。

药物：石决明二钱，青黛五分，冰片五分。

用法：共研细面。开水洗净患处，干的用香油调搽，湿的将药面撒患处。

7. 安国李绍润献方

主治：小儿胎毒，头面或遍身生疮。

药物：紫甘蔗皮、儿茶、血竭、梅片各等份。

用法：共为细面，猪胆汁调搽。

8. 平乡县梁梦增献方

方名：拔毒散。

主治：初生小儿皮肤肿烂或头部生疮流黄水。

药物：锡水壶的水锈、白矾、雄黄各等份。

用法：共研细末，茶水或香油调涂，每日换药两次。

9. 完满县韩佩昌献方

方名：胎毒百效丹。

主治：小儿初生几月，先头面发生小赤斑疹，流黄水结痂，延及全身。

药物：川连、黄柏各一钱，轻粉一分，朱砂五分，苦参八分。

用法：共为细末，鸡蛋油调搽（鸡蛋油制法，将鸡子煮熟去蛋白，将黄炒黑即出油），每日搽一次。

10. 宁晋县李月书献方

主治：小儿胎毒。

药物：银花二钱，槐花二钱，茶末一钱，乳香一钱，没药一钱，青黛一钱，雄黄五分。

用法：共为细末，用棉花球蘸药搽患处，每日一二次。

11. 涞源县贾亭山献方

主治：小儿初生，后尾骨部溃疡疮孔，名为漏疮。

药物：熊胆、冰片各等份。

用法：共为细末，湿则干上之，干则杏油调搽。

12. 宁晋县申文元献方

主治：初生小儿，遍身如蛇鳞。

药物：僵蚕（去头）、蛇蜕各等份。

用法：水煎洗。

13. 涞源县安宽献方

方名：黄龙散。

主治：小儿腿根及腋部两边，红烂不干。

药物：龙骨、黄柏各等份。

用法：共为细末撒之。

14. 沽源县献方

主治：小儿胎毒，身发青红成块。

药物：雄黄、乳香、没药、土蜂窝各等份。

用法：共为细末，新汲水调搽。

15. 涿鹿县马耀庭献方

主治：小儿胎毒。

药物：甘草梢不拘多少（微炒）。

用法：研面，用香油调抹患处。

16. 涞源县杨兴周献方

主治：小儿腿裆破烂红肿流血水。

药物：莴苣秆。

用法：煎水洗之立效，三次即愈。

17. 易县梁岐山献方

主治：小儿胎毒。

药物：山苍术二钱，川黄柏三钱。

用法：共为细末，香油调搽患处即愈。

18. 唐山市王宝珍献方

方名：青蛤散。

主治：小儿胎毒，头疮耳后疮。

药物：石膏五钱，蛤粉五钱，青粉二钱半，黄柏二钱半，青黛一钱半。

用法：共研细末，香油调搽。

19. 易县阻连生献方

主治：小儿胎毒，头上赤红极痒，遍身如无皮状，或各种痒疮俱效。

药物：白附子、黄丹、蛇床子各五钱，羌活、独活、狼毒、白鲜皮、枯白矾、硫黄、净轻粉各三钱五分。

用法：共为细末，干者用香油调搽，湿者干掺。

20. 威县张明堂献方

主治：胎毒。

药物：松香（烧化）、黄豆（炒焦）、槐树皮炭各等份。

制绿豆油法：用炒瓶一个，把绿豆装满，用剪断麦秸秆塞住瓶口，瓶口朝下，下边用碗接住，瓶身用糠培上，点燃之，油流出。

用法：共为细面，绿豆油调抹患处。

21. 承德县曹医华献方

方名：胡麻丸（又名"交臊汤"）。

主治：小儿胎毒。

药物：苦参五钱，何首乌二钱（蒸），胡麻仁二钱五分（炒），蔓荆子二钱（炒），灵仙二钱（炒），芥穗二钱（焙），皂刺二钱（炒），石菖蒲二钱（炒），白菊花二钱五分，竹叶三钱。

用法：水煎，日服两次，每次一小酒盅。亦可为丸，丸大小酌用。

22. 围场县任义献方

主治：小儿胎毒，或皮肤生疮。

药物：黄柏末三钱，香油一两。

配制：用香油炸花椒，把花椒炸枯，去渣，调黄柏油末敷患处。

23. 徐水县张俊清献方

主治：胎毒。

药物：鸡子黄。

用法：将鸡子黄搅成油，抹之即愈。

24. 井陉县赵喜莲献方

主治：小儿胎毒疮。

药物：红枣五个（去核炒黄），雄黄三钱。

用法：共为细末，香油调涂患处。

25. 交河县杜玉西献方

方名：民间效方。

主治：小儿头面起疮，搔破流黄水，经久不愈。

药物：血余一钱，大葱根七个，花椒二钱，鲜柳树皮三钱，猪板油四两。

配制：先将猪板油熬开，再将以上四味共入内熬之焦黑捞出，将油倒入瓷器内收贮。

用法：以此油用鸡翎调搽患处即愈。

26. 沙河县胡俭敬献方

方名：高粱根散（单方）。

主治：小儿头上起疱（大如馒头，欤肿，皮色不变，以手按之如内有水，以针刺之即出血，多见出生不久的小儿）。

药物：陈高粱根不拘数。

用法：火焙成炭，研为细末，香油调搽。

口疮类（计72方）

1. 延庆县郭占霖献方

主治：小儿口疮。

药物：生吴茱萸三钱。

用法：研细末，用陈醋调涂足心。

2. 商都献方

主治：口舌生疮。

药物：川黄连，干姜。

用法：共为细面，搽患处。

3. 康保县孙绍先献方

方名：口疮散。

主治：口内生疮。

药物：生蒲黄、干姜各等份。

用法：共研细末，将药末擦之即愈。

4. 康保县许桂荣献方

主治：小儿白色鹅口，不能吃奶，舌硬苍白。

药物：五倍子二分，川连二分，冰片二分。

用法：共研细末，将药吹于苔上，苔即脱落。用消毒纱布揩去脱落之苔，以苔脱尽为度。

5. 怀安县王占贤献方

主治：小儿口疮。

药物：五倍子一钱（炒），冰片五分，红色冰糖三钱

用法：共研末，用药鼓或苇管等吹患处。

6. 涿鹿县宋仲秀献方

方名：白冰口疮散。

主治：小儿口疮。

药物：人中白（研面）、冰片少许。

用法：上药为末，搽口内患处。

7. 怀安县唐国定献方

方名：冰连消毒散。

主治：小儿口疮。

药物：川连二钱，柿霜一钱半，煅石膏三钱，冰片五分

用法：共研极细末，吹小儿口内，或撒小儿口内，或咽或吐均可。

8. 怀安县禹德谦献方

主治：口舌生疮，汤水不能咽等症。

药物：附子二钱（研细末）。

用法：以温开水调药，涂小儿两足心，经一二时去药，隔一二日即愈。

9. 涿鹿县任喜林献方

方名：独圣散。

主治：小儿铁板口疮。

药物：净吴萸三钱（研细末）。

用法：陈醋熬滚，和药调成膏，贴在小儿两脚心，三日药干；再用熬醋润湿，调成膏再贴，七日后即痊愈。

10. 佚名氏献方

主治：小儿红白口疮。

药物：儿茶五钱（晒干），青黛三钱，川黄连三钱，井底寒水虫一钱，梅片一钱。

用法：共研细面，撒患处，每日三四次即愈。

11. 平山刘瑞林献方

主治：鹅口红白口疮，咽喉诸症。

药物：黄连五钱，黄柏五钱，硼砂二钱，朱砂一钱，青黛二钱，牛黄一分，元明粉一钱。

用法：研细，吹口内。

12. 平山周海棠献方

主治：口疮。

药物：干姜一钱半，菖蒲一钱，川连一钱。

用法：水煎服。

13. 平山周海棠献方

主治：红白口疮，喉疼亦效。

药物：生石膏二分，雄黄少许，硼砂一分，冰片一分。

用法：研细面，吹口内。

14. 阳原县献方

主治：口疮。

药物：柿霜面一钱，青黛一钱，煅石膏一钱，冰片一钱。

用法：共研细面，每用少许撒口内。

15. 晋县献方

主治：小儿口疮。

药物：吴萸、附子各三钱。

用法：共为细末，醋调，贴涌泉穴、太阳穴。第二天去掉，连用三次即愈。

16. 佚名氏献方

主治：红白口疮兼治咽喉肿疼。

药物：梅片、硼砂、枯矾、石膏、蚕蛾（产过卵的，新瓦上焙干）各等份。

用法：共为细末，撒患处或吹患处，日二至三次。

17. 涿鹿县张玉山献方

主治：初生小儿口腔生疮，嘴内如棉花一样，不能食乳。

药物：莲子心一钱。

配制：水熬之，或滚水冲之。

用法：温服，不计时间，徐徐令食，最重服二钱即好。

18. 宁晋县李如强献方

主治：小儿鹅口疮。

药物：白矾枣大一块，七星蜘蛛一个，冰片五分。

配制：先将白矾入铁勺内，用火化开；再将蜘蛛放在里边，用筷子搅烂，加冰片共研细末。

用法：香油调药，涂抹患处。

19. 行唐县刘建容献方

主治：小儿唇口糜烂，颜色暗红，涎沫时流，疼痛不止，食物难以入口。

药物：干姜、川连等份。

用法：共为极细面过箩，擦于口唇上。

20. 冀县张鉴堂献方

方名：口疮散。

主治：小儿一切口疮。

药物：人中白三分，月石三分，冰片二分，朱砂一分，生地二分。

用法：共为细末，敷患处，日三次。

21. 刘斌献方

主治：初生四五月小儿白马片（鹅口），其症满口生白屑，如豆腐脑状。

药物：南星一钱，清半夏一钱，白及一钱，净吴萸五分。

用法：共研细末，用鸡子清调和，摊布上，贴足心，男左女右，贴一昼夜。

22. 涿县崔清涛献方

主治：小儿白口糊。

药物：大麻子仁一两。

用法：捣极烂，敷两足心。

23. 涞源县刘继宗献方

主治：小儿红白口疮。

药物：川黄连一钱，干姜五分。

用法：共为细末，蜂蜜调搽口内。

24. 涞源县高文良献方

主治：小儿咽喉破烂，口舌生疮，百发百中。

药物：白矾二钱，月石一钱。

用法：共为极细末，蜂蜜调匀，抹口内即愈。

25. 涞源县李鸿云献方

主治：小儿咽喉破烂，口舌生疮（俗名"白口糊"）。

药物：五倍子（焙干）一钱，冰片五厘。

用法：共为细末，搽在小儿口内。

26. 涿鹿县沈德洲献方

方名：五倍子散。

主治：小儿鹅口。

药物：五倍子一钱，冰糖一两。

用法：共为细末，每日敷三次，每次一至三分。

27. 无极县闫吉奎献方

主治：小儿一切口疮，不能吃乳。

药物：黄连一钱，黄柏三钱，青黛一钱，干姜一分，川贝五分。

用法：共为细末，以少许涂口内。可待其睡时涂之，但不可多，以免妨碍呼吸。

儿科门

28. 枣强县张秉中献方

主治：小儿口疮不能吮乳。

药物：吴萸一钱。

用法：研细末，以鸡子清调药末摊布上，贴患者足心，男贴左足心，女贴右足心。一日夜去之，自愈。

29. 无极县赵春成献方

主治：小儿白马片（鹅口）。

药物：黄柏面二分，红冰糖三分。

用法：共为细面，吹口内，立时即消。

30. 无极县耿登贤献方

方名：青姜散。

主治：小儿白马片症（鹅口），满口如豆腐脑样。

药物：青皮一钱，干姜一钱，梅片一分，麝香三厘。

用法：共为细面，吹口内数次即愈。

31. 涞源县李振纲献方

主治：小儿咽喉破烂，口舌生疮，满口皆破，敷之立效。

药物：芥菜子、白草霜、白面各等份。

用法：共为细末，用好醋煮成糊，敷两足心，连敷两次即愈。

32. 保定市许国瑞献方

主治：口腔溃疡，咽喉肿疼。

药物：牛黄六分，珍珠六分，西瓜霜一两半，人中白六分。

用法：共为细面，取药面二厘吹患处。

33. 高阳县蒋瑞棠献方

方名：口疮外贴膏。

主治：口疮。

药物：南星三钱，半夏三钱，樟脑三钱。

用法：共为细末，用鸡子清调匀，抹在小儿脚心，用青洋布绑好（男左女右）。

34. 无极县王孟申献方

主治：小儿口内糜烂，疼痛，食乳不能进者。

药物：巴豆一个（去油），漳丹少许。

用法：与米饭混合一处，贴于两眉之间。如发红肿者去之，一次即愈。

35. 徐水县申玉琦献方

主治：咽喉肿疼及小儿口舌生疮。

药物：吴茱萸三钱。

用法：研末，陈醋调涂足心。

36. 徐水县安玉林献方

方名：口疮散。

主治：胃热熏蒸，口舌糜烂，红白口疮。

药物：天竺黄（研炒）、梅片各等份，牛黄少许。

用法：共研细末，吹入口中。

37. 高阳县段柏林献方

主治：小儿鹅口疮（俗称"白口糊"）。

药物：吴茱萸三钱，川椒三钱。

用法：共为细末，醋调成糊状摊于青布上兜住脚心。半日许，用温水洗去即可见效。

38. 定县段银海献方

主治：小儿鹅口，满口生白屑。

药物：柿霜五分，黄芩三分，硼砂三分，轻粉二分，冰片一钱。

用法：共研细末，用苇管吹少许于口中。

39. 枣强县张秉中献方

主治：茧唇。

药物：五倍子（炒黄）。

用法：研细末，香油调搽患处，数次即愈。

40. 新河县冯国藩献方

主治：小儿雪口（俗名"护口白"）。

药物：五倍子（炒黄）五钱，枯矾三钱，青黛一钱，冰片一钱。

用法：共为细末，用香油调搽。

41. 曲周县宋雅化献方

主治：口疮。

药物：朱砂、白月石各一钱，雄黄、冰片各五分，大赤金二张，麝香少许。

用法：共为细粉，吹口。

42. 安国李绍润献方

主治：小儿重舌。

药物：黄连、栀子、荆芥、黄芩、连翘、木通、薄荷、牛蒡子、灯心各一钱，甘草二钱。

用法：水煎服。

43. 安国刘庆彦献方

主治：口舌溃烂，不能吃乳。

药物：吊吊灰（厨房中的灰尘）、白矾各等份。

用法：用鸡子清和成饼，敷两足心，布包过一夜即愈。

44. 井陉县刘玉章献方

主治：小儿白口疮。

药物：生巴豆一个。

用法：将药捣烂，用蒸馏水稀释成糊，摊在布上，贴于印堂，拔出毒水。其嗓子自通，将黄水流尽自愈，其药贴二至四小时，立即取下，防止毒水流入眼内，更须时时拭之。

45. 威县杨仿柏献方

主治：小儿口腔发炎。

药物：枯矾一两，七星蜘蛛七个（焙黄），人中白二分，冰糖三钱，梅片少许。

用法：共研细末，撒患处。

46. 巨鹿县王心善献方

主治：一二岁小孩口中舌下赤烂，更有女孩下部烂，并皆治之。

药物：川连、桔梗、升麻、细辛、黄柏、儿茶、白蔹、文蛤各一钱。

用法：共为细末，用鸡翎调香油抹上。但下部烂的，不得用一个器具盛药。

47. 宁晋县曹成华献方

方名：青黛散。

主治：小儿口疮。

药物：青黛、月石、梅片、儿茶各等份。

用法：共研末，吹口。

48. 无极县张星瑞献方

方名：牛黄散。

主治：小儿口腔糜烂，形点状或片状等，疼痛，食乳不能下者。

药物：川连一钱半，青黛二钱，朴硝二分，冰片二分，牛黄一分，月石五分。

用法：以上诸药共研为细面，用管吹入口内，一日数次。

49. 沙河申介圃献方

方名：白鹅散。

主治：小儿鹅口疮。

药物：五倍子一个。

配制：将五倍子打开，装满蜂蜜，火边焙黄；加入少许牛黄，炮人指甲少许，共研细面，收贮瓷瓶内备用。

用法：用蜂蜜调涂患处，数次即愈。

50. 佚名氏献方

主治：小儿白口糊，即口内腐烂色白，不能吮乳，疼痛甚。

药物：葫芦瓢（焙）。

用法：研成细面，吹于患处。

51. 唐专医院献方

主治：小儿重舌。

药物：巴豆仁（研）半瓣。

用法：巴豆研末，放入膏药内，贴于小儿印堂（两眉中间）。五分钟即刻揭下，次日即愈。

52. 井陉县王宜钦献方

主治：小儿红白口疮。

药物：黄连三分研，蜜一钱。

用法：上药调匀，白水冲服。此方是二三周岁小儿的剂量，小大应酌情减增。

53. 高元县平雅川献方

主治：小儿口齿牙舌一切疾病。

药物：蛤蟆一个（煅炭），青黛一钱，粉草一钱，台麝一分。

用法：共研细末，吹撒之。

54. 保定市牛克田献方

方名：白口糊散。

主治：小儿白口糊，不能吃奶。

药物：吴茱萸一两，款冬花五钱。

用法：共轧细面，用醋调匀，贴于脚心，外用白布包扎。

55. 滦县邸凤甫献方

方名：民间方。

主治：小儿口疮流涎，满口破烂，不能吃乳。

药物：蛴螬一个（切断去头，用其白奶）。

用法：将口腔用生白布蘸香油搽，再将蛴螬奶涂在患处，一二次即愈。

56. 威县姜炳勋献方

方名：利火汤。

主治：小儿口腔糜烂，口涎直流，口有白膜。

药物：木通、甘草、川军、竹叶各一钱，生地二钱，陈皮一钱半，滑石三钱，紫荆皮二钱。

用法：水煎服。此方剂量适于周岁小儿，年龄长可酌量加。

57. 保定市陈宝全献方

主治：口疮。

药物：款冬花、吴萸子各二钱。

用法：共为细末，醋糊调敷足心甚效。

58. 张家口市张芩献方

方名：桑白皮膏。

主治：大人小儿无端口唇肿痛。

药物：桑白皮四两（捣碎）。

配制：用砂锅加水煮桑白皮，水浓去渣，再熬至如胶状。

用法：涂于患处，多涂几次。

59. 丰宁县李振山献方

主治：口舌生疮。

药物：川连一钱，黄芩一钱，黄柏一钱，炒枳壳五分，甘草五分，山豆根五分，冰片三分。

用法：共为细面，涂在局部患处即可，每日三次。

60. 易县马永祥献方

方名：清热泻脾汤。

主治：小儿鹅口疮。

药物：生石膏三钱，生地二钱，赤苓三钱，条芩三钱，川连三钱，生栀子三钱，灯心一钱。

用法：水煎服。可临症加减。

61. 安国县姚寿昌献方

方名：糖矾散。

主治：小儿口舌赤疼，难以吮乳。

药物：白矾五分，白糖一钱半，生石膏一钱，白及八分。

用法：共研细末。药用三四分，温水数滴和匀，用鸡翎蘸药，日涂口内五六次。

62. 安国县陈振生献方

主治：白喉病。

药物：枯白矾一钱，朱砂二分，梅片一分。

用法：共为极细末，用消毒鸡翎扫白膜上，日三四次。

63. 安国县袁老宗献方

主治：红白口疮。

药物：净吴萸三钱，花粉三钱。

用法：共为细末，鸡蛋清调贴脚心。

64. 易县梁岐山献方

主治：小儿口唇痛痒，舌上生疮，热毒上攻，口多臭气。

药物：寒水石二两，石膏二两。

用法：共为极细末和匀。按小儿年龄大小，每次服一钱或半钱都可。

65. 安国县张子棠献方

主治：小儿口疮。

药物：海金沙、吴茱萸、海螵蛸各等份。

用法：共为细末，用醋调糊脚心。

66. 唐县袁瑞峰献方

方名：珠黄散。

主治：大人、小儿鹅口疮、白喉等症。

药物：梅花片、明雄黄、川黄连、青黛、人中白、天竺黄、正月石、净牙硝、京牛黄、珍珠各等份。

用法：共研细末。将药末量人大小适当，用苇管吹入喉内或患处。

67. 唐县李金峰献方

方名：八宝口疮药。

主治：小儿红白口疮。

药物：寒水石三钱，朱砂一钱，川连二钱，冰片五分，广皮二钱。

配制：共研极细末，瓷瓶收贮。

用法：撒布口内，一日三次。

68. 唐山市郭玉斋献方

方名：鹅口散。

主治：小儿口内溃烂疼痛，饮食困难。

药物：五倍子一钱，人中白一钱，冰片三分。

用法：共为细面，吹敷口内。

69. 峰峰赵国忠献方

方名：口症散。

主治：小儿口腔溃烂。

药物：黄瓜把、头发烧灰各等份。

用法：共为细末，撒局部，一日二三次。

70. 峰峰齐守德献方

方名：口症散。

主治：小儿红白口症。

药物：薄荷一分，黄连三钱，硼砂二分，人中白六分，青黛八分，梅片二分五厘。

配制：先将薄荷、黄连研细，后入硼砂、人中白、青黛、梅片，再共研细末。

用法：将药末吹于患处，二三次痊愈。

71. 峰峰苗泰然献方

方名：养阴清肺汤。

主治：小儿红口疮。

药物：生地五钱，寸冬四钱，白芍三钱，薄荷一钱半，元参四钱，丹皮一钱半，贝母一钱，甘草二钱。

用法：水煎服。根据孩儿大小酌量使用。

72. 景县孙贵臣献方

方名：导火散。

主治：小儿舌烂口疮。

药物：吴茱萸四钱。

用法：研为细末，醋调涂，贴两足心，一周时去掉。

小儿痢疾类（计6方）

1. 赤城县郭宽献方

主治：小儿红白痢疾。

药物：酸枣树根白皮。

用法：晒干为细末，白水调服，每日早、晚各服一次。白痢用白糖为引，红痢用红糖为引。用量一至二岁，每次服五分；三至五岁，每次服八分；六至十岁，每次一钱。

2. 康保县张林献方

主治：小儿泄痢，腹胀如鼓，里急后重症。

药物：黄蜡一两，巴豆霜三分。

用法：将黄蜡化开，摊在净白布上。将巴豆霜放在黄蜡上，贴于肚脐，再以布带扎之。

3. 涿鹿县杜韦林献方

主治：小儿噤口痢疾。

药物：苦果（没食子）一个。

用法：不见铁，用布裹捣碎，水煎冷服。

4. 新城县李济民献方

主治：小儿脱肛。

药物：黄连、木香、肉蔻等份。

用法：研面，每次三至五分服下。

5. 涿县杨振生献方

主治：小儿疹后痢疾。

药物：炒银花四钱，炒川连一钱，炒胡连一钱，诃子肉二钱，茅根炭三钱。

用法：水煎服，日服三次。以上剂量适用于六七岁之小儿，其他宜按年岁大小决定。

6. 涿县冯思承献方

主治：小儿痢疾日久不愈者。

药物：川连八分，龙骨二钱，石脂二钱，姜朴二钱，阿胶一钱，甘草八分。

用法：共为细面，米汤送下，量儿大小病之轻重酌情服用。

脱肛类（计5方）

1. 唐县何服众献方

方名：洋金花汤。

主治：小儿脱肛。

药物：洋金花五钱。

用法：用水三斤，在砂锅内煎半小时，乘热先熏后洗。

2. 涿县张洁心献方

主治：小儿脱肛。

药物：五倍子一两，白矾面少许。

用法：煎汤熏洗，再用白矾面搽之。

3. 完满县唐寿山献方

方名：脱肛散。

主治：小儿脱肛。

药物：蝉蜕。

用法：研为细末，香油调搽患处。先用朴硝水洗，再用药搽。

4. 徐水县唐瑞桐献方

主治：脱肛（小儿）。

药物：五倍子少许。

用法：研末撒于白面上，托四次即愈。

5. 大名县董栗庭献方

主治：小儿脱肛。

药物：黄芪二钱，防风八分。

用法：水煎服。

小儿小便不通（计5方）

1. 宁晋县赵汝赓献方

主治：小孩小便不通。

药物：食盐二钱。

用法：食盐炒热熨脐中，以布束缚，然后用针刺小腹出血少许，小便即通。

2. 怀安县李富山献方

主治：初生小儿小便不通。

药物：大葱三钱。

用法：水煎，兑乳汁服之，小便立通。

3. 沽源县胡义莲献方

主治：初生三四天的小孩小便不通。

药物：陈草帽圈、扫帚草尖各适量。

用法：二味煎水服。

4. 涿鹿县岑效儒献方

主治：小便不通。

药物：生玉黍毛、扫帚子（地肤子）各适量。

用法：二味合一处水煎，空心服之，小水自利。

5. 尚义县胡子亮献方

主治：初生婴儿二三日不尿者。

药物：公黑牛利水毛（小便处）。

用法：将毛剪下，用瓦焙黄研末，乳汁送下。

遗尿类（计8方）

1. 保定市孙引之献方

主治：遗尿。

药物：金钱橘（小橘子）四十九个。

配制：将金钱橘晾四十九天，不要使它烂了，用火烤干，研末。

用法：每服二钱，白开水送下，一日两次。

2. 完满县献方

主治：小儿尿床（十岁以上的尿床）。

药物：山药一两，益智仁二钱，乌药二钱，鸡内金三钱，桑螵蛸三钱。

用法：水煎服。

3. 保定市于赞臣献方

方名：遗尿外敷方。

主治：男女尿床。

药物：硫黄二钱，大葱头七个。

用法：共捣烂，用布包起，敷于脐上。

4. 涞源县赵玉献方

主治：小儿遗尿不禁（尿床），服之立验。

药物：鸡肫胫一具，并肠。

用法：鸡肫胫晒，为末服之。男用雌，女用雄。

5. 涞源县王坦献方

主治：治小儿尿炕，或遗尿不禁。

药物：桑螵蛸、山药各等份。

用法：共为细面，每日两次，每次量以小儿大小酌情加减。

6. 涿县何永才献方

主治：成年人与小孩身无他病，只是在睡眠之中时常遗尿。

药物：补骨脂一两（盐炒），大青盐一两，桑螵蛸三钱，油桂三钱。

配制：将上药轧面，再研之极细，炼蜜成丸，共为二十一丸。

用法：上药日服三次，七日服完，白水送下。

7. 保定市魏介民献方

主治：小儿小便不禁或遗尿。

药物：桑螵蛸一两（炙为酱色）。

配制：轧为细面。

用法：每服二至三钱，空腹用米汤送下。腹寒者，加红糖为引。

8. 石家庄市高汉章献方

主治：男女遗尿或小便不自禁者。

药物：生黄芪四两，芡实二两。

用法：水煎服。

小儿疝气类（计5方）

1. 束鹿县刘文天献方

主治：小儿疝气偏坠。

药物：麝香五厘。

用法：将麝香纳脐中，外用药膏贴之，数日即愈。

2. 怀来县邵铭鼎献方

主治：初生婴儿偏坠。

药物：鸡蔓秧（药名透骨草）俟其长到一尺多高，采取其尖，剪下晒干。

用法：研面，取如绿豆大，放暖脐膏中，对准肚脐贴上。

3. 行唐县郑洛茂献方

主治：小儿偏坠。

药物：白胡椒二粒（为细面）。

用法：用膏药将胡椒面贴在小儿肿的肾囊硬处，候自脱落，再换三四次即愈。

4. 无极县薛廷利献方

主治：小儿气肚脐（就是小儿肚脐凸出），又名"脐凸症"。

药物：甘遂、大戟、甘草各等份。

用法：共为细面，敷脐上，用小膏药盖之，一二次即愈。

5. 保定市李宪武献方

主治：儿童疝气。

药物：川朴三钱，透骨草三钱，香艾三钱，葱须七个，槐树枝七寸。

用法：水煎，先熏后洗，每日一次。

儿科杂病类（计 10 方）

1. 安国钟文义献方

主治：停食，发烧。

药物：川军三钱，胆星一钱半，天虫、虫蜕、天竺黄各一钱。

用法：水煎服。

2. 安国李绍润献方

主治：小儿手软不能拿物（风湿性）。

药物：苡仁、当归、秦艽、枣仁、防风、羌活各五钱。

配制：共研细末，蜜丸芡实大。

用法：药丸用荆芥汤送下，每服二至七丸。

3. 安国李绍润献方

主治：小儿初生，眼闭不开。

药物：熊胆、黄连各少许。

用法：水煎洗眼。

4. 安国李绍润献方

主治：小儿天柱骨倒。

药物：血鹿茸

用法：煎汤，不拘时服。

5. 安国李绍润献方

主治：小女孩阴门糜烂。

药物：黄丹一钱，蜂蜜一两。

用法：和蒸至黑色，以鸡翎蘸药抹即愈。

6. 安国王子愈献方

主治：小儿身生鳞甲。

药物：僵蚕不拘多少（为细面）。

用法：一岁小孩，每服二分，开水送下。

7. 沽源县献方

主治：小儿四肢瘫痪，麻木不知，日渐痿软。

药物：木瓜四钱，透骨草四钱，麻黄四钱，当归四钱，牛膝四钱，桂枝三钱，地肤子四钱，山甲珠三钱，红花一钱五分，露蜂房一个。

配制：上药煮沸后加烧酒、黄酒各二两。

用法：趁热洗患处，须使药力透入筋骨方效，每剂可洗三次。可配合针灸使用。

8. 沽源县献方

主治：小儿麻痹肢软，不能行动。

药物：黄芪、桃仁、归尾、赤芍、桑枝、川芎、地龙、红花。

用法：水煎服。八味药分两可酌量小孩年龄大小、体格强弱，加减用之。此方用于经针灸不愈，或在针灸时服用，可促进早期痊愈。

9. 易县伊召棠献方

方名：《千金》肥儿饼。

主治：小儿无病日常服三五饼，可防患于未然。

药物：建莲子四两，茯苓四两，芡实米四两，怀药四两，白扁豆四两，苡仁四两，六神曲二两，炒麦芽二两，陈皮二两，大丽参二两，使君子仁二两，山楂二两，粉甘草二两，白糯米二升，白糖二斤。

配制：共研细末，白糖用水化，将药末调匀，锅内蒸熟，制成小饼。

用法：日服二三饼。

10. 无极县戈陈莲献方

主治：小儿阳物肿大，尿时刺痛。

药物：木通一钱，川黄连五分。

用法：水煎。一至五岁，每日服三四次，即愈。

外障类（计139方）

1. 宁晋县何庆章献方

主治：暴发火眼，目赤不肿痛。

药物：银花一两，菊花一两。

用法：水煎去滓，倒在碗内先熏后洗，不过三四次即愈，洗时需用消毒棉花蘸洗。

2. 怀安县唐国定献方

主治：小儿痞积，眼不睁，怕见日光，有云翳，肚大青筋。

药物：夜明砂三钱，栀子一钱，川连三分，蒺藜一钱，鸡肝二个。

配制：药为细末，把鸡肝剖开将药末入于鸡肝之内，在锅内蒸熟。

用法：每日服一次，十五日服完。

3. 武邑县朱万洪献方

主治：眼红肿，兼头疼不止者。

药物：柴胡二钱，防风二钱，薄荷二钱，前胡一钱半，芥穗一钱半，当归三钱，杭芍三钱，银花三钱，连翘三钱，川羌一钱半，青皮三钱，黄芩三钱，菊花二钱，甘草二钱。

用法：水煎服。

4. 无极县献方

主治：眼为外物所伤，如麦芒尖、玉米叶尖等刺在眼内乌珠，或跌打损伤之眼症。

药物：血竭花一钱，乳香一钱，芒硝三钱。

用法：共为极细面。成年人每服三钱，幼儿酌量减少，用白开水送下。此症三日以内，初伤者一二剂即愈；如过五日后，头疼甚者，难愈。

5. 怀安县李富山献方

主治：目赤肿痛。

药物：蒲公英四两。

用法：水煎。头煎内服，二煎外用洗眼。

6. 无极县李贞福献方

主治：暴发火眼，红肿疼痛，甚则连耳根皆肿痛。

药物：酒军五钱，酒黄芩三钱，银花五钱，紫草五钱，公英一两，地丁一两，蕤仁七钱，元参五钱，知母五钱，生地五钱，薄荷三钱。

用法：水煎服。甚者加石膏五钱。忌生冷。

7. 赤城县安克仁献方

主治：白精有胬肉，白如鱼胞。

药物：青皮三钱，桑皮（生）三钱，沙参三钱，山栀二钱，元参二钱，大黄二钱，车前子三钱，升麻五分，蕤仁二钱，甘草一钱半。

用法：水煎分两次温服。

8. 赤城县韩守先献方

主治：血灌瞳仁。

药物：山甲一钱，桔梗一钱，蝉蜕一钱，蛇蜕一钱，谷精草一钱。

用法：共为细末，用少许吹入鼻中自退。

9. 祁向春献方

主治：眼疼。

药物：川连、生地、枸杞、石决明、银花、虫蜕各三钱，菊花二钱，荆芥穗二钱，木贼二钱，泽泻二钱，木通二钱，生草一钱。

用法：水煎温服。

10. 商都县献方

主治：眼内有翳点不退。

药物：鸡内金一两（研细面）。

用法：日服两次，成人每次一钱，小孩三岁每次五分，白糖引。

11. 商都县献方

主治：急性充血，眼疼，坐卧不宁。

药物：川军、元明粉、没药、血竭花各一钱。

用法：共为细末，每次一钱。

12. 沽源县苏茂花献方

主治：眼边赤烂。

药物：下雨后水上浮的白沫。

用法：白开水冲捞回的白沫洗眼，两次即愈。

13. 赤城县郑志成献方

主治：暴发火眼，肿痛流泪。

药物：龙胆草、山栀子、甘菊花、青葙子、石决明、草决明、川大黄、元明粉、净蝉衣、谷精草、木贼草、金银花各三钱，细木通、甘草各二钱，灯心、竹叶各一钱。

用法：水煎服。忌油腻。

14. 赤城县程月桂献方

主治：云翳遮睛。

药物：当归五钱，熟地四钱，胆草四钱，生地五钱，青皮三钱，广木香二钱，犀角二钱，朱砂一钱，青葙子五钱，茺蔚子五钱，羚羊角五分，枳壳二钱，炒甘草一钱。

用法：水煎或配成丸。如服煎剂，可将此方减半；若配丸药，每服三钱，白水送下。

15. 赤城县程普仁献方

主治：小儿眼肿痛。

药物：韭菜上的露水。

配制：每天早晨，在韭菜叶上采取，用净小瓶贮藏。

用法：每日洗七次，三日痊愈。

16. 延庆县吴廷藻献方

主治：眼疾无论内障外障，暴发火眼，迎风流泪，眼边溃烂等症皆有特效。

药物：青盐五钱，轻粉五分，炉甘石、川椒、杏仁、白矾、冰片各一钱。

配制：烧酒半斤用碗盛起，再将上七味药放在酒内用火点着，火灭待凉后，再放入冰片，制出水来点眼。

用法：以上药水点睛。严重者，一日多次点之。

17. 延庆县吴廷藻献方

方名：洗眼药方。

主治：一切风火眼暴发，胬肉攀睛，疼痛难忍。

药物：枯矾、胆矾各三分，铜绿、甘石、菊花各五分，当归尾、防风、青皮、芥穗、海螵蛸各一钱。

用法：以上诸药装白布袋内，用白开水冲泡之水洗眼。一日洗三次，重者数次洗之。

18. 商都县李芝翰献方

主治：暴发火眼。

药物：大生地四钱，赤芍二钱，黄芩二钱五分，丹皮二钱，蝉蜕一钱五分，柴胡二钱，车前子二钱，黄连一钱五分，羌活一钱五分，石决明二钱，元明粉二钱，乳香一钱，红花五分。

用法：鲜姜三片为引，水煎服。

19. 无极县张呈瑞献方

方名：复生汤。

主治：眼珠日夜疼痛，或赤或不赤，黑珠下陷。

药物：柴胡、白芍、酒黄芩、桔梗、薄荷、川羌各二钱，苍术、川芎、五味子、蔓荆子、独活、白芷、茯苓、藁本各一钱半。

用法：水煎两次。早、晚饭后，一小时服一次。

加减：目珠赤者，加川连二钱，去五味子、苍术；病在瞳者，加盐炒黄柏二钱，盐炒知母二钱；如眼珠痛甚者，先服当归养目汤（当归三钱，川芎三钱，白芷一钱半，防风、白芍、川羌各二钱，熟地四钱。水煎两次，早、晚饭后服一次），疼止后再服上药。

20. 无极县张呈瑞献方

方名：泻肝汤。

主治：黑眼珠上起黑颗粒，剧痛或微疼，年久者不易愈。

药物：知母四钱，元参、地骨皮、茺蔚子、大黄、车前子各三钱，元明粉二钱。

用法：水煎两次，早、晚空心服一次。小儿按病情酌量服用。

21. 沽源县献方

主治：暴发火眼。

药物：鸡子清一个，白矾少许。

用法：二味竹筷搅起沫，令患者仰卧闭目，上盖纱布，将沫挑布上。

22. 延庆县孙克明献方

方名：洗眼方。

主治：暴发火眼，目赤肿痛，流泪，胬肉攀睛。

药物：防风、菊花、当归各二钱，胆矾、铜绿、冰片各一钱，炉甘石、蝉蜕各二钱。

用法：水煎洗之，一日洗数次。

23. 涿鹿县杨隐之献方

主治：暴发火眼，红肿作痛。

药物：川黄连五分（研面）。

用法：开水冲兑入乳汁，点眼即愈。

24. 涿鹿县杨隐之献方

主治：眼内红肿沙涩作痛，闭目不睁，不能视物。

药物：乌梅七个，杏仁七个，蝉衣七个，胆矾二钱，明矾二钱，新钉七个。

配制：用不落地的井水泡，再用柳木柴火煮数滚。

用法：闭目用此水洗七日即愈。

25. 涿鹿县魏云桥献方

主治：眼皮湿烂。

药物：炉甘石（醋淬七次）、川连、牛蒡子、川椒各三钱，五倍子二钱，梅片一分半。

用法：水煎熏洗，日洗三次，每料可洗三天。

26. 平山王袖天献方

主治：云翳遮睛，视物不明。

药物：归尾、川芎、赤芍各三钱，生地四钱，黄芩、菊花、薄荷、蝉蜕、木贼各三钱，银柴胡、黄柏各四钱，蒺藜三钱，龙衣二钱，石决明三钱，夜明砂四钱，海螵蛸五钱，山甲五钱，胆草二钱。

用法：水煎服。下午六七点钟服一料，九点钟再服一料。服后大便变稀。

27. 涿鹿县马耀庭献方

主治：眼皮翻肿。

药物：青黛、胆矾、铜绿、乌梅各等份。

用法：水煎数滚，频用棉球蘸水洗之。

28. 深县刘继恩献方

方名：洗眼散。

主治：暴发火眼肿痛，眼球肿胀。

药物：炉甘石粉一钱，菊花二钱，红花二钱，蕤仁二钱，川连一钱，冰片一片，明矾五分，枯矾五分，胆矾五分，青盐五分，苦参一钱。

用法：以上诸药共捣粗末，用纱布囊装住，放罐内用开水冲，早、晚洗眼，日二三次。

29. 定县薛含芳献方

方名：清翳光明散。

主治：云翳红肿作痛。

药物：月石三钱，冰片三钱（用正梅最高的），当门子一钱（麝香，要原麝），炉甘石粉三钱，元明粉三钱，纯洁的紫硇砂二钱。

配制：先将硇砂、月石、元明粉、甘石粉研末，过极细罗；再把麝香、梅片入在一处，研极细面过罗，放瓷器瓶内（不可用玻璃瓶），用蜡封固。

用法：将患者上眼皮翻开，以玻璃棍蘸无病妇人之乳汁（蘸白开水亦可）少许抹眼胞内，休息半小时许再出门，见日风即好。

30. 保定市牛克田献方

方名：清肝明目汤。

主治：二目红肿疼痛，生翳不明，大便秘结。

药物：大黄四钱，防风三钱，菊花三钱，石决明五钱，木通四钱，当归四钱，杭芍四钱，黄芩四钱，栀子三钱，甘草三钱，柴胡二钱，白芷三钱。

用法：水煎服。

31. 深县崔俊达献方

主治：瞳仁散大。

药物：熟地二钱，归身一钱，白芍一钱，车前子八分，川芎八分，菟丝子八分，菊花八分，青葙子八分，五味子九粒。

用法：水煎服。

加减：口渴、头昏，加生地一钱，麦冬一钱；阴虚者，加枸杞一钱。

32. 深县献方

主治：暴发火眼红肿痛痒。

药物：黄连三钱，白矾五分。

用法：研末，水煎洗。

33. 深县献方

主治：暴发障眼。

药物：明矾、胆矾、铜绿、川连各一钱。

用法：水煎洗。

34. 深县献方

主治：眼生云翳。

药物：木贼三钱，防风三钱，连翘三钱，黄芩三钱，当归二钱，蝉蜕一钱半，薄荷二钱，红花一钱半，甘草二钱，胆草二钱。

用法：水煎服。

35. 保定市淦书元献方

主治：黑眼珠上生黑蟹珠，大者如黑豆，小者如蟹睛，俗名"蟹睛眼"。

药物：生地、川芎、羚羊角、赤芍、大黄、黄芩、木香、枳壳各一钱。

用法：水煎，以三个滚开为度。每日服三次，饭后服。

36. 滦县魏绍伯献方

方名：吴茱萸散。

主治：小儿目疾，眼球红肿，羞明，并治急惊风。

药物：吴茱萸三钱。

用法：为细面，醋调敷涌泉穴上，用布缠定取汗。

37. 宁河县王致河献方

方名：黄连膏。

主治：暴发火眼，两眼赤肿作痛症。

药物：川黄连二钱，梅片五分。

用法：月白酒二两，将药浸入酒内，用火点着，以酒自熄为度，冷后点眼。

38. 宁河段献庭献方

主治：小儿暴发火眼，赤肿难睁，多眵等症。

药物：吴茱萸三钱，海金沙三钱。

用法：二味研面，加醋少许调糊状，敷于两足，用绷带扎住，过夜取下。此药能引热下行而眼愈，适于小孩不能吃药者。

39. 滦县张步云献方

主治：烂眼边子。

药物：青黛五分，煅石膏一钱。

用法：共为细末，香油调搽，每天三次，搽几次即愈。

40. 河北滦县李广云献方

主治：暴发火眼，肝胆郁热，有发烦狂躁等症。

药物：黄连五钱，黄芩五钱，黄柏三钱，大黄五钱，猪胆汁二钱，雄黄一钱，镜面砂三钱，冰片一钱。

配制：先将前四味轧细末过罗，再合后四味，共研极细末，收藏瓶中塞严。

用法：成人每服二钱，小孩按年岁酌用，白开水送下，每日三次。

41. 深县献方

主治：目睛肿胀，生白云翳，疼痛红赤。

药物：菊花一钱半，银花二钱，蒙花二钱，连翘二钱，栀子二钱，黄芩二钱，桔梗一钱半，陈皮一钱半，蝉蜕一钱，决明子一钱半，石决一钱半。

用法：水煎服。

42. 深县献方

主治：眼红赤肿痛。

药物：黄连、黄柏、黄芩、寸冬、甘草各五分。

用法：水煎服。

43. 深县献方

主治：眼病苍白云翳，睛疼流泪。

药物：黄连一钱，黄芩二钱，赤芍一钱半，枳实一钱，寸冬二钱，连翘二钱，云苓二钱，决明子二钱，石决明一钱，薄荷一钱。

用法：水煎服。

44. 丰宁县赵洪志献方

主治：眼角眼边红烂，经久不愈。

药物：菊花三分，蝉蜕二分，川连五分，归尾五分，胆矾五分，白矾一分，防风三分，薄荷三分，木贼四分。

用法：水煎洗眼。

45. 徐水县申玉琦献方

主治：烂眼边症。

药物：五倍子末。

用法：和蜜调涂。

46. 晋县中医研究所献方

主治：目赤肿翳痛。

药物：鲤鱼胆汁。

用法：点之。

47. 安国焦修身献方

方名：驱风除热饮。

主治：眼胞肿胀，目珠热痛，多泪，心烦口渴便燥。

药物：川羌活、黄芩、荆芥穗、薄荷、归尾、赤芍、木贼、川军各三钱，防风二钱，栀子二钱。

用法：水煎两次，每日早、晚各服一次。

48. 安国焦修身献方

方名：养血升阳汤。

主治：眼干皮紧，泪少不润，目昏不明症。

药物：当归三钱，川芎二钱，杭芍三钱，五味子二钱，杞果三钱，防风二钱，熟地三钱，川大活三钱，荆子三钱，菊花三钱。

用法：水煎两次，每日早、晚各服一次，数剂而愈。

49. 安国焦修身献方

主治：两眼赤烂，经久不愈症。

药物：赤芍、当归、黄芩、桔梗各三钱，川芎、芥穗、焦栀、白术、薄荷、连翘、柴胡、防风各二钱，麻黄一钱半。

用法：水煎两次，每日早、晚各服一次。

50. 唐山市庞馨洲献方

主治：目衄血症（重性结膜溢血）。

药物：当归三钱，白芍三钱，赤芍三钱，生地五钱，阿胶三钱，黑栀子四钱，白茅根二钱。

用法：水煎服。

51. 唐山市庞馨洲献方

主治：冲风泪出，属于虚性者。

药物：熟地二钱，山药二钱，萸肉二钱，茯苓二钱，丹皮一钱，泽泻二钱，桑叶四钱，知母一钱半，地骨皮三钱，盐黄柏一钱，枸杞果一钱半，五味子一钱。

用法：水煎服。

52. 唐山市庞馨洲献方

主治：眼流泪属于炎性者。

药物：炙桑皮二钱，花粉三钱，荆子一钱半，木通一钱半，枯芩三钱，银花六钱，公英六钱，甘草五分，生栀子二钱。

用法：水煎服。

53. 安国张子堂献方

主治：眼内生云翳遮睛，视物不明等症。

药物：南星、生大黄各等份（为面）。

用法：上药醋调，贴足心即消。

54. 新河县刘贵良献方

主治：眼漏。

药物：柿饼瓤。

用法：敷贴患处。

55. 无极县陈俊中献方

主治：暴发火眼，赤肿胀痛，头重鼻流清涕等症。

药物：当归尾、山柰、苦参、明矾、炉甘石各一钱半，梅片少许。

配制：以上诸药为粗末，开水浸泡，少等片刻再入梅片。

用法：用药棉蘸洗，每日洗二三次。避风，温洗效力大。

56. 涞源县王居献方

方名：治烂眼边方。

主治：眼边溃烂，经久不愈，或时愈时发，赤烂涩疼。

药物：红枣去核三个，鲜姜皮（如黄豆大）三块　铜绿五分，炉甘石二钱，冰片三分。

配制：将铜绿、姜皮装入大枣内烧焦，再与甘石、冰片共为细末，香油调匀，瓷器收贮。

用法：每日临睡时，调敷患处，经过七八天即愈。

57. 涞源县王居献方

方名：化针散。

主治：暴发火眼，胬肉攀睛，疼不可忍。

药物：青盐二钱，胆矾二钱，五味子三钱，川椒一钱五分，杏仁七个，铜绿三钱，乌梅三个，绣花针七根。

配制：水一碗共煎一处，针化为度，露一宿，瓷瓶收贮。

用法：以水点眼，二十日为止，云翳即退。

58. 涞源县王居献方

方名：拨云见日退翳丸。

主治：男妇老幼，久患目疾，云翳透睛，目不能明，久服以愈为度。

药物：广木香一两，谷精草五钱，菊花一两，荆子五钱，广陈皮五钱，熟川军八钱，蝉蜕五钱，薄荷八钱，密蒙花一两，白蒺藜一两，木贼五钱，甘草二钱，川黄连一两，元参五钱。

配制：以上共为细末，水泛为小丸。

用法：每服三钱，一日两次，白水送下。

59. 蠡县崔铁琳献方

主名：暴发火眼，红肿而疼。

药物：当归、桑皮、藁本、黄柏、栀子、川军、白芷、柴胡、生地、羌活各三钱，川芎、赤芍、胆草、黄芩、川连、荆子、菊花各二钱，桃仁、车前子各三钱，甘草一钱。

用法：水煎服。

60. 涿县冯学彦献方

主治：目珠疼痛，终日不止。

药物：甘草二钱，香附三钱，夏枯草五钱，焦栀三钱，好茶叶三钱。

用法：水煎服，日服两次。

61. 高阳县邱兰惠献方

方名：明目汤。

主治：两目干涩透明，气逆不舒，头晕，脉弦。

药物：夏枯草三钱，白芍三钱，川芎三钱，丹皮二钱，车前子三钱，青葙子二钱，芥穗二钱，草决明三钱，香附四钱，当归三钱，青皮三钱，栀子二钱，甘草二钱。

用法：水煎服。

62. 涿县张洁心献方

主治：暴发火眼，云翳遮睛，疼痛不止者。

药物：川连二钱，炉甘石五分，枯矾四分，胆矾五分，青盐五分，铜绿五分，川椒四分，乌梅二个，当归一钱，梅片三分。

用法：把上药用白布包好，贮入瓶中，用开水泡之，随时洗之。

63. 无极县解天一献方

方名：止痛散。

主治：暴发赤肿，眼珠疼痛等症。

药物：没药三钱，血竭花二钱，大黄、芒硝、归尾、赤芍、生地、黄芩各三钱，石决三钱，栀子、薄荷各二钱，川芎、防风各一钱半，甘草一钱。

用法：水煎两次，每日早、晚各服一次。

64. 徐水县盛文斋献方

方名：夏枯草散。

主治：暴发火眼，赤痛羞明，夜间尤甚。

药物：夏枯草五钱，香附五钱，甘草三钱。

用法：共为末，每日早、晚两次服，每服三钱，开水送下。

65. 康保县李庆春献方

主治：目赤，烂眼边，发痒流泪，经久不愈。

药物：生炉甘石一两（火煅），黄连（水淬）、冰片各一钱。

配制：共为极细面，加蜜调成软膏。

用法：外用，抹眼边，一日三次。

66. 康保县李庆云献方

主治：外障云翳，目赤肿疼。

药物：石决明五钱，夜明砂、谷精草、白蒺藜（炒）各三钱，蝉蜕二钱，蛇蜕五分。

用法：水煎服。

67. 涿县李汉灵献方

主治：暴发火眼。

药物：没药、血竭、大黄、决明、朴硝各等份。

用法：共为细面，每服二钱，每日两次服。

68. 曲阳县王治彬献方

主治：目痛，起白翳遮睛，不能明视。

药物：生地三钱，川芎二钱，蝉蜕二钱，羌活二钱半，防风一钱，木贼三钱，石决明三钱，白菊花四钱，川连三钱，茯苓二钱，青皮二钱，薄荷三钱，荆芥二钱，当归二钱，通草一钱，黄芩二钱。

用法：水煎服。

69. 保定市戴月航献方

方名：蟹睛饮。

主治：黑睛突出，如黑豆的疙瘩，名为蟹睛症。

药物：杭芍四钱，元参三钱，生地三钱，犀角一分，寸冬四钱，黄芩二钱半，川芎一钱，焦栀子一钱，石决明四钱，车前子三钱，石斛一钱，五味子五分。

用法：水煎服。

70. 完满县冉沙坡献方

主治：白睛青蓝症。

药物：升麻二钱，苍术二钱，桔梗三钱，川芎三钱，龙胆草二钱，藁本三钱，细辛一钱，川连三钱，黄芩三钱，黄柏二钱，生地三钱，甘草一钱，连翘二钱，知母二钱，防风二钱，羌活二钱，柴胡三钱，红花一钱，归尾四钱。

用法：水煎服。

71. 行唐县严崇山献方

主治：眼珠发胀，疼痛难忍。

药物：甘草五钱，川军五钱，李仁三钱，芥穗三钱。

用法：上药贮于锅中加水熬煎，日吃两次，早、晚白水送下。

72. 无极县解天一献方

主治：眼睛疼痛昼轻夜重（角膜溃疡）。

药物：夏枯草三钱，元参三钱，生地三钱，当归三钱，白芍三钱，血竭花三钱，没药炒二钱，黄芩二钱，草决明炒三钱，石决明三钱，龟甲三钱，知母一钱半，甘草一钱。

用法：水煎服。

73. 无极县献方

主治：暴发火眼，眼球红肿胀痛不止。（实证）

药物：姜炒川黄连一钱半，酒炒黄芩二钱五分，酒洗生地黄三钱，酒归尾三钱，酒炒赤白芍各三钱，酒川芎二钱，酒炒胆草三钱，酒炒丹皮三钱，栀子二钱半，甘草一钱半。

配制：水煎两次。

用法：早、晚空心服。若大便干燥秘结，去芍药，加大黄。

74. 晋县中医进修学校献方

主治：暴发火眼。

药物：防风一钱半，青皮一钱，川连一钱半，胆矾一钱，炉甘石一钱半，杏仁一钱半，梅片少许。

用法：水煎熏洗。

75. 沽源县献方

主治：眼珠红肿，云翳不退。

药物：蒲公英六钱，蒺藜三钱。

用法：水煎服。

加减：大便干燥，加大黄二钱，效果良好。

76. 阳原县献方

主治：风吹眼痛。

药物：当归、川芎、赤芍、生地、黄芩、龙胆草、菊花、木通、元参、石决明、川军、白蒺藜、芒硝、防风、蔓荆子、柴胡各二钱，细辛五分。

用法：水煎服。

77. 阳原县献方

主治：云翳。

药物：白矾三钱，胆矾三钱，乌梅三钱，川椒八粒，皮硝一钱，熟杏仁三钱，新针一个。

配制：用水三茶杯煎一茶杯，去渣用汁。

用法：用新毛笔洗眼。

78. 阳原县献方

主治：目翳。

药物：蝉蜕六钱，蒺藜一两，川军五钱，木通五钱，栀子五钱，黄柏五钱，羌活五钱，连翘七钱。

配制：共研细面，用羊肝一具（去筋膜），捣烂入药面和匀，用锅蒸六次。

用法：分服。

79. 阳原县献方

主治：眼边红痛。

药物：大枣一个，白矾二分，川黄连二分，黄柏二分。

用法：水煎，去渣澄清，用棉花点药水洗之。

80. 冀县任瑜斋献方

方名：八宝磨云散。

主治：内外障翳。

药物：珍珠二分，老琥珀一分，珊瑚一分，玛瑙一分，贝母二分，台麝一分，炉甘石二钱。

用法：八味共为极细末，蘸乳汁点眼内，闭目一二小时，不可睡着。如无乳汁，以水蘸点亦可。

81. 钜鹿庞万仁献方

方名：加减黄连泻心汤。

主治：急性角膜溃疡，在瞳孔以上溃疡有长形者，有圆形者，大多并发结膜炎，剧疼难忍，昼夜不安。

药物：胆草、川连、枯芩、蜜桑皮、白芍、云苓各三钱，银花六钱，公英四钱，川军四钱，蒙泥钱、元明粉各一钱半，木通五分，荆子一钱半，甘草四分。

用法：水煎服，每晚饭后服一剂。

82. 钜鹿王华各献方

主治：急性流行性结膜肿疼，夜间尤甚。

药物：蜜桑皮一钱半，天花粉三钱，黄芩三钱，蔓荆子一钱半，木通一钱半，胆草二钱，薄荷五分，川连二钱，大黄四钱，白芍三分，生地二钱，银花五钱，甘草五分，知母二钱。

用法：水煎服，晚饭后一小时服。用两大碗水煎剩少半碗为止。

83. 巨鹿贾成立献方

主治：暴发火眼。

药物：当归一钱半，川椒一钱，乌梅一个，大青盐一钱，枯矾一钱，铜绿一钱，黄连一钱，白菊花三钱。

用法：开水浸药一小时，用棉花蘸洗。

84. 枣强县傅惺尘献方

方名：藕汁点眼方。

主治：外伤眼症，或碰打刺伤眼睛，疼痛难忍，甚则失明。用此方点之特效，诚良方也。

药物：鲜藕一块。

配制：用消毒干净的石器捣烂，再用消毒的白布拧出汁。

用法：用汁点眼，一日数次。不论时间，多次点之。

85. 宁晋县钟藻章献方

主治：暴发火眼，红肿疼痛，逆风流泪，心肝火盛者。

药物：黄连、栀子、银花、当归、梅片、枯矾、明矾、铜绿、粉草、菊花、黄柏、胆矾各等份。

配制：共为极细末，凉开水化合，澄清去滓。

用法：用药水洗眼，轻者一次，重者三五次即愈。

86. 宁晋县钟藻章献方

主治：暴发火眼，赤红疼痛。

药物：归尾三钱，赤芍三钱，黄连二钱，菊花三钱，杏仁炒二钱，铜绿一钱，枯矾一钱，胆矾一钱，大青盐一钱，椒目一钱，银花三钱。

用法：水煎，先熏后洗。

87. 沽源县献方

主治：目睛暴肿，痛不见物，未溃脓时。

药物：防风二钱，黄连二钱，当归三钱。

用法：水煎服。

88. 无极县高范德献方

方名：加减十珍汤。

主治：目赤肿痛，日轻夜重，寒热往来如疟状。

药物：当归四钱，白芍、地骨皮、丹皮、知母、天冬、寸冬、苏木、桔梗、黄芩各三钱，生地四钱，甘草二钱。

用法：水煎两次。每日早、晚各服一次。

89. 无极县李国华献方

主治：眼生翳膜遮睛，视物不清。

药物：当归、酒芩、栀子、柴胡、胆草、白菊花、蝉蜕、连翘、生地各三钱，赤芍、木贼、谷精草、白蒺藜各二钱半，木通、桔梗、青皮各二钱，甘草一钱半。

用法：水煎两次。每日早、晚各服一次。

90. 无极县高范德献方

方名：羌活胜风汤。

主治：眉棱骨酸痛，头沉，鼻塞声重，项强脊疼，眼生赤翳，或如秤星遮睛，视物不清等症。

药物：羌活二钱，防风二钱，当归三钱，赤芍三钱，黄芩三钱，甘草一钱，芥穗二钱，栀子三钱，薄荷二钱，柴胡一钱半，川芎一钱半，前胡三钱，枳壳二钱，白芷二钱，白术一钱，独活二钱。

用法：水煎两次服。按病情酌加药量即可。

加减：翳在上者，加川连，倍柴胡；在下者，加木通；在锐眦者，加藁本、胆草；在内眦者，加蔓荆子；内热者，加川军；热甚者，加石膏、滑石、桔梗、知母。

91. 无极县谷学训献方

主治：暴发火眼，红肿疼痛。

药物：槐树上小绿虫。

配制：将此虫剖断，内有绿色液体。

用法：用此液体点眼内，即消肿痛止。

92. 无极县牛玉镇献方

主治：暴发火眼，红肿羞明，作痛。

药物：明白矾、枯矾、胆矾、铜绿、杏仁、归尾、乌梅、朴硝各三钱。

配制：纱布包好，用滚水泡之或水煎，滤净渣。

用法：每日温洗四五次，洗后休息避风，一二日即愈。

93. 无极县张云献方

主治：蟹睛症。在黑珠上起黑疙瘩，大如枣核，小如豆许，白珠红赤，或红肿作痛，头痛剧甚，热急则翳膜突出。

药物：元参、地骨皮、茺蔚子、川军、车前子（布包）各四钱，知母、芒硝、黄芩各三钱。

用法：水煎两次，每日早、晚食后温服一次。忌食辛腥之物。

加减：有翳膜，加木贼草二钱；四围有瘀肉者，加赤芍三钱，归尾、生地、连翘各三钱。

94. 阳原县毛克明献方

主治：眼痛。

药物：青蛙（用皮）一个。

用法：将青蛙剥皮，贴在眼部周围。每天换五六次，贴三四天。

95. 涿鹿县刘文华献方

方名：明目丸。

主治：一切外障云翳，胬肉攀睛，暴发火眼等。

药物：黄连七钱，栀子五钱，炉甘石粉七钱，松罗茶三钱，净硼砂二钱。

配制：共研极细面，人乳汁做成五分小丸。

用法：成人每次一丸，将药丸一枚，加开水二三两冲化，早、晚两次洗之。洗后避风，忌食辛辣物及房事等。

96. 涞源县刘继宗献方

主治：经常目赤流泪肿疼。

药物：黄连四钱，大黄四钱。

用法：水煎。一日两次，早、晚各服一次，连服六次。

97. 涿鹿县董永春献方

方名：乌梅散。

主治：男妇老幼眼目生翳。

药物：乌梅。

配制：烧炭研为细面。

用法：用簪子和凉水点之立效。忌房事、猪肉、一切发物。

98. 宁晋县李雅斌献方

方名：三白膏。

主治：烂眼边。

药物：制炉甘石一两二钱，元明粉三钱，官粉一钱。

配制：以上药品，共为细末。又黄蜡二钱，香油四两。先用油熬化黄蜡，候温；再入药末，用箸搅之，凉后成膏听用。

用法：每日患处涂搽两次，不几日即愈。

99. 枣强县焦邦镐献方

方名：云消散。

主治：治白云生眼珠上，视物不清。

药物：蝉蜕（炒存性）。

用法：为细末，每次服一钱。

100. 深县献方

主治：眼皮肿。

药物：柴胡一钱半，葛根一钱半，防风一钱，白芷一钱，枳壳一钱，甘草五分，川芎一钱，羌活一钱。

用法：水煎服。

101. 唐县王法三献方

方名：蝉蛇丸。

主治：眼中生白点云翳。

药物：蝉蜕、血竭各四钱，蛇蜕、蒙花、望月砂各二钱，归尾六钱，赤芍六钱，赤苓六钱，蒺藜六钱，没药六钱，石决明六钱，盐泽泻五钱，寸冬、胆草各八钱，川军一两。

配制：共研细面，蜜小丸。

用法：每日早、晚服三至五钱。

102. 佚名氏献方

方名：夏枯草汤。

主治：两眼迎风流泪。

药物：夏枯草五钱，当归五钱，川芎二钱，香附三钱，生地四钱，白芍三钱，甘草二钱。

用法：水煎服。

103. 武安县王国恩献方

主治：眼边溃烂，下眼皮红肿瘙痒流泪，有时干燥发痛。

药物：大黄八钱，僵蚕四钱，蝉蜕二钱，姜黄六分，黄芩六钱，羚羊角五分。

配制：共为细面，蜜丸二钱重。

用法：每服一丸，早、晚空心服用，日服两次。

104. 高元县于元献方

主治： 眼边赤烂，刺痒不堪。

药物： 川连二钱，铜绿一钱，冰片三分，荆芥二钱，防风二钱，枳壳一钱，赤芍二钱，粉草一钱。

用法： 水煎熏洗，不可内服。

105. 抚宁时笑天献方

主治： 一切火眼怕日羞光、流泪。

药物： 白菊花、银花、吉豆、黄芩、防风、枸杞、胆草、柴胡各三钱，川羌一钱，川连二钱，蝉蜕二钱，天冬四钱。

用法： 水煎服。

106. 围坊县李子泽献方

主治： 退眼生云翳。

药物： 川连二钱，杏仁一钱，乌梅二个，甘石一钱，胆矾二钱，李仁二钱，铜绿一钱，归尾四钱，冰片五钱。

用法： 将药用水熬后，放在瓶内滴眼。

107. 涿鹿县任棠林献方

方名： 止痛没竭散。

主治： 暴发火眼，肿疼羞明怕日。

药物： 石决明三钱，血竭花三钱，没药三钱，川军二钱，芒硝二钱。

用法： 共研细末，用好茶水冲服，分早、晚两次服，重者一次服。

108. 枣强县刘西行献方

主治： 起目中薄罗。

药物： 冰片四分，朱砂四分，雄黄四分，郁金二钱。

用法： 各为细末，鸡内金一个砂锅炒存性为末。用雄白鹅一只，剖取五脏（不用脾脏），冰片入肝内，朱砂入心内，雄黄入腰子内，郁金入肺内，各用线扎紧，每脏用白酒四盅，放锅内炒至酒尽为度，再用开水一碗煮烂食之。再用鸡内金末合白面四两，芝麻一小把，水合为饼，烙焦食之。

109. 滦县胡振环献方

方名： 加味止痛没药散。

主治： 眼红肿，疼痛剧烈，初起白眼红，以后成云翳。

药物： 没药三钱，血竭三钱，大黄三钱，朴硝二钱，石决明三钱。

用法： 共为细末。每日早、晚各一剂，二日用完，用浓茶水送服。

110. 威县高集五献方

主治： 一切眼科实热症。眵多热结，眼皮肿胀，单星障、攀睛、沙眼。

药物： 川连、元明粉、菊花、川芎、白芷、生地、薄荷、二丑、荆芥、防风、羌活、枳壳、银花、蒙花、甘草、滑石各一两，胆草、黄芩各二两，栀子、川朴、归尾、赤芍、连翘、花粉各一两五钱。

用法： 共为细末，每服三钱，用水冲，空心去渣温服，日服两次。

111. 威县高集五献方

主治：迎风流泪。

药物：木贼草五钱，枸杞果四钱，菟丝子三钱。

用法：以上三味药均为三份，每日一份，以沸水冲之代茶饮。

112. 威县高集五献方

主治：风火烂弦（烂红眼）。

药物：甘石粉一两，冰片五分，薄荷冰二分。

用法：共研细面，每晚一次。如烂甚，干抹；如干红，以香油调抹患处。

113. 威县张秉志献方

主治：眼弦赤烂、痒疼。

药物：铜绿、煅石决明各四分，蛤粉、轻粉各三钱，熊胆、冰片各一分，大珠子一个。

用法：共研极细，香油调敷患处，一日两次。

114. 威县高集五献方

主治：白翳下陷。

药物：归身、白芍、生地、枸杞、菟丝子、草决明各三钱，川芎、淡大云、山药、川朴、蔓荆子、羌活、薄荷、栀子、黄芩各二钱，五味子二钱五分，菊花一钱五分，蝉蜕、甘草各一钱。

用法：水煎服，服十至十二剂可愈。

加减：如眼红肿眵多，可加川军、元明粉各三钱，但服二三剂即应减去。

115. 枣强县邢彩臣献方

主治：暴发火眼。

药物：防风、荆芥、川连、胆矾、铜绿、明矾、乌梅、连翘、五味子、甘石粉各等份。

用法：水煎洗眼。

116. 枣强县王汝均献方

主治：目珠疼，视物昏花，目抽比正常小一半，泪时流出。

药物：菊花五钱，木贼三钱，川羌三钱，姜皮三钱，全蝎二钱，杭芍五钱，石决明五钱，枸杞子五钱，磁石一两。

用法：水煎服。

117. 高元县张棠美献方

主治：目疾，黑睛生白翳，白睛通红，流泪羞明或黑睛高起。

药物：大黄一钱，芒硝一钱，知母一钱，石膏二钱，犀角一钱，丹皮二钱，栀子二钱，连翘三钱，银花三钱，麻黄一钱，蝉蜕二钱，赤芍一钱，花粉二钱，川芎一钱，薄荷一钱，荆芥一钱，香附二钱，广皮二钱，防风一钱，川羌一钱，甘草一钱。

用法：水煎服。

118. 保定市牛克田献方

方名：拨云散。

主治：眼病，云翳遮睛。

药物：炉甘石粉（煅，水飞）四钱，朱砂八分，元明粉一钱，月石七分，冰片五分，元麝二分，珍珠二分。

用法： 共研为极细粉。每晚用凉水蘸药点眼。

119. 武邑县吕景毅献方

主治： 暴发火眼，红肿疼痛，怕日羞明。

药物： 枯矾、菊花、川连、当归尾各二钱。

用法： 水煎，乘热先熏后洗，一日五至六次。

120. 丰润县董汉墀献方

主治： 暴发火眼。

药物： 斑蝥一个，巴豆一个，大麻子一个。

用法： 共捣为泥，贴足心，左贴右，右贴左。

121. 高元县齐卫生献方

主治： 小儿云翳遮睛或疳疾攻目，翳障掩映，不见瞳仁。

药物： 兔胎一个，鸡肝一具。

用法： 焙干为细末，分成三包，每次一包，白水送下。

122. 徐水县胡卜祥献方

方名： 洗目清明水。

主治： 暴发火眼，眼赤怕光。

药物： 明矾一钱，食盐一钱，好茶叶二钱，川椒一钱，薄荷叶少许。

配制： 将上药用开水泡之，澄清贮瓶内。

用法： 用棉球蘸洗，效很好。

123. 深泽县王康峰献方

方名： 磨云散。

主治： 各种云翳和暴发赤肿，迎风流泪。

药物： 炉甘石一钱，好珍珠二分，当门麝香五厘。

配制： 先将炉甘石用炭火煅红，浸于三黄水内（黄芩、黄连、黄柏煎汤），珍珠火煅，炉甘石先用三黄水飞过，候干，共研细末，贮于不透明的瓷瓶中备用。

用法： 用银簪或玻璃棒蘸凉水点药眼角上。

124. 隆化县张达斋献方

方名： 祛翳明目点眼散。

主治： 祛翳明目，目红肿痛，羞明怕日。

药物： 牛黄一钱，熊胆一钱，麝香一厘，珍珠五分，川连三钱，月石三钱，大泥片二钱，胆矾二钱，白矾一钱半。

用法： 共为极细面，用凉开水蘸药面点大眼角内，闭目片刻，日数次。

125. 高元县张常美献方

主治： 小儿疹后眼红肿疼，甚者出现云翳。

药物： 犀角一钱，金银花二钱，连翘二钱，蒲公英二钱，丹皮二钱，草决明三钱，望月砂二钱，夜明砂二钱，蝉蜕二钱，蒙花二钱，木通一钱，甘草一钱。

用法： 水煎服。

126. 保定市牛克田献方

方名：止泪煎。

主治：迎风流泪。

药物：防风三钱，荆芥三钱，蔓荆子三钱，蕤仁霜二钱，菊花三钱，车前子（布包）二钱，丹皮二钱，决明子五钱，甘草二钱，当归四钱，白芍四钱。

用法：水煎服。

127. 滦县邱风甫献方

主治：暴发火眼。

药物：黄连五分，冰片五分，烧酒半两。

配制：将黄连打碎与冰片混合，酒浸片时，再用火点，待火变红色，将火扑灭，备用。

用法：用纸将碗口蒙严，中留小孔，乘热熏之，待凉洗之。稍有刺激性，片时即消失。

128. 滦县许正献方

方名：七针金水露。

主治：火眼及云翳蒙睛，老眼昏花。

药物：木耳三钱，防风三钱，归尾三钱，赤芍三钱，胆矾三钱，铜绿三钱，枯矾二钱，明矾二钱，乌梅三钱，冰片一钱，绣花针七个。

配制：在砂锅内煎沸，装在瓶子里，埋到地下尺余深，隔七天后，火气去尽取出，针化为水。

用法：每日晨、晚各洗眼一次。

129. 滦县曾庆昌献方

主治：烂眼边。

药物：地龙粪不拘多少。

配制：研成细末，用香油调成软膏，放在碟子里，用艾卷烤半小时，如稠度太大，可再加香油。

用法：调搽患处。

130. 滦县耿庭印献方

方名：鸡肝散。

主治：眼睛羞明怕光，白珠生翳，角膜软化，迎风流泪。

药物：黄连、炉甘石、滑石、朱砂、青黛、石决明、石膏各五钱（共为细末），鸡肝一具。

配制：将鸡肝用竹刀切成片，仍连在一起再将药面夹鸡肝内（大人用药面五钱，小儿用二钱），白纱布包好，放入砂锅内，用适量水煮熟即妥（不准用铁具煮）。

用法：将上煮熟之鸡肝，一次食之。

131. 滦县姜永功献方

主治：小儿因缺乏营养所引起的目疾，如目中生云翳，怕日羞明，食痞消瘦等症。

药物：神曲三钱，麦芽三钱，肉蔻三钱，川连三钱，君子肉五钱，广木香三钱，猪肝一叶。

配制：将以上药物共为细面，用竹刀将猪肝切口数个，将药面加入，用纸裹好，用火烧熟。

用法： 不拘时食之。

132. 滦县侯连位献方

主治： 暴发火眼，白眼球红赤痛。

药物： 人乳五酒杯，黄连一钱。

配制： 用乳汁浸泡黄连，以乳色黄为度。

用法： 用棉花球蘸水洗眼。

133. 抚宁时笑天献方

方名： 加味没药散。

主治： 眼疾，血灌瞳仁，红肿疼热。

药物： 没药二钱，血竭二钱，川军一两。

用法： 共为细末，分三次服。

加减： 大便坚硬者，加朴硝一两。

134. 阳原县梁兴汉献方

方名： 洗眼花仙散。

主治： 暴发火眼，赤丝乱脉云翳等。

药物： 防风、蝉蜕、银花、归尾、胆矾、红花、菊花、薄荷各等份。

用法： 水煎洗。

135. 涿鹿县马耀廷献方

主治： 血虚眼疼，热郁眼痛。

药物： 生地炭三钱，荆芥一钱，羚羊角一钱，石决明一钱，枸杞一钱半，蒙花一钱，酒芩一钱，地骨皮一钱，当归一钱，蒺藜一钱。

用法： 水煎两次，早、晚各服一次。

136. 宁晋县冯从盛献方

主治： 暴发火眼不能见光。

药物： 川黄连一钱，冰片一分。

配制： 共为细末，用人乳拌蒸。

用法： 涂抹上下眼皮。

137. 沽源县献方

主治： 眼睑焮肿，甚则青紫，疼痛异常者。

药物： 肥猪肉。

用法： 切成薄片，贴于眼的周围。

138. 佚名氏献方

主治： 急性结膜炎，眼睑炎，尤其顽固性的角膜白翳，角膜溃疡，角膜斑翳，此外视神经炎，视网膜炎，角膜穿孔等症。

药物： 炉甘石二钱，梅片一钱半。

配制： 将炉甘石装在砂酒瓶内，用木炭火烧炼，用手一捏成末为止，用水飞倒在粗瓦盆内晒干，然后用药钵研成极细面，用香油调匀。再用梅片研成细面和在炉甘石内，膏即成。

用法： 与一般眼药使用不同，此药只能点小眼角。如点到眼珠上便痛，如已点了，赶快用白水洗去药，否则有害。点药前，必须先用白水洗眼一次。

139. 涿鹿县任棠林献方

方名： 还睛散。

主治： 慢性外障，气郁两目，昏暗羞明怕日，青气遮睛。

药物： 炒蒺藜四钱，草决明五钱，木贼三钱，山栀子三钱，川芎二钱，防风三钱，芥穗二钱，胆草三钱，蝉蜕二钱，甘草二钱。

用法：共为细面，每服二钱，寸冬汤送下，或加龙衣一钱更妙。

内障类（计31方）

1. 石家庄市胡东樵献方

主治：花眼。

药物：食盐。

用法：每清晨漱口后，含盐一粒，化后，吐在掌心，揉在眼里，洗眼百日即愈。

2. 佚名氏献方

方名：磁朱丸。

主治：肝肾不足，精液不能上注于目，黑水神光散大，视物昏暗不清，或视一物成二体，干涩昏花，隐约不明。

药物：磁石半斤（火煅），朱砂四两（水飞），神曲二钱。

配制：共研细面，神曲水调成丸，如梧桐子大。

用法：每服十余丸，早、晚白水送下。

3. 涿鹿县张玉山献方

主治：双目失明，黑眼珠有云翳遮盖，又无有火气，突然失明者。

药物：菊花五钱，杞果四钱，菟丝子四钱，杜仲五钱，夜明砂三钱，山萸肉三

钱，山药三钱，泽泻三钱，当归四钱，蒺藜三钱，车前子三钱，丹皮三钱，石斛三钱，香附六钱，青皮三钱，胆草三钱，蝉衣三钱。

用法：水煎两次，早、晚各服一次。根据症状灵活运用加减。禁忌辛辣动火之物及房欲之事。

4. 万全县王羊倌献方

主治：雀盲眼。

药物：羊肝四两，苍术三钱（为末）。

用法：将羊肝与上药蒸，服三剂即愈。

5. 深县张寿三献方

主治：夜盲眼病。

药物：茅术三钱（研细末），猪或羊肝一块（煮熟）。

用法：用猪肝或羊肝蘸茅术面吃之，特效。

6. 保定市崔秀峰献方

主治：夜盲傍晚看物迷糊，甚至不能

见物。

药物：青羊肝一具。

配制：以竹刀切片煮熟。

用法：一日三次吃完，汤也饮尽，连服三日而愈。

7. 清苑县张济坡献方

方名：羊肝汤。

主治：夜盲（雀盲眼）。

药物：羊肝一具，苍术四两。

配制：以二味放砂锅内煮之，待肝熟为止，滤过将羊肝取出。

用法：汤分数次服，并将羊肝食之即愈。

8. 宁晋县郭瞻远献方

主治：雀目眼，又名"夜盲症"。

药物：羊肝一具，夜明砂一钱。

配制：将羊肝用竹刀劈开，夜明砂纳入肝内，用绳捆好煮熟。

用法：任意食之，如无羊肝，兔、猪、鸡等肝均可，制法与羊肝同。

9. 涞源县王居献方

方名：治雀盲眼方。

主治：男妇老幼，夜盲症，太阳落后，目不能视物等症。

药物：猪肝（焙干）二两，蛤粉三钱，谷精草三钱，夜明砂二钱。

用法：以上共为细面，每次服二钱，一日两次，白水送下。

10. 涿县冯学彦献方

主治：瞳孔日渐缩小，形如米粒，干涩昏花。

药物：熟地五钱，二冬三钱，山萸三钱，五味子二钱，丹皮三钱，杭芍三钱，女贞子三钱，当归二钱，枸杞三钱，龟胶二钱，首乌三钱，蕤仁三钱，川楝子二钱，泽泻三钱，山药三钱。

用法：水煎服，日服两次。

11. 徐水县秦瑞伍献方

主治：夜盲眼，到晚间看不见。

药物：夜明砂八两，陈醋一斤，砂吊子（瓦茶铫）一个。

配制：将夜明砂、陈醋同入砂吊内用火熬焦，连沙吊子和药，共研为细末。

用法：每日服两次，每次三钱，开水送服。服药期间，禁忌荤腥、房事。

12. 曲阳县王治彬献方

主治：两目内障，不肿不红，但视物不明。

药物：当归四钱，熟地三钱，白芍三钱，川芎二钱，台参二钱，黄芪三钱，通草一钱，甘草二钱，白蒺藜二钱。

用法：水煎服。

13. 晋县中医进修学校献方

主治：夜盲眼。

药物：苍术四钱，豆腐二两，羊肝二两。

配制：先煎苍术去滓，把豆腐羊肝入苍术水内同煮，以羊肝煮熟为度。

用法：汤与豆腐、羊肝同吃。

14. 佚名氏献方

主治：瞳孔缩小。

药物：生神曲三两，生礞石一两。

配制：共为细末，炼蜜为丸，每丸重一钱半。

用法：每日服一至两次，每次服一丸。

15. 平山张式复献方

主治：夜盲。

药物：熟地、生地、山萸、枸杞、决明子、菟丝、当归各三钱，柴胡、白菊花、枳壳、栀子各二钱，元参三钱，夜明砂三钱，甘草一钱半。

用法：水煎服。

16. 赤城县郑志成献方

主治：夜盲。

药物：羊肝二具，夜明砂二钱。

用法：水煎服，七天吃完。

17. 钜鹿杨康宁献方

方名：丹栀逍遥散。

主治：夜盲症。

药物：当归、杭芍、云苓、白术各二钱，银柴胡一钱，丹皮一钱半，栀子一钱半，甘草一钱。

用法：水煎，每日晚饭后两小时服。

18. 行唐县姚际唐献方

方名：苍肝散。

主治：夜盲症。

药物：羊肝一具，苍术四两。

用法：将羊肝用砂锅微火焙干，合为细末。日服三次，每次五钱，用白水送下。

19. 无极县高范德献方

主治：内障眼，黑珠塌陷，视物一为二，头痛眩晕或目边生黑翳等症。

药物：羌活、防风、柴胡、川连、白芍、枳壳各二钱，归身、生地、熟地、地骨皮各四钱，黄芩、天冬各三钱，元参五钱，五味子一钱半，甘草一钱。

用法：水煎，每日早、晚各服一次。如瞳仁散大则去羌活、防风、元参。

20. 宁晋县李古峰献方

方名：夜盲症验方。

主治：夜盲症。

药物：老苜蓿根一两。

用法：水煮服，连服二三天。

21. 佚名氏献方

主治：夜盲眼。

药物：松树叶二两。

配制：以铁器捣烂，用水两碗泡两小时去渣。

用法：空腹时服，一日服一次，连服三日。

22. 涿县果致远献方

主治：头疼眩晕，目昏干抽，午后至夜半日珠疼，甚者并兼心烦不安。

药物：杭菊三钱，僵虫二钱，钩藤四钱，夏枯草四钱，丹皮三钱，柴胡一钱，酒芩二钱，元参五钱，蔓荆子三钱。

用法：水煎服，日服两次。

23. 宁晋县刘喜勤献方

主治：夜盲（雀目）。

药物：鸡肝、兔肝、猪、羊、牛等肝都可。

用法：煮熟吃下，有特效。

24. 玉田县王祥佑献方

方名：雀目经验方。

主治：日落后即不能视物。

药物：苍术、川朴、青皮各三钱。

用法：上药共为细末，每服一钱五分，早、晚服。

25. 谷县周庆恭献方

主治：夜盲眼症。

药物：羊肝一具，苍术四两。

配制：将上两味入锅内煮，肝熟为止，去苍术，留汤和肝。

用法：汤和肝匀二三天吃完，一二次即愈。

26. 徐水县郭弼臣献方

主治：夜暗羞明，瞳神缩小。

药物：白菊花二两，五味子三钱。

用法：水煎，徐徐服之。

27. 武邑县献方

主治：夜盲眼。

药物：鲜首乌四两，羊粪五钱至一两。

用法：水煎，徐徐服之。

28. 抚宁白明三献方

主治：夜盲症。

药物：黄连一钱半，夜明砂一钱，石决明、苍术各四钱，柴胡五分，川军一钱。

用法：水煎服。为面冲服亦可，每次服一钱，白水送下。

29. 抚宁王文臣献方

方名：养阴明目丸。

主治：内障眼，昏暗不明。

药物：熟地二两，当归、枸杞、寸冬、人参、苁蓉、天冬、五味各一两半，白芍、女贞各一两。

用法：蜜丸，早、晚各服二钱。

30. 阳原县梁兴汉献方

主治：瞳孔散大。

药物：当归三钱，川芎三钱，白芍三钱，五味子二钱，防己二钱，枸杞三钱，山萸三钱，山药二钱，柴胡二钱，车前子二钱，丹皮二钱，黄柏二钱，熟地五钱，知母二钱，菊花二钱，甘草一钱，熟地五钱。

用法：水煎服。

31. 涿鹿县马耀廷献方

主治：眼起云翳（气蒙眼），视物不明。

药物：蒺藜二钱，当归三钱，白芍一钱半，赤芍一钱半，菊花二钱，蒙花二钱，草决明二钱，石决明一钱半，蛇蜕一钱半，蝉衣一钱半，酒柏二钱，川连一钱半，甘草一钱半，炉甘石（童便浸一日）一钱半。

用法：水煎服，每日早、晚各服一次。

牙疳类（计27方）

1. 蔚县曲永全献方

主治：骨槽风溃后不收口之症。

药物：铁甲将军七个（焙干），干姜少许。

用法：共研细末，每日上疮口内，一二日有骨退出，其口即收。

2. 沽源县献方

主治：烂牙，黑牙。

药物：陈醋、草木灰各适量。

用法：二味混合擦牙。

3. 康保县王裕民献方

方名：枣矾散。

主治：小儿走马牙疳。

药物：白人言少许，大红枣一个。

配制：将大红枣去核，把人言夹于枣中包紧，慢火焙干，烟尽为度，研为细面，贮于瓶中备用。

用法：把此药面敷于患处。

4. 康保县籍希臣献方

方名：牙疳散。

主治：牙龈腐烂，或出血之症。

药物：大生地炭、红枣、茄把子各等份。

配制：以上三味药共研细末，再加冰片少许合研就成。

用法：用手指蘸药面，搽于患处，牙龈毒水便要流出，千万不要咽下。

5. 商都县李丕英献方

主治：青腿牙疳。

药物：青山羊肝一具，干姜一两。

配制：先将青山羊肝捣烂，去筋膜；再将干姜研为细末，然后混合一处。

用法：任意吃下，必须吃完。

6. 蔚县董佐卿献方

方名：治牙疳方。

主治：大人小儿牙疳。

药物：黄柏、青黛、枯矾、五倍子各一钱。

用法：上药为面敷之，米醋漱口。

7. 涞源县葛成麟献方

方名：走马牙疳方。

主治：走马牙疳，齿龈糜烂。

药物：牛黄三分，铜绿二分，轻粉二分，泥片一分五厘，儿茶二分，珍珠二分，麝香一分五厘。

配制：以上共为细面，瓷器收贮。

用法：上药涂搽患处。

8. 定县郝心清献方

方名：牙疳散。

主治：牙龈臭烂。

药物：辰砂三分，雄黄二分，青黛二分，硼砂二分，牙硝五分，川连二分，黄柏二分，牛黄一分，梅片一分，珍珠一分，芦荟一分，人中白一分。

用法：共研细末，以少许擦患处。

9. 涞源县赵玉献方

主治：走马牙疳，牙中出血不止。

药物：人龙（蛔虫）一条（瓦上焙干），冰片少许，青黛少许。

用法：共为细末，擦入牙中。

10. 峰峰矿区李秀峰献方

主治：牙疳、鼻疳。

药物：大枣一枚（去核），人言五分，巴豆霜一分，梅片三分。

配制：共研一处，将药面装在枣内。

用法：上药用火烧熏鼻口，烟吸入鼻口，疳毒见烟立退，再不破烂。忌小米十天，食小米即死亡！

11. 定县王俊三献方

主治：牙疳。

药物：蜘蛛大者一个，明矾三钱，人中白少许，银朱少许。

配制：将蜘蛛裹在矾内，加入人中白、银朱，研成粉红色为度。

用法：每日早、晚两次，敷满患处，三日即愈。

12. 安国县李绍润献方

主治：牙疳，口舌糜烂，齿龈出血，口臭。

药物：牛黄五分，珍珠五分，人中白、儿茶、青黛、硼砂各一钱，元明粉五分，马勃五分，梅片二分。

用法：共为细末，每日涂口中三次。

13. 藁城县王维民献方

主治：小儿牙龈腐烂。

药物：茄子把三个，梅片少许。

用法：将茄子把烧灰存性，加梅片少许，共研细末，敷患处。

14. 定县黄洛主献方

主治：走马牙疳。

药物：白矾一两，茶叶四两。

配制：将茶叶熬水，白矾在火内烧红，在茶水内淬之，烧、淬数次，至白矾化完为止。

用法：用水漱口即愈，不要咽下。

15. 枣强县李玉岭献方

方名：独角膏。

主治：治牙疳。

药物：独角莲一个（约重一至二钱），肥巴豆一个（去皮），银朱五分，白蜜三钱。

用法：将以上三味药为细末，和蜜调成膏，摊黑布上，贴印堂穴。三天后起小黄疱即愈。禁忌小米饭三天。

16. 定县张峰献方

主治： 走马牙疳。

药物： 明矾五钱，白砒一钱，武夷茶五钱。

配制： 明矾、白砒各为细末，先把白砒放入砂锅，再用明矾把白砒埋住，再火煅成炭，把武夷茶放入砂锅，再添水烧开二三滚。

用法： 温时喝在口内含之，不可咽下。

17. 安国县高天佑献方

主治： 青腿牙疳，下肢红肿刺痛，有烧灼感，按之则甚，牙出血，身热，四肢倦怠，有时便秘便溏，不食。

药物： 台乌药三钱，附子三钱，槟榔三钱，麻黄三钱，南红花三钱，郁金三钱，桃仁三钱，黄芩三钱，牛脑一个，黄酒一两（兑入）。

用法： 水煎后，一服先兑入牛脑子半个，二服再兑牛脑子半个，每次兑黄酒五钱。服后出微汗，多饮开水。忌潮湿，室内通空气。

18. 昌黎县赵英明献方

主治： 牙疳。

药物： 红枣一枚，人言（信石）不拘。

配制： 将大枣去核，再入红人言末填入，以满为度。随将枣合好，再用微火烧存性，烟尽为止，取出研细末。

用法： 搽患处。宜在小儿睡眠时搽之。

19. 保定市王德明献方

主治： 牙疳，口疮，喉痹。

药物： 生石膏一两，硼砂七钱，冰片三钱，僵蚕一钱。

用法： 为细末，瓷瓶存贮。敷之、吹之。

20. 峰峰矿区李荣齐献方

主治： 走马牙疳。

药物： 蚕纸一张（烧灰），白矾一钱，麝香少许。

用法： 将以上三味共研细面，用蜜调配，敷在患处。

21. 峰峰矿霍向舜献方

主治： 走马牙疳。

药物： 五倍子、青黛、枯矾、黄柏各等份。

用法： 将以上之药共为细面，以淡盐水混合在一起，漱口。

22. 延庆县吴廷藻献方

主治： 小儿牙龈糜烂症。

药物： 人中白、儿茶、胡黄连、青黛、芦荟、月石、冰片各等份。

用法： 共为细面，干搽患处，以愈为度。

23. 涿鹿县郝瑞斋献方

主治： 小儿走马牙疳。

药物： 人中白二钱，雄黄一钱，冰片五钱，月石一钱，青黛一钱，儿茶一钱。

用法： 共研细面，搽患处。

24. 束鹿县卫协会献方

主治：走马牙疳。

药物：儿茶一钱，薄荷五分，人中白三钱，黄连一钱，青黛一钱，花粉一钱，甘草五分，茶叶五分，梅片一分，牛黄二分，硼砂一钱，珍珠二分。

用法：共研细末，每日三次搽患处。

25. 商都县献方

主治：小儿牙疳。

药物：五倍子（炒）一钱，冰片二分。

用法：共为细面。先用黄米汁水洗之，后将药面搽牙床上。

26. 威县魏耀南献方

主治：走马牙疳。

药物：真梅片一钱，珍珠二个，硼砂一钱，白矾一钱，蜗牛一个（生研），狗牙三分（研）。

用法：共为细面，用米泔水漱口，把药搽患处。

27 曲阳县张栓亭献方

方名：走马牙疳散。

主治：牙疳齿龈发黑糜烂，甚至溃烂透腮者。

药物：人中白一钱，白梅霜一钱（制法将乌梅放砂锅内，以碗盖好，以火焙之，令烟尽离火后冷去碗，白梅霜已成），枯矾少许，青黛四钱，泥片三钱。

配制：按以上分量合配，共研细末备用。

用法：用时以棉棒或鸡翎蘸药抹牙齿上，一日三四次，其效甚速。

齿衄类（计5方）

1. 隆尧县李逢春献方

方名：止牙血散。

主治：牙缝出血不止，牙齿腐烂出血，痘疹后牙疳出血，梅毒上攻，牙衄血。

药物：川黄连炙一钱，官粉三分，铜绿三分，银朱三分，人中白五分，珍珠（煅）一分，原麝一分，冰片一分，灯心炭少许。

用法：共为细面。先用小米泔水漱口，再搽此药，或搽干面，或以香油调涂均可。

2. 丰润县王春坡献方

主治：牙缝出血。

药物：竹茹四两，醋适量。

用法：浸竹茹一宿，含漱用。

3. 沽源县张龙云献方

主治： 牙龈出血。

药物： 枸杞子五钱，地骨皮五钱。

用法： 水煎服。

4. 沽源县张龙云献方

主治： 牙龈出血。

药物： 食盐五钱。

用法： 开水冲化，一次服。

5. 保定市孟凡彬献方

主治： 牙衄（牙龈出血）。

药物： 白马粪球二个（晒干），白矾二钱。

配制： 将马粪用火煅透，取出放在石板上，用碗扣灭，研为细末，入矾研为极细末。

用法： 将手洗净，用手指蘸药面搽患处。流唾漱口，每日两次，四五日即愈。

牙痛类（计114方）

1. 怀安县相振裔献方

主治： 虫子吃牙。

药物： 葱子。

用法： 将葱子放在点着的木柴火上或炭火上燃烧，等发出气味之后，熏烤装上麻油的茶杯，约一刻钟左右，将茶碗扣放在患者的耳朵上，"虫子"闻到香味就爬出来。这样连续数次，就把"虫子"全引出了。

2. 涿鹿县杨隐之献方

主治： 郁火牙痛而不肿。

药物： 代赭石、怀牛膝各一两，滑石六钱，川连一钱，元参二钱，没药一钱半，生石膏三钱，柴胡二钱，杭芍三钱，甘草一钱。

用法： 水煎服。随患者体质强弱配量。

3. 阳原县李立基献方

主治： 牙痛。

药物： 斑蝥一个，膏药一张。

配制： 将斑蝥研成细面，放于膏药内。

用法： 将膏药微热贴于痛牙之外部。

4. 涿鹿县张永茂献方

主治： 牙痛。

药物： 花椒五钱，苍耳子五钱。

用法： 以上二味，合捣放在大碗内，用开水冲之，候温漱口。

5. 沽源县献方

主治：牙痛。

药物：陈醋。

用法：漱口数次。

6. 涿鹿县杨隐之献方

主治：牙痛。

药物：良姜八分，荜茇一钱，地骨皮五钱，川椒五分，石膏三钱，细辛二分，独活一钱，冰片三分。

用法：熬好，兑陈醋二两，频漱之。

7. 获鹿县张进宽献方

主治：虫牙痛。

药物：巴豆一个（去皮），花椒二个。

用法：共捣烂，塞蛀齿内。

8. 获鹿县李静波献方

主治：风火牙痛，虫蚀牙痛。

药物：川椒、樟脑等份。

配制：川椒研面与樟脑拌匀，放于酒盅内。将酒盅与茶碗扣在一起，外用煅石膏面封严，不要透气，用柴火烧杯底十分钟，取盅底的霜末。

用法：用棉花蘸药抹用。

9. 获鹿县杨青云献方

主治：风火牙痛，牙龈肿，出血。

药物：川军、栀子、连翘、黄芩各三钱，薄荷、升麻、黄连、生地、白芷各二钱，丹皮、细辛、防风、甘草各一钱，石膏五钱。

用法：水煎服。

加减：大便干，加芒硝；发热恶寒者，加柴胡。

10. 王祥德献方

主治：胃火牙痛。

药物：大生地一两，杭白芍三钱，丹皮三钱，知母二钱，枳实、川军各三钱，元参四钱，黄柏、防风、芥穗各二钱，生石膏五钱。

用法：水煎服。

11. 唐县高文德献方

方名：经验方。

主治：风火牙疼。

药物：荆芥三钱，防风三钱，藁本三钱，升麻三钱，石膏三钱，丹皮三钱，青皮二钱，大黄二钱，枳壳二钱，川贝一钱半，甘草一钱。

用法：水煎服。

12. 涞源县李振明献方

主治：风火牙疼不止，服之立效。

药物：细辛一钱，石膏四钱，元参二钱，当归二钱，升麻二钱。

用法：水煎服，一日两次。

13. 无极县高新艳献方

主治：风火牙痛，腮肿之症。

药物：柏树内白皮酒浸半小时取出，梅片研面。

用法：用此树皮一块蘸冰片，放在痛牙处咬住，片刻痛即止。

14.无极县陈俊中献方

主治：风火牙疼，头痛，牙床腮肿等症。

药物：荆芥、防风各一钱半，薄荷、黄芩、黄柏、知母、牛蒡子、桔梗、竹茹各二钱，元参三钱，甘草一钱。

用法：水煎两次，每日早、晚各服一次。牙床腮肿者，加赤芍二钱，银花三钱，川军三钱。

15.无极县杨振安献方

主治：血热牙痛，脸肿。

药物：大生地一两，元参一两，丹皮五钱，连翘五钱，薄荷三钱。

用法：水煎两次，每日早、晚各服一次。

16.涿县刘泽培献方

方名：牙痛漱方。

主治：牙痛。

药物：良姜一钱，荜茇一钱，川连二钱，薄荷二钱，细辛一钱。

配制：用水熬煎漱之，勿咽。

17.宁晋郭爵显献方

主治：牙疼。

药物：儿茶黄豆大一块。

用法：含口内，过宿即愈。

18.巨鹿县贺世敏献方

方名：牙疼方。

主治：牙疼。

药物：口防风二钱，升麻二钱，大生地一钱半，粉丹皮二钱，青皮一钱半，细辛八分，当归一钱半，甘草一钱，川连二钱，寸冬二钱。

用法：水煎服，随时服之不分时间。

加减：上门牙痛属心火，加黄连、寸冬各二钱；下门牙疼，肾火盛者，加黄柏、知母各二钱；左上牙疼，胆火盛者，加羌活、胆草各二钱。

19.巨鹿县夏文哲献方

主治：牙疼。

药物：生石膏、麻黄、地骨皮、良姜、朴硝各等份。

用法：共为细末。哪边疼，取药末少许吸入哪边鼻内，立即不疼。

20.唐县张守志献方

方名：大黄石膏细辛汤。

主治：风火牙疼。

药物：川大黄五钱，石膏五钱，细辛二钱。

用法：水煎服。

21.沽源县献方

主治：牙痛。

药物：松香三钱，酒一盅。

配制：将松香投在酒内，火上化开。

用法：将药摊在布或纸上，贴于患处。

22.安国县刘医凡献方

方名：生地防芷汤。

主治：风火牙疼。

药物：怀生地一两，防风五钱，白芷三钱。

用法：水煎服。

23. 武安县史凤皋献方

主治：各种牙痛。

药物：羌活八分，防风二钱，盐知母三钱，盐黄柏三钱，细辛一钱，金银花四钱，生地六钱，连翘四钱，生石膏五钱，寸冬二钱，黄连二钱，栀子三钱，黄芩三钱，炙草一钱半，大黄四钱。

用法：竹叶为引，水煎服。

24. 安国王保恒献方

主治：风火牙痛，日久不止者。

药物：升麻、石膏、丹皮、白芷、川连各三钱，绿豆一两，芝麻一两。

用法：水煎服，连用两剂，永不再发。

25. 平山康天锡献方

主治：牙疼。

药物：石膏、何首乌、栀子、细辛各三钱。

用法：水煎服。

注：此方细辛用三钱，过重，不可轻试！

26. 平山侠骏声献方

主治：牙疼。

药物：枯连皮（苦楝皮）二钱，黄芩二钱，麻黄（炙）二钱，半夏六钱，生石膏一两。

用法：大黑豆引，水煎服。现经验再加黄连二钱，黄柏五钱，栀子五钱，生地五钱，升麻三钱。

27. 定县李春岳献方

方名：治虫牙疼方。

主治：虫蚀牙痛。

药物：樟脑、朱砂各等份。

用法：共研细面，搽患处，虫死痛止。

28. 峰峰矿区韦贡田献方

主治：牙痛。

药物：花椒五粒。

用法：用酒泡湿，棉包一团，痛牙咬住。

29. 峰峰矿区马学花献方

方名：民间方。

主治：风火牙痛。

药物：紫皮蒜一瓣。

用法：在面部下颌摩擦，左边痛在左边擦，右边痛在右边擦。

30. 峰峰矿区王润洲献方

主治：虫吃牙痛。

药物：花椒一钱，樟脑五分。

配制：用酒杯两个，一大一小，把花椒放到大酒杯内，上放樟脑，把小酒杯叩好，盐水调泥封好，放到黑油灯上熏半小时为度，成灵药少许。

用法：点牙患处。

31. 峰峰矿区马进海献方

主治：牙疼。

药物：黑矾一味。

配制：用冷水化开。

用法：灌入耳内，左疼右灌，右疼左灌。

32. 峰峰矿区张万里献方

主治：牙痛。

药物：大蒜一个，红灶土一块。

用法：共捣为泥。贴在牙疼腮外，皮干则再涂，不疼为止。

33. 峰峰矿区石杰献方

主治：牙疼。

药物：烂骨头一块，好醋适量。

配制：骨头火炉内烧红后，放在醋内。

用法：趁热噙在口内，不要咽漱。

34. 峰峰矿区张济民献方

主治：虫吃牙痛。

药物：葱子。

用法：熏牙。

35. 马学花献方

主治：头痛牙疼。

药物：大梅片二分。

用法：研细面，患者从鼻孔内吸之。

36. 沙河侯林盛献方

方名：加减玉女煎。

主治：风火牙痛，牙龈肿疼等症。

药物：川连二钱，黄芩三钱，升麻一钱

半，丹皮二钱，酒军五钱，石膏四钱，生地四钱，元参四钱，甘草二钱。

用法：水煎服。如其人壮者，便秘、脉洪，石膏加六七钱，生地五六钱，酒军八九钱至一两，元参五六钱。

37. 围场县傅润三献方

方名：止痛散。

主治：风火虫牙疼。

药物：秦艽一钱，儿茶一钱，细辛八分，冰片一钱，潮脑五厘。

用法：以开水浸药漱口。

38. 滦县李广云献方

主治：牙漏。此证先牙痛剧烈，以后在下牙床下颌骨处穿出一洞，久治不愈。

药物：青竹竿一节，食盐适量。

用法：竹竿内装满食盐，用炭火煅成炭状，研末，擦患处，日擦一次。

39. 宁河李学程献方

主治：虫牙疼。

药物：天仙子。

用法：烧烟以竹筒抵牙根，引烟熏患处，其虫即出而愈。

40. 安国县崔儒卿献方

主治：风火牙疼。

药物：白芷（微炒）、川椒（微炒）、荜茇、细辛、蜂房（炒焦）、全蝎、香附（微炒）各等份。

用法：共为细末。每用少许，哪边牙疼

在哪边鼻孔内吸入，鼻涕、眼泪自流。

41. 枣强县裴金章献方

主治：风火牙痛。

药物：甘草五钱，石膏四钱，元参五钱，升麻三钱，生地四钱，细辛一钱。

用法：水煎服。

42. 定县尹士忠献方

主治：牙痛。

药物：荜茇一钱，良姜八个，细辛八分，梅片一分。

用法：共研细末，左痛吸左鼻，右痛吸右鼻。

43. 深县支国均献方

主治：齿衄。

药物：犀角二钱，生地四钱，丹皮三钱，白芍三钱，炒栀子三钱，小蓟三钱，川军三钱，木通二钱，滑石四钱，甘草一钱。

用法：水煎服。

44. 深县王建元献方

主治：风火牙痛。

药物：生石膏一两（研），升麻一两。

用法：水煎温服，一二剂即愈。

45. 深县王宴彬献方

主治：牙痛。

药物：青黛二钱，荷叶一钱，梅片一分，火硝三分，生石膏二钱，黄柏一钱，细辛五分，儿茶一钱。

用法：共为细面，点痛牙之龈上，以津液浸之。如上牙痛，则将药面撒药棉上咬之。

46. 深县郭志泽献方

主治：虫牙痛。

药物：白薇三钱，五灵脂三钱，细辛五分，骨碎补五分。

用法：共为细末，每用一钱，开水浸而漱之。

47. 唐山市李宜中献方

方名：细辛石膏防风汤。

主治：风热牙疼。

药物：人生地、防风各三钱，细辛一钱，石膏、青皮各三钱，丹皮三钱，芥穗二钱，骨皮三钱，甘草三钱，麦冬三钱。

用法：水煎服。

48. 景县万景熙献方

方名：玉女煎。

主治：阴虚牙痛。

药物：石膏八钱，知母四钱，熟地五钱，寸冬三钱，川牛膝二钱，山药二钱，石斛四钱。

用法：水煎服，轻者二剂，重者三四剂。

49. 景县井兰兴献方

主治：后大牙疼及龋齿疼，神经性牙疼。

药物：细辛五钱，山羊骨（火烧成炭）三钱，半夏三钱，烧酒三两。

配制：以上三味用水煎剩一茶盅，再加烧酒三两即成。

用法：日漱三次，勿咽，即愈。

50. 武安县张行知献方

主治：胃火牙痛。

药物：升麻三钱，黄连二钱，当归四钱，生地三钱，丹皮四钱，石膏三钱，元参三钱，黄芩三钱。

用法：水煎服。如欲速止疼痛，可用薄荷、朱砂二味研面吹鼻。

51. 滦县李广云献方

主治：牙齿疼痛，不论远年近日，都有卓效。

药物：川芎三钱，白芷二钱，细辛一钱，生理石一两，川椒二钱，生地三钱，青皮三钱，条芩三钱，知母二钱，甘草一钱，薄荷二钱。

用法：水煎服。

加减：如风火炽盛的牙疼，减去川芎二钱，细辛五分，再加生理石二两，双花三钱；虚寒牙疼，去知母、生理石，加升麻一钱，防风二钱；虫牙疼，加乌梅三钱；胃火盛，去川芎、细辛，加川军、川连、胆草各二钱。

52. 延庆县孙献瑞献方

主治：风火牙疼不可忍者，服之立效。

药物：当归、白芍、生地、川芎、栀子各三钱，煅石膏、大黄、薄荷、甘草、柴胡、荆芥、黄连各二钱，丹皮、升麻、细辛各一钱。

用法：水煎两次，一日服两次，以愈为度。

53. 阳原县朱德瑞献方

主治：风火牙痛。

药物：升麻二钱，生地三钱，黄芩三钱，生石膏五钱，寸冬二钱，酒军一钱半，知母二钱，银花二钱，丹皮二钱，元参二钱，泽泻二钱，木通二钱，甘草二钱。

用法：水煎温服。身体弱者忌用。

54. 滦县李广云献方

方名：一笑散。

主治：牙齿疼痛，风牙疼，火牙疼，蛀齿疼。

药物：细辛、鹅不食草、甘草各等份，冰片、朱砂、薄荷各少许。

配制：先将前三味共为细末，再入后三味合研极细末，贮瓶中备用。

用法：擦患处少许，即时止疼。

55. 保定市李海濂献方

主治：风火牙疼。

药物：元参、丹皮、薄荷、生地各三钱。

用法：水煎服。

56. 成安县焦文学献方

主治：肾虚牙痛。

药物：大生地、大熟地、骨碎补、枸杞子各三钱。

用法：水煎服。

57. 唐山市刘善元献方

主治：风火牙痛，暴痛者。

药物：北细辛、北五味各二钱。

用法：共捣为泥，团成丸塞痛处。忌内服。

58. 宁河县李学程献方

主治：风火牙疼。

药物：防风、丹皮、黄芩各三钱，升麻二钱，细辛一钱，生地、石膏、银花各五钱，川连二钱，白芷二钱。

用法：水煎两次，每日早、晚各服一次。

59. 沽源县张龙云献方

主治：风火牙痛。

药物：大黄五钱，升麻五钱。

用法：水煎服。

60. 安国县康金华献方

主治：牙疼。

药物：蜂房、好醋。

配制：蜂房以好醋煮之，备用。

用法：何处疼，将蜂房咬何处，疼立止。

61. 完满县戴杰三献方

主治：牙痛。

药物：荜茇一钱，细辛五分，石膏二钱，薄荷冰二分。

配制：共为细末，用布包成五包。

用法：牙痛时含一包于口中，任其流涎，经一小时即愈。

62. 完满县王占元献方

方名：升清降浊汤。

主治：牙痛不肿。

药物：麻黄三钱，细辛三钱，蔓荆子三钱，柴胡三钱，青皮三钱，白芍三钱，川朴三钱，川军三钱，石膏三钱，甘草二钱。

用法：水煎服。

63. 完满县谭经纬献方

方名：加减清胃汤。

主治：胃火牙痛。

药物：川连二钱，麻黄三钱，石膏三钱，生地三钱，当归三钱，丹皮三钱，酒芎三钱。

用法：水煎服。忌生冷。

64. 蠡县孙锡福献方

主治：风火牙疼。

药物：生地四钱，独活二钱。

用法：水煎服。

65. 易县孙浦樵献方

主治：牙疼。

药物：荜茇一钱，良姜八分，白芷一钱，细辛一钱。

用法：上药焙黄，研细末。左牙痛吹左鼻孔，右疼吹右。

66. 南宫县连佩金献方

主治：牙疼，无论风火虫蚀各种牙疼皆效。

药物：荜茇三钱，细辛三钱，良姜三钱，生地黄三钱。

用法：水煎含漱勿服，一日数次即愈。

67. 曲阳县刘殷甫献方

主治：风寒牙疼。

药物：细辛、威灵仙各三钱。

用法：水煎待温，含口中徐徐咽下。

68. 曲阳县刘殷甫献方

主治：胃火牙疼。

药物：生石膏、生川军各五钱。

用法：水煎服。

69. 涞源县任福善献方

主治：风火牙疼，无论上下左右，虫蚀牙疼（龋齿），疼痛不休，服此方即效。

药物：生地一两，防风三钱，青皮一钱，石膏一两，枳实三钱，丹皮二钱，细辛一钱。

用法：水煎服。

70. 保定市景雅斋献方

主治：风火牙疼，不论新久、虚实、上下，服之皆可立愈。

药物：生石膏一两，大生地五钱，北细辛一钱，生甘草一钱。

用法：用水二茶碗，煎剩一碗，温服。入口内稍含片时，再咽下。轻者一剂，重者二剂而愈。体质弱者，可作二剂服。老人及儿童尤须少服。

71. 保定市吕扶周献方

主治：火牙疼，牙根肿疼。

药物：生鸡蛋一个，白糖三两，香油二两。

用法：将鸡蛋打破，用白糖香油调匀服下。轻者一次，重者两次即愈。

72. 保定市吕扶周献方

主治：风火牙疼，牙根红肿，嚼物疼痛。

药物：防风一钱，白芷一钱，川椒三钱，细辛二分，鹤虱二钱，生石膏二钱。

用法：上药用水两杯半，煎至两杯，漱口用。一日三四次，勿咽下。

73. 赤城县解文苑献方

主治：牙齿疼痛。

药物：川乌、草乌、细辛、荜茇、白芷、川椒、骨碎补各等份。

用法：用陈醋煎成药水，含漱口内，漱已吐出，不能咽下。

74. 平山赵集祥献方

主治：牙疼。

药物：生地、山萸肉、山药、丹皮、茯苓、泽泻、桔梗、甘草、升麻、石膏、薄荷、白芷，剂量酌用。

用法：水煎服。

加减：左边牙疼，加青皮、柴胡。

75. 唐县固店医院献方

主治：风火牙疼。

药物：高良姜三钱，细辛二钱，薄荷三钱，白芷三钱，生地三钱，防风三钱。

用法：生姜为引，水煎服。

76. 宁晋县岳峰高献方

主治：风火牙疼。

药物：防风三钱，升麻二钱，青皮三钱，丹皮三钱，当归三钱，细辛二钱。

用法：水煎服。此方必须按证加药。

加减：上门牙疼属心火，加黄连三钱，寸冬三钱；下门牙疼属肾火，加黄柏三钱，知母三钱；上左边牙疼属胆火，加羌活三钱，胆草三钱；下左边牙疼属肝火，加柴胡三钱，栀子三钱；上右边牙疼属大肠火，加大黄三钱，枳壳三钱；下右边牙疼属肺火，加黄芩三钱，桔梗三钱；上牙全疼属胃，加川芎三钱，白芷二钱；下牙全痛属脾，加白芍三钱，白术三钱。

77. 阳原县韩秉义献方

主治：牙疼。

药物：花椒二钱，白矾二钱。

用法：煎汤漱之。

78. 沽源县献方

主治：牙痛。

药物：盐全蝎一分，茴香三分，白芷三分。

用法：共研细末，用桑皮纸卷成药捻。左边牙痛，将药捻塞入左鼻；右边牙痛，将药捻塞入右鼻。

79. 沽源县献方

主治：牙齿俱痛，但不治牙齿动摇而痛者。

药物：荜茇、良姜、细辛各少许。

用法：上药煎水含漱，不可内服。

80. 宁晋县钟藻章献方

主治：虫子蛀牙。

药物：樟脑、花椒等份。

配制：先用棉纸（糊灯笼的纸）二层，将茶碗口糊住，将药放在纸上，用艾叶点着，烧药成炭，棉纸下即有霜。

用法：用干净青布将药霜卷着，咬于牙疼患处，半小时许取出。

81. 宁晋县张鸿贵献方

主治：牙疼。

药物：广木香一钱，大盐一钱（炒）。

用法：共研细末。左边牙疼吹左鼻内，右边牙疼吹右鼻内。

82. 赤城县郑志成献方

主治：风热牙痛。

药物：生石膏三钱，升麻三钱，葛根三钱，细辛八分，川椒二钱。

用法：水煎温服。

83. 沽源县献方

主治：虫牙痛。

药物：龙衣少许。

用法：烧灰入酒内，漱之即愈。

84. 无极县解天一献方

主治：虚火牙痛。

药物：元参一两，生地一两，川牛膝三钱，薄荷三钱，黄芩二钱，黄柏二钱，竹茹二钱，川贝二钱，荆芥穗一钱半，知母二钱，防风一钱半，甘草一钱。

用法：水煎服。

85. 冀县尹耀舟献方

主治：牙疼。

药物：生石膏五钱，生川军四钱，生杭芍三钱，生赭石三钱，生地、熟地各二钱，荆芥一钱，防风一钱，丹皮一钱，黄芩一钱半，甘草一钱。

用法：水煎，饭后温服。忌吃鱼腥。

86. 涿鹿县闪浚五献方

主治：虫牙痛。

药物：雄黄五钱，韭菜子一两，乳香二两，没药五分。

用法：共研细末。用大火罐或笔筒，垫上灰将药放炭火上即出烟，用手巾围罐口四周，患者的耳朵靠近罐口，用烟熏之。

87. 阳原县张彩轩献方

主治：风火虫牙痛。

药物：升麻三钱，煅石膏三钱，细辛三钱，防风三钱，知母三钱。

用法：水煎服。

88. 康保县张林献方

主治：远年近日牙疼，难以支持者。

药物：骨头一块（不拘多少），陈醋一盅。

配制：火烧七次，用醋浸七次为度。

用法：用浸骨的温醋漱口，以漱尽醋为止。

89. 赤城县米深献方

主治：牙床红肿疼痛。

药物：生地三钱，荆芥二钱，丹皮一钱，生石膏四钱，青皮一钱，生甘草一钱。

用法：水煎凉服。

加减：如上边一二门齿痛，加黄连一钱，麦冬二钱；下边一二门齿痛，加黄柏、知母各一钱；下两边小齿痛，加白术一钱，白芍二钱；上两边犬齿和第一二小齿痛，加川芎一钱，白芷一钱；上边第一大齿痛，加羌活、胆草各一钱；下边第一大齿痛，加黄芩、桔梗各一钱；上边二三大齿痛，加川芎、白芷各一钱；下边二三大齿痛，加白术、白芍各二钱。

90. 沽源县献方

主治：牙疼。

药物：乳香二钱，没药三钱，金银花四钱，连翘五钱，山甲三钱，甘草三钱，白芍三钱，归尾三钱。

用法：水煎服。

91. 沽源县杨万东献方

主治：牙痛。

药物：川乌、草乌、荜茇、良姜各少许。

用法：浸白酒中炖熟，凉后漱口，不咽入腹。

92. 沽源县献方

主治：牙疼因于肝胃热甚者。

药物：元参一两，生地一两，栀子五钱，黄芩五钱，黄柏五钱。

用法：水煎服，连服四剂即愈。

93. 康保县献方

方名：地丹石膏汤。

主治：牙痛。

药物：生地三钱，丹皮三钱，石膏五钱，青皮三钱，荆芥三钱，防风三钱，升麻二钱，甘草一钱。

用法：水煎服。

加减：上右牙痛，加川军、枳壳；上左牙痛，加川羌、胆草；上门牙，加川连、寸冬；下右牙疼，加条芩、桔梗；下左牙疼，加柴胡、栀子；下门牙疼，加知母、黄柏。

94. 阳原县梁兴汉献方

主治：胃火牙痛。

药物：元参三钱，生地三钱，当归二钱，川芎二钱，石膏一两，川军二钱，升麻二钱，桔梗二钱，细辛一钱，黄连三钱，黄柏二钱，栀子二钱，连翘二钱，丹皮二钱，赤芍二钱，生草二钱，羌活二钱。

用法：水煎服。

95. 延庆县秦子贞献方

主治：无论风火牙疼或左或右经久不愈，百药不效，并皆治之。

药物：海黛（海带）烧成灰。

用法：疼之涂牙根上，立刻痛止。

96. 张北县陈禹献方

主治：风火牙痛。

药物：生巴豆仁半个，花椒七粒。

用法：用纱布包后，口含牙痛处，含后流涎水，必须吐出，不要咽下，约三十分钟即止，取出药包。

97. 阳原马耀武献方

主治：虫蚀牙痛。

药物：当归一钱，生地一钱，细辛一钱，干姜一钱，连翘一钱，苦参一钱，黄连一钱，桔梗一钱，白芷一钱，乌梅一钱，花椒一钱，升麻一钱半，甘草一钱。

用法：水煎服。

98. 隆尧县李玉申献方

主治：风火牙痛。

药物：乳香、没药（去油）、川芎、生石膏、雄黄、牙硝各等份。

用法：共研细末，用细苇管吹少许于鼻中，左边牙疼吹左鼻孔，右边牙疼吹右鼻孔。

99. 唐县李金峰献方

方名：升麻防风汤。

主治：牙疼。

药物：防风一钱，升麻五分，生地一钱，丹皮一钱，当归一钱，细辛五分，青皮一钱。

用法：水煎服。分量可酌情增减。

加减：如上门牙痛，加黄连、寸冬；上左牙痛，加羌活、龙胆草；上右牙痛，加大黄、枳壳；下门牙痛，加知母、黄柏；下右牙痛，加黄芩、桔梗；下两边痛，加白芍、白术；上两边痛，加川芎、白芷。

100. 唐山市王立中献方

方名：立止牙疼散。

主治：龋齿疼痛。

药物：乌贼骨为细末。

用法：醋调，擦在痛牙上。

101. 峰峰矿区杨绍武献方

主治：齿龈发炎，疼痛不止。

药物：元参一两，生地一两，生石膏一两，怀牛膝一两。

用法：水煎服。

102. 张家口市赵琛献方

主治：急火胃热牙痛。

药物：栀子、胆草、川连、黄芩、薄荷、桔梗、升麻、石膏、香附、川军、木通、甘草。

用法：水煎服。剂量可随症轻重酌定。

103. 武邑县吕金升献方

主治：风火虫牙痛。

药物：川古月一两，枯矾二两。

用法：为细末，撒牙根上，令其流涎，痛即止。

104. 赤城县张然献方

药物：雄黄（如豆粒大一块），大蒜一瓣。

用法：共捣如泥，贴寸脉上，用铁片压住，至起疱为止，用针将疱刺破。

105. 高阳县严祥瑞献方

主治：骨槽风。

药物：人参二钱，炒白术三钱，干姜一钱，附子一钱，僵蚕一钱五分，甘草二钱。

用法：水煎温服。

106. 唐县甄洛赞献方

方名：细辛散。

主治：风火牙痛。

药物：细辛、川乌、良姜、雄黄、黄柏、黄连各一钱。

用法：共为细面，左痛右闻、右痛左闻于鼻中。

107. 枣强县陈子恒献方

主治：牙疼。

药物：白芥子三钱（为末），大蒜三瓣。

用法：共捣为泥，贴在颊车穴稍前些，

约二小时许起小疱取下即愈。

108. 唐山市献方

主治：牙疼。

药物：牙硝、硼砂、雄黄各二钱，冰片一钱，麝香一分。

用法：共为细面，干撒。

109. 康保县王裕民献方

方名：栀黄饮。

主治：右边牙痛。

药物：栀子、黄芩、山药、杏仁各一钱，灯心少许，生酒一盅。

用法：水煎，早、晚服之。

110. 枣强县袁家禄献方

主治：风火牙疼。

药物：葛根三钱，升麻二钱，细辛五分，白芷一钱五分，青皮二钱，黄芩三钱，川军三钱，石膏三钱，枳壳二钱，地骨皮三钱，甘草二钱，葱白四个。

用法：生姜四片为引，水煎服。

111. 枣强县景子安献方

主治：牙疼。

药物：生地四钱，元参三钱，川军一钱，当归三钱，柴胡一钱，葛根一钱，升麻一两，防风二钱，川连一钱，甘草二钱，生石膏二钱。

用法：水煎服。

112. 安国县邢国杰献方

方名：冰倍散。

主治：牙疼及小儿口疮。

药物：五倍子三钱，冰片五分。

用法：共为细末。水调为膏，摊在生白布上，贴患处。小儿口疮撒此药面。

113. 易县耿彦献方

主治：虫牙疼。

药物：雄黄末一钱。

用法：和枣肉为小丸，塞牙缝内。

114. 枣强县焦邦镐献方

方名：二仙丹。

主治：无论新旧风火虫蚀牙疼。

药物：蟾酥一钱，麝香五分，五灵脂五钱。

配制：将蟾酥用酒化开，麝香、五灵脂二味研极细末，三味药和匀为丸，如白豆大。

用法：每次用一丸，放在患牙的牙根上，含化。

唇舌病类（计24方）

1. 行唐县郑洛茂献方

主治：治唇烂裂口。

药物：五倍子、黄柏各等份。

用法：共为细末，香油调涂患处。

2. 行唐县严崇山献方

方名：碧玉散。

主治：唇口生疮，破流脂水，缠绵不愈，俗名"羊胡须疮"。

药物：黄柏五钱，大枣五钱（去核，煅存性）。

用法：共研极细面，用香油调之，日涂两次。

3. 磁县李国钧献方

主治：嘴唇烂，久不愈。

药物：五倍子面一钱。

用法：香油调抹少许即效，日抹一二次。

4. 隆尧县张凤麟献方

方名：唇风散。

主治：茧唇，口唇破裂，红肿疼痛。

药物：青黛、黄柏、辽细辛各二钱。

用法：共研极细末，用凉开水调成糊。晚间临睡时，先用凉开水洗净嘴唇，然后将药抹上，早饭后、午饭后各抹一次，

不过两天即愈。

5. 保定市崔秀峰献方

主治：茧唇。

药物：五倍子二钱，枯矾二钱，冰片三分。

用法：共研为细面，用香油调涂患处。轻者三次，重者六次痊愈。

6. 佚名氏献方

主治：茧唇。

药物：五倍子（煅透，研细面）、枯矾（研极细面）各等份。

用法：二药合匀，撒少许，一二次即愈。

7. 阳原县献方

主治：唇部糜烂。

药物：孵出小鸡蛋壳内的薄皮。

用法：敷在唇部。

8. 阳泉县任槐献方

主治：烂嘴唇。

药物：人中白。

用法：搽患处。

9. 阳原县民间单方

主治：口唇糜烂疼痛。

药物：生石膏一钱，儿茶五分，薄荷冰少许。

用法：研成细面，撒于患处。

10. 阳原县民间单方

主治：口唇糜烂。

药物：西瓜皮（干）。

用法：焙黄研面，撒在患处。

11. 阳原县苗荣甫献方

主治：烂嘴唇。

药物：川连五钱，百合一两，香片茶五钱。

用法：共为细末，搽患处。

12. 曲阳县甄洛敬献方

主治：嘴唇破烂。

药物：黄柏末、烧枣炭末各等份。

用法：共为细末，用香油调搽患处。

13. 涞源县赵玉献方

主治：烂唇。

药物：黄连为细末。

用法：敷患处，数次即愈。

14. 无极县刘熙和献方

主治：舌长出口（阳火太盛）。

药物：①外用：冰片（研面）。②内服：元参四钱，生白芍三钱，川连、柴胡、菖蒲各二钱。

用法：①用冰片敷于舌上。②内服汤剂，水煎两次，每日早、晚各服一次。

15. 武邑县靳文智献方

主治：舌疔。

药物：黄柏（研细末）一两，青黛二钱，柿霜五钱，滑石四钱。

用法：合为细末，撒舌上患处，每日五六次，两天即愈。

16. 赞皇县冯耀献方

方名：犀连冰矾散。

主治：舌胀满口，不能转动，口干、身干、身微冷厥、微弱无力者。

药物：犀角一钱（水磨），黄连一钱，明矾一钱，冰片五分，朱砂五分。

用法：共为细面，吹口内。

17. 围场县李忠禄献方

主治：肿舌。

药物：川连五钱，元参五钱，石膏五钱。

用法：水煎服。

18. 保定市张巍庭献方

方名：蒲黄散。

主治：舌胀满口，外出不回。

药物：生蒲黄末。

用法：搽舌即愈。

19. 保定市张巍庭献方

方名：辰朱散。

主治：舌胀口外不回。

药物：朱砂末。

用法：外用敷之。或掷碗于地，闻声则能惊人。

20. 沽源县张龙云献方

主治：重舌。

药物：黄连五钱。

用法：研为细末，每早、晚开水送服五分。

21. 徐水县胡文帆献方

主治：重舌。

药物：绿胆矾。

用法：搽患处，重者每天三次。

22. 涞源县李相山献方

主治：舌吐出，不能收回去，此乃心火炽盛，服此方即收。

药物：川连三钱，人参三钱，菖蒲一钱，柴胡一钱，白芍三钱。

用法：水煎服，一日两次。舌上以冰片敷之。

23. 无极县刘熙和献方

主治：舌肿大壅塞咽喉，食水不能下咽者。

药物：朴硝、白矾等份。

用法：共研细面，搽于舌上即消。

24. 完满县王占礼献方

方名：雪口散。

主治：舌上生厚白苔。

药物：朱砂一钱，铜青五分，生火硝二分。

用法：共研细末，搽舌上半日愈。

口舌疮类（计28方）

1. 阳原县民间单方

主治：内火炽盛，口舌糜烂。

药物：川黄连三钱，石菖蒲一钱半，炮姜五分。

用法：水煎服。

2. 赞皇县马罡明献方

主治：鹅口疮。

药物：枯白矾二分，朱砂二分，马牙硝五分。

用法：共研细面，蜜水调敷患处。

3. 武邑县吕金升献方

主治： 口舌生疮。

药物： 五倍子（炒研），冰片少许。

用法： 合研极细，撒患处。

4. 唐山市献方

主治： 口疮牙痛，口腔破烂。

药物： 升麻三钱，川连三钱，当归三钱，生地二钱，丹皮二钱，生石膏一两，黄芩二钱。

用法： 水煎服。

5. 保定市崔秀峰献方

主治： 口内生疮糜烂，裂口等症。

药物： 川黄连一斤，细辛一斤，冰片一两。

配制： 共为细面，贮于瓶内。

用法： 先以开水将口腔漱净，然后再将药面敷于患处。

6. 张家口市薛和卿献方

方名： 四物芩连汤。

主治： 血虚发热，口舌生疮，日安夜热者尤效。

药物： 当归五钱，川芎二钱，白芍三钱，生地四钱，黄芩三钱，薄荷一钱，川连一钱五分。

用法： 水煎，早、晚服之。

7. 柳学诗献方

主治： 小儿舌口白，口疮白膜。

药物： 五倍子。

用法： 研细末。用竹筷子头缠青布蘸小磨香油，向舌上慢慢去掉舌上白膜，再上五倍子末即愈。

8. 冀县王鹤倚献方

主治： 口疮。

药物： 糖稀（饴糖）。

用法： 不拘多少，含口内漱两次即愈。

9. 康保县关世昌献方

方名： 加味清胃散。

主治： 口舌生疮，嘴唇腐烂，牙龈出血。

药物： 生石膏一两，大生地六钱，栀子二钱，大麦冬五钱，丹皮三钱，升麻一钱，元参六钱，知母四钱，黄芩二钱。

用法： 水煎，日服两次，早、晚服下。

10. 阳原县苗荣甫献方

主治： 口疮。

药物： 朱砂一钱，黄连五钱。

用法： 共研细面，撒患处。

11. 获鹿县张士宽献方

主治： 口疮。

药物： 五倍子、冰片，分量酌用。

用法： 共为细面，撒口内，低头将口水流出，不可咽下。

12. 获鹿县聂文伯献方

主治： 口疮。

药物： 冰片五钱，麝香二分，牛黄二分，西瓜霜一两，珍珠二分。

用法： 共为细面，吹口内。

13. 冀县李广申献方

主治： 小儿口疮。

药物： 五倍子（微妙）研细末，加青黛少许再研，加至药末灰色为度。

用法： 用时撒干面，也可用香油调敷。

14. 蠡县赵文质献方

主治： 鹅口疮。

药物： 朴硝、朱砂、冰片等份（研细末）。

用法： 药面少许，调于水中澄清，用鹅翎蘸此水，再蘸药面搽于口内即愈。

15. 新城县杜子鉴献方

主治： 口疮、鹅口疮。

药物： 白猪胆一个，明矾。

配制： 把白矾入胆中，悬在阳处，经过冬夏。将矾研极细，吹患处。

16. 赤城县解元苑献方

主治： 一切口疮。

药物： 川黄柏、川黄连、儿茶、柿饼子各等份，冰片少许。

用法： 共为细末，搽患处。

17. 佚名氏献方

主治： 小儿口疮与泄肚交替发作，久不愈（口疮轻些，泻即加重，或泻轻口疮又重）。

药物： 云苓四钱，白术一钱半（按小儿年岁酌量加减）。

用法： 煎服甚效。

18. 唐县商振堃献方

方名： 瓜子巴豆糕。

主治： 小儿舌上生疮，疼痛不能吮乳。

药物： 甜瓜子七个（去皮），巴豆仁二个。

用法： 共研如糕。将局部头发剃光，涂小儿囟门上，一日夜取下。

19. 唐县傅春生献方

方名： 吹喉散。

主治： 白马嗓，满口白如棉形，发高烧，喉痛起双蛾、白疱等症。

药物： 梅片、寒水石、人中白各等份。

用法： 共为细面，吹患处，日三次。

20. 南宫县郭长青献方

方名： 五倍子散。

主治： 小儿鹅口疮症，舌腮满白，糊口不能吮乳。

药物： 五倍子一两（炒），梅片一钱。

配制： 共研细面，装瓶密封。

用法： 酌情吹药于口内患处，吹后五分钟，成块白腐脱落，数次即愈。

21. 涿县崔洁涛献方

主治： 小儿白口糊。

药物： 火麻仁一两。

用法： 捣成泥，涂两足心，即愈。

22. 宁河县杨兰庆献方

方名：解毒汤。

主治：小儿鹅口疮（满口色白）。

药物：黄连一钱半，忍冬花三钱，冰片三分。

用法：水煎服。在服药时加入六神丸十二粒，共分两次服完；病重者，可加牛黄一分，冲服。

23. 唐山市边秀彬献方

方名：密陀僧散。

主治：小儿红白口疮。

药物：密陀僧面一钱。

用法：将药面用温开水调糊贴两足心之上，用布带缠好。待口疮愈时，急速洗掉。

24. 完满县韩佩昌献方

主治：小儿吐泻引起满口白层，势甚危险者。

药物：黄连五分，粉草一钱。

用法：煎汤拭口，再用桑枝白汁涂口内，并用吴萸末醋调贴足心。内服益元散，每次五分。

25. 完满县刘绍宗献方

主治：小儿口疮。

药物：雄黄二分，硼砂二钱，元明粉一钱，枯矾四分，川连四分，五倍子四钱，冰片四分。

用法：共为细末，涂患处。

26. 冀县杨俊奇献方

方名：护口白特效散。

主治：小儿发烧，口腔长灰白色物，舌强疼痛。

药物：五倍子一钱，枯矾一钱，牛黄五分，雄黄五分，梅片五分，人中白一钱。

配制：共研细末。

用法：用时以药面合香油抹舌上，待二十分钟后，用青布将舌上白苔擦去，即能吃乳。

27. 冀县郭寿州献方

方名：口蚀药。

主治：小儿口内俱白，身冷发烧，口疼舌强，不食。

药物：五倍子（蜜炙）、枯矾、冰片各一钱。

用法：共为细末，香油拌匀。用鸡翎抹药，扫匀口内白处，每日一次。

28. 深县献方

主治：小儿口内百病。

药物：牛黄一分，冰片一分，硼砂二分，朱砂二分，雄黄二分，青黛二分，黄连八分，黄柏八分，火硝三钱。

用法：共为极细面，以少许涂之即愈。

耳病类（计69方）

1. 怀安县李满堂献方

主治：耳内流脓。

药物：枯矾三钱，冰片五分，麝香二厘，朱砂一分。

用法：共研极细末，用苇管或竹管吹入耳内。

2. 延庆县祁汉卿献方

主治：耳内肿疼（耳底疼）及一切阳性肿痛，皮肤疮疡。

药物：鲜生地（俗名"老酒壶"）。

用法：捣烂取汁。治耳内疼，用汁滴入耳内二三滴，痛即止；阳性肿痛及一切皮肤疮疡，捣烂敷于患处。

3. 康保县土球子公社医院李亚卿献方

方名：耳底散。

主治：耳中流水，或黄脓。

药物：猪胆一个，枯白矾（研细）。

配制：将枯白矾装于猪胆内，以满为度，晒之似干，把胆皮剥去，将矾研细面备用。

用法：先把耳内用新棉花拭净，再吹此药。

4. 尚义县朱昭庆献方

主治：耳内流淡红血水，痛如锥刺。

药物：生地四钱，丹皮三钱，杭芍二钱，茯苓三钱，泽泻二钱，知母二钱，黄柏三钱，黄芩三钱，黄连二钱。

用法：水煎服。

5. 尚义县邓寿亭献方

主治：耳底疮。

药物：蛇蜕一钱（烧灰存性），冰片少许。

用法：共研细面。蘸净耳内脓水，用竹管把药面吹耳内。

6. 涿鹿县岑效儒献方

主治：耳中出脓血，久而不愈。

药物：石榴花瓣（瓦焙研面），冰片少许。

用法：上药合之，吹入耳中，脓血自止。

7. 延庆县永宁地段医院献方

主治：耳底疼痛流水。

药物：头发三钱（烤焦），枯矾一两，冰片适量。

用法：上药混合研成细面。将耳内异物蘸净，后将适量药面吹入耳内。

8. 康保县杨宝生献方

主治：小儿聤耳。

药物：五倍子、枯矾、冰片各等份。

用法：共研细末，吹入耳内。

9. 商都县史天保献方

主治：耳底疼痛流水。

药物：桑螵蛸一个（烧灰存性），麝香五厘。

用法：共研细末，以苇管吹少许于耳中。

10. 怀安县李子英献方

主治：耳内诸疮，或流脓或流水。

药物：鸡子黄油。

配制：用一个煮熟的鸡蛋，去清，将鸡蛋黄放于小铜勺内，用文火徐徐炼出油来，除去鸡蛋黄渣，将油倒在茶杯里。

用法：用滴管吸油，滴入耳内，每日三次。

11. 延庆县吴廷藻献方

主治：耳内流脓水久不愈者。

药物：龙骨、生石膏、青黛、硼砂、枯矾明矾各五分，冰片三分，麝香二厘。

用法：共为细末，瓷器收贮，耳内吹之。

12. 涿鹿县马耀庭献方

主治：耳内流黄水。

药物：芦荟八钱，熟军一两，柴胡一两，归身五钱，栀子五钱，川芎五钱，白芍五钱，生地一两，花粉二钱，菖蒲三钱，胆草五钱，丹皮三钱，甘草一钱。

配制：共研细面，炼蜜为丸，二钱重。若服汤药，量可减半。

用法：每日三次，每服一粒，白水送下。视病情加减运用亦可。

13. 阳原县吕祥献方

主治：耳底疮（耳内流脓水）。

药物：猪苦胆一个，枯矾面。

配制：将枯矾面装入胆内，将口扎住，放在青磁盘内，再用中青瓷碗盖好，置锅内蒸三气取出，候冷用盘内清水。

用法：取上药水，滴入耳内。

14. 沽源县献方

主治：耳内肿痛流脓。

药物：枯矾、赤石脂、黄连、乌贼骨各等份。

用法：研为细末，以棉裹如枣核大纳耳中，三日一换。

15. 宁晋县贾常保献方

主治：耳底疮。

药物：猪苦胆一个，枯矾不拘多少，冰片少许。

配制：将矾与冰片装在猪胆内风干，为末收贮。

用法：每用少许，以香油调灌。

16. 无极县献方

主治：耳病流脓流水肿痛。

药物：川黄连五分。

配制：用蒸馏水一百毫升泡六小时，将渣去净。

用法：滴耳内，一日四五次。

17. 宁晋县高兴仁献方

主治：耳内生疮，脓水淋漓。

药物：羊粪一钱（炒炭），枯矾五分，轻粉五分。

用法：共研细末，吹耳内。

18. 晋县中医进修学校献方

主治：耳肿疼不可忍。

药物：大蜈蚣一条，香油一两，冰片五分。

配制：把蜈蚣用香油炸黑，再入冰片。

用法：滴耳内，外涂抹。

19. 平山马增亮献方

主治：震耳，此症不红不肿，只觉耳内燥疼不止。

药物：常用的旱烟袋一根，白酒一盅。

配制：口噙白酒，在另一端吹吸数次，使酒变紫红色。

用法：将烟袋锅拔去，将酒滴入耳内。

20. 晋县中医进修学校献方

主治：旋耳轮疮。

药物：轻粉（隔纸微炒）、铅粉、山甲珠黄丹各等份。

用法：共为细末，用香油调涂患处。

21. 赵县李兰祥献方

主治：耳疮。

药物：鸡蛋黄油一个，冰片二厘。

配制：鸡蛋黄炼出之油与冰片混合备用。

用法：滴耳内（凉后），用脱脂棉塞耳。上药前用棉花拭净耳内脓汁，再滴油。

22. 佚名氏献方

主治：耳底疮。

药物：核桃油、冰片少许

用法：二味调和，滴入耳内。

23. 沽源县献方

主治：耳内干痛。

药物：银水（大粪清汁）。

用法：与鸡蛋清调匀，灌入耳内即愈。

24. 沽源县献方

主治：耳内痛痒，流脓水。

药物：汽灯纱罩灰。

用法：研细末，吹入耳中。

25. 沽源县献方

主治：耳肿痛，流脓水。

药物：人指甲三钱，冰片二分。

用法：共研细末，吹入耳内。

26. 无极县耿克静献方

主治：耳底疮，有脓或流黄水。

药物：梅片、枯矾、海螵蛸、雄黄、干胭脂各等份。

用法：研为细末，以细管吹少许于耳中。

27. 行唐县郑洛茂献方

主治：耳底疮。

药物：核桃仁油。

用法：滴耳内。

28. 佚名氏献方

主治：耳内流脓。

药物：猪胆一个，枯矾一两。

配制：将矾装入猪胆内，放在阴处，将胆汁阴干，取出研细末。

用法：每日吹药于耳内一二次。

29. 沽源县献方

主治：耳内肿痛，流脓水。

药物：人中白、麝香、冰片各少许。

配制：上药研细末，用香油调。

用法：将耳中脓水洗净，以药灌入耳中，一日二至三次。

30. 阳原县韩秉义献方

主治：小儿耳疮。

药物：苍耳子。

用法：为细面，香油调搽。

31. 涿鹿县乔铭献方

方名：耳底散。

主治：耳中疼痛流脓。

药物：头伏蝈蝈一个（晒干），冰片三分。

用法：合研细面。用湿纸捻蘸药面纳入耳中，三小时再换一次，以愈为度。

32. 涞源县李鸿云献方

主治：耳底流脓，经年不愈。

药物：人中白（瓦上焙干）一分，冰片一分，龙骨（煅）一钱。

用法：共为细面。耳中之脓水用棉花擦尽，将药面吹入耳内。

33. 无极县杨殿琪献方

主治：耳底流脓或流黄水。

药物：鸡胆汁、枯矾、雄黄适量。

配制：先将枯矾研为细末，与鸡胆汁调匀阴干，再加雄黄少许研为细末。

用法：用时先将耳内脓水擦净，再加香油将药末稀释，每次滴少许于耳中。

34. 无极县张瑞玉献方

主治：耳内肿流黄水（中耳炎）。

药物：川黄连五分。

用法：用开水泡六小时去渣，灌耳内，一日四五次。

35. 涞源县杨兴洲献方

主治：耳底流脓。

药物：鲜生地（妈妈奶根）捣烂取汁。

用法：入锅内熬成浓汁，滴入耳内，以愈为度。

36. 易县苏萌棠献方

主治：耳底疮。

药物：轻粉三分，枯矾三分，羊粪一个（烧炭存性），冰片五分。

用法：共研细末，吹耳内。

37. 宁晋县王新民献方

主治：多年不愈的耳漏及腮漏。

药物：大黄豆七个（去皮），北瓜子三个（去外皮），梁上尘土少许五分。

用法：共研细末，香油调抹患处。

38. 涿鹿县董永春献方

方名：黄白二效散。

主治：男女老少耳内生疮之症。

药物：漳丹一钱，白矾一钱。

用法：共研细末，用苇管吹耳内。溃者用纸绳或净棉棒掭之，再吹药；未溃者，先用凉水滴入耳内，再吹药，一日两次。

39. 定县朱希章献方

主治：耳肿疼或流脓汁。

药物：猪苦胆一个，白矾面三钱，冰片少许。

配制：猪胆内装入白矾面焙干，与冰片共研细。

用法：将药面吹入耳内。

40. 高阳县蒋瑞棠献方

主治：大人耳内生疮，红肿疼甚。

药物：路路通四钱，防风三钱，白芷五钱，当归五钱，陈皮三钱，川贝二钱，花粉三钱，川芎二钱，乳香二钱，没药二钱，山甲一钱半，皂刺一钱半，粉草二钱，连翘三钱，银花五钱。

用法：水煎温服。

41. 蠡县赵文质献方

主治：旋耳疮。

药物：柳树根一两，鲫鱼一条。

配制：柳根火烧存性，鲫鱼泥包放火内烧透去泥，共为细末。

用法：香油调抹。

42. 平乡县李福贵献方

主治：旋耳疮。

药物：轻粉三钱，甲珠三钱，铅粉三钱，漳丹三钱，珍珠一分。

用法：共研细末，香油调涂患处。

43. 威县郭固献方

主治：耳内生疮破流脓水，嗅味腥臭者。

药物：蛤粉五钱，青黛三钱，枯矾五钱，轻粉三钱，雄羊粪一两。

用法：共研极细面，吹耳内。

44. 宁晋县岳孟杰献方

主治：耳底疮，红肿疼痛难忍。

药物：人中白一钱，冰片一分。

用法：共为细末，香油调滴耳内。

45. 蠡县李克己献方

主治：耳底疮（中耳炎）。

药物：枯矾、五倍子（炒）、梅片等份。

用法：研极细末。蘸净耳内脓水，吹药于耳内。

46. 王占礼献方

方名：穿耳散。

主治：耳疮。

药物：山甲一钱，官粉一钱，漳丹五分，铜青五分。

用法：共为细末，香油调搽患处。

47. 保定市张树棠献方

主治：耳底疮。

药物：龟苦胆一个（用鲤鱼者佳）。

用法：先将耳底用药棉蘸净，后将胆汁少许滴入耳内，日滴两次。

48. 宁晋县岳孟杰献方

主治：耳内流脓或流黄水。

药物：海螵蛸一钱，龙骨一钱，枯矾一钱，麝香三厘，冰片一分，穿山甲一钱。

用法：共为极细末。先用药棉将耳内脓水擦净，然后将药吹入耳内。

49. 蠡县刘兰惠献方

主治：耳坠（耳坠肿大疮疡）。

药物：胡桃一个，地里蝎虎子一个。

配制：砸开胡桃为一两半，除去内仁用皮，将蝎虎夹入胡桃皮内用丝线缠牢，在棉油灯上，烧成炭研末。

用法：香油调涂即愈。

50. 保定市张守智献方

主治：耳底疮（中耳炎）。

药物：香油一酒杯，蜈蚣一条，冰片一分（研细面）。

配制：先将香油熬去沫，再将蜈蚣炸黑取出，候冷兑入冰片面搅匀。

用法：先用药棉将耳脓擦净，将油滴入耳中少许，一日滴二三次。

51. 沽源县献方

主治：耳聋耳鸣。

药物：当归一两，川芎一两，菖蒲一两，柴胡二两。

用法：水煎服。

52. 佚名氏献方

主治：耳聋。

药物：巴豆一个（去油），九节菖蒲一节，麝香二厘。

用法：共为细面，用白绸子包为枣核大塞耳内，塞后即微显肿，再换对侧耳内。

53. 蠡县陈雅斋献方

主治：耳聋。

药物：柴胡一两，川芎五钱，香附一两。

用法：共为细末。早、晚冲服三钱。

54. 易县李春山献方

主治：耳聋。

药物：路路通一两，柴胡一钱，川芎八钱。

用法：研细末，加白糖半斤，分七次服。

55. 清苑县霍景祥献方

主治：多年耳聋。

药物：蝼蛄五钱，炮山甲五钱，麝香五分。

配制：先将蝼蛄山甲研末，再加入麝香，

以葱汁为丸如豆大。

用法：每用一丸，塞耳内。

56. 完满县田仲山献方

方名：通气散。

主治：耳聋病。

药物：柴胡一两，香附一两，川芎五钱。

用法：共研细末，每日两次，每次二钱，白水送服。

57. 涞源县赵玉献方

方名：治耳鸣方。

主治：耳鸣不绝。

药物：桔梗二钱，蝉蜕三钱，黄芩三钱，路路通三钱，白芍三钱，甘草二钱。

用法：水煎服。

58. 蠡县李树梅献方

主治：耳聋。

药物：生甘草（大片一片），甘遂一块。

用法：口含甘草片，将甘遂塞入耳内，自觉砰砰作响自通。

59. 冀县王鹤倚献方

主治：气闭耳聋。

药物：蚯蚓、川芎各等份。

用法：共为细面，每服二钱，用麦冬煎汤送下。服后低头伏睡，一夜一剂，连服三夜。

60. 唐山市边广绅献方

主治：头眩，耳鸣，耳聋，胸膈胀满，不思饮食，心烦呕逆症。

药物：当归四钱，胆草三钱，栀子三钱，川黄连三钱，黄芩三钱，青黛二钱，芦荟、路路通各三钱，广木香、砂仁、白术、黄柏各二钱。

用法：水煎服。

61. 峰峰矿申思言献方

主治：耳聋耳鸣，多年不愈，及耳聋暴闭。

药物：小全蝎四十九个，鲜姜片四十九片。

配制：同炒，以姜片干为度，共为细末。

用法：温酒服下二钱。耳中有笙歌即能愈。

62. 唐县齐贤庄刘惠卿献方

方名：加减柴胡汤。

主治：耳鸣耳聋。

药物：柴胡二钱，黄芩二钱，薄荷二钱，菊花二钱，芥穗二钱，元参二钱，黄柏二钱，知母二钱，蝉蜕二钱，甘草一钱。

用法：水煎服。

63. 隆尧县徐九合献方

主治：耳鸣。

药物：黄柏三钱，知母二钱，丹皮二钱，生地三钱，胆草一钱五分，柴胡三钱，通草四钱，路路通五钱，甘草一钱。

用法：水煎服。

64. 峰峰吴文锡献方

方名： 地龙饮。

主治： 耳聋。

药物： 地龙一两，川芎一两。

用法： 共研细面，每晚临睡觉时服二钱，用麦冬汤送下。服药后低头睡觉，连服三夜。

65. 涞县张寿三献方

方名： 专治耳聋方。

主治： 一切虚实耳聋。

药物： 麝香五厘。

用法： 用脱脂棉裹好，塞耳内一日一夜取出。

66. 围场县张振远献方

主治： 耳聋。

药物： 雄猫尿（用蒜擦猫鼻子就尿）。

用法： 滴耳中。

67. 冀县石孝伦献方

方名： 通气散。

主治： 耳聋。

药物： 柴胡一两，香附一两，川芎五钱。

用法： 共为细末，每服三钱，日服三次，白开水送下。

68. 邯郸市姜海沙献方

主治： 耳聋、耳鸣。

药物： 知母三钱，黄柏一钱，熟地三钱，柴胡二钱，川芎一钱，香附二钱。

用法： 水煎服。

69. 商都常东才献方

主治： 久年耳聋。

药物： 银柴胡五钱，川芎五钱，香附一两。

用法： 共为细末，每服五钱，白水送下。

鼻病类（计 49 方）

1. 涿鹿县岑效儒献方

主治： 脑漏臭水。

药物： 老刀豆（扁平似刀，阴干）。

用法： 焙黄研面，黄酒送服三钱，日服三次。

2. 涿鹿县张永茂献方

主治： 鼻衄。

药物： 独头蒜二头，头发灰、驴粪灰各等份，冰片少许。

配制： 将粪灰、发灰，加冰片少许，共研细面。

用法：先将每头蒜各切成两瓣，两手两脚各贴一瓣；再将以上药面，闻入鼻内。

3. 沽源县献方

主治：鼻衄。

药物：生地、熟地、薄荷、藕节各五钱。

用法：水煎服。

4. 沽源县张龙云献方

主治：鼻腔出血。

药物：自流鼻血一滴。

用法：取自流鼻血一滴，滴入眼角，右流滴右，左流滴左。

5. 沽源县张龙云献方

主治：鼻腔出血。

药物：独头蒜一个。

用法：切两半，贴两足心。

6. 沽源县献方

主治：衄血不止。

药物：小儿胎发一团。

用法：烧灰研末，吹入鼻内。

7. 沽源县韩新民献方

主治：鼻血衄血。

药物：头发一团。

配制：烧灰研细，吹鼻孔内。

8. 涿鹿县王凤仪献方

方名：骨余散。

主治：鼻出血症。

药物：自己或直系血亲的指甲少许（炒黄研面），自己的头发（烧灰）。

用法：以上两味用酒调服。

9. 平山县李世中献方

主治：妊娠衄血。

药物：当归五钱，白芍三钱，酒炒生地四钱，川芎二钱，三七四分，黄芩二钱，丹皮一钱，陈艾五分（醋炒），甘草一分。

用法：新汲水煎服。另用表心纸五张浸凉水，贴鬓角上。

10. 蠡县李俊儒献方

主治：鼻衄。

药物：犀角二钱，生地一两，丹皮、杭芍、桑皮、条芩、栀子炭各三钱，甘草二钱，白茅根一握。

用法：水煎服。

11. 延庆县郭占霖献方

主治：鼻生息肉，又名"鼻痔"，吸气困难。

药物：硇砂一钱，轻粉三分，冰片五厘，雄黄三分。

用法：共为极细末，搽在鼻之息肉上，少搽为要。内服辛夷散。

12. 延庆县郭占霖献方

方名：辛夷散。

主治：鼻生息肉，呼吸困难（又名

"鼻痔"）。

药物：辛夷一钱，藁本二钱，防风三钱，白芷三钱，薄荷一钱五分，南星三钱，牙皂一钱，法半夏二钱。

用法：共为细面，每服二钱，饭后服之，一日两次，白水送下。

13. 涞源县刘继宗献方

主治：经常鼻塞不通，不闻香臭。

药物：川芎、地龙各等份。

用法：共为细面，每服三钱，临睡时用麦冬一两煎水送下。

14. 涿鹿县岑效儒献方

主治：鼻渊。

药物：用丝瓜藤近根处三尺。

配制：阴干，焙黄研面。

用法：用鼻闻一半，以黄酒送服一半。

15. 佚名氏献方

主治：红鼻子。

药物：大枫子三钱，胡桃仁五钱，水银三钱，木鳖子三钱，潮脑二钱，大麻仁三钱。

配制：共捣一处和成软膏，用纱布包好。

用法：外用搽患处，一日两次。

16. 晋县中医进修学校献方

主治：酒渣鼻（红鼻子头）。

药物：大枫子五钱，核桃仁五钱，猪脂油三钱，冰片五分，水银五分。

配制：先将大枫子去皮，共为细末，捣

为膏。

用法：外用涂患处。

17. 宁晋县张怀尧献方

主治：鼻大如拳，疼痛欲死，此肺经之火壅于鼻而不得泄。

药物：黄芩三钱，甘草三钱，桔梗五钱，紫菀二钱，百部一钱，寸冬三钱，苏叶一钱，花粉三钱。

用法：水煎服。

18. 保定市杨之泉献方

主治：鼻渊不通，闻不知味，流浊涕。

药物：苍耳子、栀子、菊花、枯芩各五钱，防风、木通、白芷各三钱，薄荷、辛夷各二钱，细辛五分。

用法：水煎服。

19. 清苑县王风章献方

方名：苍耳汤。

主治：鼻渊（慢性副鼻窦炎）。

药物：苍耳子四两。

用法：水煎代茶饮。

20. 高阳县沈茂林献方

主治：红鼻子。

药物：防风二钱，大枫子三个（去皮），樟脑五分，核桃三个（去皮），水银五分。

用法：共捣如泥，涂患处。

21. 邢台县许贺之献方

方名：辛夷清肺饮。

主治：鼻痔之症，鼻两孔生出鲜红血痔。

药物：石膏、知母、栀子（生）、黄芩、百合、麦冬各三钱，枇杷叶（炙）二钱，辛夷、甘草各一钱半，升麻一钱。

用法：水煎食后服。

加减：头疼身热加羌活、防风、连翘、薄荷。

外点硇砂法：硇砂一钱，轻粉三分，雄黄三分，冰片五厘，共研细末，水调浓点痔上。

22. 沙河县刘宝琴献方

主治：急慢性鼻渊症。

药物：广藿香、猪胆汁。

配制：猪胆汁适量与藿香面为丸绿豆大。

用法：每日早、晚各服四至五钱，丝瓜络煎汤送下。

23. 涞源县杨家庄医院王树勋献方

方名：治鼻流臭涕方。

主治：鼻流臭涕，不知香臭。此胆移热于脑而成鼻渊，故有臭涕。

药物：白芷一两，苍耳子、辛夷各二钱，薄荷叶五钱。

配制：共为细末，瓷器收贮，勿令泄气。

用法：每饭后茶调服二钱。

24. 涞源县王树勋献方

主治：鼻塞不通，不闻香臭。

药物：桑皮（蜜炙）二钱。

用法：水煎日日服之，以愈为度。

25. 宁晋县张怀尧献方

主治：鼻中生红线一条，动之则痛甚欲死。

药物：月石一钱，冰片一钱。

用法：共研细末，用人乳调药轻轻点于红线中间。患者忽觉有人打一拳之状，顷刻即消，奇妙之方。

26. 唐山市陈际克献方

主治：鼻渊。

药物：鹅不食草三钱，麝香一分，菊花二钱，冰片二分，细辛二钱，辛夷二钱。

用法：共研细末，每日用鼻嗅三至四次。

27. 石家庄市郭可明献方

主治：鼻渊。

药物：连翘二两。

用法：开水浸泡当茶饮之（二两为一日量），连服二十余天。

28. 晋县李志名献方

主治：鼻痔（鼻孔中生紫红疱下垂塞鼻）。

药物：硇砂一钱，轻粉三分，雄黄三分，冰片五厘，田螺炭五分，苦丁香四钱，甘遂一钱，枯矾五钱，草乌五分。

用法：共研细末，香油调抹。

29. 承德市任瑞文献方

方名：赤鼻软膏。

主治：鼻头赤色，俗称"酒糟鼻子"。

药物：防风二钱，大枫子三个，樟脑二钱，冰片五分，水银五分，核桃仁三个。

配制：共捣如泥，装入白布袋内。

用法：用药袋擦患处，日数次。

30. 彭城镇胡文生献方

主治：鼻痔。

药物：硼砂一钱，轻粉三分，冰片一钱，雄黄一钱。

用法：共为细末，用鸡翎毛蘸药撒鼻痔上，一日八九次。

31. 深县崔俊达献方

主治：鼻中生疮。

药物：苡仁、冬瓜各适量。

用法：二味煎汤代茶。

32. 深县崔俊达献方

主治：鼻流臭水（又名"脑漏"）。此症自觉从脑顶一股酸气自鼻孔而下，臭不可闻。

药物：真松花粉（研极细）。

用法：时时嗅入鼻中。

33. 保定市李国培献方

主治：鼻生息肉，鼻塞不通。

药物：猪脂油四两。

配制：切成小块，量鼻孔大小为度。

用法：塞在有病的鼻孔中，微黄色后，取出再换。

34. 保定市李国培献方

主治：鼻孔中生息肉，经久不愈。

药物：生藕节连须五个。

用法：放在瓦上焙干，研细末，吹有病鼻孔中。

35. 保定市李国培献方

方名：通鼻栓。

主治：鼻孔中生疮。

药物：杏仁（去皮尖）不拘多少。

配制：捣烂成膏，加入人乳调和。

用法：药膏塞鼻孔中有疮处，渐渐自愈。

36. 深县焦庄所献方

主治：鼻窍内生疮，久不愈者。

药物：煅石膏一两，胡黄连二钱，冰片二分，朱砂五分。

用法：共为细末，掺之即愈。

37. 深县献方

主治：鼻聋，不闻香臭。

药物：细辛八分，白芷二钱，羌活三钱，防风二钱，清夏二钱，川芎三钱，当归三钱，广皮三钱，桔梗一钱，茯苓三钱，薄荷一钱。

用法：水煎服。

38. 丰宁县杨方林献方

主治：鼻流清涕。

药物：藕节一斤。

用法：水煎，分十次服用（约二小时一次）。

39. 深县献方

主治： 鼻头赤色。

药物： 石硫黄面一钱。

用法： 将硫黄面用茄子自然汁调成糊状，涂患处。

40. 深县国福康献方

主治： 鼻准赤红。

药物： 仙人掌。

用法： 捣烂如泥，敷患处。

41. 隆尧县王士林献方

主治： 酒糟鼻，鼻子红肿，起小脓包，有刺痒感。

药物： 大枫子仁五钱，核桃仁三钱，净轻粉一钱，冰片一钱，水银一钱。

配制： 将水银放砂锅内，加锡八分一同熔化，候冷后，再与其他各药共捣如泥，贮入瓶中勿令泄气。如发干燥，可加蓖麻油三五滴。

用法： 用绢或消毒纱布包裹上药，约一钱重，搽患处，一日三次。

42. 定县戈东奎献方

主治： 鼻梁上长疮。

药物： 木头锅盖上的提梁（愈陈久者愈佳）。

用法： 烧灰为末，香油调敷。

43. 怀来县李正升献方

主治： 鼻子赤红，日久不愈。

药物： 冰片二钱，桃仁三钱，木鳖子仁二钱，大枫子仁二钱，大麻子仁五钱，水银三钱。

用法： 共捣成泥状，每日洗脸后搽患处。

44. 宁河县李学程献方

主治： 鼻流清涕不止（鼻渊）。

药物： 香白芷三钱，辛夷仁三钱，苍耳子五钱，薄荷三钱。

用法： 水煎两次，早、晚各服一次。

45. 冀县薄文凯献方

主治： 鼻渊症。

药物： 苍耳子五钱，条黄芩五钱，辛夷一钱。

用法： 水煎服。

46. 保定市张巍庭献方

主治： 风热鼻渊。

药物： 丝瓜藤近根五寸数根。

用法： 烧存性研末，每服一钱，陈酒送下。

47. 丰宁县刘永堂献方

主治： 鼻塞不通。

药物： 苍耳子不拘。

用法： 煎汤，日服三次。

48. 滦县姜永功献方

方名： 疏风汤。

主治： 鼻渊流涕，不闻香臭，兼偏头痛。

药物： 防风三钱，细辛一钱，白芷三钱，藁本三钱，辛夷三钱，苍耳五钱，荆芥三钱，薄荷三钱，大活二钱，连翘三钱，牙硝五分，甘草二钱。

配制：将苍耳炒黑存性，水煎服。

用法：日服两次。

49. 峰峰姚景禹献方

主治：鼻流黄水。

药物：猪脑一具（不宜落水，挑去血筋），鸡蛋两个（去皮），黄酒、冰糖各少许。

用法：共合一处捣匀，入锅蒸熟，一次吃完。

喉病类（计116方）

1. 张北县苗重升献方

主治：单双喉蛾。

药物：鸡内金五钱，冰片五分，硼砂一分。

用法：共为细末，吹喉部。

2. 阳原县马耀武献方

方名：补阴清肺汤。

主治：白喉。

药物：生地一两，元参一两，麦冬四钱，丹皮三钱，白芍三钱，贝母三钱，薄荷二钱，甘草一钱半。

用法：灯心、竹叶为引，水煎服。

3. 康保县赵基献方

主治：咽喉肿痛，食水难下。

药物：鲜白菜一颗（去叶留白）。

用法：沸水熬成，每服一盅，连续服之。

4. 商都贾老洪献方

主治：咽喉肿疼，食难下咽。

药物：牛蒡子四钱，桔梗四钱，银花三钱，连翘三钱，板蓝根二钱，焦栀子二钱，土贝母三钱，白芷一钱半，马勃二钱，苇根三寸。

用法：水煎服。

5. 龙关县李玺献方

方名：咽喉散。

主治：咽喉疼痛。

药物：倒退牛（屎壳郎）十个，雄黄二钱，朱砂二钱，巴豆二钱。

用法：每服五厘，白水送下。

耳鼻喉科门

6. 商都贾老洪献方

主治：咽喉十八症。

药物：斑蝥四钱，血竭六分，乳香六分，元参六分，全蝎六分，冰片、麝香各三分。

配制：用糯米炒黄为细面，再加冰片、麝香，共为极细面，瓷瓶收贮。

用法：用普通膏药一块，取豆粒大药面，掺匀贴患处。一小时后揭开，起一小疱，用银针挑破，放出毒水。

7. 延庆县郭占霖献方

主治：咽喉肿疼，食不能下。

药物：山豆根三钱，射干二钱，牛蒡子、麦冬各三钱，胖大海三钱，黄连一钱五分，黄芩三钱，元明粉四钱（冲服），菊花二钱，川贝三钱，锦灯笼一钱，甘草一钱。

用法：水煎三次，空心服，一日两次。

8. 张北县王树槐献方

方名：青硼散。

主治：咽喉痛、耳疼。

药物：生石膏三钱，寒水石五分，青黛三钱，梅片三钱，硼砂三钱。

用法：共研极细末，耳疼吹耳内。外部痛，可用凡士林调药末涂患处；喉疼，吹喉内。

9. 涿鹿县岑效儒献方

主治：单双乳蛾（咽喉肿痛，水饮不能进者）。

药物：猪牙皂一两，丝瓜子一两二钱。

配制：两味打碎，置新瓦上，文火焙干，冰片五分，共研细面。

用法：用时将药吹鼻中，患左吹右，患右吹左，如双患并吹，取嚏数次自消。

10. 怀来县王振纲献方

方名：雄黄散。

主治：急慢喉风，食积停水，虫积肚大。

药物：雄黄、郁金、巴豆霜各等份。

用法：共研细面，每服一厘或二厘，见效后勿与饱食。体弱小儿勿服。

11. 康保县李亚卿献方

方名：滋阴纳阳汤。

主治：阴盛于下，格阳于上，以致虚火上炎，喉中肿疼，有如烂喉痧症。

药物：熟地一两，麦冬一两，山萸肉一两，制附子一钱，车前子一钱，五味子一钱。

用法：水煎冷服，分两次服完。

12. 商都县献方

主治：咽喉肿痛。

药物：连翘三钱，黄芩三钱，甘草二钱，桔梗三钱，荆芥二钱，防风二钱，栀子三钱，薄荷二钱，银花二钱，川连三钱，牛蒡子三钱，元参三钱，川军三钱，朴硝三钱。

用法：水煎服。

13. 沽源县柴绍旺献方

主治： 咽喉疼痛，如有核状。

药物： 元参四钱，麦冬三钱，山豆根三钱，胖大海三钱，射干三钱，黄芩三钱，甘草三钱。

用法： 水煎服。

14. 康保县李春献方

方名： 蛛冰散。

主治： 病起顷刻，骤然咽喉疼痛，水汁饮食难以咽下。

药物： 大蜘蛛一个，大梅片一分。

配制： 把蜘蛛用火焙干，研细末，加入梅片合研备用。

用法： 用苇管将药面吹在咽喉上，过十分钟见效。

15. 赤城县程普仁献方

主治： 咽喉肿痛。

药物： 生白矾一钱。

用法： 研为细末，用笔管吹入咽喉。

16. 怀安县闫子丹献方

方名： 神仙活命汤。

主治： 白喉症。此汤治白喉重症（阴虚者）。其症头不痛，不发热，脉不数，白点周围虽红不肿。

药物： 龙胆草二钱，元参八钱，马兜铃三钱，板蓝根三钱，生石膏五钱，黄柏一钱，生地一两，瓜蒌三钱，生栀子二钱，甘草一钱。

用法： 水煎温服。

17. 阳原县马锡山献方

主治： 一切咽喉肿痛症。

药物： 桔梗二钱，甘草一钱半，银花三钱，丹皮二钱，连翘三钱，知母二钱，云苓二钱，寸冬四钱，黄芩三钱，花粉二钱，怀牛膝三钱，竹叶一钱半，栀子一钱半，灯心一握，白芍二钱。

用法： 水煎服。

18. 涿鹿县献方

主治： 咽喉肿痛。

药物： 蜘蛛一个，白矾一两，蛇皮五分。

用法： 上药焙黄，研为细面，吹患处。

19. 阳原县梁兴汉献方

主治： 咽喉疼痛，头痛，乍寒，乍热，百节不舒，大便不利等症。

药物： 元参三钱，山豆根二钱，射干二钱，黄连二钱，牛蒡子二钱，川军一钱半，栀子二钱，黄柏二钱，元明粉二钱，银花二钱，桔梗二钱，连翘二钱，花粉二钱，石膏五钱，黄芩二钱，生草二钱，马勃二钱。

用法： 水煎服。

20. 延庆县吴廷藻献方

主治： 单双喉蛾咽喉肿疼，水不下咽。

药物： 蚯蚓一条。

用法： 瓦上焙干为细面，每服一钱，能吃下去更好；不能服下者，将药面吹肿处。

耳鼻喉科门

21. 涿县崔玉林献方

主治：嗓子肿疼，饮食难下，音哑声嘶。

药物：牛蒡子三钱，连翘三钱，川连二钱，栀子三钱，桔梗三钱，银花三钱，元参三钱，薄荷二钱，条芩三钱，粉草二钱。

用法：水煎，日服两次，每次一茶盅。

加减：有表证者，加荆芥、防风；便燥者，加大黄、元明粉。

22. 涿县崔玉林献方

主治：咽喉红肿，出声嘶哑，语声不清或喉肿痛者。

药物：硼砂五钱，胆星一钱，元明粉一钱，诃子二钱，冰片五分，乌梅一两。

配制：共为细面，乌梅煎汤打合为丸，每重五分。

用法：口中噙化，每次一丸。

23. 阳原县马耀武献方

方名：养阴清肺汤。

主治：白喉症。

药物：生地一两，元参八钱，白芍四钱，薄荷二钱，川贝三钱，寸冬四钱，丹皮四钱，银花三钱，连翘三钱，甘草二钱。

用法：水煎服。

加减：火盛者，加石膏、川军、栀子各等份。

24. 康保县郭士臣献方

方名：冰硼散。

主治：小儿咽喉肿疼，口舌生疮。

药物：鸡内金五钱，硼砂一钱，冰片一钱。

用法：共为细末，用苇筒吹咽喉上，每日五六次。

25. 平山县贾培林献方

主治：咽喉烂。

药物：山豆根三钱，黄柏二钱，黄连一钱，银花三钱。

用法：水煎服。

26. 武邑县靳文智献方

主治：咽喉肿痛。

药物：硼砂一两，白矾六钱，青黛二钱，冰片二钱。

用法：共研细末，吹患处，一日二三次。

27. 沽源县献方

主治：白喉。

药物：青蛙胆一个。

用法：凉开水送下。

28. 康保县关世明献方

方名：外治异功散。

主治：咽喉肿痛。

药物：斑蝥一钱五分，血竭、乳香、没药、全虫、元参、台麝、梅片各一分五厘。

配制：将斑蝥去翅足，诸药共研细末，装于瓶内，勿使泄气。

用法：遇有咽喉肿痛，将药捻作小块（豆粒大），左肿贴右，右肿贴左，左右俱肿贴于结喉处，外敷小膏药，敷五六时许，揭起膏药。如有红疱，用银针挑破，拭净毒水；若再辅以针刺少商、内迎香，出血更妙。

29. 涿鹿县李颠翁献方

主治：白喉。

药物：月石、西瓜霜、牛黄、石膏、梅片各二分，雄黄一分。

用法：研极细末，吹喉中，日二三次。

30. 怀安县禹德谦献方

方名：荆防麻豉汤。

主治：烂喉痧，其症憎寒壮热，头痛咽痛，对口两边，有腐烂白膜，咽下困难，舌苔白腻如积粉状。

药物：芥穗一钱半，防风一钱半，麻黄三两，淡豆豉四钱，土贝母二钱，甘草一钱半，桑叶二钱，桔梗二钱，前胡一钱半，苇根一钱半，牛蒡子三钱，蝉衣一钱半，连翘三钱。

用法：麻黄、苇根用薄布包在一起，与诸药同煎服。此症禁用苦寒药。

加减：如细疹满布，咽部较好，去麻黄，加银花三钱，丹皮二钱，生地三钱。

31. 无极县汪信献方

方名：养阴清肺汤。

主治：大生地一两，大元参八钱，大寸冬六钱，生白芍四钱，粉丹皮四钱，川贝母四钱，苏薄荷二钱半，生甘草二钱。

用法：水煎，每日早、晚各服一次。

加减：如咽喉肿甚者，加生石膏四钱；大便秘结者，加川军三钱；小便不利者，加车前子三钱；胸膈满闷者，加炒枳实二钱；舌苔黄黑者，加银花五钱，连翘四钱。

32. 无极县李明章献方

主治：喉痹，单双乳蛾，咽喉肿痛，汤水不能下咽等症。

药物：斑蝥、巴豆、麝香各等份，共研细面。

用法：用小膏药一张化开，放少许药面贴项间。左痛贴右，右痛贴左，左右俱痛贴两边。三至五小时即见轻；贴二十四小时即起水疱，用针刺破，再用生姜捣烂搽之即愈。

又附吹药：月石一钱，朱砂一钱，梅片二钱，元明粉三分，人中黄三分，共研细面吹之。

33. 束鹿县刘子和献方

主治：小儿白喉。

药物：乌犀角三分，羚羊角二分，金果榄三钱，大生地一两，元参八钱，川贝母三钱，天冬三钱，寸冬二钱，丹皮三钱，地骨皮三钱，山豆根三钱，茜草三钱，黑姜三分，甘草三钱。

用法：竹叶、灯心为引，水煎温服，日三次。

34. 佚名氏献方

主治：咽喉肿痛，溃烂。

耳鼻喉科门

药物：珍珠四粒，牛黄一分，梅片一分，朱砂五分，月石五分，儿茶三分，黄连三分，青黛三分，人中白（煅）三分。

配制：共研极细面，瓷瓶密封。

用法：每用少许，吹于患处，日数次，多用于饮食后。

35. 宁晋县吴丙耀献方

主治：咽喉肿痛，单双乳蛾等症。

药物：铜花三钱，连翘三钱，赤芍三钱，酒军一两，皂角三钱，元参三钱，丹参三钱，蝉蜕三钱，僵蚕三钱，当归三钱，甘草三钱，牛蒡子三钱，马勃三钱。

用法：共为细末，每服二钱，白水送下。

36. 宁晋县毛计恒献方

主治：咽喉肿疼，口疮糜烂（俗名"白口糊"），水谷不能下咽。

药物：硼砂一钱，真珠子一个，雄黄五分，梅冰片二分，麝香一分，净皮硝二分。

用法：研极细面，吹咽喉肿处，口疮之上。

37. 沽源县吕剑鸣献方

主治：喉痛，吞咽困难。

药物：人指甲五厘（瓦上焙黄），牛黄五厘。

用法：研极细末，分五六次吹入喉内。

38. 沽源县吕剑鸣献方

方名：吹喉散。

主治：双单乳蛾，食水不下。

药物：薄荷五钱，黄连五钱，僵蚕五钱，枯矾五钱，火硝五钱，青黛五钱。

配制：共为细末，装入猪苦胆内，腊月埋地下三尺深，立春日取出，贮瓶备用。

用法：成人每用一钱五分，外加冰片二分，吹入喉内。

39. 无极县黄高仁献方

主治：咽喉溃烂，不论何色及虚实，腐烂者皆效。

药物：元明粉五钱，炉甘石二钱，青黛一钱，青鱼胆三钱，赤石脂一钱，牛黄五分，珍珠三分，人中白一钱，硼砂一钱，西瓜霜一钱。

用法：共研细面，吹患处。

40. 赤城县安克仁献方

主治：咽喉口齿肿痛，溃烂。

药物：珍珠四粒，京牛黄一分，梅片一分，朱砂五分，月石五分，儿茶三分，黄连三分，青黛三分。

用法：共为细末，吹于患处或敷于患处。如溃处白皮不脱者，加入人中白三分，煅研敷之。此方加入黄柏五分，生石膏五分，元明粉三分更妙，能治喉科一切险症，以及鹅口疮（俗名"白口糊"）等症。

41. 新河县王介夫献方

方名：清喉丹。

主治：咽喉肿痛。

药物：大生地一两，硼砂一钱五分。

用法：将硼砂研末裹入生地片内，含口中，徐徐嚼细咽之，半日许将药服完。

42. 深县献方

主治：白喉溃烂。

药物：牛黄、真珠子、象牙、指甲、冰片、青黛各等份。

用法：共为细面，吹入患处。

43. 唐山市王乃亭献方

方名：软骨汤。

主治：诸骨卡嗓子，不能咽或吐出。

药物：威灵仙三钱，砂糖三钱，当归三钱。

用法：水煎服，白酒为引。

44. 灵寿县江墨林献方

方名：六神散。

主治：各种喉症及一切无名肿毒，痈疽发背，对口疔毒内攻等。

药物：牛黄一钱四分，珍珠一钱四分，雄黄二钱，蟾酥二钱，麝香一钱半，朱砂一钱半，百草霜一钱。

用法：共研细末，每日服一分。

45. 行唐县王维周献方

主治：喉痧喉风及疔毒等症。

药物：蟾酥一钱，牛黄一钱半，珍珠一钱半，梅片一钱，麝香一分。

配制：先将蟾酥化开，余药研细面，共合一处，丸如芥子大，百草霜为衣。

用法：每服十丸，徐徐咽下。

46. 徐水县岳芝山献方

方名：连翘饮。

主治：温疹咽喉肿疼。

药物：犀角、牛蒡子、荆芥穗、防风、薄荷、连翘、川连、黄芩、粉草。

用法：水煎服。

47. 磁县张长熙献方

方名：托白散。

主治：白喉。

药物：五倍子三钱，大梅片一钱，青黛少许。

用法：共研细末，每次用少许吹入喉内，日二三次。

48. 涞源县赵玉献方

主治：咽喉肿痛，单双咽喉蛾，饮食难下者。

药物：蜘蛛一个（煅黄为度），枯矾二钱。

用法：共为细末，吹入喉内，隔两小时吹一次。

49. 涞源县赵玉献方

主治：咽喉肿疼，口干舌燥。

药物：山豆根三钱，甘草二钱，苦桔梗五钱，红花五分，金银花五钱，锦灯笼八个。

用法：水煎服。

耳鼻喉科门

50. 高阳县杨金镀献方

方名：异功散。

主治：一切喉症及牙疼。

药物：血竭花六分，没药六分，乳香六分，全蝎六分，元参六分，冰片六分，台麝三分，斑蝥四钱（去头足翅与糯米同炒，米黄为度，去米不用。此米不可喂畜类，以防中毒）。

用法：共为细末，用膏药一张，将药末少许放膏药中间，贴喉外肿痛之处。左痛贴左，右疼贴右，左右痛贴两边，约两三小时后将膏药揭开。内起水疱，用银针挑破，再用生姜蘸香油搽之。不愈，再贴一次。

51. 清河县郎耀峰献方

主治：咽喉肿痛。

药物：珍珠二粒，梅片一钱，麝香五厘，硫黄二厘，朱砂五分，龙骨（煅）二钱，元明粉二分，人中白（煅）一分，鹏爪一个，西瓜霜二分，蛤粉一钱。

用法：研细末，吹患处。

52. 涞源县杨家庄乡医院王树勋献方

方名：一粒化骨丹。

主治：骨塞喉中，无论鸡骨、鱼刺卡到喉中，咽之不下，吐之不出。

药物：灯心炭、乌糖。

配制：二味和搅为丸，如梧桐子大。

用法：每服三钱，含在口内，徐徐咽下，其骨白化。

53. 佚名氏献方

主治：阴虚失音。

药物：人参三钱，寸冬四钱，五味一钱五分，熟地五钱，枸杞四钱，首乌三钱，黄肉二钱，山药三钱，云苓二钱，莲肉三钱，甘草一钱五分。

用法：水煎。日服两次，分服。

54. 枣强县苏天民献方

主治：无故音哑，无其他症状者。

药物：桔梗三钱，百合三钱，五味子五粒，寸冬三钱，胖大海二个，甘草一钱，生地一钱。

用法：水煎温服，用鸡子清一个冲服为引。

55. 蠡县李锡瓒献方

主治：喉肿疼。

药物：冰片二分，珠子四厘，月石三分，牛黄六厘。

用法：研极细，吹喉中。

56. 蠡县李克己献方

主治：哑喑。

药物：月石、儿茶各一两。

用法：共研细末，早、晚各服一次，每次一钱半，白水送下。

57. 成安县王五忠献方

主治：白喉。

药物：射干四钱，山豆根四钱，贝母二钱，生地一两，元参六钱，寸冬六钱，薄荷二钱，白芍三钱，甘草二钱，丹皮三钱，石膏一两，大黄六钱，朴硝六钱，黄连二钱。

用法：水煎服。

58. 保定市崔振山献方

方名：加味八宝吹喉散。

主治：单双乳蛾及咽喉肿痛。

药物：大珍珠一分，牛黄二分，麝香一分，梅片二钱，月石一两，朱砂一钱，川连一钱，琥珀五分，雄黄一钱。

用法：共为细面，吹患处，每次三分，日两次。

59. 无极县寇记群献方

方名：冰硼散。

主治：喉舌肿痛，米饮不下者。

药物：梅片一钱半，雄黄五钱，月石五钱，西瓜霜一钱半，山豆根一钱，人中白一钱半。

用法：共研极细面，每日吹十余次。

加减：如红肿不烂，加青盐一钱；红肿过大，气水不通者，加麝香三分；如烂，去青盐、麝香、山豆根，加珍珠一钱，石决明一钱。

60. 无极县寇记群献方

方名：碧玉散。

主治：口、舌、喉长白点甚者溃烂，痛剧食饮不下。

药物：青黛二钱，煅月石三钱，煅石决明七分，冰片一钱。

用法：共研细面，每日吹入口内十余次。

加减：如发现白色烂处，加珍珠三分；如现黄色，加麝香少许。

61. 完满县王连甲献方

主治：小儿口疮，大人咽喉肿痛。

药物：川连一钱，黄柏一钱，人中白二钱，月石二钱，元明粉五分，青黛一钱，冰片少许。

用法：共研极细末，瓷瓶收贮，吹口内。

62. 无极县曹守仁献方

主治：小儿咽喉红肿疼痛，不能饮食。

药物：京牛黄一分，台麝香一分，儿茶四分，闹羊花四分，硼砂六分。

用法：共研细面，用竹筒吹入口中，一日二三次。

63. 钜鹿李志富献方

主治：咽喉红肿疼痛或起白斑。

药物：冰片、硼砂、珍珠各等份。

用法：共为细末，撒患处，日三次。忌醋与糖。

64. 宁晋县钟藻章献方

主治：咽喉肿痛。

药物：斑蝥四分，净乳香六分，净没药六分，血竭花六分，元参六分，麝香三分，大梅片三分，全蝎六分。

配制：共研细末，分为四剂。

用法：每次用一剂放在白膏药上，贴于喉侧，任其自落。

65. 钜鹿梁岐山献方

主治：单双乳蛾。

药物：白矾一两，七星蜘蛛七个，蚕蛾一钱，冰片二分。

配制：用砂壶盖一个，先将白矾轧碎放在壶盖上，用火烧化白矾；再将蚕蛾撒到白矾内搅匀后，将七个蜘蛛全压到里边，慢火烧，以金黄色为度；取出研细，再入冰片研极细，收贮蜡封。

用法：将药吹入患处，感觉口酸，合口片时，低头口流清水。忌用肉食及醋、葱、蒜等物。

66. 宁晋县曹芝芳献方

主治：咽喉肿痛及红白口疮。

药物：珍珠、牛黄、冰片各二分，月石、明雄黄、朱砂各二钱，元明粉一钱半。

用法：共为细末，贮于瓷瓶内，吹入咽喉患处。

67. 阳原县献方

主治：白喉。

药物：白公鸡的鸡内金。

用法：鸡内金焙黄为末，用笔杆吹入喉部。

68. 涞源县李文焕献方

主治：咽喉肿疼，咽干口燥等。

药物：胖大海三钱，黄柏三钱，麦门冬三钱，射干二钱。

用法：水煎，一日三次服之。

69. 蠡县何双弼献方

主治：咽喉闭塞，肿疼或起疱，不能咽食物。

药物：指甲少许（焙黄），冰片少许。

用法：共为末，吹患处。

70. 阳原县献方

主治：单双乳蛾。

药物：白矾一两，蜘蛛三个。

配制：将白矾放在铁勺内熔化后，再放入蜘蛛共化均匀，待白矾成枯矾状，取出研面。

用法：将药吹入喉部。

71. 沽源县献方

主治：白喉，喉痹。

药物：青蛙胆。

用法：每服一个，连服数个，凉开水送服。

72. 枣强县张秉中献方

主治：咽喉中微觉疼，如有物堵塞，咽之不下，吐之不出。

药物：鲜姜一斤（切片），汉三七一钱（研末）。

配制：将姜片放于砂锅中加水，三七末放于碗内，将碗架于砂锅内，不要靠锅底（恐沸水将碗碰倒）；再用砂锅盖将砂锅盖上（反盖着），盖内放上凉水，锅盖缝用纸糊好不使透气，锅下用慢火烧之，水气上蒸，遇凉而凝，滴注碗内；滴满取出，再加水，再取一碗（就是姜的蒸馏水）。

用法：频服之。

73. 康保县杨宝生献方

主治：咽喉痛。

药物：倒退牛七个（又名"倒爬虫""屎壳郎"），巴豆霜一钱，明雄黄一钱。

配制：将虫置瓦上焙稍黄，和上药共研细末。

用法：以药末吹入喉内，或水调服下亦可。服后腹稍痛泄几次。

74. 保定市卞运昌献方

主治：音哑喉闭。

药物：川贝母一两，款冬花二两，胡桃肉四两，蜂蜜一斤。

配制：将胡桃肉捣烂如泥，贝母、冬花为细面，和蜜调匀，放锅内蒸一小时。

用法：每次三钱，日三次，开水冲服。

75. 宁晋县刘嘉勤献方

主治：咽喉痛，恶寒发热者。

药物：芥穗三钱，薄荷二钱，僵蚕三钱，甘草二钱，牛蒡子三钱，防风二钱，桔梗五钱。

用法：水煎服。

76. 宁晋县郭瞻远献方

主治：单双乳蛾，咽喉肿痛。

药物：月石一两，牙硝、紫荆皮各五分，朱砂五分，梅片五分，当门子一分。

用法：共为细末，贮瓷瓶内，吹患处。

77. 阜平县献方

主治：咽喉肿痛，饮食不能下咽，周身壮热。

药物：青麻七寸长（约五分）。

用法：装入烟斗内，点火吸入。

78. 无极县刘英杰献方

主治：咽喉肿疼难忍，食饮不能下咽者。

药物：黄芩、栀子、银花、公英、薄荷、连翘、元参各三钱，金果榄、桔梗、牛蒡子、地丁、知母各二钱，山豆根四钱，胆草一钱，甘草一钱，生石膏四分。

用法：水煎两次，早、晚各服一次。亦治牙疼。

79. 唐县高振堃献方

方名：牙皂散。

主治：缠喉风（其症甚急，喉中忽然疼痛难忍）。

药物：猪牙皂角（研为细面）。

用法：以好醋调末，漱喉四五次。

80. 阜平县献方

主治：咽喉红肿，水浆不入，呼吸困难，病势危急者。

药物：蛇蜕一条（烧灰），马勃五分。

用法：共研末，用新棉花裹起，含入口内。

81. 威县献方

主治：口内糜烂，咽喉肿痛，饮食难下，有乳蛾的现象。

耳鼻喉科门

药物：石榴子肉、冰糖。

配制：石榴子肉捣取汁与冰糖和成糖浆。

用法：含漱或内服均可。

82. 康保县孙绍先献方

方名：鼻窍泻肺针。

主治：双单喉蛾及白喉发肿。

用法：以秫杆皮用刀削成剑形刺入鼻孔中，以出血为度。左痛刺右鼻孔，右痛刺左鼻孔。

83. 隆尧县李莲春献方

方名：养阴清肺汤。

主治：咽喉肿痛，溃烂不能饮食，无寒热者。

药物：大生地一两，元参八钱，寸冬六钱，川贝四钱，丹皮四钱，白芍四钱，薄荷三钱，甘草二钱。

用法：水煎服。

加减：热加连翘去白芍；燥加天冬；小便赤加木通；大便燥加元明粉，分量酌定。

84. 清河县焦昆玉献方

方名：妙效散。

主治：咽喉肿痛。

药物：①外贴药：斑螯（炒黄去翅足）、元参、乳香、没药、血竭花、全虫、梅片、麝香各五分。②内吹药：月石一钱，寒水石五分，西瓜霜五分，人中白三分，文蛤一分，朱砂二分，梅片二分，儿茶一分，犀角二分（末），珍珠二粒。

用法：将外贴药共研，贮瓷瓶内，遇症取药做豆大两丸，用膏药贴之。贴对患处，俟十个钟头左右，将膏药揭去。起有水疱，用针刺破，搽尽毒水，即肿消疼止。同时再用内吹药，共研细末，吹喉内。

85. 枣强县韩振本献方

主治：咽喉疼痛，饮食不下，干咳，甚则昏迷，四肢厥逆，俗名"嗓疗"。

药物：五倍子（炒黄）三钱，枯矾一钱半，银朱一分，苦丁香一钱半，指甲（土炒黄）一分半。

用法：共为细末，用苇筒吹入喉内。五六分钟后，喉中之灰白苔即脱落吐出，连续吹四五次，即完全脱落。

86. 新河县献方

主治：呛嗓，喉中起疱。

药物：人指甲少许。

用法：装旱烟锅内点火吸之，一口即破。

87. 滦县李广云献方

方名：碧雪丹。

主治：咽喉肿疼，喉痹，喉蛾，喉疬等症。

药物：寒水石五钱，生硝石五钱，元明粉三钱，青黛五钱，冰片二钱，雄黄一钱，麝香一分。

配制：先将前两味研细末，再入各药同研极细末，收贮瓶中封口勿泄气，备用。

用法：口内含化，咽下津液。如不能含

化者，以筒管吸入咽喉部。

88. 保定市张巍庭献方

主治：喉风，咽喉肿痛，汤水不能进。

药物：皂角面三钱。

用法：用醋调服后，吐出痰涎即愈。

89. 冀县田子芳献方

方名：咽喉外贴散。

主治：咽喉肿痛，扁桃腺炎等症。

药物：斑蝥八分，生乳香一分二厘，生没药一分二厘，元参一分二厘，血竭花一分二厘，全虫一分，冰片六厘，麝香六厘。

用法：共为细面，每次用一分置于咽喉外部，左病贴右，右病贴左，以小膏药盖之，过一夜即起小疱，用银针挑破出水。

90. 围场县李怀桐献方

主治：嗓蛾，咽喉肿痛，饮食难下，俗称"飞蛾"。

药物：白矾五钱，冰片三钱，朱砂三钱，珠子三分，麝香三分，七星蜘蛛七个（炒干）。

用法：共为细末，吹喉。

91. 抚宁王纬九献方

主治：白喉肿疼。

药物：银花、生地各一两，元参、寸冬各六钱，天冬、花粉、川贝各三钱，薄荷一钱半，黄柏三钱，白芍四钱，丹皮三钱，甘草三钱。

用法：水煎服。

加减：便秘，加芒硝、大黄各三钱；小便不利，加泽泻、知母。

92. 抚宁王其铭献方

主治：乳蛾。

药物：牛黄三分，琥珀五钱，儿茶一两，雄黄三钱，熊胆二钱，月石三钱，冰片五分，朱砂三钱。

用法：共为极细面，吹患处或内服亦可。

93. 抚宁杨锡恩献方

主治：喉肿痛，痧烂，时毒，结喉，乳蛾及梅毒上攻喉部。

药物：珍珠、麝香、牛黄各二钱半，梅片七分，黄柏二钱半，青黛七分半，月石二分，鱼脑石二分，黄连二分，琥珀一分，儿茶二分，人中白五分。

用法：共为细面，内服外吹均可。

94. 抚宁李寓安献方

主治：咽喉肿疼或喉烂，乳蛾及小儿鹅口。

药物：硼砂一钱，梅片三分，黄连、石膏、柿子霜各一钱，全蝎三个，西瓜霜一钱，牛黄一分。

用法：共为细面，用纸筒吹喉内。

95. 安国县史云如献方

主治：锁喉风，其症先一二日胸膈气紧，呼吸短促，忽然喉肿，手足厥逆，气闭不通，缓治则气闭而死。

药物： 巴豆七个（三粒生，四粒熟，生者去壳研，熟者去壳炒去油存性），明雄五分，郁金一个。

用法： 将明雄、郁金研末，与巴豆合服，每用三分，清茶调下。如口噤咽塞，用竹节吹药喉中，须臾吐利。可预备贮瓶以备应急之用。

96. 围场县李堂献方

方名： 蜘蛛散。

主治： 喉蛾。

药物： 明矾一钱半，冰片五钱，麝香五分，珠子五个（煅），七星蜘蛛七个。

用法： 共为细末，吹入喉内。

97. 滦县高仰清献方

主治： 一切咽喉肿痛，已化脓者不效。

药物： 大斑蝥一个，麝香少许。

配制： 斑蝥去头足翅，研细末，入麝香再研，调匀为度。

用法： 用膏药一张，把末贴到肿的外部，一小时左右去药。膏药处起一水疱，用针刺破，再用消毒纱布盖好。

98. 定县殷云岭献方

方名： 养阴清肺汤。

主治： 白喉。

药物： 大生地一两，寸冬六钱，白芍四钱，炒薄荷二钱五分，元参八钱，丹皮四钱，川贝母（去心）四钱，生甘草二钱五分。

用法： 水煎服。重者日服两剂。

99. 安国县崔荣初献方

主治： 咽喉肿疼及喉痛初起。

药物： 竹茹三钱，硼砂一钱。

用法： 水煎服。

100. 易县孙浦樵献方

方名： 异功散。

主治： 咽喉急症。不论烂喉痧、喉风、喉闭、单双乳蛾均治。

药物： 斑蝥（去翅足）四钱，血竭花六分，没药六分，乳香六分，全虫六分，大元参六分，麝香三分，冰片三分。

配制： 共为细面，瓷瓶收贮封口，勿令走气。

用法： 用平常膏药一帖，取此药面，如黄豆大，贴项间，左患贴左、右患贴右、中患贴中，贴至二三小时即起疱，用银针挑破。孕妇忌用。

101. 安国县胡云缝献方

主治： 咽喉肿、溃、痛。

药物： 朱砂一钱，牛黄二分，人中黄一钱，梅片五分，麝香一分，人中白一钱，珍珠一分。

用法： 共为细末，吹患处。内服，每日三次，每次三分，白水送下。

102. 安国县李秉衡献方

方名： 喉症开关散。

主治： 喉痹、喉蛾、白喉及一般流行喉疼等。

药物： 胆矾一钱，梅片五分，粉草五分，月石三钱，青黛三分，金果榄五分，雄黄五分，元明粉一钱，西瓜霜五分。

用法： 共研细末，吹于患处。

103. 怀来县吴光珠献方

主治： 单双喉蛾。

药物： 蜘蛛网二个（焙），五倍子二钱（炒），冰片一钱。

用法： 共研细面，食指用酒精消毒，蘸放在咽喉与上喉部，一日三次。

104. 唐山市宋殿忠献方

方名： 冰硼散。

主治： 咽喉疼痛，不能吞咽食物。

药物： 冰片、朱砂、硼砂、元明粉各五钱。

用法： 共为细面，用竹管吹入喉中。

105. 唐山市王立中献方

方名： 吹喉散。

主治： 咽喉肿塞，呼吸不通，性命垂危者。

药物： 莴苣根（晒干煅炭，研为细末）。

用法： 以竹管纳药末少许，吹入喉内。

106. 唐山市张育民献方

方名： 噙化汤。

主治： 咽喉十八症。

药物： 桔梗二钱，元参四钱，黄芩三钱，山栀三钱，牛蒡子二钱，银花三钱，花粉二钱，川连二钱，木通二钱，荆芥二钱，薄荷二钱，山豆根三钱，大贝二钱，甘草二钱。

用法： 水煎服。忌腥、辛辣。

107. 束鹿县陈翰生献方

主治： 口腔咽喉一切疾患，如龈肿牙疼，红白口疮，咽喉肿痛等症。

药物： 青黛三钱，冰片五分，薄荷冰一分，雄黄五分，月石一钱半，黄柏一钱，秋黄瓜霜一钱半（制秋黄瓜霜法：用秋黄瓜多条挖出瓤，以芒硝充实空处，悬于通风阴凉处，俟瓜外生出白霜，扫下应用）。

用法： 共为细末，抹患处，一日两次。

108. 唐山市顾殿龙献方

主治： 咽痛喉肿，饮食不能咽下。

药物： 人中白一两，月石一钱，元明粉三钱，儿茶一钱，薄荷三钱，梅片一钱，青黛一钱，马勃五钱，牛黄三钱，珍珠五分。

用法： 共为细面，时时吹入喉中。

109. 佚名氏献方

方名： 养阴清肺汤。

主治： 咽喉肿疼，音哑，饮水发呛。

药物： 生地五钱，元参四钱，丹皮二钱，薄荷一钱，寸冬三钱，白芍三钱，川贝一钱半，甘草一钱，瓜蒌二钱，鲜苇根少许。

用法： 水煎服。

110. 安国县王明世献方

主治： 嗓子音哑不疼者。

药物： 芥穗三钱，薄荷三钱，桔梗三钱，天虫二钱，防风一钱半，羌活一钱半，细辛八分，海浮石四钱，川芎二钱，白芷二钱，苏叶二钱，粉甘草二钱。

用法： 灯心引，水煎服，饭后用。

111. 唐山市徐继献方

主治： 梅核气，咽喉有物堵塞，吐不出咽不下。

药物： 陈皮、半夏各三钱，云苓二钱，枯芩、天冬、海浮石各三钱，川连二钱，川贝三钱，香附三钱，厚朴三钱，旋覆花二钱，枳壳三钱，桔梗三钱，苏叶三钱，朴硝三钱，蒌仁二钱。

配制： 共为细面，炼蜜为丸，梧桐子大。

用法： 每服三钱，白水送下。

112. 井陉县张务本献方

主治： 梅核气，咽中似痰壅塞，吐之不出，咽之不下。此症多见于妇人。

药物： 姜制半夏五钱，川朴三钱，茯苓四钱，生姜二钱。

用法： 水煎，饭后服。

113. 高阳县蒋瑞索献方

主治： 梅核气。

药物： 苏梗五钱，桔梗三钱，生地三钱，当归二钱，赤芍二钱，贝母二钱，寸冬三钱，花粉三钱，元参三钱，橘红三钱，清夏三钱，云苓三钱，枳壳一钱五分，香附三钱，粉草一钱五分，石斛三钱，川朴二钱。

用法： 水煎服。

114. 徐水县申玉琦献方

方名： 半夏厚朴汤（《大众万病顾问》方）。

主治： 咽喉梗阻，如有核状，欲吐不得，欲咽不下，病名梅核气者。

药物： 清半夏一两，橘红三钱，苏梗叶各三钱，川朴四钱，生姜四钱，青礞石四钱。

用法： 礞石煅研为末，余药水煎，礞石末分两次冲服。

115. 延庆县郭占霖献方

主治： 咽喉如有绵黏之痰不上不下，经久不愈。

药物： 厚朴花三钱，茯苓三钱，法半夏三钱，橘红三钱。

用法： 水煎两次，日服两次，饭后服之。

116. 晋县中医进修学校献方

主治： 梅核气。

药物： 白矾、细茶叶各五钱。

配制： 共为末，炼蜜为丸，桐子大。

用法： 口含化，每次十至十五丸。

脱发类（计 15 方）

1. 保定市沈筱斋献方

主治：脱头皮。

药物：斑蝥一钱（研末），火酒一两，猪板油（或凡士林油）一两。

配制：将斑蝥面浸火酒内，时常摇动，隔两周后，滤去斑蝥不用，合入猪油或凡士林油即成。

用法：先将头部用清水洗净，再用干毛巾把头皮擦干，自觉发热后，再涂此药，经两三个月即见奇效。

2. 涿鹿县全瑞璞献方

主治：秃发。

药物：香瓜秧（初生之幼苗）一棵，捣如泥。

用法：敷抹秃发处，用量可根据秃发面积之大小而定。抹药时，先将局部之残发剃光，再涂此药。

3. 阳原县韩秉义献方

主治：妇人头顶无发。

药物：花椒一两。

用法：煎水一大碗，洗用。

4. 无极县邓振勋献方

主治：男女少年落发。

药物：黄连三钱，黄芩三钱，黄柏三钱，侧柏炭半斤，益母草四两。

配制：共为细面，炼蜜为丸三钱重。

用法：每服两丸，早、晚各服一次。

5. 晋县中医进修学校献方

主治：落头发。

药物：生地、寸冬各一钱半，大黑豆七八个，松树皮一钱半，椿皮一钱半。

用法：水煎服，白糖为引，连服三剂。

6. 宁晋县张怀尧献方

主治：眉毛脱落，或须落。

药物：桑叶七斤。

用法：煎汤洗之，一月重生。

7. 沽源县献方

主治：脱发（鬼剃头）。

药物：斑蝥二十个，破故纸三钱。

用法：共研细末，酒内浸七日，搽之。

8. 无极县田克敏献方

主治：肾虚脱发。

药物：白丽参五钱，川芎三钱，生地、熟地各一两，杞果三钱，鹿茸二钱，山萸肉三钱。

用法：水煎服。

9. 南宫县连佩金献方

主治：头发脱落（伤寒、温病后头发脱落）。

药物：川芎一钱，赤芍一钱，桃仁三钱（研泥），红花三钱，红枣七个，老葱三棵（切碎），鲜姜三钱（切片），麝香三厘（绢包），黄酒半斤。

用法：将前七味药煎一盅去渣，入麝香，再煎二沸即妥（黄酒只可多点不可少），匀两次服。凡属血瘀者皆效。

10. 平乡县李俊峰献方

主治：头发忽然片片脱落，光亮如秃，手足酸痛无力，头晕目眩。

药物：当归一两，川芎五钱，熟地二两，川羌六钱，明天麻一两，黑附子五钱，油桂五钱，甘草三钱。

配制：共研细末，炼蜜为丸，每丸重三钱。

用法：每日饭前服一丸，白开水送下。

11. 邯郸市孙增荣献方

主治：头发脱落。

药物：大枫子、马钱子各三钱，香油四两。

用法：前二味用香油炸枯去渣，搽患处。先用针刺头发脱落处的头皮出血，再搽油更效，每天一至两次，有起小毒疮反应。

12. 隆尧宋普渡献方

方名：清风凉血汤。

主治：头发脱落。

药物：生地八钱，丹皮三钱，防风炭一钱，白茅根五钱，赤芍二钱，元参三钱，冬桑叶三钱，黑芥穗一钱，银花四钱，当归二钱，桃仁二钱，杏仁二钱，血余炭二钱，甘草一钱。

用法：水煎服。本方亦可研为药末，炼蜜为丸，每丸重三钱，每日早、晚各服一丸，白开水送下，饭后服。

13. 承德市任瑞文献方

方名：生发灵。

主治：各种脱发。

药物：百部草四钱，白鲜皮四钱，海桐皮四钱，艾叶五钱，羌活四钱，当归三钱。

用法：水煎后，加入白酒二两，趁热熏洗，每日三次。

14. 石家庄市曾国庆献方

主治：脱发（头皮发痒）。

药物：鲜柏树枝、雪水。

用法：用雪水把柏枝浸过，用白布蘸水洗之，每天早、中、晚洗三次。

15. 涞源县葛成麟献方

方名：通窍活血汤。

主治：常人头发脱落，服此有效。

药物：赤芍三钱，川芎三钱，大枣七个，桃仁三钱，老葱三根，红花三钱，生姜五钱。

用法：黄酒、水各半煎之，日服两次。

秃疮类（计65方）

1. 张北县高品三献方

主治：秃疮。

药物：狼毒粉一两，黄蜡一两，猪胰油半斤。

配制：用铜锅熬猪油去渣，加狼毒粉再熬片刻，再加黄蜡化开，候冷成膏。

用法：先将秃疮部位洗净，每日将此膏搽一次。

2. 延庆县郭占霖献方

主治：小儿白秃疮经年不愈。

药物：豆腐四两，白砂糖一两。

用法：将二味拌成泥状，涂在头部患处。

3. 赤城县程月桂献方

主治：小儿秃疮。

药物：鲜何首乌五钱，砖头面五钱，冰片一钱。

用法：共捣一处，阴干，研细面，香油调搽于患处。

4. 延庆县吴廷藻献方

主治：秃疮久不愈。

药物：苦杏仁（炒焦）四两，川椒五钱，轻粉五钱，红粉二钱，铜绿二钱。

配制：共为细面，将麻油四两用火熬开，再下松香一两，熬至松香化开为度，候凉再将药面入麻油内调匀。

用法：患处先用百灵鸟粪水调，涂在秃疮上，揭去秃疮痂，再用白矾水洗净，再上药油，以愈为度。

5. 延庆县祁向春献方

主治：小儿秃疮。

药物：大葱、大蒜、蜂蜜各等份。

配制：共捣成黏糕状。

用法：先将头发剃去，次用温开水洗净，再涂药，三天换药一次。

6. 束鹿县卫协会献方

主治：秃疮。

药物：鸡子皮十个（烧炭研细末）。

用法：煤油调搽患处。

7. 束鹿县阎季坤献方

主治：秃疮。

药物：硫黄一两，黄柏一钱五分，密陀僧一钱，轻粉一两。

用法：共研细面，香油调搽患处，每日一次。临抹药时，头部一定先用滚水洗净。

8. 民间土方

主治：秃疮。

药物：硫黄、木鳖子、鸽子粪各等份。

用法：共为细面。先用花椒水洗净，后用杏仁油调药搽患处。

9. 阳原县辛效先献方

主治：秃疮。

药物：硫黄三钱，火硝三钱，僵蚕三钱，密陀僧二钱，猪油半斤。

用法：共为细末，猪油调搽患处。

10. 阳原县苗荣甫献方

主治：秃疮。

药物：多年尘土。

用法：用鸡蛋清调搽患处，敷药前先将患部洗净。

11. 赤城县张然献方

主治：秃疮。

药物：旧皮绳（烧焦，研为末）。

用法：用黑豆油调涂患处。

12. 宁晋县吴昆山献方

主治：秃疮。

药物：香油一两，斑蝥十个，紫草一钱。

配制：将斑蝥、紫草放在香油内，浸三五天后用火熬开，将斑蝥炸焦，去斑蝥、紫草，将油装在瓶内。

用法：先将秃疮部用花椒水洗净疮痂，再涂药油。

13. 无极县献方

主治：小儿头疮。

药物：掏井挖出来的姜石（烧红，再用陈醋淬碎）。

用法：研细面，香油调和，涂抹患处。

14. 无极县献方

主治：秃疮。

药物：巴豆霜、斑蝥、全蝎、茅苍术各等份。

用法：共为细面，黑油（棉子油）稍温，加入药面，调涂患处，后用软布缠头，以防毒水下流，感染他处。

15. 无极县献方

主治：头瘙痒难忍，起白皮流黄水。

药物：枯矾一钱半，硫黄一钱半，梅片二分。

用法：共为细面，开水冲药，淋洗头部。

16. 平山王明阁献方

主治：秃疮。

药物：黄凡士林一两，水银二两。

配制：共研极细，以无水银星为度。

用法：剃头后搽药膏，日搽一次。三月不剃头。

17. 获鹿县献方

主治：顽癣秃疮。

药物：活壁虎不拘多少。

用法：捣烂如泥，敷患部。

18. 无极县献方

主治：秃疮。

药物：刺猬皮一个。

用法：用高粱秸将其烧炭，研为细面，香油调涂患处。

19. 冀县张振获献方

方名：黑矾散（祖传）。

主治：小儿头上白秃，流脓发痒不痛（流黄水无效）。

药物：黑矾一两五钱，红糖一两，榆皮面一两。

配制：先将黑矾研末，再合红糖、榆面调匀；再将患者头发剃光洗净，把药摊青布上贴患处，发痒不许揭下，待头发长长将布顶下来即愈。不愈之处再贴。

20. 易县许子明献方

主治：秃疮。

药物：松香一两（研末）。

配制：将松香末用纸卷上，香油浸透，用火点着，下用一碗接滴下之油。

用法：先将秃疮洗净，用此油搽之。

21. 宁晋县高兴仁献方

主治：秃疮。

药物：寒水石五钱，枯矾、元明粉、轻粉、松香、硫黄各二钱。

用法：共研细末，香油调抹患处。

22. 无极县刘瑞永献方

主治：秃疮。

药物：刺猬皮一张，春季的高粱苗一大把。

用法：将以上两味焙为炭存性，共研细末，香油调涂患处。

23. 无极县白喜贤献方

主治：白秃疮。

药物：柏树枝一两，硫黄五钱（研末），香油四两。

配制：先将柏枝油内炸焦，再入硫黄，熬至烟尽为度，离火晾冷。

用法：用时，先将头发剃去，用开水洗净患处，然后抹上药，夜间洗去，白天再抹。

24. 沽源县献方

主治：秃疮。

药物：燕子窝泥一个。

用法：轧碎用水和泥。将秃疮头痂揭尽剃光，泥敷上。如泥干时，再蘸水，五天后将泥取下。

25. 宁晋县钟藻章献方

主治：秃疮，以及成秃子者。

药物：川乌、草乌、斑蝥、狼毒各等份。

用法：共为极细末，香油调搽患处。此药有刺激性，抹药后感觉疼痛。

26. 沽源县献方

主治：秃疮。

药物：生马钱子、生姜、香油各等份。

用法：二味入油锅炸焦，再加水煮去渣，搽患处。

27. 涿县孙仲华献方

主治：秃疮。

药物：川乌三钱，草乌二钱，斑蝥五分，白附子二钱，狼毒二钱，香油一两。

用法：共研极细面，用香油调抹患处。

28. 涿县陈子文献方

主治：小儿秃疮，久治不愈。

药物：硫黄三钱（煅），老厕所的碱土四钱（炒红），冰片五分，鸡子黄（烧油）。

用法：前三味研细面，鸡蛋黄油调匀抹之。

29. 涞源县王坦献方

主治：秃疮。

药物：兔子皮一张。

配制：烧灰存性为末，香油调匀。

用法：先用热水把患者头洗净，把疮痂剃去，见鲜血后洗净，再将药涂抹患处。

30. 保定市张耀忠献方

主治：秃疮顽癣。

药物：鸡蛋。

配制：以醋泡鸡蛋，经阳光照晒。

用法：以醋涂患处。

31. 保定市宋荫棠献方

方名：秃疮膏。

主治：秃疮。

药物：铜绿、雄黄各三钱，轻粉、樟脑、漳丹、黄蜡各二两，枯矾、官粉各一两，松香二钱，梅片五分，香油半斤。

配制：先将香油熬开入黄蜡，将上药共为细末投入搅匀，冷后成膏。

用法：头发剃净，涂药膏，每日一次。涂后稍发痒。

32. 蠡县白福珍献方

主治：秃疮。

药物：鲫鱼一条，铜绿、白丁香适量。

用法：鲫鱼去肠，入铜绿枣大三块，用泥封固，炭火上烧存性；再加白丁香少许，共为细末，香油调抹患处。敷药后将头包住，或戴上旧毡帽，其虫即出。

33. 涿县孙仲华献方

主治：秃疮。

药物：川乌二钱，草乌二钱，斑蝥五分，白附子三钱，狼毒三钱。

用法：共为细面，香油调涂患处。

34. 涿县高子明献方

主治：头上秃疮。

药物：枯矾面三钱，猪胆汁一个。

用法：上药混合后涂患处。

35. 清苑县李锡珍献方

方名：秃疮膏。

主治：秃疮。

药物：山里红一斤半，红糖一斤。

用法：共捣为泥，敷患处，用白布包好。

36. 徐水县陈尚亨献方

主治：秃疮。

药物：猪蹄二个。

配制：烧灰研细，香油调和。

用法：先将秃疮用开水洗净，后将药搽上。

37. 曲阳县刘老等献方

方名：秃疮药膏。

主治：秃疮。

药物：番木鳖六钱，当归三钱，黄芩三钱，苦参三钱，杏仁三钱，狼毒三钱，白附子三钱，鲤鱼胆二个，黄蜡二两，藜芦五钱。

用法：用香油十两熬膏，涂搽患处。

38. 邢台县刘文恭献方

主治：秃疮。

药物：乳香（去油）、没药（去油）各一钱，皂矾二钱，铜绿五钱。

用法：共为细末，将陈猪油溶化，调药面涂患处，早、晚涂一次。

39. 定兴韦家营乡医院献方

主治：秃疮。

药物：红果一斤（去核），冰糖四两。

用法：上药捣如泥，摊青布上，裹患处。

40. 威县郭固献方

主治：秃疮。

药物：蝎虎四个，棉子油。

配制：蝎虎入棉子油，炸之以焦为度，取出晾干研末。

用法：香油调抹。

41. 临城李玉田献方

主治：有痂无痂秃疮。

药物：红柿子辣椒。

用法：将辣椒劈开搽患处，来回无数，搽尽内含的汁为止。每日晚一次，连搽数日。

42. 完满县葛洛兰献方

主治：秃疮。

药物：五倍子三钱，苦参三钱，藜芦三钱，枯矾三钱。

用法：共研细末，香油调搽。

43. 完满县姚鸿勋献方

主治：小儿头部秃疮。

药物：蜈蚣一条，盐一分。

用法：入香油一两，浸七日，取油搽之。

44. 内丘县柳元泰献方

主治：秃疮。

药物：凤凰衣三个（出小鸡蛋壳，火焙焦黄色），蜈蚣二条焙焦。

用法：共为细末，香油调涂患处。

45. 高阳县张玉川献方

主治： 秃疮。

药物： 生川乌一钱，生草乌一钱，煅石膏二钱，枯矾二钱，松香一钱，铜绿一钱，漳丹二钱，青黛一钱，轻粉一钱。

用法： 共为细末，香油调抹，每日两次。

46. 唐山市赵鸣山献方

主治： 发内生疮。

药物： 旱烟梗一两（研末），凡士林三钱。

用法： 调匀敷患处，每隔三日一次。

47. 安国崔儒卿献方

主治： 秃疮。

药物： 白砒五分，瘦猪肉二两。

用法： 共捣为膏，将头剃净后涂之。

48. 保定市张守智献方

主治： 秃疮。

药物： 苦楝皮（为末）不拘多少，鸡蛋油。

用法： 用鸡蛋油将苦楝树皮面调匀，敷于患部。

49. 安国安振芳献方

主治： 秃疮。

药物： 斑蝥五个，狼毒二钱。

用法： 桃根熬汁，合上药面抹患处。

50. 唐县张希科献方

主治： 秃头疮。

药物： 南松香一两，净轻粉三钱，樟脑一钱。

配制： 各研细末另包，将松香末用草纸卷成数条，两头用白线扎好，中间用线结住，浸入棉子油内一日一夜。然后用钳子取出，燃着滴于碗内，再将轻粉、樟脑末掺入搅匀。

用法： 将患处头发剃尽，花椒煎水洗净，然后抹药，每天换药一次。

51. 唐县张希科献方

方名： 蜂房散。

主治： 秃疮。

药物： 露蜂房一个，生白矾五钱，黄柏末五钱，净轻粉三钱，蛇床子三钱，川花椒一钱半，梅片五分。

配制： 先将白矾为末纳入蜂房孔内，再在木炭火上将蜂房、白矾烧枯取出，与前药共为细末。

用法： 香油调搽。

52. 安国县安振芳献方

主治： 秃疮。

药物： 斑蝥五个，狼毒二钱，桃根熬汁。

用法： 前二味药研面，用桃根汁调糊状抹患处。

53. 徐水县张竹芬献方

主治： 秃疮。

药物： 活鲫鱼一个（约半斤）。

配制： 将鱼腹剖开，装入生白矾以满为度，放在炉台上焙干，研为细末。

用法：香油调涂患处。

54. 冀县张振岳献方

主治：头上白秃疮，甚至流脓发痒（流黄水者无效）。

药物：黑矾一两五钱，红糖二两，榆面一两。

用法：黑矾研面，再与红糖、榆面和匀，用新汲井水调和即黏，如不黏可加榆面，摊青布上；将头发剃净后，将药贴上。如患处发痒不许揭下，等头发长起，将布自然顶下。

55. 徐水县杨浩然献方

主治：秃疮。

药物：硫黄一两，黑矾一两，樟脑、梅片各二钱。

配制：把硫黄熔化，同上药研末。另樟脑加滑石适量研细贮用。

用法：初起抹敷。

56. 徐水县威文斋献方

主治：秃疮。

药物：铜绿四两。

配制：研为细末，用纸卷，香油浸，放火上燃烧，取其油听用。

用法：先将秃头洗清，再涂上药。

57. 石家庄市义堂医院献方

主治：小儿秃疮。

药物：多年碱土二钱，鸡蛋清一个。

用法：上药调敷之。

58. 深县祖志贤献方

主治：秃疮。

药物：百草霜一两，雄黄一两，轻粉一钱，黄柏二钱，胆矾六钱，榆皮三钱，石灰窑内烧红沉结土渣四两。

用法：共为细末，猪胆汁调匀，俟剃头后搽之即效。

59. 丰润县王富勋献方

主治：秃疮。

药物：硫黄、枯矾、花椒（炒）、鸽子粪（炒）各一两。

配制：共为细末，香油调匀。

用法：先用花椒水洗，洗后涂药。

60. 深县献方

主治：秃疮。

药物：苍耳子叶、浮萍草适量。

用法：水煎洗。

61. 深县献方

主治：白秃疮。

药物：院内蝎虎七个，香油四两。

用法：用香油将蝎虎子炸焦，去蝎虎，涂清油于患处。

62. 深县献方

主治：秃疮。

药物：大枫子一两半，斑蝥一钱半，麻黄一钱半，猪脂油适量。

用法：前三味先研末，将油化开，再将药放在油内炸黑，取出药渣涂患处。

63. 深县献方

主治：秃疮。

药物：轻粉一钱，红粉一钱，穿山甲一钱，朱砂五分，白面适量，高醋四两。

用法：上药调糊状，涂患处。

64. 保定市戴月舫献方

主治：小儿秃疮。

药物：白芷（炒炭）、硫黄各等份。

用法：共为细末，香油调涂患部。

65. 保定市宋荫棠献方

主治：秃疮。

药物：铜绿三钱，雄黄三钱，轻粉二钱，枯矾一两，梅片五分，松香五钱，樟脑二两，漳丹二两，黄蜡二两。

配制：将前药九味共研细末，用香油半斤熬开，先下黄蜡，离火下药面成膏。

用法：涂敷患处。

风湿疹类（计63方）

1. 延庆县郭占霖献方

主治：遍身瘙痒。

药物：猪苦胆一个，苦参四两。

用法：将两味入大砂锅内以水煎之，每临睡时熏洗，三天洗一次。

2. 涿鹿县李鸿年献方

方名：疏风散邪汤。

主治：风疹（荨麻疹）通身刺痒，搔后起大扁疙瘩，心烦。

药物：连翘三钱，杏仁二钱，桂枝五分，公英三钱，大贝母二钱，浮萍一钱半，薄荷一钱，牛蒡子二钱，银花一钱半，芦根三钱，白芍二钱，花粉一钱半，防风一钱半，川朴二钱，甘草三钱。

用法：引加菊花三钱，水煎服。

3. 沽源县李树椿献方

主治：风湿疹（俗称"鬼风疙瘩"）。

药物：地丁三钱，蒲公英三钱，苦参四钱，羌活四钱，防风五钱，荆芥五钱，夏枯草三钱，连翘五钱，银花四钱。

用法：水煎服。

4. 沽源县柴绍旺献方

主治：风湿痒疹。

药物：苍耳子一棵（茎叶全用），浮萍二钱，薄荷二钱。

用法：煎水洗，洗后忌风。

5. 涿鹿县岑效儒献方

主治：周身湿毒疹，痛痒难禁。

药物：黄牛苦胆一个，好绿豆四两。

配制：用漏器将绿豆装入胆内，挂于房檐背阴处，泡胀后缩小，经过夏秋两季，用刀剖开，将绿豆装入瓷罐内，封固备用勿泄气。

用法：成年人日服三次，每次十粒或十五粒，小孩酌减。

6. 涿鹿县岑效儒献方

方名：二黄散。

主治：一切皮肤瘾疹、黄水疮等症。

药物：生大黄一两，明雄黄五钱，蚯蚓粪一两，冰片三钱。

用法：共研细面，干撒患处，或用香油调敷患处。

7. 涿鹿县岑效儒献方

方名：驱毒丸。

主治：一切风湿成疹，湿疹瘙痒，脓疱手足满布，及脚气悬痛，鱼口便毒，横痃疳，因便秘而痉挛者。

药物：广木香五钱，麝香五分，乳香五钱，没药五钱，孩儿茶五钱，血竭三钱，巴豆霜三钱。

配制：共为极细面，蜜丸重一钱。

用法：每服一丸，清晨空心好酒送下，开水亦可，服后当泻四五次。忌食生冷。壮年人，隔日再服一丸；毒盛者，连续

隔日服至六七丸；如虚弱人或泄下剧烈者，可以备用冷开水以解之。

8. 沽源县献方

主治：风疹血热，疙瘩瘙痒。

药物：血竭花二钱，荆芥二钱，浮萍二钱，三棱二钱，莪术二钱，土鳖一钱，灵脂二钱，桃仁三钱，丹皮三钱，水蛭一钱，茯苓三钱，甘草一钱。

用法：水煎服。

9. 沽源县献方

主治：头面疙瘩瘙痒，肿胀流黄水结痂。

药物：白芷二钱，川芎二钱，黄连二钱，黄芩三钱，栀子二钱，防风二钱，桔梗二钱，荆芥二钱，薄荷一钱，枳实二钱，甘草一钱，连翘三钱，黄柏二钱。

用法：水煎服。

10. 阳原县献方

主治：风疙瘩。

药物：小鸡（初次下蛋的）下的鸡子七个。

用法：煮熟，带皮吃。

11. 石家庄市史奉璋献方

方名：除湿解毒汤。

主治：皮肤湿毒，发热瘙痒，渗出黄水，由局部浸淫周身，甚则变为薄皮肿起。

药物：银花五钱，生地五钱，泽泻三钱，木通三钱，淡竹叶三钱，猪苓三钱，滑石粉六钱，栀子三钱，苍耳三钱，赤芍

三钱，海桐皮三钱，生薏仁四钱，生甘草二钱。

用法：水煎服。

加减：如患处色紫，加当归五钱；湿气盛者，滑石可加至一两；红肿者，加银花一两，或公英一两。

12. 高阳县任宝华献方

主治：足肿湿烂，黄水浸淫。

药物：银花一两，生薏米仁二两，茯苓一两，半夏五钱，牛膝五钱，萆薢五钱，防风五钱，紫油桂五分，甘草三钱。

用法：水煎温服。

13. 佚名氏献方

方名：加味荆防败毒散。

主治：风疹块（荨麻疹）。

药物：荆芥三钱，防风二钱，茯苓二钱，甘草二钱，枳壳二钱，桔梗二钱，前胡、柴胡各三钱，羌活、独活各三钱，川芎三钱，薄荷三钱，归尾三钱，赤芍二钱，生地三钱，蝉蜕二钱，连翘三钱，酒芩三钱，生姜三片。

用法：水煎服。服后取汗当避风，勿用冷水沐浴。

14. 枣强县苏天民献方

主治：皮肤瘙痒。

药物：地肤子二钱，丹皮二钱，忍冬藤二钱，蝉蜕一钱半，芥穗一钱半，浮萍一钱半，赤芍二钱，白鲜皮二钱，连翘三钱，银花三钱，地丁二钱，紫草一钱

半，防风一钱半。

用法：水煎温服。

15. 沽源县献方

主治：颜面湿疹。

药物：黄柏、黄连、苍术各等份。

用法：共为细末，杏核油调粥状，涂抹患处。

16. 沽源县献方

主治：遍体瘙痒，时止时发。

药物：胡麻五钱，威灵仙三钱，何首乌三钱，苦参五钱，浮萍三钱，菖蒲三钱。

用法：水煎，黄酒引服。

17. 巨鹿张永年献方

主治：皮肤痒，似疥疮抓破仍痒。

药物：鸡蛋黄油（鸡子黄炼成油）。

用法：搓患处，日二三次。

18. 无极县阎廷杰献方

主治：痞瘤（俗名"起饭疙瘩""刺痒难忍"）。

药物：麻黄（炙）三钱，清夏二钱，白芷三钱，防风三钱，白蒺藜三钱，荆芥二钱，茅苍术二钱。

用法：水煎两次。每日早、晚各服一次。

19. 唐县王泽民献方

主治：荨麻疹。

药物：大乌蛇三钱，蝉蜕四钱，赤芍四

钱，当归五钱，黄芩三钱，川黄连二钱，荆芥三钱半，防风三钱半，白芷二钱，甘草二钱，银柴胡三钱。

用法：水煎服。

20. 巨鹿县武仁勋献方

方名：苍术甘遂汤。

主治：全身皮肤肿块，很痒，病名"风疹"。重者有腹疼，泄泻呕吐。

药物：苍术四两（米泔浸炒），甘遂一钱。

用法：上药加水两碗煎至半碗，一次内服。

21. 赵县石鉴献方

主治：鬼饭疙瘩。

药物：蛇床子三两，雄黄、白矾各五钱，当归八钱，荆芥五钱，防风五钱。

用法：水煎，洗患处。避风寒。

22. 涿县任棠林献方

方名：消风散。

主治：受风寒，起疙瘩（俗名"鬼饭疙瘩"，西医称"荨麻疹"）。

药物：川羌活三钱，防风三钱，荆芥三钱，苍术三钱，当归三钱，苦参三钱，胡麻仁三钱，蝉蜕三钱，牛蒡子三钱，滑石三钱，木通三钱，甘草二钱，知母二钱，煅石膏二钱。

用法：水煎服。

加减：如便秘，加酒军四钱；无汗加浮萍草三钱，葱白三寸，服后汗出。

23. 涿鹿县马耀廷献方

主治：风疙瘩。

药物：白矾一钱，黄丹五分，古月三分，芒硝一钱。

配制：研面，陈醋为丸分两粒，白布包。

用法：将药包放手心内，手握出汗。

24. 康保县李庆春献方

方名：清湿祛风汤。

主治：一切皮肤湿疹及阴中湿痒。

药物：苦参、当归、银花、连翘各三钱，生地、荆芥、防风各三钱，土茯苓四钱，前胡、黄连、木通各一钱半，桔梗、甘草各一钱。

用法：水煎服。服后避雨。

25. 高阳县蒋瑞棠献方

主治：风湿疹，浸淫瘙痒。

药物：荆芥三钱，首乌三钱，生地三钱，茯苓二钱，当归三钱，赤芍二钱，川芎二钱，连翘三钱，银花三钱，地丁三钱，白鲜皮三钱，云苓三钱，苡仁三钱，滑石三钱，甘草二钱，蒺藜三钱。

用法：水煎温服。

26. 小车城中医门诊部献方

主治：周身出疹瘙痒。

药物：地肤子一两，蝉蜕五钱，黄酒二两，红糖一两。

用法：先将地肤子、蝉蜕熬好，后将黄酒、红糖与药汁和匀服下，服后一时许见汗。

27. 尚义县杨生荣献方

主治：风湿疙瘩，瘙痒难忍。

药物：席麻根一斤。

用法：用水熬沸，外洗。日洗二三次。

28. 尚义县甄炳达献方

主治：顽固性皮肤疮（溃烂多年，经久不愈）。

药物：蝎虎数个。

配制：在夏天（中伏）将住宅墙壁上捉住的蝎虎，装在鲜鸡蛋内（每一个鸡蛋内装一个蝎虎。将鸡蛋皮上打一小孔，把蝎虎装入后，用油纸封闭破孔，再用水井边的黑泥封裹五分厚），于太阳光下晒七天即可。将蛋内蝎虎取出，捣为细末。

用法：上药撒疮面上，两三次后，即可见效。忌内服。

29. 张专高庙堡乡宋煦献方

主治：血风疮。

药物：寒水石二两，白矾三两，雄黄四钱。

用法：共研细面，用阴阳水调糊状，敷于患处。每日晚上搽一次，第二日早晨即落白皮。

30. 石专医院史奉璋献方

方名：制柏散。

主治：湿疹，皮肤瘙痒，灼热肿起。

药物：黄柏、公猪胆汁。

配制：将黄柏用猪胆汁拌，浸透黄柏，阴干，研末。

用法：上药用香油或菜油调敷患处。

31. 宁河县李学程献方

主治：遍体瘙痒症。

药物：金银花一两，地丁八钱，防风五钱，芥穗三钱，绿豆五钱，甘草五钱，川羌三钱，白芷三钱。

用法：水煎两次，每日早、晚各服一次。

32. 曲阳县韩伯英献方

方名：散风逐湿汤。

主治：风湿火毒侵入皮肤，遍身瘙痒，遂出疙瘩，平而无顶，成片如云锦，俗称"出疹子"。

药物：羌活三钱，白芷三钱，蝉蜕二钱半，苍耳子三钱，防风三钱，泽泻三钱，牛蒡子二钱，苍术二钱半，腹皮三钱，川连二钱半，浮萍二钱，连翘三钱，黄柏一钱半，赤芍二钱半，金银花三钱，甘草二钱。

用法：用水三碗煎取一碗，再略滚数沸，不要时间太长，服后温覆取汗。

33. 平乡县王通五献方

主治：身部或四肢起小水疱如米粒大，瘙痒异常，破后流黄水。阴天重，晴天轻。

药物：黄柏一两（研末），大枣十枚（烧成炭），槐花五钱（炒），柏叶五钱（炒成炭），龙骨二钱（煅），枯矾五钱。

用法：共研细末。用香油四两，黄蜡一两熔化调药抹患处，日二三次。

34. 佚名氏献方

主治：湿疹。

药物：当归三钱，赤芍三钱，紫竹二钱，地肤子四钱，蛇床子四钱，白鲜皮三钱，苦参三钱，银花五钱，连翘三钱，苍术二钱，防风二钱，甘草三钱。

用法：水煎服。

35. 完满县王占礼献方

方名：完痒汤。

主治：风湿周身起斑粒，瘙痒，时出时没。

药物：当归、川芎、川羌、荆芥、白芷各三钱，苦参五钱，苍术四钱，蝉蜕二钱，牛蒡子三钱，滑石六钱，木通三钱，甘草二钱。

用法：水煎服。

36. 完满县田仲山献方

主治：瘾疹（荨麻疹）。

药物：大枫子十五个（去皮），苍术三钱，黄芩二钱，防风三钱。

用法：将药共捣粗末，白水拌透，用火烧成炭（微存性），干擦患处。

37. 完满县裴岱东献方

方名：痒立没。

主治：风湿疹，通身瘙痒。

药物：荆芥穗、防风各二钱五分，牛蒡子、银花、连翘、赤芍各四钱，茵陈、茅术各三钱，白鲜皮四钱，蝉蜕二钱五分，知母三钱，赤苓三钱，粉草二钱，木通三钱，赤柽柳一握。

用法：水煎服，每日早、晚各服一煎。

38. 安国王福元献方

主治：遍身疹痒，破流黄水。

药物：雄黄、香油适量。

用法：用纸作筒，雄黄面装筒内，香油亦灌桶内，用火燃着，滴下之油抹患处。

39. 完满县田美斋献方

主治：风湿疙瘩，皮肤瘙痒。

药物：苦参、知母、蝉蜕、胡麻、防风、荆芥、茅术、当归、生地、牛蒡子、木通、甘草各等份。

用法：水煎服。

40. 完满县姚鸿勋献方

方名：祛风胜湿汤。

主治：湿疹，荨麻疹。

药物：羌活三钱，防风三钱，荆芥三钱，蝉蜕三钱，苍术三钱，银花五钱，苦参三钱，川芎三钱，陈皮三钱，甘草二钱。

用法：水煎服。

41. 安国陈友三献方

主治：皮肤起疙瘩，瘙痒。

药物：苦参四钱，胡连、乌梅、川椒、连翘、公英各三钱，地肤子一两，蛇床子五钱，银花二钱。

用法：水煎服。

42. 安国郑俊生献方

主治：浑身瘙痒。

药物：蛇床子三两，地肤子二两，花椒五钱。

用法：水煎洗患处。

43. 丰润县张桂芳献方

主治：风湿，瘙痒。

药物：槐树蘑菇，用白酒浸。

用法：日服三次，每次二至三盅。

44. 李建民献方

方名：腹皮汤。

主治：周身起红疹，时起时消，异常瘙痒。

药物：大腹皮三钱。

用法：水煎服。

45. 安国县赵振亚献方

主治：全身起肿块痒（荨麻疹）。

药物：益母草适量。

用法：上药煎汤漱口，再用手巾搓洗。

46. 张专刘兆冈献方

主治：遍身风痒。

药物：苦参二两，生甘草一钱，皮硝五钱。

用法：水煎去渣，用生白布一块蘸水洗之。

47. 谷九骏献方

方名：苍术燥湿解痒汤（祖传三世）。

主治：周身燥痒起片点，周身发冷，瘙痒难忍。

药物：苍术四钱，白术一钱，云苓二钱，桑皮四钱，葛根二钱，桂枝二钱，滑石四钱，猪苓二钱，知母三钱，甘草二钱，生姜三片。

用法：水煎服。

48. 冀县薄文凯献方

方名：湿疹生效汤。

主治：湿疹，流水不已，浸润日久不愈者。

药物：当归四钱，苦参四钱，苍术三钱，金银花三钱，防风三钱，甘草二钱。

用法：水煎熏洗，上药洗两次。

49. 高元县李廷泰献方

主治：风湿性皮肤瘙痒。

药物：蛇床子、苦参、连翘、当归、生芪、黄芩、酒香附各三钱，薄荷，甘草各二钱。

用法：水煎服。

50. 康保县许桂荣献方

方名：祛毒汤。

主治：皮肤生疮作痒作痛或疮疹。

药物：荆芥三钱，苍术三钱，艾叶三钱，薄荷三钱，儿茶二钱，皂刺三钱，连翘四钱，没药三钱，乳香三钱，防风三钱。

用法：水煎洗，每日洗数次。

51. 豕鹿县李春和献方

方名：烧刀散。

主治：身痒无度。

药物：食盐一钱。

配制：将菜刀火上烧红，把食盐放在刀上，使盐变红黄色，研末。

用法：一次顿服，白开水送下。

52. 阳原县陈尚亨献方

主治：全身瘙痒。

药物：苦参二钱，白术二钱，苍术二钱，银花五钱，蝉蜕三钱，蛇床子二钱，地肤子二钱，木瓜三钱，川牛膝一钱半，黄芪三钱，薏米二钱，当归二钱，川芎二钱，木通一钱半，甘草三钱。

用法：水四盅煎一盅，再用水三盅煎一盅，二煎共分四次服。

53. 阳原县程永喜献方

主治：全身血疮。

药物：连翘三钱，川连一钱，黄芩二钱，黄柏一钱，防风一钱半，荆芥二钱，银花三钱，羌活二钱，独活一钱半，蝉蜕一钱半，灵仙二钱，赤芍二钱，苍术三钱，川芎一钱半，甘草二钱，公英三钱。

用法：水煎服。

54. 涞源县任福善献方

主治：脚趾缝湿烂瘙痒。

药物：茶叶。

用法：不拘多少，咀嚼极烂，涂二三次。

55. 丰润县李贵荣献方

主治：足趾缝湿痒。

药物：枯矾、煅炉甘石、白芷各一钱，冰片五分。

用法：共为细面，撒患处。

56. 石专史奉璋献方

方名：石珍散。

主治：血毒湿热下注，肛门周围瘙痒，湿润糜烂。

药物：煅石膏，净轻粉各一两，青黛、黄柏面各三钱。

用法：共研匀，以香油或菜油调敷患处。

57. 滦县周绍文献方

方名：活血解毒汤。

主治：周身起疙瘩，皮肤破裂，瘙痒疼痛，出血之症。

药物：当归三钱，赤芍三钱，桃仁二钱，红花一钱五分，胆草一钱，黄连一钱，茯苓二钱，苍术二钱，羌活一钱五分，桂枝三钱，牛膝三钱，荆芥一钱，苦参三钱，灵仙三钱，地肤子三钱。

用法：水煎服。

58. 滦县耿庭卯献方

方名：消风散。

主治：风湿疹和血风疮，症见周身起小红疙瘩，有尖，刺痒过甚，晚间尤重，搔之则痛等症。

药物：木通三钱，苍术三钱，知母三钱，荆芥三钱，防风三钱，当归三钱，牛蒡子三钱，蝉蜕四钱，生石膏三钱，生地五钱，苦参八钱，甘草二钱，胡麻仁二钱。

用法：水煎服。

59. 邯郸市刘光斗献方

方名：掌心散。

主治：干湿疹癣，及一切痒疹。

药物：花椒一两，食盐五钱，血余炭五钱，硫黄一两。

用法：共为细末，每用三钱，以香油少许，将药面调匀，放在手心内，两手揉搓，以热为度，日搓四次。

60. 抚宁郭星南献方

主治：头面、身上破流黄水的皮肤病。

药物：青黛五钱，黄柏八钱，乳香、没药各二钱，冰片二分。

用法：共为细面，干敷患处，或香油调涂。

61. 保定市贾洪福献方

主治：皮肤湿疹。

药物：鲜青蒿嫩尖叶（冬天用干的，水泡）。

用法：将青蒿搽患处，随搽随消，立时止痒。

62. 玉田县孙海献方

方名：湿疹药膏。

主治：湿疹瘙痒，流水。

药物：大枫子仁、江子仁、桃仁、木鳖子、白鲜皮、蛇床子各二钱，紫草一钱，川草薢三钱，雄黄一钱，硫黄一钱，枯矾二钱，轻粉、铜绿、漳丹各一钱，黄蜡一两，香油四两。

配制：将前八味药以香油炸去渣，后六味为末，同黄蜡搅入油内，收膏即成。

用法：药膏涂抹患处。

63. 保定市张巍庭献方

主治：风湿疹（荨麻疹）。

药物：白鲜皮、五加皮、荆芥穗、汉防己、防风、苦参根、净蝉衣、紫背浮萍各等份。

用法：水煎服，轻者二三剂，重者四五剂。

癣类（计86方）

1. 阳原县任校献方

主治：各种癣病。

药物：铁锈、铜锈各等份。

用法：研为细面，用腌韭菜盐汤调搽患处。

2. 阳原县宋平献方

主治：头部顽癣。

药物：生石膏一钱，煅牡蛎一钱，漳丹三分，轻粉三分，海螵蛸五分。

用法：研为细面，香油调搽患处。

3. 涿鹿县联合口腔保健站献方

主治：牛皮癣。

药物：紫荆皮、雄黄、南斑蝥各一钱。

用法：研为细面，杏仁油调搽。

4. 栾城县董云献方

主治：牛皮癣。

药物：水胶（研）、黄酒。

用法：水胶用黄酒拌匀，锅内蒸化。用青布一块，摊好贴患处，不可随意扯下。

5. 涿鹿县岑效儒献方

主治：顽癣，牛皮癣。

药物：大个胡萝卜。

用法：将萝卜蒸熟，贴患处。

6. 康保县孙绍先献方

方名：风湿立消散。

主治：干湿疥癣。

药物：花椒三钱，杏仁三钱，白矾三钱。

用法：上药焙干研末，涂搽痒处，连续涂搽数日。

7. 延庆县赵景渊献方

主治：牛皮癣。

药物：斑蝥一钱，皂刺二钱，牛舌根三钱。

用法：共为细末，米醋调搽患处。搽后起黄水疱，用针刺破，毒水流净为止。

8. 涿鹿县岑效儒献方

主治：癣。

药物：豆腐干数块。

用法：用麻油煎之，取油涂患处。

9. 康保县王子藩献方

主治：癣癞症。

药物：当归五钱，川芎三钱，石膏三钱，麻黄三钱，滑石三钱，川羌三钱，连翘三钱，乌蛇三钱，防风三钱，荆芥三钱，蝉蜕三钱，花粉三钱，僵蚕三钱，川军五钱，白芷二钱。

用法：水煎温服。

10. 龙关县李玺献方

主治：干皮癣。

药物：白芷、白及、斑蝥、山甲、荆皮、皂刺、蝉蜕、雷丸、桂枝各二钱，雄黄一钱六分。

用法：共为细末，加水和酒搽之。

11. 涞源县高文良献方

主治：癣疮瘙痒，年久不愈。

药物：枯矾四钱，樟脑二钱。

用法：共为细末，将癣处抓破之，以干醋调敷。

12. 束鹿县任文本献方

主治：疥疮。

药物：大枫子（去壳）、巴豆（去皮）、白砒、水银各一钱，核桃仁三钱。

配制：共捣极细如泥，水银不见小珠星为度。

用法：用布包好药泥搽患处。忌搽肾囊、胳臂窝。

13. 沽源县献方

主治：牛皮癣。

药物：银朱四钱，火硝少许。

配制：用铜勺将火硝铺于勺底，银朱置火硝上，以火炼之，搅匀以醋调和。

用法：上药涂抹患处。

14. 沽源县献方

主治：牛皮癣。

药物：萝卜一个，轻粉五钱，樟脑八钱。

用法：萝卜煮烂，轻粉、樟脑研为末，搅拌调匀搽于患处。

15. 赤城县吴恩温献方

主治：头皮干癣。

药物：鲜韭菜根一绺。

用法：捣烂用布包裹，涂擦患处。

16. 宁晋县刘波臣献方

主治：头上癣疮。

药物：狼毒四钱，川椒四钱，硫黄四钱，文蛤三钱，蛇床子四钱，大枫子三钱半，枯白矾三钱，香油一茶杯，公猪胆一个。

配制：将药研细末，油入锅烧开，徐徐入猪胆汁，再入药末搅匀。

用法：用药膏少许搽患处，轻搽，稍微头疼即止。

17. 宁晋县李虞臣献方

主治：癣疮。

药物：芝麻油一两，红砒四钱。

用法：将麻油熬热，再加红砒末，搅如稀粥涂患处，日二三次。涂上微痛，流黄水。

18. 沽源县献方

主治：风毒癣，骑马癣，牛皮癣。

药物：白酒十二两，透骨草二钱，荆芥二钱，防风二钱，斑蝥二钱，蜈蚣一条。

配制：将酒药盛入瓶中，塞口置锅内，隔水煮之，酒剩六两为度。

用法：药酒涂于患处，每日三次。

19. 涿鹿县马耀庭献方

主治：癣疥。

药物：蛇床子、贯众、白胶香、寒水石各一两，枯矾五钱，黄连五钱，雄黄三钱半，硫黄、吴萸各三钱，斑蝥十四个。

用法：诸药共为细面，香油调搽。先用苍耳汤洗去痂，然后再用手掌搽药。

20. 武邑县赵启俊献方

主治：干癣。

药物：净吴萸、硫黄各三钱，雄黄、白芷各二钱。

用法：共为细末，香油调搽患处。

21. 宁晋县何庆章献方

主治：牛皮癣。

药物：轻粉三钱，漳丹三钱，红升丹三钱，煅石膏三钱，冰片一钱。

用法：共为极细末。先用新白布蘸白开水，洗去癣皮，用力擦干；再用香油调药，涂于患处。外用纱布包好，每日换药一次。

22. 宁晋县李如强献方

主治：牛皮干癣。

药物：斑蝥六钱，乳香（研）四钱，没药（研）四钱，醋一斤。

配制：将斑蝥浸于醋内，一个月后去斑蝥用醋，再将乳香、没药放入醋内。

用法：用醋汁搽患处。

23. 宁晋县刘世芳献方

主治：钱癣或串癣。

药物：黑矾、金精石各等份。

用法：共为细末，香油调抹。

24. 涞源县刘继宗献方

主治：癣瘙痒，经久不愈。

药物：艾叶二两，干醋半斤。

用法：以上二味，加水半斤，水煎浓汁，搽洗患处。

25. 阳原县献方

主治：钱癣。

药物：腌韭菜汤。

用法：搽患处。

26. 阳原县苗荣甫献方

主治：癣疮（多年者）。

药物：辣椒。

用法：水煎洗。

27. 无极县安振魁献方

主治：头部癣疮，瘙痒起血痂，流黄水等症。

药物：枯矾三钱，干苇穗三钱（烧灰），川连（炒）二钱，五倍子（炒）一钱。

用法：共为细末，香油调敷患处。

28. 无极县高司章献方

主治：骑马癣（裆部癣）。

药物：巴豆霜一钱，甘草末一钱，猪油半两，黑油（棉子油）半两。

配制：将二油煎热，放入药面即成。

用法：上药凉涂患处。敷后流黄水，微痒。

29. 深县献方

主治：癣疮。

药物：川朴皮一两，海桐皮五钱，轻粉一钱，江子霜四分，白砒石四分，斑蝥三钱，大黄一两，雄黄一钱。

用法：共为细末，醋调敷患处。

30. 高阳县王万方献方

主治：一切癣。

药物：斑蝥五个，血竭花二钱，紫荆皮三钱。

用法：共为末，烧酒二两泡之，以酒搽患处。

31. 涿鹿县范文生献方

方名：绝毒散。

主治：胎癣（亦名"奶腥疮"）。

药物：狼毒五钱，白附子五钱，蛇床子五钱，白鲜皮四钱，黄丹五钱，枯矾三钱，轻粉三钱，硫黄一钱半，樟脑一钱，独活一钱。

用法：共研细末，疮干用杏仁油调搽患处，疮湿干撒患处。配合内服五福化毒丹，引用珍珠五分，琥珀五分，研细调

服一丸，每丸分三次，早、午、晚服之。

32. 唐县石怀玉献方

方名：干癣膏。

主治：一切干癣。

药物：紫草、当归各一两，黄蜡五钱，香油四两。

配制：上药入油内，用文火将药煎枯去渣，再入黄蜡，煎沸即可。

用法：敷患处。

33. 安国宋殿勋献方

主治：癣。

药物：桂枝、紫荆皮各八分，雷丸、生白芍、穿山甲、雄黄各一钱，斑蝥六分，白酒半斤。

用法：上药酒内泡，洗癣，日三次。

34. 安国张景贤献方

主治：癣。

药物：木鳖子五钱，生南星一两，斑蝥三十个，川槿皮一两，冰片五钱，蟾酥二钱，麝香二分，白酒一斤四两。

配制：上药共入酒内，浸七八日再用。

用法：用时以生山甲片抓痒，再涂药酒。

35. 邯郸市第二医院濮玉海献方

主治：牛皮癣。

药物：斑蝥十二个，红娘十二个，皂刺三钱，雄黄三钱。

配制：将上四味药物，置于瓶内，再用四两白酒浸泡二十四小时，即可使用。

用法：用药棉蘸抹患处，每日数次。

36. 昌黎县洪喜元献方

主治：各种顽癣，经久不愈，或屡治屡犯者。

药物：川槿皮四钱，海桐皮二钱，大黄二钱，巴豆霜一分，斑蝥五分，轻粉四分，百药煎二钱，明雄黄四分。

用法：共研细面，香油调搽。

37. 井陉县杜锦秀献方

主治：顽癣，皮癣。

药物：白胡椒五分，轻粉三分，公丁香七个，苦丁香七个。

配制：共为细末，加麝香少许更妙。

用法：先将耳前中部以瓷碗片刮破，再涂撒药面，一日一次。刮时手要轻，微出血即可。

38. 石家庄市姜国宏献方

主治：牛皮癣。

药物：白玉鸟粪研细面、核桃油适量。

用法：调膏涂患处，外用纱布缠好不使透气，五日一换。

39. 安国白云汉献方

主治：干癣，秃疮。

药物：生川乌、生半夏、生南星、生白及各一钱半，生花椒三钱，独角莲一个，斑蝥三钱，蛇床子三钱，柏子油六两，猪胆一个，黄蜡二两。

配制：共为细末。将油化开，加入猪胆汁、黄蜡溶化后，再入药面搅匀为膏。

用法：药膏抹患处，但不可多抹。

40. 安国郑银明献方

主治：钱癣。

药物：斑蝥十个，江米三钱，法夏三钱。

用法：共为面，用醋调搽患处。副作用为烧疼、起疱。

41. 安国王林祥献方

主治：癣。

药物：樟脑一钱，川槿皮二钱，斑蝥七个。

用法：烧酒半斤，将药泡入酒内，十日后，用药棉蘸酒，涂患处，一日两次。

42. 安国李步云献方

主治：癣。

药物：白矾（为末），猪胆汁。

用法：胆汁调和，火煅为末，香油调涂。

43. 安国崔儒卿献方

主治：癣，秃疮。

药物：生半夏二两，雄黄二两，斑蝥一两。

用法：共为细末，香油调涂。

44. 唐山市陈士尧献方

主治：牛皮癣（鱼鳞癣）。

药物：用白露前的青核桃。

用法：将核桃青皮剥了，趁湿在癣处擦三五次，连擦十数日。

45. 徐水县许鸿儒献方

主治：皮癣。

药物：半夏、斑蝥各等份。

用法：共研细末，用鸡子黄油调涂患处。

46. 徐水县杨泽民献方

主治：头部皮癣，四肢等部亦可。

药物：芝麻、绿豆、槐枝、杨枝、柳枝。

配制：芝麻、绿豆等量置于砂壶内，用以上树枝把口塞好。以上三种树枝必须均有，用火把芝麻、绿豆烤出油，流入碗中即成，大约一昼夜至二昼夜即可。

用法：上药涂搽患处。忌辛辣物。

47. 唐山市吴其昌献方

方名：奇病效方。

主治：周身起厚皮，厚皮面呈灰黑色，如树皮纹理，裂口出血水，痛痒难忍，此病多起于臂腿回弯处，左右上下，小腹及全身严重者内部都有。这种病，不是癫、不是疥、不是疮、不是血中毒，故无定名。

药物：①内服药：连翘、银花、黄芩、川连、何首乌、甘草各三钱。②外敷药：川大黄、轻粉、冰片各一钱，川贝四钱，胡粉六厘。

用法：①水煎服，一日两次，连服五剂；②共研细末，用猪脂油、香油各二两，白蜡二两，将油蜡化开，加药末搅匀和丸，用绢布包好擦患处。

48. 围场县张井山献方

方名：癣药水。

主治：顽癣无论何处，癣皮钱厚，皮硬者有效，一般少用。

药物：斑蝥二钱，丁香三钱，海桐皮三钱，川椒三钱，芒硝一两，车前子五钱。

用法：用陈醋将药泡二日，外搽，每日搽一次。搽后微起水疱，有时起大水疱，经三天后水疱自消，皮肤脱落，渐自愈。

49. 保定市牙科门诊部孟庆轩献方

主治：癣。

药物：瓷瓦。

用法：将瓷瓦制成小刀形，割耳内隆突，每日在阳光下割一次，共三四次。

50. 保定市崔秀峰献方

主治：癣疮。

药物：雄黄三钱，香油二两，酒二两。

配制：将纸铺好，雄黄撒匀卷之，将香油灌入纸卷内，以火燃着，滴下之油再用酒调即成。

用法：涂搽患处。

51. 冀县尹耀舟献方

主治：癣。

药物：生半夏、斑蝥各五分。

用法：共研面，香油调匀涂患处。

52. 邯郸市张震东献方

主治：牛皮癣。

药物：狼毒五钱，川乌五钱，牙皂五钱，防风四钱，硫黄三钱，雄黄三钱，轻粉三钱，花椒四钱，巴豆四个。

用法：共为细末，香油调搽，以愈为度。

53. 遵化县刘井庭献方

方名：七层油纸膏。

主治：癣疮。

药物：漳丹、铜绿、银粉、檀香各等份。

配制：共研细面，药面一两加香油三两熬成稀浆子样，用筷子能挑起来就行。

用法：七层纸六层药（每张纸抹一层药），将药摊好，用针扎无数小孔，敷于患处，二三天翻一次。

54. 邢台市张新吾献方

主治：头部顽癣。

药物：硫黄二钱，黄丹二钱，生杏仁五钱（不去红皮），枯矾二钱，麝香二分。

用法：共为细末，香油调涂。

55. 新河县贾振海献方

主治：牛皮癣。

药物：银朱、铜绿、冰片各等份。

用法：共为细末，麻油调。用油帘七张，将药膏摊油纸上，用针刺数孔，贴于患处。

56. 唐山市工人医院献方

主治：厚皮起屑，瘙痒不止，俗名"牛皮癣"。

药物：大蒜七瓣，斑蝥七个（去翅研），雄黄一钱半（研），冰片五分，蓖麻子仁

四钱。

用法：将大蒜、蓖麻仁先同捣如泥，再入余药捣匀，外敷患处。

57. 唐山市工人医院献方

主治：顽癣及风疮成片，流黄水者。

药物：羌活、独活、明矾、白鲜皮、硫黄、狼毒各一两，轻粉二钱半，白附子、黄丹、蛇床子各五钱。

用法：研细末，香油调敷患处。

58. 保定市黄锡麟献方

主治：各种癣。

药物：紫荆皮四钱，狼毒三钱，斑蝥五个，樟脑三钱，烧酒一斤。

配制：将药入烧酒内泡五天后即可用。

用法：以毛笔蘸药酒抹患处。

59. 隆化县董老兴献方

主治：皮癣。

药物：白碱、千年陈石灰各等份。

用法：共研细面，烧酒调匀，涂抹患处。

60. 滦县甄维志献方

主治：湿癣。

药物：石莲子七个，刺猬皮四钱，旧皮鞋掌四钱。

用法：将药炒成黑炭研末，香油调搽。

61. 高元县田广西献方

主治：一切癣疮，顽癣湿癣。

药物：川槿皮四钱，潮脑二钱，硫黄二

钱，斑蝥二十个（去头足）。

用法： 共研细面。临用时再用膏药一张，把药撒在膏药上面。先用灯心草把癣擦破，再将膏药贴上。春天贴五天，夏天贴三天，冬天贴七天。

62. 高阳县吴子安献方

主治： 顽癣。

药物： 潮脑一钱，铜绿三钱，斑蝥五个，白砒五厘。

用法： 共为细末，好醋调搽患处。

63. 高阳县蒋瑞棠献方

主治： 骑马癣（对花癣），瘙痒浸淫。

药物： ①一枝蒿三钱，荆芥二钱，防风二钱，透骨草三钱。②红粉一钱，儿茶一钱，海螵蛸一钱，梅片一钱。

用法： 先用①方煎水，洗净患处，擦干；后用②方共研细面，敷之。

64. 高阳县梁俊章献方

主治： 干癣。

药物： 轻粉、雄黄各等份。

配制： 共为细末，用猪板油（不要加盐的）熬开，和药调抹。

用法： 涂患处，每天换药一次。

65. 易县许仲献方

主治： 各种癣。

药物： 柏油一斤，黄蜡四两，斑蝥七个（去足翅，研末），雄猪胆四个。

配制： 用砂锅先将柏油熬沸，次入斑蝥，

再入胆汁，后放黄蜡，熬至滴水成珠，冷后即可应用。

用法： 先用滚水洗净患处，再用药膏涂患处。

66. 涞源县王坦献方

主治： 癣。

药物： 五倍子、轻粉各等份。

用法： 研细面，香油调涂。

67. 涿县王耀林献方

主治： 各种癣。

药物： 百部草一两，紫荆皮三钱，斑蝥一钱。

用法： 共为细末，白酒适量浸透，以棉球蘸药酒搽患处，日搽二三次。此药搽过后，于搽药处必起疱而流毒水，慎勿搽到好肉上。

68. 高阳县沈茂林献方

主治： 各种癣。

药物： 百部、椰片、樟脑、生山甲（打碎）、五加皮、苦楝皮、防风、紫荆皮各一钱，斑蝥一个。

配制： 用烧酒六两，浸药二十日为度。

用法： 用酒涂抹患处。

69. 蠡县刘岐山献方

主治： 癣。

药物： 川槿皮四钱，海桐皮、川军各二钱，百药煎一钱半，巴豆（去油）五个，斑蝥一个，雄黄一钱，轻粉一钱。

用法：共为细末，用水调，将癣洗去痂后薄敷，药干听其自落。

70. 无极县王云田献方

主治：顽固性癣疮。

药物：表心纸七层，糖稀（饴糖）。

用法：每纸摊糖稀一层，共摊七层，贴于患处。

71. 定兴县张聘三献方

主治：圈癣。

药物：雄黄、陀僧各二钱，皂矾一钱。

用法：共研细面，杏仁油调抹。

72. 唐县李纯一献方

方名：倍蝥散。

主治：顽癣。

药物：五倍子五钱，斑蝥七个，硫黄一两。

用法：共研细末，好醋调搽，稍疼出黄水。

73. 唐县李明亮献方

方名：治癣散（三世祖传）。

主治：干癣，脓癣。

药物：白矾二两，轻粉一钱，水银一钱，漳丹二钱。

用法：共研细面，香油调抹患处。

74. 刘志仁献方

方名：二黄散。

主治：顽癣。

药物：雄黄一两，硫黄一两，水银一钱，斑蝥一钱。

配制：共为细末。先将水银加枣肉研细，再将其他三味研细面合一处，共研匀，以黄凡士林膏一两五钱混合为软膏。

用法：以极少许量涂搽患处，不可多搽，多搽即起水疱，疼痛难忍，应注意。

75. 南宫县献方

主治：各种癣症。

药物：银朱一钱。

配制：以火硝少许铺在钢勺内，将银朱放在火硝上边，用文火炼，搅匀。

用法：上药用醋调敷患处。

76. 涞源县赵玉献方

主治：口久不愈的顽癣。

药物：白矾、白碱、白砒各等份。

用法：共为细末，陈醋调搽。

77. 涉县刘永昌献方

主治：下肢湿癣，瘙痒流水。

药物：枯矾五钱，陈石灰五钱（焙），炉甘石三钱，净轻粉二钱。

用法：共为细末，麻油拌搽患处，外用表心纸包裹，三天换药一次。在搽药前，必须用花椒水洗净患处，然后再搽药为妙。

78. 临城白辅臣献方

主治：牛皮癣。

药物：硫黄五钱（煅黑色）。

用法：研为细面，用香油调搽。

79. 唐县杜森献方

方名：独甘汤。

主治：白癣。

药物：甘草二两。

用法：水煎，洗患处。

80. 唐县王居荣献方

主治：顽癣。

药物：柏树叶（炒黑色）一撮，硫黄一钱，大麦（炒黑色）三钱。

用法：共研一处，香油调搽患处。

81. 唐县马建国献方

主治：骑马癣。

药物：巴豆五个，马钱子五个（去外皮打碎），芝麻一两，黑豆一两，槐枝五根。

配制：将以上各药装入砂壶内（黑豆后入），如不满加黑豆，以槐枝塞紧壶口朝下，用砖架起，下接一碗。在壶的周围以炭火烧烤，即有油流下，滴于碗中即成。

用法：以油搽患处。

82. 完满县刘元普献方

方名：消毒散。

主治：湿干癣。

药物：轻粉二钱，松香三钱，乳没各四钱。

用法：共为细末，水调敷患处。

83. 完满县姚鸿勋献方

方名：癣疮散。

主治：干癣，脓癣。

药物：胆矾、松香、官粉、铜绿、漳丹各等份。

用法：共为细末，香油调搽。在搽此药前，先用蒜瓣煎汤洗患处，再搽此药。

84. 完满县王连甲献方

主治：骑马癣。

药物：水银、密陀僧、川椒各等份。

用法：共捣成泥状，用稀布包好，烧陈干草火，随搽随烤。此方亦能搽疥。

85. 成安县王立忠献方

主治：白癣。

药物：硫黄二两，枯矾二两，花椒（炒）一两，大青盐一两。

用法：共为细面，用油调抹患处，每天早起一次。

86. 大名县王毓麟献方

主治：牛皮癣。

药物：生白萝卜十斤。

配制：先将萝卜洗净切片，加水二十五斤，慢火熬两小时，去萝卜继续熬萝卜水成膏为止。

用法：用布摊膏贴患处，三日一换。贴后有时感到微疼，连贴三四次即愈。

白癜风类（计23方）

1. 宁晋县吴敏三献方

主治：白癜风（胎里带来的不治）。

药物：铜绿、硫黄、白冰糖各五钱。

用法：共为细面，每逢出汗时搽之，以愈为度。

2. 康保县李峰献方

主治：白癜风。

用法：先用针刺患处出血，再用碱水搽之。

3. 栾城县孙翠林献方

主治：白癜风。

药物：硫黄一钱，密陀僧一钱，白砒霜六分。

用法：共为细末，陈醋调匀。晚间涂药，次早洗去。

4. 青年中医进修学校献方

主治：白癜风。

药物：樟脑、密陀僧、斑蝥、轻粉、硫黄各等份。

用法：共为细末，以茄蒂蘸药面搽之。

5. 涿鹿县岑效儒献方

主治：白癜风，即颜面周身白斑。

药物：猪肝一具（白水煮熟），沙苑蒺藜三钱。

用法：焙干研细面。一顿吃完，一个月后癜中变红，其他不再蔓延。

6. 束鹿县范静芝献方

主治：白癜风。

药物：硫黄、胡椒各等份。

配制：先将土坯挖一坑，把硫黄放坑内，用火点着，烧火一个半小时，将胡椒放在硫黄内，少时将火吹灭，取出研细末。

用法：用茄子把一个蘸药末涂搽患处。

7. 易县路士元献方

方名：雄矾散。

主治：白癜风。

药物：生半夏、白矾、雄黄、白附子各等份。

用法：共研细末，鲜姜汁调搽患处。

8. 易县李春山献方

主治：白癜风。

药物：陀僧五钱，硫黄一两。

用法：研细末，醋调搽。

9. 高阳县周志彬献方

方名： 白癜除根膏。

主治： 白癜风。

药物： 硫黄、雄黄、枯矾、铁锈、硼砂各五钱。

配制： 共为细末，猪脂油调膏。

用法： 先将患处洗净，然后用此膏搽抹患处。

10. 唐县王泽民献方

主治： 紫白癜风。

药物： 雄黄、硫黄、全蝎、白僵蚕、白附子、密陀僧各五钱，麝香二分。

用法： 共为极细面，捣取生姜自然汁调搽患处。

11. 任县韩兆祥献方

主治： 白癜风。

药物： 苍耳子一斤。

用法： 水煎浓，敷患处。

12. 石家庄市曾国庆献方

主治： 白癜风。

药物： 荞麦面、芥子面各等份。

用法： 用凉水调搽患处，每天搽药一次。

13. 高阳县周慎彬献方

主治： 白癜风。

药物： 硫黄、雄黄、枯矾、铁锈、月石各三钱。

配制： 共为细末，猪脂油调膏。

用法： 先将患处洗净擦干，再搽此药。

14. 唐山市工人医院献方

主治： 紫癜风，肤生紫点微痒，搔之皮起。

药物： 雄黄一钱，硫黄一钱半，陀僧一钱半，斑蝥（去翅）三个，冰片一分，轻粉一钱。

用法： 研极细末。将患处先用肥皂水洗净，再用生姜（剥去皮）擦患处。待皮肤色红，另用大葱白切片蘸药搽患处。

15. 安国县萧汉三献方

主治： 紫癜风。

药物： 硫黄一两，白矾一两，硇砂五钱，生白附子五钱，生黑附子七钱半，雄黄七钱半，蛇蜕一条。

配制： 共研细末，用香油四两，黄蜡二两煎沸蜡熔化；俟冷，再入药末徐徐搅匀，凝结成膏。

用法： 每日三次搽之。

16. 安国县萧汉三献方

主治： 白癜风。

药物： 雄黄五钱，硫黄三钱，黄丹三钱，生南星三钱，枯矾三钱，密陀僧六钱。

用法： 共研细末，以姜片蘸药面搽之。

17. 安国赵振亚献方

主治： 白癜风。

药物： 白蒺藜六两，当归三两，生地八两。

用法： 共为细末，白水送下，早、晚各服一钱。

18. 安国宋殿勋献方

主治：白癜风。

药物：硫黄、石黄、海螵蛸、官粉各二钱。

用法：共为细末，麻细布搽患处，见汗。

19. 安国安振芳献方

主治：白癜风。

药物：陀僧五钱，狼毒三钱，雄黄五钱。

用法：共为细末，香油调敷。

20. 安国徐忠义献方

主治：白癜风。

药物：白蒺藜。

用法：炒为面，每服二钱，黄酒送下。

21. 高元县郭凤竹献方

主治：头面周身漫起白癜，或大小成片。

药物：硫黄、白附子、密陀僧各等份。

配制：共研细面，姜汁调敷。

22. 承德市任瑞文献方

方名：白癜风软膏。

主治：皮肤白斑，不高起，甚至接连成片，无任何痛苦。

药物：藤黄、硫黄、雄黄各一钱，大枫子七个，猪脂油（或獾油）五钱。

配制：共为细末，以猪脂油混合为膏状，装入粗白布袋内。

用法：将患处先用干草火烤热（初次如此，以后擦药时不一定再烤）以出汗为度，再用药袋擦患处，每日数次。如袋内油脂不足，可再兑入油类。

23. 保定市张景韩献方

主治：黑白癣，即白癜风。

药物：硫黄一钱，密陀僧一钱，麝香三分。

用法：共为细末，鲜茄子切片蘸药面搽患处。黑癣用紫茄子，白癜用白茄子。

瘊瘤类（计21方）

1. 宁晋县王书通献方

主治：肉瘊子。

药物：铁甲将军（屎壳郎）。

配制：水洗净，用其脖子的白肉擦瘊子，三天即掉。

2. 行唐县张鸿志献方

主治：瘊子、瘤子。

药物：透骨草四两，生山甲四两，乳香二三钱，没药二钱，血竭二钱，儿茶二钱，漳丹一两，香油四两，碱面少许，麝香二分。

配制：先把香油四两入锅中熬热，再把透骨草、山甲下锅炸枯捞出不用。将油熬至滴水成珠，再把乳香、没药、血竭、儿茶、漳丹下锅，然后再下碱面，做成锭子。

用法：用时把锭子烤热涂于患部，再用香火熏之，就可落下来。

3. 宁晋县李雅斌献方

方名：荆花煎。

主治：肉瘊子。

药物：荆树花一两，烧酒二两。

配制：用烧酒煎荆树花数滚。

用法：一日洗三次，三五日即消。

4. 枣强县于天民献方

主治：刺瘊。

药物：鸭胆子（去皮）不拘多少。

用法：上药捣烂敷患处，外用胶布贴盖，四五日即脱落。

5. 枣强县朱廷杰献方

主治：刺瘊。

药物：红荆花不拘多少。

用法：先将刺瘊用针刺破出血，再用红荆花涂搽出血处。每隔日搽一次，二三次后自行脱落。

6. 沽源县献方

主治：瘊子（皮肤上生连串小瘊，形如珍珠，大小不一，甚则疼痒）。

药物：桑叶。

配制：捣成细末，倾入碗中，用香片茶水调。

用法：搽患处，日二三次。

7. 安国宋殿勋献方

主治：瘊子、脚鸡眼、黑痣。

药物：生石灰一钱，碱面一钱，大米面五分。

用法：和为泥状，点患处落痂而愈。

8. 宁河县李学程献方

主治：瘊子、瘤子。

用法：用蜘蛛丝缠瘊瘤的根上，数日即能掉下，不留瘢痕。

9. 新河县献方

主治：瘊子。

用法：以狗尿涂搽三次，准掉。

10. 深县献方

方名：缩瘤液。

主治：血瘤、粉瘤、红记脸。

药物：白灰三斤，碱面四两，枣木炭一块，火硝四两。

配制：先把火硝用枣木棍火烤焦为粉末，和其他一起过滤，共取滤液十斤；然后放铁锅内熬炼，直到锅内起泡沫，向两

皮肤性病科门

边倾倒为度，取出候温，装瓶内封藏。有效期一年。

用法：用时把药液涂抹在瘤的中央，四周留边。第一次出现有疼痛感后，经过三四天，瘤子即见缩小，一星期即愈。瘤特大者勿用。

11. 滦县张寿三献方

主治：瘊子。

药物：地肤子、枯矾、白矾各三钱。

用法：将三味水煎剩一大酒盅，随时搽抹。

12. 保定市杨佑贤献方

主治：瘊子。

药物：鸭胆子、冰片、红粉、轻粉各等份。

用法：共研细面，用酒或油调抹均可。

13. 永清县张支旭献方

主治：瘤子。

药物：胡椒、白矾、轻粉、胡桃仁各等份。

用法：共为细末，用老醋调敷患处，四周留边（恐伤及好肉），每日换药一次。两周全部摘出，伤口敷白糖。

14. 迁县许泽轩献方

主治：刺瘊子。

药物：鲜老鸹秧（又名"洋奶子"）。

用法：先将瘊子刺破出血后，用老鸹秧

白汁点上，即除。

15. 涞源县王居献方

主治：瘊子。

药物：鸭胆子（去皮）二钱，冰片五分。

用法：共捣如泥，涂抹患处。

16. 延庆县祁汉卿献方

主治：瘊子。

药物：表心纸一张。

配制：裁成一寸多宽纸条，用秫米粗的铁条长一尺多，将纸用铁条搓成纸筒样。

用法：用时点着一头，烟熏瘊子，每次熏三根，早、晚各一次，熏过五六日停止。再过五六日，瘊子就枯掉了，不见疼，不见血，不落疤。

17. 蠡县赵伯鲁献方

主治：刺瘊。

药物：鸭胆子一个（打碎）。

用法：将瘊刺破见血，用药面擦揉，胶布贴之，十天即落。

18. 唐县史洛开献方

主治：刺瘊子（此种瘊子多生背部）。

药物：猪板油一块。

用法：先将瘊子刺破，用猪板油搽抹。

19. 唐县郎庆祥献方

方名：消瘤散（世传）。

主治：粉瘤子。

药物： 五倍子一钱（煅炭，干醋浸），白矾四分，桑木炭一钱，醋浸山楂炭一钱，梅片五分。

用法： 共研细面，香油调搽在瘤子顶上，两天抹一次。边裂开，瘤子渐消，起核自落。再上生肌散（煅石膏一钱，乳香、没药各一钱半，儿茶、赤石脂、龙骨各一钱，梅片、漳丹各二分，珍珠一粒，三七一钱，共为细面），两天上药一次，外贴膏药。

20. 内丘县李斌献方

主治： 血瘤。

药物： 白矾、轻粉、怀生地各等份。

配制： 研细末，大麻油熬成膏。

用法： 药膏抹患处局部，少有微痛。一天后即变黑色，七天内即全部变黑脱落。

21. 成安县郭承高献方

方名： 枯瘤散。

主治： 肉瘤。

药物： 白矾一钱，大枣七个，麝香一分，珍珠一个。

配制： 先将大枣去核煅焦，共研细末。

用法： 先以针把瘤刺破，微见血迹；再用香油蘸药点瘤顶上，渐渐枯萎。

鹅掌风类（计5方）

1. 丛玉田献方

主治： 鹅掌风手掌皲裂，痛痒难忍。

药物： 麻黄、地骨皮各五钱，山葱二两，当归五钱，川椒三钱，防风三钱，槐枝一尺二寸。

用法： 水煎洗手数天，洗时水加温。

2. 涿县孙仲华献方

主治： 鹅掌风。

药物： 苦参、茅术、白芷、王不留行各四钱，猪脂油。

配制： 共为细末，猪脂火熬去渣，与药面混合一起。

用法： 把以上混合一起的油药涂于患处摩擦，再以微火烤之。

3. 晋县中医进修学校献方

主治： 鹅掌风。

药物： 猪板油四两，香油二两，白砂糖四两。

配制： 将猪板油熬化入香油，加砂糖搅匀待凉。

用法：外用搓患处。

4. 蠡县梁行慎献方

主治：鹅掌风。

药物：当归、川芎、防风、白芷、皂角各一钱，香油一两。

配制：药入油内熬焦去渣，再入黄蜡三钱熬成膏。

用法：先将药膏抹于患处，再用陈干草火烤之，四五次可愈。

5. 邢台县杨述员献方

主治：鹅掌风。

药物：牛骨髓四两。

用法：溶化后入蟾酥末五分，搅匀。每天早、晚空心冷服半茶匙。服后有心烦反应。兼用洗药：苦参四两，菖蒲一两，猪苦胆三个。水煎二味，煎好后，再入猪胆汁搅匀，每日早、晚温洗两次。

脚气类（计5方）

1. 新城县时树森献方

方名：脚气散。

主治：脚气浮肿。

药物：枯矾六钱，滑石四钱，冰片一钱，苍术、黄柏各二钱，硼砂一钱。

用法：共研细面，撒在鞋袜内，每日三次。

2. 曲阳县甄洛敬献方

方名：臭田螺（俗名"脚气"）方。

主治：足脚趾缝，瘙痒无度，抓破后黄水淋漓不断。

药物：川黄柏一两，茅术、槟片各五钱。

用法：用水一斤半煎至一碗，去滓温洗，

每早、晚各洗一次，连洗一周。忌食生葱辣蒜等物。

3. 衡水县赵楚珍献方

主治：脚气。

药物：当归、苍术、银花、浮萍各三钱，草薢、五加皮、没药、赤芍、芥穗、羌活各二钱，白术四钱，甘草一钱。

用法：水煎服。

4. 完满县葛洛兰献方

方名：鸡鸣散。

幸治：脚气。

药物：槟榔一两，木瓜一两，橘红一两，

吴茰三钱，生姜五钱，桔梗三钱。

用法：水煎两次，合在一起，鸡鸣时服。

5. 沙河解永奎献方

方名：除湿散。

主治：脚气破烂疼痛难走路，破流脂水等症。

药物：苡仁一两，木瓜五钱，甘草五钱。

用法：水煎洗之，再嚼细茶叶搽敷患处。

肾囊风类（计14方）

1. 武邑县王兴斌献方

主治：阴囊肿痒疼等。

药物：小茴香、净吴茰、山柰、川椒、蛇床子各五钱。

用法：水煎数沸，先熏后洗，每晚一次。勿令见风。

2. 康保县孙绍先献方

方名：葫芦炮姜汤。

主治：男子肾囊痛。

药物：白葫芦干四两，炮姜五钱。

用法：水煎温服，汗出为度，无汗可再服。

3. 沽源县献方

主治：阴囊湿痒（俗称"绣球风"）。

药物：大青盐（炒黑）四两，枯矾、川椒各三钱（研末），艾叶一两。

用法：上药煎水，趁热洗患处。

4. 涿鹿县马维甫献方

主治：肾囊肿大。

药物：谷糠半斤，陈醋半斤。

用法：米糠炒热，陈醋拌匀，布包热敷。

5. 冀县谷久骏献方

主治：肾囊奇痒流黄水不止，及周身湿痒等症。

药物：黄芪三钱，白术二钱，云苓二钱，赤小豆二钱，黄柏一钱半，银花五钱，生甘草二钱，黄连一钱半，泽泻一钱半，红花一钱半，何首乌八分，薏米五钱，桑枝一条。

用法：水煎服。

6. 晋县中医进修学校献方

主治：肾囊赤肿疼痛，黄水淋沥，步履困难，起卧不安。

药物：防风八钱，雄黄三钱。

用法：共为细末，水煎熏洗。

7. 宁晋县霍洁民献方

主治：男子阴囊湿痒。

药物：蛇床子一两，地肤子五钱。

配制：水三碗，煮取一碗。

用法：乘热洗阴部，凉则温之再洗，每日洗三次，次日另换新药。

8. 行唐县蔡荫南献方

主治：绣球风，肾囊赤肿，下垂疼痛，时流脂水。

药物：五倍子五钱（蜜炙），甘石二钱。

用法：共为细末，与醋混合，敷于阴囊。

9. 安平高哲桂献方

主治：肾囊风。

药物：蝉蜕一两。

用法：水煎洗。

10. 赵县屈润芳献方

主治：阴囊湿痒。

药物：威灵仙、蛇床子、苦参各五钱，防风一钱，砂仁壳三钱，干葱头七个。

用法：水十二两煎汤，熏洗。不可见风。

11. 保定市金琴舫献方

方名：蛇床汤。

主治：肾囊痒。

药物：蛇床子、当归尾、威灵仙、苦参各五钱。

用法：水煎，先熏后洗。

12. 邢台县马丕勋献方

主治：肾囊湿痒。

药物：蛇床子一两，硫黄三钱，白矾五钱，铜绿二钱，甘草五钱，葱白二寸，生姜一两，花椒一撮。

用法：每晚煎汤先熏后洗，连洗四五次。

13. 高阳县张玉川献方

主治：肾囊湿，常出凉汗。

药物：纸烟灰。

用法：撒在肾囊外皮，一日数次。

14. 易县卢增瑞献方

主治：肾囊风。

药物：雄黄、白矾、蛇床、杏仁各五钱。

用法：共研末，香油调抹之。

杨梅毒类（计23方）

1. 康保县李安良献方

方名：红丸丹。

主治：梅毒入骨，全身骨节疼痛。

药物：轻粉二分，红粉二分，银朱三分，儿茶三分，蜈蚣一条（炙），斑蝥二个（炙）。

配制：将药共研为末，核桃肉和为丸。

用法：先用川军二钱，巴豆霜一分，共为末服下，以泄泻为度。泄泻后再用黄酒送下药丸，出汗即愈。

2. 延庆县乔万志献方

主治：梅毒。

药物：轻粉一钱（火制），红粉五厘（火制），儿茶一钱，川军三钱，大枣五枚。

配制：将枣煮熟与药合并捣烂为丸，共七丸。

用法：日服一丸。吃药后忌油腻七天。

3. 尚义县朱昭庆献方

主治：梅毒。

药物：松罗茶、轻粉、红粉、水银、柳枝木炭各二钱。

配制：上药共研面，用黑棉纸三张，将药面卷成香柱三根在室内燃着，门窗闭严。

用法：患者吸入燃着香烟，三次即效。

4. 阳原县苏景秀献方

主治：梅毒。

药物：净轻粉一钱半，净红粉一钱半，冰片一钱，蜈蚣一条，斑蝥一个。

配制：共为细面，用香油和做七丸。

用法：每服一丸，一日一次，七日服完。服完后多行走，口内含柳条最佳。

5. 商都县贾斌献方

主治：梅毒入骨。

药物：轻粉三分，红粉一分，海石二分，黄连二分。

配制：共研细末，炼蜜为丸，共分七丸，雄黄为衣。

用法：每日服一次，第一次服三丸，以后每次服一或两丸，白开水送下。忌食盐二十日。

6. 阳原县李灏献方

主治：梅毒破伤。

药物：冰片二钱，海螵蛸五钱。

用法：共为细面，撒敷患处。

7. 涿鹿县宋钟秀献方

方名：青核丸。

主治：多年性病未愈。

药物：青黛五钱，轻粉三钱，杏仁七个，核桃二个（去皮）。

配制：共为末，枣肉为七丸。

用法：每服一丸，空腹服。忌猪肉及辣性食物。

8. 石家庄市张希景献方

主治：梅毒性淋症。

药物：蜈蚣三条（研碎），斑蝥五个（研碎），生鸡蛋一个。

配制：将生鸡子打开一小孔，将蜈蚣、斑蝥入鸡子内，外用纸包七层，再用水湿透，置火烤熟去皮。

用法：令患者空心大口吞服鸡蛋。服后一二小时，腹中有疼痛的感觉，少时小便如脓样，淋症即愈。

9. 阳原县苗荣甫献方

主治：杨梅入骨，半身不遂。

药物：生香片茶二钱，孩儿茶一钱，冰片一钱，雄黄五钱，银花五钱，麝香一分，松罗茶二钱。

配制：共为细面，分成二十八份，每日用四份。

用法：用纸卷药点燃，由鼻孔嗅之。禁忌海味、鸡、牛羊肉及生冷食物。

10. 涿鹿县任棠林献方

方名：轻粉蜈蚣饼。

主治：杨梅疮毒。

药物：净轻粉三钱（微炒），蜈蚣二条（大的一条也可，去头），杏仁三钱。

用法：将轻粉、蜈蚣、杏仁研成细末，和白面烙成两个饼，早、晚吃之，病重一次吃亦可。吃后不可睡觉，以防伤牙。泻下恶物，要尽快埋掉以防传染。另用红粉二钱，冰片一钱，血竭一钱，儿茶一钱（有脓加龙骨少许），共研细末，搽患处。忌食生冷发物。

11. 无极县献方

主治：梅毒。

药物：轻粉二钱五分，黑芝麻二钱，桃仁三钱，核桃仁四两，红花三钱，川军三钱五分，大枣七个（去核）。

配制：共为细面，炼蜜为丸七粒。

用法：每服一丸，连服七日。另用轻粉（炒）五分，煅炉甘石、土茯苓各五分，冰片四分，共为细面，香油调搽患处。

12. 无极县丁完璧献方

主治：杨梅搬家，全身臭烂。

药物：五倍子七分，红粉五分，儿茶五分，净轻粉二分，冰片一分。

用法：共为细末，敷患处。湿则干上，干则调香油敷之。

13. 宁晋县何玉华献方

主治：杨梅疮。

药物：水银三钱，银朱三钱，漳丹二钱，黑铅二钱。

用法：共为细末，用表信纸卷成纸筒七支，用时将纸卷燃着，鼻内闻烟，一日一支，七日为度，闻后要多喝茶水。嘴内含柳木棍流涎，睡时亦要将牙支开。忌食鸡子肉类。

14. 沽源县献方

方名：梅毒熏药方。

主治：梅毒。

药物：轻粉一钱，线香四五根。

配制：二味研细，混合一处做四五锭。

用法：每用一锭点着熏鼻。白天不要睡觉，夜间口含柳条，有涎流出，以防口腔肿溃。

15. 枣强县中医院傅惺辰献方

方名：金蝉脱壳酒。

主治：隐性梅毒，无破伤者，或各处攻痛者。

药物：土茯苓四两，疥蛤蟆一个，烧酒四斤。

配制：用大瓷坛一个，将药及酒入坛内，封住坛口，放锅内以水炖两小时，取出放阴凉处，五日后再用。

用法：第一次尽量饮之以醉，覆被出汗；以后每日服三次，每次服半两，不可多服，饮尽为度。

16. 宁晋县耿石庄献方

方名：梅毒效方。

主治：梅毒。

药物：老石灰四钱，净轻粉三钱，雄黄二钱，朱砂一分。

配制：共为末，枣泥为丸，分七粒。

用法：日服一粒，七日服完。

17. 涿鹿县李宝廉献方

主治：小便溃疡。

药物：地骨皮（新瓦焙干存性）。

用法：研为细面，撒在患处，数次即愈。此药治黄水疮，亦有奇效。

18. 枣强县傅惺辰献方

主治：因梅毒所引起的症状。

药物：白干酒四斤，疥蛤蟆（大的）一个，土茯苓四两。

配制：用大黑瓶一个，将茯苓与蛤蟆同酒装入瓶内，将瓶盖好，放锅内，用水煮沸后，再煮一点钟时间，取出置阴凉处，四日后再用。

用法：每日饭前饮三酒杯。禁忌茶叶水。

19. 易县姚樟献方

主治：梅毒。

药物：明雄黄二钱，炒轻粉二钱，龟板一两，朱砂二钱，炒槐花一两。

配制：研细末，面糊丸，如豆大。

用法：日服一次，七次服完。

20. 涿鹿县曹振铎献方

方名：搜毒丸。

主治：性病。

药物：净轻粉三钱，鲜羊肉四两（不带油）。

配制：混合剁碎，白肉膜不用，将碎肉团成丸，再用香油四两炸熟，黄酒四两送服，一次至两次能好。炸丸油可作外敷药。

21. 佚名氏献方

主治：男子阳物生疮。

药物：白蜂蜜、生甘草。

配制：甘草研面，同蜜调匀。

用法：用青布一块将药摊上，裹于疮处，奇效。

22. 威县保健站献方

主治：梅毒倒发，遍身溃烂及杨梅下疳等症。

药物：轻粉三钱，杏仁三钱，桃仁三钱，槐花五钱，蜂房（焙干）三钱。

用法：共为细面，炼蜜成丸如黄豆粒大，每服三丸，白水送下。

23. 清河县潘印昌献方

主治：梅毒。

药物：净轻粉三钱，麝香三厘，珍珠二粒。

配制：共研细末，用香油一两，鸡子二个，将药调匀放于锅内，如炒鸡子一样炒黄。

用法：将鸡子食之（兼有其他病者不可服）。服此药后，口内咬上寸长的柳条，以防闭口脱牙，咬十五小时即可，十五小时内不可安眠。

鱼口便毒类（计13方）

1. 涿鹿县岑效儒献方

主治：便毒，痛肿难忍。

药物：五倍子三钱（打破去虫、慢火炙焦，研面），麝香一分。

用法：二药研极细面。用自己唾涎合药抹肿处；或先抹唾涎，再将药面撒在唾涎上，随干随抹，数次痛减肿消。

2. 尚义县邓寿亭献方

主治：鱼口初起。

药物：槐花一两（炒黄色）。

用法：生白酒一大茶碗煎服，出汗即效。另用五倍子（炒黄色）、百草霜共为细末，陈醋调涂。

3. 涿鹿县郭维成献方

主治：男人小便肿疼，阴头溃烂。

药物：白矾三钱，雄黄二钱，冰片二分。

用法：共为细面，敷于患处。

4. 沽源县献方

主治：鱼口便毒初起。

药物：当归一两，川军一两，蒲公英一两，银花二两。

用法：水煎服。

5. 宁晋县董振中献方

主治：鱼口便毒。

药物：鸡子一枚，全蛇蜕一条。

配制：鸡子破一小孔，放入蛇蜕，将孔密封。外用棉絮包住，再用泥封固，置火上烧枯。

用法：将壳内之药研细，温黄酒冲服。

6. 阳原县苗荣甫献方

主治：鱼口便毒。

药物：大黄五钱，芒硝四钱，银花一两，生草三钱，知母三钱，黄柏三钱，花粉三钱，全蝎三钱（炒），僵蚕二钱，蜈蚣二条，斑蝥三个（去头翅，焙干），甲珠三钱，皂刺二钱，连翘三钱，木通二钱。

用法：水煎服。服后泻数次者，可以粥补之。

7. 内邱李斌献方

主治：鱼口便毒。

药物：核桃二个（烧灰），全蝎一个（烧灰）。

用法：研细末，黄酒四两温服。每日服一次，每次服一剂，不过四剂即愈，以服药后身上发热有汗为度。

8. 阳原县苗荣甫献方

主治：阴茎或阴户破伤。

药物：轻粉二钱，冰片二钱，麝香三分，珍珠七粒。

用法：共研细面，香油调和，涂敷。

9. 宁晋县张式如献方

主治：男女阴部皮肤溃烂。

药物：黑豆二两，甘草一两，嫩桑枝四两，嫩槐条四两，连根葱白二两。

用法：水煎熏洗患处。

10. 唐县陈国栓献方

方名：青黛散。

主治：阴茎溃烂。

药物：川连、川柏、蒲黄、青黛各等份。

用法：共研细面，香油调搽。

11. 蠡县李明皋献方

主治：妇女下疳。

药物：轻粉三钱（隔纸入砂锅内微炒），黑丑、白丑、桃仁、杏仁（炒去皮尖）各三钱。

配制：共为细末，蜜丸三钱重。

用法：每日早、晚服一丸，食后三小时白水送下。

12. 唐山市张明献方

主治：女性下疳。

药物：轻粉三钱，梅片三钱，麝香三分。

用法：共为细面，撒患处。

13. 唐县陈国栓献方

方名：三黄散。

主治：阴茎头溃烂。

药物：川黄连、川黄柏、蒲黄各等份。

用法：共研细面，香油调涂患处。

骨折类（计34方）

1. 怀安县献方

主治：凡骨断、筋伤。

药物：杉木炭研极细末、砂糖适量。

配制：将砂糖蒸化，合杉木炭细末，调匀摊纸上。

用法：乘热贴患处。

2. 康保县张林献方

主治：骨断筋折（祖传）。

药物：朱砂一钱一分，麝香一分二厘，冰片一分二厘，红花一钱半，儿茶二钱四分，乳香、没药各一钱半，血竭一两，归尾一两，雄黄四钱。

用法：共研极细末，白酒冲服，每服三钱。如不止痛或流血时，以药面敷之。

3. 康保县刘太白献方

方名：接骨方。

主治：外伤骨折。

药物：汉三七一钱，土元二十一个，白胡椒二十一个，制半夏三钱，五加皮三钱，白芷三钱，乳香二钱，雄鸡一个（去毛、嘴、爪）。

用法：将药共研细末。雄鸡生捣如泥，摊于梭上（织布梭），然后将药末撒在肉泥上，用布带绑在患部。一昼夜取下放风，将药与肉泥去净，再另换一梭绑患部。只用梭，不用药和肉泥。

4. 商都巩金山献方

主治：骨折。

药物：土鳖虫七个。

用法：用葱叶将虫装上七个，一次吃下。

5. 沽源县吴满献方

主治：跌仆骨折。

药物：自然铜一钱（醋煅十分钟），土元一钱，地龙一钱，龙骨一钱，骨碎补一钱，象皮一钱，马钱子一钱（麻油炸红后去毛），麻黄一两，乳香一两，没药一两，麝香一分。

用法：自然铜、土元、地龙三味煎水内服。龙骨、骨碎补、象皮三味研末外敷。马钱子、麻黄、乳香、没药、麝香等五味共研细末，一半内服，一半外敷，每五日敷、服一次。内服三钱，重者服、敷三次，内服、外敷都用热酒各四两。

6. 阳原县井昌耀献方

主治：骨折。

药物：杜仲一两（盐水炒），牛膝一两，麻黄一两，桂枝尖一两，制乳香一两，制没药一两，大土鳖虫六钱（砂锅内焙干存性），马钱子（去毛）一两四钱（香油炸黄为度）。

配制：共为细面（用石器配制，贮存用瓷器）。

用法：大人每服一钱半，小儿酌减，黄酒为引。孕妇忌服。

7. 涿鹿县刘惠献方

方名：接骨膏。

主治：跌打损伤，骨折血瘀。

药物：贡油桂三钱，木鳖子一两，松节一两，苏木一两，杉木一两，土鳖虫六钱，川乌头一两，草乌四钱，白芷一两二钱，骨碎补一两，羌活六钱，防风六钱，当归一两四钱，川芎一两，汉三七六钱，血竭花四钱，自然铜六钱，乳香六钱，没药六钱，麝香二钱（以上三味研）。另加漳丹二两，香油三斤。

用法：此膏与其他膏药熬法同，贴患处。

8. 安国王福元献方

主治：骨折。

药物：自然铜（煅）一分，麝香五厘，生半夏一分，活土鳖虫一个。

用法：将上三味药为面，装入土鳖内，砂锅焙干，黄酒送下。

9. 佚名氏献方

主治：接骨。

药物：公牛角一个（炙，干一层，刮一层），榆树白皮里的粉（莜面也可），花椒七粒。

配制：共为面，以陈醋熬成稀糊，摊青布上。

用法：贴患处。将骨对正，薄木片缠住，时刻闻骨响，候定，即接好。此外，牛马、树木被折，亦能接上。

10. 唐山市李玉民献方

主治：习惯性的脱臼症。

药物：蟹甲五两，川断二两。

用法：共为细末，每服二钱，黄酒冲服。

11. 唐山市阚汉久献方

方名：接骨药膏。

主治：骨折及不明情况的骨痛硬伤等。

药物：葡萄秧根，古铜钱（崇宁重宝或半两的铜钱）一个，高粱秆上的白霜（在白露节前后采取）不拘多少，米醋适量。

配制：先将米醋熬沸，把古铜钱放入炸碎，再放入葡萄秧和高粱霜二味，可根据醋的多少定量，慢火熬成药膏为度。

用法：将药膏敷于患处，用纱布包扎好即可。

12. 昌黎县张九皋献方（原山海关王氏家传秘方）

主治：骨折。

药物：尿窝砖头（多年者佳）三钱，黄瓜子仁七个。

配制：将砖头用火烧红，以陈醋淬七八次，以砖头碎烂为度，用时研细面。

用法：每服三钱，用黄酒冲服。服药前，先吃黄瓜子仁。外敷：用鸡一只，去净毛，捣烂，摊在青布上，加入五加皮面、地骨皮面各三钱，敷患处。禁食生冷、油腻等食物。

13. 抚宁陈义先献方

主治：骨折。

药物：半两铜钱两个，马钱子一两，黄瓜子一两，土元一两，蟹壳一两。

配制：铜钱（火煅醋淬）七次，为面，共诸药为末。

用法：每服一钱，元酒送服。

14. 围场县关志然献方

方名：接骨丹。

主治：跌打损伤断骨症。

药物：归尾四钱，红花四钱，乳香三钱，没药三钱，川牛膝四钱，桂枝四钱，川乌头二钱，血竭花三钱，自然铜（醋煅）三钱，土鳖虫二钱，申（猴）姜四钱（骨碎补）。

用法：黄瓜子引，水煎服。

15. 藁城县赵世勋献方

方名：接骨丹。

主治：骨折。

药物：当归、骨碎补、乳香、没药、血竭花、儿茶、自然铜各一钱半，半两钱一个。

配制：半两钱火内烧红，好醋煅九次，煅碎，同前药共为细面。

用法：黄酒四两，温热为引，只服一次，七天即好。

16. 武安县刘树铭献方

方名：接骨丹。

主治：各种折骨伤。

药物：三七参三钱，西红花三钱，乳香五钱，没药五钱，孩儿茶五钱，麝香二分，崇宁钱五分，血竭花五分，公螃蟹一对。

用法：共为细末，每日空腹服一次，每服三钱，黄酒送下。

17. 抚宁魏玉堂献方

主治：骨折。

药物：藏红花、血竭花、乳香、没药、自然铜、猴姜、归尾、川军、牛膝各三钱，麝香二分，黄瓜子一两。

用法：共为细面，每服三钱，黄酒送下。

18. 景县李荣山献方

主治：骨折。

药物：牛角末、血余炭、红谷子米各四两，干醋二斤。

用法：上药与醋熬成膏，熬到用杆一挑向太阳处起金星为度。视伤之大小，摊白布上贴患处。

19. 佚名氏献方

主治：骨折（无论骨伤、破伤、筋断、足折均可敷之）。

药物：杉木炭。

用法：研细面。用白糖蒸至融化，和入炭末调匀，摊纸上，乘热贴之。

20. 沽源县献方

主治：骨折。

药物：五倍子五钱，人中白五钱，冰片五钱，飞罗面四两，陈醋一斤。

配制：上药为末，和飞罗面、陈醋一起，共合成膏。

用法：摊于布上贴患处。

21. 沽源县献方

主治：骨折。

药物：乳香三钱，没药三钱，血竭花三钱，苏木三钱，广木香三钱，朱砂一钱。

用法：共研极细末，日服三次，每服一钱，黄酒、白水各半调服。

22. 赤城县郑志成献方

主治：脱臼（掉下巴）。

药物：乌梅。

用法：口含乌梅，脱臼即合。

23. 蠡县刘纪文献方

方名：接骨丹。

主治：骨折。

药物：金精石、银精石、骨碎补、自然铜（煅净）各等份。

用法：共为细末，每服三钱，黄酒或白水送服。

加减：上肢加桂枝，下肢加牛膝，腰部加杜仲，头部加栀子。

24. 唐县史洛开献方

方名：接骨丹。

主治：跌打骨折伤。

药物：乳香（去油）、没药（去油）、儿茶、净地龙、血竭花、土元、木瓜、骨碎补、杜仲炭、川牛膝、广木香、川续断、桂枝、全蝎、自然铜、净龙骨各二钱。

用法：共为细面，每天用酒送服药面一剂，轻者二剂，重者三剂。

25. 佚名氏献方

主治：跌打损伤，骨折，经手术将骨折处整复好，捆缚固。

药物：土鳖虫、乳香、朱砂、没药、全当归、血竭、申姜各等份。

用法：共研细面，每服八厘，黄酒送下。

26. 易县尹宝信献方

主治：骨碎骨折，活血止痛。

药物：草乌三钱，莪术三钱，吴萸三钱，乳香四钱，小茴香三钱，没药四钱，破故纸三钱，三七三钱，川断三钱，血竭三钱，红花四钱，川芎三钱，白芷三钱，刘寄奴三钱，广木香三钱，枳壳三钱，木瓜三钱，三棱三钱，白丁香三钱，杜仲炭三钱，土鳖五钱，骨碎补三钱，自然铜四钱（煅），桃仁四钱，当归四钱，苏木三钱，川牛膝四钱，桂枝三钱，山甲（炒）五钱，马钱子二两（沙土炒）。

用法：共研细末，每服二钱至三钱，山羊血二钱，黄酒为引。小儿一钱至一钱半，山羊血一钱，黄酒引下。服药后伤处自行跳动，如跳动太剧烈，可饮凉米汤自止。

27. 石家庄肖汉昌献方

主治： 骨折。

药物： 土鳖（醋浸泡透，砂锅炒干）、自然铜（醋煅七次）、菜瓜子（炒用其仁）、乳香（去油）各三钱。

用法： 共研细末，每日服二钱，十岁小儿服一钱，共服五至六天。

28. 隆化县董子如献方

主治： 跌打损伤，骨折。

药物： 自然铜、骨碎补、没药、五加皮、金毛狗脊各五钱，生半夏、乳香各四钱，土元五个。

配制： 共为细面，蜜为丸，每丸重三钱。

用法： 每次服一丸，日服两次，白开水送下。小儿酌减。服药后痛止，骨折自然接上。

29. 围场县李吕忠献方

方名： 正骨丹。

主治： 跌打损伤，骨折。

药物： 归尾五钱，木瓜四钱，苏木三钱，乳香五钱，没药五钱，桃仁三钱，红花五钱，杜仲炭三钱，土鳖（火煅）三钱，生芪五钱，甜瓜子一两，带皮甘草二钱，天灵盖（火煅）三钱。

用法： 共为细末，每服三钱，早、晚服，童便为引。忌食腥物。

30. 威县李南山献方

主治： 肋骨折断。

药物： 鱼鳔四钱，乳香三钱，透骨草四钱，川芎三钱，麝香三分，没药三钱。

用法： 共为细面，醋熬敷患处。

31. 石家庄市胡东樵献方

方名： 螃蟹散。

主治： 骨折。

药物： 螃蟹十个（焙黄、研），甜瓜子四两（炒黄研末）。

用法： 共为细末，一次服二钱，黄酒冲服。

32. 延庆县李玉田献方

主治： 跌打骨折。

药物： 崇宁通宝铜钱（醋煅）一枚，黄瓜子二两。

用法： 共为细末，分七次服之。

33. 康保县杨宝生献方

主治： 折伤骨节。

药物： 净乳香、明没药、麻黄、马钱子各等份。

配制： 将马钱子用香油炸去毛，与别药共为细末。

用法： 大人每服三钱，黄酒送下，小儿减半。再将药用酒调敷患处。

34. 段永业献方

主治： 伤筋断骨。

药物： 全蝎五个，自然铜八钱（醋淬七次），煅骨碎补五钱，土鳖虫五钱，血竭花五钱，金毛狗脊一两。

用法： 共为细末，每服一钱至一钱五分。

跌打损伤类（计64方）

1. 延庆县吴廷藻献方

主治： 跌打损伤，一切骨折皆治之。

药物： 象皮、象牙各一两，儿茶、土鳖、地龙、乳香、没药各五钱，木瓜三钱，自然铜四钱，龙骨四钱，天冬三钱，无名异三钱，三七一钱，麝香三分，冰片五分。

配制： 共为细末，瓷器收贮。

用法： 每服一钱，重者二钱，温水送下。

2. 商都县献方

主治： 枪伤、红伤。

药物： 党参三钱，紫草三钱，藤黄三钱，铜绿三钱，五谷虫三钱，全虫三钱，蛇蜕三钱，蝉蜕三钱，蜈蚣三钱，粉草三钱，象皮三钱，黄蜡半斤，麝香三分，人发三钱，香油二斤半。

配制： 将香油熬开，先将人发煎煮（勿使过焦），将发捞出；再将其他药（除黄蜡外）等加入，煎黄过滤去渣；将黄蜡加入溶化，后倾入洋铁桶内，连桶放至冷水盆内冷却即成。

用法： 外用，敷涂患处。

3. 沽源县献方

方名： 神效活命丹。

主治： 坐车落马，跌打损伤，瘀血疼痛。

药物： 乳香一钱，没药一钱，血竭一钱，苏木五分，朱砂五分。

用法： 共研为细末，白水送下。

4. 沽源县李宇宸献方

主治： 跌打损伤。

药物： 五加皮五钱，地鳖虫二十个，白公鸡一只（去头尾）。

用法： 上药共捣烂敷患处。

5. 宁晋裴持西献方

方名： ①接骨丹；②外敷接骨丹。

主治： 跌打损伤。

药物： ①接骨丹：当归五钱，赤芍二钱，丹皮三钱，红花三钱，没药二钱，川断四钱，骨碎补四钱。②外敷接骨丹：真白鸽子（红嘴红眼红腿）一个（去皮毛，

骨伤科门

用心肝肉），木鳖子七个（去皮，炒去油），红麻子二三十个（去皮，炒去油），土元虫二十个（雄的活的）。

用法： ①水煎服。②将上四味合在一起捣如泥，摊在青布上，贴伤处；再用桑木炭火灸干为度。

6. 冀县张俊岐献方

方名： 扩风散。

主治： 破伤风。

药物： 荆芥三钱，透骨草三钱，川羌三钱，独活三钱，广皮三钱，远志三钱，葛根三钱，当归三钱，黄芪三钱，乳香三钱，没药三钱。

用法： 水煎服。

7. 无极县丁完璧献方

主治： 登高坠落，跌打内伤。

药物： 银柴胡一钱半，红花饼一钱，桃仁泥一钱半，甲珠二钱，当归尾三钱，糖瓜蒌三钱，酒军二钱，甘草五分。

用法： 水煎服。

加减： 大便不通，加朴硝；小便不通，加木通。

8. 沽源县献方

主治： 跌仆损伤，瘀血郁肺。

药物： 高丽参五钱，苏木四钱。

用法： 水煎服。

9. 获鹿县王成达献方

主治： 跌打损伤。

药物： 古铜钱（烧红醋淬）一钱，土元三钱（焙干）。

用法： 为面内服。

10. 康保县土球子公社医院李亚卿献方

方名： 活血汤。

主治： 跌打损伤，红肿焮热，皮肉不破，疼痛难忍者。

药物： 当归五钱，泽泻五钱，丹皮五钱，川芎三钱，红花三钱，桃仁三钱，苏木二钱，甘草二钱。

用法： 酒二两为引，水煎温服之。

加减： 头痛，加藁本二钱；四肢伤，加桂枝二钱；腰痛，加杜仲三钱；腿脚伤，加牛膝二钱。

11. 怀安县献方

主治： 跌打损伤。

药物： 当归五钱，泽泻五钱，川芎三钱，红花三钱，桃仁三钱，丹皮三钱，苏木三钱。

用法： 酒、水各一碗，煎数沸，两次分服；不会饮酒者，六次分服。

加减： 头部受伤，加藁本一钱；手部伤，加桂枝一钱；腰部伤，加杜仲一钱；肋伤，加白芥子一钱；脚伤，加牛膝一钱。

12. 栾城县焦志琴献方

主治： 跌打损伤。

药物： 川断、大黄、骨碎补、没药、归尾、赤芍、虎骨各二钱，红花、自然铜（煅）、穿川甲、刘寄奴各一钱，丝瓜络半个。

用法：水煎，加酒服。

13. 康保县刘太白献方

方名：回生饮。

主治：跌打损伤，昏迷不省人事。

药物：当归、川芎、陈皮、生地、海金沙、自然铜、乳香、没药、丹皮、五加皮、生甘草各三钱。

用法：童便、黄酒煎服。

14. 涿鹿县郭宪隆献方

主治：跌打损伤，心乱疼痛，血流不止。

药物：炒蒲黄三钱，乳香三钱。

用法：共研面，白开水送服。

15. 涿鹿县闪浚五献方

主治：跌打刀伤，疮疡不收口。

药物：轻粉、红粉、漳丹、银朱各一两，水银一两，刘寄奴三钱，冰片六钱，三七五钱，寒水石、血竭、乳香、没药各一两。

用法：共研极细粉面，干撒患处。

16. 延庆县吴廷藻献方

主治：跌打损伤，挫闪等症。

药物：无名异、自然铜、乳香、没药、山甲、血竭花、全蝎各五钱，土元、当归、红花、南星各一两，白芷二两。

配制：共为细末，瓷罐收贮。

用法：每服二钱，黄酒送下，或童子小便亦可。

17. 尚义县乔文华献方

主治：阴囊被狗咬破，睾丸流出。

药物：血竭一钱，儿茶一钱，没药一钱，乳香一钱，麝香三分，龙骨五分。

用法：共研细面，鸡蛋清调涂伤处，外用小块白麻纸揉软贴七层。

18. 沙河解应奎献方

方名：止血散。

主治：外伤，出血不止者。

药物：龙骨二钱，古石灰一两，象皮（炙）二钱，三七三钱。

用法：共研细面，敷于伤口，再以纱布缠住，血自止，结痂而愈。

19. 安国谢超儒献方

主治：破伤。

药物：无毛小老鼠、陈年白石灰。

用法：捣如泥，晒干轧面，敷患处。

20. 安国李彦卿献方

主治：枪伤后，子弹已取出，久不愈合，数年不愈者。

药物：北瓜（切片）。

用法：敷患处。

21. 唐山市于美馥献方

主治：跌打损伤，瘀血肿痛。

药物：血竭三钱，乳香三钱，没药三钱，土鳖三钱，川军三钱，自然铜三钱，当归三钱，朱砂三钱。

用法：共为细末，每服五分，重者可服一至二钱，黄酒送下。

22. 易县张全厚献方

主治：跌打损伤。

药物：土鳖五个，乳香、没药、血竭、儿茶各一钱。

配制：研细末，米糊为丸，如黄豆大。

用法：大人每服八丸，黄酒送下。

23. 易县马永祥献方

主治：跌打损伤，流血不止。

药物：血竭五钱，儿茶八钱，红花五钱，乳香八钱，没药一两，龙骨六钱，陈石灰五两，象皮一两，冰片二分。

用法：研细末，敷患处。

24. 石家庄市职工医院献方

主治：一切外伤。

药物：轻粉、龙骨（煅）、石膏（煅）各等份。

用法：共研细末，先将伤口洗净，药粉敷于伤口，外用纱布盖之。

25. 宁河县李学程献方

主治：跌打损伤，骨折筋伤，肿痛等症。

药物：当归一钱，川芎五分，乳香五分，土鳖虫一钱，三七一钱，血竭一钱，没药五分，川断一钱，梅片五分，麝香一分，自然铜一钱。

用法：共为细面，每服二钱，黄酒送下。

26. 滦县朱小岚献方

方名：化铜丹。

主治：铜铁枪砂入骨，服后能化入肠胃。

药物：鸡内金、砂仁、紫荆皮、蝼蛄各一钱，胡桃肉三个。

配制：共为细面，胡桃肉为丸，作一剂。

用法：活白鸡血送下。

27. 滦县张春林献方

方名：正骨紫金丹。

主治：腿痛、腰痛、胳膊痛，及跌打损伤。

药物：马钱子四两（土炒，去皮毛），麻黄四两，桂枝三钱，川羌三钱，独活三钱，牛膝三钱，川贝三钱，木瓜二钱，乳香三钱，没药三钱，杜仲三钱，追地风三钱，土鳖三钱，自然铜三钱，甘草三钱，川断三钱。

配制：共为细末，蜜丸。

用法：冬服三钱，夏服二钱，日三次，白酒送下。

28. 抚宁陈云秀献方

功效：消肿止疼，活血散瘀。

药物：当归、川芎、赤芍、香附、柴胡、花粉、土鳖各三钱，川连、山甲珠、血竭、乳香、没药、甘草各二钱，红花、桃仁各一钱半，银花五钱，连翘四钱。

用法：水煎服，服药前先喝酒二盅。

29. 宁河县段献庭献方

主治：跌打损伤，青肿疼痛，瘀血凝滞等症。

药物：生乳没各二钱，自然铜（醋煅）七分，当归尾五钱，赤芍三钱，蒲公英二钱，红花三钱，土鳖三钱，苏木二钱。

用法：水煎两次，每日早、晚各服一次，黄酒为引。

30. 南宫县献方

主治：破伤经久不愈。

药物：银花、瞿麦、车前、乳香各三钱。

用法：水一大碗煎数滚，洗患处。

31. 遵化县张福岐献方

主治：打砸车轧，跌仆损伤，皮肤不破，肌肉青紫黑色，肿痛不消者。

药物：生姜汁、葱白泥各二两，白面四两。

配制：先将生姜捣烂取汁，再将葱白打烂如糊，与白面合在一起，视伤处大小摊白布上，将布放于锅内（不可直接用火烧），以下边熟，上边生为度。

用法：贴于伤处，外以棉布包扎，一昼夜为度。贴处变为青紫或红色，肿消痛止，皮色如常。

32. 柳学仲献方

方名：复元活血汤。

主治：跌打损伤处肿痛，或大便不通，腹痛。

药物：柴胡二钱，当归三钱，穿山甲三钱，桃仁三钱，红花二钱，中吉（大黄）三钱，花粉三钱，甘草五分。

用法：水煎，空腹服，大便通为止。

33. 枣强县王子心献方

方名：防风方。

主治：跌闪损伤，恶兽咬伤，脱痂时用，不生风症。

药物：川军四钱，川羌活二钱，赤芍二钱，柴胡二钱，防风二钱，枳壳二钱五分，川朴二钱五分，荆芥二钱，薄荷二钱。

用法：水酒煎服。预服此方，脱痂时不致生风。

34. 枣强县王汝钧献方

主治：腰叉气，攻窜作疼，不能动转。

药物：当归三钱，川芎二钱五分，云苓三钱，广皮二钱，清夏二钱，乳香二钱，没药二钱，香附三钱，甘草一钱五分。

用法：引用黄铜钱三个，黄酒一盅，童便一盅，绵桑枝八寸长许，水煎服。

35. 滦县刘凤先献方

主治：跌打后血瘀作痛。

药物：柴胡三钱，当归一钱五分，花粉一钱，山甲一钱，甘草二钱，红花二钱，桃仁二钱，川军二钱，羌活一钱。

用法：水煎服。

36. 保定市李国培献方

主治：殴打闪跌，腰痛不能行动。

药物：生大黄五钱，生姜一块。

配制：将大黄轧成极细末，加生姜汁拌和均匀。

用法：先用葱白捣烂炒热擦患处，再以配好的药敷上。盖一层厚纸，一日一换。

37. 抚宁孟宪文献方

主治：跌打内伤，脏腑肿疼。

药物：白芍、生地、龟板各一两，红花三钱，桃仁五钱，川断三钱，乳香、没药、大黄各三钱。

用法：水煎服。儿童酌减。

38. 保定市安俊阁献方

方名：五加皮酒。

主治：跌打损伤，瘀血肿痛。

药物：当归（酒洗）、青皮、没药、川椒、五加皮、皮硝、香附各三钱，麝香一分，老葱三根，丁香一钱，地骨皮一钱，丹皮二钱。

用法：水煎，熏洗肿处。

38. 高阳县郭省三献方

方名：归防二活汤。

主治：跌打硬伤，疼痛难忍。

药物：当归、防风、川芎、独活、川羌、乳香、没药、白芍各三钱。

配制：水煎至药出香味为度。

用法：先熏后洗，日洗三次，洗时加温。

39. 宁晋县米秀峰献方

方名：八厘散。

主治：跌打损伤，瘀血攻心，危急之症。

药物：土鳖六个，乳香一钱（去油），没

药一钱（去油），自然铜一钱（煅），骨碎补一钱（焙），血竭花一钱，归尾一钱，月石一钱。

配制：共为细末，瓷瓶收贮。

用法：每服八厘，烧酒送下。

41. 涿县魏殿臣献方

主治：跌打损伤筋骨，不能自由活动，红肿疼痛不止。

药物：血竭花三钱，孩儿茶三钱，乳香三钱，没药三钱，自然铜三钱（煅），古铜钱三个（醋淬七次）。

用法：共为细面，日服两次，每次二钱，黄酒二两送下。

42. 阳原县献方

主治：外伤出血。

药物：马屁包（马勃）。

用法：敷破处即止。

43. 威县张炳瑞献方

主治：跌打损伤，皮肤青紫肿胀，隐隐疼痛，转动艰难者。

药物：荆芥三钱，防风五钱，透骨草一两，羌活三钱，大活三钱，赤芍一两，川椒三钱，艾叶三钱。

用法：水煎，熏洗患处。

44. 南宫县献方

主治：跌打损伤，骨折筋伤，肿痛。

药物：甜瓜子、黄瓜子、生菜子各一两（炒黄），麝香三分，蟹壳（炒）、血竭、

红花各五钱。

用法：共研细面，每服二钱，黄酒送下，一日两次。

45. 平乡县李洁庞献方

主治：跌打损伤皮肉未破者。

药物：当归五钱，川芎三钱，红花三钱，桃仁三钱，丹皮三钱，泽泻五钱，苏木二钱。

用法：水一碗加烧酒四两煎剩半碗，温服。

加减：伤在头部者，加藁本一钱；在手部者，加桂枝一钱；在腰部者，加杜仲一钱；在肋部者，加白芥子一钱；在腿脚者，加川牛膝一钱。

46. 清河县营光武献方

方名：妙化丹。

主治：因跌打外伤甚重，其人被惊吓昏厥欲死，呼吸将在欲绝之际，可用此方急救。

药物：火硝八两，皂矾二两，朱砂三钱，梅片二钱。

配制：共为细末，瓷瓶装好，勿令泄气。

用法：每次用一厘点大眼角上，男左女右点之。内服每次三分，开水冲服。若不知服药者，灌之须臾即可苏醒；如气息已断，服后即可苏醒。

47. 清河县吴峻峰献方

主治：跌打损伤，刀斧伤，并预防破伤风。

药物：当归尾一钱，生地一钱，赤芍一钱，灵仙八分，乌药八分，枳壳八分，没药八分，茴香一钱，红花八分，破故纸八分，苏梗八分，茜草六分，天麻一钱，荷叶一钱，赤苓一钱，杜仲一钱，香附一钱，元胡一钱，川羌一钱，细辛七分。

用法：水煎服，黄酒半斤、土鳖七个（焙黄为末）为引。

48. 宁晋县钟藻章献方

主治：跌打损伤，骨折。

药物：崇宁钱一枚（煅），净乳香一钱半，净没药一钱二分，冬花三钱，梅片三分，血竭花二钱，朱砂五分，麝香三分，象皮一钱半，炒黄甜瓜子一两。

用法：共为极细末，分两次服，烧酒送下。忌房事百天。

49. 南宫县齐侃如献方

主治：跌打损伤，筋骨疼痛。

药物：当归五钱，泽兰五钱，川芎三钱，红花三钱，桃仁三钱，丹皮三钱，苏木二钱。

用法：水酒各半煎服。

加减：头伤，加藁本一钱；手伤，加桂枝一钱；腰伤，加杜仲二钱；脚伤，加牛膝一钱；肋伤，加白芥子一钱。

50. 涿县方冠祺献方

主治：闪腰叉气。

药物：火硝、漳丹、冰片等份。

用法：共研细面，以水调涂。如闪在左侧，点右大眼角；闪在右侧，左大眼角。点后两手叉腰，左右摆动，停一时就好了。

51. 高阳县邱兰惠献方

主治：因挫闪疼或气串痛。

药物：香附四钱，郁金三钱，元胡三钱，木香三钱，灵脂三钱，榔片二钱，枳壳二钱，乌药二钱，甘草一钱五分。

用法：水煎服。

52. 南宫县齐侃如献方

方名：止血特效丹。

主治：跌破刀伤出血等症。

药物：白矾一钱，红花三钱，乳香三钱，没药四钱，芦荟五钱。

用法：共研细面，外敷伤处。

53. 康保县孔庆云献方

方名：太极回生散。

主治：跌打损伤。

药物：土鳖（瓦上焙黄）二钱半，自然铜一钱（醋淬九次），滴乳香（灯心炒去油，研）一钱，真血竭研一钱，朱砂研一钱，麝香一分五厘，巴豆霜一钱。

用法：共研细面，每服一钱半，白水送下。轻者日服一次，重者日服两次。

54. 涿县高子明献方

主治：努伤咯血。

药物：金毛狗脊二钱，骨碎补二钱，土

鳖虫一钱，菟丝子二钱，车前子三钱，紫苏二钱，好茶叶二钱。

用法：水煎服，日服两次。

55. 涿县张国治献方

主治：跌打损伤，红肿疼痛或伤筋动骨，终日痛楚不已者。

药物：乳香三钱，没药三钱，血竭三钱，儿茶三钱，麝香二分。

用法：共为细面，日服两次，每服二钱，白水送下，或兑黄酒半两更好。

56. 冀县庞益三献方

主治：跌打损伤，出血不止，骨碎红肿，疼痛难忍，甚至发生抽搐。

药物：荆芥穗、川椒、独活、草红花、防风、透骨草、羌活、赤芍、白芷、蕲艾、当归、乳香各三钱。

用法：诸药轧碎，白开水浸透，候一小时，新布过滤洗伤处。

57. 宁晋县侯傈坡献方

主治：破伤出血。

药物：大葱、冰糖。

配制：捣烂如泥，敷患处。

58. 无极县献方

主治：打伤刀伤，流血不止。

药物：天南星一两，汉三七二钱。

用法：共研细面，干撒伤处。

59. 冀县薄文韬献方

方名：金刃独胜散。

主治：跌打金疮，止血定痛。

药物：龙眼核（硬壳剥去）。

用法：炒研极细，敷于创口。

60. 衡水县李文轩献方

方名：泽兰汤。

主治：跌打损伤后，能除肠中瘀血或二便不通。

药物：泽兰五钱，当归五钱，红花一钱，丹皮三钱，青木香一钱半，桃仁一钱半，赤芍一钱半。

用法：水煎热酒冲服，日服一剂。大便不通，加大黄二钱。

61. 阳原县献方

主治：流血不止。

药物：孵出小鸡的蛋皮一两，血余炭五钱。

用法：共研细面，敷伤处。

62. 阳原县献方

主治：外伤出血。

药物：蜘蛛网（屋内七星蜘蛛结的，亦有称为壁钱的）烧灰。

用法：外敷患处。

63. 钜鹿蔡桂林献方

方名：九分散。

主治：跌打损伤，轻重骨折。

药物：明没药、滴乳香、马钱子（香油炸微黑色，去净皮）、麻黄、冬虫草各等份，苦瓜子一把（不拘多少）。

用法：共为细末，早、晚各服一钱，黄酒二两送服。

64. 钜鹿孟昭瑾献方

主治：止血。

药物：葱白。

用法：将葱白杵烂，外敷。

刀伤类（计15方）

1. 怀安县献方

主治：刀斧砍伤，以及毒物所伤。

药物：当归、红花、防风、白芷、南星各一两六钱。

配制：烧酒浸一昼夜，焙干研末，装瓷瓶内，勿令泄气。

用法：烧酒调敷患处，重者再服一二钱更好。

2. 沽源县献方

主治：刀伤出血。

药物：当归、枣树皮各等份。

用法：共为细末，敷于患处。

3. 阳原县程永喜献方

主治：刀伤刺臂，血流不止。

药物：公鸡毛。

用法：烧灰，撒在伤处。

4. 赤城县邓佑汉献方

主治：刀伤。

药物：当归一钱，枣树皮（越老的越好）适量，汉三七一钱。

用法：共研极细面，干敷伤口处。

5. 沽源县献方

方名：如圣金刀散。

主治：刀伤出血。

药物：松香七两，白矾一两五钱，枯矾一两五钱，陈石灰十两。

配制：共为极细末，收贮。

用法：将药撒布创口上，用纱布扎好。

6. 商都县李丕英献方

主治：金刃创伤。

药物：当归一钱，枣树皮三钱。

用法：置锅内微炒，研为极细末，撒患处，外用干净布包扎。

7. 获鹿县献方

主治：刀伤。

药物：当归一钱，枣树皮三钱，汉三七一钱。

用法：各炒，共为面，敷伤处。

8. 枣强县边福安献方

主治：刀斧创伤，血流不止。

药物：马勃。

用法：研细末，涂于患处。

9. 沽源县献方

主治：外伤出血。

药物：荞麦面不拘多少。

用法：凉水调敷患处。

10. 沽源县献方

主治：外伤出血。

药物：蒲绒（又名"止血毛"，即蒲黄）。

用法：贴敷创口，以血止为度，外用干净布包扎固定。

11. 枣强县朱廷杰献方

主治：刀伤创口，久不愈合。

药物：乳香珠一钱，杏仁七个。

用法：共捣烂如泥，摊布上敷患处。

12. 冀县周健农献方

方名：止血丹。

主治：治刀砍伤，或跌破血流不止等。

药物：干丝瓜叶一两（研细末），生白矾三钱。

配制：同研细，装瓶备用。

用法：视伤口大小，将药面敷匀，再用软布裹之。

13. 徐水县马德生献方

方名： 少林散。

主治： 刀枪棍棒杖伤，流血不止。

药物： 白芷、防风、红花、南星、当归各等份。

用法： 共为细末，撒布创口，用布扎好。如有心神不安，可内服该药末三钱，白水送下。

14. 安国县钟好儒献方

主治： 跌打刀斧损伤，流血不止。

药物： 白石灰一斤（炒），大黄四两。

配制： 共研细末，敷患处。

15. 宁晋县孟备六献方

主治： 刀伤跌损，血流不止。

药物： 白砂糖、大葱白各适量。

用法： 二味合在一处，用木锤捣黏（忌铜铁器），摊在青布上，贴伤处，止血止疼。

骨伤科门

中毒类（计59方）

1. 赤城县邓佑汉献方

主治：因中毒而致头面手部肿痒，心烦神昏。

药物：银花八两，蒲公英四钱，紫地丁二钱，赤芍三钱，连翘三钱，丹皮三钱，净蝉蜕二钱，生甘草三钱，红花二钱，桃仁三钱，制乳没各二钱，白菊花四钱，麝香三分（冲服）。

用法：水煎服。

2. 石家庄市胡东樵献方

方名：防风汤。

主治：解砒中毒。

药物：防风二两。

用法：上药煎汤，待冷后服之。

注：服后，皮肤出斑疹，证明毒已解。

3. 石家庄市于振祥献方

主治：解救喝盐卤及火柴中毒。

药物：硼砂三钱（研），鸡子清一个。

用法：以鸡子清调硼砂末灌下，不吐即泻。

4. 石家庄市胡东樵献方

方名：烧盐探吐方。

主治：各种食物中毒。

药物：食盐二两（炒红）。

用法：开水搅化，内服即吐。

5. 宁晋宋天贵献方

主治：误食杏仁中毒。

药物：杏树根皮二两（去粗皮及土）。

用法：分两次水煎服。

6. 石家庄市于振祥献方

主治：水银中毒。

药物：石灰一两。

用法：水煎服。

7. 冀县薄文韬献方

方名：解砒毒方。

主治：治误服或吞服毒药。

药物：生石膏一两，白矾五钱，生鸡子七枚。

用法：前二味为细末，用鸡子清调服。

加减：如毒在胃上脘，则用原方；在胃中脘，则用生石膏二两，去白矾，鸡子用七枚；若在下脘，则方中石膏加倍，再加朴硝五钱。

8. 涿鹿县张玉山献方

主治：吞服砒石、大烟、官粉三种毒药。

药物：白矾四钱，月石三钱。

配制：共捣细面，开水冲，晾冷。

用法：喝之即吐。解毒期间不吃热饭，不睡热炕，然后再服牛黄丸二三丸。

9. 冀县韩万丰献方

主治：误吃砒石后六小时，失去知觉，身热发烧。

药物：榆树白皮（轧细面）十二两。

用法：井泉水送下，大约八小时泻下紫血与砒石毒。

10. 宁晋县王书通献方

主治：红白砒石中毒。

药物：杨树白皮（去老皮）阴干研细面。

用法：每服一两，凉水送下。如急时，鲜皮煎水，服之亦可。

11. 束鹿县秦世昌献方

主治：治砒中毒（吃信中毒）。

药物：净黄土二斤。

用法：井水搅匀，去净沉淀物，口服至呕吐为度。

12. 宁河县王致和献方

主治：食砒中毒，腹痛泄泻。

药物：紫苏三钱，生姜三钱，赤糖三钱。

用法：水一茶盅煮数十沸取下，加红糖三钱，温服。

13. 宁河县段献庭献方

主治：喝卤水。

药物：黄豆。

用法：一发觉患者喝卤水，急速用水泡黄豆磨豆腐，取沫子灌下，即刻吐出豆腐脑样的东西；如吐不净再灌。

14. 丰宁县陈乃余献方

主治：喝卤水。

药物：茄秧棵一把。

用法：烧灰存性，白开水冲服。

15. 滦县韩玉春献方

主治：救喝卤水。

药物：红糖十二两。

用法：以水调糖灌之。

16. 徐水县申玉琦献方

方名：涌吐解毒散。

主治：误食中毒，肚腹胀痛，面色青紫。

药物：胆矾二钱。

用法：研细末，水冲服，如昏迷者灌之。服后呕吐。

17. 徐水县张清淮献方

主治：解砒石毒。

药物：川连一钱，粉甘草五钱。

用法：研末，凉水冲服。

18. 新河县邢春起献方

主治：急救砒石（人言）中毒，有气可治，服之立验。

药物：鲜杨树皮（去外面的老皮）六两。

用法：切入锅内水煮一刻钟，去渣温服。

一次喝完或灌完，十五分钟后，心烦呕吐。

19. 新河县宋升明献方
主治： 误吞金银铜铁铅。
药物： 白丁香五钱。
用法： 水煎服。服此自大便出。

20. 新河县宋升明献方
主治： 误吞砒石。
药物： 白矾一两（为细末）。
用法： 开水冲服，使腹中砒石毒从大便排出。

21. 唐专医院献方
主治： 误食金属之类。
药物： 韭菜（干炒去水分）。
用法： 饱食韭菜后两小时服泻下剂，如大承气汤（大黄、芒硝、枳实、厚朴），金属随大便而下。

22. 丰宁县丁树楠献方
方名： 导毒汤。
主治： 服诸般毒药。
药物： 川椒、铜绿、川连、甘草、桃仁各二钱，豆霜四分，赤豆三钱，苦丁香三钱，蓖麻子（去皮）四十粒。
用法： 共为细末，白开水冲服，或羹匙灌之。吐泻腹净，病可痊愈。

23. 高阳县阎耀宗献方
主治： 误服铜铁。

药物： 核桃仁二两，荸荠二两。
用法： 半日吃完。

24. 蔚县李果献方
主治： 误服砒石。
药物： 北防风四两。
用法： 水煎服。

25. 蔚县郭春献方
主治： 一切服毒，如石硫黄、水银、砒石、皂角、铅粉、杏仁油等。
药物： 地龙、大黄、芒硝、黄连、粉草、滑石各三钱。
用法： 水煎服。服砒石者，麻油凉水送下；服皂角者，盐水送下；服杏仁油、铅粉者，杏树根皮煎水送下；服水银、铅粉者，以铁磨水送下；服硫黄者，以茄子一个，红曲三钱煎水送下。

26. 沽源县献方
主治： 误吞金属入腹，不论金、银、铜、铁、锡之类。
药物： 羊膝盖骨一对（最好前腿膝盖骨）。
用法： 炙酥研面，一次服之。

27. 涿鹿县岑效儒献方
主治： 中煤气毒后，不省人事，呼吸迫促失常。
药物： 青木香五钱，川军五钱，苍术五钱，鬼箭羽三钱，乳香三钱。
用法： 共研细面，将药面放在炭火上燃之，其烟送入患者鼻孔内，即可苏醒。

28. 龙关县李玺献方
主治：喝卤。
药物：醋。
用法：喝下。

29. 龙关县李玺献方
主治：服砒霜。
药物：白矾水。
用法：灌服。

30. 张北县丁仲宝献方
主治：砒石中毒。
药物：鲜豆腐不拘多少，大黄五钱（为末）。
用法：饱吃豆腐一顿，后服大黄末。

31. 阳原县张廷仕献方
主治：中砒霜毒。
药物：麻油四两。
用法：口服。

32. 宁晋县邢庆昌献方
主治：食红白砒石中毒。
药物：枯矾一两。
用法：研极细面，白水送下，即吐出毒物。

33. 阳原县献方
主治：杏仁中毒。
药物：杏树根皮。

用法：水煎服。

34. 无极县朱子钰献方
主治：砒霜中毒（没断气前就行）。
药物：赤石脂二两，百草霜一两。
用法：共研为细面，水煎服。不吐不呕，有时患者服后身上出小红点。

35. 蠡县孙德欣献方
主治：解砒石毒。
药物：百草霜、生白矾、滑石粉、甘草各一两。
用法：共为细末，服后催吐。忌小米与热物七天。

36. 蠡县冯居仁献方
主治：解信石毒。
药物：猪血或羊血。
用法：每服一大块（碗）。羊血最好。

37. 高阳县赵庆生献方
主治：砒石中毒。
药物：柏树碗（子壳）一两（炒黄），伏龙肝二钱半，梁上土二钱。
用法：上药研末，用八个鸡子清调匀，服下即安。吃砒后，未大便者有效，已大便者无效。

38. 涿县杨振声献方
主治：砒石中毒。
药物：草河车二两。
用法：水煎服。

39. 定兴县献方

主治：杏仁中毒。

药物：杏仁皮分量不拘。

用法：水煎服。

40. 唐县吴勋献方

主治：砒毒。

药物：川黄连三钱，白矾三钱，甘草三钱，瓜蒂三钱。

用法：共为细末，每服二钱，温开水送下。

41. 蠡县巩培元献方

主治：食物中毒。

药物：硼砂一两，白矾五钱，白冰糖三钱。

用法：共为细末，白水调服。服后大吐。

42. 内丘县庞子厚献方

主治：砒中毒。

药物：生鸡蛋清。

用法：尽量饮之。

43. 晋县中医研究所献方

主治：砒毒。

药物：绿豆面一两，寒水石三钱（研末）。

用法：凉水调服。

44. 唐山市李浩然献方

主治：误吃砒石。

药物：赤石脂二两，百草霜一两。

用法：共为末，凉水冲服。

45. 徐水县李子哲献方

主治：误吞铜钱。

药物：木炭末。

用法：调粥内食之。

46. 保定市刘鹏高献方

方名：解毒散。

主治：服信石、煤油、官粉、火柴头诸毒。

药物：白矾四两，百草霜一两，朱砂三钱，香油十两，鸡蛋清十个。

用法：先将前三味共为细末，鸡蛋清、香油与药调匀，分五次服。服一次令患者饮水，水下急吐，吐后再服药，再饮水。如此五次，可将毒吐净。然后再煮黑豆汤，可服二三碗，以免伤胃。吐后如觉肚内发烧者，可服绿豆汤或黑豆汤。如服砒霜后，大便泻者无效。

47. 唐山市周连仲献方

主治：食物中毒，恶心欲吐不出，胸中烦闷，胃部硬满，有时四肢厥冷。

药物：食盐五钱（炒黑）。

用法：白水冲服。

48. 徐水县申玉琦献方

主治：误食毒物。

药物：胆矾二钱。

用法：水冲服。如不省人事，撬口灌之。

急救科门

49. 徐水县郭聘三献方

主治：食物中毒。

药物：榆皮面不拘多少。

用法：用水调服，服后毒物随呕而出。

50. 徐水县崔展臣献方

主治：砒霜中毒。

药物：净连翘、防风各二两。

用法：共为细末，开水调服。

51. 蠡县白福珍献方

主治：解砒石毒。

药物：马蜂窠一大个（火煅为末），铅灰（研细过罗）。

用法：以上二味每次各服五分，用新吸水调下。以感觉身上冷颤为度，如未感到，即再用一剂，以有感觉为止。忌鸡子、生冷食物。

52. 唐山市王宝珍献方

方名：细金散。

主治：喝卤水后，四肢厥逆，脉沉细。

药物：郁金、细辛、甘草各等份。

用法：共为细面，每服一钱，凉水送下，一小时服一次。

53. 峰峰矿区张惠献方

主治：煤气中毒，昏迷不醒。

药物：青酱、好醋不拘多少，酌量用之。

用法：混合一处，灌服。

54. 安国县朱德欣献方

主治：喝卤水中毒。

药物：豆浆。

用法：多多饮之，黑、黄豆浆均可，熬二三沸饮之。如无豆浆，用豆面熬一二沸饮之亦能解。此方虽系平常，但解毒之效甚妙。

55. 丰宁县孙景芳献方

主治：误服卤水。

药物：红糖四两。

用法：以适量之水调匀灌之，卤水即吐出。

56. 丰宁县陈力全献方

方名：解毒散。

主治：食物中毒。

药物：胆矾五分，干醋一两。

用法：以醋冲服。

57. 峰峰矿区邵守仁献方

主治：中红矾（地药）毒。

药物：生赤石脂一两，百草霜一撮。

用法：共为细面，以井凉水调灌之。

58. 安国县谌增禄献方

主治：解砒霜毒。

药物：赤石脂一两，百草霜三钱。

用法：共为细末，白水一碗服之。

59. 景县谢凤鸣献方

主治：砒石中毒。

药物：鸭子血。

用法：灌下。后煮鸭汤饮之，服三天。

蜂蝎蛇咬伤类（计27方）

1. 沽源县曲广田献方

主治：蛇咬。

药物：白芷一两，五灵脂一两。

用法：水煎服。

2. 佚名氏献方

主治：蛇咬。

药物：夏季线麻一团，雄黄、明矾各三钱（研末）。

配制：线麻煎水，调入药末，涂抹患处。

3. 涿鹿县张武图献方

主治：马蜂及蝎蜇。

药物：蜗牛（带壳）不拘分量。

用法：捣如泥，涂患处。

4. 怀安县李子英献方

主治：一切蜂（家蜂、野蜂）蜇，疼痛难忍者。

药物：尿泥。

用法：抹于被蜇处，不但能止疼，尤能消肿。

5. 沽源县献方

主治：蛇咬伤，肿疼流黄水，发疱。

药物：五灵脂一两，雄黄六钱，白芷三钱，贝母三钱。

用法：共为细末，每服三钱。

6. 沽源县献方

主治：蛇咬伤。

药物：石碱末。

用法：不拘多少，开水冲洗伤口。

7. 武邑县庞贵生献方

主治：蝎蜇。

药物：全蝎、烧酒各适量。

配制：将全蝎放瓶内，加入烧酒，封固贮藏。

用法：蘸药酒以涂蜇处。

8. 石家庄市于振祥献方

主治：蝎蜇。

药物：活大蜘蛛一个。

用法：把蜘蛛放在受蜇周围，蜘蛛自寻蜇处吮吸其毒，疼痛立止。

9. 延庆县吴廷藻献方

主治：毒蛇咬。

药物：急找七星蜘蛛一个。

用法：放在咬处吸吮毒水；再用独头紫皮蒜一个抽出心，令患者坐在肛门内，每日换蒜三次，三四日痊愈。

10. 灵寿县医院献方

主治：蝎蜇蜂蜇，肿痛难忍。

药物：藤黄、青黛、蟾酥、雄黄、冰片各二钱。

用法：共研细末，蜗牛三个捣泥和药，调匀敷患处。

11. 蠡县李鸣皋献方

主治：蝎蜇。

药物：蓖麻子（去皮）三十个，全蝎（活者更好）一个，巴豆（去皮）二个，雄黄五分，斑蝥一个。

用法：共捣成膏。取小枣大一块，贴于患处，少顷疼即止。疼止揭去，不可久贴。

12. 宣化铁路卫生所齐子正献方

主治：蛇咬。

药物：五灵脂、雄黄各等份。

用法：研末，敷患处。

13. 安国安振芳献方

主治：蝎蜇。

药物：公鸡喉涎。

用法：抹患处即愈。

14. 安国刘全科献方

主治：蝎蜇。

药物：陈干醋、雄黄。

用法：醋泡雄黄，搽蜇处。

15. 安国县赵振亚献方

主治：蛇误入人口或肛门内不出。

药物：花椒、雄黄各五分。

用法：共为细末。先将蛇尾用刀刺破，将药涂刺破处，不时即出。

16. 安国耿文光献方

主治：蝎蜇。

药物：活大蜗牛一个。

用法：捣烂涂上。

17. 安国李步云献方

主治：蜂蜇。

用法：小便涂抹之，愈。

18. 保定市郑玉成献方

主治：蝎蜇。

配制：好酒三两，活蝎三个。

用法：酒浸活蝎几天，涂患处。

19. 石家庄市吕奇三献方

主治：蝎子蜇伤。

药物：胆矾五分，生半夏五分。

用法：共为末，干醋调敷之。

20. 邯郸市赵舜瑶献方

主治：蝎蜇。

药物：椿树叶一把。

用法：捣烂敷患处。

21. 宁晋县宋其贵献方

主治：蛇咬伤。

药物：全蜈蚣三条（砂锅微炒黄），雄黄三钱，旱烟油适量。

配制：前二味共研细末，旱烟油调如稀糊。

用法：外涂蛇咬处。

22. 赤城县解玉宽献方

主治：毒蛇入口。

药物：花椒四两。

用法：熬水洗蛇身，蛇自退出。

23. 沽源县献方

主治：蛇咬伤。

药物：五灵脂三钱，白芷三钱。

用法：水煎服。一日两剂，每剂煎一次，连服三日。

24. 宁晋县高兴仁献方

主治：蝎蜇。

药物：川乌、草乌、何首乌各二钱。

用法：共研末，凉水调涂患处。

25. 阳原县苗荣甫献方

主治：蚰蜒入耳。

药物：猫尿（用蒜擦猫鼻子，即可得尿）。

用法：灌入耳中。

26. 阳原县献方

主治：蚰蜒入耳。

药物：麻油少许。

用法：将麻油滴入耳内，蚰蜒立死。

27. 宁晋县岳同恩献方

主治：蝎蜇、蜂蜇方。

药物：胆矾（为末）。

用法：以凡士林油合成软膏贴之。